中国中医药年鉴

周谷城题

2018

学术卷

主办　国家中医药管理局

承办　上海中医药大学

编审　《中国中医药年鉴（学术卷）》编辑委员会

上海辞书出版社

图书在版编目(CIP)数据

中国中医药年鉴．学术卷．2018 /《中国中医药年鉴(学术卷)》编辑委员会编．—上海：上海辞书出版社，2018.12
ISBN 978-7-5326-5257-0

Ⅰ.①中… Ⅱ.①中… Ⅲ.①中国医药学-2018-年鉴 Ⅳ.①R2-54

中国版本图书馆 CIP 数据核字(2018)第 263456 号

中国中医药年鉴(学术卷)2018

《中国中医药年鉴(学术卷)》编辑委员会　编

责任编辑　霍丽丽
助理编辑　董　娴
装帧设计　姜　明

出版发行　上海世纪出版集团
上海辞书出版社(www.cishu.com.cn)
地　　址　上海市陕西北路 457 号(200040)
印　　刷　上海盛通时代印刷有限公司
开　　本　889×1194 毫米　1/16
印　　张　36　插页 8
字　　数　920 000
版　　次　2018 年 12 月第 1 版　2018 年 12 月第 1 次印刷
书　　号　ISBN 978-7-5326-5257-0/R·72
定　　价　280.00 元

《中国中医药年鉴(学术卷)》编辑委员会

主任委员 王国强

副主任委员 王志勇　曹锡康

主　　编 徐建光

副 主 编 李　昱　张怀琼　季　光　梁尚华

委　　员 (按姓氏笔画为序)

马铁明	辽宁中医药大学	王　键	安徽中医药大学
王志勇	国家中医药管理局	王克勤	黑龙江省中医药科学院
王拥军	上海中医药大学	王国强	国家中医药管理局
王树荣	山东中医药大学	王振国	山东中医药大学
王喜军	黑龙江中医药大学	王道瑞	首都医科大学
王瑞辉	陕西中医药大学	司富春	河南中医药大学
朱邦贤	上海中医药大学	朱锦善	深圳市儿童医院
孙国杰	湖北中医药大学	严世芸	上海中医药大学
严隽陶	上海中医药大学	杜　江	贵阳中医学院
李　飞	北京中医药大学	李　昱	国家中医药管理局
李　斌	上海中医药大学	李灿东	福建中医药大学
李金田	甘肃中医药大学	李俊莲	山西中医药大学
杨永清	上海中医药大学	余小萍	上海中医药大学
张　玮	上海中医药大学	张如青	上海中医药大学
张怀琼	上海市卫生健康委员会	张雅丽	上海中医药大学
陈小野	中国中医科学院	陈仁寿	南京中医药大学
陈红风	上海中医药大学	陈建伟	南京中医药大学
陈信义	北京中医药大学	陈珞珈	中国中医科学院
范永升	浙江中医药大学	罗颂平	广州中医药大学
季　光	上海中医药大学	周永明	上海中医药大学
孟庆云	中国中医科学院	孟静岩	天津中医药大学
胡国华	上海市中医医院	俞桂新	上海中医药大学
秦国政	云南中医药大学	倪力强	上海市食品药品监督管理局
徐列明	上海中医药大学	徐建光	上海中医药大学
高修安	南方医科大学	陶建生	上海中医药大学
黄　健	上海中医药大学	黄　燕	上海中医药大学
黄龙祥	中国中医科学院	曹锡康	上海中医药大学

崔　蒙　中国中医科学院
梁尚华　上海中医药大学
董秋梅　内蒙古医科大学
熊大经　成都中医药大学
瞿　融　南京中医药大学
章文春　江西中医药大学
寇俊萍　中国药科大学
蔡宝昌　南京中医药大学
魏玉龙　北京中医药大学

《中国中医药年鉴(学术卷)》编辑部

主　　　任　黄　燕

学 科 编 辑　(按姓氏笔画为序)

孙晓燕　肖梅华　徐丽莉　黄　燕　鲍健欣　熊　俊　薛建维

前　　言

《中国中医药年鉴》由国家中医药管理局主办，其前身为1983年上海中医学院创办的《中医年鉴》，1989年更名为《中国中医药年鉴》，至今已连续编撰出版35卷。2003年，国家中医药管理局决定将《中国中医药年鉴》分为行政卷和学术卷两部分，行政卷由中国中医药出版社承办，学术卷由上海中医药大学承办。《中国中医药年鉴(学术卷)》(以下简称《年鉴》)是一部全面反映中国中医药学术成就和学术进展的综合性、前沿性、权威性、史料性工具书，也是一部属于国家历史档案性质的工具书。

2018卷《年鉴》以上一年度全国公开发行的中医药学术期刊和全国性学术会议中发表的优秀论文为依据，由《年鉴》编委、编辑、撰稿人和相关专家共同商讨，确定撰写条目。全书经编辑初审，副主编、主编复审，由《年鉴》编辑委员会最终审定。

本书有纸质版和光盘版，纸质版内容有特载、专论、校院长论坛、重大学术成果、学术进展、记事、索引等栏目，附录有《年鉴》文献来源前50种期刊、《年鉴》文献来源前50所大学(学院)、《年鉴》文献来源前40家医疗机构等。光盘版内容有新订中医药规范、原则、标准，中医药科研获奖项目，中草药中的新成分研究，中医药出版新书目，中医药期刊杂志一览表，中医药学术期刊论文分类目录。其中期刊论文目录索引约200余万字，具有多途径的检索功能，为读者查询上一年度的中医文献信息提供了便利。

本卷新增附图，列入中医基础理论、妇科、外科、骨伤科、方剂研究、养生与保健6个栏目的“参考文献关键词分布图”；在“重大学术成果”栏中增加了“2017年中医药十大新闻”“2017年度世界中医药十大新闻”内容。

学术进展方面，密切追踪各学科重大项目的连续性报道。本卷《年鉴》引用公开发表于中医药期刊的论文，以及国家自然科学基金、国家科技部、国家中医药管理局等资助项目的论文约4 500条。

《年鉴》的前言和目录采用中英文对照。

习近平总书记在“十九大”报告中提出“坚持中西医并重，传承发展中医药事业”，充分体现了党中央对中医药事业的高度重视，并为我们在新时代推动中医药传承发展指明了方向。《年鉴》编撰是一项承上启下、继往开来、服务当代、有益后世的文化基础事业。全体编者力求以严谨求实的态度和崇高的历史使命感，不断提高《年鉴》的编撰水平和学术影响力，充分发挥其存史资政、鉴往知来的作用，让《年鉴》成为中医药学术的家园和品牌。

编　者

2018年8月

Preface

Traditional Chinese Medicine Yearbook of China is sponsored by the State Administration of Traditional Chinese Medicine and its predecessor was *Yearbook of Traditional Chinese Medicine* which was first published by Shanghai College of Traditional Chinese Medicine in 1983. In 1989, the Yearbook was renamed *Traditional Chinese Medicine Yearbook of China*. Thirty-five volumes have been consecutively published so far. In 2003, the State Administration of Traditional Chinese Medicine decided to divide the Yearbook into two volumes, administration volume and academic volume. The administration volume is compiled by China Press of Traditional Chinese Medicine, while the academic volume is compiled by Shanghai University of Traditional Chinese Medicine. *Traditional Chinese Medicine Yearbook of China* (*Academic volume*) (hereafter referred to as the *Yearbook*) is a comprehensive, advanced, authoritative and historical reference book fully reflecting the academic achievement and progress of China traditional Chinese medicine(hereafter referred to as TCM), also considered as a reference book of national historical archives.

The *Yearbook* 2018 is based on published national TCM scholarly journals and best essays presented in national academic conferences in the last year. Each item included was finalized through discussion among editorial board member of the *Yearbook*, editors, writers and relevant experts. The *Yearbook* has to go through initial evaluation by editors, review by deputy editor-in-chief and editor-in-chief, and final approval by editorial board of the *Yearbook*.

Both paper version and CD-ROM version of the *Yearbook* are available. The paper version consists of columns such as Special Reprint, Special Papers, University President Forum, Academic Achievements, Academic Progress, Events and Index. The Appendix lists Top 50 Journals for Citation Frequency in the *Yearbook*, Top 50 Universities(Colleges) for Citation Frequency in the *Yearbook*, Top 40 Medical Institutions for Citation Frequency in the *Yearbook*, etc. The CD-ROM version covers the newly published TCM specifications, principles and standards, the project list of TCM awards, the study of new ingredients and components of Chinese material medica, the lists of newly published TCM books and TCM journals, and classified catalogue of TCM scholarly journal articles. The content indexes of TCM articles contain over 2,000,000 Chinese characters with multi-way retrieval function, providing easy access for readers to search TCM literature of the last year.

This volume adds "Reference Key Words Distribution Diagram" as figures, including Basic Theories of TCM, Gynecology, Pediatrics, External Medicine, Orthopedics and Traumatology,

Researches on Herbal Formulas and Healthcare, and adds "Top Ten TCM News Stories in 2017" and "Top Ten Worldwide TCM News Stories in 2017" in column "Academic Achievements".

The academic progress part closely follows continuous report of key projects in various disciplines. The *Yearbook* has over 4,500 citations from articles published on TCM journals, and essays sponsored by National Natural Science Foundation of China, Ministry of Science and Technology and the State Administration of Traditional Chinese Medicine.

The Preface and Table of Contents of the *Yearbook* are written in both Chinese and English.

As put forward by General Secretary Xi at the 19th CPC National Congress, "*Equal importance shall be attached to TCM and Western medicine to inherit and develop TCM*", which fully embodies great attention paid by the Central Committee of the Communist Party of China to TCM and points out the direction for us to promote the inheritance and development of TCM in the new era. The *Yearbook* is essential for academic inheritance and innovation. It will not only serve the contemporary but also benefit the future. All the editors, with tremendous rigor and enormous sense of historical mission, will further improve the compilation quality and increase the academic influence of the *Yearbook* to enable it to play full role in supporting state affairs upon recording history and foreseeing the future by reviewing the past, making the *Yearbook* homeland and brand of TCM science.

Editor
August 2018

目 录

记　事

索　引

附　录

附 图

2018卷《中国中医药年鉴(学术卷)》光盘目录

Contents

Special Reprint

Special Papers

University President Forum

Academic Achievements

Academic Progress

Events

Index

Appendix

Figures

CD Contents of Traditional Chinese Medicine Yearbook of China (Academic volume) 2018

特载

致第十九届国际植物学大会的贺信

习近平　中华人民共和国主席

（2017年7月24日）

值此第十九届国际植物学大会开幕之际，我谨代表中国政府和中国人民，并以我个人的名义，向大会的召开表示热烈的祝贺！向出席大会的各国专家学者致以诚挚的欢迎！

植物是生态系统的初级生产者，深刻影响着地球的生态环境。人类对植物世界的探索从未停步，对植物的利用和保护促进了人类文明进步。中国是全球植物多样性最丰富的国家之一。中国人民自古崇尚自然、热爱植物，中华文明包含着博大精深的植物文化。中国2 500多年前编成的诗歌总集《诗经》记载了130多种植物，中医药学为人类健康作出了重要贡献，因植桑养蚕而发展起来的丝绸之路成为促进东西方贸易和文化交流的重要纽带。近年来，中国在水稻育种、基因组学、进化生物学、生物技术等领域取得举世瞩目的成果。中国将坚持创新、协调、绿色、开放、共享的发展理念，加强生态文明建设，努力建设美丽中国，广泛开展植物科学研究国际交流合作，同各国一道维护人类共同的地球家园。

国际植物学大会在推动全球植物科学发展方面发挥着重要作用。这次大会的主题是“绿色创造未来”。希望出席本届大会的各国专家学者加强交流和对话，为倡导人类关心植物、关注未来，为加强生物多样性保护、推动绿色发展作出积极贡献。

预祝大会取得圆满成功！

新华社深圳2017年7月24日电

贯彻实施中医药法 服务健康中国建设 加快推动中医药振兴发展

——与国医大师和全国名中医代表座谈时的讲话

刘延东 中共中央政治局委员、国务院副总理

在即将迎来中国共产党成立96周年之际，在中医药法施行前夕，很高兴和人力资源和社会保障部、国家卫生计生委、国家中医药管理局三部门评选的国医大师、全国名中医代表见面座谈。国医大师、全国名中医是我国卫生与健康领域的杰出代表和宝贵资源，是中华医学文化的传承者，是中医药事业发展的见证者和推动者。多年来，专家们奋战在中医药临床、科研、教学一线，心怀大爱、视患如亲，医术精湛、医德高尚，彰显了大医精诚、仁心仁术的风范。在座的不少专家耄耋之年仍坚守岗位，或临证施治，或著书立说，或栽培新人，为树立行业形象、引领行业发展作出了突出贡献。借此机会，我代表党中央、国务院，向第一届、第二届国医大师表示崇高敬意！向获得第三届国医大师和获得首届全国名中医荣誉称号的专家们表示热烈祝贺！向参加座谈的中医界代表并通过你们向全国中医药工作者表示诚挚问候！

刚才，国家卫生计生委副主任、国家中医药管理局局长王国强同志汇报了中医药工作取得的新成绩和工作考虑，5位国医大师、全国名中医代表作了很好的发言，既有宏观思考，也有具体措施，“脉”把得准，“方子”开得也很好，听后很受启发。希望有关部门认真研究吸纳，落实到今后工作中。结合大家的发言，我讲几点意见。

一、党的十八大以来中医药事业发展成就显著

党的十八大以来，以习近平同志为核心的党中央从党和国家事业全局出发，从维护和保障人民健康出发，把中医药工作放在更加突出的位置，作出重大决策部署。2015年，习近平总书记为中国中医科学院成立60周年专门致贺信。在去年召开的全国卫生与健康大会上，习近平总书记对推动中医药振兴发展作出部署。总书记强调，坚持中西医并重，推动中医药和西医药相互补充、协调发展，是我国卫生与健康事业的显著优势，要把老祖宗留给我们的中医药宝库保护好、传承好、发展好，服务于人民健康。习近平总书记的重要讲话，深刻回答了中医药发展的全局性、根本性问题，为新的历史时期做好中医药工作指明了方向、提供了遵循。李克强总理高度重视中医药发展，主持国务院常务会议审议中医药法草案和中医药重要政策，对中医药工作多次作出重要指示批示，提出明确要求。全国中医药系统和各有关方面认真贯彻党中央、国务院决策部署，齐心协力，扎实工作，推动中医药振兴发展迈出了坚实步伐。

一是中医药战略地位显著提升。党中央、国务院印发《“健康中国2030”规划纲要》，提出一系列振兴发展中医药的重大举措。国务院印发《中医药发展战略规划纲要(2016—2030年)》，把中医药发

展上升为国家战略。去年颁布的中医药法，是我国中医药领域的一部综合性、基础性法律，是推进全面依法治国战略在中医药领域的重要成果，具有里程碑意义。为加强对中医药工作的组织领导，经国务院同意，建立了国务院中医药工作部际联席会议制度，由我担任召集人，中医药工作各相关单位参加，统筹做好中医药工作。二是中医药传承创新实现突破。屠呦呦研究员获得2015年诺贝尔生理学或医学奖、2016年度国家最高科学技术奖。我国已建立23个国家中医临床研究基地，临床科研网络不断完善。党的十八大以来，中医药领域荣获国家科技奖励36项，其中国家科技进步一等奖6项，一批科研成果转化为诊疗规范或中药新药。三是中医医疗服务体系不断健全。2016年，每万人口卫生机构中医执业（助理）医师数达到3.48人，97.5%的社区卫生服务中心、94.3%的乡镇卫生院、83.3%的社区卫生服务站和62.8%的村卫生室能够提供中医药服务，中医类诊疗总量达到9.6亿。四是中医药健康服务及相关产业发展迅速。国务院办公厅印发《中医药健康服务发展规划（2015—2020年）》，转发《中药材保护和发展规划（2015—2020年）》。中医药养生、保健、康复等方面潜力持续释放，与养老、旅游等融合发展趋势明显。200多种常用大宗中药材实现规模化种植养殖，带动了绿色经济的发展，也成为精准扶贫的重要抓手。五是中医药海外影响日趋扩大。

今年1月，习近平总书记访问世界卫生组织并赠送针灸铜人，指出要继承好、发展好、利用好传统医学，用开放包容的心态促进传统医学和现代医学更好融合。目前，中医药已传播到183个国家和地区，我国已与相关国家和国际组织签订86个中医药合作协议，支持建立了17个海外中医药中心，推动发布了一批中医药国际标准。首次发表《中国的中医药》白皮书，向世界系统介绍中医药。近3年，我国与中东欧国家连续举办卫生部长论坛，中医药都是重要内容。越来越多的国家通过中医药认识了中国，中医药已成为增进民心相通的亮丽名片。

总的看，党的十八大以来，中医药事业步入了发展的快车道，是极具历史意义的一段时期，是发展势头好、服务水平和影响力大幅提升的一段时期，中医药作为卫生、经济、科技、文化、生态“五种资源”的定位深入人心，中医药振兴发展迎来了天时、地利、人和的历史性机遇。这些成绩的取得，是党中央、国务院高度重视、正确决策的结果，是卫生计生和中医药系统广大干部职工共同努力的结果，是社会各界大力支持的结果，也凝聚了国医大师、全国名中医的心血和汗水。在此，谨向各位国医大师、全国名中医和全国中医药工作者致以崇高敬意和衷心感谢！

二、准确把握中医药振兴发展面临的新形势新要求

当前，中医药事业站在新的历史起点上，承载着更加重大的责任使命。主要体现在以下四个方面：

第一，建设健康中国，迫切需要充分发挥中医药独特优势。中医药凝聚着中华民族几千年的养生理念及实践经验，集防病治病和养生调摄于一体，具有临床疗效确切、预防保健作用独特、治疗方式灵活、费用比较低廉的特点，对维护中华民族健康始终发挥着重要作用。比如，中医突出“治未病”。《黄帝内经》提出“不治已病治未病”“精神内守，病安从来”。金元四大家之一的朱丹溪讲到，“与其救疗于有疾之后，不若摄养于无疾之先”。中医“治未病”核心体现在“预防为主”，重在“未病先防、既病防变、瘥后防复”，强调生活方式与健康有密切关系，主张以养生为要务，这与全国卫生与健康大会提出的“大健康”理念高度契合。在我们这样一个有13亿多人口的发展中国家，发挥好中医“治未病”的作用，对提升人民健康水平、减轻疾病负担具有重要意义。要顺应发展方式由以治病为中心向以健康为中心转变、由注重“治已病”向注重

"治未病"转变的时代要求,坚持中西医并重,充分发挥中医药独特优势,为深化医改、推进健康中国建设贡献力量。

第二,坚定文化自信,迫切需要充分彰显中医药的文化价值。习近平总书记指出,"文化自信,是更基础、更广泛、更深厚的自信",中医药是"打开中华文明宝库的钥匙"。中医药强调"阴阳平衡,调和致中""三因制宜,辨证论治"的哲学思维,强调"以人为本,悬壶济世""大医精诚,仁心仁术"的价值追求,强调"炮制虽繁必不敢省人工,品味虽贵必不敢减物力"的工匠精神,等等,这些都是中华优秀传统文化的精神基因和独特标识。深入挖掘、研究、阐释中医药健康养生文化,努力实现创造性转化、创新性发展,对于培育和弘扬社会主义核心价值观、增强中华优秀传统文化的生命力和影响力,具有重要意义。

第三,推进供给侧结构性改革,迫切需要充分释放中医药产业潜力和活力。当前,我国经济发展正处于新旧动能接续转换、结构转型升级的关键时期。中医药产业涉及中医医疗、养生保健、健康养老、健康旅游、中药种植、中药研发、健康食品、器械产品等诸多领域,产业链长、融合度高、新业态多、拉动作用强。2016 年,我国中药工业规模以上企业主营业务收入超过 8 600 亿元,占全国医药工业的近三分之一。要坚持政府引导与市场驱动相结合,全链条、多环节开发运用中医药资源,提升中医药对经济发展的贡献度、对脱贫攻坚的精准度、对绿色发展的带动度,为经济社会发展增添新动力。

第四,实施创新驱动发展和"走出去"战略,迫切需要加快推进中医药现代化。当前,新一轮科技革命和产业变革孕育兴起,生物、电子、大数据、人工智能等技术快速发展,学科交叉融合趋势日益明显,为中医药理论和技术突破提供了有力支撑。"一带一路"和"走出去"战略的实施,也为中医药走向世界提供了广阔空间。比如,青蒿素是我国原创并为国际公认的创新药物,挽救了全球特别是发展中国家数百万人的生命,除治疗疟疾外,在治疗红斑狼疮、糖尿病、肿瘤等方面也显示出良好的开发前景。我国有 5 种中药已获美国食品药品监督管理局批准开展Ⅲ期临床研究,一批中药材品种已纳入美国药典和欧盟药典。把握世界科技革命产业变革新趋势,抢抓机遇、赢得主动,迫切要求把科技创新摆在中医药发展的核心位置,利用中医药原创优势,加强创新突破,加快中医药现代化进程。

当前,中医药事业迎来前所未有的发展机遇,但也面临诸多问题和挑战。综合各方反映和刚才 5 位专家的意见,集中体现在 3 个方面:一是从供需结构看,优质中医医疗资源总量不足,特别是基层中医药服务能力仍较薄弱、中医药人才培养和使用激励机制有待完善,中医临床西化、中医药优势弱化等问题依然存在。二是从传承创新看,中医药传承创新能力总体有待提高,中药质量控制、中药材资源保护亟须加强,中医药产业发展仍面临集中度低、核心竞争力不强等突出问题。同时,中医药国际竞争日趋激烈。中医药"走出去",还需针对不同人种的体质和需求,运用现代技术和产业模式深入发掘中医机理,科学阐明作用机制,开发适宜的产品和服务。三是从治理能力看,有专家反映,一些领域还存在"以西律中"的情况,依照西医西药的模式管理中医中药,难以适应中医药的特点和发展需要。中医药监管也亟待加强。社会上不时冒出一些所谓的"神医",假借普及健康知识的名义兜售药品、保健品和医疗服务等,唯利是图,损害群众利益,危害群众健康。这些问题必须引起高度重视,下大力气加以解决。

三、突出重点、精准发力,加快推动中医药振兴发展

"十三五"时期是全面建成小康社会的决胜阶段,是推进健康中国建设的关键时期,做好中医药工作意义重大。要以习近平总书记系列重要讲话精神和治国理政新理念新思想新战略为指导,深入贯彻党中央、国务院决策部署，全面振兴发展中医药事业，为全方位全周期保障人民健康作出更大贡献。要重点做好以下七个方面的工作：

第一，以贯彻实施中医药法为契机，建立健全中医药事业发展体制机制。中医药法将于7月1日起施行。这部法律充分体现了中医药特点，就一些重大问题作出了规定，为中医药发展提供了法制保障。实施好这部法律，重点要加快推进“四个建立健全”。一要建立健全法规规章。中医药法落地，涉及传统知识保护、中医诊所备案、确有专长人员考核注册、经典名方目录、医疗机构中药制剂备案、养生保健服务规范、师承教育制度等诸多工作，要抓紧制定相关行政法规、部门规章和规范性文件。同时，要处理好与执业医师法、药品管理法、医疗机构管理条例等法律法规的关系，做好配套衔接。二要建立健全政策举措。国家卫生计生委、国家中医药管理局要会同各相关方面深入梳理中医药事业发展面临的突出问题，找准症结，抓紧拿出切实管用的对策。三要建立健全管理体系。要充分发挥国务院中医药工作部际联席会议统筹协调作用，协调配合，形成工作合力。要按照中医药治理体系和治理能力现代化要求，创新管理模式，完善符合中医药特点的管理体制。四要建立健全评价和标准体系。要遵循中医药规律，决不能简单套用西医西药和其他学科的标准来评价中医中药，不能拿“小提琴”的标准来做“二胡”。要重点围绕专业技术人员、科研成果、健康医疗服务、中药质量等，推进评价标准体系建设，并加快国内标准向国际标准转化，打造中国标准和中国品牌。

第二，以人民健康为中心，充分发挥中医药在防病治病中的独特优势。要发挥中医药在治未病、重大疾病治疗、疾病康复中的重要作用，完善预防、治疗、康复有机结合，覆盖全生命周期的健康服务体系。在治未病方面要发挥主导作用。深入实施中医治未病健康工程，加快中医医院治未病科室建设，提升综合医院和基层医疗卫生机构治未病能力，以慢性病管理为重点，构建中医治未病技术体系与产业体系，促进发展方式转变，努力让群众少生病、不生病。在重大疾病治疗方面要发挥协同作用。建立完善重大疑难疾病中西医协作工作机制，充分发挥中西医各自优势，加强联合攻关，形成独具特色的诊疗方案，提升重大疾病的临床疗效。在疾病康复方面要发挥核心作用。促进中医技术与康复医学融合，发展中医特色康复医院和疗养院，完善康复服务标准及规范，研发具有中医特色的康复器具，提升中医康复能力和水平。

第三，以满足需求为导向，着力提升中医药健康服务供给水平。首先，要保障好基本医疗卫生服务。完善中医药服务体系，合理配置资源，每个地市级区域原则上至少设置1个市办中医类医院，县级区域原则上设置1个县办中医类医院，民族地区、民族自治地方的县级区域优先设立民族医医院。要深入实施基层中医药服务能力提升工程，力争到2020年所有社区卫生服务机构、乡镇卫生院和70%的村卫生室具备与其功能相适应的中医药服务能力，补齐基层短板，筑牢服务网底，促进中医药服务覆盖城乡，进一步提高服务的公平性和可及性。实施中医药传承创新工程建设项目和中医临床优势培育工程，建优扶强一批重点中医机构，打造一批区域中医诊疗中心。请国家发展改革委、财政部继续加大支持力度。要推动中医药深度参与分级诊疗、现代医院管理、全民医保、药品供应保障、综合监管等五项制度建设，落实中医药政府投入政策，合理确定中医医疗服务项目和价格，在国家基本药物目录中进一步增加中成药品种数量，完善医保支付政策，放大医改惠民效果，减轻群众医疗负担。其次，要满足好群众多样化、差异化、个性化的健康需求。深化中医药领域“放管服”改革，放宽市场准入，强化政策扶持，鼓励社会力量提供中医药健康服务，推动中医药与养老、旅游、互联网、体育、食品等产业深度融合，加快推进供给侧结构性改革，促进品牌化、连锁化、规模化发展。要探索包容而有效的审慎监管方式，引导和支持新业态新模式健康发展。这里需要强调，少数民族医药是中医药的重要组成部分，要把少数民族医药工作谋划好、实施好，采取措施加大扶持力度，促进少数民族医药事业发展，提高民族地区防病治病能力，增进各族群众健康福祉。

第四，以支撑发展为目标，全面推进中医药传承创新。中医药是我国具有原创优势的科技资源，是提升我国原始创新能力的“宝库”。一方面，要把中医药这个国粹传承好。编撰出版《中华医藏》，建立中医古籍数据库和知识库，加强对中医古籍、传统知识和诊疗技术的保护、抢救和整理，守护好中医药科技创新的“源头活水”。另一方面，要让“瑰宝”焕发新的光彩。各相关部门要密切协作，实施国家重点研发计划“中医药现代化研究”重点专项，加强中医药科技创新基地和平台建设，完善科技成果转移转化机制，加快健全多学科、多部门共同参与的中医药协同创新体系，用创新为中医药发展插上腾飞的“翅膀”，促进中医药产业提质增效。要围绕人类健康需求，凝练一批中医药重大项目，形成一批重大产品和技术，力争产生类似青蒿素等代表国家水平、有国际影响力的创新成果。

这里要强调提升中药质量的问题。要实施优质中药材生产工程，推进规范化种植养殖，决不能让道地药材“不地道”。要实施中药标准化项目，构建中成药大品种和常用中药饮片全链条质量保障体系。要尽快启动第四次全国中药资源普查，在摸清资源家底的基础上，建立健全中药种质资源保护体系和中药资源动态监测网络。要注重发挥中药材种植在精准扶贫、精准脱贫中的作用，让山里、田间的“土疙瘩”变成脱贫致富的“金疙瘩”，既绿了家园，也鼓了老乡的腰包。

第五，以创造性转化、创新性发展为指导，大力弘扬中医药文化。习近平总书记指出，要认真汲取中华优秀传统文化的思想精华和道德精髓，重点做好“创造性转化、创新性发展”。中共中央办公厅、国务院办公厅《关于实施中华优秀传统文化传承发展工程的意见》把坚持创造性转化、创新性发展写入指导思想，明确要求加强对传统医药等的研究阐释、活态利用，使其有益的文化价值深度嵌入百姓生活。要大力弘扬中医药蕴含的优秀传统文化。中医药包含着我国古老朴素的唯物辩证法，是辩证法在认识生命、治疗疾病、维护健康上的具体运用，在数千年的发展进程中，不断吸收和融合各个时期先进的科学技术和人文思想，成为我国优秀传统文化的重要组成部分。要坚持古为今用、守正开新、扬弃继承，把那些具有代表性、富有当代价值的文化精华挖掘出来，注重实践与养成、需求与供给、形式与内容相结合，使之更好地融入国民教育、道德建设、文化创造和生产生活，滋养当代中国人的精气神，增强文化自信。同时，要把中医药作为中华文化“走出去”的重要载体，讲好中医故事、讲好中国故事，增强我国文化软实力。要大力提升国民中医药健康素养。实施中医药健康文化素养提升工程，使藏在古籍、散在民间、融在生活、用在临床上的中医药健康养生智慧鲜活起来、推广开来，倡导“每个人是自己健康第一责任人”的理念，引导群众自觉培养健康生活习惯，树立正确健康观。这里要强调健康教育的问题。要把中医药健康养生知识作为健康教育的重要内容，组织学术水平高、有影响力的专家，充分利用广播、电视、报刊、网络等媒体，努力打造一批医疗养生品牌栏目，占领宣传主阵地，发出权威声音，传播科学知识。各有关方面要严格对医疗养生类节目和医药广告的管理，加大监督执法力度，加强部门沟通协作，对违法犯罪的要依法予以惩处，决不允许任何机构、任何人打着健康幌子搞非法敛财活动。

第六，以服务对外开放大局为重要使命，积极推动中医药海外发展。要积极参与“一带一路”建设。深入实施中医药“一带一路”发展规划，强化法律协调、政策对接和工作协同，积极推动与沿线国家合作建设海外中医药中心，大力发展中医药服务贸易，打造“健康丝绸之路”。要打造高水平国际合作机制与平台。深化与各国政府和世界卫生组织、国际标准化组织等的交流与合作，积极参与国际规则、标准的研究与制订，为完善全球卫生治理、促进人类健康发挥积极作用。

第七，以人才为根本，培育打造一支高水平中医药队伍。国以才立、业以才兴。中医药事业的发展，最根本靠的是人才。要加快完善人才培养政策。医教协同进一步推进中医药教育改革与发展，注重课堂教学与临床实践紧密结合，建立健全院校教育、毕业后教育、继续教育有机衔接以及师承教育贯穿始终的中医药人才培养体系。要完善中医药师承教育制度，充分发挥国医大师、全国名中医等名老中医药专家的重要作用。精心实施中医药传承与创新“百千万”人才工程(岐黄工程)，加快推进中医药高层次人才培养。要加快完善人才使用激励机制。从提升薪酬待遇、发展空间、执业环境、社会地位等方面入手，调动医务人员的积极性，特别要结合公立医院薪酬制度改革，建立完善符合行业特点的薪酬制度，体现技术劳务价值。同时，要建立吸引、稳定基层中医药人才的保障和长效激励机制，通过多种形式增强中医药人员职业荣誉感，让广大中医药人员工作更有尊严、生活更加体面。中医药历来强调救死扶伤、道济天下的医德。广大中医药工作者要大力弘扬大医精诚的优良传统，修医德、重品行、行仁术，让民族瑰宝更好造福人民群众、造福人类健康。在大家心目中，老中医是健康长寿的形象代表，是活学活用中医药健康养生文化的典范。希望各位专家保重身体，继续启古纳今、钻研学术，继续奖掖后学、传承技艺，使中医药事业薪火相传、兴旺发达。各有关方面要继续关心、支持国医大师和全国名中医的工作，为他们提供便利的工作和生活条件。

振兴发展中医药是历史和时代赋予我们的光荣使命。让我们更加紧密地团结在以习近平同志为核心的党中央周围，落实党中央、国务院决策部署，同心同德、开拓进取，以优异成绩迎接党的十九大胜利召开，为全面建成小康社会和实现中华民族伟大复兴中国梦作出新的更大贡献！

转载自《中国中医药报》2017-7-31(1)

推动中医药法贯彻实施
促进中医药事业健康发展
——在宣传贯彻中医药法座谈会上的讲话

王　晨　全国人大常委会副委员长兼秘书长

中医药是中华民族的瑰宝，是当之无愧的国粹。2016年12月25日，第十二届全国人大常委会第二十五次会议高票通过《中华人民共和国中医药法》，自2017年7月1日起施行。这是中医药领域的第一部法律，充分体现了党和国家对中医药工作的高度重视，凝结着人民群众和社会各界对中医药发展的关心支持，反映了广大中医药工作者希望通过立法保护和发展中医药的共同心愿。中医药法的制定和施行，是推进全面依法治国战略在中医药领域的重要成果，是中医药领域具有里程碑意义的一件大事，开辟了依法扶持促进保障中医药事业发展的新局面，必将对保护人民健康、发展中医药事业产生深远影响。

充分认识制定和施行中医药法的重要意义

中医药是中华民族哲学智慧、独到健康理念及其实践经验的结晶，是我国卫生与健康事业的显著特色和优势。中医药法是我国中医药领域的综合性、基础性重要法律，它的制定和施行实现了中医药领域立法的重大突破，为全面落实习近平总书记关于发展中医药事业的重要指示和全国卫生与健康大会精神，深入实施《中医药发展战略规划纲要2016—2030年》，充分发挥中医药在健康中国建设中的作用提供了法律保障。

我国是中医药的发源地，是传统医药大国，中医药现已传播到世界上180多个国家和地区。中医药法将党和国家的中医药方针政策转化为国家意志，将各级政府发展中医药的职责用法律的形式固定下来，为扶持和促进中医药事业发展提供了坚实保障。中医药法将中医药工作实践中的好经验、好做法上升为法律制度，全面系统规范了中医药服务、中药保护与发展、中医药人才培养、中医药科学研究和中医药传承与文化传播等内容，对于保护中医药继承、推进中医药创新、发挥好中医药特色和优势，推进中医药事业改革发展，促进中医药行业治理体系和治理能力现代化，进一步发挥好中医药的资源优势，促进医药卫生体制深化改革，探索“用中国式办法解决医改这个世界性难题”，构建中国特色基本医疗卫生制度，维护和增进人民群众健康，都具有重要的意义。同时，也有利于应对国际社会发展传统医药的“倒逼机制”，保护中医药传统知识产权，推动中医药走向世界，服务“一带一路”建设，弘扬中华优秀文化，提高我国的文化软实力。中医药法作为中医药领域的基本法律，是开展中医药工作的基本遵循和依据。我们要充分认识中医药法对依法保护、扶持和促进中医药事业发展的重要性，进一步增强责任感和使命感，抓紧抓好抓实中医药法的学习宣传贯彻工作，为促进中医药振兴发展提供有力法律保障。

全面准确把握中医药法的精神实质和基本内容

党和国家历来高度重视中医药事业。毛泽东同志曾指出:“中国医药学是一个伟大的宝库,应当努力发掘,加以提高。”党的十八大以来,以习近平同志为核心的党中央站在党和国家发展全局的高度,提出一系列治国理政新理念新思想新战略,强调把发展中医药事业作为维护人民健康、推进健康中国建设、促进经济社会发展的重要内容,纳入“五位一体”总体布局和“四个全面”战略布局之中,全面谋划、系统部署,为推动中医药振兴发展提供了理论指导和行动指南。习近平总书记指出,“中医药学是我国各族人民在长期生产生活和同疾病做斗争中逐步形成并不断丰富发展的医学科学,是我国具有独特理论和技术方法的体系”“凝聚着深邃的哲学智慧和中华民族几千年的健康养生理念及其实践经验”,强调“中医药学是中国古代科学的瑰宝,也是打开中华文明宝库的钥匙”。当前,中医药振兴发展迎来天时、地利、人和的大好时机,要“切实把中医药这一祖先留给我们的宝贵财富继承好、发展好、利用好,在建设健康中国、实现中国梦的伟大征程中谱写新的篇章”。我们要认真学习、深刻领会、全面贯彻习近平总书记关于中医药工作的重要指示精神,准确把握中医药法的精神实质和基本内容,紧密结合中医药工作实际,切实增强工作针对性和实效性。

中医药法立足于为人民群众提供公平、可及、满意的中医药服务,以保护、扶持、促进中医药发展为宗旨,着眼继承和弘扬中医药,强化政策支持与保障,坚持规范与扶持并重,构建了符合中医药特点的管理制度,强调了政府对中医药事业发展的责任,有效解决了制约中医药发展体制机制障碍。宣传贯彻中医药法,要深刻领会中医药法的立法背景、立法宗旨和基本原则,准确把握中医药法保护、扶持和促进中医药事业发展的重要内容,不断提高依法扶持和规范中医药事业发展的自觉性和主动性。结合中医药工作实际,要重点领会把握好以下几个方面的内容和特点。

第一,中医药法首次在法律层面对中医药及其重要地位、发展方针进行了明确。一是明确“中医药”是包括汉族和少数民族医药在内的我国各民族医药的统称,是反映中华民族对生命、健康和疾病的认识,具有悠久历史传统和独特理论及技术方法的医药学体系。中医药事业是我国医药卫生事业的重要组成部分。二是明确国家大力发展中医药事业,实行中西医并重的方针,建立符合中医药特点的管理制度。三是明确发展中医药事业应当遵循中医药发展规律,坚持继承和创新相结合,保持和发挥中医药特色和优势。四是明确国家鼓励中医西医相互学习,相互补充,协调发展,发挥各自优势,促进中西医结合。

第二,中医药法建立了符合中医药特点的基本管理制度。中医药具有鲜明的特色和优势,在很多方面不同于西医药。例如,中医服务人员存在师承等培养方式,中医诊所主要是医师坐堂望闻问切,服务简便。中医药法充分体现中医药的特点和发展需要,在中医药多年成功实践基础上凝炼升华,规定了相应的管理制度。一是关于中医医师资格管理制度,规定以师承方式学习中医和经多年实践、医术确有专长的人员,经实践技能和效果考核合格亦可获得中医医师资格。二是改革完善中医诊所准入制度,将中医诊所由许可管理改为备案管理。三是允许医疗机构根据临床需要,凭本医疗机构医师处方炮制市场上没有供应的中药饮片,或者对中药饮片进行再加工。四是医疗机构对仅应用传统工艺配制的中药制剂品种,由现行的许可管理改为备案管理。五是明确生产符合国家规定条件的来源于古代经典名方的中药复方制剂,在申请药品批准文号时,可以仅提供非临床安全性研究资料。

第三,中医药法加大了对中医药事业的扶持力度。我国中医药事业发展取得了显著成就,中医药总体规模不断扩大,发展水平和服务能力逐步提高。中医药在常见病、多发病、慢性病及疑难病症、重大传染病防治中的作用得到进一步彰显。但与人民群众的中医药服务需求相比,我国中医药资源总量仍然不足,中医药服务能力仍较薄弱。中医药法进一步加大了对中医药事业的扶持保障力度。一是明确县级以上政府应当将中医药事业纳入国民经济和社会发展规划,建立健全中医药管理体系,将中医药事业发展经费纳入财政预算,为中医药事业发展提供政策支持和条件保障,统筹推进中医药事业发展。二是明确县级以上政府应当将中医医疗机构建设纳入医疗机构设置规划,举办规模适宜的中医医疗机构,扶持有中医药特色和优势的医疗机构发展。三是合理确定中医医疗服务的收费项目和标准,体现中医医疗服务成本和专业技术价值。四是明确有关部门应当按照国家规定,将符合条件的中医医疗机构纳入医保定点机构范围,将符合条件的中医药项目纳入医保支付范围。五是发展中医药教育,加强中医药人才培养,加大对中医药科学研究和传承创新的支持力度,促进中医药文化传播和应用。六是发展中医养生保健服务,支持社会力量举办规范的中医养生保健机构。七是明确国家采取措施,加大对少数民族医药传承创新、应用发展和人才培养的扶持力度,加强少数民族医疗机构和医师队伍建设;民族自治地方可以结合实际,制定促进和规范本地方少数民族医药事业发展的办法。

第四,中医药法加强了对中医医疗服务和中药生产经营的监管。针对中医药发展中存在的服务不规范、虚假宣传、中药材质量下降等问题,中医药法坚持扶持与规范并重,进一步规范中医药从业行为,保障医疗安全,提升中药质量,促进中医药事业健康发展。一是明确开展中医药服务应当符合的基本要求,发布中医医疗广告应当经审查批准,发布的内容应当与批准的内容相符。二是明确国家制定中药材种植养殖、采集、贮存和初加工的技术规范、标准,加强对中药材生产流通全过程的质量监督管理,保障中药材质量安全。三是加强中药材质量监测,建立中药材流通追溯体系和进货查验记录制度。四是鼓励发展中药材规范化种植养殖,严格管理农药、肥料等农业投入品的使用,禁止使用剧毒、高毒农药。五是加强对医疗机构炮制中药饮片、配制中药制剂的监管。

宣传贯彻中医药法,必须全面理解中医药法的基本内容,熟练掌握中医药法的具体规定,使中医药法的条款都能得到全面有效实施,切实提高中医药事业依法治理的能力和水平。这里还要强调一点,宣传贯彻中医药法,要注意处理好与执业医师法、药品管理法、医疗机构管理条例等法律规范的衔接关系。中医药法在附则中明确规定:“中医药的管理,本法未作规定的,适用《中华人民共和国执业医师法》《中华人民共和国药品管理法》等相关法律、行政法规的规定。”根据这一规定,凡是中医药法已经作出规定的,适用中医药法;凡是中医药法没有作出规定的,适用执业医师法、药品管理法、医疗机构管理条例等法律、行政法规的规定。

切实抓好中医药法的宣传贯彻实施

宣传普及法律,是法律实施的基础性工作。各级人大及其常委会肩负着宣传普及法律、监督和促进法律贯彻实施的责任。要积极督促、推动本级政府、有关部门和公众及时了解中医药法的基本精神和相关规定,为保证法律得到切实遵守和执行创造条件。各级政府和有关部门要广泛、深入地开展中医药法学习宣传活动,特别是医药卫生管理部门要积极参与、加强沟通、协调配合,采取多种形式,组织好本系统内的学习、宣传和培训工作,让相关工作人员深刻理解法律的各项规定,进一步增强法治观念和法治素养,自觉将中医药法规定的各项制度运用到工作实践中去,不断提高依法发展中医药事业的能力和水平。各有关部门和各类媒体要开展灵活多样的普法活动,全面准确地进行宣传,有针对性地解疑释惑,为营造依法保护、扶持和促进中医药发展的良好法治环境发挥积极作用。

“天下之事，不难于立法，而难于法之必行”。各级人大和政府要切实抓好中医药法的贯彻实施工作，把实施好这部法律作为落实党中央关于中医药工作决策部署、加快推动中医药振兴发展、推进健康中国建设的重要抓手。中医药法对政府在中医药事业发展中的职责作了明确的规定，各级政府要严格依法履行职责，落实中医药法的相关规定，大力发展中医药事业，建立健全中医药管理体系，为中医药事业发展提供政策支持和条件保障。国务院各有关部门是贯彻实施中医药法的主体，要按照各自的职责分工履行管理和发展责任。全国人大常委会依法监督法律的实施，将在适当时候组织对中医药法实施情况的调研，推动中医药法正确有效实施。

要抓紧完善相关法律法规制度。国务院有关部门要按照立法法对制定法律配套规定的要求，抓紧中医药法配套法规和规章的制定工作，确保如期出台实施。要按照法制统一的原则，对中医药领域的相关法规规章进行梳理，进行必要的立、改、废、释，保证其符合中医药法确定的立法原则和基本制度，与中医药法的相关规定相互协调和衔接。地方人大和政府也要根据中医药法，结合实际，制定或修订中医药地方性法规规章。

中医药振兴发展已迎来了天时、地利、人和的大好时机，发展中医药使命光荣、责任重大。让我们紧密团结在以习近平同志为核心的党中央周围，求真务实，奋发有为，切实把中医药法这一保护、扶持和促进中医药事业发展的法律学习好、宣传好、贯彻好，切实把中医药这一祖先留给我们的宝贵财富继承好、发展好、利用好，为促进中医药振兴发展，保护人民健康，推动健康中国建设作出新的贡献。

转载自《中国中医药报》2017-8-2(1)

专 论

以高度文化自信推动中医药振兴发展

王国强　国家卫生和计划生育委员会副主任、国家中医药管理局局长

党的十八大以来，以习近平同志为核心的党中央高度重视中华优秀传统医药文化的传承发展，明确提出"着力推动中医药振兴发展"，并从国家战略的高度对中医药发展进行全面谋划和系统部署，明确了新形势下发展中医药事业的指导思想和目标任务，为推动中医药振兴发展指明了方向、提供了遵循。我们要以高度文化自信推动中医药振兴发展，推进健康中国建设，助力中华民族伟大复兴中国梦的实现。

中医药学是中华民族的瑰宝

习近平同志指出，中医药学是"祖先留给我们的宝贵财富"，是"中华民族的瑰宝"，是"打开中华文明宝库的钥匙""凝聚着深邃的哲学智慧和中华民族几千年的健康养生理念及其实践经验"。这些重要论述，凸显了中医药学在中华优秀传统文化中不可替代的重要地位。

中医药学在理论层面强调"天人合一""阴阳五行"，体现了中华文化道法自然、和合致中的哲学智慧；提倡"三因制宜""辨证论治"，体现了中华民族因时而变、立象尽意的特有思维方式；倡导"大医精诚""仁心仁术"，体现了中华民族生命至重、厚德载物的人文精神。中医药学不仅为中华优秀传统文化的形成和发展作出了卓越贡献，而且为中华民族认识和改造世界提供了有益启迪，成为中华民族的重要标识。

中医药学在实践层面强调养生"治未病"，并在长期发展中积累了丰富的养生理念和方法，形成了独具特色的健康养生文化，深深融入中国人的日常生活。比如，强调人与自然、社会和谐相处，认为"人与天地相参也，与日月相应也"；强调生活方式与健康密切相关，讲究"食饮有节，起居有常，不妄作劳"；强调养德养生，"仁者寿""善养生者，当以德行为主，而以调养为佐"；强调"身心合一"，注重养形、养气、养神的统一；等等。

中医药学在理论层面与中华文化的同构性及其在实践层面体现的群众性，使其成为我国独特而优秀的文化资源。从这个意义上讲，发展中医药就是传承和弘扬中华优秀传统文化，传承和弘扬中华优秀传统文化必须发展中医药。推动中医药健康养生文化的创造性转化、创新性发展，重在实践和养成相结合，达到外化中医健康养生理念于行、内化中华文化价值于心的效果。要处理好古与今的关系，使中医药健康养生文化与现代社会生产生活相协调，将其以人们喜闻乐见、具有广泛参与性的形式转化为人民群众的健康行为和生活方式；处理好中与外的关系，坚持中西医健康理念和方法优势互补、融合利用，使中医药健康养生文化与现代健康理念相融相通，让中国人民乃至世界人民享受中医药健康养生的益处。当前，因其独特的养生保健方式易于被国外民众接受，中医药已成为中华文化软实力的重要代表。要善用中医药这一有形载体，使其润物无声地传播中华优秀传统文化，弘扬中国精神、传递中国价值。

中医药学是不断丰富发展的医学科学

习近平同志指出，中医药学是“中国古代科学的瑰宝”“深入研究和科学总结中医药学对丰富世界医学事业、推进生命科学研究具有积极意义”。这些重要论述，不仅充分肯定中医药学是我国独有且富有价值的医学科学，更深刻指出了中医药学具有深厚的理论沉淀和实践积累，对人类文明的丰富和发展具有重要意义。

英国学者李约瑟在《中国科学技术史》一书中提出：尽管中国古代对人类科技发展作出了重要贡献，但为什么科学和工业革命没有在近代的中国发生？事实上，科学并非只有一种表现形式，中国的科学并不等同于西方的科学，西方科学采用的方法也不是获取科学知识的唯一方法，不能把西方科学当作衡量科学的唯一标准。中国有自己的科学传统，中医药就是中国传统科学最具代表性的门类之一。与其他中国本土科学一样，中医药学在发展过程中逐步融汇道、气、阴阳、五行等中国哲学思想，逐渐构建了阴阳五行、五运六气、藏象经络、气血津液、辨证论治、性味归经等一套完整的理论体系，实现了独具特色的医学与哲学、自然科学与人文科学的融合和统一，在几千年实践中形成了全球范围独树一帜、疗效确切、覆盖人生命全周期的医学科学。

中医药学作为中华民族原创的医学科学，注重时间演进、整体认知，从宏观、系统的角度揭示人的健康和疾病的发生发展规律，深刻体现了中华民族的世界观、价值观和认识论，成为人们治病祛疾、强身健体、延年益寿的重要手段。历史上，中华民族屡遭天灾、战乱和瘟疫，却能一次次转危为安，人口不断增加、文明得以传承，中医药功不可没。当前，对于人类健康面临的诸多问题和困境，中医药越来越显示出独特价值和先进性。比如，中医突出“治未病”，注重“未病先防、既病防变、瘥后防复”，体现了“预防为主”的思想；对一些严重威胁人类健康的重大疾病如肿瘤、艾滋病等，中医药或中西医结合治疗往往能取得较好效果；中医使用方法简便，不依赖各种复杂的仪器设备，能更好地解决基层群众的医疗问题；中医将药物疗法和非药物疗法相结合，成本相对低廉，更能有效节约卫生资源；等等。

百余年前，西医传入中国，中西医科学之争、中医存废之争一直延续至今。在坚定中华文化自信的基础上，我们要有坚定的科学自信，明了中医的独特价值，破除对西医的迷信，从认识论上厘清中国与西方、中医与西医的差异，处理好中医与西医的关系，用开放包容的心态促进传统医学和现代医学更好融合，坚持中西医互学互鉴、携手造福人类。中医药是中华文化在生命科学领域结出的瑰丽果实，中医药的发展和突破必将对中华文化和世界文明的未来发展产生巨大的积极作用。

把握推动中医药振兴发展的重点任务

习近平同志指出，当前，中医药振兴发展迎来天时、地利、人和的大好时机，希望广大中医药工作者增强民族自信，勇攀医学高峰，深入发掘中医药宝库中的精华，充分发挥中医药的独特优势，推进中医药现代化，推动中医药走向世界，切实把中医药这一祖先留给我们的宝贵财富继承好、发展好、利用好，在建设健康中国、实现中国梦的伟大征程中谱写新的篇章。深入学习贯彻习近平同志关于振兴发展中医药的新思想新论断新要求，必须充分发挥中医药的独特优势，以推进继承创新为主题，以增进和维护人民群众健康为目标，以促进中医药医疗、保健、科研、教育、产业、文化协调发展为重点，以提高中医药防病治病能力和学术水平为核心，推进中医药现代化和国际化。尤其要着力把握好下面四项重点任务。

发挥中医药独特优势，在勇攀医学高峰上有所作为。围绕我国乃至全球面临的重大卫生和健康问题，加强科研联合攻关，形成一批原创性、引领性、前沿性的重大科技成果，打造新的特色优势。建立健全中医药服务体系，拓宽中医药健康服务领域，提升中医药防病、治病能力和服务质量，努力发挥中医药在治未病中的主导作用、在重大疾病治疗中的协同作用、在疾病康复中的核心作用，满足人们生命全周期、健康全过程的中医药需求，并与西医药相互补充、协调发展，构建中国特色卫生与健康服务体系。

坚持创造性转化、创新性发展，在中医药文化传承发展上有所作为。遵循融通中西、返本开新的文化发展规律，按照体现时代性、把握规律性、富于创造性、重在实效性的要求，推动中医药健康养生文化顺应时代变化和社会需求，注重生活方式养成，广泛传播中医药文化知识，使记载在古籍、融入生活、应用于临床的中医药健康养生智慧、健康理念和知识方法生动起来、推广开来，增进人民群众健康福祉，助力传承发展中华优秀传统文化。

发展中医药健康产业，在推进供给侧结构性改革上有所作为。推动中医药健康服务优化升级，推进中医药与养老、旅游、文化、扶贫深度融合发展，有效开发中医药资源，产生一批适应市场与健康需求的新产品、新业态，开发一批有中医特色的诊疗仪器和设备，创造新供给、引领新需求、释放新动能。发掘贫困地区的中医药资源，结合当地实际，实施中药材产业化、中医药健康旅游等精准扶贫举措。

推动中医药海外发展，在服务“一带一路”建设上有所作为。发挥中医药在密切人文交流、服务外交、促进民生等方面的独特作用，加强与“一带一路”沿线国家的中医药交流与合作，开创中医药全方位对外开放新格局，不仅提供诊疗服务、发展中医药服务贸易，而且讲好中国故事、展示中华文化魅力和当代中国活力。坚持政策沟通，完善政府间交流与合作机制；坚持资源互通，与沿线国家共享中医药服务；坚持民心相通，加强与沿线国家的人文交流；坚持科技联通，推动中医药传承创新；坚持贸易畅通，发展中医药健康服务业，把中医药打造成亮丽的“中国名片”。

当前，中医药在经济社会发展中的地位和作用越来越重要，已成为独特的卫生资源、潜力巨大的经济资源、具有原创优势的科技资源、优秀的文化资源和重要的生态资源。我们要坚持以人民为中心的发展思想，紧紧把握天时、地利、人和的历史性机遇，切实把中医药继承好、发展好、利用好，到2020年实现人人基本享有中医药服务，到2030年实现中医药服务领域全覆盖，为中华民族伟大复兴和世界文明进步作出更大贡献。

转载自《人民日报》2017-2-24(7)

试论中医药学的科学性及其现代创新

王永炎　中国工程院院士、中央文史馆馆员

中医学体现了中国哲学"天道自然"的观念，"治未病"与辨证论治是其重要的内容。它既重视临床医学实践的理论总结，也强调理论对临床诊疗指导。其理念的本质是整体的、具体的、辩证的，也是变化的、更新的、发展的。中医药自身历史发展的过程，充满了融合、互动和协调，经历了多重对立面的相互转化和吸收整合。

近三百年西学东渐，很多人以西方科学主义为标准，认为中国有"学"而未有科学，否定中医药的科学性。而今，中医药法业已正式实施，科技部与国务院学位委员会的学科目录中，将中医学和中药学列为医学门类的一级学科。依通常的学科标准：高等教育有教席，医、教、研、产有团队和机构，拥有各分支学科的学术刊物，国家政策支持、科学家首肯、广大民众拥戴的中医药学学科体系也已完成。尽管如此，仍有人提出中医有用但不科学，不具备科学主义的诸因素等话题。由此可见，在变化的环境中，如何认知中医药学的科学性及其现代创新确有必要作一探讨。

1. 科学与人文的融合

医学是人学，无分中西。

中医药学的理论体系缘于阴阳五行，天人合德尚一之道，又离不开临床经验的积淀和体现整体性与辨证论治的理论指导。因此，中医药学具有科学与人文的双重属性。

当今，医学科技进步了，数理化学的成果推动了医学技术的进步。20世纪，人类防治传染病和感染性疾病取得重大成就，器官移植带来生命延续……但医学人文伦理的淡化异化，成了新的问题。中医亦然。

医患矛盾的根源，是利益冲突演变成买方与卖方的关系。医者与患者本应是"尚一"的共同体，而现实情况却是，医患关系一度紧张，甚至伤医事件频频发生。其中日益凸显的伦理、法律与社会问题，激发了医学界与社会各界对医学人文的广泛关注。医学人文，就是一种人文的医学，其基础包括哲学、文学、历史、艺术、政治、经济、人类学等。这些人文学科在医学中具有重要价值，是医务工作者服务患者，谨慎和正确决策中必备的基本素质，也体现医护人员的人格教养。21世纪叙事医学的诞生，是为了保证在任何语言环境、任何地点，医务工作者与患者相遇时，都能全面地认识、理解和尊重患者的苦痛，懂得关注、聆听、建立患者的归属感。

中医药学具有敦实深厚的国学积淀，尤其是融入了儒家"仁"的思想内涵，"仁者爱人""礼归于人""人之受命于天也，取仁于天而仁也"。这里的"仁"，蕴意公正、自由与力量；"礼"，除礼节祭礼之外，还有调节、和合与协调之意；"天"的定位当是整体的大自然。

《黄帝内经·素问》撰有疏五过论与徵四失论两篇，明示医者的过失作为戒律，为生民疗疾愈病者自当警觉慎行。其理念敬顺自然之德气。德气为道之用，生之主，必当敬顺之。在西学传入后，西医逐渐占主流位置，中医学人中有失对自身规律坚守者，不论病情需要与否，一概中药加西药，凡遇感染，一律清热解毒加抗生素，而识证立法遣方用药日趋淡化，多用中成药而少了辨证论治用汤剂。至于坚持科学人文双重属性，尤其读过《十三经注疏》者，更是凤毛麟角。人文哲学对中医学人而言，也已面临断代的危险。

2. 象思维与概念思维的互动

象思维是从中国传统文化的内涵和特征中提出的，是几千年来中国人思维模式的主流。它具有非实体性特性，是中华民族文化最高理念“道”“太极”“无”“一”“自性”等观念的表达。

象分属原象、具象、表象、意象等不同层次，体认原象是“体”“观”“悟”深化诠释的过程。近三百年来，西学东渐，随着现代科技的发展，概念思维、逻辑思维推动了人类科技进步和社会发展，而还原论的简化、僵化，压抑了象思维，使象思维为人所生疏乃至被忘却了。

从学理上讲，象思维是非概念思维，但与概念思维并非相互排斥，绝对不是水火不相容的关系。事实上，人类解决问题时，象思维，尤其是具象与概念思维是互动的。而论及中医药学的藏象学说、证候体系、方剂潜能等，也都有象思维与概念相链接的研究。关于气、精、神，经络学说，许多心理、禀赋的研究等，都离不开太虚原象的思维。但受西方中心论的影响，象思维的研究一度几乎被完全忽视或回避了。而今，在格外重视创新的背景下，对象思维的重新反思和试图复兴也是时代的必然。

原象是象思维的高理念、高境界，是老子所说大象无形之象，是精神之象，是回归心性开悟之象。象思维之原象，不是西方形而上学之“实体”，而是太虚之象，其原象并非真空而蕴有中和之气，乃是“有生于无”的有，从而是原发创生之象，生生不已动态整体之象。

象思维的兴起，与外部世界的变异相关联。自19世纪中叶始，科学标准逐渐成为衡量一切的唯一标准，把凡是不能概念化、公式化的事物，均排除在“真”之外。应当承认，概念化、公式化是一种还原分析不可少的抽象力量，是人类破解、把握科学问题所必需的，但其抽象化本身，也有着简化和僵化的潜在危险，因此，单纯靠这种思维方式，不可能把握事物活生生的有机变化的整体。

与此相对照，中医药所基于的象思维，则强调对人与自然流转变化的整体把握。比如，中医学的临床诊疗程序，首先是“观象”，通过医者的视听嗅触味，视舌象、候脉象及征象、病象、药材法相等，从“象”开端，以“象”为主，识证治病。

3. 学科方向的变革与创新

随着“以人为本”健康理念的形成，中医药的学科方向必须变革，以适应大环境的变迁、服务大卫生的需求，这也是当代中医药学人的历史责任。

因此，要将人放在天地之间来看人的健康和疾病。完善以整体观、辨证论治为主体的诊疗体系框架，获得共识性循证与叙事医学的疗效，基础理论概念的诠释与深化研究，“治未病”理念与方法的普及推广，研究思维由“还原分析”朝向“系统化研究”转变的探索，强化建立规范的中医药国内外通行的标准，不断提升中医药学国际学术影响力。

对于学科的属性，必须有清晰明了的认识：一是以大科学为指导，充分开放多学科参与中医学术研究，同时要重视基础理论研究，回归原创之思，整理哲学原理对中医的指导作用。二是要研究复杂系统的相关性，要敢于突破原有学科的边界，提倡整合。三是对不同民族、地域的优秀文化中的科学概念，进行诠释、吸纳和推广。

近十数年间，笔者一直在体认医学方向的变化。新的趋势指明，中西医学有可能朝着整合方向迈进。

中医药学历来以临床医学为核心，其辨证论治具有原创优势并与个体化医学相吻合。中医对方剂的研究，组建了多学科的研究团队，不仅有中西医药专家，还广泛吸收了化学、物理学等专家参加与指导。中医方剂有中药配伍组合的物质基础，又体现治疗效应，是中医理论的载体。笔者提出“方剂的潜能蕴藏在整合之中，不同饮片、不同组分、不同化合物的不同配伍具有不同的效应，诠释多组分与多靶点的相关性，针对全息的病证，融合对抗、补充、调节于一体，发挥增效减毒与减毒增效的和谐效应”。整合效应包括药效物质与生物效应的整合、药物实体与表征信息的整合、药物功效与人体功能的整合。

通过实验认识到，“网络”可以作为整体，是系统的构建基础和关键技术。比如，“网络药理学”在宏观与微观的基因组、转录组、蛋白组、代谢组、表型等不同层次，有基因调控网络、蛋白质互相作用网络、信息传导网络、代谢网络、表型网络等各种生物网络作为复杂系统分析的关键，代表了一种符合中医药整体特色的研究新理念与新方法。

我国学者无分中西展开的复方网络药理学研究，与国际基本同步，有望使中药方药研究跻身当代科技前沿，为源头创新提供强有力支撑。比如，我国首次成功防控人禽甲型流感，在综合集成创新过程中，中医药依据明清温病卫气营血辨证诊治，研发出金花清感方，运用标准汤剂，在预防和治疗中均获得显著效果，论文发表在美国内科学年鉴上，世界卫生组织也建议推广中医药防治人禽甲型流感的经验，提高了中医药学的国际影响力。

目前，医学发展的总趋势，是实施个体化医学、预防医学、预测医学、转化医学和参与医学。这恰恰为中医药学发挥原创优势提供了良好机遇。比如，中医诊疗从整体出发，对同一种病，因遗传背景禀赋体质等差异，证候不同而治疗方药剂量也不同，在医学模式中，强调生理、心理与自然、社会环境的变化相适应，这些都体现了个体化医学的特点。未病先防、既病防变的思想，各种中医保健方法的推介，则践行了预防医学的真谛。中医以五运六气学说为代表，积极辨识体质健康状态及演变趋势，适应各种气候、物候环境的变化，则是现代医学所强调的，将重点放在病前的早期监测。

转化医学作为重点变革之一，更能凸显中医药的优势。中医讲转化医学，是从临床实践中凝聚科学问题，再做基础研究与新复方的开发研究，将基础科研成果转向临床应用，进而提高维护健康与防治疾病的水平。因而，转化医学的研究模式，必须是多学科联合体的密切合作，医院向院前社区乡镇转化、成熟技术向产业研发转化、科技成果向效益民生转化、面向基层医教研产向人才培养转化。

当今的中医学与西医学，能以互补互动向趋同方向发展，能为构建统一的新医药学奠基吗？

产生于西方工业文明基础上的西医学，曾在一段时期内，将诊疗目标侧重于病人之“病”，追求的是生物学指标，重技术重实证，强调必须可重复可复制。在还原论盛行的20世纪，这对医学进步有一定积极意义，但从长远来看，有本末倒置之嫌。而中医学的诊疗目标则侧重在病人之“人”，中医学作为整体系统医学有明确的内在标准，如“气脉常道”“积精全神”“阴平阳秘”等。在具体干预方法上，中医强调饮食有节、法于阴阳，倡导每个人主动参加到对自身健康的认知和维护健康的全过程中去，做到正气存内，邪不可干。这与现代健康管理的观念同样不谋而合。

因此，我们在推动转化医学与运用网络医学作为调整改革的重点时，面对多因素、多变量、多组织器官复杂性现代难治病诊疗过程中，充分体悟还原论与系统论的思想精髓，中医学与西医学基础整合继而生发出新的创新创造的可能性是存在的。

转载自《光明日报》2017-8-14(10)

弘扬“青蒿素精神”，促进医药事业发展

张伯礼　中国中医科学院院长

屠呦呦发现青蒿素，为人类带来一种全新结构的抗疟新药，为人类抗击疟疾提供了有效的“武器”，挽救了全球特别是发展中国家数百万人的生命，产生了巨大的社会效益，是中医药学对世界医药学的重要贡献。屠呦呦也因此获得了2015年度诺贝尔生理学或医学奖，这是中国科学家的本土研究成果首次获诺贝尔科学奖，全球华人为之欢欣鼓舞。

屠呦呦获得诺奖引发了广泛讨论，涉及国家科技体制、中医药发展方向、人才评价机制、知识产权保护等方面，产生了积极的影响。回顾青蒿素研究成功的历程，从管理层面、人才评价、成果转化、研究思路和技术层面都有很好的经验和启示。历经漫长科研路，风雨过后映彩虹，站在更高层次上审视，透过纷杂争嘈的迷茫，折射升华出一种精神——“青蒿素精神”，我们尝试着诠释其内涵，主要体现在四个方面。

面向需求，力求突破

医学研究的根本目的是要解除病痛，维护健康。诺贝尔生理学或医学奖奖给原始性创新和最有益于人类健康的发现。诺奖带给我们的启迪是，医学领域的研究要围绕临床重大问题去攻关，解决临床难点问题，降低死亡率，提高治愈率和患者生活质量。

青蒿素的研制，抓住了疟疾防控的需求，多学科、多机构的科研人员协同攻关，坚持不懈，取得成功，挽救了全球数百万人的生命，这是最为宝贵和崇高的。当前，急性传染性疾病、肿瘤、心脑血管病、糖尿病、抑郁症等是危害人类健康的主要疾病；医改是世界性难题，医学模式从疾病医学向健康医学的转变也存在很多难点；新药的研制必须以临床疗效为导向，新药要有新疗效，这些都是迫切需要解决的难题。医学研究领域任重道远，需要解决的难题多多，迫切需要中西医优势互补、联合攻关，为解决这些难题作出贡献。切实提高疗效，重在产生实实在在的效益。

举国体制，团结协作

在20世纪中叶，以当时我国研究单位的条件和技术力量，只靠一个部门、一个单位难以完成重大科研项目。然而，在异常艰难的条件下，我国科学家完成了多个科技界的壮举，包括“两弹一星”、人工胰岛素合成、青蒿素研制成功等，这是我国科学家通过举国体制下的群体协作实现了技术突破，得益于举国体制下的协同攻关。“523”项目组汇集了全国60多个单位的500余名科研人员，他们不计名利、顽强拼搏、团结合作，朝着同一个目标，协同攻关，取得突破，恰恰体现了我国科学家的团结协作精神。屠呦呦在领奖演讲中郑重指出，“这个奖项是颁发给中国科学家群体的”“全部的研发团队大协作，努力促进了青蒿素的研究、生产和临床试验，解决了当时国内外大量的工作没有得到结果的耐药性疟疾的治疗问题”，在多次谈话中也强调团队协作精神的重要性。

科学家群体对“523项目”均有重要的贡献，但个人的贡献也不能忽视。屠呦呦是第一个把青蒿素带到“523项目”、第一个提取有100%抑制率的青蒿素、第一个开展了临床评价研究的科学家，她

是青蒿素的首个发现者，因此获奖实至名归。青蒿素发现后，在屠呦呦工作基础上，山东、云南、上海、北京、广东等研究单位的科学家先后完成了青蒿素结构鉴定、化学合成、新药研发及大样本临床研究等工作，共同成就了青蒿素这个重大成果。可以比喻为，屠呦呦贡献是"1"，而后续科学家的研究在"1"的后面添加了 n 个"0"，成为"10 000 000……"，也就是集体贡献使得青蒿素更早更好地造福亿万疟疾患者。崇尚首创，把集体和个人的作用结合好，建立更灵活、更多元的评价机制和激励机制，有利于充分调动了科研人员的积极性和创造性，让更多的年轻人投身到科学研究事业当中，推动我国科学事业的快速发展。

而今，我国经济实力、科研水平和技术力量与设备已今非昔比，但举国体制下联合攻关、协同创新的模式并不过时。在新形势下，科学家的团结协作精神仍需要大力弘扬。

善于传承，勇于创新

在屠呦呦进入"523"项目组前，已经开展了跨时二年的研究，但均未能获得理想的候选药物。屠呦呦受命参加"523"中草药抗疟研究后，她收集整理了历代医籍本草和临床经验等，汇编成包含 640 种药物为主的抗疟方药集，特别是从晋代葛洪《肘后备急方》记载的"青蒿一握，以水二升渍，绞取汁，尽服之"中获取灵感，采用了低沸点溶剂提取方法，成功发现了具有 100%抗疟活性的青蒿素结晶。青蒿素研究成功得益于对中医药传统知识的传承和发扬。

中医药有数千年的积累，有精华也有糟粕，可以说是一个"尚未充分开发的宝库"。正如屠呦呦所讲：中医药是个伟大的宝库，但也不是捡来就可以用的，还是需要创新。正是秉承传承创新精神，从传统医药知识中汲取精华，从古典医籍经验中得到启发，并利用现代科学技术手段深入研究加以提高，才取得了能解决重大疾病难题的重要成果。

习近平总书记在中国中医科学院建院 60 周年的贺信中强调，"要切实把中医药这一祖先留给我们的宝贵财富继承好、发展好、利用好，在建设健康中国、实现中国梦的伟大征程中谱写新的篇章"。中医药学虽然古老，但其理念和方法并不落后；中医药学从来不是封闭的，也是与时俱进、不断发展的，吸收不同时代的新认识和技术方法为我所用。中医药学原创思维与现代科技相结合，才能产生原创性成果。我们要发扬传承创新精神，要善于从古代经典医籍中寻找创新灵感，也要善于学习借鉴先进科学技术研发提升。

艰苦奋斗，甘于奉献

青蒿素研究成功也不是偶然的，除了屠呦呦等科学家团队对科学事业的不懈追求和勇攀高峰之外，至关重要的还是他们的敬业精神和奉献精神。如果没有爱国为民、甘守清贫、默默耕耘和无私奉献的精神，是不可能取得成功的。屠呦呦在接受采访时讲，"对我们来说，就是努力工作，把国家任务完成。只要有任务，孩子一扔，就走了"。为了加快研发进度，他们没有条件、创造条件也要上，购买大缸等简陋装备做提取设备；没有排风条件，吸入过多有害气体，对身体造成损害也坚持实验；为了确保药品的安全有效，屠呦呦和她的同事曾亲身试药。大协作组其他同志也是如此，周维善、李国桥、罗泽渊、李英等科学家都默默无闻，也为青蒿素后续研究应用做出了贡献。老一辈科学家以国家为重、以事业为重、艰苦奋斗、埋头苦干、甘于奉献的精神，这也是科研工作者应该具备的优良品格，也是当代应该大力弘扬的精神财富。

在创新驱动成为国家发展重要战略的重要历史时期，为了进一步推进我国科学事业和经济社会发展，"青蒿素精神"应该大力弘扬。屠呦呦最近说：荣誉都应过去了，大家应该静下心来进行深入研究了。是的，荣誉终将过去，精神却可长存。青蒿素精神长青！

转载自《中国中医药报》2017-1-9(1)

校院长论坛

国际化大视野下的中医人文

徐安龙　北京中医药大学校长

中医药是加强心灵沟通、搭建友好的桥梁

毛泽东主席在 1954 年《关于卫生部工作和中西医结合问题的两次谈话》中指出："对中医问题，不是给几个人看好病的问题，而是文化遗产问题，要把中医提高到对全世界有贡献的问题。"中医深深根植于中华传统文化的沃土，蕴含着丰富的中华优秀传统文化精髓，是中国最强的软实力之一，如果能将中医所蕴含的人文精神传播到世界各地，将是中国对世界的一大贡献。我们中医工作者一直秉持医者仁心的博大胸怀，用实际行动践行着这一精神，在抗击埃博拉病毒过程中，中国医疗队和非洲同胞同舟共济、共渡难关，赢得了非洲人民的赞誉和国际社会的好评。自 1963 年向非洲派驻第一支援外医疗队至今，我国已向亚洲、非洲、拉丁美洲的 70 多个国家派遣了医疗队，基本上每个医疗队中都有中医药人员。据不完全统计，至今已有 50 多位中国医生牺牲在援外的地方。孙思邈《大医精诚》里讲道："凡大医治病，必当安神定志，无欲无求，先发大慈恻隐之心，誓愿普救含灵之苦。"正是这种"大慈恻隐之心、普救含灵之苦"的精神让人类在面对灾难时可以携手同心，互帮互助。

习近平总书记针对中医药多次发表重要讲话，也正是因为中医药是中华优秀传统文化的重要载体，在促进文明互鉴、维护人民健康等方面发挥着重要作用。近年来，国际社会更加重视中医药的价值，世界上对中医的认知度、认可度在不断提升。中医药已成为中国与世界各国开展人文交流、促进东西方文明交流互鉴的重要内容。

中医药有着深厚的人文底蕴，但很多还没有挖掘出来。所以，我做北京中医药大学校长以来，一直致力于搭建三座桥梁：一是搭建古老医学和现代科技的桥梁，二是搭建民间中医和院校中医的桥梁，三是搭建中医走向世界的桥梁。怎样搭建好中医走向世界的桥梁？那就是用人文精神去搭，唯有这样才能打通人心、获得支持。北京中医药大学多年来一直在通过中医这个有力的载体向全世界展现中国人对生命的热爱、中国人的人文精神和中国人矢志不渝呵护天下苍生的情怀。

探索以我为主海外融入性中医药国际传播的新范本

我校东直门医院原副院长廖家祯教授是我国杰出的中西医结合大家，他热爱中医，又能兼通中西。1991 年，他到德国慕尼黑一个小镇开始了把中医传播出去的历史。他所在医院的建立者是一位受惠于中医的德国投资商，在中医治愈了其心力衰竭之后，克服了重重困难在德国建立这所中医院。医院最初建立的时候，因其所在巴伐利亚州政府要求，只能挂着西医的牌子，实行着中医的治疗。26 年过去了，这家医院从"非法"变成合法，现在病人住院要至少提前 6 个月预约才可能有床位，医院就诊的费用也纳入了医疗保险范畴，医院 83 张床位一年收入就有约 2 000 万欧元，成为一家非常成功的医院，这得益于中医的疗效，得益于中医"大医精诚"的精神。为了表彰医院对当地的贡献，市政府在公园建了一个木头制作的长城。这是中医走

向世界的一个生动的例子，廖教授作为第一个在海外把中医院办成功的人，他的贡献必将会被历史铭记。北中医还做了很多推动中医国际化的探索。建校伊始，学校就成为新中国最早接收外国留学生攻读中医学的高等中医药院校。改革开放后，又是最早接收美国留学生的大学，第一位中美医学交流生哈佛大学的医学博士就是在我校留学的，后来成为哈佛大学中西整合医学的创始主任。

近五年来，北中医一直致力于"讲出中医好故事，唱出中医好声音，助推中国软实力"，启动了一系列敢为人先的举措。例如，在北美地区开设首个公立大学中医本科学位和博士学位，首个公立大学中西医结合医教研平台；与西班牙巴塞罗那大学医学院合作开设获欧盟认可的第一个中医硕士学位项目，标志着中医硕士学位教育首次进入欧盟主流医学教育体系；俄罗斯圣彼得堡中医中心获准以医院资质运营，这是在俄的外国传统医疗机构获得官方认证的首次突破。特别是北京中医药大学首创了集医疗、教学、科研与文化传播于一体的"海外中医中心"模式，分别在澳大利亚、俄罗斯、美国建立了中医中心，用中医的情怀和精湛的医术不断增强海外友人对中华优秀传统文化的获得感。前段时间，北中医师生原创校园舞蹈诗《岐黄志》，用艺术的形式大力弘扬中医药核心价值理念，亮相联合国教科文组织总部，为促进东西方文明交流做出了贡献。

中医药学是中国古代科学的瑰宝，也是打开中华文明宝库的钥匙，在世界舞台上越来越展现出独特的非凡魅力。我希望自己能带领北京中医药大学做一个中医的使者，搭建好沟通交流的桥梁，把中医传到世界各地，为构建人类命运共同体提供一个有力的载体。

转载自《中国医学人文》2017，(12)：20

中医药是健康中国建设的生力军

秦裕辉　湖南中医药大学校长

当前，我国进入全面建成小康社会决胜阶段，加快推进健康中国建设，满足人民群众对简便实用价廉的中医药服务需求，迫切需要大力发展健康服务业，拓宽中医药服务领域；深化医药卫生体制改革，迫切需要在构建中国特色基本医疗制度中发挥中医药独特作用；适应未来医学从疾病医学向健康医学转变、医学模式从生物医学向生物—心理—社会模式转变的发展趋势，迫切需要继承和发展中医药，运用自然的防治手段和全生命周期的健康服务。着眼于这些任务，中医药在服务“健康中国”的进程中必须明确方向、找准定位、转变理念、创新模式、突出特色。

积极主动作为，有机融入社会各领域

提高中医药防病治病能力。完善覆盖城乡的中医医疗服务网络，分类指导、分步推进、分层管理医疗机构建设，完善中医医疗质量控制体系和评审评价体系，三级中医医院注重提高危急重症、疑难复杂疾病的中医诊疗服务能力，二级中医医院注重提高常见病、多发病、慢性病的中医诊疗能力和急危重症患者的抢救能力。建立中医药参与突发公共事件应急网络和应急救治工作协调机制，建设省级、区域中医药医疗联盟，提高中医药应急救治和重大传染病防治能力。推动分级诊疗和优质中医药资源下沉，建立融入中医药内容的社区健康管理模式，提升基层中医药服务能力。

发展中医药健康旅游服务。推动中医药健康服务与旅游产业有机融合，发展以中医药文化传播和体验为主题，集中医疗养、康复、养生、文化传播、商务会展、中药科考与旅游于一体的中医药健康旅游。建立中医药健康旅游标准化体系，推进中医药健康旅游服务标准化和专业化，开发具有地域特色的中医药健康旅游产品和线路。

提升中医养生保健服务能力。加快中医养生保健服务体系建设，研究制定促进中医养生保健服务发展的政策措施，支持社会力量举办中医养生保健机构，实现集团化发展或连锁化经营。加快中医治未病技术体系与产业体系建设，加强中医医院治未病科室建设，为群众提供中医健康咨询评估、干预调理、随访管理等治未病服务。鼓励中医医院、中医医师为中医养生保健机构提供保健咨询、调理、药膳和食疗等技术支持。鼓励中医医疗机构、养生保健机构推广普及中医养生保健知识和易于掌握的理疗、推拿等中医养生保健技术与方法。

推进中医药生态文明建设。加强中药资源保护和合理利用，建立覆盖全国中药材主要产区的资源监测网络，有利于保护生物多样性，保护生物遗传资源，保护自然生态环境；推进道地药材良种繁育基地和规范化种植养殖基地建设，推动贫困地区中药材产业化精准扶贫，有利于生态修复、治理水土流失；加快中药产业发展，促进中药工业转型升级，有利于推进绿色发展、低碳发展，减少环境污染，为人民创造良好生产生活环境做出贡献。

推动“互联网＋”中医医疗。运用现代科学技术、网络技术、云计算、大数据，改变传统医疗服务模式，大力发展中医远程医疗、移动医疗、智慧医疗等新型医疗服务模式。构建集医学影像、检验报告等健康档案于一体的医疗信息共享服务体系，逐步建立跨医院的中医医疗数据共享交换标准体系。探索互联网延伸医嘱、电子处方等网络中医医疗服务应用，提供在线预约诊疗、候诊提醒、划价缴费、诊疗报告查询、药品配送等便捷服务。

发挥特色优势，尽快抢占市场制高点

发展中医药健康养老服务。推动中医药与养老融合发展，促进中医医疗资源进入养老机构、社区和居民家庭。支持养老机构与中医医疗机构合作，建立快速就诊绿色通道，鼓励中医医疗机构面向老年人群开展上门诊视、健康查体、保健咨询等服务。鼓励社会资本新建以中医药健康养老为主的护理院、疗养院，探索设立中医药特色医养结合机构，建设一批医养结合示范基地。

开展中医特色健康管理。将中医药优势与健康管理结合，探索融健康文化、健康管理、健康保健于一体的中医健康保障模式。鼓励保险公司通过中医健康风险评估、风险干预等方式，提供与商业健康保险产品相结合的疾病预防、健康维护、慢病管理等中医特色健康管理服务。加强中医养生保健宣传，推广普及中医养生保健知识、技术和方法，推广太极拳、八段锦、五禽戏、导引等中医传统运动。

拓展中医特色康复服务。支持中医医院康复科和中医特色康复医院建设，推动各级各类医疗机构开展中医特色康复医疗、训练指导、知识普及、康复护理、辅具服务，在社区康复机构推广适宜中医康复技术，提升社区康复服务能力和水平。促进中医技术与康复医学融合，完善康复服务标准及规范。

坚定三个自信，加快中医药国际化进程

中医药行业要实施“走出去”战略，主动融入“一带一路”倡议，充分利用国内国外两种资源、两个市场，服从服务国家总体外交需要和中医药事业发展需要两个大局，统筹推进中医药医疗、保健、教育、科研、文化和产业的对外交流与合作，不断扩大中医药应用范围和国际影响，全面推动中医药理论和实践在世界范围内的丰富和发展。

坚定中医药理论自信，引领国际传统医药发展。中医药理论是中医药发展的主体，发展中医药离不开中医药理论的指导，理论自信是当前中医药发展的内在动力。坚定中医药理论自信，主动融入“一带一路”倡议，要全面推进多层次中医药国际教育合作，鼓励中医药高等院校、社会团体等机构与国外著名大学合作，扩大境外中医药学历教育和继续教育规模，支持中医药院校开展对外非学历远程教育，提高中医药从业人员的素质和水平；推进中医药标准化建设，建立标准体系，推动中国中医药标准向国际标准转化；通过参与国际规则和标准制定，在国际社会普遍认可的标准体系下，逐步开展中医医疗机构设置、中医药教育、中医从业人员资质及中药出口企业资质的国际认证认可工作；建立推动中医药发展的国际协调机制，在政府间框架协议指导和国际组织支持下，形成若干个具有权威性的国际中医药科学研究中心和信息中心，促进信息交流和资源共享。

坚定中医药文化自信，营造良好的中医发展环境。习近平总书记指出，“文化自信，是更基础、更广泛、更深厚的自信”。繁荣发展中医药文化，要加强中医药文化宣传和知识普及，推动中医药进校园、进社区、进乡村、进家庭，将中医药基础知识纳入小学传统文化、生理卫生课程，让中医药文化入心入脑。要加强中医药文化公共设施建设和文化传播新媒体建设，推动中医药与文化产业融合发展，探索将中医药文化纳入文化产业发展规划，促进中医药与广播影视、新闻出版、数字出版、动漫游戏、旅游餐饮、体育演艺等有效融合，提升文化软实力。重视中医药文化传播和科普宣传在中医药对外交流与合作中的先导作用，组织开展中医药海外文化推介和科普宣传工程，在境外举办中医药文化巡展和巡回科普宣传，促进国际社会对中医药理论和医疗保健服务作用的认同。推进中医药的海外应用，为有条件的中医医疗机构、科研院所、高等院校和中药企业“走出去”搭建平台，营造良好的合作环境。大力发展与旅游业相结合的对外中医药文化产业，鼓励有条件的中医医疗机构申请获得国际知名保险机构的认证。

坚定中医药学术自信，促进国家开放型经济发展。近年来，中医药的学术价值正越来越受国外医学界的青睐，外国企业抢注中药专利的案例逐渐增多，如韩国申请了“牛黄清心丸”专利，美国申请了“人参蜂王浆”专利，日本申请了“当归芍药汤”“芍药甘草汤”等专利。据不完全统计，中药专利被外国抢注的多达 1 000 多项，还有许多跨国制药公司正在积极布局中药研发、并购中药企业，抢占市场制高点。完善中医药发展政策和机制，加快中医药法立法进程。采用政府引导与市场机制相结合的方式，建立以跨境支付、境外消费、商业存在和自然人流动四种国际服务贸易提供方式协调发展的中医药服务贸易体系。实施中医药服务贸易多元化战略，建设一批集中医药医疗保健、教育培训、文化传播等功能于一体的中医药服务贸易示范机构。加强中医药服务贸易信息平台建设，建立起以国际市场需求为导向的国际营销体系。提升科技创新能力，狠抓中药质量关，打通中药走出国门的壁垒，获得国际市场认可，鼓励、支持和培育具有国际竞争力的中药跨国公司。

转载自《新湘评论》2017，(2)：1

重大学术成果

国家科学技术进步奖二等奖

【中药大品种三七综合开发的关键技术创建与产业化应用】

获奖单位：中国医学科学院药用植物研究所、吉林省中医药科学院、中国科学院昆明植物研究所、天津中医药大学、文山苗乡三七股份有限公司、昆明圣火药业（集团）有限公司、昆药集团股份有限公司。

获奖人员：孙晓波、孙桂波、徐惠波、杨崇仁、张颖君、王涛、董方言、陈中坚、兰锋、余育启。

【寰枢椎脱位中西医结合治疗技术体系的创建与临床应用】

获奖单位：中日友好医院、河南省洛阳正骨医院（河南省骨科医院）、中南大学湘雅二医院、山东省文登整骨医院、上海市第一人民医院、南华大学附属第一医院、西南医科大学附属医院。

获奖人员：谭明生、移平、郝庆英、杨峰、王文军、吕国华、田纪伟、谭远超、周英杰、王清。

【中药和天然药物的三萜及其皂苷成分研究与应用】

获奖单位：暨南大学、中国药科大学、丽珠集团利民制药厂、广州康和药业有限公司。

获奖人员：叶文才、王广基、吴晓明、范春林、王英、张晓琦、张冬梅、汪豪、刘东来、裴红。

【神经根型颈椎病中医综合方案与手法评价系统】

获奖单位：中国中医科学院望京医院、天津中医药大学第一附属医院、中国康复研究中心、广东省中医院、国家电网公司北京电力医院、上海中医药大学附属岳阳中西医结合医院、北京理工大学。

获奖人员：朱立国、冯敏山、于杰、魏戌、王平、李金学、高景华、黄远灿、孙树椿、杨克新。

2017 年中医药十大新闻

1. 党的十九大提出“坚持中西医并重，传承发展中医药事业”

2017 年 10 月 18 日，党的十九大召开，习近平总书记在大会报告中提出：“坚持中西医并重，传承发展中医药事业。”

2017 年，习近平总书记多次对中医药作出重要指示。1 月，访问世界卫生组织，出席赠送中医针灸铜人雕塑仪式，强调要继承好、发展好、利用好传统医学，用开放包容的心态促进传统医学和现代医学更好融合。7 月，致信祝贺金砖国家卫生部长会暨传统医药高级别会议开幕时指出，传统医药是优秀传统文化的重要载体，在促进文明互鉴、维护人民健康等方面发挥着重要作用。中医药是其中的杰出代表，以其在疾病预防、治疗、康复等方面的独特优势受到许多国家民众广泛认可。7月，致信祝贺第十九届国际植物学大会召开时指出，中医药学为人类健康作出了重要贡献。

2.《中华人民共和国中医药法》7月1日正式实施，国粹有了国法保障

2017年7月1日，《中华人民共和国中医药法》正式实施。全国人大教科文卫委员会在北京人民大会堂组织召开中医药法宣传贯彻座谈会，全国人大常委会副委员长兼秘书长王晨强调，全面准确把握中医药法的精神实质和基本内容，切实抓好中医药法的宣传贯彻实施，抓紧完善相关法律法规制度。两个配套文件《中医诊所备案管理暂行办法》和《中医医术确有专长人员医师资格考核注册管理暂行办法》发布并实施。《河北省中医药条例》发布，成为中医药法实施后首个完成修订的中医药地方性法规。

3. 屠呦呦获国家最高科学技术奖，中医药科技创新取得新突破

2017年1月，2016年度国家科学技术奖励大会召开。中国中医科学院首席研究员屠呦呦获国家最高科学技术奖，成为获此殊荣的首位女性科学家。中国工程院院士陈香美等完成的“IgA肾病中西医结合证治规律与诊疗关键技术的创研及应用”获国家科学技术进步奖一等奖。6月，国际权威医学期刊《美国医学会杂志》(JAMA)全文在线发表了由中国中医科学院首席研究员刘保延等完成的《电针对女性压力性尿失禁漏尿量疗效的随机临床试验》研究报告。科技部和国家中医药管理局共同印发《“十三五”中医药科技创新专项规划》，提出到2020年建立更加协同、高效、开放的中医药科技创新体系，解决一批制约中医药发展的关键科学问题，突破一批制约中医药发展的关键核心技术。

4. 第三届国医大师和首届全国名中医评选表彰，中医药高层次人才发展格局初步构建

2017年6月，人力资源和社会保障部、国家卫生和计划生育委员会、国家中医药管理局表彰30位第三届国医大师和100位首届全国名中医，国医大师、全国名中医、省级名中医等有序衔接的中医药人才评价褒奖机制进一步完善。国家中医药管理局启动中医药传承与创新“百千万”人才工程(岐黄工程)，计划选拔造就10名左右“中医药首席科学家”、100名“岐黄学者”，遴选培养近1 000名中医药优秀人才、近1万名中青年中医药骨干人才。6所中医药院校和2所非中医药院校的11个中医药相关学科入选“双一流”建设学科名单。中医药一流学科、领军人才、骨干人才、优秀团队统筹推进的中医药人才培养体系建立，中医药高层次人才发展格局初步构建。

5. 第四届全国少数民族医药工作会议召开，少数民族医药工作成就显著

2017年11月，第四届全国少数民族医药工作会议召开，总结了党的十八大以来少数民族医药工作取得的重大进展。2017年版国家医保药品目录增加43个少数民族药品种，增幅达95%，远超整体目录17.1%的增幅。2016年全国共有少数民族医医院266所。已有2万多人取得了少数民族医专业医师资格，比2012年增长53%。系统整理了160多部少数民族医药重要文献，编纂了1 864部古籍目录，筛选推广了140项少数民族医药特色诊疗技术，30多种常用大宗少数民族药材实现规模化种植养殖。会议全面部署了未来一段时期包括少数民族医药在内的中医药工作。

6. 中药材产业扶贫行动计划启动，助力打赢精准脱贫攻坚战

中医药在精准扶贫中的作用更为凸显。国家中医药管理局与国务院扶贫办、工信部、农业部、中国农业发展银行联合发布《关于印发中药材产业扶贫行动计划（2017—2020年）的通知》，以建立切实有效的利益联结机制为重点，将中药材产业发展与建档立卡贫困人口的精准脱贫衔接起来，基本实现户户有增收项目、人人有脱贫门路。首批中药材产业扶贫基地和定制药园建设已开启。甘肃启动建设国家中医药产业发展综合实验区，重点建设11个道地药材标准化示范基地、4个中医药产业园区、7个中医药健康旅游示范基地，实施中药材产业扶贫行动。这也是国家批准建设的首个中医药产业实验区。

7. 十二部门发布《关于促进中医药健康养老服务发展的实施意见》，中医药健康服务形成新亮点

中医药健康服务领域亮点频现。为推动中医药健康养老，国家中医药管理局、全国老龄办、国家发展改革委等12部门共同发布《关于促进中医药健康养老服务发展的实施意见》，提出到2020年，中医药健康养老服务政策体系、标准规范、管理制度基本建立，老年人中医药健康养老服务需求基本得到满足。为推动中医药健康旅游，国家旅游局和国家中医药管理局确定并公布了首批15个国家中医药健康旅游示范区。《关于支持社会力量提供中医医疗和健康服务的意见》和《关于推进中医药健康服务与互联网融合发展的指导意见》相继出台，促进形成多层次多样化中医药健康服务新格局，发展个性化、便捷化、共享化、精准化、智能化的中医药健康服务。

8. 中医中药中国行第三阶段活动启动，全面提升公民中医药健康文化素养

2017年7月，国家中医药管理局等24个部门共同启动中医中药中国行第三阶段活动——中医药健康文化推进行动，以“传播中医药健康文化，提升民众健康素养”为主题，推广中医药理念、知识、方法和产品。在基层，开展中医药健康教育，普及具有中国特色的健康生活方式；在学校，实施中医药文化进校园行动，帮助中小学生了解中医药并养成良好的健康意识和习惯。北京、上海、浙江、广东、江西出台举措加快中医药文化进校园，浙江省中医药管理局组织编写的全国首套中医药小学教材《中医药与健康》被列入该省2017年教学用书目录，于秋季学期在全省使用。2016年中国公民中医药健康文化素养调查结果反映了近年来中医药健康文化传播的成果，全国中医药健康文化知识普及率达91.86%，中国公民中医药健康文化素养水平为12.85%。

9. 中医药“一带一路”发展规划发布，中医药走出去再上新台阶

国家中医药管理局、国家发展改革委联合印发《中医药“一带一路”发展规划（2016—2020年）》，提出到2020年，与沿线国家合作建设30个中医药海外中心，颁布20项中医药国际标准，注册100种中药产品，建设50家中医药对外交流合作示范基地。中医药国际化步伐加快，国务院副总理刘延东为中国—中东欧中医药中心（匈牙利）奠基。《中国—中东欧国家合作布达佩斯纲要》明确支持在中东欧国家进一步开展中医药研究与合作，设立更多新中医药机构。为落实G20峰会中美两国在军事医学交流等方面达成的协议，举行中美军医针灸交流活动。第五次世界中西医结合大会汇聚十几个国家和地区的两千余名专家，探讨如何弘扬中西医结合医学发展成果，服务人类健康。

10. 山东威海推广中医优势病种收付费方式改革，中医药参与深化医改取得新进展

山东省威海市以中医优势病种收付费方式改

革为突破口，调整中医医疗服务价格，扩大中医药医保支付范围，既降低治疗费用、节省医保基金，又让病人收获实惠。广东省中医院通过制度建设和创新发挥中医药特色优势，调动医务人员积极性，推动医院管理科学化、规范化、精细化，被确定为全国现代医院管理制度建设典型示范。目前，公立医院综合改革已经全面推开，全部取消药品加成（不含中药饮片）平稳过渡。其中，北京市在医药分开综合改革中提升中医医疗服务质量、规范中医医疗服务、调整中医医疗服务项目医保报销目录及报销比例等举措成效初显，公立中医医院的中医药特色更加突出。

2017年度世界中医药十大新闻

1. 习近平会见陈冯富珍总干事，并向世界卫生组织赠送针灸铜人

2017年1月19日，中国国家主席习近平在世界卫生组织诞生70周年之际访问了世界卫生组织并会见陈冯富珍总干事。

习近平在致辞中指出，我们要继承好、发展好、利用好传统医学，用开放包容的心态促进传统医学和现代医学更好融合。中国期待世界卫生组织为推动传统医学振兴发展发挥更大作用，为促进人类健康、改善全球卫生治理作出更大贡献，实现人人享有健康的美好愿景。

习近平和陈冯富珍还共同出席中国向世界卫生组织赠送针灸铜人雕塑仪式，为针灸铜人揭幕。

2. 中国共产党第十九次全国代表大会召开，习近平在报告中指出，坚持中西医并重，传承发展中医药事业

2017年10月18日，中国共产党第十九次全国代表大会在北京人民大会堂隆重开幕。十九大报告作出“坚持中西医并重，传承发展中医药事业”的重要部署，充分体现了以习近平同志为核心的党中央对中医药发展的高度重视，为新时代推动中医药振兴发展提供了遵循、指明了方向。

3.《中医药法》及配套法规正式实施，为全球中医立法提供中国方案

中国首部《中华人民共和国中医药法》（简称《中医药法》）于2017年7月1日正式实施。《中医药法》涵盖了中医药服务、中医药保护与发展、中医药人才培养、中医药科学研究、中医药传承与文化传播以及保障措施、法律责任等多个方面，并就建立健全中医药管理体系、保护中医药知识产权，并对社会力量举办中医医疗机构、中药材质量全程监管等作出明确规定。作为《中医药法》的两个重要配套细则，《中医诊所备案管理暂行办法》和《中医医术确有专长人员医师资格考核注册管理暂行办法》相继实施，直接影响到中医药的“人”“机构”“执业行为”等最为关键的方面。

此外，国家食品药品监督管理总局起草了《关于对医疗机构应用传统工艺配制中药制剂实施备案管理的公告（征求意见稿）》，《中药经典名方复方制剂简化注册审批管理规定（征求意见稿）》及中药经典名方复方制剂标准煎液和中药经典名方复方制剂的申报资料要求（征求意见稿）。

4月19日，世界中医药学会联合会在北京发布《中华人民共和国中医药法（中英对照版）》，该版有助于《中医药法》在全球范围内的宣传，推动中医药在世界的法制化、规范化进程。

4. 中医药"一带一路"前行步伐有力,"健康丝绸之路"全球共建共享

《中医药"一带一路"发展规划(2016—2020年)》(以下简称《规划》)发布,到2020年,中医药"一带一路"全方位合作新格局基本形成,国内政策支撑体系和国际协调机制逐步完善,以周边国家和重点国家为基础,与沿线国家合作建设30个中医药海外中心,颁布20项中医药国际标准,注册100种中药产品,建设50家中医药对外交流合作示范基地。

5. 国际标准化组织2017年发布16个中医药国际标准

《ISO18662-1:2017中医药—术语—第一部分中药材术语》国际标准已正式出版发布,这是国际标准化组织中医药技术委员会出版的首个术语标准,为国际范围内规范和统一中药名词术语提供了重要依据。中药材术语作为基础类标准是中医药标准化工作的基石,能够为其他相关国际标准提供很好的支撑作用,同时也将极大地推动中药材国际贸易,促进中医药国际标准化和国际化进程。

2017年,国际标准化组织中医药技术委员会新发布中医药国际标准16项,目前发布标准达到23项。其中,有20项提案来自中国。

6. 金砖国家卫生部长会议推进中医药海外发展

金砖国家卫生部长会暨传统医药高级别会议7月6日在中国天津开幕。中国国家主席习近平发来贺信并指出,传统医药是优秀传统文化的重要载体,在促进文明互鉴、维护人民健康等方面发挥着重要作用。中医药是其中的杰出代表,以其在疾病预防、治疗、康复等方面的独特优势受到许多国家民众广泛认可。

会议中,中国与巴西、俄罗斯、印度、南非共同发布《天津公报》承诺加强与世界卫生组织等国际组织的合作,支持和开展广泛的全球公共卫生合作项目,通过南南合作和三方合作等途径支持国际卫生机构和组织之间的协调与合作,加强金砖国家在全球卫生治理中的作用。会议有利于推动金砖国家在传统医药领域开展交流与合作;有利于提高包括中医药在内的传统医药在国际社会中的认可度和竞争力;有利于中医药自身的海外发展,促进金砖国家之间民心相通。

7. 美国重要医学杂志报道针灸研究,针灸科学性不可否认

2017年6月27日,影响因子高达44.405的《美国医学会杂志》(The Journal of the American Medical Association, JAMA)发表了由《电针对女性压力性尿失禁漏尿量疗效的随机临床试验》一文。文章通过500余例随机临床试验研究,证实了电针刺激腰骶部两个穴位能有效控制女性压力性尿失禁。这是中国针灸学者迄今发表的最具国际影响力的文章之一。

2017年2月14日,《美国内科年鉴》发表了美国医师学会(ACP)《急性、亚急性及慢性腰痛的无创治疗临床实践指南》。在《指南》中,针灸是唯一被推荐的急性和慢性腰痛治疗均可选择的一线疗法。

2017年12月,《结合医学学报》杂志网络版上发表一篇统计报告,确定2015年初美国50个州与华盛顿特区加上海外领地共有34 481名有执照的针灸师。这是美国针灸业界通过给各州主管针灸执照的部门电话咨询并核对各州官网公布的针灸师名录,第一次正式发布此类行业信息。

面对某境外网络百科全书开放平台(英文版)将针灸归为"伪科学"的行为,世界中医药学会联合会发出声明,认为将针灸归为"伪科学"是不正确的,针灸的科学性不可否认。

8. 含马兜铃酸中药致肝癌事件引起广泛讨论

10 月 18 日，美国《科学转化医学》杂志刊发了一篇研究马兜铃酸及其衍生物与肝癌相关性的论文。文章认为，马兜铃酸广泛涉及中国及亚洲其他国家和地区的肝癌发生，提示马兜铃酸可能是肝癌发生的重要风险因素。

中国有关媒体报道，文章中并没有提供马兜铃酸导致肝癌的直接证据，仅仅提供了一种间接的线索，不足以说明其观点。事实上，中国自 2003 年以来，已对含马兜铃酸药材及中成药采取了一系列风险控制措施，包括禁止使用马兜铃酸含量高的关木通、广防已和青木香，调整相关药材使用部位等。有关专家表示，一些中药可能存在毒副作用，这确实值得警惕，但不必感到恐慌，中药的安全性还是有保障的。

9.《自然》杂志撰文评价中药经典名方不需临床试验引争议

1 月 29 日，《自然》网站发表题为“China rolls back regulations for traditional medicine despite safety concerns”(《虽然有安全顾虑，中国(还是)降低了传统医药的规章标准》)的文章，探讨了中国传统中药或将不再需要通过中国的药物安全性和有效性人体临床试验的问题。部分科学家由此对中药产品安全性表示担忧，甚至引起了公众对中药安全性的质疑。

有媒体和专家指出，这些经典名方都已有长期的人用经验，疗效和安全性得到广泛验证。部分“经方”虽然“免临床”，但通过制备工艺、质量控制、生产以及药材四大标准的规范化管理，药物质量进一步得到保障。中国中医典籍卷帙浩繁，经典名方不计其数。经典名方，承载着中医理论，体现着古人的智慧，是“道术并重”的显现，是中医特色不可替代的传统知识。对源自古代经典名方的中药复方制剂简化审批程序，有利于将更多古代经典名方发扬光大，造福社会公众的健康。

10. 全球中医互联网春节团拜会首秀，互联网凝聚世界数十万中医药人

2017 年 2 月，世界中医药学会联合会、世界针灸学会联合会、中华中医药学会联合主办，北京中医药学会，中医在线承办“首届全球中医互联网春节团拜会”。包括 11 位国医大师，数十位国家各级名老中医，61 家中医医院，32 所中医院校，23 个学会，以及海外 26 个国家和地区的 95 个中医团体共计录制 355 个团拜视频。在除夕之夜，直播观看人数突破 37 万人次。后续的转发集赞活动持续发酵，更是在春节假期掀起了整个中医药行业的参与热潮。

学术进展

一、理论研究

（一）中医基础理论

【概　述】

近年来中医基础理论的研究呈现出接近临床的趋势。2017 年的阴阳学说研究多针对具体问题，在“重阳”观念的阐发上也有新意。运气学说在实证性研究方面继续有所探索。郁与恐在情志性疾病中继续受到关注。心率变异性（HRV）作为临床检测自主神经系统平衡性指标，用于证候实质研究。证候动物模型的研究有一定创新。中医体质研究也在常用的 9 种体质体系外有所拓展。

阴阳学说研究方面，郑龙飞等从疾病观总结《内经》的重阳思想。认为在阴阳的相互关系中，《内经》更加重视阳气的作用。因为《内经》更加重视寒邪、阳虚，以及阳气在外感热病、痹症、咳嗽、痛症、水肿、积症、恶寒症、气逆症、失音症、泄泻症等多种疾病的发病以及康复过程中的作用。具体体现，一是《内经》认为外感内伤，以寒邪为多。外感病邪虽有风寒暑湿燥火之异，但《内经》所言寒邪致病的种类最多，所致之疾病最为严重。《内经》提及的疾病有 300 余种，其中对 40 多种疾病病因的阐发，多是从寒邪或阳虚立论。二是《内经》还存在病得阳则缓，阳足易已的论述。马坤等阐述对《伤寒论》第 12 条“太阳中风，阳浮而阴弱，阳浮者，热自发，阴弱者，汗自出，啬啬恶寒，淅淅恶风，翕翕发热，鼻鸣干呕者，桂枝汤主之”中“阳阴”含义的理解。历代观点大致可归纳有三：一者“言脉说”，或言尺寸，或言浮沉。二者“病机说”，指代营卫。三者既言脉象又言病机。马氏认为，从前后条文对照来看，该处“阴阳”是指代“营卫”。“阳”为“卫”，“阴”为“营”，“阳浮而阴弱”可以理解成“卫强而营弱”，是对太阳中风后机体“营卫”所做反应的描述。且可与后文第 95 条：“太阳病，发热汗出者，此为荣弱卫强，故使汗出，欲救邪风者，宜桂枝汤”中“荣弱卫强”相互印证。杜宁宁等探讨病理概念“龙雷之火”产生的本质内容。认为其内涵可概括为“水不足，火不旺”两方面。即肾水亏损、水不涵木、虚火上炎，以及阴寒之邪损伤命门之火、格阳于外。两者均系肝肾相火不能在体内与其他脏腑协调统一所致。可分别采用大滋肾水及温阳消阴的治疗方法。

运气学说研究方面，颜隆等论述了五气说和五气主时的起源。通过对古代文献的梳理，发现古代对五气、六气、四气等存在不同说法。鲁晏武等基于运气学说对中运、主气、司天、在泉与疾病的相关认识，收集整理 2003—2014 年南京市疾病预防控制中心提供的麻疹发病资料，计算各时发病率均值，采用卡方检验进行统计分析。发现麻疹的发病，在不同中运时段，以金运不及之乙年最高。在主气六气时段，以二之气时最高。在不同司天时段，以阳明燥金司天最高。在不同在泉时段，以少阴君火在泉最高（$P<0.05$）。提示南京地区麻疹的发病情况与运气各时段有一定的差异性。

经络和气血学说研究方面，陈萌等探讨将红外热成像技术作为睡眠剥夺（SD）的客观评价指标。对 32 名睡眠良好的健康青年受试者（男女比例

15∶17)在正常睡眠状态下和 24 h 睡眠剥夺后分别进行 1 次面部红外热成像技术检测,观察并对比分析 SD 后面部新陈代谢热的特异性变化。结果,正常睡眠状态下面部整体新陈代谢热比较均匀,中正线左右两侧额部区域呈对称性均匀分布的新陈代谢热。SD 后面部整体新陈代谢热不均匀,强度较前增高。额部区域呈双侧不对称、分布不均的新陈代谢热。且出现与阳跷脉联系密切的自双眼(或单侧)内眦起向额顶方向延伸的线性白色超高热表达的"睡眠线"。鼻翼、口角及双侧太阳穴区位热值均升高,以上与 SD 前比较有显著差异(均 $P<0.05$)。额区明显特异性表达的"睡眠线"验证了"阳跷脉气盛则目开而寤"的中医理论。闫翠环等以《内经》中论述卫气有随季节变化的特征,以此推测卫气虚证也应该存在着季节性变化。故观察春、夏、秋、冬不同季节卫气虚证 SD 大鼠的血浆代谢组学特征。分别于春分日、夏至日、秋分日、冬至日前 7 d 将大鼠分为实验组和对照组,实验组采用疲劳加寒热交替法制造卫气虚大鼠模型,造模 7 d。于各节气当日 12:00 取血测量相关指标。结果,在春、夏、秋、冬不同的季节中,各实验组和对照组大鼠间代谢谱呈现明显差异。其中,同型半胱氨酸在春、夏、秋季实验组与对照组比较差异显著,神经酰胺在夏、冬季实验组与对照组比较差异显著,睾酮在春、夏季实验组与对照组比较差异显著,环鸟苷酸在秋、冬季实验组与对照组比较差异显著,肌氨酸在春、夏、冬季实验组与对照组比较差异显著。

病因病机研究方面,"阳虚致郁"理论在论述情志病方面逐渐得到重视和接受,"温阳解郁"在临床的应用亦取得一定成果。潘立文等阐发了"肝为五脏之贼"的观点。认为"肝为五脏之贼"是指肝失疏泄、肝阴不足、肝血不足、肝脏虚寒、肝经瘀血等皆可引起他脏病变。并阐述了这一观点在外感病、脾胃病、肺系疾病、心系疾病、肾与膀胱疾病、肝胆疾病中如何体现。叶伟琼等论述了肾精在恐惧记忆的形成和消退中的作用。认为肾精不足既能易化恐惧记忆的形成,又能巩固恐惧记忆使之难以消退。而恐惧记忆的固化又使患者长期处于高度恐惧或极易恐惧的状态,进一步耗损肾精。肾精对恐惧记忆的上述作用与前额叶皮质-杏仁核-海马通路有关。叶氏等采用条件刺激和非条件刺激联合刺激老年肾虚大鼠后显示,老年肾虚大鼠的僵住时间百分比明显高于青年大鼠,且其海马、杏仁核、前额叶皮质的环磷腺苷效应元件结合蛋白、丝裂原活化蛋白激酶、γ 氨基丁酸 α1 受体、N 甲基-D-天门冬氨酸受体亚型表达紊乱。提示肾虚能够通过影响海马、杏仁核、前额叶皮质的功能而易化由条件刺激与非条件刺激联合刺激引起的条件性恐惧记忆。

证治规律研究方面,唐瑜之等认为由于气候条件、饮食习惯等的改变,致使现今胃脘痛出现湿热证者亦非少数。湿热是南方最常见的邪气,辛辣之品摄入过多,则重伤脾胃,湿热一旦形成,易壅塞中焦,湿邪困阻脾脏,热邪灼伤胃腑,尤容易化腐伤胃,使胃黏膜受到严重破坏。湿热为患的胃脘痛,其胃黏膜损伤较其他证型更甚,且具有发病急、损伤大、症状重、易反复、治疗难的特点。其治疗重在化湿,以宣上、畅中、渗下同时并举。杨永等重新诠释"壮水之主,以制阳光"的涵义,并论述这一治则在癌症治疗中的应用。提出"壮水之主"是增强促进肾水升腾循环的气或能量,法当以温阳补气为主,水升火降,达到"水火既济"的目的。"壮水之主"和"壮水"不应等同。癌症患者可见胸部以上燥热而双膝以下发冷,自汗、烦躁、失眠,或伴腰酸腿软,舌红或舌淡苔白,脉沉涩,尺脉无力等症状,为"上热下寒"的表现。其病机关键为"水火未济",故单纯使用清热或滋阴治法效果不显。而"壮水之主,以制阳光"这一原则可提供治疗思路。

证候实质研究方面,周佳等研究中医实热"上火"的血清代谢谱改变。结果,实热上火时,柠檬酸、琥珀酸与苹果酸等代谢中间体上调,表明三羧酸循环增强,体内能量代谢处于比较旺盛的状态。

月桂酸、亚油酸、油酸、十五酸、十七酸等显著上调，提示上火可能诱导脂肪酸代谢发生紊乱，脂肪动员加快。丝氨酸、苏氨酸、羟脯氨酸的下调，提示上火影响了体内必需氨基酸的正常代谢。提示实热上火人群的三羧酸循环、脂肪酸代谢、氨基酸代谢等发生特异性变化，可为实热上火机制的研究提供依据。刘志军等分析了不同中医证型高血压患者的心率变异性(HRV)时域参数改变。结果，515 例患者中，阴虚阳亢证、痰瘀互结证、肝火亢盛证、肾气亏虚证、痰湿壅盛证分别为 160、136、83、69、67例。阴虚阳亢证、肾气亏虚证、肝火亢盛证 SDNN(全程 NN 间期标准差)较痰瘀互结证、痰湿壅盛证明显降低，提示自主神经功能受损较严重。阴虚阳亢证、肾气亏虚证、肝火亢盛证 SDNN Index(每 5 min 的 SDNN 平均值)、HRV Index(HRV 指数)较痰湿壅盛证明显降低，提示交感神经系统活性增强。肾气亏虚证组 PNN50(相邻 NN 间期之差)较阴虚阳亢证明显降低，阴虚阳亢证、肾气亏虚证、肝火亢盛证 RMSSD(全部相邻 NN 间期之差的均方根)较痰瘀互结证明显降低，提示迷走神经活性降低。提示肾气亏虚证、肝火亢盛证、阴虚阳亢证高血压患者自主神经功能受损严重，交感神经活性增高，迷走神经活性降低，其特征变化更为典型。阴虚阳亢证、痰瘀互结证、痰湿壅盛证与引发高血压患者心脑血管事件的影响因素关系较为密切。刘菊等运用心率变异性分析的方法，研究胃食管反流病患者脾胃虚弱程度与自主神经功能之间的相关性。结果，胃食管反流病患者的脾胃虚弱程度与自主神经功能之间存在相关性，脾胃虚弱程度越高，自主神经总体功能越差，交感神经越亢奋，副交感神经越抑制，交感副交感神经协调性越差。

证候动物模型研究方面，一是建立新模型的研究，杜丽东等采用新的方法建立血虚便秘小鼠模型。将 KM 小鼠分为正常组、血虚组、便秘组和血虚便秘组。血虚组皮下注射乙酰苯肼＋腹腔注射环磷酰胺，便秘组灌胃复方地芬诺酯(止泻药)，血虚便秘组皮下注射乙酰苯肼＋腹腔注射环磷酰胺＋灌胃复方地芬诺酯。造模连续 28 d。结果，与正常组比较，血虚组体质量增长缓慢，血常规 WBC、RBC、HGB 和 HCT 均显著降低。便秘组体质量增长稍慢，WBC、RBC、HGB 和 HCT 无显著变化。血虚便秘组体质量增长缓慢，WBC、RBC、HGB 和 HCT 均显著降低。血虚组粪便质软、小肠推进率(SIPR)、首粒黑便排出时间(TFBF)、粪便含水量(FWC)及结肠含水量(CWC)均无显著性变化。便秘组和血虚便秘组小鼠粪便质硬，SIPR 显著减慢、TFBF 显著延长、FWC 和 CWC 均显著下降。血虚组小鼠结肠组织形态和黏液分泌与正常对照组相似，便秘组、血虚便秘组小鼠结肠黏膜层和大肠腺萎缩，黏液分泌减少。提示乙酰苯肼、环磷酰胺联合复方地芬诺酯可建立符合中医体征的血虚便秘小鼠模型。二是将模型应用在证候机理上的研究，刘燕等研究肝郁脾虚证小鼠模型前额皮质 P2X2 受体蛋白和基因表达的改变。将 C57BL/6J 小鼠分为正常组、模型组、逍遥散组和氟西汀组，除正常组外，其余各组均接受多因素不可预知应激 21 d，建立肝郁脾虚证小鼠模型。结果，与正常组比较，模型组小鼠 P2X2 受体蛋白表达显著下降，而 P2X2 受体 mRNA 表达差异无统计学意义，但存在一定的下降趋势。与模型组比较，逍遥散组和氟西汀组小鼠 P2X2 受体蛋白表达显著升高，氟西汀组小鼠前额皮质 P2X2 受体 mRNA 表达显著升高。表明该肝郁脾虚证小鼠前额皮质 P2X2 受体的表达存在减少的趋势，可能为诱导肝郁脾虚证发生的重要原因。

中医体质学说研究方面，并不限于目前作为"行业标准"的 9 种体质。李树芳等介绍钱秋海根据多年经验总结出的多发结节体质学说。钱氏认为现代人由于气虚无力驱邪，痰湿热瘀等邪气滞留某处，形成结节，病邪随气机升降出入，必不停居于一处，而易形成多发结节体质，如甲状腺结节与乳腺增生、宫颈囊肿、子宫肌瘤，甚至各器官恶性肿瘤并存。再如肥胖、湿疹、痤疮等患者,多为痰湿热瘀虚并存,故多发结节体质本质上是一种痰、湿、热、瘀、虚错杂的体质。

（撰稿：陈小野　审阅：李灿东）

【阴阳五行学说研究】

1. 阴阳学说研究

孟庆云认为,阴阳五行是中国传统文化的总框架,也是古代中医药理论体系的框架。对资肇中医药医学观和方法论的构建和发展殊为重要,起到递起演明的穿越价值。宋欣阳等认为,“阴阳”与“中和”均为中华传统文化的重要哲学思想,不断影响着国人对事物与世界的认知,围绕“阴阳”“中和”与中医学基本理论展开探讨,提出“阴阳育中和”的观念对中医学生命观具有奠基性的影响,“中和调阴阳”是中医学的基本诊疗思路,“阴阳致中和”是中医学追求的健康目标和状态。

李磊强认为,叠加阴阳图的内涵,是中医阴阳气机运行观,也是中医的新陈代谢观。叠加太极图和中医阴阳气机运行观内涵正是在表达中医对人体新陈代谢过程的独特认识,在关于生命最本质的认识上,中医和现代医学理论是趋同的,即把新陈代谢作为生命延续的根本,并用各自独特的方式去理解这个过程。从这一点上,叠加太极图或可启迪中西医理论的融合。刘媛认为,《内经》中“阳气”“阴气”中之“阳”“阴”常取其部位的含义,其中“阳”可泛指体表、阳经、六腑,“阴”可泛指体内、阴经、五脏;“气”因其分布部位的不同而拥有不同名称,“阳气”“阴气”分别指代“分布于阳位之气”“分布于阴位之气”;阳气、阴气相互贯通、互相流动,许多生理现象为阴阳之气正常流动产生,许多疾病的发生亦为阴阳之气分布异常所致,而针灸的治疗机理则为调节阴阳之气的分布。

王磊等认为,阴阳是中医学理论体系中最核心的概念,阳主升发而在上,阴主沉降而在下是阴阳的本性。但在现实中亦存在着和“阳主升,阴主降”相反的现象和生理活动,认为阴升阳降也是阴阳运动中的一种重要形式。并通过术数阴阳以及气论阴阳两方面阐释阴升阳降理论的科学性。李树松认为,阴阳的“一分为二”与“一分为三”是哲学思维的两种方法,无论是“一分为二”还是“一分为三”,均是建立在对事物抽象出来的“阴”和“阳”两个相对的概念基础之上的,具有平面化的特点。阴阳“一分为三”可以从宏观(三维立体方面)、微观(细胞 DNA 水平)两个方面进行论述。刘又嘉等认为,随着微生态学的崛起,医学模式进入生态医学发展阶段,更加突显出中西医医疗体系认知的交叉点和一致性。中医把握疾病的思维核心是阴阳学说,为了拓宽阴阳平衡理论在临床中的指导作用,使中医药理论和疗效进一步为世界所认同,可以通过中医平衡理论与微生态学的研究比较,浅析不同体系的一致性,来探明两者之间的紧密联系和中医平衡理论的微观本质。

陈旭通过中医“阴阳消长转化”理论,对照现代医学月经分期,解析中医月经产生机理,认为月经周期中卵泡期阴偏盛,黄体期阳偏盛;月经周期中由卵泡期到黄体期是阳长阴消的过程,而由黄体期到卵泡期是阳消阴长的过程;阴阳的消长是月经产生的物质基础,而阴阳的转化是排卵及行经的根本;“重阴必阳”“重阳必阴”是月经转化过程中由量变到质变的关键。

王晋平等从衰老及衰老相关疾病出发,探源阴阳的本体结构,提出“内阳外阴”的阴阳体用本体结构。认为“阳虚阴实”是衰老及老年病的病因病机的本质;探讨温阳化浊法在高血压病、脑血管意外、痴呆病、癌症等是最具代表性的衰老相关性疾病及养生中的现实意义,为养生抗衰老及对老年病的论治提供新的理论依据和研究新思路,为其中医治疗和合理用药提出新途径和新方法。

2. 五行学说研究

邱春华等从皮亚杰发生认识论的视角出发,对五行学说概念系统的演进过程进行研究，认为皮亚杰发生认识论中的“4个不同发展阶段理论”可解释五行学说发生发展进程的演变。王宏凯认为，五行学说是在科学方法缺乏、技术落后的背景下形成的理论，五行学说将世间万物按照不同的属性进行分类，通过类比的方式使抽象的概念形象化，五行生克关系模型可使事物间的关系更加易于被理解。五行学说的价值在于帮助人们理解和接受自然、社会以及人体的现象，但不是科学定律，不能按照逻辑的原则，推演至个别的、特殊的现象。故五行学说在中医学中，被用于说明脏腑生理、病因病机，还运用于疾病诊断、指导治疗以及预后判断，其价值在于帮助理解人体、疾病和治疗现象，对疾病的诊断、治疗和预后判断不具备普遍指导意义，也不能指导开拓新的治疗方法。颜隆等通过对古代文献的梳理，指出古代存在五气、六气、四气3种不同的说法。《尚书·洪范》的五气说是首次系统地对天气的论述，医和的六气说是六气学说的雏形(实为四气说)。早期的五气、四气、六气所指的内容大体相同但并不固定，现行的五气说为《素问》所确立。《管子》最早探讨了五气主时，五气主时在历史上存在7种说法，包括《管子》中五气与四时的3种相配方式，《尚书》中五气与四时五行的1种相配方式，以及《黄帝内经》中五气与四时五行的3种相配方式。

《素问》确立了春为风、夏为暑、季夏为湿、秋为燥、冬为寒的五气主时方式，相比于其他相配方式更符合中原地区的季节气候特征。钱会南认为，《难经》阐述寸关尺三部配脏腑经络，运用五行子母更相生养之理；论述肝有两叶，以此阐释脏腑功能意寓五行之征象；明示鼻臭耳闻与内脏关系，体现五行胎化之意；论述肝肺浮沉，蕴含五行交合互藏之机制；叙述五脏邪气传变，以五行生克定病邪特性及预后。

（撰稿：于峥　魏民　审阅：李灿东）

【病因病机研究】

卢红蓉等对“瘀血”与“血瘀”进行了辨析。指出瘀血和血瘀都属于血运失常，但血瘀是因气滞、气虚、阳虚、阴虚或外伤导致血运失常，血行滞缓，流行不畅，但尚未到凝滞不动的程度，是瘀血的前期状态。血瘀进一步发展，血行停滞，血液凝滞瘀结则为瘀血，是为“静止之血”。血瘀是瘀血的液相，瘀血是血瘀的固相。在病变程度上，血瘀证病情较轻，病情可逆；瘀血证病情较重，病情顽固。治疗上，血瘀证宜活血，使血液流畅；瘀血证则宜选用化瘀之品，使瘀消滞散。血瘀证较轻，病情可逆；瘀血证较重，病情较重。

陈谦峰等从湿热病证的病因及病机两方面论述了湿热病证的本质，从外感湿热、内伤湿热、内外相合、湿热相生四个方面进行了探讨。外感湿热之邪与季节、气候、地理等诸多因素相关；内伤湿热则为脾气受损，运化失职，湿自内生；内外相合常见者为脾气先伤，湿热内蕴，加之复感外邪，外感之湿热引动内伤之湿热，以致内外相合，狼狈为奸；湿热相生则以积湿成热，热郁生湿为主。而病机则是从湿热之邪易导致脾胃功能、气血运行、水液代谢等方面失常进行探析，即湿热之邪多由口入，多兼毒性，易伤脾胃，阻遏气机，水液失常，瘀阻脉络，酿成痰饮而致。湿热病证发生与否，主要取决于正气之盛衰和湿热邪气之强弱两个方面。人体正气是内在决定因素，倘若正气充盛，脏腑功能协调，则无内湿产生之基础，纵有外湿亦可及时疏化而不致为患。若人体正气不足，脏腑功能衰弱，必然湿自内生，同时也易遭外界湿热之邪的侵袭，以致发生湿热病证。外界湿热之邪也为致病的一个重要方面。若湿热之邪较盛，超越了人体的抗御能力时，不但可外侵体表，而且可入内闭肺、困脾、抑肾、蕴滞三焦而致病。

吴深涛论述内毒及内毒之病因的演变、病机的传遍规律。认为内毒不只是附生于火、痰、湿、瘀等邪气之毒，更是独立而客观存在的邪气。据其毒源不同可分为附生之毒和本原之毒，从病性上分为阴毒和阳毒，其生成与其他邪气一样，为基础物质在特定条件和环境作用下形成。作者认为内毒不仅是病因学概念，也是客观存在的病理产物，并演变为中医学认识疾病的一种思维方式。本原之毒是当今内毒之疾病谱由急危重症转向慢性病证之基础，其病机演变具有由浊致毒、由内而外、循气—血—脉络传变之规律，故其病变当以气、血、脉络辨证为基础结合脏腑辨证施治。

傅强等探讨不同气陷形式的病机。气陷病机有脾胃气陷，大气下陷，肾气下陷，肝气下陷之分。脾胃气虚下陷不升多与饮食不节，寒温不适及情志相关，进而致脾胃亏虚，元气不足，其核心病机为阳气虚不能上升，而脾胃之气下流，并于肝肾；宗气乃大气，胸中大气下陷，其病机乃大气虚极不能固守其宅于胸中而下陷于下；肾气虚陷是由禀赋素弱，肾气不足或恐惧伤肾，或手淫成性，耗伤肾精，致肾气不足，封藏失职而虚致气陷精微不固；肝气虚陷由禀赋阳气不足，或情志不遂，肝气郁结，或久病耗气，暗耗肝之阴血，损肝之阳气，而成肝气虚之证，进而肝疏泄不及，不能助脾升清，致气机下陷，变生疾病。气陷病机繁杂，形式多样，但核心都是气机下陷。罗翠文等论述阳虚致病的内涵，认为阳气的功能特性影响着阳虚致病层次的复杂性和致病部位广泛性。阳虚致病的五脏特点，包括脾阳虚、肾阳虚、心阳虚、肝阳虚及肺阳虚；阳虚易于合并风、寒、湿外邪；其他各种常见的阳虚兼杂病理状态，如气虚、痰湿、气郁、血瘀、阴虚其中一种或多种病理特点的复杂状态。

张秀探析毒邪所致肾系疾病的病机。将毒邪所致肾系病机概括为毒邪犯肾，毒损肾络，毒侵溺窍，毒邪犯骨以及肾虚毒滞五个方面。毒邪从表入里，自上而下，侵犯肾系，以致三焦气化不利，肾调节全身水液代谢的功能障碍；进而肾气衰惫，既无力祛毒于外，又因湿浊、痰瘀等病理产物滞留，损伤肾络，病变由气及血；疾病日久，肾阴阳衰惫，气化无力，湿浊、痰瘀、毒邪壅滞三焦，多脏腑共同受累。概而言之，毒邪犯肾，病变主要涉及气化、主水、藏精三个方面的病变。高麦仓等从“瘀”的角度探析了脓毒症的病变机理。认为脓毒症的临床表现和演变过程类属于“三陷证”范畴，如内陷，血证、脱证等。瘀是其发生发展的始动因素，又是变生它邪、发生变证的病理产物性病因，贯穿于整个病程始终，并与气虚、气滞、痰浊、水湿等相兼为病。认为瘀毒内蕴，变生它邪是病理基础；因瘀致虚，正气亏虚是病机演变的重要环节；瘀久化热，热毒炽盛是发生变证的关键因素。故可从“瘀”论治脓毒症，在活血化瘀治疗的基础上，辅以行气补气、化痰利水、通腑降浊等多种治法。

（撰稿：柏冬　审阅：李灿东）

【证候规律研究】

1. 分布规律

王一战等收集急性中风患者 142 例进行回顾性研究，并运用中医传承辅助系统挖掘其证候规律。结果，中风先兆证核心症状为急躁易怒/烦躁不安/心神不宁、一过性症状、口干口苦、神疲乏力，并推演出症状核心组合 14 个。风证是中风先兆证特异性证候要素，火、毒是其前序阶段及病理基础，负性情绪是促进病情进展的重要因素。多重危险因素聚集下出现弥漫性“火”“毒”证候表现，是中风病的重要预警指征。黄迟等将 61 例缺血性中风患者根据血管造影显示的血管形态分为血管狭窄组和血管迂曲组，采集 2 组患者的中医四诊信息，统计 2 组中医证候积分，并对 2 组中医证候分布进行比较。结果，血管狭窄组患者中痰湿证 19 例，其次为血瘀证 13 例；血管迂曲组中气虚证 17 例，其次为阴虚证 13 例。血管狭窄组痰湿证候积分高于血管迂曲组，气虚证候积分和阴虚证候积分明显低于血管迂曲组。提示缺血性中风患者的血管形态有助于辨别中医证候。余锋等收集 230 例急性脑梗死的患者，参照《中风病诊断疗效评定标准》《中医内科学》进行辨证分型及临床症状采集，分析症状、证型分布规律。结果，肢体乏力症状在脑梗死急性期出现概率较大，占所有患者的73.0%；其次是头晕、言语不利、肢体麻木，分别占53.5%、16.1%、40.0%；各证所占比例由高到低依次为：风痰阻络>痰热腑实>肝阳上亢>痰热蒙窍>痰湿蒙神>阴虚风动>气虚血瘀。其中风痰阻络证的神经功能缺损程度以轻型、中型为多，出现中重度患者主要是在痰湿蒙神、痰热蒙窍及气虚血瘀三证。提示岭南地区急性脑梗死患者以风痰阻络证最为常见，最常见的临床症状有头晕、肢体乏力、言语不利，神经功能缺损程度以痰湿蒙神、痰热蒙窍及气虚血瘀三证尤为明显。治疗上应重视通络法在中风急性期的运用。

常文俊等检索近20余年慢性阻塞性肺病的文献资料，探索了全国六区（华北、华南、华东、华中、西北、西南）慢性阻塞性肺疾病（COPD）的证候、证素分布规律。结果，全国六区COPD皆有痰浊阻肺证、痰热壅肺证，西北、华北地区痰浊阻肺证为主，华南、华东、华中地区以痰热壅肺为主，西南地区痰瘀痹肺为主。病性本虚标实，实者多为痰、热，虚者多为气虚；病位多在肺、肾、脾。徐飞等检索中国知网、万方、中文科技核心期刊所收录的关于特发性肺纤维化（IPF）证型研究的现代文献，并对其证型、证素以及证素组合规律进行统计分析。结果，IPF共有31种证型，10种证素，气阴两虚、痰瘀阻肺型，气虚痰瘀型和气虚血瘀型为最常见的3种证型，气虚、血瘀、痰浊和阴虚为分布最广的4种证素。认为“气、阴、痰、瘀”是IPF的4个病机特点。杨柳柳等回顾性分析162例流感患者的临床资料。结果，中医证型分布以风热犯卫、风寒束表、热毒袭肺、热毒壅肺和湿证为主，其中以风热犯卫、热毒袭肺最为多见（共占77.8%），且多兼夹有湿证、湿热证的特征。提示岭南地区流感患者普遍兼夹有湿证、湿热证的特征，中医证型以风热夹湿证为主。

王雪梅等通过流行病学调查和现场问卷调查，收集血管性迷走性晕厥病例100例，探讨证素之间的关系。结果，血管迷走性晕厥中医临床症状主要有：晕厥、眩晕欲仆、面色苍白、四肢厥冷、心悸、胸闷、恶心、耳鸣、视物昏渺、乏力、烦躁易怒、易感冒、汗出、失眠、腰膝酸软、四肢倦怠、口苦、口干、痰多、形体肥胖、畏寒怕冷、纳呆、肢体麻木、面红、咽喉不适、牙齿松动、头痛、呕吐、精神不振、腹胀、气短等。中医证候主要是：风厥，肝风内动证；热厥（火厥），阴虚火旺证；虚厥，气虚证。提示血管迷走性晕厥以风厥、痰厥、热厥、虚厥等为主，涉及肝、肾、心、脾等脏腑，与痰、湿、热、虚病理因素相关。

王珍等收集335例糖尿病肾脏病患者的中医证候及临床资料进行分析，探讨糖尿病肾脏病不同分期内热证分布特点及与肾脏功能相关性。结果，内热证在早中晚期广泛存在，早中期内热证出现比率最高，多与气虚证、阴虚证相结合，体现了壮火食气、热盛伤阴的发病机制。与非内热证组相比，早期内热组eGFR水平更高，中晚期内热组24 h尿蛋白定量更高，晚期内热组肌酐、尿素氮更高，CO_2结合力及eGFR更低。早期eGFR水平与内热积分呈正相关，晚期eGFR与内热积分呈负相关，内热积分又与湿浊积分呈正相关，与气虚积分、eGFR呈负相关。与非内热证组相比，中晚期内热可加大24 h尿蛋白排泄量，晚期内热证组肌酐、尿素氮升高更明显，内热证组肾小球滤过率早期明显增加，晚期反而显著下降。

万茜等对102例癌因性疲乏患者的中医基本辨证要素及证候分布规律进行回顾性研究。结果，中医基本辨证要素中病性证素分布呈气虚>痰浊>瘀血>阴虚>气滞>阳虚>血虚>热毒的趋势；病位证素分布呈脾>胃>肾>肝>肺>肠>心的趋势。证型分布中虚证呈现气阴两虚证>气血不足证>肝肾阴虚证>脾肾阳虚证的趋势；虚实夹杂证呈脾虚痰湿凝聚证>肝郁脾虚证>气虚血瘀证的趋势；实证明显少于前两者，在研究的病例中仅有痰热蕴结证。表明癌因性疲乏中医证候规律以虚证最多，尤以气虚为主，且同时兼夹痰湿、瘀血等病理因素。

葛文杰等通过对 213 例膝骨关节炎(KOA)患者的证候进行聚类分析,找寻证候的分布规律及其诊断要点。参照《中华人民共和国国家标准中医临床诊疗术语证候部分》有关证候判定标准,自制膝骨关节炎中医证型调查表,收集 213 例 KOA 患者的四诊资料进行分析。结果,肝阴虚证、肾阴虚证、脾阳虚证、痰湿证、寒证、风证、血瘀证、气滞证等是 KOA 的基本证候,肝肾阴虚髓亏证、脾阳虚寒凝痰湿、风寒气滞血瘀是 KOA 的常见中医证候类型。

2. 演变规律

朴仁善等用聚类分析方法将冠心病合并中风分为三期 6 个证型,并根据证候构成比及概率转移矩阵结果总结了证候演变规律。提示急性期以标实(风邪、热邪)为主、本虚(脾气虚、肾阴虚)为次;恢复期以本虚标实、虚实夹杂为特征,"脾气虚+痰饮"最为突出;后遗症期以本虚(脾气虚、肾阴虚、肝血虚、肾阳虚)为主、标实(痰饮、风邪、血瘀、寒凝)为次;各阶段证候均可演变为下一阶段所有证候,体现了本病由急至缓、由重至轻的演变过程。

李建生等探讨了 COPD 急性加重期、危险窗、稳定期中医证候演变特点。收集 8 家医院 COPD 急性加重期、危险窗、稳定期患者 500 例,制定 AECOPD 危险窗中医证候临床研究调查表。结果,COPD 在急性加重期,病性虚实比为 1∶2.86,证候以实为主;危险窗时,病性虚实比为 1∶1.06,证候以虚实夹杂为主;稳定期,病性虚实比为 1∶0.09,证候以虚为主。痰热壅肺、痰湿阻肺、外寒内饮、痰热壅肺兼肺肾气虚、痰热壅肺兼血瘀和痰湿阻肺兼肺脾气虚为急性加重期的 6 个主要证候,急性加重期病位以肺为主,进入危险窗后新增病位心和脾,进入稳定期后,病位以肺肾和肺脾多见。急性加重期共出现 54 种证候类型,危险窗期 53 种,稳定期 44 种。

王有鹏等探讨黑龙江地区小儿手足口病中医证候特征及证候演变规律。应用证候演变概率法对手足口病患儿中医证候在不同观察点的证候演变规律进行系统分析,并进一步探讨手足口病患儿不同病原的流行情况。结果,邪犯肺卫证 192 例,显著高于其他证候。从基线点到第 3,邪犯肺卫证和肺胃热炽证持续存在概率分别为 67.4%、58.7%;第 3~5 d,邪犯肺卫证及肺胃热炽证发病人数仍较多,且湿热交阻、心脾积热两证转移概率较高;第 5~7 d,向肺胃阴伤证演变的病例逐渐增多;第 7~10 d,大部分患儿向愈,但仍存在向阴虚的转移概率。纳入的 307 例手足口病患儿病原学检测,共测得肠道病毒通用型 RNA 阳性 176 例;肠道病毒 71 型阳性 90 例;柯萨奇病毒 A16 型阳性 27 例。3 种病原在各中医证候间的分布无显著性差异,但在基线点观察 3 种病原均以邪犯肺卫证和肺胃热炽证为主。提示手足口病患儿在不同观察点有着不同的演变规律。各证候中,邪犯肺卫证出现率最高。本地区手足口病患儿中 EV71 和 CoxA16 均有感染,但其中以 EV71 为主。在基线点观察 3 种病原均以邪犯肺卫证和肺胃热炽证较为多见。

(撰稿:于峥 魏民　审阅:司富春)

【证候实质研究】

沈智杰等观察急性冠脉综合征(ACS)患者 CYP2C19*2、CYP2C19*3 基因多态性与氯吡格雷抵抗及中医证型分布的相关性。共纳入 229 例服用氯吡格雷的 ACS 患者,其中心血瘀阻证 33 例,气虚血瘀证 51 例,气滞血瘀证 92 例,痰阻心脉证 17 例,阴寒凝滞证 8 例,气阴两虚证 13 例,心肾阴虚证 5 例,阳气虚衰证 10 例。结果,CYP2C19*2 基因突变纯合子较杂合子及正常纯合子更易出现氯吡格雷抵抗;CYP2C19*3 基因杂合子与正常纯合子比较,同样易于出现氯吡格雷抵抗(均 $P<0.01$)。CYP2C19*2 基因型与中医辨证分型的分

布显著相关($P<0.01$)，该基因突变患者均辨证为气滞血瘀证。提示 CYP2C19 基因多态性可通过对氯吡格雷代谢产物的影响进而影响血小板聚集率，气滞血瘀证患者多数存在 CYP2C19＊2 基因缺陷。苏玲玲等探讨慢性胃病不同中医证候胃黏膜基质金属蛋白酶-7(MMP-7)、金属蛋白酶组织抑制剂-1(TIMP-1)的表达差异及其与 Hp 感染的关系。共选取慢性胃病患者 117 例，其中脾胃湿热证组 57 例、肝胃不和证组 30 例及脾气虚证组 30 例，健康志愿者 11 例。结果，与肝胃不和证比较，脾胃湿热证、脾气虚证的胃黏膜炎症程度更甚($P<0.05$)，与 Hp 阴性患者比较，三种证候类型 Hp 阳性患者胃黏膜炎症活动度更甚，脾胃湿热证及脾气虚证 Hp 阳性患者更为明显(均 $P<0.05$)。与正常组比较，三组患者胃黏膜 TIMP-1 表达水平均升高，脾胃湿热证组 Hp 阴性患者 MMP-7 表达水平升高，该 Hp 阳性组患者 MMP-7 表达水平降低(均 $P<0.05$)；与脾气虚证组比较，脾胃湿热证组 TIMP-1 蛋白表达水平降低($P<0.01$)。提示 MMP-7、TIMP-1 在脾胃湿热证、肝胃不和证和脾气虚证患者胃黏膜表达的差异，可能在一定程度上体现了慢性胃病不同中医证候的发病机制。季青等筛选大肠癌和肝癌术后肝肾阴虚证的血浆差异表达蛋白，探讨大肠癌和肝癌“异病同证”的物质基础。共纳入具有肝肾阴虚证的大肠癌及肝癌患者各 10 例，对照组为无证可辨的大肠癌及肝癌患者各 10 例。结果，两组共同的差异蛋白有 8 个：激肽原 1(KNG1)、血红蛋白 α2(HBA2)、血红蛋白 β(HBB)、α1 微球蛋白比库蛋白前体(AMBP)、性激素结合球蛋白(SHBG)、羧肽酶 N 催化链(CPN1)、血浆蛋白酶 C1 抑制剂(SERPING1)、间 α 胰蛋白酶抑制剂重链 H1(ITHIH1)。这些蛋白与补体和凝血级联途径均有紧密联系。提示 KNG1、HBA2 等蛋白可能是大肠癌和肝癌“异病同证”的物质基础之一。胡霖霖等探讨失眠障碍患者中医证型与 5-羟色胺转运体(5-HTT)基因(5-HTTLPR/5-HTTVNTR)多态性的相关性。对 267 例失眠障碍患者进行中医辨证，并设 40 例健康者为对照组。结果，失眠障碍不同中医证型之间 5-HTT 基因型和等位基因频率比较差异均有统计学意义(均 $P<0.01$)。与对照组比较，肝郁化火证、痰热内扰证携带 S 等位基因频率均升高；心脾两虚证、心虚胆怯证携带 stin2.10 等位基因频率升高(均 $P<0.01$)。李峻等分析慢性再生障碍性贫血(CAA)患者外周血 microRNA、淋巴细胞亚群、细胞因子水平与不同肾虚证型的关系。共纳入 60 例 CAA 患者，辨证分为肾阴虚组 30 例、肾阳虚组 14 例、肾阴阳两虚组 16 例，另选择 20 例健康志愿者作为正常组。结果，与正常组比较，肾阴虚组、肾阴阳两虚组、肾阳虚组患者的 miRNA-155-5p、miRNA-1260b 表达及 Tc 比例、IFN-γ、IL-12p70、TNF-α 水平均明显升高；NK 细胞比例、Th 比例、Th/Tc 比值及 TGF-β1 水平均明显降低($P<0.01$, $P<0.05$)。与肾阳虚组比较，肾阴虚组、肾阴阳两虚组患者的 miRNA-155-5p、miRNA-1260b 表达及 Tc 比例、IFN-γ、IL-12p70、TNF-α 水平均明显升高；Th 比例、Th/Tc 比值及 TGF-β1 水平均明显降低($P<0.01$, $P<0.05$)。与肾阴阳两虚组，肾阴虚组患者的 Th 比例降低，血浆 IFN-γ、IL-12p70、TNF-α 水平均升高(均 $P<0.05$)。提示肾阴虚型、肾阴阳两虚型较肾阳虚型患者存在更严重的细胞免疫功能亢进及 miRNA-155-5p、miRNA-1260b 表达失调，而肾阴虚型较肾阴阳两虚型患者存在更严重的造血负调控因子紊乱。景姗等探讨了溃疡性结肠炎(UC)中医证候类型与患者血清中黏膜地址素黏附分子 1(Madcam1)、TNF-α 及 IL-8 表达水平的相关性。共纳入 108 例 UC 患者，20 例正常人作为对照。将患者辨证分为大肠湿热证，脾虚湿热证，肝郁气滞证，寒热错杂证，脾肾阳虚证。结果，中重度 UC 患者血清中 IL-8、TNF-α、Madcam1 蛋白水平明显高于轻度患者与正常人群，具有明显的相关性。大肠湿热证与脾虚湿热证 UC 患者血清中 IL-8、

TNF-α、Madcam1蛋白水平明显高于其余各组与正常人群，具有明显的相关性。徐峰等探讨了乙肝后肝硬化中医辨证分型与血清IL-6、IL-28B及TNF-α之间的关系。共纳入112例乙肝后肝硬化患者，进行辨证分型。结果，乙肝后肝硬化中医证型以肝气郁结证所占比例最高，为49例(43.8%)，其余依次为瘀血阻络证21例(18.8%)、湿热蕴结证13例(11.6%)、水湿内阻证12例(10.7%)、脾肾阳虚证9例(8.0%)、肝肾阴虚证8例(7.1%)。肝肾阴虚证患者血清IL-6、TNF-α水平明显高于其他证型，脾肾阳虚证患者血清IL-28B水平明显高于其余证型(均 $P<0.05$)。

(撰稿：柏冬　审阅：司富春)

【证候动物模型研究】

在建立新模型方面，王婷等结合地域因素建立两种岭南温病湿热证小鼠模型，探讨和比较其血清炎症因子改变及肠道菌群组成变化。两种模型均采用“高蛋白饲料＋糖水＋外湿热环境”方法造模，于造模56 d，模型A、B组给予脂多糖LPS腹腔注射。在上述造模开始的同时，模型A模拟多外出饮食应酬、好食油腻之品人群，模型B模拟常服清热解毒之品人群，进行“内湿热”因素造模。模型A组单日灌服花生油脂、双日灌服广东米酒，模拟肥甘厚腻之品阻碍脾胃运化，致水湿停聚，久则脾气虚的发病原理。模型B组单日灌服20%番泻叶药液、双日灌服广东米酒，模拟番泻叶为寒凉之品伤脾胃阳气，直接致脾阳虚的发病原理。“内湿热”因素造模共进行42 d。于造模56 d注射LPS工作液后6 h取材进行相关指标检测。结果，模型A、B组均出现了湿热证类似的临床表现，血清干扰素γ(INF-γ)、肿瘤坏死因子α(TNF-α)水平均出现升高，其中，B组INF-γ高于A组，A组TNF-α高于B组。两种模型肠道菌群大肠杆菌属、肠球菌属、梭菌属等条件致病菌均出现不同程度的含量增加。而双歧杆菌属、乳杆菌属等益生菌在模型A组含量增加而在模型B组含量减少。杜彩霞等采用方药反证方法，判定静脉注射盐酸普罗帕酮所致急性心衰家兔模型的证候。家兔分为空白组、模型组、黄芪组、参附1组、参附2组。各治疗组于盐酸普罗帕酮造模成功后，分别注射黄芪注射液0.07 g/kg(对应心气虚证)、参附注射液0.07 g/kg(对应心阳虚证)和参附注射液0.10 g/kg(对应心阳虚脱证)。结果，与模型组比较，黄芪组、参附1组和参附2组均能显著升高急性心衰家兔心率与收缩压。研究提示该模型与心气虚、心阳虚、心阳虚脱证均有一定的相关性。其中参附1组各项恢复均接近正常，说明该急性心衰模型较符合中医心阳虚证。张婷婷等尝试建立痰证裸小鼠模型，以期为痰证相关的肿瘤研究提供相应的工具。将20只裸小鼠随机分为正常对照组与模型组，模型组采用高脂饲料喂养＋寒湿刺激法，持续14 d制作痰证模型。结果，与正常对照组比较，模型组出现形体肥胖、嗜卧少动、行动迟缓、喜扎堆、大便黏腻不成形、小便黄及体重增长快、饮水量减少、摄食量减少等表现。模型组血清TC、LDL-C、HDL-C含量明显高于对照组。两组血清TG含量无显著差异。说明高脂饲料饲喂结合寒湿刺激的方法可建立痰证裸小鼠模型，且所制作的痰证动物模型偏向于痰证中的痰湿证。杨宇琦等探讨寒邪致病对大鼠血糖、胰岛素水平的影响。将A组(正常对照组)大鼠于常温下正常喂养、B组(寒邪致病组)大鼠每天置于4 ℃左右环境下喂养约5 h，连续4周。结果，与A组比较，B组大鼠血糖及胰岛素水平均升高(均 $P<0.05$)。提示寒邪致病对大鼠的血糖、胰岛素水平存在影响。

造模方法规范化方面，秦文艳等考察不同给药方式、不同剂量氢化可的松肾阳虚造模方法的优劣，为该模型的进一步优化提供依据。分别采用灌胃、腹腔注射及皮下注射的方式给予不同剂量(12.5、25、50 mg/kg体质量)的氢化可的松注射液建立肾阳虚小鼠模型。结果，造模9 d后，小鼠懒动、消瘦、拱背蜷曲、体毛枯萎无光泽、精神萎靡、反应迟钝、肛周污染、便溏等，以 25、50 mg/kg 剂量组较为明显。除皮下注射 25 mg/kg 组外，其他各组体质量均较造模前明显下降。除灌胃及腹腔注射 12.5 mg/kg、皮下注射 25 mg/kg 组外，小鼠自主活动次数均有不同程度的减少。除各方式的 12.5 mg/kg 组外，小鼠游泳时间均较空白组明显缩短。腹腔注射和皮下注射 25 mg/kg 组脾指数、各方式的 12.5 mg/kg 组的肾上腺指数与空白组相比无明显变化，其余各组的脾、胸腺及肾上腺指数均明显减轻，各剂量组的精囊腺和包皮腺无明显变化。综合各考察指标，灌胃给药 25 mg/kg 剂量组成模率较高，且各项指标均可呈现出肾阳虚的症状和体征，是比较可靠的肾阳虚造模方法。石亮等进行肝郁证模型的优化。比较单一情绪刺激与复合情绪刺激所建立的肝郁证动物模型，以期筛选出一种更贴近临床肝郁证候表现的造模方法。分别建立大鼠夹尾法、四肢捆绑法和颈部带枷法的单一造模模型和三种方法复合造模的模型，造模时间 2 周。以柴胡舒肝丸治疗反证。建立肝郁证人与大鼠证候对照表以及肝郁证大鼠证候赋分表，结合中医证候指标、一般观察、体重指标、阳性药物反证以及体内激素指标的测定，以验证造模结果。结果，模型组大鼠主要表现为急性应激躁狂和慢性应激抑郁，粪便干、少、小，多数出现眼睛暗红、脱毛、呼吸急促的症状，大鼠体重增长率降低，下丘脑 CRH 水平、血浆 CORT、ACTH 水平与正常对照组相比显著升高，且复合造模组成模效果明显优于单一造模组。经阳性药物治疗后其症状明显好转，各指标也趋近于正常组。提示使用夹尾、四肢捆绑和颈部带枷复合情志造模法构建肝郁证大鼠模型周期短、稳定性好、成功率高，模型动物表现与临床肝郁证证候有较高的一致性。

改进模型评价方法方面，陶林琳等观察静息能量代谢率在评价糖皮质激素肾阴虚及肾阳虚证模型中的作用。BALB/c 小鼠随机分为对照组、模型组、金匮肾气丸组、知柏地黄丸组，后三组小鼠均予含皮质酮的饮用水 66 d。金匮肾气丸组和知柏地黄丸的短期组给药时间为第 1～4 d，长期组给药时间为第 50～66 d。结果，与对照组比较，第 2 d 时，模型组能量代谢率显著升高，第 4 d 时达到最高，之后逐渐降低，至第 66 d 显著降低。皮质酮造模 66 d 显著降低小鼠血清甲状腺素（T4）含量，升高脂肪重量指数、降低肌肉重量指数、升高肝组织丙二醛（MDA）水平、抑制琥珀酸脱氢酶（SDH）、细胞色素 c 氧化酶（COX）活性及 ATP 水平。两补肾药均能降低动物死亡率，降低 MDA 含量，并且金匮肾气丸能升高模型组第 4 d 及 66 d 的能量代谢率，能显著提高 SDH 活性、COX 活性及 ATP 水平，知柏地黄丸未观察到类似作用。静息能量代谢率在整个糖皮质激素处理过程中，先升高，再逐渐下降，最后显著降低，这种变化趋势与应用激素后，从“阴虚火旺”转变为“阳虚”的结果吻合。刘文俊等探讨以旷场实验（OFT）评价脾气虚和脾阳虚大鼠“神疲”的可能性，并从海马线粒体方面揭示其可能机制。“神疲”是评价脾气虚和脾阳虚大鼠模型的重要宏观表征，但其评价方法客观量化不足。OFT 在一定程度上反映了中枢神经系统的兴奋程度。将雄性 SD 大鼠随机分为正常对照组、脾气虚组、脾阳虚组。脾气虚证模型施加饮食不节加力竭游泳刺激，即先饱食 1 d，再禁食 2 d。每日游泳至力竭，水温 35～37 ℃，连续 15 d。脾阳虚证模型则取脾气虚证模型大鼠每日灌服番泻叶水浸剂，连续 7 d。结果，与正常对照组比较，脾气虚组、脾阳虚组在旷场实验中的运动距离均缩短，站立次数均减少；海马神经元线粒体均出现肿胀、空泡化，ATP 水平均降低。脾阳虚组在旷场实验中的运动距离短于脾气虚组，站立次数少于脾气虚组。脾阳虚组的 ATP 水平低于脾气虚组。提示旷场实验可较客观地评价和区分脾气虚和脾阳虚大鼠的“神疲”，其生物学基础与海马神经元线粒体损伤有关。

模型用于证候机理研究方面，赵文晓等在前期研究发现脾虚水湿不化大鼠胃肠功能失调、免疫功能低下、水液代谢障碍等的基础上，探讨脾虚水湿不化大鼠的分子机制。将大鼠随机分为正常对照组与模型组。高脂低蛋白饮食加负重力竭游泳复合因素诱导 6 周，建立脾虚水湿不化模型。Agilent 全基因组表达谱芯片检测大鼠十二指肠组织基因表达谱变化。结果，与正常对照组比，模型大鼠筛选出 1 275 个差异表达基因，上调 660 个，下调 615 个。GO 分析显示差异基因生物学过程主要包括跨膜转运、免疫应答、铁离子稳态等，分子功能主要包括水通道活性、磷脂酶 D 活性、受体活性、氧化还原酶活性等，细胞组分包括微绒毛、刷状缘膜等。信号通路主要包括矿物质吸收、补体级联反应、细胞因子相互作用、钙离子信号通路、甘氨酸、丝氨酸、苏氨酸代谢通路。宁晚玲等在“肩胛骨间棕色脂肪组织(BAT)切除术＋高脂饮食＋隔日寒冷环境刺激”法建立脾阳虚大鼠证模型的基础上，运用该模型探讨脾阳虚模型大鼠“运”“化”功能的增龄性变化。将新出生 Wistar 大鼠，采用肩胛骨间 BAT 切除术＋高脂饮食＋隔日寒冷环境(19 ℃)刺激方法造模，术后随机分为 8 周龄模型组、16 周龄模型组、32 周龄模型组、64 周龄模型组，另设相对应的同周龄正常对照组。到了相应的周龄后检测相关指标。结果，与同周龄对照组比较，32 周龄模型组、64 周龄模型组分别在胃肠动力学指标，血清胃泌素、瘦素、神经肽 Y 水平的差异有统计学意义。胃促生长素表达有增龄性递减趋势。提示脾阳虚模型大鼠“运”“化”功能随增龄减弱，与胃促生长素调节胃肠运动和调控胃泌素、瘦素、神经肽 Y 水平通路机制有关。BAT 是动物主要的产热物质，切除 BAT 后，减少大鼠产热物质，大幅衰减其阳气。刘文俊等研究脾气虚大鼠焦虑程度的变化并探讨其可能机制。雄性 SD 大鼠分为对照组和脾气虚组。脾气虚组 15 d 内予饥饱失常刺激(饱食 1 d＋禁食 2 d，共 5 个循环)，同时每日水温 35～37 ℃游泳至力竭，以大鼠出现消瘦、食少、神疲和乏力等表现为模型复制成功。以旷场实验评价大鼠焦虑程度，并进行相关测定。结果，与对照组比较，模型组的焦虑程度显著降低，海马组织的 ATP 含量降低，海马 CCK-8 水平变化不明显，但其受体表达下降。提示脾气虚时焦虑程度下降，其初步机制与海马能量不足和 CCKBR 表达减少有关。韩晓伟等研究白色念珠菌感染与脾虚证的关系，观测白色念珠菌肠道感染对脾虚小鼠脾指数、γ 干扰素、白介素 10 的影响。将小鼠随机分为空白组(A 组)、脾虚模型组(B 组)、白色念珠菌感染组(单纯感染组，C 组)、白色念珠菌脾虚感染组(脾虚感染组，D 组)。使用饮食失节(单日禁食饲料，喂饲甘蓝、双日喂饲猪油脂)＋劳倦过度(单日游泳至耐力极限)复合因素方法连续 14 d 复制脾虚模型。实验第 15 d，C、D 组灌胃白色念珠菌悬液。实验第 35 d 取样。结果，脾脏外观形态单纯感染组和脾虚感染组体积增大，尤其是脾虚感染组增大明显，颜色变深，呈深暗红色。脾指数单纯感染组和脾虚感染组明显高于空白组和脾虚模型组，脾虚感染组明显高于单纯感染组。IFN-γ、IL-10 脾虚感染组明显高于空白组，单纯感染组和脾虚感染组明显高于脾虚模型组，脾虚感染组明显高于单纯感染组。提示白色念珠菌肠道感染可升高脾虚小鼠脾指数，促进脾细胞 IFN-γ 和 IL-10 表达。

（撰稿：陈小野　审阅：司富春）

【微观辨证研究】

微观辨证作为“宏观辨证”的深化和补充，不仅能够阐明证候在结构、代谢、功能诸方面的病理生理基础，寻找对证候具有诊断价值的微观指标，而且对于临床上无证可辨、有证难辨的情况具有独特优势，有利于早期诊断和治疗。近两年来，微观辨证仍然是中医研究热点，其研究主要围绕着理论及临床研究展开，而且呈现出偏重于临床研究的趋势。

杨徐杭等探讨微观辨证的具体内涵。认为其

包括三个层次：一是应用现代实验技术，阐明证的物质基础，建立证的微观标准；二是在辨证微观化的实践过程中，微观与宏观并非等价，微观现象难以逆推宏观证候；三是微观辨证有独特的证型分类以及对应的论治方药。何泽民等探讨微观辨证的属性。认为其兼具中医与西医诊疗辨证的许多属性，即有客观性、关联性、动态性、开放性、普适性和局限性等特征。能指导辨证论治、疗效评价、疾病预后及预防等方面，有利于中医的客观化、标准化和现代化。郭晓媛探讨肾脏病的微观辨证。肾脏病微观辨证的理论体系应以临床经验为基础，以肾脏微观结构为主体，紧扣中医整体观念、阴阳学说、藏象学说、五行学说等哲学思想为构架而建立。肾活检病理是肾脏病命名分类、明确诊断、指导治疗的重要依据，但以其为主的微观辨证也存在一定局限性，如活检技术、标本质量、诊断水平等均会影响微观辨证结果，尚需完善。田同德等认为肿瘤炎症微环境属微观辨证的范畴，结合现代医学对肿瘤炎症和免疫的认识，认为肿瘤存在“寒凝痰瘀”的病机特点，应在中医传统辨证理论的指导下，注重“温补、化痰、通滞”治法对肿瘤炎症微环境的免疫调节作用。认为可通过改善肿瘤炎症微环境，解除免疫细胞向抑制性表型转化的压力，重塑肿瘤免疫。将微观辨证与整体辨证相结合，在改善肿瘤炎症微环境的基础上，再联合不同的扶正治法，可能成为提高肿瘤疗效的途径之一。

卿立金等认为“五诊十纲”是在中医学理论指导下与现代科技相融合的临床思维模式，可有助于指导心包积液早期辨病。“五诊”指在“四诊”之外加入了包括西医学的体格检查、实验理化检查等内容；“十纲”在八纲辨证基础上加入辨“已未”来规范“已病”及“未病”的诊治。“已病辨证”主要指对有症状体征的已病之体，对疾病发展过程的“生”之阶段进行证候、病位、病性、病势的辨证。心包积液的微观辨证以积液的辨证为主。漏出液多为淡黄色、稀薄、透明状，非炎症者，多属本虚标实，以本虚为主，脾肾阳虚证最为常见。渗出液为血性、脓性、乳糜性等，有炎症、肿瘤、化学或物理性刺激因素之分，若结核引起的心包积液为血性，多属阴虚肺燥，化热伤阴损伤血络，日久损及脾肾；细菌炎症引起心包积液多见黄色、脓性、血性，多属邪热逆传心包，邪毒炽盛；肿瘤性积液病程长，反复发作，心包积液以血性多见，表现为虚实夹杂的证候，属于肺脾肾亏虚，痰瘀互结及阴虚内热，瘀毒内生。“未病辨证”可参考“已病”心包积液的微观辨证规律，指导无症之病的个体治疗，以及对未病之体的早期预防及摄生调养。

张新等认为通过内镜观察食管和胃黏膜的表现是望诊的延伸，将观察到的内镜下食管及胃黏膜的临床表现，结合舌、脉，总结了反流性食管炎不同的微观辨证。肝胃郁热证，内镜下食管黏膜多见糜烂及溃疡，黏膜损伤较重，多由过食肥甘、嗜烟酒或情志不遂等引发肝胃不和，气郁化热，耗伤津液，食管壁失于濡养所致。气郁痰阻证，食管黏膜色泽淡，周围黏膜充血、水肿，可见食管狭窄，因气机阻滞，水液代谢障碍，痰气交阻于食道所致。脾胃虚弱证，食管黏膜溃疡及糜烂较轻，周围黏膜充血、水肿不明显；胃黏膜色泽较淡，蠕动减弱；胃壁多可见泡沫样黏液附着；食管下部黏膜色灰白，可有食管狭窄，胃黏膜颜色浅淡，多因先天禀赋不足，或劳倦内伤致脾胃受损，中焦失运所致。张磊介绍李学军通过微观辨证探讨活血化瘀法治疗慢性萎缩性胃炎的机制。李氏认为该病存在的胃黏膜萎缩或伴肠化、不典型增生的重要原因是胃黏膜微循环障碍。若胃黏膜微循环通畅，则脾胃功能复常，脏腑功能协调，气血生化有源，则萎平结散。胃镜下黏膜充血水肿，苍白，灰白或红白相间，以白为主，黏膜变薄，黏膜下血管显露，丝状血管可见，呈树枝状或结节状改变，胃内分泌物减少，为阳虚寒凝血瘀证；黏膜红白相间，以红为主，或胃黏膜灰白，黏膜呈龟裂样改变，黏膜皱襞变细或消失，血管清晰可见，或血管结节状改变，胃黏膜分泌黏液量减少，蠕动缓慢，为气阴两虚血瘀证；若黏膜红白相间，以红为主，或有赤斑，蓝色血管网，或见充血、水肿、浸润、新鲜出血，平坦、凹陷性糜烂，隆起型糜烂活动期，为热盛血瘀证；黏膜表面颗粒样或结节状隆起，息肉样改变，或见糜烂性胃炎静止期，或伴肠化、不典型增生，为痰瘀互结证。燕东等探讨慢性胃炎的胃黏膜胃镜像的中医证候属性，为宏观辨证提供补充参考。将1167例患者进行胃镜检查并辨证为肝胃不和证、脾胃虚弱(含虚寒)证、脾胃湿热证、胃阴不足证、胃络瘀阻证、脾虚气滞证。结果，全胃炎多发生于脾胃虚弱(含虚寒)证中。与其他五证比较，脾胃湿热证更易出现胆汁反流、黏液池呈黄绿色；脾虚气滞证更易出现贲门松弛或疝囊形成；胃络瘀阻证在黏膜以白相为主、呈颗粒样改变、黏膜糜烂、黏膜血管网改变以及胃镜下诊断为萎缩性胃炎等五个方面更为多见(均 $P<0.05$)。

赵著华等将微观指标引入IgA肾病证候诊断依据中，当宏观信息不足或“无证可辨”时，参照微观指标辨证。结果，气虚证，可见尿蛋白轻重不一，常有尿蛋白≥3＋或大量蛋白尿或血白蛋白降低；荧光IgA(＋)～(＋＋)；HassⅠ—Ⅲ级；节段性轻度系膜增生；肾小球硬化少见，肾小管萎缩/间质纤维化≤25%；多见慢性肾脏病(CKD)1～2期。气阴两虚证，可见HassⅢ级为主；节段系膜细胞增生，可伴毛细血管内增生；节段肾小球硬化或黏连，可见细胞或细胞纤维新月体；间质炎细胞浸润；灶状肾小管萎缩/间质纤维化；多见CKD1～3期。肝肾阴虚证，可见慢性肾炎综合征且常合并高血压病；估计肾小球滤过率(eGFR)降低；HassⅢ—Ⅳ级；肾小球球性硬化或纤维新月体形成；肾小管萎缩/间质纤维化≥25%；小动脉管壁增厚；多见CKD4期。脾肾阳虚证，血肌酐增高或eGFR明显降低；HassⅣ～Ⅴ级多见；弥漫性中重度系膜增生或肾小球球性硬化≥50%；肾小管萎缩/间质纤维化≥50%；血管壁明显增厚或透明变性；多见CKD4～5期。

宋春生等在男科病治疗方面以脏腑辨证结合微观辨证(精液辨证)，针对不少患者无明显宏观症状，只存在精液化验异常，根据“阳化气，阴成形”等理论，精子量少，无精症、少精子症或伴有精液稠黏、液化不良或不液化主要辨证为肾阴、肾精不足；精子成活率低、精子活动力差，伴有精液清稀主要辨证为肾阳虚衰；辨治畸形精子症，根据“阴中求阳，阳中求阴”的理论，运用阴阳双补的治法；对于严重的少弱畸形精子综合征，则可用血肉有情之品如阿胶、鹿角胶、紫河车、蛤蚧等峻补精血。

张琪等探讨皮肤病系统症状不明显者的诊疗思路。以皮肤病理学、皮肤共聚焦显微镜、高频超声、皮肤镜等所见的病象为微观辨证依据，并结合取象比类思维，根据局部皮损特征“观皮疹取象”，或通过皮肤病理及皮肤影像学特征“微观取象”。并论述了表皮、真皮及皮下组织的五行属性，阴阳学说及象数理论两方面指导皮肤病微观辨证的理论依据。丁润刚等介绍吴军运用微观辨证诊治皮肤病经验。对于皮肤病常见的血管扩张型、渗出型、增生型三种表现进行讨论，认为血管扩张型皮损多因正虚为主，加之饮食辛辣刺激、睡眠不足、理化因素激惹，导致人体气血激荡，血脉偾张，血或液不循常道，溢出脉外，瘀积于局部，表现为红斑、斑块、肿胀等。渗出型皮损存在局部毛细血管通透性增加，组织血管内的液体、蛋白质及炎症细胞等进入组织、体表与黏膜，故以湿邪为重，多表现为丘疹、疱疹、水疱、脓疱、糜烂、溃疡等。增生型皮损多由正气亏虚，气血不畅，痰湿瘀热互结多种因素所致，以结节、瘢痕、囊肿、苔藓样变等为主要表现。李元文等系统阐述了银屑病宏观上的证候和皮损组织病理上的微观表现，并论述了表皮细胞的五行辨证以及真皮血管辨证。认为该病微观病理变化常表现为角化不全与棘细胞肥厚，应主要归咎于肝血不足与肺气虚弱。肝血不足则血虚风燥，引起白屑、瘙痒等；肺气虚弱，则气虚血瘀，瘀血阻滞常有血不归经、血管扩张等。

微观辨证运用相关临床病理生化等检测指标，深化和弥补中医四诊的不足，为中医辨证论治提供了新思路和方法，呈现出较为良好的发展趋势。微观辨证研究在各个领域均有所开展，但存在研究缺少持续性、系统性，指标选择低水平重复，微观指标与病证关联度低等情况。研究中也提出对微观指标需赋予权重，进行量化及多指标合参等建议。

（撰稿：王相东 邢玉瑞 审阅：司富春）

［附］ 参考文献

C

常文俊，李风森，荆晶，等.全国六区慢性阻塞性肺病证候、证素分布规律及特点[J].新疆中医药，2017，35(2)：60

陈萌，谭婷婷，陈尚杰，等.睡眠剥夺受试者面部红外热成像的表达及与阳跷脉的相关性探讨[J].中医药导报，2017，23(10)：79

陈旭.从中医“阴阳消长转化”理论探析月经产生机制[J].中国中医基础医学杂志，2017，23(3)：318

陈谦峰，陈好远，谢斌.湿热病证之病因病机探析[J].时珍国医国药，2017，28(6)：1410

D

丁润刚，刘欣蔚，吴军.吴军教授运用微观辨证诊治皮肤病经验总结[J].云南中医中药杂志，2016，37(6)：1

杜彩霞，李南，张凯，等.急性心力衰竭模型的建立及“以方测证”研究[J].河南中医，2017，37(8)：1367

杜丽东，牛亭惠，吴国泰.符合中医体征的血虚便秘小鼠模型的建立与评价[J].中医研究，2017，30(3)：75

杜宁宁，刘长玉.从“水不足、火不旺”浅析“龙雷之火”——基于阴阳、五行和藏象理论[J].吉林中医药，2017，37(8)：770

F

傅强，赵进喜，王慧如，等.浅论气陷理论及临床意义[J].中医杂志，2017，58(15)：1270

G

高麦仓，尤金枝，郑刚，等.从“瘀”探析脓毒症的病变机理[J].现代中医药，2017，37(1)：60

葛文杰，蔡建平，张贤，等.213 例膝骨关节炎患者中医症候规律分析[J].四川中医，2017，35(1)：57

郭晓媛，王暴魁.肾脏病微观辨证的理论探讨[J].环球中医药，2017，10(9)：1061

H

韩晓伟，雷萍，侯殿东，等.白色念珠菌肠道感染对脾虚小鼠脾指数、γ 干扰素、白介素 10 影响随机平行对照研究[J].实用中医内科杂志，2017，31(8)：44

何泽民.中医学微观辨证的属性及其指导意义[J].中国中西医结合杂志，2017，37(8)：1000

胡霖霖，任丹丹，宋明芬，等.失眠障碍患者中医证型与 5-HTTLPR/5-HTTVNTR 基因多态性的相关性研究[J].中国中西医结合杂志，2017，37(8)：939

黄迟，胡春平，缪伟，等.缺血性中风患者血管形态的中医证候分布规律研究[J].江苏中医药，2017，49(9)：31

J

季青，陆奕宇，宋雅楠，等.基于 iTRAQ 蛋白组学技术的大肠癌和肝癌术后肝肾阴虚证血浆差异表达蛋白的研究[J].中华中医药杂志，2017，32(6)：2626

景姗，邵荣世，李卫兵，等.溃疡性结肠炎中医症候类型与 Madcam-1、TNF-a 及 IL-8 的相关性研究[J].四川中医，2017，35(8)：37

L

李峻，陈劼，孙雪梅，等.慢性再生障碍性贫血患者中医证型与外周血 microRNA、淋巴细胞亚群及细胞因子的关系研究[J].上海中医药大学学报，2017，31(5)：16

李建生，张海龙，王海峰，等.慢性阻塞性肺疾病证候演变特点临床调查[J].中医杂志，2017，58(9)：772

李磊强.中医阴阳气机运行观探析[J].河南中医，2017，

37(2):199

李树芳,钱秋海.浅谈多发结节体质学说在中医临床的应用[J].云南中医中药杂志,2017,38(6):97

李树松.阴阳"一分为三"新解[J].中医研究,2017,30(4):11

李元文,王京军,孙占学,等.银屑病的宏观与微观辨证应用探讨[J].中华中医药杂志,2016,31(4):1281

刘菊,李姿,苗嘉萌,等.胃食管反流病患者脾胃虚弱与自主神经功能的相关性研究[J].时珍国医国药,2017,28(5):1267

刘燕,丁秀芳,严志祎.P2X2受体在肝郁脾虚证小鼠模型前额皮质中的表达[J].世界中医药,2017,12(3):513

刘媛.《黄帝内经》中"阳气""阴气"概念之探微[J].中国中医基础医学杂志,2017,23(8):1042

刘文俊,柴纪严,谢鑫,等.脾气虚大鼠焦虑样行为及其初步机制研究[J].中国当代医药,2017,24(20):4

刘文俊,高宇婷,窦智,等.探讨旷场实验评价脾气虚和脾阳虚大鼠"神疲"的可能性及初步机制[J].中国当代医药,2017,24(21):4

刘又嘉,贺璐,龙承星,等.中医阴阳平衡与微生态平衡契合性探析[J].中国中医药信息杂志,2017,24(4):5

刘志军,金华,苏莉莉,等.不同中医证型高血压患者心率变异性及其影响因素分析[J].中国中医药信息杂志,2017,24(9):15

卢红蓉,胡镜清."瘀血"与"血瘀"辨析[J].中华中医药杂志,2017,32(2):426

鲁晏武,陈仁寿,孟庆海,等.南京地区2003—2014年麻疹发病与运气学说的相关性研究[J].吉林中医药,2017,37(9):924

罗翠文,徐福平,林铭铭等.阳虚致病的内涵思考[J].辽宁中医杂志,2017,44(3):489

M

马坤,卢艳,刘华一."阳浮者,热自发,阴弱者,汗自出"之"阴阳"刍议[J].河南中医,2017,37(4):559

孟庆云.中医药的阴阳五行[J].中国中医基础医学杂志,2017,23(1):1

N

宁晚玲,王有科,唐汉庆,等.脾阳虚模型大鼠"运""化"功能的增龄性变化[J].中华中医药学刊,2017,35(8):2112

P

潘立文,王晓明."肝为五脏之贼"的临床应用探析[J].中医药导报,2017,34(12):118

朴仁善,张明雪,易丹辉,等.冠心病合并中风证候演变规律研究[J].中华中医药学刊,2017,35(6):1420

Q

钱会南.略论《难经》对五行学说的运用发挥[J].云南中医学院学报,2017,40(1):74

秦文艳,陈贺,朱竟赫,等.不同氢化可的松小鼠肾阳虚模型制备方法对比研究[J].实验动物科学,2017,34(4):11

卿立金,吴伟,周小雄,等."五诊十纲"理论指导心包积液辨证论治[J].中西医结合心脑血管病杂志,2017,15(13):1664

邱春华,贾春华.五行学说的发生认识论解释[J].世界中医药,2017,12(3):521

S

沈智杰,陈骁康,王英杰,等.229例急性冠脉综合征氯吡格雷抵抗患者CYP2C19基因多态性与中医证型分布的相关性[J].中国中西医结合杂志,2017,37(3):291

石亮,孙佳惠,孙蓉.单一情绪刺激与复合情绪刺激对肝郁证动物模型作用的比较[J].中国比较医学杂志,2017,27(4):82

宋春生,王福,赵家有.男性不育症五脏论治探析[J].中国中医基础医学杂志,2016,22(3):324

宋欣阳,陈丽云,严世芸.论阴阳、中和与中医学的关系[J].中华中医药杂志,2017,32(6):2433

苏玲玲,胡玲,罗琦,等.慢性胃病不同中医证候患者胃黏膜基质金属蛋白酶-7及金属蛋白酶组织抑制剂-1的表达[J].中国中西医结合杂志,2017,37(1):57

T

唐瑜之,李玖洪.论湿热与胃脘痛[J].中国中医急症,2017,26(1):80

陶林琳,孙贤俊,段晓虹,等.静息能量代谢率用于评价糖皮质激素肾阴虚肾阳虚证模型的作用[J].中国实验动物学报,2017,25(3):241

田同德，岳立云，田同良，等.肿瘤炎症微环境与免疫的关系及中医药干预策略[J].中医杂志，2017，58(3)：209

W

万茜，葛明.102 例癌因性疲乏的中医证候规律研究[J].中医药导报，2017，23(11)：60

王磊，许小敏，卢志伟，等.基于术数阴阳及气论阴阳探讨阴升阳降的科学性[J].中华中医药杂志，2017，32(6)：2415

王婷，郑锋玲，骆欢欢.岭南温病湿热证小鼠模型的建立及肠道菌群的研究分析[J].中华中医药学刊，2017，35(6)：23

王珍，刘玉宁，王梦迪，等.糖尿病肾脏病内热证分布规律及与肾脏功能相关性研究[J].中国中西医结合肾病杂志，2017，18(6)：505

王宏凯.五行学说的价值探讨[J].四川中医，2017，35(4)：27

王晋平，吴林，唐农，等.从阴阳本体结构探讨温阳化浊法对养生及抗衰老相关疾病的现实意义[J].中国中医基础医学杂志，2017，23(2)：210

王雪梅，朱恪岩，杨明，等.血管迷走性晕厥中医证候规律研究[J].中医学报，2017，32(9)：1766

王一战，范吉平，谢颖桢，等.基于数据挖掘的中风先兆证证候规律研究[J].吉林中医药，2017，37(2)：136

王有鹏，刘璐佳，田春馨，等.310 例小儿手足口病中医证候特征及证候演变规律的研究[J].中国中医急症，2017，26(1)：42

吴深涛.内毒论[J].中医杂志，2017，58(15)：1265

X

徐飞，崔文强，刘宝君，等.基于现代文献特发性肺纤维化中医证候特征研究[J].中国中医基础医学杂志，2017，23(1)：87

徐峰，王娟，王静，等.乙肝后肝硬化中医证型与 IL-6、IL-28B 及 TNF-α 表达的相关性研究[J].现代中西医结合杂志，2017，26(3)：245

Y

闫翠环，王亚利，王鑫国，等.卫气虚相关血浆代谢标志物的季节性变化研究[J].中国中医药信息杂志，2017，24(1)：66

颜隆，贺娟.论五气说的起源与五气主时[J].中国中医基础医学杂志，2017，23(6)：748

燕东，孟森，朱强.慢性胃炎胃黏膜胃镜像 1167 例的中医证候学分析[J].环球中医药，2017，10(9)：1045

杨永，孟慧，马云飞，等."壮水之主，以制阳光"新解及其在癌症治疗中的应用[J].中医杂志，2017，58(8)：697

杨柳柳，刘小虹，蔡俊翔，等.岭南地区流行性感冒临床特点及中医证型分布规律研究[J].广州中医药大学学报，2017，34(2)：149

杨徐杭，汶医宁.浅析中医微观辨证[J].河南中医，2017，37(2)：208

杨宇琦，杨泽武，秦伟，等.寒邪致病对大鼠血糖、胰岛素水平的影响[J].吉林中医药，2017，37(7)：708

叶伟琼，吴丽丽，严灿.基于恐惧记忆的形成和消退论肾精的安神定志效应[J].中医杂志，2017，58(13)：1117

余锋，刘南，信梦雪.岭南地区急性脑梗死中医证候分布规律分析[J].中国中医药现代远程教育，2017，15(6)：45

Z

张磊，李学军.李学军运用活血化瘀法治疗慢性萎缩性胃炎经验[J].中医药临床杂志，2017，29(10)：1635

张琪，杨刚，谭城.皮肤病微观辨证初探[J].中国皮肤性病学杂志，2017，31(6)：671

张新，路伟伟，曹志群，等.反流性食管炎内镜下微观辨证及用药规律探讨[J].山东中医杂志，2016，35(6)：507

张秀，王振兴，王飞.毒邪所致肾系疾病的病机探析[J].成都中医药大学学报，2017，40(3)：108

张婷婷，李云英，郭强中，等.痰证裸小鼠模型的建立及评价[J].辽宁中医杂志，2017，44(4)：842

赵文晓，崔宁，季旭明，等.基于十二指肠全基因表达谱研究模型大鼠脾虚湿阻的分子机制[J].辽宁中医杂志，2017，44(9)：1816

赵著华，万廷信，李建忠，等.IgA 肾病宏观与微观结合辨证治疗研究[J].中华中医药杂志，2016，31(12)：5386

郑龙飞，贺娟.《黄帝内经》重阳思想及其影响下的疾病观[J].北京中医药大学学报，2017，40(1)：9

周佳，吴德鸿，韦双双，等.基于 GC-MS 对中医实热"上火"血清代谢特征的研究[J].中华中医药杂志，2017，32(4)：1789

（二）中药理论

【概　述】

中药理论包括药性（气味、归经、毒性、升降沉浮）、配伍、禁忌、炮制、效用等多个方面。2017 年有关中药理论研究，从传统文献到现代实验，多角度多方法开展分析，内容丰富而广泛。

1. 药性理论研究

(1) 气味　在气味理论方面，既有"四气"源流与概念的考证，也有"五味"物质的探究，还有对气味理论研究的方法学探讨。刘珊等通过对中药"四气"的历史源流以及"四性"确立的考察和比较，认为"四气"的范畴大于"四性"的涵义，既包含"四性"的寒、热、温、凉之意，也可代指中药中的精微物质及香臭之气，用四性完全替代四气是不可取的，并进一步指出"四气"概念多样化的两个原因，一是"象"思维的哲学理念；二是长期反复的医疗实践。韩雪等报道采用涩味标准物鞣酸进行双瓶喜好实验的方法学优化及验证。利用优化后的方法对典型涩味中药诃子、矮地茶、青果、儿茶、大腹皮进行评价，计算其 2 g/L 时的涩味强度分别相当于 0.56、0.29、0.24、0.34、0.25 g/L 鞣酸的涩度。采用电子舌进行验证，将其主成分分析(PCA)图中欧氏距离与样品偏好指数及换算的鞣酸浓度分别进行 pearson 相关分析，发现具有较高的相关性，并通过体内、体外实验结果相互佐证，认为该研究有利于实现中药涩味的统一量化以及分级评价的精准表征，有助于创建更为客观的中药涩味分级标准。李佳阳等报道，临床观察到平滑肌解痉药山莨菪碱的副作用虽较阿托品轻，但仍常见口干、面红、潮热、烦躁等类似中医的阴虚证型，故猜想山莨菪碱属于中药理论中的热性药，因而产生此类副作用，且多发生于阴虚体质者。谢欢欢等认为从中药物象入手研究寒热药性是中药药性发展新的突破口，是区别于文献、化学、统计学的研究，还原古人思路、回归中医思路的勇敢尝试。李越等报道以《中华本草》和中国知网为数据来源，整理出妊娠禁忌中药 1 136 味，采用关联规则和对应分析法进行数据挖掘，结果发现妊娠禁忌中药的四性以温、寒、平为多；五味以苦味最多，其次为辛、甘；归经以归肝经为最多，其余由高到低依次为肺、脾、胃、肾、大肠、心。辛温、苦寒、苦温、苦平为出现频率较高的性与味组合；温肝、寒肝、平肝、寒肺为出现频率较高的药性与归经组合；苦肝、辛肝、苦肺、甘肝为出现频率较高的味与归经组合。表明妊娠期要尤其注意辛温和苦寒类中药的使用，其次温肝和苦肝的中药也当慎用。

(2) 归经　马英华等报道，宋金以后柴胡的归经在文献中有归肝、胆、三焦和心包四经，或归肝、胆经，或归脾、胃、肠经等不同记载；而在方剂应用中，主要归肝、胆、脾、胃经，由此可见归经理论具有相对性和灵活性。李亚南等通过对当归的归经源流、历代本草沿革及方剂配伍应用研究发现，当归性温味辛甘，具有温胃和中之功。现代研究也表明，当归具有调节胃肠动力、保肝利胆、抗消化性溃疡等作用，对消化系统疾病有广泛的药理作用和临床应用，因此提出当归入胃经，可广泛应用于中医的脾胃病症。

(3) 升降沉浮　郭兆娟等报道，中药的升降浮沉理论萌芽于《黄帝内经》，实践于《伤寒杂病论》，成立于《医学启源》，发展于《本草纲目》及现代。升降浮沉理论目前大多停留在理论研究阶段，实验研究少有;该理论的临床研究对组方的指导,主要包括升降相反、升降相生、以升为主和以降为主 4 种形式。运用升降浮沉药性配伍的药对主要有升药配对、升降配对和降药配对 3 种。利用现代生物学技术开展升降浮沉药性实验研究,可以揭示升降浮沉的科学内涵。韩俊涛等对"升降浮沉"理论在《黄帝内经》中的记载、经方中的运用及后世张元素、李东垣的认识进行总结分析,把中药根据升降出入进行重新分类,认为这种分类方式把握住了药势,更有助于指导临床用药。

2. 配伍理论研究

王呈祥等对"君臣佐使""七情""药性"配伍理论进行现代研究分析,为探讨配伍理论提供了参佐之路径。宋春生等报道,所谓"角药"是联合运用三味中药配成一组,以成三足鼎立之势,从而增强疗效,并对角药在临床上的应用、经方中的使用、历代医家的认识进行了全面分析。欧阳孙孟等应用文献分析法对方剂中的君药确定原则、君药内涵进行分析研究,认为方剂中的君药既具有相对固定性,也具有动态性,其固定性与主治病机的单一性相关,而动态性与主治病机的复杂性相关。并认为方剂学关于君药的确定只是教学范例,君药并不是固定不变的,君药的动态性正是中医学恒定观念在方剂上的体现。张滕等对方剂配伍和组分配伍的理论渊源进行研究,着重分析两种配伍方式的相关性,认为组分配伍是以方剂配伍为基础的传承与提升,是传统医学理论与现代科技相碰撞的产物,是中医药现代化发展的阶段性成果,也是中医药现代化发展的必由之路。但组分配伍并不能完全替代传统方剂配伍,作为一种新兴的配伍模式,仍存在不少问题亟待解决,不能片面夸大有效组分配伍优势而忽略了传统方剂配伍的优势。平静等对具有代表性的 15 种川芎"对药"配伍关系(主要包括同类相从、异类相使及相反相成)进行研究,解析与川芎配伍药物的性味功效,总结对药配伍规律,探讨组方用药比例,发掘用药特点,以期规范川芎对药应用范围、剂量等。董振飞等报道天南星的毒性主要来自其苦辛且温之气味与燥烈之性情,通过七情配伍、气味配伍、寒热配伍、甘缓峻烈、辛苦相制、心酸相制、炮制等可以降低其毒性。

3. 配伍禁忌研究

张泠杉等研究认为"十九畏"药物间的关系经过长时期的衍化,历代用畏、恶、反、忌等来描述十九畏药物之间的关系特点,十九畏的相畏与七情相畏有所区别,十九畏的相忌涉及药食禁忌关系,十九畏的相反主要出现在明清的多部本草著作中。李梦雯等整理了 1949—2016 年现代文献中人参-五灵脂同方配伍的应用,运用无尺度复杂网络等数据挖掘方法,分析十九畏中人参-五灵脂同方配伍应用特点以及古今配伍的差异。结果,十九畏中人参-五灵脂不是绝对的配伍禁忌,其同方常用于治疗气虚血瘀证的恶性肿瘤、冠心病等;复杂网络关系显示与人参-五灵脂联系最为密切的药物为甘草、当归、黄芪、蒲黄、丹参,其次是白芍、白术、桃仁、茯苓等,外围还有红花、三七、香附、柴胡等;核心药对为人参-甘草、五灵脂-甘草、人参-当归、五灵脂-当归、人参-黄芪、五灵脂-黄芪等,人参-五灵脂-甘草、人参-五灵脂-当归、人参-五灵脂-黄芪、人参-五灵脂-蒲黄等药组支持度较高。王鹏丽等研究《中华人民共和国药典》(2015 年版)一部中含"不宜同用"反药药对成方制剂的收载情况,发现其中收录药材饮片中与十八反相关的有 39 个品种,与十九畏相关的 18 个品种;收录的成方制剂中含反药配伍有 16 个品种(十八反药对有 8 个品种,十九畏药对有 9 个品种,同时含有十八反与十九畏药对为 1 个品种),以药对丁香-郁金、川乌/草乌-白及/白蔹(外用)、肉桂-赤石脂使用次数为多,外用制剂所占比例超过 30%。石琳等通过对《本草纲目》中草部药物的药性与禁忌、反恶、解毒等药物相互作用之间的相关性进行研究,发现药物属性中辛味与"有毒"密切相关，苦寒的药物容易和其他药物发生禁忌、反恶、解毒等相互作用；而药物"有毒""无毒"与是否与其他药物发生禁忌、反恶、解毒等相互作用没有必然联系。表明药物性味与药物毒性以及引发药物之间发生配伍禁忌反应之间存在相关性。陈雁飞等报道利用超高效液相色谱法建立藜芦中介芬胺、玄参中哈巴俄苷和肉桂酸的含量测定方法，同时对藜芦、玄参各自单煎液及二者不同比例配伍合煎液中3种有效成分的变化规律进行系统研究。结果显示，藜芦玄参配伍质量比是1∶1时，介芬胺含量增加，此时哈巴俄苷含量也增加，而肉桂酸的含量降低，认为该方法适用于研究十八反中藜芦玄参相反药对的配伍变化规律。

4. 效用理论研究

秦雪梅认为中药在针对具体病症的复方中，并非是该中药的全部成分表达药效，而是部分成分显示出有效性，即定向功效成分。针对中药定向物质基础是什么及如何发挥作用的科学问题，提出辨识多效中药定向药效成分的研究策略。该策略基于"方剂配伍"与"不同病症"或"多效"这两个前提，结合代谢组学与药物解析等关键技术，采用体内逆向分析和拆分配伍等研究方法，比较分析中药在针对不同病证的不同方剂中，所显示出的定向功效成分，再进行药效验证。胡渊龙报道历代对石韦药效的认识演变过程呈现由简单到复杂、由模糊到详细的特点，功效从最初模糊地认识为"除劳热、止烦"，再到各种扩展应用，最后确定为"清肺热"。味的认识从最初的单味发展到最后的复合药味，性的认识从最初的理论性的"平"发展到结合临床的"微寒"。邱丽丽等通过分析历代医家对当归功效认识的演变，认为当归补血功效是建立在其温通经络、活血祛瘀的基础之上，故对妊娠期妇女使用不可将其一味当作补血药，仍需"斟酌其宜"，以保证妊娠期妇女使用该药的有效性和安全性。吴修红等报道，赤芍之所以有清热凉血、散瘀止痛之功效，皆归因于赤芍内丰富的化学组分，而在这些化学组分中具有药理活性的、能够表达临床疗效的一个或多个化学组分——物质基础发挥着至关重要的作用。王宪等通过梳理古今麻黄相关文献，筛选麻黄的特殊用法资料，并结合临床应用，归纳麻黄在阳和汤及麻黄细辛附子汤中治疗癥瘕的临床和配伍特点，认为麻黄消癥瘕的机制在于温经散寒、散邪外出、宣通气机、振奋肾阳。时博等报道认为，羌活具有祛风止痛的作用，临床多用于外感所致头身关节疼痛、风湿痹痛等，配伍川芎、独活等药物可增强其疗效。贾俊骅等报道伸筋草是石松科石松属植物石松的干燥全草，是典型的"同药异名""异名同药"，别名有石松、过山龙等。《本草拾遗》首提伸筋草之名，《滇南本草》对伸筋草功效的阐述别具特色，综合分析认为伸筋草善治脚膝疼冷并能促排卵。周滢等对《中医方剂大辞典精选本》所收载的含山药的方剂分析。结果表明，山药服药时间对功效的发挥有重大影响，两者的关系具体表现为"空腹"固肾，"饭后"补肺脾肾三脏，"临卧"主要补脾益肾。陈敏等报道现多认为干姜主要作用于中焦脾胃，但历代医家多认为干姜有回阳、通心阳、治疗胸满、咳逆上气等作用。张仲景最早明确区分干姜和生姜，多将干姜运用于上焦心肺疾病中，如配细辛以温肺化饮，配附子以回阳救逆。现代药理研究表明，干姜对心血管系统有明显疗效，以干姜为君药的理中丸亦运用在胸痹等上焦疾病中，故可认为干姜的功效主要为温通上焦心肺。

（撰稿：陈仁寿　李陆杰　审阅：倪力强）

【淡味中药实质的研究】

近年国内对于淡味中药实质的研究主要集中在中药的基原属性与四气和归经等其他药性的关系、功效、化学成分特性等方面。

纪玉佳以植物性中药为研究对象，研究原植物的基原属性与五味的关系。先采用卡方检验初步确立基原属性各变量属于五味的数量和所占的百分比，接着采用一元 Logistic 回归方法，以基原属性各变量为自变量，药味为因变量进行分析。最后分析出与药性有关的基原属性变量后，以有统计学意义的变量($P<0.05$)作为自变量拟合非条件多元 Logistic 回归模型，最后判断出五味与基原属性之间的关系。结果共采集 1 728 种中药，其中淡味中药 59 种，占所有中药的 3.41%。研究发现，影响淡味的属性为全草类、叶质纸质与革质、鲜品、外观白色，而质脆、味苦药材的淡味概率较小。

杨雪梅等在对数据等级编码基础上，采用 spearman 等级相关法对《中华本草》中 8 366 味具有五味属性中药的药性规律进行分析。结果，淡味与寒性及膀胱、小肠二经存在显著正相关，淡味与毒性呈显著负相关。《内经》记载"辛甘淡属阳，酸苦咸属阴"。但发现"淡"的阴阳属性与《内经》存在不同结论，即药味越淡越可能具有寒性，根据淡味出现的规律，其性质可能属阴。

熊兴富等以黄兆胜主编的全国高校 21 世纪课程教材《中药学》为蓝本，收录课本中 466 味中药(不包括附药)，把中药的名称、类别、性味、归经、功效、升降浮沉、毒性数据录入 Access 数据库，用 VBA 作为开发工具进行分析。结果，淡味中药共 14 味，以寒性最多(占 64%)，平性次之(占 21%)，凉性第三(占 14%)，无热性及温性药。归经中，以入胃经最多，占 50%；入膀胱经、心经、小肠经各占 36%；入肾经、肝经、肺经各占 29%；入脾经、胆经各占 14%。淡味药均具有沉降性质，无升浮性质、无毒性。

盛良认为，中药的四气、五味反映药物电子能量的得失，即可量化其阴阳和大小。四气反映阳-受电体-酸的能量，五味反映阴-给电体-碱的能量，四气、五味均可量化，可以根据电负性差值与键的离子性关系进行量化，硬酸亲硬碱属离子性结合，软酸亲软碱属共价性结合，绝大多数化合物既不是典型的离子性结合，也不是典型的共价性结合，而是属于既有部分共价性又有部分离子性的极性键结合，化合物的共价性与离子性比例可根据电负性差值来予以量化。以鲍林的标度电负性差值 1.7 为界，经分析发现，淡味类似甘味，正好位于 1.7 处，属于交界酸碱。

(撰稿：王欣　胡霜　审阅：倪力强)

【中药药性的实验研究】

近年对于中药寒热温凉药性的实验研究集中在能量代谢、对细胞增殖的影响、对机体生理生化功能的影响、中药成分的指纹图谱特征表现等方面。

贺福元等提出，根据热力学第一定律、Hess 定律建立关系式，并以寒、热、平性中药进行验证。首先建立中药四性测定的通用数学模型，计算中药代谢热焓与机体热焓改变值之差。当该值小于 0 时，机体向环境放热，中药体现热性，反之中药体现寒性。结果，黄连、吴茱萸、甘草的代谢热焓差值分别为 15 327±6 812 J/g、－169 002±75 664 J/g、252.0±553.5 J/g，分别体现为寒性、热性与平性。

高誉珊等观察典型寒热中药黄连、制附子对大肠杆菌生长代谢作用的影响。采用微量量热技术，测定大肠杆菌在不同浓度寒热中药水煎液干预下的生长热谱曲线，分析其热力学参数。结果，黄连、制附子均可影响大肠杆菌产热效应，其效应影响与药物浓度成正相关；黄连组的热焓值明显低于对照组，制附子组的热焓值明显高于对照组。王亚男等用正常细胞模型(人正常肝细胞 L02)与癌症细胞模型(人肺癌细胞 A549)共同评价 6 种中药(黄芩、黄连、黄柏、干姜、附子、花椒)的寒热药性，并采用台盼蓝染色法检验细胞毒性。结果表明，黄芩、黄连、黄柏在所选浓度范围均抑制 L02 细胞与 A549 细胞增殖，表现出寒性药的特征；干姜、附子、花椒对 L02 细胞与 A549 细胞表现促进作用浓度范围不同，这可能和细胞本身的耐药性及敏感性有关，但结果是一致的，干姜、附子、花椒在低浓度时表现为促进细胞生长，高浓度时表现为抑制细胞生长；从而判断黄芩、黄连、黄柏为寒凉性药，干姜、附子、花椒为温热性药。王征等对姜黄、郁金、莪术的寒热药性进行评价，研究姜黄素的含量与3味中药寒热药性的关系。姜黄和莪术为温热药，在5 μg/ml浓度时可以促进细胞的生长；郁金为寒药，在所选浓度500～800 μg/ml范围内抑制细胞生长。HPLC结果显示，姜黄中姜黄素含量最高为4.88%，莪术次之0.15%，郁金最低0.042%。表明姜黄素的含量高低与3味中药寒热药性变化一致，推测可能为3种中药发挥寒热药性的重要物质基础。孟晶等为进一步揭示热性中药的分子机制、诠释中药寒热药性理论的科学内涵，采用热偶技术对小鼠的核心温度和尾部皮肤温度进行了辣椒碱给药后的实时监测。结果表明，上调解偶联蛋白亚型1的表达，进而提高机体的能量代谢，可能是辣椒碱作为辣椒的热性成分、表征热性属性的生物分子机制之一。

金锐等认为，寒热药性反映了中药的作用趋向，其认知概念具有模糊性特征，符合模糊数学的应用范畴。通过建立药性生物学表达的模糊判别模式并运用其分析各系统内分泌、免疫等生理生化指标，可以为整体、综合地评价寒热药性提供方法学指导。以姜附桂方作为经典热性复方，以三黄方作为经典寒性复方，以各系统生化指标考察药性表达，建立寒、热性表达方程。收集热性药肉桂、仙茅，寒性药黄柏、栀子干预正常状态，以及糖皮质激素诱导的虚寒和虚热状态模型的生理生化指标改变，将药物干预前后机体状态的相对变化量代入评价模式，分析其药性表达特征。结果肉桂干预正常、虚寒和虚热3个状态的热性表达均值大于寒性表达均值；仙茅干预正常和虚寒状态的热性表达均值大于寒性表达均值，体现了药物的热性；黄柏干预正常状态和虚寒状态的寒性表达均值大于热性表达均值；栀子干预虚热状态的寒性表达均值大于热性表达均值，体现了药物的寒性。

王鹏等对60种植物类中药提取物的红外光谱药性特征标记及其模式识别模型进行评价筛选寒热药性。利用傅里叶变换红外光谱结合LDA、Logistic-DA、PCA-LDA、PLS-DA、RF、SVM6种模式识别技术进行研究，采用4种统计方法综合识别，包括60味中药组内回代、60味中药10次迭代5折交叉验证、48味中药训练集、12味中药测试集。选取组内回代识别正确率、交叉验证识别正确率、组外预测正确率同时很高，且理论图谱反映寒热中药原始图谱分布特征者为适宜模型。LDA和SVM是水提取物红外光谱的适宜模式识别模型，LDA是无水乙醇提取物红外光谱的适宜模式识别模型，SVM是氯仿提取物红外光谱的适宜模式识别模型，石油醚提取识别效果不佳。认为根据适宜识别模型，通过红外光谱数据可识别表征中药寒热成分和寒热程度的特征参数，寒热成分特征参数为与红外光谱吸收位置波谱相对应的识别模型的识别系数，识别系数大于零为寒性标记，识别系数小于零为热性标记；寒热程度特征参数为识别模型的识别得分，得分越大（正值）则寒性越强，得分越小（负值）则热性越强。

（撰稿：王欣　胡霜　审阅：倪力强）

［附］ 参考文献

C

陈敏，马维骐.浅析“干姜温上焦”[J].亚太传统医药，2017，13(11)：39

陈雁飞，荆敏琪，王森，等.UPLC法测定藜芦玄参反药对配伍禁忌机制[J].沈阳药科大学学报，2017，34(2)：131

D

董振飞,王均宁.毒性中药天南星的本草学研究[J].时珍国医国药,2017, 28(4):917

G

高誉珊,郑丰杰,李鑫,等.基于微量量热法的寒热中药对大肠杆菌生长热谱曲线的影响[J].云南中医学院学报,2014, 37(2):10

郭兆娟,袁一平,孔李婷,等.升降浮沉药性理论溯源及升降浮沉药对配伍研究[J].中国中药杂志,2017, 42(16):3225

H

韩雪,姜红,林俊芝,等.基于动物偏好指数与电子舌评价关联的中药涩味整体量化表征方法研究[J].中国中药杂志,2017, 42(3):486

韩俊涛,王鸿雁,李冰鹤,等.基于"升降浮沉"的中药分类研究[J].新疆中医药,2017, 35(1):21

贺福元,邓凯文,黄胜,等.中药四性数学模型的建立与实验研究[J].湖南中医药大学学报,2010, 30(9):22

胡渊龙.石韦性味与功效演变考证[J].中医文献杂志,2017, 35(3):13

J

纪玉佳.中药药性与其基原属性相关性研究[D].山东中医药大学,2012

贾俊骅,王仑,姜琳,等.伸筋草功效考[J].中国中医基础医学杂志,2017, 23(6):861

金锐,张冰,刘小青,等.中药寒热药性表达模糊评价模式的理论与实验研究[J].中西医结合学报,2012, 10(10):1106

L

李越,陈旭,虞舜,等.基于文献的妊娠禁忌中药性味归经对应分析[J].中医杂志,2017, 58(12):1057

李佳阳,黎小斌.由山莨菪碱的寒热性质浅谈西药中药化[J].成都中医药大学学报,2017, 40(2):99

李梦雯,范欣生,张泠杉,等.基于复杂网络等方法的十九畏人参-五灵脂同方配伍探析[J].中国中药杂志,2017, 42(18):3623

李亚南,许二平.当归入胃经探讨[J].中国中医基础医学杂志,2017, 23(6):866

刘珊,王永春,王加锋,等.中药的气与性之辨[J].中国现代中药,2017, 19(7):1037

M

马英华,高凤清.柴胡归经溯源[J].中医药学报,2017, 45(4):3

孟晶,戴逸飞,周炜炜,等.热性中药成分辣椒碱调节小鼠 UCP1 的分子机制研究[J].中国药理学通报,2017, 33(3):338

O

欧阳孙孟,李娅,张永.试论方剂君药的动态性[J].国医论坛,2017, 32(3):27

P

平静,姚鹏宇,王均宁.川芎对药配伍探析[J].长春中医药大学学报,2017, 33(3):368

Q

秦雪梅,李爱平,刘月涛,等.多效中药定向药效成分研究策略[J].中草药,2017, 48(5):847

邱丽丽,毛敏,梅全喜,等.当归补血活血功效及其妊娠用药安全性考辨[J].时珍国医国药,2017, 28(1):157

S

盛良.中药四气五味的量化[J].现代中西医结合杂志,2004, 13(22):2943

石琳,董春茹,张冰.《本草纲目》草部药物药性与禁忌反恶解毒相关性研究[J].世界中医药,2017, 12(5):1166

时博,史晶晶.羌活药性及功效应用考证[J].中医学报,2017, 32(7):1239

宋春生,陈志威,赵家有."三足鼎立"角药临床研究概述[J].北京中医药,2017, 36(3):282

W

王鹏,周洪雷,薛付忠,等.60 种植物类中药提取物的红外光谱分析及其与寒热药性相关性的模式识别评价研究[J].光谱学与光谱分析,2014, 34(1):58

王宪,刘金星,刘桂荣.麻黄的“破癥坚积聚”功效分析[J].中国实验方剂学杂志,2017,23(19):207

王征,雷天葵,汪荔,等.姜黄、郁金、莪术寒热药性与姜黄素含量关系研究[J].中国药师,2017,20(7):1173

王呈祥,高彦宇,潘军英,等.“配伍”古今浅谈[J].中医药信息,2017,34(3):113

王鹏丽,李�,范欣生,等.《中国药典》2015 年版一部十八反十九畏成方制剂收录情况与应用探析[J].中国实验方剂学杂志,2017,23(1):195

王亚男,窦德强.细胞学方法评价 6 种中药的寒热药性[J].辽宁中医杂志,2017,44(3):558

吴修红,孙晓兰,胡妮娜,等.赤芍功效物质基础研究进展[J].中医药信息,2017,34(2):120

谢欢欢,陈晨,王鹏.中药物象与其寒热药性相关性的研究概述[J].吉林中医药,2017,37(6):614

熊兴富,赖昌生.淡味药性能及功效特点的计算机分析[J].河南中医,2016,36(10):1844

杨雪梅,赖新梅,陈梅妹,等.《中华本草》药性数据中的五味规律[J].中国中医药信息杂志,2013,20(3):26

游章才,周福生,陈冠林,等.基于“药性-功效知识元语义分析”探讨“淡味”的内涵[J].辽宁中医杂志,2010,37(9):1641

Z

张滕,任明,郭利平.方剂配伍与组分配伍的理论渊源和相关性分析[J].辽宁中医杂志,2017,44(2):267

张泠杉,范欣生,黑峥峥,等.中药十九畏衍化关系探讨[J].中医杂志,2017,58(16):1355

周滢,唐欣,舒承倩,周萍.论服药时间对山药功效发挥方向的影响[J].中国中医基础医学杂志,2017,23(4):558

二、临 床 各 科

（一）名 医 经 验

【李今庸】

李今庸，国医大师，湖北中医药大学资深教授，博士生导师，享受国务院政府特殊津贴。全国第一批名老中医药专家学术经验继承工作指导老师，中华中医药学会终身理事。曾任湖北省政治协商会议第四届委员会委员、第五～七届常务委员会委员暨教科文卫体委员会副主任。李氏从医执教70多年，发表论文100多篇，出版《国医大师李今庸医学丛书》《国医大师李今庸全集》《国医大师临床研究·李今庸》等学术专著数十部。

1. 学术理论创新

（1）《黄帝内经》研究　李氏从事《黄帝内经》教学及研究50多年，是当代《黄帝内经》研究的著名专家，著有《黄帝内经考义》《黄帝内经选读》等。根据李琳的整理总结，李今庸教授关于《黄帝内经》的发掘和与研究成就，主要体现在三个方面：①对《黄帝内经》的考校、训释：20世纪60年代初，李氏就开始了对《黄帝内经》的专门研究工作，他始终站在历史的高度，以辩证思维方式，根据《黄帝内经》的学术思想、语言特点、时代背景，对其成书年代、成书地点等，进行了反复而翔实的考证研究，得出了令人信服的科学结论。比如，他关于《素问》“运气七篇”产生于东汉初期光武帝以后，东汉末期的灵、献时代的东汉之际的结论，填补了《黄帝内经》专题研究的空白。同时，李氏从《黄帝内经》的实际内容出发，运用考据学原理并结合医理，以大量资料为佐证，对其历来存在的疑点、难点，从字、词、句以及病证、病机、治法等方面，进行了系统的考据研究。考据的内容十分广泛，涉及“天师”“岐伯”等《素问》考义94则，《灵枢》考据的内容有“神乎神客在门”等52则，另有《黄帝内经太素》考义5则，总计151则。②对《黄帝内经》中医基本理论的研究：李氏利用归类整理的方法，对《黄帝内经》有关中医基本理论的资料进行了专门研究，并形成各类学术专题，其考释内容涉及阴阳学说、五行学说、藏象学说、经络学说、营卫气血、精神津液、六淫学说、七情学说、升降学说、运气学说、病因病机、治则治法以及心与神的关系、脑病的认识、胆腑的临床意义、疫病的防治等多个方面。③对《黄帝内经》学术思想的研究：李氏认为，《黄帝内经》以阴阳五行、脏腑经络、精神津液、五官九窍、皮肉筋骨等，奠定了具有辩证思维的中医药学理论体系，体现了我国古代“天人合一”的整体论思想，体现了“无病先防，有病防变”的预防医学思想，以及医学世界是一个“变动不居”的过程。李氏对《黄帝内经》系列研究文章和代表作《读古医书随笔》《古医书研究》，在中医学术界产生了广泛的影响。

（2）《金匮要略》研究　李氏长期从事《金匮要略》的教学和研究，参与《金匮要略》学科建设，著有《金匮要略释义》。根据李琳的总结，李氏对《金匮要略》的研究，主要着力于两个方面：①对《金匮要略》的考证辨惑：李氏对《金匮要略》中有争议的条文，从症状、病名、脉象、病机、病位、方剂等方面进行了大量考证，他所引用的汉唐时期为主的工具书、名著多达70余种360余次，以翔实可靠的证据，析疑解惑，澄清了100多处历代留下的疑团。如"其脉如蛇""一物瓜蒂汤""身体魁羸""酸削不能行""桂枝加龙骨牡蛎汤""天雄散""弦则为减，减则为寒""肺痈""胸痹缓急""两胠疼痛""若发则白汗出""邪哭，阴气衰者为癫，阳气衰者为狂""三焦竭部，上焦竭，下焦竭""淋秘不通""消渴小便利淋病脉症并治""寸口脉浮而迟，趺阳脉浮而数""阳前通，阴前通""汗出必额上陷脉紧急""气利""甘草粉蜜汤"等。这些考证主要收录在李氏所发表的多篇《金匮》研究论文和专著《古医书研究》中。②对《金匮要略》教材的主编与修订：李氏是全国中医本科教育中最早开设《金匮》课程和自编《金匮》教材的专家。1958年湖北中医学院成立之初，李氏主持筹建了金匮教研组并任组长，随即编写《金匮讲义》(内部油印)。1962年又主持编写了全国中医学院第二版教材《金匮要略讲义》(1963年出版)。1973年，李氏对《金匮要略讲义》进行修订增补，出版了《金匮要略释义》一书。1987年，又在该释义的基础上编写了全国光明中医函授大学使用的《金匮要略讲解》。李氏长期关注《金匮》教材的编写建设工作，洞察并指出了《金匮》教材建设上的四个严重弊病，即望文生义、随文敷衍、牵强附会、妄改原文。

(3) 古典医籍研究　李氏是我国当代著名的中医古籍研究专家，从20世纪50年代开始，他就走上了中医文献研究之路，并在长期研究中，总结创造出了一套系统而又行之有效的研究整理古典医籍的新方法，著有《古医书研究》《医惑辨识与经典讲析》等。李琳介绍李今庸教授有关古典医籍研究的情况，指出李氏的研究特点在于：①奉守严谨的古籍校勘、训诂法：李氏通过大量阅读分析，并综合运用校勘学、训诂学、音韵学、古文字学的基本原理，结合方言学、历史学、文献学和历代避讳知识，对古典医籍中大量的疑难问题进行了深入研究。他对古医书中的有问题的文字、内容，采取多者刈之，脱者补之，隐者彰之，错者正之，难者考之，疑者存之的方法，细心梳爬研究。其研究涉及的范围相当广泛，在重点研究《黄帝内经》《八十一难经》《金匮要略》《伤寒论》的基础上，还研究了《太素》《甲乙经》《神农本草经》《肘后方》《新修本草》《千金要方》《千金翼方》《马王堆汉墓帛书》《五十二病方》，以及包括《庄子》《淮南子》《史记》《尔雅》在内的周秦两汉典籍中的有关医药学资料等，共计24种古书。其考证引用过的先秦两汉、唐宋时期的书籍多达257种，篇数近500篇。内容涉及到医学类、经书类、史书类、诸子类、小学类各种典籍和杂著。②创新归类整理的研究方法：李氏在研究整理古籍时，首先将重要内容一一摘录，不使遗漏。然后将相关内容收集荟萃，分门别类，最后根据中医药学基本理论原理，运用辩证唯物主义和历史唯物主义的思想方法，对每一专题内容进行认真的比较分析，谨慎取舍，去粗取精，去伪存真，晦者明之，伪者辨之，思之考之，引出新义新理，并笔之以为文，形成首尾联系，前后呼应的系列中医药理论学术专题。这些专题既有发陈，更有创新，使人们读后对中医药学中的一些理论有了一个系统而清晰的认识。李氏运用这一辩证历史唯物主义思想指导下进行的文献学上的补苴罅漏，发掘整理，研究提高，往往事半功倍，解决了许多千百年来聚讼不已的中医基本理论学术问题。

2. 临床诊疗成就

(1) 重视经典，强调理论实践并重　李氏执业70多年，形成了独特的医疗风格和完整的医学思想，积累了丰富的临床经验。根据李琳、王晓萍整理总结，李氏最突出的特点是，强调临床对理论的依赖关系，坚持中医理论指导下的临床实践，坚持理论与实践的辩证统一。理论研究与临床实践并重，是李氏始终一贯的学术思想。李氏所著的《李今庸临床研究与经典医教》一书，设有"经典临床研究"专论，分别以《素问》《灵枢》《难经》《伤寒论》《金匮要略》《神农本草经》6部经典为理论依据，援以经典条文，随录治验案例，并加按语揭示经典理论的临床指导价值。如李氏上世纪五十年代接诊的一个壮年男子，突发前阴上缩，疼痛难忍，呼叫不已，即依据《素问·厥论》"前阴者，宗筋之所聚"，《素问·痿论》"阳明者，五脏六腑之海，主润宗筋"的理论，为之针刺足阳明经之归来穴，留针10 min，病即应手而愈，后数十年未再发作。李氏按语称刺取"归来"二穴的机理，就在于通阳散寒，流畅气血，故能针入即愈。

(2) 汇通全科，坚持辨证论治精神　李今庸是著名的中医内科专家，同时又能融通内、外、妇、儿及五官各科，具有左右逢源的全科本领。撰有《中国百年百名中医临床家丛书内科专家卷·李今庸》《跟师学临床系列丛书·李今庸》《李今庸临床用方集粹》等临床专著，三书涉及的临床病症近150种。根据李琳、王子谟、李杰等总结，李氏的临床经验是：①重视辨证论治：李氏临证总是细心诊察、精心辨证，故而疗效卓著。如有几例同是西医检查诊断为血小板减少的病人就诊，李氏诊断辨证认为：一人为心脾两虚，治以归脾汤；一人为冲任不固，治以胶艾汤；一人为肺虚气躁，治以麦门冬汤；一人为阴虚血少，治以地骨皮汤；一人为瘀血阻滞，治以桃红四物汤；而另一人则为湿浊阻滞下焦，治以萆薢分清饮加味。最后都获得良好的治疗效果。这不仅体现了李氏精于辨证施治的技能，也凸显了中医药的优势和特色。②善治疑难危重病症：1976年9月23日李氏在某大医院会诊一晚期肺癌患者，患者舌头已缩至舌根，几乎阻塞呼吸，家属求医院想办法使舌伸出，主管医生说这是肺癌发展的必然结果，无法可施，并断言病人寿命不会超过10月1日。后经李氏给予猪苓汤加味，一剂其舌即伸，并以中药延长了患者寿命，大大超过了医院所判的必死之日。③方小量轻，不尚贵药：李氏常言"方不在大，对证则效；药不在贵，中病则良"，其临证处方，遵循自己治病的基本原则，即"选方用药，既达到治疗目的，又不浪费药材"。处方用药一般为8～9味，每味药量多在10 g左右。组方法度严谨，因而虽用小方常药，却往往可以起沉疴而愈痼疾。李氏开药不仅方小量轻，而对贵重药物也不随意选用，在60多年的行医生涯中，基本上未用过名贵中药。

(3) 弘扬特色，倡导简便廉验方法　李氏临床治疗除了方药精炼、不用贵药外，还倡导使用针灸、敷贴等简便方法，主编有《李今庸特色疗法》专著。根据李琳的总结整理，李氏《特色疗法》，包括穴敷、艾灸、拔罐、耳穴贴压等方法。为了推广中医的特色疗法，李氏不仅简要介绍了各种疗法的含义、源流、治病的原理与作用，及工具的使用、操作方法步骤、适应症与禁忌症、注意事项等，同时还较详细地介绍了每种疗法对各种病证的治疗方案。李氏书中总结各类疗法相应的病证多达103种，说明这些特色疗法具有较广泛的适应范围，而且简便廉验，在疾病治疗和家庭保健中，深为广大人民群众喜爱，对于发扬中医的特色优势，具有重要意义。

（撰稿：叶明花　审阅：范永升）

【许润三】

许润三，国医大师，中日友好医院主任医师，北京中医药大学教授，全国老中医药专家学术经验继承工作指导老师，享受国务院政府特殊津贴。曾任中日友好医院中医妇科主任，兼任北京中医药大学硕士研究生学位评审委员会委员等职。从医60余年，精专妇科，擅长不孕症、子宫内膜异位症、盆腔炎、子宫肌瘤、功能性子宫出血、闭经、更年期综合征等病的中医诊断及治疗，尤以善用经方治疗妇科疑难重症著称。

许氏主持完成的"四逆散加味治疗输卵管阻塞性不孕症"研究成果，获国家中医药管理局科技进步奖二等奖。2007年，许氏获卫生部、国家中医药管理局"首届中医药传承特别贡献奖"。出版《中医妇产科学》等专著6部，发表论文、医话、医案60余篇。

1. 学术思想

辛茜庭总结了许氏学术思想:①重视辨证论治:许氏认为,辨证论治是中医的精髓,辨证不是单纯局部辨证,而要综合辨证、全身辨证,并且要辨真假,去伪存真。②主张辨证与辨病相结合:许氏认为中医辨证和西医辨病都有其优势和不足,临床应把两者有机地结合起来,才能对疾病有一全面、深入的认识,进而提高治疗效果。在临床中根据实际情况灵活运用"证病结合"或"无症从病、无病从症"、"舍症从病,舍病从症"等辨病辨证方法。③善于四诊合参,尤其重视舌脉:许氏强调望、闻、问、切四诊同等重要,不可偏颇,四诊合参才能全面、系统地了解病情,辨证才能准确。望诊重点望神、面色与舌象,闻诊重点是闻声音及气味,问诊重点问起病过程、现在症状、睡眠与大小便情况,切诊以脉诊为主,用以了解感邪的寒热及脏腑气血盛衰。但在临证时,四诊亦有主次之分,舍从之别,或以问诊为主,兼以舌脉。许氏认为脉诊对辨证用药起着决定性作用,诊脉可对病变的寒热虚实、正气的盛衰、疾病的进退预后做出判断。④在妇科疾病诊疗中,注重调养肝肾:许氏认为肾为经孕之本,肝肾密切相关。对许多妇科疾病的治疗多从肝肾入手,兼顾脾胃。如从肝肾论治不孕症、月经失调,从肾论治围绝经期综合征、先兆流产、习惯性流产,从肝论治经行头痛、经行乳房胀痛等。

根据王清等整理,许氏妇科学术思想,从冲任有形成月经、生殖、泌乳等功能分析,认为冲任与女性的神经内分泌系统密切相关,是妇女生理、病理特征的维持者,是中医妇科理论的核心。在冲任调节女性性周期中,许氏认为天癸当是垂体的促性腺激素,而冲任的功能作用则相当于卵巢、肾上腺所分泌的性激素。肾气、天癸、冲任作用于子宫,使之产生月经、受孕、分娩。对于冲任督带的作用,不能单纯从经络理论去理解,而应把它看成与女性周期有关的神经内分泌系统,其所涉及的器官包括垂体、卵巢、子宫及其附属器官。肾气、天癸、冲任(包括子宫)是调节妇女性周期的核心,与现代医学的下丘脑—垂体—卵巢/肾上腺等神经内分泌系统对月经周期的反馈调节作用相似。冲任受损引起的经带胎产诸疾,必须审因论治。

2. 临证经验

(1) 不孕症　根据王清等总结,许氏临床诊疗不孕症,采用中西医结合方法和思路,以西医诊断技术弥补中医四诊不足,将西医辨病与中医辨证有机结合,形成特有的诊断和治疗经验。许氏认为引起女性不孕的原因诸多,临床常见的有排卵功能障碍、输卵管阻塞、免疫性不孕、精液异常性不孕等。①排卵功能障碍:主要症状是月经失调,临床上许氏分闭经和崩漏两大类进行辨证治疗。闭经类一般可辨为肾阴虚、肾阳虚和肾虚痰湿3种证型。肾阴虚,选用熟地、当归、白芍、山萸肉、紫河车、枸杞子、女贞子、川断、香附、益母草滋养肝肾;肾阳虚,选用仙茅、仙灵脾、巴戟天、肉苁蓉、女贞子、枸杞子、沙苑子、菟丝子、香附、益母草温补肾阳;肾虚痰湿之体,选用鹿角霜、生黄芪、当归、白术、枳壳、半夏、昆布、益母草。治疗闭经,需要通补交替,若选用上方治疗后,患者出现白带增多、乳房及小腹胀痛,B超显示子宫内膜增厚,为治疗有效,可用活血通经法,选用瓜蒌根散治疗一周。在月经周期第13～15 d时,加丹参、桃仁促排卵,平时帮,中间促。崩漏类,发病机制仍属肾虚,肝肾失调,治疗以先止血再调补肝肾,调整卵巢功能,恢复排卵。临床分气虚、血热、血瘀三型,气虚者,用自拟温阳止血方(鹿含草、党参、三七粉);血热者,以犀角地黄汤加减;血瘀者,以生化汤加减。血止后,继以调整月经周期恢复排卵,方法同闭经。②输卵管阻塞:占女性不孕症的三分之一。许氏认为其病因病机主要为气滞血淤导致胞脉闭阻,强调疏肝理气、化瘀通络为治疗输卵管阻塞性不孕的重要大法,许氏以四逆散加味方作为主方,同时结合造影所示局部病变情况，或辅以活血利水，或辅以软坚散结，全身调理和消除局部病变相结合，临床疗效肯定。许氏填补了中医在输卵管阻塞方面论述和治疗的空白。③免疫性不孕：许氏认为肾虚为本，肝郁为标，肾虚肝郁为该病主要原因，处方以调肝汤加减。④精液异常性不孕则是男性不孕症的主要原因：许氏认为精液异常主要是肾阳虚或肾阴虚，或因肾虚水不涵木，累及肝、脾而致气滞血瘀或湿热胶结，殃及精室。精液异常性不孕症候及治疗方：肾阳虚型以右归饮加减；肾阴虚型以左归饮加减；气滞血瘀型以四逆散加减；湿热蕴结型以龙胆泻肝汤加减。

(2) 慢性盆腔炎　辛茜庭介绍了许氏治疗慢性盆腔炎的经验。许氏认为，慢性盆腔炎不是"炎"，瘀血阻滞冲任为其主要病机；辨证论治是治疗该病的根本。临床常见证型有湿热瘀阻、气滞血瘀、寒凝血瘀、痰湿瘀结、气虚血瘀证。①湿热瘀阻型：治以清热利湿，祛瘀散结，方用选止带方加减。②气滞血瘀证：治以理气活血，化瘀止痛，方用四逆散加味。③寒凝血瘀证：许氏针对临床医生见"炎"即用大量清热解毒之品而损伤阳气，阴寒内生的情况，治以温经散寒、活血化瘀，方用桂枝茯苓丸加减。④痰湿瘀结证：治以温阳化痰，祛瘀止痛。方选阳和汤合少腹逐瘀汤加减。⑤气虚血瘀证：许氏认为慢性盆腔炎虽然在中医辨证上以"瘀"为主，为实证，但多病情迁延，日久不愈，临床表现为虚实夹杂的症状，治疗上要注意固护正气，扶正以祛邪。治以益气升阳、化瘀止痛。方选黄芪建中汤加味。此外，许氏主张综合治疗该病，采用综合疗法，多途径给药，如结合灌肠及外敷使药物渗透及直达病所，辅以静脉点滴丹参注射液，以利于瘀血的消散和吸收。

(3) 痛经　李仁杰介绍许氏运用补法治疗痛经的经验。许氏认为，痛经中虚证、虚实夹杂证多见，辨证基础上合理运用补法治疗痛经，往往收效良好，而且减少复发。①补肾健脾、养血生精是治疗青春期原发性痛经的重要方法。②温补脾肾是治疗膜样痛经的重要方法。③子宫内膜异位症、子宫腺肌病引起的痛经需加用补肾养血药物，许氏认为，除血瘀外，肾亏血虚也是本病的重要发病机制。肾亏血虚，冲任失养，则出现月经不调、不孕、腰痛等，而且本病病程长，反复迁延，出血量多，正气耗损，气血愈虚则血行愈滞。治疗时，活血同时应不忘补肾以充养女性生殖之本，益气养血以扶正祛邪，在活血化瘀药中加用生黄芪、党参、何首乌、白芍、熟地黄等补肾养血、益气扶正之品。

(4) 绝经期综合征　王清等总结了许氏治疗绝经期综合征的经验。①肾虚为本，从肾统领辨证。许氏认为人体的自然盛衰过程由肾气所主，肾气是五脏六腑之本，也是维持阴阳之根本。临床上，多将本病分为肾阴虚、肾阳虚、脾胃虚 3 个主要证型施治。肾阴虚、肾阳虚证以二仙汤加减；脾胃虚证以参橘煎加味。精神抑郁、悲伤欲哭者，可用逍遥散和甘麦大枣汤加味；恐惧不安者，可用柴胡龙骨牡蛎汤加减。②见微知著，妙用经方，辨病分阶段论治。围绝经期症状复杂，个体差异大，临床不能拘泥于阴虚阳虚，先解决患者的主要症状。如：失眠，可根据不同情况选用栀子豉汤、温胆汤、酸枣仁汤、桂枝龙骨牡蛎汤等经方；出汗，则可用生脉散、桂枝汤、黄芪桂枝五物汤、桂枝龙骨牡蛎汤等。一旦主症缓解，则抓住肾虚为本辨证施治，缓缓图之。③注重心理调摄，建立良好的医患关系，减轻患者的精神心理负担。

(5) 先兆流产　根据王清、经燕的总结，许氏认为妇女受孕的首要条件是肾气盛。以寿胎丸加党参、山药、莲子补肾养血，固冲安胎，治疗该病，疗效可靠。许氏的临证经验为：①初潮年龄越早，治愈率越高。②体温下降，多为流产之先兆。③患者服药必须 7 剂以上，疗效才能巩固。④患者及时治疗，注意休息，亦是提高治愈率的一个重要因素。⑤运用现代医学检查手段协助诊断，以补充四诊的不足，及时监测胎儿宫内情况。

3. 方药运用经验

（1）经方运用经验　许氏临证喜用仲景方，尤其对四逆散、黄芪建中汤、桂枝茯苓丸、胶艾汤、吴茱萸汤有独到的经验。根据王清等总结，许氏擅长用四逆散加味治疗妇科疾病。许氏剖析《伤寒论》四逆散组方，认为其包含了枳实芍药散和芍药甘草汤两个方剂，前者在《金匮要略》里用于治疗"产后腹痛，烦满不得卧"之证，后者出于《伤寒论》，用于外感病误用汗法致脚挛急，有柔肝舒筋、缓急止痛、敛津液、养阴血之功。四逆散原方用于治疗少阴枢机不利、阳气不得宣达的四肢逆冷证，主要病机是肝气郁结、气机不利，以致肝脾不和，肝胃不调。许氏根据妇女阴常不足而阳常有余的生理特点及盆腔炎、盆腔手术容易导致胞宫、胞脉出现气血郁滞，以四逆散加味用于治疗妇科疾病，古方新用，拓展了该方的应用。许氏以四逆散加丹参、三七、蒲公英治疗慢性盆腔炎。对于输卵管阻塞，许氏在上方基础上加穿山甲、路路通，治疗输卵管阻塞性不孕症，治愈率达78%左右。以四逆散加丝瓜络、青蒿、薄荷、乌梢蛇或蜈蚣治疗经期头痛，四逆散加当归、川芎治疗闭经、痛经。四逆散具有宣达郁滞、解痉止痛之功，同时又有解热镇痛消炎等药理作用，将其用于治疗妇科疾病，疗效显著。鉴于该方理气活血作用较强，若伴有月经提前、量多者，大便稀溏者，要慎用此方。

此外，许氏以黄芪建中汤加当归、三七、党参、附子治疗久治不愈的慢性盆腔炎，主症为虚劳不足，腹中拘急，经期及劳累后加重，自汗或盗汗，面色晦暗，心悸体倦，纳少便溏，脉虚大。以桂枝茯苓丸加三棱、莪术治疗子宫肌瘤、子宫腺肌症、卵巢囊肿等妇科盆腔包块，加王不留行、穿山甲、路路通治疗巧克力囊肿。以胶艾汤治疗妇科非正常子宫出血属于寒瘀证者。以吴茱萸汤治疗妊娠恶阻属于脾胃虚寒者。

（2）用药特点　根据王清、经燕整理，许氏用药特点为：①用药喜用温补。许氏认为寒凉之品易伤脾胃，降低抵抗力，热药之弊易纠正，但凉药过用抑制生理功能则较难恢复。如闭经一病，用药以温肾为主，常选用参茸卫生丸或二仙、巴戟等药振奋卵巢功能，即使症状表现热象，亦平补肝肾，而不主张清热凉血之品，恐卵巢功能受到抑制而难以挽回。②力求药少力专。用药主张"稳准狠"，即在辨证准确基础上，要求处方精当，药味少而专，但分量大，药味要有主次，君臣佐使宜明确。认为是药三分毒，无毒不治病，善用有一定毒性的峻猛药治疗危急重病。如以十枣汤治疗早期肝硬化腹水、渗出性结核性胸膜炎，以三生饮治疗早期肺癌，以马钱子治疗重症肌无力等。③许氏认为补肾药物大多滋腻，易滞气血，需辅以行气活血之品。④对于妇科出血性疾病，应审因论治，止血必兼行血。⑤根据阴阳互根理论，补肾主张三七开，即补肾阳者，七分阳药三分阴药；补肾阴者，七分阴药三分阳药。

（3）用药经验　王清等总结许氏用药经验：①善用当归。以《和剂局方》四物汤作为妇科养血活血、调经止血的基础方。以当归配黄芪，名当归补血汤，治疗失血性贫血及产后大出血；以当归伍川芎，即《普济本事方》佛手散，《和剂局方》芎归汤，主要用于试探胎儿是否存活。当归配制香附，活血行气，相辅相成，用于气滞血瘀型妇科血症。当归配白芍、甘草，用于血虚腹痛，当归与生姜等温中散寒药配伍，治疗血虚寒滞腹痛。许氏治疗妇女月经过多、崩漏、倒经、先兆流产等各种妇科血症，总是在辨证基础上加用当归，取其阳和流动之性，使静中有动，止血不留瘀。许氏认为生当归偏于养血润肠通便，除治疗血虚外，又常与肉苁蓉或番泻叶同用，治疗血虚及产后津亏、肠燥大便秘结，酒当归善于活血通经，并能引药上行，适用于月经后期、痛经、月经过少、闭经、倒经等病。土炒当归已无润便之力，辛窜之力亦差，多用于各种出血及月经不调兼大便溏泻者。②善用黄芪。许氏认为黄芪在补气之中尚有行滞之功，临床常用黄芪配合活血药治疗气虚血滞、经络痹阻所致的产后身痛及经期延长、淋漓不尽、脉沉细者。对于输卵管阻塞、子宫内膜异位症，许氏亦在活血化瘀消癥药中加生黄芪补气行血。③许氏常用三七粉治疗瘀血内阻、血不归经所致的各种出血证、痛经、子宫内膜异位症、子宫肌瘤、盆腔炎性包块、儿枕痛及妇科术后盆腔黏连。④喜用穿山甲。许氏认为穿山甲配伍路路通，疏通输卵管作用极佳。⑤巧用蜈蚣。许氏认为蜈蚣长于治疗产后感染邪毒所致的痉证，输卵管阻塞性不孕症、盆腔结核及输卵管结核，亦可用蜈蚣。⑥许氏常用桑叶治疗肝郁化火、迫血妄行所致的崩漏、经行吐衄、排卵期出血等病，与黄芪、当归、三七配伍，治疗气虚血瘀所致经期延长，取其既可止血又可制约黄芪温燥之性。⑦许氏常将海藻配伍甘草治疗子宫肌瘤，可加强软坚散结之功。

（撰稿：叶明花　审阅：范永升）

［附］ 参考文献

C

陈国权.金匮要略学科的奠基人——记全国著名中医药学家李今庸教授[J].湖北中医学院学报，2005，7(1)：5

陈如泉.李今庸老师辨病与辨证相结合的学术思想浅探[J].湖北中医学院学报，2004，6(4)：32

D

郭辉雄.从《古医书研究》探讨李今庸教授的治学方法[J].湖北中医学院学报，2004，6(4)：41

H

黄作阵.李今庸《古医学研究》的训诂成就[J].湖北中医学院学报，2006，8(2)：42

J

经燕，王清.许润三临床诊疗思路初探[J].中国医药学报，2003，18(4)：238

L

李琳.国医大师李今庸教授学术思想与临床经验[J].中医药通报，2016，15(6)：5

李琳.国医大师李今庸之释古籍[J].中医药通报，2015，14(6)：34

李今庸.国医大师李今庸医学丛书：李今庸黄帝内经考义[M].中国中医药出版社，2015

李今庸.国医大师李今庸医学丛书：李今庸黄帝内经选读[M].中国中医药出版社，2015

李今庸.国医大师李今庸医学丛书：李今庸金匮要略释义[M].中国中医药出版社，2015

李今庸.国医大师李今庸医学丛书：李今庸临床用方集粹[M].中国中医药出版社，2015

李今庸.李今庸读古医书札记[M].科学出版社，2015：4

李今庸.李今庸临床研究与经典医教[M].科学出版社，2016：1

李今庸.国医大师李今庸医学丛书：李今庸临床医论医话[M].中国中医药出版社，2017：3

李今庸.李今庸特色疗法[M].科学出版社，2015：2

李今庸.李今庸医惑辨识与经典讲析[M].科学出版社，2016：1

李仁杰，经燕，李力.许润三教授运用补法治疗痛经经验[J].中国中医急症，2009，18(11)：1830

刘蕊.许润三名老中医治疗排卵障碍性疾病的数据挖掘结果分析[D].北京中医药大学，2011

W

王玲，汪文杰.论李今庸的学术成就及其当代影响[J].湖北中医药大学学报，2014，16(1)：53

王玲.国医大师李今庸教授对中医药理论的整理与阐发[J].科教导刊(学科探索)，2014，12(上)：53

王清，经燕.中国百年百名中医临床家丛书——许润三[M].中国中医药出版社，2006

王清，李仁杰，经燕.许润三妇科学术思想形成初探[J].北京中医药，2012，31(7)：496

王晓萍.索本义于训诂 证理论于临床——李今庸教授学术思想管窥[J].湖北中医杂志,1994，16(5):2

王子谟,王晓萍.凝学术思想之精华,汇医疗经验之要粹——读《李今庸临床经验辑要》[J].湖北中医杂志,1998,20(1):64

X

辛茜庭.许润三教授辨病辨证相结合治疗慢性盆腔炎的经验[J].中国临床医生,2006，34(1):55

辛茜庭.许润三教授辨治崩漏的思路探析[J].中华中医药杂志,2006，21(11):668

辛茜庭.许润三学术思想初探[J].中华中医药杂志,2008，23(2):131

张镜源.许润三学术评传[M].中国盲文出版社,2015

赵瑞华.许润三教授从肝肾论治不孕症之经验[J].中医函授通讯,1994，(2):20

（二）传 染 病

【概 述】

2017年，公开发表的国家法定传染病范畴文献1 000余篇。其中病毒性肝炎的临床及实验研究约占45%，其余为艾滋病、乙脑、肺结核、流行性感冒、登革热、手足口病、流行性腮腺炎、埃博拉出血热等疾病的治疗与研究。本年度传染病条目撰写所引用文献共59篇，基金项目占44.1%(26/59)，包括国家级基金项目11篇(含国家自然科学基金项目6篇)。

1. 病毒性肝炎

(1) 丙型慢性病毒性肝炎　李松花等将患者分为两组各43例，均予干扰素α、利巴韦林作为基础治疗，治疗组加服愈肝逍遥散(柴胡、党参、黄芪、当归、白芍、茵陈等)，对照组加服多烯磷脂酰胆碱胶囊。治疗6个月，治疗组中医证候积分优于对照组($P<0.01$)，总有效率分别为88.4%(38/43)和62.8%(27/43)，组间比较$P<0.05$；治疗后抗HCV阴转率、HCV RNA病毒载量下降率及HCV RNA阴转率，治疗组和对照组组间对比，均$P<0.05$。

张劲等将患者分为两组，均予皮下注射PEGα-2b加口服利巴韦林治疗，研究组加服五苓丙肝散(五味子、茯苓、龙胆草、茵陈蒿、柴胡、麦门冬等)。16周后，治疗组总有效率92.7%(38/41)，显著高于对照组75.0%(30/40)，($P<0.05$)；病毒应答情况分别为56.1%(23/41)和30.0%(12/40)，组间比较$P<0.05$；且研究组治疗后ALT、AST及TBIL水平也均显著低于对照组($P<0.05$)。

(2) 重型肝炎　胡建华等将慢乙肝重型患者随机分为两组，对照组46例予以西药基础及对症支持治疗，治疗组45例在此基础联合清肝利肠方(大黄、生地、厚朴、赤芍、蒲公英等)，治疗4周，随访8周。结果，8周后治疗组原发性腹膜炎发生率26.7%(12/45)，明显低于治疗前42.2%(19/45)，组间比较$P<0.05$；治疗4周后治疗组肝肾综合征发生率2.2%(1/45)，对照组为17.4%(8/46)，组间比较$P<0.05$。

吕建林等将慢性乙肝重症化患者随机分为两组各40例，两组均予以西医基础综合治疗，治疗组加用解毒化瘀颗粒(茵陈、白花蛇舌草、赤芍、大黄、石菖蒲、郁金)。经治4周，治疗组总有效率为92.5%(37/40)，对照组70.0%(28/40)，组间比较$P<0.05$；两组患者治疗后的肝功能和凝血功能明显改善，治疗组上述指标改善更加明显，均$P<0.05$。

(3) 肝炎肝硬化　周全等对106例乙肝肝硬化肝气郁结证患者随机分为两组，均予以恩替卡韦治疗，观察组联合疏肝健脾汤(柴胡、陈皮、人参、黄芪、白芍、枳壳等)。治疗6个月，两组患者治疗后血清ALT、AST、TBIL、透明质酸(HA)、层粘连蛋白(LN)、Ⅲ型前胶原肽(PⅢNP)、Ⅳ型胶原(COLⅣ)及炎性因子水平均显著降低，与治疗前比较，$P<0.05$；治疗后结果的组间比较$P<0.05$。

贾云飞等将513例乙肝患者分为治疗组(中成药联合核苷类似物)222例和对照组(核苷类似物)291例。治疗6月，治疗组ALT、TBIL、ALB复常率高于对照组($P<0.05$)，5年癌变率治疗组26.6%(59/222)低于对照组33.7%(98/291)，差异有统计学意义($P<0.05$)；治疗组在代偿期的平均癌变时间晚于对照组，5年癌变率治疗组18.3%(23/126)低于对照组33.1%(54/163)，差异有显著

的统计学意义($P<0.01$)。

有关乙型慢性病毒性肝炎的治疗与研究详见专条。

2. 艾滋病(AIDS)

沈露等将艾滋病患者随机分为两组各43例,单纯组予以高效抗逆转录病毒治疗,联合组加用扶正排毒方(鹿角胶、牡丹皮、黄芪、白术、白花蛇舌草、泽泻等)。治疗12个月,联合组有效率为90.7%(39/43),单纯组为69.8%(30/43),组间比较$P<0.05$;两组治疗前后外周血CD_4^+ T淋巴细胞计数,单纯组分别为272.56 ± 20.23 μL^{-1}和295.36 ± 18.53 μL^{-1}、联合组为273.26 ± 19.68 μL^{-1}和330.35 ± 25.36 μL^{-1},组间比较$P<0.05$。

王娟等比较24例HIV/AIDS肺脾气虚证患者和20例健康志愿者血液代谢产物,发现两组在血液代谢轮廓上得到了良好的区分,提示高效液相色谱—质谱联用结合PLS-DA模式识别的代谢组学方法可以将HIV/AIDS肺脾气虚证与健康人血液代谢轮廓上进行区分,差异物质主要是L-甘油酸、赖氨酸羟基衍生物、烟酰胺、酰基甘氨酸、硬脂酸等。

3. 乙型脑炎

刘志勇等将雄性C57BL/6(4周龄)小鼠随机分为模型组、利巴韦林组、联合组(利巴韦林+柴石退热颗粒)各20只。结果14 d的生存率模型组20.0%、利巴韦林组40.0%、联合组70.0%,差异具有统计学意义($P<0.05$);联合组小鼠注射2~5 d的乙型脑炎病毒NS3蛋白(JEV-NS3)表达水平(2~4)低于利巴韦林组(6~8)、模型组(>10),组间比较$P<0.05$。刘氏等还采用不同浓度的柴石退热颗粒药液(40、80、160、320 μg/ml)及10 μg/ml利巴韦林处理乙型脑炎病毒(JEV)感染细胞,24 h后观察各组细胞。结果,320 μg/ml的柴石退热颗粒及利巴韦林的CPE抑制率及蚀斑抑制率相似($P>0.05$),40、80、160 μg/ml的药液的细胞病变效应(CPE)抑制率及蚀斑抑制率显著低于利巴韦林($P<0.05$)。

4. 病毒性肠炎

董九伟等将轮状病毒性肠炎患儿随机分为两组各105例,均在蜡样芽孢杆菌活菌口服及对症支持处理的基础上分别予儿泻停、蒙脱石散治疗。结果,治疗组在治疗72 h后腹泻次数及大便性状恢复时间短于对照组,组间比较$P<0.05$;治疗组总有效率为95.2%(100/105),对照组为69.5%(73/105),组间比较$P<0.01$);治疗组便秘的发生率5.7%(6/105),对照组11.3%(12/105),组间比较$P<0.05$。

夏玮等将轮状病毒患儿随机分为两组各40例,均予补液及口服思密达、布拉氏酵母菌散等治疗,治疗组联合复方车前健脾利湿止泻散(薏苡仁、车前子、茯苓、苍术、焦山楂、神曲等)。经治3 d,两组大便性状、大便次数、食欲减退、食后腹胀及神疲体倦评分均较治疗前降低($P<0.05$),治疗组的5项症状评分均低于对照组($P<0.05$)。

5. 病毒感染

韩彤将EB病毒患儿随机分为两组各40例,对照组予以更昔洛韦抗病毒,观察组在此基础联合清热解毒汤(桂枝、柴胡、青蒿、甘草、连翘、桔梗等)。结果,观察组退热时间(3.0 ± 0.9)d、咽痛消失时间(3.2 ± 1.1)d、淋巴结肿大消失时间(7.3 ± 2.4)d,肝脾肿大消失时间(5.7 ± 2.4)d,均较对照组显著缩短($P<0.05$);观察组治疗总有效率为95.0%(38/40),对照组为75.0%(30/40),组间比较$P<0.05$。

张春华等将传染性单核细胞增多症患儿随机分为两组,治疗组120例采用银翘散保留灌肠联合脾氨肽,对照组110例采用更昔洛韦治疗。结果,治疗组总有效率91.7%(110/120)显著高于对照组76.4%(87/110)($P<0.05$);治疗组退热时间(56.93 ± 9.28)h,淋巴结肿大缓解时间(85.48 ± 7.25)h,治愈时间(98.14 ± 9.25)h,总疗程($5.03\pm$

1.38)d 均显著低于对照组($P<0.05$)。

王晓娟等将单疱病毒性角膜炎患者随机分为两组各 70 例,治疗组内服解毒退翳方(金银花、密蒙花、荆芥、牛蒡子、连翘、淡竹叶等)及阿昔洛韦滴眼液滴眼治疗,对照组阿昔洛韦滴眼液滴眼治疗。治疗 14 d,治疗组的总有效率为 95.7%(67/70),对照组为 77.1%(54/70),组间比较 $P<0.01$。

李家春等将登革热患者随机分为两组各 51 例,均予对症支持和防治并发症治疗,观察组联合喜炎平注射液。结果,观察组症状体征消失时间短于对照组($P<0.05$),实验室指标改善优于对照组($P<0.05$)。

有关流行性感冒、手足口病、肺结核的治疗与研究详见专条。

(撰稿:朱步坤　审阅:徐列明)

【中西医结合治疗慢性乙型肝炎】

陈学福等将慢性乙型肝炎(CHB)患者按中医辨证分为湿热中阻型(33 例)、肝郁脾虚型(27 例)、肝肾阴虚型(21 例)、脾肾阳虚型(14 例)、瘀血阻络型(3 例),各型患者均使用聚乙二醇干扰素 α-2a 治疗 48 周。结果,湿热中阻型 HBVDNA 的转阴率 54.5%(18/33)、ALT 复常率 72.0%(29/33)、HBeAg 血清转换率 30.3%(10/33)及 HBsAg 阴转率 12.1%(4/33)最高,与其他证型比较 $P<0.05$。

黄敬泉等将湿热中阻型 CHB 患者随机分为两组各 48 例,两组均采用常规西药治疗,观察组联合茵陈蒿汤(茵陈蒿、大黄、白术、茯苓、柴胡、车前子等)。经治 3 周,观察组有效率为 98.8%(45/48)、对照组 77.1%(37/48),组间比较 $P<0.05$;且观察组肝功能指标改善情况优于对照组($P<0.05$)。

吴春城等将 CHB 患者分为两组,联合组(84 例)予恩替卡韦联合七味化纤汤(黄芪、赤芍、丹参、当归、柴胡、醋鳖甲等)治疗,6 个月后停中药续服恩替卡韦;单药组 80 例单纯使用恩替卡韦。治疗 6 个月,治疗组和对照组 HBeAg 血清学转换率分别是 15.5%(13/84)和 3.8%(3/80)、HBV DNA 阴转率为 51.2%(43/84)和 40.0%(32/80)、ALT 复常率 51.2%(43/84)和 25.7%(18/80),完全应答率 14.3%(12/84)和 3.8%(3/80),组间比较 $P<0.05$、$P<0.01$,且治疗前后肝纤维化瞬时弹性值差值比较有统计学意义($P<0.05$, $P<0.01$);治疗 12 个月后两组在 HBeAg 血清学转换率 23.8%(20/84)和 11.3%(9/80)、HBVDNA 阴转率 78.6%(66/84)和 63.8%(51/80)、ALT 复常率 91.7%(77/84)和 77.5%(62/80)、完全应答率 23.8%(20/84)和 11.3%(9/80),组间比较均 $P<0.05$;且治疗前后肝纤维化瞬时弹性值差值比较有统计学意义($P<0.05$)。

陈少东等将 CHB 患者随机分为三组,单药治疗组 174 例,联合中药治疗组 174 例,联合西药治疗组 176 例。3 组均予 IFN-α,联合中药组加服柴胡疏肝散(柴胡、川芎、香附、枳壳、陈皮、白芍等),联合西药组加服甘草酸二铵肠溶胶囊。治疗 24 周,联合中药组 ALT 改善程度、HBV DNA 定量下降及完全应答率最高,无应答率最低,组间比较均 $P<0.05$。

李洪波等将乙型肝炎肝硬化患者随机分为两组,均予富马酸替诺福韦二吡呋酯片治疗。治疗组联合扶正化瘀方(党参、黄芪、丹参、桃仁、大枣、甘草)基础方随证加减治疗,24 周后停用中药,后续治疗同对照组。经治 96 周,治疗组除肝脾大外,其余临床症状、体征改善率均高于对照组($P<0.05$),除 ALB 外,治疗组治疗后肝功能、肝纤维化指标及 LSM、APRI 均较对照组治疗后改善($P<0.05$);治疗组 HBV DNA 转阴率为 56.3%(18/32),对照组为 50.0%(14/28),组间比较 $P>0.05$。

凌春萍等将 CHB 肝郁脾虚兼血瘀证患者随机分为两组各 40 例,均予口服恩替卡韦分散片治疗,治疗组加用逍遥散加味(柴胡、当归、白芍、白术、茯苓、甘草等)。经治 48 周,治疗组 HBeAg 转阴率为 28.6%(8/28),对照组为 14.3%(4/28);治疗组

HBeAb 阳转率 21.4%(6/28)、对照组为 7.1%(2/28),治疗组 HBV DNA 阴转率为 87.5%(35/40)、对照组为 62.5%(25/40),组间比较均 $P<0.05$。

刘勇等将患者随机分为两组各 45 例,对照组予以西药治疗,观察组在对照组的基础上予以解毒凉血法(生地黄、丹参、黄连、栀子、蒲公英、紫草等)。治疗 2 个月,观察组总有效率 97.8%(44/45),对照组 75.6%(34/45),组间比较 $P<0.05$;肝功能指标、并发症发生率,组间比较 $P<0.05$。

(撰稿:朱步坤　审阅:张玮)

【流感的治疗与研究】

1. 临床研究

杨柳柳等将流感患者分为两组各 30 例,岗藿抗感汤治疗组服用岗藿抗感汤(岗梅根、广藿香、金银花、连翘、防风、羌活等),磷酸奥司他韦胶囊对照组予以可威。结果,退热时间治疗组和对照组分别为 23.47±15.55 h 和 32.40±22.32 h,感冒症状积分改善为 1.53±1.55 和 1.67±2.44,作用相当($P>0.05$);两组均可以升高 RIG-I(IFN-α、IFN-β),但治疗组对 IFN-γ 降低作用(9.88±1.21)优于对照组(13.04±1.14),且 IFN-γ/IL-4 比值治疗组 2.12±0.17 优于对照组 2.85±0.22,有显著性差异($P<0.05$)。提示两组疗效相当,但中药具有更好的免疫调节作用。

陈远彬等将流感病毒性肺炎患者随机分为两组各 26 例,均给予基础治疗,中药组卫气同病证口服流感双解 1 号方(金银花、连翘、荆芥、淡豆豉、北柴胡、黄芩、酒大黄等),气分热盛证口服流感双解 2 号方(金银花、连翘、荆芥、淡豆豉、北柴胡、黄芩等),对照组口服磷酸奥司他韦胶囊。结果,中药组临床疗效总有效率为 92.3%(24/26),对照组为 88.5%(23/26),组间比较 $P>0.05$;流感双解方可改善轻型流感病毒性肺炎患者临床症状中医证候评分,中药组治疗 5、10 d 和随访时分别为 6.09±3.46、4.50±4.02、1.38±2.00,对照组依次为 6.26±3.34、5.80±3.42、1.51±2.29,组间比较 $P>0.05$。

王媛媛等将甲型流行性感冒患儿分为两组各 30 例,观察组予甘露消毒饮加减(藿香、绵茵陈、滑石、通草、石菖蒲、白蔻仁等)口服治疗,对照组予奥司他韦颗粒口服治疗。结果,观察组总有效率为 93.3%(28/30),对照组为 80.0%(24/30);平均退热时间分别为 2.80±1.03 d 和 3.37±1.13 d;咳嗽、咽痛缓解时间为 4.10±1.92 d 和 5.23±1.91 d,观察组均短于对照组($P<0.05$)。

2. 实验研究

王林等选用流感病毒 FM1 感染小鼠分为病毒模型组、利巴韦林组、清解汤高剂量组、清解汤中剂量组、清解汤低剂量组各 20 只。造模后,病毒模型组不用药,利巴韦林组服用利巴韦林,清解汤高、中、低(56、28、14 g/kg)剂量组分别给予清解汤(石膏、麻黄、杏仁、鱼腥草、黄芩等)不同剂量。结果,清解汤高、中、低剂量各组肺指数抑制率分别为 30.0%(18/60)、32.5%(19/60)、27.5%(17/60),说明各组均能有效的降低流感病毒 FM1 感染小鼠肺指数;清解汤高、中、低剂量组对流感病毒感染小鼠的死亡保护率分别是 30.0%(18/60)、40.0%(24/60)、20.0%(12/60),延长生命率是 35.5%、47.1%、27.1%。表明清解汤各组可以明显提高流感病毒感染小鼠的存活率,延长存活时间。

童骄等应用体外细胞培养技术进行狗肾细胞(MDCK)培养,通过 3 种不同的加药方式,检测不同煎煮方法的麻杏石甘汤含药血清对 A 型流感病毒直接灭活、干预吸附、抑制增殖的作用。结果,在直接灭活作用中,浓度为 12.5%的麻黄先煎 30、35、40 min 组比同浓度四药同煎组具有更强的灭活流感病毒作用,其中先煎 30 min 组灭活能力最强;在干预吸附作用中,浓度为 12.5%的麻黄先煎 20、30、35 min 组比四药同煎组对病毒吸附的干预作用强，其中麻黄先煎 20、30 min 组效果突出；在抑制增殖作用中，浓度为 25.0%的麻黄先煎 10、20、25、30、40 min 组与四药同煎组相比较，对流感病毒的增殖抑制效果明显，其中先煎 10、20、30 min 效果突出。

林巧等将 42 只小鼠随机分为 7 组各 6 只，分别为佐剂增强流感病毒样颗粒（VLPs）组、VLPs＋益气方（党参、黄芪、茯苓）组、VLPs＋养血方（当归、白芍、制首乌）组、VLPs＋滋阴方（麦冬、枸杞、石斛）组、VLPs＋壮阳方（淫羊藿、补骨脂、怀牛膝）组、VLPs＋霍乱毒素组和 PBS 阴性对照组。分别于第 0 d 和第 14 d 通过鼻腔使用 VLPs 进行免疫，加用中药复方佐剂组在第 1 d～13 d 连续灌服中药。结果，有补益类中药具有良好的增强外周血 IgG 体液免疫应答的功能，其中益气方、滋阴方可以早期快速提高 IgG 水平，而益气方则可以进一步持续性提升 IgG 水平；益气方、补血方和滋阴方均可以显著提高 VLPs 诱导肺腔 IgA 水平，其中以益气方组升高最为明显；无论是在免疫应答早期还是后期，益气方、滋阴方均显著提高流感 VLPs 诱导小鼠外周血中和抗体效价。

（撰稿：屈瑶　审阅：张玮）

【耐多药肺结核的中西医结合治疗与研究】

刘恩利等将耐多药肺结核患者分为两组各 39 例，均给予 3DThLAZ/15DThL 方案（力克肺疾、丙硫异烟胺、左氧氟沙星、丁胺卡那霉素、吡嗪酰胺），强化期 3 个月，继续期 15 个月。观察组加用自拟滋阴养肺汤（生地黄、熟地黄、百合、麦冬、白芍药、当归等）治疗。结果，观察组总有效率 92.3%（36/39），对照组为 84.6%（33/39）；观察组痰菌转阴率 64.1%（25/39），对照组为 46.2%（18/39）；两组病灶吸收有效率分别为 76.9%（30/39）和 48.7%（19/39）；空洞闭合有效率分别为 82%（32/39）和 53.8%（21/39），组间比较均 $P<0.05$。

石中全等选取耐多药性肺结核患者分为两组各 30 例，两组患者均给予强化期化疗及巩固期化疗，研究组在此基础上给予黄芪注射液治疗。结果，研究组总有效率为 96.7%（29/30），对照组为 66.7%（20/30），组间对照，$P<0.01$；在 3、6、9、18 个月时痰涂片转阴分别为 17、22、25、27 例，均显著高于对照组 4、11、15、18 例（$P<0.01$）。

贝承丽等将广泛耐药肺结核患者随机分为 4 组各 20 例。益肺通络方组给予益肺通络方颗粒剂（黄精、白及、百部、矮地茶、太子参、紫花地丁等）冲服；抗痨清肺方组给予抗痨清肺方颗粒剂（黄精、白及、百部、矮地茶、玉竹、桑葚等）冲服；益肺通络方合并雾化组在益肺通络方组治疗基础上联合雾化益肺精白方（白及、黄精）安瓿装水剂；抗痨清肺方合并雾化组在抗痨清肺方治疗基础上联合雾化益肺精白方安瓿装水剂。结果，治疗结束后完全符合研究方案的患者共计 61 例，其治疗成功率为 23.0%（14/61），总死亡率为 6.5%（4/61），肺部病灶吸收率为 37.7%（23/61），中医证候总有效率达 63.9%（39/61），以上各指标各组间比较差异均无统计学意义（$P>0.05$）。

黄华等将耐多药肺结核患者随机分为 2 组各 60 例，对照组给予常规西药抗结核治疗，观察组在此基础上加用养阴补肺中药（黄芪、地黄、百合、玄参、黄精、百部等）治疗。结果，治疗后观察组随访 3、6 个月痰结核菌培养结核菌转阴率 46.7%（28/60）、86.7%（52/60），显著高于对照组 20.0%（12/60）、58.3%（35/60）；胸部 CT 影像 3、6 个月好转率观察组 50.0%（30/60）、91.7%（55/60），均显著高于对照组 26.7%（16/60）、63.3%（38/60）（均 $P<0.05$）；观察组近期治疗总有效率 95.0%（57/60），对照组为 68.3%（41/60），组间比较 $P<0.05$。

孙艳华将耐药性肺结核肺脾两虚型患者分为两组各 40 例，对照组应用 2HRZE/4HR（异烟肼、吡嗪酰胺、乙胺丁醇、利福平）西药标准化治疗，观察组在西药标准化治疗基础上加服补肺养阴汤(黄芪、鱼腥草、沙参、山药、百合、生百部等)。治疗12个月,观察组肺功能指标改善情况和T细胞亚群检测结果均优于对照组($P<0.05$);观察组痰培养转阴率为92.5%(37/40),对照组为65.0%(26/40),组间比较 $P<0.05$。

蔡文灵等将耐药肺结核患者分为两组各40例,对照组患者采取西医常规治疗,治疗组患者加用雾化吸入中药抗痨方Ⅰ号(百部、白果、山药、阿胶、沙参、天冬等)治疗。结果,两组患者各项临床症状均较治疗前有所改善,治疗第2、3、4、6、8周两组患者各项临床症状均差异明显($P<0.05$);治疗第1个月、第2个月,痰菌检测治疗组45.0%(18/40)、80.0%(32/40)较对照组27.5%(11/40)、60.0%(24/40)明显改善($P<0.05$);胸部CT结果显示治疗组72.5%(29/40)、97.5%(39/40)显著优于对照组52.5%(21/40)、85.0%(34/40)。

崔岩飞等将耐多药肺结核患者分为两组各30例,对照组服用阿米卡星或卡那霉素、卷曲霉素、左氧氟沙星、对氨基水杨酸钠、吡嗪酰胺、丙硫异烟胺,治疗组在此基础上加服益肺合剂(黄芪、北沙参、麦冬、桑叶、百部、黄精等)。结果,治疗组总有效率为84.8%(27/32),对照组为53.6%(15/28),组间比较 $P<0.01$;症状积分两组治疗前后均有改善($P<0.01$),治疗组 5.5 ± 1.5 改善优于对照组 7.4 ± 1.9($P<0.01$)。

王向丽等将肺结核患者分为两组各66例,对照组通过单纯西药抗结核药物进行治疗,治疗组在此基础上加服中药肺腑汤(黄连、冬虫夏草、鱼腥草、射干、地骨皮、百部等)。结果,治疗组痰菌、痰培养转阴、红细胞沉降率情况以及CT检查正常与对照组对比均好转明显($P<0.01$);治疗组T细胞亚群各项监测指标的改善情况也显著优于对照组($P<0.01$)。

尹柯等对国内开展的有关中西医结合治疗对耐多药肺结核患者T淋巴细胞亚群影响的研究进行Meta分析。治疗2月,接受中西医结合治疗的耐多药肺结核患者T淋巴细胞亚群的改善水平明显高于单纯西药治疗的患者;治疗结束后,前者痰菌阴转率高于后者。提示中医药治疗能有效改善耐多药肺结核患者的免疫水平,协同西药治疗能提高耐多药肺结核的治疗效果。中医药在耐多药结核病的特色治疗的免疫功能变化表明其能够在结核病的诊治中发挥重要作用,是耐多药结核病治疗方案的有益补充。

(撰稿:屈瑶　审阅:张玮)

【手足口病的实验与临床研究】

郑琦等将患儿分为两组各54例均给予常规治疗,对照组加用阿糖腺苷,观察组在对照组的基础上联合黄芪注射液治疗,均以7d为1个疗程。结果,观察组总有效率为94.4%(51/54),对照组为77.8%(42/54),组间比较 $P<0.05$;两组退热时间、口腔溃疡愈合时间、皮疹消退时间、食欲好转时间及住院时间均明显优于对照组($P<0.05$),并能显著改善患儿血清中炎症因子IL-10、IL-1β、cTNI和TNF-α水平($P<0.05$)。

连新生将手足口病合并脑炎患儿分为两组各36例,对照组给予常规退烧、补液及维生素C及热毒宁注射液,观察组在此基础上联合喜炎平静脉滴注,二组均以7d为1个疗程。结果,观察组总有效率为97.2%(35/36),对照组为86.1%(31/36);痊愈率分别为75.0%(27/36)和55.6%(20/36);副作用发生率为11.1%(4/36)和30.6%(11/36);组间比较均 $P<0.05$。免疫球蛋白IgA、IgG及补体 C_4^+ 水平观察组显著高于对照组,观察组 CD_3^+ T百分比、CD_4^+ T百分比、CD_8^+ T百分比及 CD_4^+/CD_8^+ 值较对照组显著升高,观察组IL-6、IL-10水平显著低于对照组水平,组间比较均 $P<0.05$。

朱霞等将手足口病患儿分为两组各42例,对照组口服蒲地蓝消炎口服液,治疗组在此基础上口服匹多莫德口服液。经治6d,治疗组与对照组总有效率为97.6%(41/42)和88.1%(37/42),总病程时间为(3.1±0.5)d和(4.7±0.5)d,各种病症消失时间(低热、皮疹、口腔疱疹)均优于对照组($P<0.05$)。

秦贲贲将患儿随机分为两组各50例,对照组予常规西医临床治疗,试验组予清解透表汤联合银翘散加减(板蓝根、蝉蜕、牛蒡子、芦根、生甘草、僵蚕等)。经治7 d,治疗组总有效率为94.0%(47/50),对照组为70.0%(35/50),组间比较$P<0.05$。

杨嘉恩等将84例手足口病患儿分为两组各42例,治疗组予银翘蒿芩汤(金银花、连翘、黄芩、青蒿、生石膏、板蓝根等),并联合中药穴位贴敷(细辛研末,红醋调成糊状,贴于脐部),对照组采用更昔洛韦。治疗5 d,治疗组总有效率为100.0%(42/42),对照组为85.7%(36/42),组间比较$P<0.01$;治疗组皮疹及体温、口腔溃疡消退时间、完全治愈时间均早于对照组($P<0.05$);组间不良反应发生率比较$P<0.05$。

柯文炳等将手足口病患儿分为两组各120例,对照组给予抗病毒、抗感染、退热补充维生素等常规治疗,实验组在此基础上加用金叶败毒颗粒口服。结果,实验组在临床症状改善、患儿体温、血糖变化上优于对照组($P<0.05$)。

朱兰将患儿分为两组各50例均予常规抗病毒治疗,治疗组在此基础上给予自拟中药清热透疹汤(金银花、连翘、生石膏、淡竹叶、板蓝根、黄芩等),两组均以5 d为1个疗程。结果,治疗组总有效率为98.0%(49/50),对照组为86.0%(43/50),组间比较$P<0.05$。

李灼等将重症手足口病合并脑炎患儿分为两组,对照组56例实施常规治疗,即甘露醇、免疫球蛋白、利巴韦林及支持对症处理,中西医结合组54例在此基础上加用参麦注射液、安宫牛黄丸、院内抗病毒制剂抗601口服液(黄芩、黄柏、大黄、板蓝根、金银花),两组均以7 d为1个疗程。结果,中西医结合治疗对于控制临床症状(发热时间、惊跳时间、皮疹消退时间、机械通气)显著优于对照组($P<0.05$, $P<0.01$)。

樊荣等将手足口病合并病毒性心肌炎患儿分为两组各40例均给予常规对症治疗,在此基础上对照组予卡托普利,治疗组加予益气复脉、滋心养阴方加减(黄芪、桂枝、红参、牡丹皮、石菖蒲、金银花等)。经治2周,治疗前后两组超敏C反应蛋白(hs-CRP)、肌酸激酶同工酶(CK-MB)、血清肌酸激酶(CK)水平均降低($P<0.05$),且治疗后治疗组hs-CRP、CK-MB、CK水平低于对照组($P<0.05$);两组治疗后心功能指标改善($P<0.05$),两组治疗后左室射血分数(EF)、心室短轴缩短率(FS)均升高,二尖瓣舒张早期血流速度峰值与二尖瓣舒张晚期血流速度峰值的比值A/E均降低($P<0.05$),治疗后治疗组EF、FS高于对照组,A/E低于对照组($P<0.05$);心电图改善,治疗组总有效率为92.5%(37/40),对照组为75.0%(30/40),组间比较$Z=-2.370$、$P=0.018$;综合疗效,治疗组总有效率为92.5%(37/40),对照组为77.5%(31/40),组间比较$Z=-2.397$、$P=0.017$。

(撰稿:屈瑶　审阅:张玮)

[附] 参考文献

B

贝承丽,傅满姣,刘艳科,等.中药治疗广泛耐药肺结核多中心随机对照临床观察[J].中医杂志,2017,58(13):1121

C

蔡文灵,任红伟,周青莹.雾化吸入中药抗痨方Ⅰ号结合西医常规疗法治疗耐药肺结核临床研究[J].亚太传统医药,2017,13(16):133

陈少东，张利敏，王瑶瑶，等.α-干扰素联合柴胡疏肝散治疗慢性乙型肝炎的临床观察及对 TNF-α、IL-6 的影响[J].中国医院药学杂志，2017，37(17)：1716

陈学福，马晓军，罗晓丹，等.聚乙二醇干扰素 α-2a 治疗不同中医证型慢性乙型肝炎的疗效分析[J].北方药学，2017，14(7)：4

陈远彬，何冰，林琳，等.流感双解方治疗轻型流感病毒性肺炎 26 例临床观察[J].中医杂志，2017，58(2)：128

崔岩飞，朱敏，甄利波，等.益肺合剂联合西药治疗气阴耗伤耐多药肺结核随机平行对照研究[J].实用中医内科杂志，2017，31(4)：32

D

董九伟，姜晓华，孙玉晶，等.儿泻停联合蜡样芽孢杆菌活菌治疗小儿轮状病毒性肠炎 105 例[J].中国中医药现代远程教育，2017，15(16)：103

F

樊荣，穆亚宁，康淑红，等.益气复脉、滋心养阴方联合卡托普利片治疗小儿手足口病并发病毒性心肌炎临床研究[J].中国中医药信息杂志，2017，24(11)：17

H

韩彤.中西医结合治疗 EB 病毒感染的临床疗效[J].深圳中西医结合杂志，2017，27(1)：35

胡建华，李秀惠.清肝利肠方结肠透析对慢性乙型重型肝炎患者并发症的影响[J].中西医结合肝病杂志，2017，27(2)：72

黄华，胡克.养阴补肺中药治疗耐多药肺结核疗效及对免疫功能的影响[J].现代中西医结合杂志，2017，26(9)：941

黄敬泉，王传香，黄平.茵陈蒿汤联合西药治疗湿热中阻型重度慢乙肝的临床观察[J].光明中医，2017，32(17)：2540

J

贾云飞，杨晋翔，王宪波，等.中成药联合核苷类似物治疗对乙肝后肝硬化患者癌变时间和 5 年癌变率的影响[J].环球中医药，2017，10(7)：779

H

柯文炳，李亚.金叶败毒颗粒治疗儿童手足口病的疗效观察[J].时珍国医国药，2017，28(4)：916

L

林巧，郑军，张国良，等.补益类复方中药增强流感 VLPs 疫苗免疫原性的佐剂效应研究[J].世界中西医结合杂志，2017，12(1)：43

李灼，陈俊，时珺，等.中西联合治疗重症手足口病合并脑炎患儿的疗效观察[J].中国中西医结合杂志，2017，37(6)：757

李洪波，俞曦，李明，等.扶正化瘀方联合富马酸替诺福韦二吡呋酯片治疗慢性乙型病毒性肝炎肝硬化临床观察[J].河北中医，2017，39(5)：714

李家春，简小云，赖昕，等.喜炎平注射液治疗登革热的临床观察[J].中国中医药科技，2017，24(4)：459

李松花，蒋安平，焦金森.愈肝逍遥散联合干扰素 α、利巴韦林治疗慢性丙型肝炎肝郁脾虚证 43 例[J].河南中医，2017，37(1)：93

连新生.喜炎平联合热毒宁注射液对重症手足口病合并脑炎患儿的免疫水平影响[J].中药药理与临床，2017，33(4)：182

凌春萍，毛德文，陈月桥，等.逍遥散加味治疗慢性乙型肝炎肝郁脾虚兼血瘀证的临床研究[J].辽宁中医杂志，2017，44(6)：1216

刘勇，白洁.解毒凉血法治疗乙型肝炎加急性肝衰竭的疗效评价及机制研究[J].中华中医药学刊，2017，35(6)：1625

刘恩利，李艳静.滋阴养肺汤联合抗结核药物治疗耐多药肺结核疗效观察[J].现代中西医结合杂志，2017，26(18)：2019

刘志勇，孟毅，常学辉，等.柴石退热颗粒对人工感染乙脑病毒乳鼠的治疗作用[J].辽宁中医杂志，2017，44(9)：1966

刘志勇，孟毅，常学辉，等.柴石退热颗粒对乙型脑炎感染 BHK-21 细胞的抑制作用[J].辽宁中医杂志，2017，44(7)：1469

吕建林，张荣臻，王挺帅，等.解毒化瘀颗粒对乙型肝炎重症化阻断作用的临床研究[J].中西医结合肝病杂志，2017，27(2)：75

Q

秦贲贲.小儿手足口病清解透表汤合银翘散加减治疗临床观察[J].中医临床研究,2017, 9(18):82

S

沈露,张金武,朱建光.扶正排毒方联合高效抗逆转录病毒疗法治疗艾滋病合并神经系统病变临床研究[J].中医学报,2017, 32(3):313

石中全.黄芪注射液对耐药肺结核患者免疫功能的影响[J].辽宁中医杂志,2017, 44(3):511

孙艳华.补肺养阴法治疗复治耐药性肺结核临床评价[J].亚太传统医药,2017, 13(13):105

T

童骄,葛资宇,王小玉,等.不同煎煮方法麻杏石甘汤含药血清体外抗A型流感病毒实验研究[J].辽宁中医药大学学报,2017, 19(4):14

W

王娟,马素娜,谢世平,等.基于液质联用技术艾滋病患者或艾滋病感染者肺脾气虚证血液代谢组学研究[J].辽宁中医杂志,2017, 44(1):24

王林,李红波,王保华,等.清解汤体内抗甲型流感病毒的实验研究[J].时珍国医国药,2017, 28(2):346

王向丽,谷丙亚.中药肺腑汤联合西药治疗耐药性肺结核病66例[J].中医研究,2017, 30(9):30

王晓娟.解毒退翳方治疗单疱病毒性角膜炎疗效观察[J].山西中医,2017, 33(1):20

王媛媛,徐雯,徐莉.甘露消毒饮加减治疗甲型流行性感冒临床观察[J].内蒙古中医药,2017, 36(12):43

吴春城,唐金模,梁惠卿,等.恩替卡韦伍用七味化纤汤治疗HBeAg阳性慢性乙型肝炎临床观察[J].中医药通报,2017, 16(4):43

X

夏玮,张胜娜.复方车前健脾利湿止泻散联合西药治疗小儿轮状病毒性肠炎疗效观察[J].新中医,2017, 49(4):108

Y

尹柯,谢和宾,杨励,等.中西医结合治疗对耐多药肺结核患者T淋巴细胞亚群影响的Meta分析[J].新中医,2017, 49(7):164

杨嘉恩,唐金模,吴春城,等.银翘蒿芩汤联合中药穴位贴敷治疗小儿手足口病疗效观察[J].中医药通报,2017, 16(1):49

杨柳柳,刘小虹,冯立志,等.岗藿抗感汤治疗流感临床疗效观察及其对RIG-I、Th1/Th2影响[J].辽宁中医药大学学报,2017, 19(10):83

Z

郑琦,麻海鹏,屠方琴,等.黄芪注射液联合阿糖腺苷对小儿手足口病患者血清中炎症因子水平等相关指标影响研究[J].中华中医药学刊,2017, 35(4):974

周全,李海霞,王丽,等.疏肝健脾汤对早期乙肝肝硬化患者血清炎性因子的影响[J].中药材,2017, 40(4):960

朱兰.中西医结合治疗手足口病50例临床观察[J].光明中医,2017, 32(3):350

朱霞,黄东生,田朝霞,等.匹多莫德口服液联合蒲地兰消炎口服液治疗儿童手足口病的临床研究[J].现代药物与临床,2017, 32(3):443

张劲,腾丹华,张天.五苓丙肝散联合干扰素治疗慢性丙肝的临床疗效及安全性观察[J].世界中西医结合杂志,2017, 12(2):249

张春华,刘艳辉,耿翠.自拟中药保留灌肠联合脾氨肽治疗传染性单核细胞增多症疗效观察[J].现代中西医结合杂志,2017, 26(17):1883

（三）肿　瘤

【概　述】

近年来，血液肿瘤发病率逐渐升高，已成为构成严重危害人类健康的重大疾病。血液肿瘤有广义和狭义之分，狭义的血液肿瘤是指血液系统恶性肿瘤，如急、慢性白血病，多发性骨髓瘤，淋巴瘤以及骨髓增殖性肿瘤等，广义的血液肿瘤还包括骨髓纤维化、原发性血小板增多症、真性红细胞增多症等骨髓增殖性疾病，以及冠以血液肿瘤涵盖血液系统的恶性肿瘤和实体瘤。因二者病因学、病理学、分子生物学以及治疗学有很多相似之处，故而统称为血液肿瘤。其中，急性白血病在所有恶性肿瘤发病率中列常见恶性肿瘤的第八位，淋巴瘤也列前十位，并且发病率逐年升高。在血液系统肿瘤发病率中，急性白血病发病率 0.26/10 万人，慢性粒细胞性白血病发病率约为 0.36/10 万人，骨髓增生异常综合征发病率约为 1～2/10 万人，多发性骨髓瘤发病率约为 1～2/10 万人，淋巴瘤发病率约为 5/10 万人，骨髓纤维化发病率约为 0.2/10 万人，真性红细胞增多症约为 1/10 万人，原发性血小板增多症 1.13/10 万人。并且血液肿瘤（除急性白血病外）多有其共同的特征，如①发生隐袭：多数血液肿瘤疾病呈慢性发病过程，从发病到诊断需要经历漫长的隐袭过程，疾病早期常无明显临床症状，而是在伴有其他疾病就诊时，通过检查血象、骨髓象等而得以确诊。②进展缓慢：从发病到疾病进展时间不等，部分患者在相当长的时间处于稳定状态，如原发性骨髓纤维化、原发性血小板增多症、真性红细胞增多症等。③治疗周期长：由于多数疾病发病隐袭，进展缓慢，需要分阶段、分类型的递进治疗，在不同阶段实施动态观察、支持治疗、化学治疗、靶向治疗等。因此，治疗疗程相对较长是这类疾病的重要特征。④治疗难度大：这类疾病是骨髓异质性疾病，具有恶性肿瘤特征。但在治疗上又不同于实体瘤、急性白血病等主要依赖化疗能够获得临床缓解，而需要多种治疗方案的综合应用，且多数患者经过反复治疗，对治疗易产生耐受性，其临床疗效相对较差。亦使得血液肿瘤成为临床上最为难治的一类疾病。

基于上述原因，2017 年肿瘤栏目将重点介绍血液肿瘤方面的情况。

血液肿瘤引起了中医肿瘤学界的高度重视，制定了多种血液肿瘤的中医诊疗路径、诊疗方案或专家共识。但由于中医属于经验医学以及辨证施治与个体化治疗，对血液肿瘤的中医诊疗路径等执行力度有限。在 2017 年发表的诸多血液肿瘤文献中，综合对理论研究、临床观察、经验总结以及实验探索等文献的分析，突显了中医药治疗血液肿瘤的特色和优势。

近年来利用中医药优势和特点，有效地解决血液肿瘤患者伴随的痛苦或相关并发症问题，更加注重提高血液肿瘤患者生存质量、延长总生存期。在临床实际中，众多血液肿瘤患者一直存在各种痛苦问题急需解决，如疲劳症状、抑郁状态、食欲不振等，还有一些血液肿瘤患者在相关治疗过程中，出现了严重的医源性症状或并发症，如化疗后骨髓抑制导致的外周血小板减少、白细胞减少、贫血、肝肾功能损害、骨髓移植后排异反应、免疫功能重创、血液中存在的高凝状态等。这些痛苦或并发症的持续存在或进展不但可以加重患者心理负担，使抗血液肿瘤患者治疗的依从性以及临床疗效明显降低，也可导致患者额外就医与非肿瘤死亡率明显上升。在血液肿瘤诊断与治疗过程中患者的痛苦问题或严重的并发症带来的精神折磨,比血液肿瘤本身更加痛苦,且难以克服。因此,针对现代医学尚无理想处理措施的血液肿瘤痛苦问题的有效治疗,不仅能够发挥中医药优势与特色,对于提高血液肿瘤患者生存质量(注重生命宽度)、延长生存期(注重生命长度)也具有重要价值。

2017 年中医药防治血液肿瘤基础研究文献与既往文献比较,具有以下两个特点:①在血液肿瘤临床与应用基础研究中,单味药青黛、雄黄以及中药新药复方黄黛片、三氧化二砷治疗急(老年髓系白血病)、慢性白血病、骨髓增生异常综合征的临床疗效锁定于改善生存质量,效应机制锁定于针对病因的去甲基化研究。②血液肿瘤全程管理是一种新的疾病管理理念和治疗策略,其管理需要从疾病诊断、治疗到康复的全过程,从简单的患者个体化管理提升到疾病的群体管理,再变成健康管理。全程管理的重要意义在于,帮助患者正确认识疾病、正视疾病,并选择正确的治疗方法、护理方案与康复措施,鼓励患者树立信心、战胜疾病,最终达到稳定疾病或延长生存期与提高生存质量的目的;帮助患者面对治疗受益与可能出现的风险,鼓励患者顺利完成每个治疗过程,以最大限度的获取良好治疗效果;积累更多的科研数据和资料,从中提取用于疾病诊断与治疗相关数据,并总结与推广临床应用;提高社会与经济效益,特别要提高效应/成本比,让患者在疾病全程管理中受益。

(撰稿:陈信义　审阅:孟静岩)

【血液肿瘤论治及中西医结合研究】

因血液肿瘤病变部位主要在骨髓,沿用传统病机论治并不能代表疾病性质或特征,目前血液肿瘤的论治大致有以下几种:①从毒损骨髓论治:因血液肿瘤性疾病病变部位主要在骨髓,血液肿瘤发生与发展过程中所出现的病理特征、临床表现、证候类型与中医的“毒邪病因”密切相关。恶性血液病的发病与细菌或病毒感染、毒性药物诱发、基因突变等关系极为密切。在恶性血液病发生与进展过程中,临床所见的“血证”“虚劳”“积聚”等均是“毒损骨髓”所产生的病理结局。陈明贵等认为,此类疾病是因机体正气亏虚,邪毒入髓致脏腑骨髓功能受损,气血阴阳失调,机体正虚是本,邪毒是关键,邪毒伏阴是病程的最终阶段。治疗应采取扶正祛毒透毒法,透毒法使透邪出于阴分,再通过祛毒法祛除邪毒,使阴分之邪毒出阳分而解。倪海雯等介绍周仲瑛癌毒学说在恶性淋巴瘤中的运用。癌毒属毒邪之一,是促使所有恶性肿瘤发生与发展的一种特异性致病因素,其性猛烈顽固,常与痰、瘀、湿等病邪互生互化,相互胶结,形成痰毒、瘀毒、湿毒互结等复合病机。因此,消癌解毒、扶正祛邪为治疗大法,以抗癌解毒为主,佐以化痰散结、清热解毒、活血化瘀、益气养阴等。同时,宜用虫类抗癌祛毒药,引药力达病所,且要补虚扶正,益气养阴,顾护脾胃。鉴于“毒损骨髓”病机理论,以毒攻毒治疗成为血液肿瘤治疗方向之一。如青黛与雄黄组成的青黄散,砒霜、白花蛇舌草、墓头回、蜈蚣等毒性药物单用或联合应用,已在急性髓性白血病、急性淋巴细胞白血病、骨髓增生异常综合征、慢性粒细胞白血病的治疗中得到广泛应用。王健等将 45 例急性早幼粒细胞白血病患儿随机分为两组,25 例采用含复方黄黛片(雄黄、青黛、太子参、丹参)的化疗方案(RIF 组),20 例采用含三氧化二砷的化疗方案(ATO 组)治疗,总化疗时间均为 2 年。对所有病例进行随访,结果,两组总体生存率无明显差异($P>0.05$)。杨红蓉等将 34 例中高危骨髓增生异常综合征(MDS)及其进展的急性髓系白血病(AML)患者随机分为接力组与地西组。地西组用标准剂量地西他滨 5 d 方案或地西他滨 3 d 方案联合 HAG 方案共 6 个疗程,接力组在此基础上,于每次骨髓抑制期后加服水飞雄黄。结果,两组

HGB、PLT、ANC均提高，其中，HGB以接力组改善更为明显。与地西组比较，接力组输注悬浮RBC量下降，CD_4^+ 升高，CD_8^+ 下降(均 $P<0.05$)。②从肿瘤因于寒论治：恶性淋巴瘤、多发性骨髓瘤多与血脉瘀阻、痰浊内生、毒邪侵袭、正气虚损有密切关系。袁乃荣等探讨初发弥漫大B细胞淋巴瘤(DLBCL)中医体质评分与乳酸脱氢酶(LDH)的关系。通过对106例患者相关资料进行分析，结果，患者阳虚评分越高，则LDH值越高。研究提示阳虚体质评分可能与DLBCL后肿瘤负荷的大小有关。万堃阐述从温法论治恶性淋巴瘤，认为寒邪是重要致病因素，寒凝所致气血瘀滞是重要病机，治疗应当重视温法的作用，如运用温化寒痰、温补脾肾等配合解毒软坚散结治疗，并要顾护阳气。③从痰瘀互阻论治：真性红细胞增多症、原发性红细胞增多症、骨髓纤维化等难治性血液病多见痰核或瘰疬，或见癥瘕积聚，或见周身瘀斑，肢体疼痛或麻木，胸闷脘痞，面色晦暗，舌质淡紫，舌苔厚腻，脉象弦滑等。具有病程漫长、顽固缠绵、难治难愈特征。痰为津液的病理代谢产物，瘀为血滞的病理结果。在一定条件下可相互转化，痰阻可导致血瘀，瘀阻也可引起痰聚，或两者共同构成难治性血液肿瘤复杂的病理变化过程。

中西医结合医学模式越来越受到关注，并在临床实践中形成了明显的互补。病因病机方面，按照常规中医归类模式，不能完全概括现代血液肿瘤的发病特点。从病因病机决定临床治疗以及中西医结合治疗模式角度，建立创新的血液肿瘤疾病新病因非常重要。主要创新病机有：①体质遗传病因：许多血液肿瘤与基因遗传或基因突变密切相关，如家族性白血病、骨髓增殖性疾病。显然用禀赋不足(虚损)病因不尽如意，将其用“体质遗传”不但符合血液肿瘤疾病特点，也容易被医患理解，并能指导临床治疗以及判定预后。②毒邪侵袭病因：现已明确白血病、骨髓增生异常综合征、恶性淋巴瘤、多发性骨髓瘤等与病毒感染、放射线、药物毒性、化学毒性等直接相关。这些毒邪侵袭骨髓，导致骨髓损伤而出现病证。毒邪病因主要指外来之毒，如自然之毒、放射之毒、药物之毒、化学之毒等。更接近血液肿瘤发生与发展特点，也与现代医学用毒剂治疗具有高度一致性。治疗模式方面，更为趋向中西医融合治疗模式：①增效与减毒：血液肿瘤性疾病多数依赖化学药物(包括靶向、生物免疫药物)治疗来达到缓解，并巩固和维持治疗以求获得理想疗效。但化学治疗在患者受益的同时，也带来了诸多负面影响，如严重的骨髓损伤、消化道功能损害、神经毒性、心肝肾功能损伤、严重皮肤反应等。特别是骨髓与心肝肾毒性往往导致化学治疗失败。中医药与化学药物组成的新治疗方案治疗血液肿瘤性疾病，既降低化学药物用量增加疗效，又可以降低化学药物的毒性反应，使患者能够从中受益。刘振宇将100例白血病患者随机分为两组，对照组予常规西药化疗方案，治疗组加服以养阴益气中药(白术、太子参、茯苓、黄芪、生地黄、麦冬等)并随症加减。经治3个月后，治疗组总有效率为90.0%(45/50)，对照组则为66.0%(33/50)，组间比较 $P<0.05$。梁巧丽予固元生血汤(黄芪、生地黄、熟地黄、山茱萸、桃仁、制何首乌等)联合三氧化二砷注射液治疗急性早幼粒细胞性白血病患者29例，对照组单纯予三氧化二砷注射液静脉滴注。经治4周后，观察组总有效率为89.7%(26/29)，对照组为62.1%(18/29)，组间比较 $P<0.05$。②克服多药耐药：对化疗方案无治疗反应，或最终复发而不治者，称之为耐药或难治性急性白血病。对化学治疗反应差，诱导缓解率低，生存期短是急性白血病治疗中的难题。慢性粒细胞白血病、原发性骨髓纤维化、骨髓增生异常综合征等靶向治疗是目前可能获效的重要措施。但靶向治疗也会产生耐药而使治疗失败。故利用中药克服血液肿瘤性疾病的多药耐药是目前探究的重点方向之一。蒋且英等通过查阅相关数据库，以《中国药典》(2015版)一部中的580味中药为研究对象，筛选与逆转肿瘤细胞多药耐药

(MDR)相关的文献进行分析。结果,有 107 味中药被报道与 MDR 相关。提示中药有效成分与逆转 MDR 功能之间有一定关联。林婷等探讨中药复方君子汤(党参、白术、茯苓、甘草、黄芪、川芎等)联合阿霉素逆转白血病 K562/VCR 细胞多药耐药及诱导凋亡的机制。采用 CCK-8 法检测细胞耐药性及耐药性逆转,研究提示,两药联合应用具有明显的协同效应,其机制可能是通过上调促凋亡基因 Bax、下调抗凋亡基因 Bcl-2 来诱导细胞凋亡,而不是通过抑制外排泵转运蛋白表达来实现。

(撰稿:郎海燕　审阅:陈信义)

【血液肿瘤的中医全程管理研究】

全程管理是一种新的疾病管理理念和治疗策略,管理实质是从疾病诊断到康复的全过程,从简单的患者个体化管理提升到疾病的群体管理,再变成健康管理。全程管理的重要意义在于:①帮助患者正确认识疾病、面对疾病,并选择正确的治疗方法、护理方案与康复措施,鼓励患者树立信心、克服疾病,最终达到稳定疾病或延长生存期和提高生存质量的目的。②帮助患者知晓治疗受益与可能出现的风险,鼓励患者顺利完成每个治疗过程,最大限度地获取良好治疗效果。③积累更多的科研数据和资料,从中提取用于疾病诊断与治疗相关数据,并总结与推广临床应用。④提高社会与经济效益,特别要提高效应/成本比,让患者在疾病全程管理中受益。

血液肿瘤中的骨髓增殖性肿瘤,包括急性白血病、慢性白血病、骨髓增生异常综合征、多发性骨髓瘤、原发性骨髓纤维化、原发性血小板增多症、真性红细胞增多症等疾病,需要以多学科交叉的规范化诊疗为基础,从社会学角度进行全面认知,集患者、家庭、医疗机构、政府、社会等的各方合力,以取得最大可能的治疗效果。因此,血液肿瘤分阶段全程管理贯穿于疾病诊断到康复的全过程,在注重疾病治疗的同时,更关注心理康复等多个方面。

血液肿瘤疾病不同于其他系统疾病,在发病过程、治疗方法等方面有别于其他疾病。因此,分阶段、连续性的全程管理是其主要管理模式。许多血液肿瘤疾病,如慢性淋巴细胞白血病、稳定期淋巴瘤、骨髓增生异常综合征、原发性骨髓纤维化、原发性血小板增多症、真性红细胞增多症等早期阶段主要是动态观察,阶段管理的主要内容包括:①建立患者病历档案,与患者保持密切联系,并制定可行的随访制度。②为患者制定详细的个体化复查方案,如症状观察方法,何时检测血象、何时检查骨髓等,有利于对疾病进行动态观察,及时掌握疾病进展,以求及时治疗。③基于中医“治未病”理念,在现代医学动态观察阶段,可给予中医药治疗,以求稳定疾病或延缓进展时间。疾病进展阶段化疗、免疫、靶向以及中医药等综合应用,可给患者带来明显的治疗受益,也有可能带来风险,甚至严重的副作用,如急性白血病、多发性骨髓瘤、恶性淋巴瘤的化疗可导致骨髓抑制,肝肾功能损害等,慢性白血病、原发性骨髓纤维化的靶向治疗导致的皮肤不良反应以及周围神经病变等。治疗阶段的管理主要措施有:①让患者知晓化疗、免疫或靶向治疗带来的正面效应和负面影响,帮助患者选择合理、经济、不良反应相对较低治疗方案。②个体化治疗方案对于血液肿瘤患者尤为重要,对复杂、难治的血液肿瘤,如难治或复发急性白血病、治疗失败或复发难治性恶性淋巴瘤等,必要时组织多学科专家会诊与讨论,给出适合于患者个体化的治疗方案。③面对治疗带来的负面影响及时制定相应的应对措施,如中医药对抗治疗,针灸治疗等,以最大限度舒缓或克服负面影响,鼓励患者完成相应的治疗周期,以保证临床疗效的提高。④中医药临床应用在血液肿瘤治疗阶段非常重要,至少在增加化疗疗效,降低毒性反应,提高患者整体机能等方面具有不可替代的地位和作用。血液肿瘤经相应治疗后,许多患者可维持在稳定或缓解阶段。此阶段的管理是促使疾病康复的关键，如急性白血病化疗后缓解阶段，慢性粒细胞白血病治疗后的稳定阶段等。稳定阶段的管理措施主要有：①制定科学的维持或巩固治疗方案，并向患者解释维持或巩固治疗临床受益和必要性，以利于患者有信心完成全程治疗。②制定严密的疾病监控方案和检测时间点，及时观察和发现复发迹象，便于复发后能够得到及时治疗。③中医药在血液肿瘤稳定或缓解阶段应用在预防复发或延长疾病复发和进展具有重要价值，可适当选择应用。

多数血液肿瘤疾病患者自发病到治疗、康复全程中，会有不同程度情绪障碍。其中，抑郁状态是最常见的并发症，也是常被临床医师忽视的并发症之一。血液肿瘤患者在其发生、诊断与治疗过程中，给患者带来的不仅仅是面临病情恶化甚至死亡的威胁、机体功能与社交能力的丧失，还伴有全过程的精神与心理痛苦、癌症幸存者与家属对提高生活质量的诉求以及不同程度的情绪低落、兴趣减退、悲观伤感、自罪观念等抑郁状态。由于中国多数患者没有被告知所患肿瘤的诊断结果、治疗方案与康复计划，经治医师通常不能自主和公开地与之进行病情讨论和情感交流。同时，文化素养以及认识水平等也导致血液肿瘤患者不愿向经治医师透露"心理""精神"及"情感"等问题。当血液肿瘤一旦进展或恶化时，抑郁状态会随之加重，抱怨、恐惧以及自杀倾向发生的风险会明显增加。因此，血液肿瘤患者的情绪管理在分阶段全程管理中具有重要地位。对于患者情绪或抑郁状态的管理主要包括如下方面：①将严格的情绪或抑郁状态管理计划贯穿于全程，保障有情绪障碍或抑郁状态的患者得到及时有效治疗。②选择适合于患者特点的个体化干预措施，包括中医辨证施治、针灸治疗、心理疏导、体育训练、音乐放松、导引养生、食疗等，帮助患者克服不良情绪，度过抑郁低谷，恢复患者心理和躯体健康。

李莹将98例伴有抑郁障碍的白血病患者随机分为两组，对照组予常规护理，治疗组予中药方（黄芪、红藤、红花、仙鹤草等）足浴，同时配以穴位（合谷、太冲、足三里穴）按摩。经治4周，与对照组比较，观察组HAMD评分明显下降，CD_3、CD_4、CD_4/CD_8（均 $P<0.05$）。左娜等将118例急性白血病患者随机分为两组，实验组行中医特色护理（包括告知患者和家属手术流程以及需要注意的事项，帮助其减轻心理负担；查找与患者症状相关中医学参考文献，并详细记录文献中的护理方法及措施。在患者的日常饮食中，以流食或半流食为主，配合食用茯苓、百合、大枣等粥类。嘱咐患者家属经常为患者按摩三阴交、合谷等保健穴位，进行中药足浴），对照组行常规护理。结果，与对照组比较，实验组平均住院时间缩短（$P<0.05$）；实验组HAMD评分明显下降（$P<0.05$），对照组则下降不明显（$P>0.05$）。廖娟等将80例晚期肿瘤患者随机分为两组，最终纳入76例（干预组39例、对照组37例）。对照组采用渐进性肌肉放松操（PMRT）干预，干预组在此基础上配合中医五行音乐。干预8周后，与对照组比较，干预组综合医院焦虑/抑郁情绪测定表（HADS）评分的平均减分率升高，其中5个单项值评分下降明显（均 $P<0.05$）。王秀英将100例患者随机分为两组，均予渐进性肌肉放松训练，观察组联合给予联合中医五行音乐，以角（肝）、徵（心）、宫（脾）、商（肺）、羽（肾）关系的理论进行选曲干预。结果，两组在干预后的紧张-焦虑、抑郁-沮丧、愤怒-敌意、疲乏-惰性、困惑-迷茫的评分均降低，活力-好动评分、生活质量总体分数升高，且观察组所有情绪状态、生活质量改善程度更大（均 $P<0.05$）。季聪华等检索2010—2015年病案信息数据库及电子病历系统，对436例白血病患者的资料分别以住院总费用、西药费、中成药费、饮片费、输血费作为成本，以WBC、HGB、PLT作为效果指标进行成本效果分析。结果，WBC偏低患者提升单位WBC，WBC偏高患者降低单位WBC，HGB偏低患者提升单位HGB及PLT偏

低患者提升单位 PLT 所花费的住院总费用、西药费、中成药费、饮片费和输血费，均有逐年下降的趋势。

（撰稿：张雅月　审阅：陈信义）

【中医药延长血液肿瘤患者生存研究】

中医药在血液肿瘤的综合治疗中，尤其是在化疗前后的不同阶段，可以起到减毒增效、减轻并发症、提高免疫力、清除微小残留病变等作用，从而延长疾病缓解期、抑制肿瘤复发，改善生活质量、延长生存期。这些研究包括单药研究和复方研究，围绕调节机体免疫功能、抑制造血细胞过度凋亡、促进造血细胞分化及成熟、逆转多药耐药等方面展开，尤其在复方研究中，主张分期、分层辨证施治。很多复方制剂显著地提高了临床总有效率或临床完全缓解率，患者生存质量得以提高，生存期得以延长。

骨髓增生异常综合征（MDS）以骨髓无效造血、难治性血细胞减少、高风险向急性白血病转化为特征。中医药联合化疗，可降低复发而延长生存。其作用机制一方面通过调节相关凋亡基因、耐药基因表达、激活抑癌基因等作用，对白血病细胞产生抑制生长或直接杀伤作用；另一方面能增加白血病细胞内化疗细胞毒药物浓度，从而缩短化疗后骨髓抑制期、减少治疗相关副反应。中医或中药干预治疗的优势，表现在可增加有效率，延长无病生存率（DFS）及总生存率（OS），生活质量得到提高，生存期得到延长。杨秀鹏等研究青黄散（主要成分为二硫化二砷，As_2S_2）与靛玉红对 MDS 细胞株 MUTZ-1 细胞周期、凋亡及凋亡相关蛋白 Bcl-2、Bax 和 Caspase-3 的影响。以 MDS-RAEB 细胞株 MUTZ-1 为研究对象，分为对照组、As_2S_2 组、靛玉红组与联合组（As_2S_2、靛玉红联合应用）。分别作用于 MUTZ-1 细胞 48 h 及 72 h。结果，与对照组比较，As_2S_2 组与联合组在 48 h 时 S 期和 G2/M 期细胞的比例减少、GO/1 期细胞比例及 Caspase-3 表达增加；在 72 h 时 S 期细胞的比例减少、GO/1 期细胞比例增加（均 $P<0.01$）；As2S2 组在 72 h 时细胞表达 Bcl-2 减少、Bax 增加（$P<0.01$，$P<0.05$）。As2S2 组及靛玉红组细胞早期凋亡明显增加（均 $P<0.05$）；与 As2S2 组及靛玉红组比较，联合组在 48 h 时 S 期和 G2/M 期细胞比例减少，GO/1 期细胞比例增加；72 h 时 S 期细胞比例减少，GO/1 期比例增加（均 $P<0.01$）；与 As2S2 组和靛玉红组比较，联合组促进早期凋亡作用有所增强（均 $P<0.05$）。研究提示，青黄散和靛玉红可通过促进 MDS 细胞 MUTZ-1 凋亡、影响凋亡相关蛋白表达起到治疗作用，单用 As_2S_2 可抑制 MUTZ-1 细胞增殖，与靛玉红联合应用则可增强其调控细胞周期、促进细胞凋亡。朱千赜等采用原子荧光光谱仪测定 45 例接受复方青黄散（雄黄、青黛、生白芍、白术、陈皮、防风）治疗的 MDS 患者（复方青黄散组）服药后不同时间血砷浓度，并设 47 例服用青黄散（青黄散组）及 20 例健康人（正常组）进行对照。结果，与青黄散组比较，复方青黄散组的总体毒副作用发生率及消化道毒副作用发生率均降低（均 $P<0.05$），腹痛、腹泻患者血砷浓度低于无腹痛、腹泻患者（$P<0.05$）。经治 6 个月，复方青黄散组分别有 7 例心肌酶、6 例肝功能及 1 例肾功能恢复正常，无新增心肌酶、肝功能以及肾功能异常病例。研究提示，复方青黄散治疗 MDS，砷可被有效吸收入血液，血砷浓度维持稳定；毒副作用较青黄散小，无心肝肾功能损伤。邓中阳等将 200 例 MDS 患者均予复方青黄散治疗。1 个月时，选取血砷浓度＜20 μg/L 者 60 例随机分为两组，对照组维持原治疗方案；试验组增加雄黄剂量，每月测定 1 次血砷浓度，每次增加雄黄剂量 0.1 g，至血砷浓度≥20 μg/L、雄黄最大剂量≤0.3 g/d，疗程均为 6 个月。结果，与对照组比较，试验组治疗后血砷浓度明显升高（$P<0.05$）。试验组血液学进步率为 54.2%（13/24），对照组为 29.2%（7/24），组间比较

$P<0.05$。试验组治疗后中性粒细胞、血红蛋白及血小板与治疗前比较明显升高($P<0.05$)。两组均无明显消化道不良反应($P>0.05$),无肝、肾功能损害。研究提示,应用复方青黄散治疗MDS可根据血砷浓度调整雄黄剂量,以提高有效血砷浓度,增强疗效,且不增加临床毒副反应。

多发性骨髓瘤为B细胞起源的恶性肿瘤,发病率占血液系统肿瘤的10%~15%,其特点是发病年龄较大,治疗缓解率低,复发率高、易产生耐药。如不进行及时有效的治疗,进展期的MM中位生存期仅为6个月。采用传统化疗方案如MP、VAD、M2等,中位生存期为24~30个月。中医多采取补肾活血解毒之法联合化疗,主要体现在减毒增效、逆转耐药、防治并发症以及方面具有明显优势。李玲等将84例多发性骨髓瘤肾病患者随机分为两组,化疗组行常规化疗(先进行血液透析、输液治疗,后应用VAD方案化疗),中医组在此基础上辨证用药,分为气阴两虚证(沙参、黄芪、白蒺藜、麦冬、补骨脂、石斛等),瘀热阻络证(白花蛇舌草、鸡血藤、生白芍、赤芍药、制枸杞子、续断等),热毒炽盛证(鲜生地、鲜茅根、全瓜蒌、黄芩、炒丹皮、赤芍药等)治疗,疗程均为90 d。结果,中医组总有效率为83.3%(35/42),对照组66.7%(28/42),组间比较$P<0.05$。

恶性淋巴瘤患者随着利妥昔单抗联合化疗方案的应用,使得生存率有所提高,但治疗后复发尤其中枢神经系统侵犯后患者的预后往往较差,中位生存期大约为6个月左右。中医药(采用利湿、化痰、解毒、化瘀、扶正等方法)辅助治疗淋巴瘤,可提高放化疗疗效,减轻不良反应,逆转耐药、防止复发,提高患者生活质量、延长生存期。

目前中医药治疗血液肿瘤尚缺乏大样本的回顾性研究或循证医学研究,对于患者无病进展期、总生存期等的文献报道不足。有待进一步进行多中心、大样本的临床研究。

(撰稿:申小惠 审阅:陈信义)

【血液肿瘤的中医临床疗效评价研究】

中医临床疗效评价是中医临床研究的热点,也是基于近些年来兴起的循证医学寻找的临床最佳证据而来。主要通过循证医学、现代中医临床、现代医学以及现代科学等角度来寻找评价中医临床疗效方法。

受生物医学模式的影响,现代医学对疾病疗效评价标准,着重于病因学、解剖学、病理损害、生化等指标的改变。在中医临床疗效评价中,多数主动或被动,自觉或不自觉地接受或照搬了现代生物医学模式的疗效评价方法和标准。目前,中医药治疗血液肿瘤疾病的疗效评价指标主要包括:①疾病疗效评价:主要以白血病临床缓解率,骨髓象是否恢复正常,外周血象是否改善为标准。②证候疗效评价:多数是在疾病疗效评价基础上,按照中医临床特点,对证候积分改善情况进行评价。若疾病疗效较好,则证候疗效评价多数放在辅助位置;若疾病疗效较差,则证候疗效的权重比例放大,可占据主要位置。③临床主要症状、体征疗效评价:若整体证候改善不理想,则单项症状与体征疗效非常重要。若对某一症状改善明显,则认定所干预的药物也具有明显的临床应用与推广价值。④理化检查(包括影像学、血象、骨髓象、生化、病理等):理化检查既可作为重要的疗效指标引用,也可作为安全性指标选用。如骨髓增生异常综合征、慢性粒细胞白血病等外周血象、骨髓象是判定临床疗效的可靠指标;如多发性骨髓瘤、骨髓纤维化则将影像学认定为临床疗效指标。但在多数临床研究中,血象与生化检查往往作为安全性检测的重要指标。⑤生存质量:血液肿瘤患者由于长期疾病折磨,临床普遍存在的问题是患者生存质量下降。因此,血液肿瘤患者生存质量评价是不可忽视的关键指标。如复发难治急性白血病、耐药或复发淋巴瘤等,维持最佳生存质量、延长生存时间也被看作是符合伦理学和国际规范的有效指标。⑥合并症发生:控制并发症包括疾病自身并发症和治疗相关并发症。前者最终评价标准是对并发症治疗或预防的有效性;后者是针对治疗并发症采取的防治措施,如用提升外周血象药物预防或舒缓骨髓抑制状态等。⑦安全性评价:除外周血象、生化指标外,治疗相关不良反应引发的症状、体征以及严重不良事件均属于安全性评价指标。⑧卫生经济学评价:包括治疗成本的计算、成本/效果比分析等。选择能够让患者受益的成本低、效果好的治疗方案是卫生经济学评价的关键。为体现中医药治疗血液肿瘤的整体疗效,需要从单一评价指标向多元化指标集成转变,从单纯西医评价指标向具有中医特色的病证指标或中西医结合指标集成转变,把各项指标综合作为一个整体,建立整体、综合的疗效评价体系,才能符合中医药治病属性和特色。

王婕等将 60 例急性白血病复发患者随机分为试验组与对照组,分别予定清片(雄黄、党参、青黛、牡丹皮、参三七、陈皮)联合化疗与单纯化疗,疗程均为 2 个月。结果,在中医证候疗效方面,试验组总有效率为 86.6%(26/30),对照组为 66.7%(20/30),组间比较 $P<0.05$;与对照组比较,试验组的中医证候积分下降,WBC、PLT 计数升高(均 $P<0.05$);试验组治疗后感染发生率及不良反应发生情况均低于对照组。张冬梅等将 87 例急性白血病患者随机分为两组,对照组予标准化疗方案治疗,观察组在此基础上联合全蝎解毒汤(全蝎、半枝莲、白花蛇舌草、金银花)治疗,疗程均为 6 个月。观察指标包括髓外浸润症状改善情况(淋巴结肿大、肝脾肿大、骨痛及中枢神经系统症状等减少或消失),WBC、RBC、Hb、PLT 等血常规指标。结果,观察组总缓解率为 90.7%(39/43),对照组为 72.7%(32/44),组间比较 $P<0.05$;与对照组比较,观察组淋巴结肿大、肝脾肿大消失患者比例及改善率均升高($P<0.05$,$P<0.01$);两组 WBC、PLT 均显著降低,RBC、Hb 均显著升高,且均以观察组更为显著($P<0.05$,$P<0.01$)。李紫薇等将 78 例慢性粒细胞白血病患者随机分成观察组与对照组,分别应用祛毒化瘀中药胶囊(蟾酥、蚤休、熟大黄、蟅虫)与羟基脲治疗。经治 3 个月,与对照组比较,观察组症状评分明显下降($P<0.05$)。

血液肿瘤中医临床疗效评价应"以人为本,治疗患者为核心",注重对人体生理功能、病理状态、疾病规律调控。主要体现疾病特征以及不同疗效指标的分阶段评价,并具有合理性、随机性、重复性、代表性等符合临床实际的疗效评价特征。

评价中医药治疗血液肿瘤临床疗效需要选择合适的试验方案。观察性临床研究主要用于研究者对血液肿瘤群体的治疗措施所产生疗效的总结。观察性临床研究是在自然状态下,对研究对象群体特征进行观察、记录,并对治疗结果进行描述和对比分析的一种设计方法。不向研究对象施加任何干预因素,可以将观察对象按某种特征分组,可以不需随机分组。常用的设计类型有描述性研究、病例对照研究与队列研究。试验性临床研究主要用于血液肿瘤治疗药物或其他干预方法所产生的群体疗效验证。能够较好地控制非处理因素(即混杂因素)的影响,避免人为造成的偏倚,使比较组间具有均衡性和可比性;其缺点为小样本时,不能保证非处理因素(混杂因素)在组间有较好的均衡性和可比性。若所采用的处理对人群有害或不利,随机分组会出现伦理学问题。设计类型有随机对照试验、前后对照试验与交叉对照试验。

血液肿瘤临床疗效评价的真实性要以临床研究设计类型的科学性为基础。其中,随机、对照、重复必不可少。但盲法设计需要依据对血液肿瘤疾病的研究点和观察目的而定,对于以国际规范的血液肿瘤疗效指标而言,如白血病、多发性骨髓瘤、骨髓增生异常综合征等,其主要疗效指标以外周血象与骨髓象为主,判定疗效的重要标准是临床缓解率。因其有明确的检验指标,且目前多数医院已经实施计算机管理系统,从临床检测结果的真实性、可靠性、可溯源性以及医生必须遵守的伦理道德性考虑，如在严格随机、严格对照情况下，可以不采用盲法设计。对于延长生存期、死亡率以及有明确客观指标的临床研究也可以不采用盲法设计。以临床征候、症状、体征、生存质量为主要观察指标的临床试验，因可变、人为干扰因素较多，则须使用盲法设计，并建立科学的评价方法和评价体系，必要时需请第三方统计和评价。如赵泽丰等系统评价地榆升白片治疗肿瘤化疗后白细胞减少的有效性。计算机检索相关数据库及手工检索其他肿瘤治疗相关文献，按照纳入与排除标准对纳入的随机对照试验进行全面的质量评价。经筛选最终纳入 12 篇文献进行 Meta 分析，结果，地榆升白片能减少化疗患者轻度与重度骨髓抑制的发生，提高外周血白细胞计数，减少人粒细胞集落刺激因子的用量(均 $P<0.05$)。

血液肿瘤是临床治疗具有高难度的群体疾病，现代医学治疗无效、复发以及疾病进展等是临床面临的关键难题。对于治疗毫无反应或复发难治的血液肿瘤疾病，维持原有的治疗方案存在着伦理问题，而“以人为本，治病留人”“带瘤生存”等理念越来越受到重视，治疗的真实目的是最大限度地改善临床征候(症状、体征)、提高生存质量、延长生存时间。因此，对于治疗无效、复发难治以及老龄人群，加大中医观察指标的权重，真实评估生命体征是临床疗效评价的重点。因此，中医证候、影响患者生存质量的单一症状和体征、生存质量以及生存期等疗效评价最能够体现中医特色和优势，也是中医药治疗血液肿瘤疾病重点研究方向。

(撰稿：王珺　审阅：陈信义)

[附] 参考文献

C

陈明贵，黄礼明.扶正祛毒透毒法在急性白血病治疗中的思考[J].饮食保健，2017，4(15)：87

D

邓中阳，方苏，王洪志，等.含砷中药复方青黄散安全有效治疗骨髓增生异常综合征方法研究[J].中国中医药信息杂志，2017，24(10)：22

J

季聪华，洪雪文，邵琼，等.中西医结合治疗白血病成本效果分析[J].中国中医药信息杂志，2017，24(2)：40

蒋且英，汤涛，廖正根，等.中药有效组分与逆转肿瘤细胞多药耐药功能关联规律探讨[J].江西中医药大学学报，2017，29(6)：69

L

李玲，胡敏.中医辨证论治对多发性骨髓瘤肾病化疗疗效的影响[J].内蒙古中医药，2017，36(18)：55

李希.观察性临床研究主要设计类型的理解与选择[J].中国循环杂志，2017，32(10)：1028

李莹.中医治疗联合心理护理对伴有抑郁障碍的白血病免疫功能的影响[J].内蒙古中医药，2017，36(15)：171

李紫薇，李霞.中药治疗慢性粒细胞白血病的临床研究[J].大家健康(上旬版)，2017，11(1)：50

梁巧丽.中西医结合治疗急性早幼粒细胞性白血病 29 例[J].浙江中医杂志，2017，52(8)：599

廖娟，赵阳，赵楠，等.晚期肿瘤患者抑郁情绪改善与益处发现的关系[J].世界科学技术(中医药现代化)，2017，19(3)：480

林婷，廖斌，徐成波，等.中药复方君子汤联合阿霉素逆转白血病 K562/VCR 细胞多药耐药及诱导凋亡的机制研究[J].广州中医药大学学报，2017，34(1)：95

刘振宇.中西医结合治疗白血病的临床效果分析[J].世界临床医学，2017，11(15)：147

N

倪海雯，朱垚，郭立中.周仲瑛癌毒学说在恶性淋巴瘤

中的运用[J].安徽中医药大学学报,2017, 36(5):38

S

孙瑞华,李欢,徐凯,等.中医证候临床评价的探讨[J].世界中医药,2017, 12(6):1470

W

Wang B, Wang H, Tu XM, et al. Comparisons of Superiority, Non-inferiority, and Equivalence Trials [J]. Shanghai Archives of Psychiatry, 2017, 29(6):385

万堃.恶性淋巴瘤从"温法"论治的理论分析[J].内蒙古中医药,2017, 36(11):30

王健,黄俊彬,刘祖霖,等.复方黄黛片与三氧化二砷在45例儿童急性早幼粒细胞白血病中的疗效比较[J].中国实验血液学杂志,2017, 25(6):1605

王婕,郑丹丹,周永明.中药定清片联合化疗治疗急性白血病复发的临床研究[J].宁波大学学报(理工版),2017, 30(3):97

王秀英.渐进性肌肉放松训练联合中医五行音乐干预改善肿瘤患者的焦虑、抑郁状态和生活质量[J].现代肿瘤医学,2017, 25(21):3509

Y

杨红蓉,郭培京,张娜,等.中高危骨髓增生异常综合征及其进展的白血病"接力"治疗临床研究[J].光明中医,2017, 32(20):3038

杨秀鹏,周庆兵,麻柔,等.二硫化二砷和靛玉红对骨髓增生异常综合征细胞 MUTZ-1 凋亡及其相关蛋白的影响[J].疑难病杂志,2017, 16(11):1132

袁乃荣,郑秦,罗梅宏.弥漫大B细胞淋巴瘤中医阳虚体质评分与 LDH 的关系[J].世界中西医结合杂志,2017, 12(7):974

Z

张冬梅,于丽华,陈克琪.全蝎解毒汤联合化疗对急性白血病患者临床疗效及血常规的影响[J].世界中医药,2017, 12(12):2919

赵晨,刘智,商洪才.中医临床疗效评价差异化策略的提出——个体化研究方法学元素初探[J].世界中医药,2017, 12(6):1221

赵泽丰,何希瑞,张强,等.地榆升白片治疗肿瘤化疗后引起的白细胞减少 Meta 分析[J].西北药学杂志,2017, 32(5):648

朱千赜,邓中阳,王明镜,等.含砷中药复方青黄散治疗骨髓增生异常综合征患者血砷浓度及安全性分析[J].国际中医中药杂志,2017, 39(11):976

左娜,徐玲,高永芬.中医特色护理应用于急性白血病中的效果评价[J].内蒙古中医药,2017, 36(18):142

（四）内　　科

【概　述】

2017年，公开发表的中医药治疗内科疾病的期刊论文共10 250余篇。其中消化系统约占20.3%、循环系统约占19.7%、神经系统约占13.6%、呼吸系统约占12.5%、新陈代谢约占12.2%、精神系统约占8.6%；其余依次为泌尿系统、结缔组织免疫系统、内分泌系统、中医急症、血液系统等。2017年立项的国家自然科学基金项目中，内科项目共105项，其中中医急症4项、呼吸系统10项、循环系统19项、消化系统17项、泌尿系统9项、血液系统5项、内分泌系统2项、新陈代谢系统19项、神经系统8项、结缔组织免疫系统6项、精神系统6项。内容涵盖了中医临床研究、中西医结合治疗与研究、实验研究及专家经验总结等。

1. 中医急症

文献近130篇，研究主要集中在脓毒症（约占44.6%）方面，其余依次为休克、急性呼吸窘迫综合征、多器官功能障碍综合征等。各类基金项目论文共20余篇。

孙丽华等将60例脓毒症患者分为两组，对照组予西医常规治疗（抗感染、液体复苏、营养支持、对症支持治疗和重要脏器功能支持治疗等），治疗组在此基础上加服锦红汤（大黄、红藤、蒲公英），疗程均为1周。结果，与对照组比较，治疗组APACHEⅡ、SOFA评分下降更为明显，血清心肌肌钙蛋白Ⅰ(cTnI)、B型脑利钠肽(BNP)水平，血清降钙素原(PCT)、hs-CRP水平均降低（均 $P<0.05$）。提示锦红汤可有效减轻脓毒症早期出现的心肌损伤。

王评等将60例严重脓毒症阳气暴脱证、内闭外脱证患者随机分为两组，对照组采用西医常规治疗，治疗组在此基础上辅以温肾暖脾通下方（大黄、当归、干姜、制附子、人参、炒白术等）口服或鼻饲，疗程均为10 d。结果，与对照组比较，第5、10 d治疗组NK细胞、免疫球蛋白IgG和IgM均明显升高，单核细胞人白细胞DR抗原(HLA-DR)升高，CD_8^+、PCT降低（$P<0.05$，$P<0.01$）。提示温肾暖脾通下方在促进淋巴细胞增殖、改善免疫缺陷、调节免疫麻痹等方面具有一定作用。

2. 呼吸系统

文献共1 270余篇，研究主要集中在慢性阻塞性肺疾病（约占19.4%）、哮喘（包括支气管哮喘及咳嗽变异性哮喘，约占16.7%）、肺炎（约占8.9%）方面，其余为急、慢性支气管炎，慢性咳嗽，支气管扩张，肺间质纤维化，急性肺损伤，胸膜炎，外感发热等疾病。各类基金项目论文共50余篇。

吴佳佳等研究大黄素对哮喘小鼠肺部炎症及肺泡灌洗液(BALF)中炎性细胞因子分泌水平的影响，采用卵清蛋白(OVA)致敏加激发法造模，将小鼠随机分为正常组、模型组、大黄素组及地塞米松组，各给药组均灌胃25 d。结果，与正常组比较，模型组小鼠可见呼吸急促、喘息、打喷嚏、抓耳挠鼻、弓背、大小便失禁等症状，BALF中IL-4、IL-5、IL-17A含量均明显升高（均 $P<0.01$）；支气管及血管周围大量炎性细胞浸润，肺泡结构不完整，伴支气管上皮损坏甚至纤维化等明显改变。与模型组比较，大黄素组、地塞米松组BALF中IL-4、IL-5、IL-17A含量均显著降低（均 $P<0.01$）。提示大黄

素可在一定程度上改善支气管哮喘小鼠肺部的症状及病理变化，抑制 IL-4、IL-5、IL-17A 的分泌。

闫芳等将 92 例细菌感染所致呼吸机相关性肺炎危重患者随机分为两组，对照组予抗生素治疗，并根据药敏结果及时调整抗生素的应用，同时予以机械通气、祛痰、平喘、纠正水电解质紊乱等综合治疗。治疗组在此基础上加用大蒜素静脉滴注，疗程均为 14 d。结果与对照组比较，治疗组抗生素使用时间及住 ICU 时间显著缩短(均 $P<0.01$)。

有关咳嗽变异性哮喘、慢性阻塞性肺疾病、肺纤维化的治疗与研究详见专条。

3. 循环系统

文献共 2 020 余篇，研究主要集中在冠心病(约占 25.8%)、高血压(约占 21.4%)、心力衰竭(约占 15.6%)、心绞痛(约占 15.2%)方面，其余为心律失常、动脉粥样硬化、心肌病、心肌缺血、病毒性心肌炎、心肌梗死、心脏神经官能症等。各类基金项目论文共 100 余篇。

王佑华等将 88 例扩张型心肌病患者随机分为两组，均采用常规西药治疗，治疗组加服扩心方(生黄芪、黄精、丹参、桂枝、瓜蒌皮、黄荆子)并随证加减，疗程均为 6 个月。结果，总有效率治疗组为 90.7%(39/43)，对照组为 73.3%(33/45)，组间比较 $P<0.05$；与对照组比较，治疗组心输出量(CO)、心脏指数(CI)、左心室射血分数(LVEF)水平均明显升高；左心室舒张末期内径(LVEDd)、血清脑钠肽(BNP)水平均明显降低(均 $P<0.05$)。

柯于鹤等以喂食高脂食物造模，将新西兰白兔随机分为正常组、模型组、辛伐他汀组、薤白提取物组，均灌胃 8 周。结果，与正常组比较，模型组 TC、TG、OX-LDL 均明显升高(均 $P<0.01$)；与模型组比较，给药组 TC、TG、LDL、apoB 均下降，HDL、apo A1 均升高，均以薤白提取物组的程度更甚(均 $P<0.05$)。

娄序笙等观察金银花对病毒性心肌炎(VMC)小鼠血清心肌酶的影响。以腹腔接种柯萨奇 B3 病毒(CVB3)培养液造模，将小鼠随机分为正常组，模型组，金银花高、低(1.0、0.5 kg/l)剂量组，均灌胃 3 周。结果，与正常组比较，其余各组 CK、AST、LDH 含量均升高；与模型组比较，金银花高、低剂量组上述指标均降低(均 $P<0.05$)。提示金银花可减小 CVB3 病毒感染小鼠心肌炎症对周围的浸润范围，保护心肌组织；可抑制机体内 VMC 病毒的扩散，对防治感染程度较轻的 VMC 小鼠具有一定效果。

有关急性心肌梗死、高血压病研究及治疗等详见专条。

4. 消化系统

文献共 2 070 余篇，研究主要集中在消化性溃疡(约占 15.1%)、胃炎(约占 14.6%)、结肠炎(约占 9.3%)、便秘(约占 7.3%)方面，其余为肠易激综合征、脂肪肝、功能性消化不良、肝纤维化、肝硬化腹水、胃癌前病变、胆汁反流性胃炎、幽门螺杆菌感染等。各类基金项目论文共 120 余篇。

范先靖等将 37 例非糜烂性胃食管反流病(NERD)患者随机分为两组，对照组口服奥美拉唑及吗丁啉，实验组在此基础上加服白及散(白及粉、参三七粉)。经治 2 个月，与对照组比较，实验组症状积分下降，食管下端鳞状细胞间隙(DIS)缩小(均 $P<0.05$)。提示中药白及散可保护食管黏膜，抑制炎症反应、修复超微结构。

颜帅等将 92 例老年泻药性便秘患者随机分为通便汤治疗组(白术、黄芪、全当归、肉苁蓉、瓜蒌皮、苦杏仁等)与酪酸梭菌活菌散剂对照组，疗程均为 4 周。结果，与对照组比较，治疗组粪便中短链脂肪酸和酪酸含量显著提升($P<0.01$)；粪便性状、排便间隔时间及排便困难度的积分均降低($P<0.05$)；停药 4、8 周时治疗组复发率均低于对照组($P<0.05$，$P<0.01$)。提示通便汤的作用机制可能与提高便秘患者结肠中短链脂肪酸和酪酸的水

平，从而改善结肠动力有关。

有关慢性萎缩性胃炎、胃癌前病变、溃疡性结肠炎、脂肪肝、肝纤维化、肝硬化及并发症、慢性肝病的治疗与研究等详见专条。

5. 泌尿系统

文献共710余篇，研究主要集中在肾炎（约占24.3%）、肾衰竭（约占16%）、肾病综合征（约占10.4%）方面，其余为IgA肾病、血尿、尿路感染、高尿酸血症肾病等。各类基金项目论文约30余篇。

魏明刚等将慢性肾脏病脾肾两虚证患者分为两组，均予优质低蛋白、低盐、低脂、低磷饮食，并纠正水电解质紊乱、酸中毒、贫血及降压、抗凝、调节血脂等基础治疗。治疗组在此基础上加服芪归益肾方（黄芪、当归、牛膝、川芎、太子参、炒白术等）。经治4周后，两组中医证候积分，血清纤溶酶原激活物抑制剂-1（PAI-1）、ALB/Cr、TGF-1、IL-6水平均明显降低，治疗组的作用更为显著（均 $P<0.05$）。

詹恬恬等将60例原发性肾病综合征患者随机分为两组，均采用西医一体化治疗方案治疗，治疗组加服消白方汤（黄芪、石韦、薏苡仁根、泽兰、鬼箭羽、青风藤）并随症加减。经治3个月，治疗组总有效率为70.0%（21/30），对照组为43.3%（13/30），组间比较 $P<0.05$。

有关IgA肾病、慢性肾功能衰竭的治疗与研究详见专条。

6. 血液系统

文献共110余篇，研究主要集中在贫血（约占40.1%）及紫癜（约占38.8%）方面，其余为白细胞减少症、骨髓增生异常综合征等。各类基金项目论文共10余篇。

李成银等探讨"阳虚寒毒"理论在骨髓增生异常综合征诊治中的应用。认为其基本病机是阳气衰弱、寒毒积滞，由于患者长期阳气衰弱，气血亏损，导致阴寒邪毒凝聚，内伏成积，形成瘀毒阻滞，影响正常的造血功能，发生造血障碍，出现血液"三系"的异常。应采用辛温散积、温阳化寒、脾肾双补的方法进行辨证论治，具体用药要注重如雄黄、砒霜等散寒解毒药物的使用，同时监测血砷浓度，水处理以降低其毒性，或配伍青黛等药物以调和其大辛大热之毒性。

周振环等探讨乌梅消食颗粒（鸡内金、枳实、焦山楂、白术、蒲公英、太子参等）对缺铁性贫血患者合并白细胞减少症的临床疗效。将80例患者随机分为两组，治疗组在补铁同时加服乌梅消食颗粒，对照组单用铁剂治疗，疗程均为12周。结果，治疗组总有效率为97.5%（39/40），对照组为72.5%（29/40），组间比较 $P<0.05$。

有关再生障碍性贫血、原发性免疫性血小板减少症、过敏性紫癜的治疗与研究等详见专条。

7. 内分泌系统

文献共140余篇，研究主要集中在甲状腺炎（约占43.9%）、肥胖（约占24.8%）、甲状腺功能亢进（约占15.7%）方面，其余为特发性水肿、甲状腺功能减退等。各类基金项目论文共10余篇。

汤阳等通过对亚急性甲状腺炎（SAT）的流行病学资料及症状特征的分析，探讨SAT与伏邪致病相关性。认为SAT发病特点符合伏邪发病特征，前驱症状较为突出，即有感邪的过程；后出现乏力、倦怠、肌肉疼痛及咽痛，发热等症状，此为邪发之态，感邪而后再发，为伏邪之特性。同时又具备邪气潜伏条件，伏邪潜于半表半里，出表则发热，入里则心悸等，邪气伏留与正气胶结则生结节疼痛。而且SAT病程长短不一，可数周至半年以上，符合伏邪缠绵难愈的特点。故基于伏邪学说，疏利透散与扶正护本当为治疗的基本思路。

董笑克等采用高碘饮食联合猪甲状腺球蛋白皮下注射的方法建立自身免疫性甲状腺炎动物模型，将大鼠分为模型组、阳和汤组。干预8周后，与模型组比较，阳和汤组甲状腺淋巴细胞浸润程度及甲状腺滤泡细胞破坏均减少，TPOAb、TGAb 降低（均 $P<0.01$）。提示阳和汤可降低自身免疫性甲状腺炎大鼠甲状腺自身抗体，减少甲状腺组织淋巴细胞浸润程度，保护甲状腺滤泡细胞等作用。

左铮云等以高脂乳剂＋碳酸饮料＋普通饲料混合喂养建立大鼠营养性肥胖，将大鼠分为正常组，模型组，黄连解毒汤高、中、低（5.4、2.7、1.35 g/kg）剂量组，均灌胃 3 周。结果，与模型组比较，各给药组体重、脂肪指数均下降，HDL-C 水平升高，其中中剂量组 TG、TC、LDL-C、CEBPα 水平明显降低（$P<0.05$，$P<0.01$）。

8. 新陈代谢系统

文献共 1250 余篇，研究主要集中在糖尿病及其并发症（约占 74.2%）、痛风及其并发症（约占 12.1%）方面，其余为高尿酸血症、代谢综合征、高脂血症等。各类基金项目论文近 100 篇。

陆施婷等运用“中医传承辅助平台管理系统”，分析“疾病-证候-治法-中药”之间的关系，探讨丁学屏诊治糖尿病周围神经病变的临证经验及用药规律。通过对 31 例患者的病案进行分析，结果出现频次较多的虫类药物有全蝎、僵蚕、蝉蜕，药物组合有桑叶、桑白皮，全蝎、僵蚕，黄连、桑叶、桑白皮，生地黄、僵蚕、全蝎等。提示丁氏辨治糖尿病周围神经病变以“内风入络”为根本，治以“熄风通络”，善用虫类药物以搜风通络。

金智生等研究红芪多糖（HPS）对 db/db 小鼠糖尿病心肌病（DCM）心肌组织中 TGF-β1/Smads 信号通路的影响，结果经 HPS 治疗 8 周后，与模型组比较，HPS 高、中、低（200、100、50 mg/kg）剂量组血糖下降明显，心肌组织 TGF-β1 及 Smad2、Smad3 蛋白及 mRNA 的表达水平降低（均 $P<0.05$）。提示 HPS 可改善 db/db 小鼠 DCM 心肌纤维化的程度，延缓 DCM 病情进展，其作用机制可能与其抑制 TGF-β1/Smads 信号通路有关。

张静等将 245 例肝豆状核变性（WD）湿热内蕴证患者随机分为两组，均采用二巯基丙磺酸钠治疗，治疗组加服肝豆汤（大黄、黄连、黄芩、穿心莲、半枝莲、萆薢等）。结果，与对照组比较，治疗组 24 h 尿铜明显增多，GAS 量表评分（神经功能评分部分）下降，ALT、AST 降低明显，WBC 未见明显降低（均 $P<0.05$）。提示肝豆汤具有显著改善神经功能、排铜保肝、防止驱铜治疗引起的 WBC 减少等作用，且药物安全性好，可作为 WD 患者短期冲击治疗的首选治疗方案。

有关 2 型糖尿病、糖尿病肾病的治疗与研究详见专条。

9. 神经系统

文献共 1 390 余篇，研究主要集中在中风（约占 21.8%）、头痛（约占 10.1%）、眩晕（约占 8.4%）方面，其余为帕金森病、癫痫、脑卒中后抑郁、面神经麻痹等。各类基金项目论文近 60 篇。

冯苗等将 100 例偏头痛患者随机分为观察组与对照组，分别予加味散偏汤（川芎、白芍药、柴胡、香附、白芷、地龙等）与盐酸氟桂利嗪胶囊口服，疗程均为 4 周。结果，总有效率分别为 90.0%（45/50）、68.0%（34/50），组间比较 $P<0.05$；与对照组比较，观察组血清 5-HT 表达水平明显升高，ET-1 表达水平明显降低（均 $P<0.05$）。

程志清等观察淫羊藿苷脂质体经鼻给药对帕金森病模型大鼠黑质区多巴胺能神经元损伤的影响。结果，淫羊藿苷脂质体对鼻黏膜无明显损伤，与模型组比较，各给药组经阿扑吗啡诱导后旋转次数减少，双侧前肢功能有所提高，黑质区 TH 阳性表达显著提高，黑质区 CasPase3 阳性表达减少（均 $P<0.01$）。提示淫羊藿苷脂质体经鼻入脑对帕金森病模型大鼠多巴胺神经元有修复作用，且对鼻黏膜的安全性较好。

有关缺血性中风的治疗与研究详见专条。

10. 结缔组织免疫系统

文献共 250 余篇，研究主要集中在类风湿关节炎(约占 29%)、强直性脊柱炎(约占 18.7%)、风湿性关节炎(约占 16.8%)方面,其余为重症肌无力、系统性红斑狼疮等。各类基金项目论文近 30 篇。

陈红波等将狼疮小鼠随机分为中药组与对照组,分别予解毒祛瘀滋阴方(干地黄、炙鳖甲、青蒿、白花蛇舌草、积雪草、赤芍药等)和生理盐水灌胃 8 周。结果,与对照组比较,中药组血清抗 ds DNA 抗体、C3 浓度和肾脏病理损伤明显改善,CD70、PP2Ac、IL-10 的 mRNA 表达水平明显降低(均 $P<0.05$)。提示解毒祛瘀滋阴方可明显缓解狼疮小鼠皮肤损害及肾脏损伤,其作用机制可能与抑制下游甲基化敏感基因 CD_{70}、PP2Ac、IL-10 的过度表达有关。

11. 精神系统

文献共 880 余篇,研究主要集中在抑郁症(约占 22.4%)、失眠(约占 16.2%)、痴呆(约占 9.8%)方面,其余为焦虑症、精神分裂症等。各类基金项目论文共 40 余篇。

韩文文等将 144 例轻度阿尔茨海默病(AD)患者随机分为两组,中药组服用益肾化浊方免煎颗粒剂(淫羊藿、补骨脂、制首乌、炙黄芪、川芎、女贞子等)及盐酸多奈哌齐片模拟剂,对照组服用盐酸多奈哌齐片及益肾化浊方免煎颗粒模拟剂,疗程均为 24 周。结果,与对照组比较,中药组在善忘、善误、反应、迟钝、腰膝酸软、倦怠思卧、头晕等症状方面改善显著($P<0.05$),起效时间更早。

有关失眠、抑郁症、血管性痴呆的治疗与研究详见专条。

(撰稿:余小萍　审阅:周永明)

【咳嗽变异性哮喘的治疗与研究】

王雨墨等介绍王坤根辨治咳嗽变异性哮喘(CVA)经验。王氏认为该病具有发病突然、作止无常、喉间瘙痒并伴有胸闷气急等特点,病因以风邪为主导,病机为风邪犯肺、肺气失宣,肺气上逆、冲击声门,治疗以祛风宣肺为主,方药常以三拗汤加味:夹风寒者,合用祛风六味汤(荆芥、蝉衣、僵蚕、桔梗、甘草、防风);夹风热者,合用桑菊饮加制枇杷叶;夹风燥伤津者,加沙参、梨皮;久咳耗伤肺脾之气者,合用玉屏风散;病程反复迁延者,加虫类药、活血药(蜈蚣、全蝎、当归等)以辛润通络;咽痒甚者,加地肤子、徐长卿等祛风止痒。董高威等介绍刘建秋从六经辨证治疗 CVA。刘氏认为其归属于太阳病变证范畴,病因病机为邪恋太阳、袭扰肺卫、气机不利,风袭太阳为其致病基础。治疗时应首辨病位,分别以太阳病证(选用麻黄汤、三拗汤、桂枝汤、止嗽散、桂枝加厚朴杏子汤、麻杏苡甘汤化裁)、太阴病证(选用麻黄汤、三拗汤、止嗽散、大青龙汤合甘草汤、桔梗汤、半夏散、黄连阿胶汤、苓甘五味姜杏汤等化裁)、素体正虚证(阳虚者加桂枝、干姜、葛根、甘草、小茴香、党参等,阴虚者加麦冬、北沙参、天花粉、百合等,久病者加川芎、红花、丹参、益母草等)辨治,治疗主张以“宣”为要,以“降”为辅,药味多用辛散之品,以麻黄、桂枝、紫苏叶最为常用。且需要扶正御风,防治结合。在患者症状平稳后,予玉屏风散巩固治疗。陈燕从内外风合病论治,认为风为主因,肺虚风邪留恋为基本病机。急性期重在祛外风(苏叶、荆芥、防风,炙麻黄等)、息内风(钩藤、蝉蜕、僵蚕、地龙、蜈蚣、全蝎等),兼顾祛痰(半夏、陈皮、桔梗、金荞麦、苏叶、薄荷等);缓解期调理脏腑以息内风,平时还宜调摄体质,增强正气。

康年松等将 100 例风咳证患者随机分为两组,治疗组予蝉衣合剂(蝉衣、地龙、僵蚕、玉蝴蝶、大力子、枳壳等)并随证加减,对照组口服孟鲁司特钠片,疗程均为 4 周。结果,治疗组总有效率为 96.0%(48/50),对照组为 68.0%(34/50),组间比较 $P<0.05$。侯思聪将 96 例阴虚内热证患者随机分为两组,均予茶碱缓释胶囊口服,观察组联合滋阴清热方药(麦冬、沙参、玉竹、知母、桑叶、枇杷叶

等)治疗,疗程均为4周。结果,治疗组总有效率为93.8%(45/48),对照组为79.2%(38/48),组间比较$P<0.05$;与对照组比较,治疗组血清IgE、IL-5及呼出NO水平均明显降低($P<0.05$)。剡雄等将90例气阴两虚、风邪留恋证咳嗽变异性哮喘(CVA)患者随机分为两组,治疗组服用益气祛风方(太子参、麦冬、五味子、麻黄、苦杏仁、荆芥等),对照组口服孟鲁司特钠片,疗程均为4周。结果,治疗组总有效率为93.3%(42/45),对照组为75.6%(34/45),组间比较$P<0.05$。

高明等观察了苏黄止咳胶囊对CVA豚鼠模型的影响。将豚鼠随机分为正常组、模型组、醋酸泼尼松组及苏黄止咳胶囊高、低(6、2 g/kg)剂量组,结果,与正常组比较,模型组咳嗽次数、BALF中嗜酸性粒细胞百分率明显升高($P<0.05$);与模型组比较,苏黄止咳胶囊高、低剂量组咳嗽次数明显降低,差异有统计学意义;高剂量组气道阻力及BALF中嗜酸性粒细胞百分率下降明显(均$P<0.05$)。

(撰稿:吴欢　审阅:余小萍)

【慢性阻塞性肺疾病的治疗与研究】

黄立搜等介绍宋康辨治慢性阻塞性肺疾病(COPD)急性加重期三法。开肺降气、止咳平喘,以理肺汤(藿香、苏叶、白芷、郁金、枳壳、焦六曲等)加减;化痰通腑、肺肠同治,分别以前胡、炒苏子、杏仁、枇杷叶、炙百部、款冬花等化痰降逆平喘或加用浙贝母、鱼腥草、肺形草、败酱草、黄芩、芦根等清热化痰,瓜蒌皮、厚朴理气通腑而降逆平喘;宽胸理气、活血化瘀,以虎化汤(虎杖、芦根、薏苡仁、肺形草、鱼腥草、黄芩等)加减治疗。

陈海玲等将70例COPD稳定期伴营养不良脾肾两虚证患者随机分为两组,均予常规西药(氨茶碱缓释片)治疗,观察组加服健脾补肾中药(黄芪、淫羊藿、茯苓、山药、杏仁、山茱萸等)。经治3个月,与对照组比较,观察组中医症状积分显著减少,FEV1%、FEV1/FVC%、BMI、TT3、CORT均升高,血清TNF-α、IL-6、ACTH水平均下降(均$P<0.05$)。提示健脾补肾中药可调节患者神经内分泌免疫网络。折哲等将120例慢性阻塞性肺疾病急性加重期(AECOPD)患者随机分为两组,均予常规西药治疗,治疗组在此基础上加服复方佛耳草合剂(佛耳草、鱼腥草、百部、地龙、车前草、陈皮等),对照组加服安慰剂。经治14 d,治疗组脱落9例、对照组脱落4例。结果,与对照组比较,治疗组咳嗽、咯痰评分及总积分、IL-8水平均明显下降;TLR2、TLR4水平均明显升高(均$P<0.05$)。何飞等将40例稳定期气虚痰瘀证患者随机分为两组,均予沙美特罗氟替卡松粉吸入剂治疗,治疗组加用口服保肺定喘汤(炒党参、黄芪、当归、桔梗、甘草、地龙等),疗程均为3个月。结果,与对照组比较,治疗组中医症状积分减少,CAT评分改善显著(均$P<0.05$)。

郭晓燕等研究川芎平喘合剂(川芎、赤芍药、丹参、当归、白芍药等)对肺动脉平滑肌细胞(PASMCs)增殖及对Rho激酶的影响。体外培养PASMCs并随机分为对照组,模型组,川芎平喘合剂高、中、低(血清体积含量分别为总培养体系的20%、10%、5%)浓度组,Rho激酶抑制剂组。经过测定,结果与对照组比较,模型组PASMCs增殖明显升高,ROCK1、ROCK2表达增强;与模型组比较,川芎平喘合剂中、高剂量组PASMCs增殖水平显著降低,低、中、高剂量组ROCK1、ROCK2表达降低,以高剂量组最为显著;与抑制剂组比较,川芎平喘合剂低、中剂ROCK1、ROCK2表达均降低($P<0.05$, $P<0.01$)。提示川芎平喘合剂可明显抑制COPD相关肺动脉高压大鼠PASMCs增殖,其机制与降低Rho相关蛋白表达有关。

(撰稿:吴欢　审阅:余小萍)

【肺纤维化的研究】

王增霞等从络病理论探讨特发性肺纤维化

(IPF)的病因病机，认为其病位在肺络，因肺中络气乏源，外邪侵袭而致肺络痹阻，日久则脏气受损，络脉空虚。从病机演变来看，早期以气虚、痰湿为主，中晚期以气滞、痰浊、瘀血为主。益气活血、化痰通络是 IPF 基本治法，且应注重运用虫类药以搜剔络中痰浊瘀血。任培中等认为 IPF 与“虚喘”具有密切相关性，气虚是原发病因，肾精亏虚是关键病机，两者贯穿疾病发生发展的整个过程，当以虚喘的主要治法即补气益肾为主，可以贞元饮(熟地黄、当归、甘草、人参、黄芪)加味治疗。

毛龑等研究补肺通络方(黄芪、人参、补骨脂、当归、川芎、半夏等)对肺纤维化的作用机制。采用气管切开滴入博莱霉素法造模，将大鼠随机分为空白对照组、模型组、西药组(泼尼松)、联合组(补肺通络方+泼尼松)，各给药组均灌胃 30 d。结果，与对照组比较，模型组支气管管腔存在脱落的黏膜上皮，外壁间质明显增厚，局限性肌层增厚，肺泡壁大部分增厚，肺泡结构破坏，肺实质结构紊乱，局部炎细胞浸润，西药组、联合组支气管黏膜完整，肺泡壁大多较薄，支气管壁轻度增厚或增厚不明显，大多数肺泡壁较薄或增厚不明显；模型组肺组织中 TNF-α、TGF-β1、IL-4 表达均明显升高(均 $P<0.01$)。与模型组比较，西药组、联合组上述指标均降低，且以联合组更为显著(均 $P<0.01$)。杨丽等以相同方法造模，将大鼠随机分为空白组，模型组，西药组(醋酸泼尼松龙片)，芪龙煎剂(黄芪、北沙参、熟地黄、广地龙、当归、川芎等)高、中、低(1.0、0.5、0.25 g)剂量组。灌胃 28 d 后，结果与空白组比较，其余各组血清 IL-4 水平均明显升高($P<0.01$, $P<0.05$)；肺组织 IFN-γ 表达均显著下调($P<0.01$, $P<0.05$)。与模型比较，各给药组血清 IL-4 均明显降低(均 $P<0.01$)；肺组织 IFN-γ 表达均显著上调($P<0.01$, $P<0.05$)。提示参龙煎剂可通过抑制 IL-4、增强 INF-γ 表达抗肺纤维化，其内在机制可能与调节 Th1/Th2 细胞因子网络失衡有关。敬岳等观察补肺活血胶囊(黄芪、赤芍药、补骨脂)小鼠肺组织纤维化样变的影响。通过鼻腔滴注可吸入 PM2.5 悬液建立模型小鼠并随机分为低、中、高(1.6、8、40 mg·kg^{-1}·bw^{-1})剂量染毒中药组，另设空白组对照。结果，与空白组比较，各染毒组肺组织纤维化样变随染毒剂量的增加而加重，经补肺活血胶囊干预后，各剂量染毒组小鼠的肺组织损炎性介质表达均显著降低(均 $P<0.01$)。提示补肺活血胶囊可减少肺组织中炎性因子的分泌，改善肺炎性损伤及纤维化样变的程度。

(撰稿：吴欢　审阅：余小萍)

【急性心肌梗死的治疗及实验研究】

陈运起等将 74 例急性心肌梗死(AMI)伴心衰患者随机分组，对照组给予常规西医治疗，观察组在对照组基础上给予黄芪保心颗粒(黄芪、益母草、丹参、桂枝、人参、茯苓等)。经治 2 周，观察组总有效率 94.6%(35/37)，对照组 78.4%(29/37)，组间比较 $P<0.05$；两组 N 端前脑钠肽(NT-proBNP)、心肌肌钙蛋白Ⅰ(cTnⅠ)及心形脂肪酸结合蛋白(H-FABP)水平均降低，且治疗组更为明显($P<0.05$)。

谢荣苑等将大鼠随机分为假手术组、模型组、心痛方(柴胡、瓜蒌、川芎、桃仁、蒲黄、白芥子等)组、双抗组(阿司匹林+氯吡格雷)，均灌胃给药 7 d。结果，与假手术组比较，其余各组 MMP-9mRNA 表达、MMP-9mRNA/TIMP-1mRNA 比值均升高(均 $P<0.01$)；与模型组比较，心痛方组、双抗组此二项指标均降低，且心痛方下降更为显著(均 $P<0.01$)。提示心痛方对急性缺血缺氧后心肌具有明显保护作用，可能通过调控 MMP-9mRNA 及 TIMP-1mRNA 活性表达来实现 MMP-9mRNA/TIMP-1mRNA 的平衡。欧阳过等亦通过实验研究，提示心痛方可显著增加急性心梗大鼠 SERCA2amRNA 表达($P<0.05$)，从而改变心肌梗死后冠脉的微环境，通过提高 SERCA2a 活

性来调节钙稳态，降低心肌梗死后心律失常的发生。闫会晶等观察西洋参茎叶总皂苷(PQS)与精制血府浸渍膏(柴胡、川芎、赤芍药、枳壳全方水提取物)配伍对AMI大鼠心肌线粒体生物合成相关蛋白的影响。以结扎冠状动脉前降支造成AMI模型，随机分为模型组与益气活血组，并设假手术组(只穿刺，不结扎)。灌胃28 d，结果与假手术组比较，模型组大鼠左室收缩末期内径(LVDs)、左室舒张末期内径(LVDd)值升高、心室射血分数(EF)值降低($P<0.05$)；与模型组比较，益气活血组大鼠LVDs、LVDd值均降低，EF值升高；心肌组织内AMPKα2、PGC1α基因上调(均$P<0.05$)。提示益气活血中药可改善AMI后左室功能，促进线粒体生物合成蛋白(AMPKα2、PGC1α)的表达，抑制AMI后左室重构。何忠开等以结扎大鼠左冠状动脉前降支法造模，将大鼠随机分为假手术组、AMI组、白藜芦醇组，灌胃4周。结果，与假手术组比较，AMI组心肌组织中心肌核因子(NF-κB)、NF-κB抑制蛋白α(IκBα)和IκB激酶α(IKKα)蛋白及mRNA表达显著升高。提示白藜芦醇具有AMI大鼠抑制NF-κB信号通路高表达的作用。郭洁等以冠状动脉左前降支结扎造模，将大鼠随机分为假手术组、AMI组、丹参酮ⅡA组。灌胃2周，结果与假手术组比较，AMI组左室射血分数(LVEF)及左室长轴缩短分数(FS)升高，LVDd、LVDs值均升高，心肌细胞凋亡数明显升高，Bax与Caspase-3蛋白表达量显著上调(均$P<0.01$)；与AMI组比较，丹参酮ⅡA组上述指标均显著改善(均$P<0.01$)。提示丹参酮ⅡA能抑制AMI大鼠心肌细胞凋亡，与调节凋亡相关蛋白Bax、Caspase-3表达相关。李鑫辉等将大鼠随机分为假手术组、AMI组、骨髓干细胞移植组(BMSCs移植组)、DSTLJD组(丹参通络解毒汤组)、DSTLJD+BMSCs组(丹参通络解毒汤+BMSCs移植)，BMSCs细胞悬液直接注入梗死区边缘心肌组织，DSTLJD组、DSTLJD+BMSCs组予丹参通络解毒中药(丹参、当归、红花、玄参、檀香、水蛭等)，其余各组予生理盐水，均灌胃4周。结果，与AMI组比较，BMSCs组、DSTLJD组、DSTLJD+BMSCs组大鼠NF-κB蛋白表达明显降低，且血清炎症因子TNF-α、IL-6水平明显下降(均$P<0.05$)，心肌损伤程度明显改善；以DSTLJD+BMSCs组为最优。提示BMSCs移植联合丹参通络解毒汤能够改善AMI模型大鼠的心肌损伤，调节NF-κB介导的炎症反应，修复缺血心肌。

(撰稿：刘霖　审阅：周永明)

【高血压病的实验研究】

曲怡等采用高盐喂养法制备高血压前期模型，将大鼠随机分为正常组、模型组、补阳还五汤组。灌胃5周，与模型组比较，补阳还五汤组主动脉单核细胞趋化因子-1(MCP-1)、血管细胞间黏附分子-1(VCAM-1)、细胞间黏附分子-1(ICAM-1)mRNA表达及P-选择素、E-选择素含量均降低($P<0.05$)。提示补阳还五汤可能通过下调血管黏附分子表达，改善高血压前期大鼠血管损伤。曲氏等还通过相同方法进行研究，提示补阳还五汤可调节TNF-α/NF-κB炎症信号通路，减轻炎症反应。张箫箫等探讨针箭颗粒Ⅱ号(鬼针草、鬼箭羽、女贞子、山茱萸、玄参、黄连等)治疗原发性高血压病(SHR)合并代谢紊乱的作用机制。将大鼠随机分为正常组(普通饲料+安慰剂)、模型组(高脂饲料+安慰剂)及清肝滋肾中药组(高脂饲料+针箭颗粒Ⅱ号)，灌胃8周。测定血清中血管紧张素Ⅱ(AngⅡ)、TNF-α、IL-6、单核细胞趋化蛋白1(MCP-1)、人纤溶酶原激活物抑制1(PAI-1)水平。结果，与模型组比较，中药组大鼠血清AngⅡ、TNF-α、IL-6、PAI-1水平显著降低($P<0.05$)，其中IL-6与正常组无明显差异($P>0.05$)。提示清肝滋肾中药(针箭颗粒Ⅱ号)能显著上调SHR大鼠肝脏组织Sirt1蛋白的表达，显著减轻SHR大鼠的肝脏脂肪浸润。

危致芊等将SHR大鼠随机分成模型组、血压平胶囊(天麻、酸枣仁、菊花、汉防己、怀牛膝)组及依那普利组，连续灌胃8周。结果，与模型组比较，药物组组炎性指标心肌Toll样受体4(TLR4)、Toll样受体2(TLR2)、髓样分化因子(MyD88)的蛋白表达、左室质量及左室质量指数均明显下降($P<0.05$, $P<0.01$)。季也等以相同方法研究，提示血压平胶囊可下调NF-κB信号转导通路、心肌TLR2、TLR4、MyD88蛋白表达的水平，有效控制血压和延缓左室肥厚进展，减轻靶器官损伤。

吴雨婷等观察淫羊藿次苷Ⅱ(ICSⅡ)对SHR心肌细胞凋亡的干预作用，将SHR大鼠随机分为模型组、ICSⅡ高、中、低(16、8、4 mg/kg)剂量组及阳性药(氯沙坦)组，给药12周。结果，与模型组比较，ICS各剂量组及阳性药组血压、左心质量指数均下降($P<0.05$)。心肌细胞排列趋于整齐、细胞肥大及心肌细胞凋亡情况均得以改善。纪禄风等研究当归挥发油对SHR大鼠miR-155及其靶基因、ACE2/[Ang(1～7)]/Mas受体轴表达的影响。结果，不同处理情况、时间在大鼠收缩压中存在交互作用($P<0.05$)；与正常组比较，各给药组收缩压均升高；与模型组比较，当归挥发油高、中、低(100.0、37.0、12.6 $mg \cdot kg^{-1} \cdot d^{-1}$)剂量组、藁本内酯组、缬沙坦组收缩压均下降；当归挥发油各剂量组大鼠AT1R、ERK1/2、p-ERK1/2表达水平均降低。魏程科等还从肾素-血管紧张素-醛固酮系统(RAAS)探讨当归挥发油的作用机制。提示当归挥发油可对高血压血管内皮细胞损伤起到保护作用，并可改善内皮依赖性舒张收缩功能障碍，高剂量作用尤为明显。秦梦瑶等研究玉米须水提物(AECS)对SHR大鼠血小板聚集功能的影响及机制。将大鼠随机分为正常组，模型组，AECS高、低(15、5 g/kg)剂量组，连续灌胃25 d。结果，与正常组比较，模型组血小板最大聚集率增高，血浆总抗氧化能力及谷胱甘肽水平降低，血管紧张素Ⅱ水平增高；与模型组比较，AECS高低剂量组血小板最大聚集率均降低，血浆总抗氧化能力及谷胱甘肽水平增高，血管紧张素Ⅱ水平下降($P<0.05$, $P<0.01$)。马晓丽等研究两色金鸡菊提取物对SHR血压及氨基酸代谢谱的调节作用。将大鼠随机分为模型组，两色金鸡菊提取物高、中、低剂量组(3.2、1.6、0.8 g/kg)，西药卡托普利组，连续灌胃4周。结果，与模型组比较，各给药组氨基酸代谢均有不同程度改变，其中低剂量组苏氨酸显著降低($P<0.01$)；中剂量组丝氨酸、苏氨酸降低($P<0.05$)，缬氨酸、蛋氨酸、赖氨酸显著降低($P<0.01$)；高剂量组的苏氨酸、缬氨酸、蛋氨酸、赖氨酸均显著降低(均$P<0.01$)。提示两色金鸡菊降低血压可能与其调节氨基酸代谢有关。

(撰稿：刘霖　审阅：周永明)

【慢性萎缩性胃炎的治疗与研究】

焦玉梅将90例慢性萎缩性胃炎(CAG)脾胃湿热证患者随机分为两组，对照组予浓缩型摩罗丹丸，治疗组予柴胡三仁汤(生薏苡仁、柴胡、滑石、黄芩、苦杏仁、白豆蔻等)。经治4周，总有效率分别为95.6%(43/45)、71.1%(32/45)，组间比较$P<0.05$。李彦生将120例脾虚湿阻证患者随机分为两组，治疗组予化湿和胃汤(藿香、厚朴、佩兰、白芷、半夏、神曲等)，对照组予吗丁啉及奥美拉唑胶囊口服。经治4周，总有效率分别为80.0%(48/60)、90.0%(54/60)，组间比较$P<0.05$；治疗组不良反应情况少于对照组。柳青将230例浊毒内蕴证患者随机分为两组，治疗组用化浊解毒和胃方(藿香、佩兰、砂仁、白花蛇舌草、半枝莲、全蝎等)，对照组予胃复春片，疗程均为6个月。结果，总有效率分别为90.8%(109/120)、66.4%(73/110)，组间比较$P<0.05$。李翰等将60例寒热错杂证患者随机分为两组，治疗组予胃和冲剂Ⅱ号(半夏、干姜、黄连、党参、丹参、炙甘草等)，对照组予胃复春片。经治

12周，总有效率分别为93.3%(28/30)、73.3%(22/30)，组间比较$P<0.05$；停药3个月后随访，治疗组远期疗效明显优于对照组($P<0.05$)。李慧等将90例脾虚瘀滞证患者随机分为两组，治疗组予胃萎方(炙黄芪、党参、枳壳、八月札、白术、茯苓等)，对照组予富硒康。经治疗3个月，总有效率分别为80.0%(48/60)、70.0%(21/30)，组间比较$P<0.05$；与对照组比较，治疗组胃脘痞满、胃脘疼痛症状及病理组织学情况如胃黏膜腺体萎缩、肠上皮化生、异型增生等明显改善(均$P<0.05$)。李卫强等将89例气阴不足、毒瘀交阻证患者随机分为两组，治疗组予以蜥蜴胃康基本方(宁夏密点麻蜥、太子参、黄芪、石斛、乌梅、炒白芍等)，对照组予养胃颗粒(若HP阳性者则加服雷贝拉唑、阿莫西林胶囊及克拉霉素片)。经治12周，总有效率分别为93.3%(42/45)、72.7%(32/44)，组间比较$P<0.05$。杨勇等将150例胃阴亏虚证患者随机分为两组，对照组口服胃复春片，治疗组在此基础上加用健脾消萎方(黄芪、白术、茯苓、黄芩、党参、白花蛇舌草等)，疗程均为6个月。结果，治疗组总有效率为89.3%(67/75)，对照组为65.3%(49/75)组间比较$P<0.05$；与对照组比较，治疗组血清抗凋亡蛋白Bcl-2水平降低，促凋亡蛋白Bax水平增高(均$P<0.05$)。

王炳予等将95例气虚血瘀证患者随机分为两组，治疗组予丹芪祛瘀止痛颗粒(黄芪、丹参、白芍药、乌药、北沙参、地榆等)，对照组予胃复春片。连续治疗12周，与对照组比较，治疗组血清肿瘤坏死因子-α、IL-6、肿瘤坏死因子受体Ⅰ水平均降低，血清生长激素、表皮生长因子水平均升高(均$P<0.05$)。

(撰稿：刘芳 寿雅琨 审阅：孟静岩)

【胃癌前病变的治疗与研究】

袁星星等将68例胃癌前病变(PLGC)气虚血瘀证患者随机分为丹芪祛瘀止痛颗粒(黄芪、丹参、白芍药、乌药、北沙参、地榆等)治疗组与维酶素片对照组。经治3个月，总有效率为85.3%(29/34)、58.8%(20/34)，组间比较$P<0.05$；两组中医症状评分、胃黏膜组织病理评分均下降，且治疗组下降更甚($P<0.05$，$P<0.01$)；与对照组比较，治疗组胃黏膜组织中肿瘤坏死因子受体相关因子1(TRAF1)、淋巴细胞活化诱导受体(4-1BB)、白细胞淋巴瘤/白血病xL(Bcl-xL)表达明显下降($P<0.05$，$P<0.01$)。

李慧臻等以改良MNNG+复合法造模，将大鼠随机分为空白组，模型组，半夏泻心汤高、中、低(22.99、13.75、6.875 g/kg)剂量组，对照组(雷尼替丁)，灌胃16周。结果，与模型组比较，各给药组大鼠胃黏膜组织中的NF-κB、信号转导及转录活化因子3(STAT3)、IL-1β、TNF-α、Bcl-2阳性率、原癌基因C-MYC阳性率均降低，抑癌基因p21阳性率升高($P<0.05$，$P<0.01$)；与对照组比较，半夏泻心汤各剂量组上诉指标改善均更为明显($P<0.05$，$P<0.01$)。提示半夏泻心汤可能通过抑制PLGC大鼠胃黏膜组织NF-κB/STAT3信号通路中的炎性因子、癌因子，促进抑癌因子的表达，从而影响阻断PLGC的发生发展。刘伟等以MNNG水溶液自由饮用+饥饱失常+耗气泻下法造模，将大鼠随机分为空白组、模型组、维酶素组、胃炎1号(党参、白芍药、当归、蒲公英、白花蛇舌草、蚤休等)组，连续灌胃10周。结果，与模型组比较，胃炎1号组胃黏膜上皮细胞β-catenin蛋白累积面积、光密度、积分光密度，糖原合成酶激酶-3(GSK3β)蛋白面积、光密度、灰度，G蛋白偶联受体5($Lgr5^+$)表达累积面积、积分光密度，MMP-7积分光密度均显著降低(均$P<0.05$)。提示胃炎1号可通过下调Wnt信号通路β-catenin、GSK3β、MMP-7的表达，抑制GPL大鼠$Lgr5^+$胃癌干细胞的增殖、侵袭及迁移。张璇等采用化学干预为主的多因素造模，将大鼠随机分为正常组、模型组、维酶素组、消痰和胃方(柴胡、制半夏、桂枝、细辛、黄连、炒枳壳等)

组，灌胃6周。结果，与模型组比较，消痰和胃方组及维酶素组胃黏膜细胞Caspase-3水平和凋亡指数明显升高，消痰和胃方组p-NF-κBp65表达降低(均$P<0.05$)；与维酶素比较，消痰和胃方可逆转胃癌前病变胃黏膜病理状态($P<0.05$)。邓海霞等采用MNNG转化人胃黏膜上皮细胞(GES-1细胞)为MC细胞(PLGC模型细胞)，以养正散结汤(党参、半枝莲、佛手等)含药血清处理MC细胞，并检测相关指标。结果，与对照组比较，养正散结汤组48、72 h OD值均降低，细胞凋亡率升高(均$P<0.01$)；MC细胞let-7a、miR-7的表达均低于其本亲细胞GES-1细胞($P<0.05$)；经养正散结汤大鼠含药血清干预后，let-7a、miR-7的表达显著上调($P<0.01$)。提示养正散结汤可上调抑癌性miRNAlet-7a、miR-7的表达而抑制MC细胞增殖，诱导其凋亡。张德英等将大鼠随机分为空白组，模型组，宁夏密点麻蜥高、中、低(0.17、0.08、0.04 g/ml)剂量组，对照组(维酶素)。灌胃12周后，观察大鼠胃黏膜病理变化并检测胃体组织缺氧诱导因子-1α(HIF-1α)、血管内皮生长因子(VEGF)、P53及P53上调凋亡调空因子(PUMA)蛋白表达。结果，与空白组比较，其余各组HIF-1α、VEGF水平均升高(均$P<0.05$)；与模型组比较，各给药组上述指标均降低；其中以宁夏密点麻蜥高剂量组为最低(均$P<0.05$)。李卫强亦通过相同方法进行研究。结果，各给药组P53、PUMA水平均降低(均$P<0.05$)；宁夏密点麻蜥各剂量组P53及PUMA阳性表达率均低于维酶素组，以高剂量组为最低。

(撰稿：刘霖　审阅：孟静岩)

【溃疡性结肠炎的治疗与研究】

陈红宇等总结沈洪治疗溃疡性结肠炎(UC)的经验。沈氏认为湿邪是该病主要病理因素，联合运用清热化湿，敛疮生肌等药物自拟灌肠方(黄柏、石菖蒲、地榆、苦参、白及、诃子等)，结合病情分期的不同特点，利用中医外治法的优势，以病情分期为基础，参合“内疡”“内痈”的治疗方法，急性期多运用消法以清热解毒、凉血消痈；缓解期常运用补法以托疮排脓、敛疮生肌，预防复发。并且重视因人制宜，注重针对不同病变位置采用合理的灌肠方式。高善语等介绍梅笑玲治疗慢性溃疡性结肠炎的经验。梅氏强调病机为本虚标实，本虚为脾气亏虚、脾肾阳虚，标实为湿毒、热毒、瘀毒，治疗上重视健脾补肾、清热祛湿、调和气血。治疗基本原则：内服与灌肠并用，扶正解毒并施，宜温化、慎苦寒，重疏导、慎涩敛，活血化瘀与祛腐生肌并用等。

李丹丹等将70例活动期UC患者随机分为两组，对照组口服美沙拉嗪肠溶片，治疗组在此基础上加服解毒化瘀汤(白头翁、黄连、黄芩、黄柏、半枝莲、马齿苋等)，疗程均为12周。结果，治疗组总有效率为93.3%(28/30)，对照组为80.6%(25/31)，组间比较$P<0.05$；与对照组比较，治疗组COX-2、PGE_2、MMP-1均降低($P<0.05$，$P<0.01$)。何巧娜等选取89例轻中度活动期UC患者，随机分为美沙拉嗪组和联合治疗组，联合治疗组联合辨证加服益气愈溃汤(黄芪、炒白术、炒薏苡仁、白头翁、白及、马齿苋等)，疗程均为3个月。结果，联合治疗组总有效率为88.3%(38/43)美沙拉嗪组为78.2%(36/46)，组间比较$P<0.05$；与美沙拉嗪组比较，联合治疗组的疾病活动指数、病理学评分均下降(均$P<0.05$)。姚力侠将80例UC患者随机分为两组，对照组予柳氮磺嘧啶，观察组予芪杞固本汤(黄芪、当归、党参、秦皮、黄连、白术等)加减口服，以4周为1个疗程，连续治疗2个疗程。结果，观察组总有效率为95.0%(38/40)，对照组为75.0%(30/40)，组间比较$P<0.05$；观察组总T细胞、辅助性T细胞、B淋巴细胞及抑制性T细胞改善优于对照组(均$P<0.05$)。李雯等将98例UC患者随机分为两组，均予西医常规治疗，观察组加服致康胶囊(大黄、三七、阿胶、黄连等)口服，疗程均为14 d。与对照组比较，观察组纤维蛋白原、血小板

计数、血小板平均体积均下降，血小板最大聚集率、生命质量评分升高（$P<0.05$，$P<0.01$）。提示致康胶囊能够降低溃疡性结肠炎患者炎性反应程度，改善患者血凝状态。

刘彬彬等研究俞氏清热活血中药（黄芩、丹参、蒲公英、红藤、败酱草、半边莲等）灌肠对UC大鼠的影响。采用三硝基苯磺酸灌肠制作大鼠模型，将大鼠随机分为正常组、模型组、美沙拉嗪组及中药复方高、中、低（80、40、20 $g\cdot kg^{-1}\cdot d^{-1}$）剂量组，灌肠干预10 d。结果，与模型组比较，中药复方高、中剂量组大鼠体重降比减小、结肠黏膜形态学及组织学损伤评分下降、血白细胞及中性粒细胞水平均下降（$P<0.05$，$P<0.01$），作用与美沙拉嗪相当。韩方等研究复方青黛颗粒（青黛、黄柏、儿茶、枯矾、珍珠等）对UC大鼠结肠组织MyD88、TRAF6表达的影响。以三硝基苯磺酸法造模，将大鼠随机分为空白组、模型组、美沙拉嗪组及复方青黛颗粒高、中、低（1 200、900、600 mg/kg）剂量组，连续灌胃10 d后。结果，与空白组比较，模型组MyD88、TRAF6的表达明显升高（$P<0.05$）；与模型组比较，复方青黛颗粒高、中剂量组及美沙拉嗪组此二指标均降低（均$P<0.05$）。提示青黛颗粒对模型UC大鼠的治疗作用，可能与抑制MyD88、TRAF6的表达有关。张林等观察青柏溃结汤（黄柏、苦参、大青叶、板蓝根、乌贼骨、炒薏苡仁等）对乙酸诱导UC大鼠模型结肠黏膜愈合及血清细胞因子的影响。将大鼠随机分为空白组，模型组，柳氮磺吡啶组，康复新液组及青柏溃结汤高、中、低（2、1、0.5 g/ml）剂量组，连续灌肠7 d。结果，与空白组比较，其余各组病变结肠黏膜出现充血水肿，伴有糜烂及溃疡；与模型组比较，各给药组结肠溃疡面减小，充血减轻，以青柏溃结汤中、低剂量组较为明显；各给药组血清TNF-α含量下降，以青柏溃结汤低剂量组最为明显；IL-10含量升高，以青柏溃结汤中剂量组最为明显（均$P<0.05$）。

（撰稿：刘芳 王琦 审阅：孟静岩）

【脂肪肝的治疗及实验研究】

龚亚华等将80例非酒精性脂肪性肝炎（NASH）患者随机分为两组，治疗组在干预生活方式基础上服用苍菊颗粒（炒白术、荷叶、决明子、菊花、苍术、蒲黄等），对照组在干预生活方式基础上口服安慰剂。经治24周，治疗组总有效率为82.5%（33/40）、对照组为52.5%（21/40），组间比较$P<0.05$；与对照组比较，治疗组患者ALT、GGT、TC、TG、HDL-C均降低（$P<0.05$）。汪林琴等将106例非酒精性NASH患者随机分为两组。对照组采用多烯磷脂酰胆碱治疗，研究组在此基础上联合加味健肝降脂汤（茯苓、生山楂、决明子、首乌、丹参、法半夏等）治疗。经治4周，研究组总有效率为96.3%(51/53)，对照组为75.5%(40/53)，组间比较$P<0.05$；两组TC、TG、DBIL、TBIL、ALT及AST水平均降低，且研究组下降更为明显（均$P<0.05$）。王映林等人将80例酒精性肝炎患者随机分为两组，对照组予多烯磷脂酰胆碱胶囊，观察组在此基础上加服牛黄参胶囊（由体外培育牛黄及西洋参按一定比例配方组成）。经治1个月，观察组总有效率为95.0%（38/40），对照组为75.0%（30/40），组间比较$P<0.01$。

赵文霞等以高脂饲料建立NASH模型，将大鼠随机分为空白组、模型组、对照组（多烯磷脂酰胆碱胶囊）及化痰祛湿活血方（泽泻、海藻、决明子、郁金、丹参、山楂等）高、中、低（5.04、2.52、1.26 g/100 g）剂量组，均灌胃7周。结果，与空白组比较，模型组血清ALT、AST、ALP、TC、TG、FPG水平及p-NF-κBp65(ser536)蛋白表达均明显升高；肝组织ADPN、AdipoR2、p-AKT(ser473)蛋白表达明显下降（均$P<0.01$）；与模型组比较，各给药组以上指标均明显改善，其中高剂量组最为明显（$P<0.05$，$P<0.01$）。病理学变化显示，对照组肝小叶分界较模糊，肝细胞内可见大小不等的脂滴，汇管

区偶见炎症细胞浸润。模型组肝细胞索紊乱，肝小叶结构欠清晰，大部分细胞肿胀，弥漫性脂肪变性，汇管区及小叶内存在炎细胞浸润和点状坏死灶。化痰祛湿活血方高剂量组少数肝细胞胞内有细小脂滴，小叶分界清晰，肝索呈放射状排列；中剂量组部分肝细胞存在大小不等的脂滴，少数汇管区有炎症细胞浸润。周桃桃等将大鼠随机分为正常组、模型组、葛根散(甘草、干葛花、葛根、缩砂仁、贯众)高、低(2、1 ml/100 g)剂量组。连续灌胃 4 周，与正常组比较，模型组 TNF-α 含量升高，与模型组比较，葛根散高、低剂量组此指标含量均下降(均 $P<0.05$)。李红山等以相同方法造模，将大鼠随机分为正常组、模型组、HJJB 方(红景天苷、姜黄素、绞股蓝总苷、白术多糖)组、罗格列酮组，灌胃 6 周。结果，与正常组比较，模型组 TG、肝组织 ACCase、SCD1 含量均显著升高；与模型组比较，HJJB 组、罗格列酮组上述指标含量均显著降低($P<0.01$)，以 HJJB 组为最低(均 $P<0.01$)；正常组肝细胞形态正常，胞浆内未见脂肪蓄积，小叶内未见炎细胞浸润；模型组肝细胞脂肪变性明显，胞浆疏松，内可见较多脂肪滴聚集，部分细胞可见细胞核偏移，并可出现轻度的炎细胞浸润和散在的点灶状坏死；HJJB 方组、罗格列酮组的上述表现明显减轻，尤以 HJJB 方组减轻最为明显。

(撰稿：许笑阳　审阅：徐列明)

【肝纤维化的研究】

沈震等将 240 例肝纤维化患者随机分成两组，均予针对病因的治疗，治疗组加服牡甲化纤方(海藻、制鳖甲、生牡蛎、莪术、丹参、枳实等)，对照组口服复方鳖甲软肝片。经治 24 周，与对照组比较，治疗组肝功能指标(TBiL、ALT、AST、Alb、Glo、GGT)，肝纤维化指标(HA、LN、PⅢP、Ⅳ-C)及单胺氧化酶(MAO)均有所下降(均 $P<0.05$)。

牟德英等采用猪血清腹腔注射复制免疫性肝纤维化模型，将大鼠随机分成正常组、模型组、加减三甲散组(鳖甲、柴胡、穿山甲、僵蚕、土鳖虫、桃仁等)、复方鳖甲软肝片对照组。灌胃 60 d，与正常组比，模型组肝脏微血管密度(MVD)、PDGF-BmRNA 及蛋白含量均升高(均 $P<0.01$)；与模型组比较，加减三甲散组大鼠 MVD、PDGF-BmRNA 及蛋白含量均下降($P<0.01$，$P<0.05$)，与鳖甲片组比较无明显差异($P>0.05$)。提示加减三甲散可能通过下调大鼠肝组织中 PDGF-B 的表达水平，减少肝脏病理性血管增生，降低微血管密度，从而抑制肝纤维化进程。安祯祥等以 CCl_4 腹腔注射造模，将大鼠随机分为正常组，模型组，秋水仙碱组，扶正化瘀组，石斛多糖高、中、低(20、10、5 $g \cdot kg^{-1} \cdot d^{-1}$)剂量组。灌胃 4 周，与正常组比较，模型组 TGF-β1、TIMP-1 mRNA 的表达上调，MMP13mRNA 的表达下调(均 $P<0.05$)；与模型组比较，各给药组肝组织 TGF-β1mRNA 的表达均下调，其中扶正化瘀组、石斛多糖高、中剂量组下调更为明显(均 $P<0.05$)；各给药组 TIMP-1mRNA 表达下调，MMP13mRNA 的表达上调，其中扶正化瘀组、石斛多糖高剂量组 MMP13mRNA 表达显著上调(均 $P<0.05$)；各给药组肝纤维化分期明显降低(均 $P<0.05$)。杨桂智等以相同方法造模，将小鼠随机分为空白组、模型组、虎杖苷组，腹腔注射给药均 6 周。结果，与空白组比较，模型组血清 ALT 水平显著升高；与模型组比较，虎杖苷组 ALT 水平显著降低(均 $P<0.01$)。与空白组比较，模型组肝脏内大量胶原沉积；与模型组比较，虎杖苷组胶原明显减少(均 $P<0.01$)。潘旭旺等相同方法造模，将大鼠随机分为正常组，芹菜素纳米乳高、中、低(100、50、25 mg/kg)剂量组，水飞蓟宾组，均灌胃 8 周。结果，与模型组比较，芹菜素纳米乳各剂量组血清肝功能(ALT、AST、ALP、LDH)和肝纤维化指标(HA、LN、Ⅲ-C、Ⅳ-C)多有不同程度的改善；Hyp 含量均显著降低，肝组织中 GSH-PX 活性均增强(均 $P<0.01$)；肝纤维化面积比均有不同程度

的降低，其中高、中剂量组水平显著下降($P<0.01$，$P<0.05$)，低剂量组仅有下降趋势。

（撰稿：刘华清　审阅：徐列明）

【肝硬化及其并发症的治疗与研究】

刘礼剑等将50例肝硬化患者随机分为两组，对照组予维持水电解质平衡、防治并发症以及纠正低蛋白血症等常规西医治疗，观察组在此基础上加服当归芍药散加味(当归、赤芍药、生白芍、生白术、川芎、泽泻等)治疗。经治1个月，观察组总有效率为86.7%(26/30)，对照组为60.0%(12/20)，组间比较$P<0.05$。邓欣等将90例肝硬化患者随机分为两组，均给予常规保肝、利尿的西药综合治疗，治疗组加服加味胃苓汤(茯苓、猪苓、泽泻、大腹皮、苍术、蒲公英等)并随证加减。经治4周，治疗组总有效率为97.8%(44/45)，对照组为84.4%(38/45)，组间比较$P<0.05$；治疗组电解质紊乱率为15.6%(7/45)，对照组为51.1%(23/45)，组间比较$P<0.05$；两组Alb均升高，TBiL、ALT、AST均下降(均$P<0.01$)，且治疗组患者TBiL下低更为明显($P<0.05$)；两组患者治疗后腹围、体质量均下降($P<0.01$，$P<0.05$)；与对照组比较，治疗组尿量增多($P<0.05$)。陈凯生等将80例肝硬化脾肾阳虚证合并营养不良患者随机分为两组，均予护肝、利尿、补充白蛋白等常规治疗，观察组加用软肝煎(太子参、丹参、白术、茯苓、楮实子、菟丝子、萆薢、炙甘草、土鳖虫等)联合药膳(鲫鱼、白术、薏苡仁、赤小豆、山药、陈皮)治疗。经治12周，观察组愈显率为92.5%(37/40)，对照组为75.0%(30/40)，组间比较$P<0.05$；与对照组比较，观察组腹胀、黄疸、无力、下肢浮肿、少尿、纳呆等缓解更快($P<0.05$)。关华等将120例乙肝肝硬化代偿期肝郁脾虚证患者随机分为两组，对照组单纯予恩替卡韦治疗，治疗组加服鳖甲煎丸。经治24周，与对照组比较，治疗组透明质酸(HA)、层粘连蛋白(LN)、Ⅲ型前胶原(PCⅢ)、Ⅳ型胶原(Ⅳ-C)水平ALT、TBiL水平均下降，Alb水平上升(均$P<0.05$)。白志芹等将79例乙型肝炎肝硬化患者随机分为两组，两组均予恩替卡韦和双环醇片治疗，对照组加用普萘洛尔，研究组加用补气活血汤(黄芪、当归、川芎、桃仁、红花、赤芍药、柴胡、白术、枳壳、牛膝等)并随症加减治疗。经治12周，两组门静脉内径、脾静脉内径、门静脉血流量均下降，门静脉血流速度均升高，且研究组上述指标的变化幅度更为明显；两组肝纤维化四项指标HA、LN、PCⅢ、Ⅳ-C均有所下降，且研究组下降幅度更为明显(均$P<0.05$)。倪春红等将130肝硬化例患者随机分为两组，均予保肝、利尿、改善循环及对症支持等常规西医治疗，治疗组加服赤芍承气汤(赤芍药、厚朴、枳实、玄明粉、生大黄)。经治2个月，两组临床症状、肝功能、凝血酶原活动度、腹部B超脾脏厚度、门静脉内径均较治疗前显著改善，且治疗组以改善程度为优(均$P<0.05$)。

戈雪婧等采用回顾性研究的方法观察430例肝硬化患者的生存率。未服用抗肝纤维化中成药扶正化瘀胶囊患者的中位存活时间为112.1周，服用扶正化瘀胶囊患者的中位生存时间为351.6周，两组生存率比较差异显著(均$P<0.01$)。其中乙肝肝硬化、非乙肝肝硬化、代偿期肝硬化、失代偿期肝硬化患者中服用扶正化瘀胶囊的中位生存时间分别为336.9、277.4、440、267.7周，5年生存率分别为59%、53%、82%、51%；未服用扶正化瘀胶囊的中位生存时间分别为195.9、78.1、440、60.3周，5年生存率分别为44%、32%、65%、33%，两组生存率差异均有统计学意义(均$P<0.05$)。

杨从意等将166例早期肝性脑病患者随机分为两组，对照组予常规治疗联合门冬氨酸鸟氨酸治疗，研究组在此基础上予大黄合剂(大黄、黄连、乌梅)保留灌肠治疗。经治10 d，研究组有效率为88.0%(73/83)，对照组为74.7%(62/83)，组间比较$P<0.05$。赵志军等将98例肝性脑病患者随机

分为两组，均予内科综合治疗及门冬氨酸鸟氨酸治疗，治疗组加用芪黄灌肠液（大黄、黄芪、乌梅、赤芍药、枳实、厚朴）灌肠。经治 4 d，治疗组总有效率为 91.8%（45/49），对照组为 73.5%（36/49），组间比较 $P<0.05$；两组血氨水平均明显下降，且治疗组下降趋势更明显；治疗组患者清醒时间明显早于对照组（均 $P<0.01$）。

韩晓颖等将 100 例肝硬化门静脉高压患者随机分为两组，均采用普萘洛尔常规治疗，治疗组加用泽泻汤（黄芪、泽兰、白茅根、赤芍药、丹参、车前子等）治疗。经治 3 个月，治疗组总有效率为 92.0%（45/50），对照组为 76.0%（38/50），组间比较 $P<0.05$；与对照组比较，治疗组的门静脉血管内径、脾静脉血管内径、静脉血流量、脾静脉血流量均下降；门静脉血流速度、脾静脉血流速度均加快；治疗组的血清 HA、PCⅢ、LN、Ⅳ-C 均降低（均 $P<0.05$）。

曹海芳等将 96 例肝硬化合并上消化道出血患者随机分为两组，均予奥曲肽治疗，治疗组加用止血散（白及、三七粉、大黄炒炭粉）联合清肠汤（蒲公英、赤芍药、乌梅、生牡蛎、黄连、生槐米、生大黄）治疗。经治 5 d，治疗组与对照组的总有效率分别为 93.8%（45/48）、81.3%（39/48），组间比较 $P<0.05$；与对照组比较，治疗组输血量明显减少，止血时间及住院时间均明显缩短（均 $P<0.05$）。王景景等将 96 例肝硬化并发食管胃静脉曲张出血患者随机分为两组，对照组予奥曲肽、凝血酶治疗，观察组在此基础上加用膈下逐瘀汤（五灵脂、当归、桃仁、红花、生甘草、赤芍药等）治疗。经治 3 个月，观察组总有效率为 95.8%（46/48），对照组为 83.3%（40/48），组间比较 $P<0.05$。

（撰稿：朱慧　审阅：徐列明）

【慢性肝病的研究】

段传皓等将 150 例肝功能不全患者随机分为治疗一组、治疗二组、对照组，治疗一组予逍遥散加味并随症加减，治疗二组予逍遥散加味及重用五味子（30～60 g），对照组予葡醛内酯片口服，疗程均为 8 周。结果，各组总有效率分别为 88.0%（44/50）、94.0%（47/50）、90.0%（45/50），组间比较 $P>0.05$；各组分别治愈 25、39、27 例，长期缓解率分别为 36.0%（9/25）、56.4%（22/39）、37.0%（10/27），组间比较 $P<0.05$；各组 ALT、AST、TBiL 均有显著性改善（均 $P<0.01$），其中治疗二组的 ALT、AST、TBiL 改善最明显。提示重用五味子改善肝功能的作用更为持久。

汪增秀等用 D-氨基半乳糖急性攻击正常大鼠、慢性肝炎模型大鼠和慢性肝炎干预组大鼠建立急性肝衰竭或慢加急性肝衰竭（ACLF）模型。并将大鼠随机分为正常组、急性肝衰竭组、慢性肝炎模型组、慢性肝炎干预组，ACLF 组、ACLF 干预组。其中干预组予扶正化瘀方（丹参、虫草菌丝、绞股蓝、桃仁、五味子、松花粉）灌胃。9 周后，结果与正常组比较，慢性肝炎模型组大鼠肝体比显著升高，TBIL、ALT 上升，Alb 减少（均 $P<0.05$），且病理显示肝细胞损伤，炎细胞浸润；慢性肝炎干预组大鼠肝体比与肝功能指标均较慢性肝炎模型组有明显改善（均 $P<0.05$）；急性损伤后 12 h，急性肝衰竭组、ACLF 模型组、ACLF 干预组死亡率分别为 0%（0/8）、100.0%（19/19）、25.0%（5/20），组间比较 $P<0.05$；与正常组比较，急性肝衰竭组、ACLF 模型组 TBIL、ALT 明显上升，其中 ACLF 模型组较急性肝衰竭组上升更为明显；与 ACLF 模型组比较，ACLF 干预组此二指标均显著下降（均 $P<0.05$）；ACLF 模型组见大量肝细胞坏死和炎细胞浸润，ACLF 干预组上述病理变化明显减轻。提示扶正化瘀方可明显减轻 ACLF 形成时的严重程度，明显降低其死亡率。Zhou Bu-gao 等以 2-乙酰（2-AFF）灌胃加部分肝切除（PH）造模，将大鼠随机分为正常组、模型组、二至丸（EZP）阻断（EZPP）组、EZP 治疗（EZPT）组、雷帕霉素（RAPA）组，均给药 14 d。结果，与正常组比较，模

型组肝脏重量显著减轻，Alb、谷氨酰转移酶（γ-GT）、ALT、AST 均明显升高，碱性磷酸酶（ALP）有所下降（$P<0.01$，$P<0.05$）；坏死肝细胞（NC）、凋亡肝细胞（NVA）及早期凋亡肝细胞（VAC）显著增加（$P<0.05$，$P<0.01$），活性肝细胞数量有所降低（$P<0.05$）；Rheb 蛋白的表达明显升高，p-mTOR 的表达增加，调控细胞凋亡蛋白的 Bax、Notch1、p70S6K 及 4E-EIF 蛋白表达均升高，半胱氨酸天冬氨酸蛋白酶（Caspase-3）的表达显著升高（$P<0.05$，$P<0.01$）；与模型组比较，EZPT 组 γ-GT 显著降低（$P<0.01$），RAPA 组 AST 显著降低（$P<0.01$）；EZPP、EZPT、RAPA 组肝脏重量有所上升（均 $P<0.05$），ALT 均显著降低（均 $P<0.01$）；EZPP、EZPT 组 NC、NVA、VAC 均有所降低（均 $P<0.05$），其中 RAPA 组 NVA 显著降低（$P<0.01$）；活性肝细胞数量有所增加，且 RAPA 组增加明显（$P<0.01$）；EZPP、EZPT、RAPA 组 Caspase-3、p-Tuberin 有所降低，Rheb 蛋白有所下降（均 $P<0.05$），p-mTOR 的表达明显降低（$P<0.01$），p-mTOR/mTOR 比率与 p-mTOR 的表达趋势一致；Bax、Notch1、p70S6K 及 4E-EIF 蛋白表达均有所下降；Cyclin、Bcl-2 蛋白表达均有所上调（均 $P<0.05$）。提示 EZP 可能是通过抑制 TSC/Mtor 信号通路来抑制肝细胞的过度凋亡从而发挥保护肝脏的作用。乔兵等以刀豆蛋白 A 诱导小鼠慢性肝损伤模型。将小鼠随机分为正常组、模型组、补肾方（黄芪、女贞子、淫羊藿、猫爪草、胡黄连、醋青皮）组、秋水仙碱组、甘草酸苷组，连续给药 6 周。结果，与正常组比较，模型组血清 ALT、AST 明显升高，肝脏 Th1、Th2 细胞数量明显增多，Th1/Th2 比值明显下降（均 $P<0.05$）。与模型组比较，补肾方组、秋水仙碱组、甘草酸苷组生存率无明显差别，秋水仙碱组小鼠死亡率略高于其余两组；补肾方组及甘草酸苷组血清 ALT、AST 均降低；肝脏 Th1、Th2 细胞数量均明显减少；补肾方组 Th1/Th2 比值升高（均 $P<0.05$）。与甘草酸苷组比较，补肾方组 Th1、Th2 细胞数量减少（均 $P<0.05$）。提示补肾方能够降低 ConA 诱导的小鼠慢性肝损伤模型中肝脏浸润的 Th1、Th2 细胞数目，提高 Th1/Th2 的比值，降低血清学指标，减轻肝脏病理改变，减少肝组织炎性细胞浸润。

（撰稿：黄辉　审阅：徐列明）

【IgA 肾病的治疗及实验研究】

吴卿等将 85 例 IgA 肾病（CKD1～4 期）患者随机分为两组，均予基础治疗（饮食营养、控制血压和血脂等）。治疗组予固本通络方（黄芪、丹参、旱莲草、女贞子、桂枝、白芍药等）治疗并随证加减，对照组予科素亚治疗，疗程均为 4 个月。结果，治疗组总有效率为 74.4%（32/43），对照组为 42.9%（18/42），组间比较 $P<0.05$；与对照组比较，治疗组 24 h 尿蛋白定量（24 h Upro）及尿红细胞数均降低（均 $P<0.05$），血 B 细胞活化因子（BAFF）水平显著降低（$P<0.01$），且与尿红细胞数、24 h Upro 呈正相关。王海琨将 94 例脾肾气虚证患者随机分为两组，对照组口服缬沙坦，观察组在此基础上加服加味固冲汤（黄芪、炒白术、山茱萸、煅牡蛎、煅龙骨、熟地黄等）。经治 8 周，观察组总有效率为 91.5%（43/47），对照组为 72.3%（34/47），组间比较 $P<0.05$；两组 24 h Upro、血清胱抑素（CysC）、β2-微球蛋白（β2-MG）及尿中性粒细胞明胶酶相关脂质运载蛋白（NGAL）水平均显著降低，尿渗透压均显著升高，且观察组改善效果更为显著（均 $P<0.01$）。刘艳芳将 60 例原发性 IgA 肾病患者随机分为两组，对照组口服盐酸贝那普利，治疗组在此基础上以益气养阴、化瘀通络为治疗大法（黄芪、党参、麦冬、知母、当归、丹参等）治疗，疗程均为 12 周。结果，治疗组总有效率为 86.7%（26/30），对照组为 56.7%（17/30），组间比较 $P<0.05$。张红等选择 152 例风湿内扰证患者随机分为两组，均予常规西药治疗，观察组加服祛风愈肾汤（守宫、石见

穿、泽泻、鬼箭羽、忍冬藤、鹿衔草等)并随症加减,疗程均为12周。结果,观察组总有效率为90.8%(69/76),对照组为72.4%(55/76),组间比较$P<0.01$。

王银萍等以牛血清白蛋白灌胃法建立IgA肾病模型,除空白组外,将造模组大鼠随机分为模型组,枸芪复肾丸(枸杞子、黄芪、女贞子、墨旱莲、白茅根、生地黄等)高、中、低(5.6、2.8、1.4 $g \cdot kg^{-1} \cdot d^{-1}$)剂量组,肾炎康复片组,各给药组均灌胃8周。结果,造模4周后,模型组大鼠进食和活动减少,毛色晦暗,腹泻及尿色变红,体重逐渐减轻;给药2周后各给药组上述状况均逐渐改善;与空白组比较,第4周时模型组24 h尿红细胞计数及24hUpro开始升高,至第8周末达到高峰($P<0.05$);与模型组比较,给药8周后枸芪复肾丸各剂量组及肾炎康复片组24 h尿红细胞计数及24hUpro均明显减少,其中以枸芪复肾丸中剂量组减少最为显著(均$P<0.05$)。范高俊等采用牛血清白蛋白(BSA)+CCl_4+脂多糖(LPS)法建立IgA肾病大鼠模型,并随机分为模型组、肾炎康复片组、二半汤(黄芪、党参、半枝莲、半边莲、金银花、连翘等)组、一半汤(黄芪、菊花、大青叶、玄参、地肤子、西洋参等)组,各给药组均灌胃8周,另设空白组对照。结果,与空白组比较,模型组24hUpro及尿红细胞计数均增多(均$P<0.05$);与模型组比较,各给药组24hUpro、SCr、BUN均降低,均以一半汤组最为明显(均$P<0.05$)。提示一半汤在二半汤基础上替换归肾经药物后,可进一步降低蛋白尿使疗效有所提高。张培培等以相同方法造模,并将大鼠随机分为空白组、模型组、雷公藤对照组、加味黄风汤(黄芪、防风、蝉蜕、僵蚕、独活)单倍(0.44 mg/ml)及双倍剂量(0.88 mg/ml)组。灌胃12周,与模型组比较,加味黄风汤组尿蛋白水平降低,肾小球系膜区IgA沉积减弱,系膜基质及系膜细胞增生程度减轻,免疫组化α-SMA及TGF-β表达强度减弱(均$P<0.05$)。陈明喆等以经典造模法建立IgA肾病模型,将大鼠随机分为空白组、苦瓜总皂苷组、模型组,分别在灌胃4周和8后观察指标变化。结果,与空白组比较,模型组和治疗组血清BUN、24hUpro、SCr、IL-2、IL-6均明显升高(均$P<0.05$);与模型组比较,苦瓜总皂苷组治疗4周后上述指标开始明显降低(均$P<0.05$);病理学检查显示空白组纹理结构清晰,模型组肾小球系膜细胞增生反应明显,苦瓜总皂苷组则有所改善。

(撰稿:麻志恒 何立群 审阅:徐列明)

【慢性肾衰竭的治疗与研究】

王东等将68例慢性肾衰竭(CRF)湿热证患者随机分为治疗组和对照组,两组均予西医基础治疗,治疗组加服清肾颗粒(生大黄、益母草、白花蛇舌草、车前草、白豆蔻、薏苡仁等)。经治12周,实际完成60例(治疗组29例,对照组31例)。结果,治疗组总有效率为86.2%(25/29),对照组为58.1%(18/31),组间比较$P<0.05$;两组Scr水平均明显下降,肾小球滤过率估算值(eGFR)水平均明显升高(均$P<0.01$),且治疗组更为显著($P<0.05$)。韩海燕等将60例CRF脾肾气虚、瘀血阻滞证患者随机分为两组,均予西医一体化治疗,治疗组加服肾衰方(制大黄、黄芪、葫芦巴、王不留行、莪术)。经治6个月,治疗组总有效率为86.7%(26/30),对照组为53.3%(16/30),组间比较$P<0.05$;且治疗组在降低中医证候积分、减少24 h尿蛋白定量、降低尿素氮、肌酐、血磷、提高肾小球滤过率、改善继发性甲状旁腺功能亢进方面均优于对照组(均$P<0.05$)。吕勇等将68例CRF脾肾亏虚挟瘀浊证患者随机分为两组,均用中药黄芩解毒泄浊颗粒(院内制剂)保留灌肠,并根据导致CRF急剧加重的诱因,分别予相应的降压、纠正电解质紊乱及酸碱失衡等治疗。治疗组加服十味芪黄益肾方(生黄芪、生大黄、煅龙骨、槐米、煅牡蛎、苍术等),并另设20例体检者作为健康组。经治8周,实际完成64

例(对照组31例、治疗组33例),治疗组总有效率为84.9%(28/33),对照组为71.0%(22/31),组间比较$P<0.05$;与健康组比较,两组血清血小板结合蛋白-1(TSP-1)水平均增高(均$P<0.05$);治疗后两组此指标均下降,且治疗组下降更为显著($P<0.01$)。曾湘杰等将100例CRF非透析脾肾气虚、湿浊内蕴证患者随机分为两组,均接受西医规范化治疗,观察组加服双芪温胆颗粒(黄芪、五指毛桃、生大黄、半夏、陈皮、土茯苓等),疗程均为4周。结果,观察组总有效率为90.0%(45/50),对照组为66.0%(33/50),组间比较$P<0.01$。陈小永将79例CRF患者随机分为两组,对照组予西医常规方法治疗,观察组在此基础上辅以升清降浊方(黄芪、杜仲、金蝉花、土茯苓、枸杞、六月雪等)治疗,疗程均为8周。结果,观察组总有效率为86.5%(32/37),对照组为64.3%(27/42),组间比较$P<0.05$;与对照组比较,观察组中医证候积分、BUN、Scr及24 h蛋白尿定量水平均明显下降;GFR水平、CD_4^+、CD_4^+/CD_8^+水平均升高(均$P<0.05$)。王鹏飞将98例CRF患者随机分为两组,对照组予常规西医对症治疗,研究组在此基础上予以温肾泄浊汤(附子、大黄、细辛、黄芪、当归、丹参等)治疗。经治3个月,研究组总有效率为79.6%(39/49),对照组为61.2%(30/49),组间比较$P<0.05$;与对照组比较,研究组BUN、Scr、UA水平均降低,肌酐清除率(Ccr)水平升高(均$P<0.05$)。

李鹏等将110例CRF患者随机分为两组,对照组单纯予前列地尔注射液,观察组在此基础上联合大黄灌肠汤(槐花、紫花地丁、地榆、大黄、生牡蛎等),疗程均为2周。结果与对照组比较,观察组纳差便溏、皮肤瘙痒、疲倦乏力等中医证候评分降低(均$P<0.05$)。李李等将60例CRF患者随机分为两组,均予常规治疗,治疗组加用尿毒康合剂(大黄、丹参、黄芪、地榆、红花)灌肠。经治2周,两组BUN、Scr水平均下降,CCr水平上升,治疗组更为显著(均$P<0.05$)。两组疲倦乏力、纳差呕恶、腰膝酸软、水肿等临床症状积分均有所下降,其中治疗组纳差呕恶、水肿临床症状积分较对照组下降更为明显(均$P<0.05$)。

刘烨等将大鼠随机抽取10只为正常组,其他大鼠采用腺嘌呤灌胃法诱导CRF模型。随机分为模型组、肾衰饮组(黄芪、太子参、水红花子、夏枯草、砂仁、白术等)和尿毒清组。灌胃4周,结果与正常组比较,模型组Scr、BUN水平、肾脏ATF6、CHOP、Caspase-3蛋白表达水平均显著升高($P<0.05$, $P<0.01$);与模型组比较,给药组Scr、BUN水平均显著降低,且肾衰饮组下降更为明显(均$P<0.01$)。熊荣兵等将CRF模型大鼠随机分为假手术组与手术组,手术组采用5/6肾切除方法制作大鼠肾衰模型并随机分为模型组,肾毒宁(黄芪、淫羊藿、沉香粉、丹参、制大黄、桃仁等)高、中、低(17.2、8.6、4.3 $mg\cdot kg^{-1}\cdot d^{-1}$)剂量组。灌胃12周,结果与假手术组比较,模型组Scr、BUN、MDA水平均显著增加,SOD下降,MDA显著上升,肾组织Ⅲ型胶原蛋白(C-Ⅲ)及纤维粘连蛋白(FN)表达均增加(均$P<0.01$);与模型组比较,各给药组Scr、BUN水平均显著下降,C-Ⅲ及FN表达减少(均$P<0.05$),且呈剂量依赖关系;其中高剂量组与科素亚组比较,差异无统计学意义($P>0.05$)。

(撰稿:麻志恒 何立群 审阅:徐列明)

【再生障碍性贫血的治疗与研究】

左祥宁等认为再生障碍性贫血(AA)病因病机为肾精亏虚、脾胃虚弱、肝郁伏热、髓海瘀阻、热毒入髓,病位在肾,同时与肝、脾关系密切,治疗以滋阴补肾为主,同时兼以健脾疏肝、活血化瘀、清热凉血,适当加以行气补血效果更佳。张云飞将慢性AA分为三期四型,疾病初期常见气血两虚证,方用归脾汤加减;中期常见阴虚证、阳虚证,分别选用六味地黄丸汤与右归丸加减;病程迁延至后期,则多见阴阳两虚证，方选金匮肾气丸加减。吴迪炯等认为重型再障治疗应从“八纲”、脏腑明确病因病机，结合分期论治和辨病论治，对于使用抗人淋巴细胞免疫球蛋白(ATG)的患者以“凉-温-热”分阶段论治；造血干细胞移植患者，移植前多以气虚或阴虚为主证，部分伴脾肾阳虚、脾湿内蕴兼证，移植预处理中，可出现“阴阳两虚”之象，干细胞顺利植入后主要表现为脾肾阳虚之证；对于输血依赖重型患者则需活血化瘀以祛瘀生新。张建梅依据肝在血液生化中的作用，分述肝藏血调血、肝助脾胃生血、肝可化血的理论，提出在健脾补肾同时，可参以如疏肝调气和血(逍遥丸合四物汤)、肝脾同调(香砂六君子汤和四物汤)、补肾泻肝(当归芦荟丸)、补肝养肝(四物汤加山药、吴茱萸、女贞子、旱莲草、枸杞等)等从肝论治之法。

许京淑等将72例AA肾阴虚证患者随机分为两组，对照组予环孢菌素A及司坦唑醇治疗，治疗组在此基础上加服滋阴补肾中药(升麻、陈皮、山药、龙眼肉、玄参、白术等)，疗程均为6个月。结果，治疗组总有效率为88.9%(32/36)，对照组为66.7%(24/36)，组间比较$P<0.05$。马莱莉等将92例AA患者随机分为两组，均予安特尔，对照组加服复方皂矾丸，治疗组加服益肾补血汤(人参、阿胶、当归、白术、茯苓、黄芪等)并随证加减。经治3个月，治疗组总有效率为89.1%(41/46)，对照组为69.6%(32/46)，组间比较$P<0.05$；治疗组感染发生率为23.9%(11/46)，对照组为52.2%(24/46)，组间比较$P<0.05$；与对照组比较，治疗组红细胞、血小板输注量均下降(均$P<0.05$)。韦润红等将慢性AA患者112例随机分为两组，均口服司坦唑醇联合环孢菌素，观察组加用补髓生血汤(黄芪、鸡血藤、熟地黄、旱莲草、鹿角胶、龟板胶等)，疗程均为6个月。结果，观察组总有效率为87.5%(49/56)，对照组为67.9%(38/56)组间比较$P<0.05$；与对照组比较，观察组骨髓增生程度改善明显，非造血细胞百分率显著下降(均$P<0.05$)；两组碱性成纤维生长因子(bFGF)、bFGF受体(bFGFR)表达均升高，观察组更为明显(均$P<0.05$)。王念德等将70例慢性AA患者随机分为两组，对照组予环孢素A联合康力龙，试验组予环孢菌素A联合补肾活髓颗粒(生地黄、熟地黄、鸡血藤、当归、菟丝子、枸杞子等)，疗程均为6个月。结果，两组外周血常规均有不同程度上升(均$P<0.01$)，其中与对照组比较，试验组白细胞、血红蛋白的升高更明显(均$P<0.05$)，骨髓单个核细胞mTORmRNA表达水平显著升高($P<0.01$)。提示补肾活血颗粒可能通过影响mTOR来调控该信号通路发挥疗效。瞿玮颖等用温肾益髓汤(党参、白术、茯苓、鹿角片、龟板、淫羊藿等)治疗了AA肾阳虚证患者20例，也获得了较好的疗效。

(撰稿：陈海琳　周永明　审阅：陈信义)

【原发免疫性血小板减少症的治疗与研究】

郭江水介绍杨文华辨治原发免疫性血小板减少症(ITP)经验。认为病因病机主要有风热毒邪、阴虚火旺、脾胃虚弱、脉络瘀阻等，针对虚实两证，分别以经验性方剂凉血解毒汤(金银花、连翘、蒲公英、紫花地丁、白茅根)，出血症状较重可配伍龟版、生地黄、侧柏叶、大蓟、小蓟、茜草等；以及益气摄血方(黄芪、当归、炒白术、太子参、茯苓、山药等)，出血症状较重则配伍侧柏炭、地榆炭、棕榈炭、黄芩炭等用于治疗。姚利娟介绍章亚成辨治经验。认为慢性ITP的病机主要为气阴两虚，根据不同年龄段独特的生理特点及临床表现，在益气养阴的治疗大法上，每个年龄段分别突出健脾、柔肝、和血，儿童阶段加用茯苓、知母等健脾清热，成人多用白芍药、女贞子等柔肝疏肝，老年阶段重视扶正和血宁络，常用丹参、三七粉、鸡血藤等中药。

鲍计章等将60例激素抵抗型ITP患者随机分为两组，均予基础治疗，对照组用环孢素联合小剂量激素治疗，治疗组以生血灵系列辨证治疗，血热妄行证服用生血灵Ⅰ号(水牛角、生地黄、牡丹皮、大青叶、太子参、女贞子等)，气不摄血证服用生血灵Ⅱ号(黄芪、党参、当归、白术、熟地黄、女贞子等)，阴虚内热证服用生血灵Ⅲ号(熟地黄、女贞子、黄芪、当归、鳖甲、黄柏等)治疗。经治6个月，治疗组总有效率为80.0%(24/30)，对照组为43.3%(13/30)，组间比较$P<0.01$。张宇等将112例ITP气阴不足证患者随机分为两组，均予常规西医治疗，治疗组加服益气滋阴方(黄芪、鳖甲、太子参、山海螺、紫草、茜草等)，疗程均为3个月。结果，治疗组总有效率为83.9%(47/56)，对照组为67.9%(38/56)，组间比较$P<0.05$；与对照组比较，治疗组Treg比例、Foxp3mRNA表达水平均明显升高($P<0.01$)。

申小惠等选取10例ITP脾肾亏损、邪毒内蕴证患者抽取外周血，制备淋巴细胞悬液，加入益元生血方(黄芪、菟丝子、女贞子、何首乌、丹参、三七等)水提取物后进行细胞培养，随机分为正常组、未干预组、干预组，检测相关指标。结果，与正常组比较，未干预组CD_4^+、$CD_4^+CD_{25}^+$、IL-4T淋巴细胞亚群表达及CD_4^+/CD_8^+比值均降低($P<0.05$)，CD_8^+、IFN-γ、IL-17T淋巴细胞亚群表达及IL-17/$CD_4^+CD_{25}^+$、IFN-γ/IL-4比值均显著升高；与未干预组比较，干预组CD_4^+、$CD_4^+CD_{25}^+$、IL-4T淋巴细胞亚群表达及CD_4^+/CD_8^+比值均升高；CD_8^+、IFN-γ、IL-17T淋巴细胞亚群表达及IL-17/$CD_4^+CD_{25}^+$、IFN-γ/IL-4比值均降低(均$P<0.05$)。提示益元生血方可通过调节ITP患者T淋巴细胞亚群分化调整免疫，发挥治疗作用。

(撰稿：鲍计章　周永明　审阅：陈信义)

【过敏性紫癜的治疗与研究】

贾维刚介绍高永祥辨治过敏性紫癜(AP)经验。提出“风”“毒”“湿”“瘀”之证，初期急性期多为热毒致病，缠绵难愈与间夹湿邪有关，瘀血内阻贯穿全程。采用“辨病-辨证-分期”相结合方法治疗，注重祛风与活血，以化斑汤(苦参、知母、牡丹皮、生石膏、荆芥、防风等)加减治疗。胡文慧介绍孙伟正辨治经验。认为风盛毒邪是AP最多见的病因，血热妄行是其最常见的病机，血瘀内停是主要病理环节，气虚阴虚是造成久病的病机，以紫癜清(黄芪、生地黄、紫草、茜草、丹参、赤芍药等)加减治疗。张亚楠等认为AP之血热妄行重证涉及多个脏腑组织，与温病的传变规律有相似之处，故在清营凉血的基础上配合透热转气是血热妄行重证治疗中的重要治法。具体可通过宣通三焦(上焦湿配伍黄芩、木蝴蝶、金银花、牛蒡子、杏仁以清热解毒，宣肺化湿；中焦湿配伍藿香、白芍药、姜半夏以温运脾阳，养津化湿；下焦湿配伍黄连、苍术、薏苡仁、牛膝以温肾养阴，淡渗利湿)、养阴活血(以犀角地黄汤为主方加减)来透热转气，借助人体自发透邪的能力，畅气机，调气血，使邪气外透。

杨丽莉将96例AP患者随机分为两组，对照组予西药常规治疗，观察组采用中医辨证治疗，有风热伤络证方选银翘散合消风散(蝉蜕、甘草、防风、牛蒡子、侧柏叶、竹叶等)；湿热蕴结证方选四妙散合槐角丸(紫草、地肤子、白鲜皮、苍术、枳壳、薏苡仁等)；气虚不摄证方选归脾汤加减(木香、白术、龙眼肉、炙甘草、党参、黄芪、丹参、当归、鸡血藤)；瘀血阻络证方选桃红四物汤合失笑散加减(三七、丹皮、桃仁、赤芍药、蒲黄炭、侧柏叶等)。经治60 d，观察组总有效率为95.8%(46/48)，对照组为83.3%(40/48)，组间比较$P<0.05$；随访1年，观察组复发率为4.2%(2/48)，对照组为33.3%(16/48)，组间比较$P<0.05$。冯云霞将86例AP患者随机分为两组，对照组采用常规西药治疗(口服醋酸泼尼松龙片、氯雷他定、葡萄糖酸钙片、维生素C)，研究组在此基础上联合凉血化斑汤(水牛角粉、生地黄、蚤休、白花蛇舌草、土茯苓、白鲜皮等)，疗程均为1个月。结果，研究组总有效率为93.0%(40/43)，对照

组为74.4%(32/43),组间比较 $P<0.05$。胡静雪等将64例AP患者随机分为两组,均予西药常规治疗(口服醋酸泼尼松片、双嘧达莫片),观察组加服凉血消斑汤(白茅根、板蓝根、丹参、金银花、生槐花、生地黄等),疗程均为1个月。结果,观察组总有效率为93.8%(30/32),对照组为78.1%(25/32),组间比较 $P<0.05$。

严峰等对36例AP患者以愈风消斑汤(白鲜皮、蝉蜕、当归、丹参、赤芍药、牡丹皮等)治疗,并与健康组对照,检测相关指标。结果,与健康组比较,治疗组Th17、ROR-γt水平均升高,IL-6、Treg水平均降低(均 $P<0.05$),TGF-β水平无明显变化($P>0.05$);与治疗前(急性期)比较,治疗组治疗后IL-6、Treg水平升高,Th17、ROR-γt水平降低(均 $P<0.05$)。提示愈风消斑汤可干预患者外周血IL-6、ROR-γt、Th17及Treg水平,调节AP患者的免疫功能。

(撰稿:孙伟玲 周永明 审阅:陈信义)

【2型糖尿病的治疗与研究】

倪英群等从"气机"和"阴阳"理论出发,认为糖尿病的病机是"病阳用阳",因脏腑组织的宣发功能失调而表现出虚热之像,水谷精微不能濡养四肢肌肉而消瘦,属"入",为阴;水液下趋致小便多,属降,为阴;消谷善饥,摄入食物过多,属"入",为阴;余证虽有阳热之象,实为阴虚而热,阴虚致阳病。治则引"升阳抑阳",升达气机,疏散虚热,以"宣发论"辨治消渴病,选方用药宜君以升宣外达之品,臣以通调三焦,佐以益阴降火润燥,使以疏肝条达之品。张博荀等总结岳仁宋针对2型糖尿病(T2DM)早期的"五系火象辨治法"。岳氏在全面收集火热征象基础上,结合"五行"理论及脏腑病变特征,形成了以"五系"为纲的常见火热证及相应方药,肝系之火包括肝胆郁热证(越鞠丸合丹栀逍遥散或小柴胡汤)、肝经湿热证(龙胆泻肝汤加用夏枯草、黄连等或合加味二妙散),心系之火主要见心火亢盛证(黄连导赤散或清心莲子饮)、脾系之火包括湿热伏脾证(泻黄散合三黄石膏汤或四苓汤)、胃火炽盛证(白虎汤、清胃散、玉女煎等),肺系之火主要见肺热伤津证(泻白散、瓜蒌牡蛎散、增液承气汤等),肾系之火主要见相火相亢证(知柏地黄丸或合秦艽鳖甲散)。并分析了常见复合证及方药,包括肺胃热盛证(升降散)、胃肠积热证(大黄黄连泻心汤、葛根芩连汤)、心肝火炽证(柴胡疏肝散、丹栀逍遥散、越鞠丸)及脾实肝热证(大柴胡汤)。

施进宝等将60例T2DM前期肝胃郁热证患者随机分为服用大柴胡汤治疗组与二甲双胍对照组,疗程均为1个月。结果,两组总有效率分别为83.3%(25/30)、60.0%(18/30),组间比较 $P<0.05$;与对照组比较,治疗组FPG、PPG 2 h、血脂、FINS、胰岛素抵抗指数均显著降低(均 $P<0.05$)。焦东方等将96例糖调节受损(IGR)胆郁脾虚兼浊瘀证患者随机分为两组,治疗组予健脾舒胆降浊方(黄连、枳实、竹茹、半夏、陈皮、胆南星等),对照组予盐酸二甲双胍片,疗程均为3个月。结果,治疗组总有效率为89.6%(43/48),对照组为77.1%(37/48),组间比较 $P<0.05$;与对照组比较,治疗组中医证候积分,2hINS、TC、TG、TNF-α下降程度更为明显(均 $P<0.05$)。何煜峰将80例T2DM痰湿证患者随机分为两组,对照组患者予常规治疗,期间不服用任何降糖类药物,实验组在此基础上加服葛根虎杖温胆汤(葛根、虎杖、黄芪、茯苓、石菖蒲、佩兰等),疗程均为1个月。结果,实验组总有效率为97.5%(39/40),对照组为67.5%(27/40),组间比较 $P<0.05$。丁伟等将110例T2DM阴虚气滞证患者随机分为两组,对照组予降糖药口服或胰岛素注射治疗,治疗组在此基础上加服滋阴疏肝方(柴胡、白芍药、当归、麦冬、五味子、茯苓等)。经治60 d,治疗组总有效率为87.3%(48/55),对照组为65.5%(37/55),组间比较 $P<0.05$。

杨雪蓉等从胰高血糖素样肽-1(GLP-1)代谢

环节探讨健脾清化方（黄芪、党参、黄精、黄连、黄芩、葛根）拆方“清化组”（黄连、黄芩、葛根）与“健脾组”（黄芪、党参、黄精）对胰岛细胞功能的作用差异。采用高脂高糖饲料联合链脲佐菌素（STZ）造模，并将大鼠随机分为清化组、健脾组、拆方合用组、模型组，均灌胃4周。结果，健脾清化方两组拆方均可改善胰岛β细胞功能、降低大鼠血糖（$P<0.05$，$P<0.01$），其中“清化组”可影响GLP-1合成和分泌（均$P<0.01$），“健脾组”则对GLP-1无明显影响。

（撰稿：黄陈招　审阅：周永明）

【糖尿病肾病的治疗与研究】

张向伟等从三个层次分析糖尿病肾病（DN）病机及辨治，认为症状病机是疾病的表显病机，是辨证、辨病的基础；证候病机是“辨证论治”的主体，DN证候病机为“因虚致实，虚气留滞”，本虚多脾肾气阴阳虚，邪实为血瘀、痰湿、湿热、水饮等。DN疾病病机是贯穿疾病始终的核心病机，为阴精损耗导致真阴不足，肾气、肾阳、肾阴、肾阴阳俱不足，并继发湿、痰、瘀、饮、浊等邪实，强调本虚在前，邪气留滞在后。

宋立群等认为该病Ⅳ期与太阴、少阴、厥阴经病变密切相关，《伤寒论》中“少阴负趺阳”理论体现了太阴、少阴、厥阴经互制互用的关系，对DN治疗有指导意义，主要体现在三方面：脾肾同调，助太阴升降制少阴寒水；标本兼顾，清络脉之瘀毒导浊以出路；沉浮并施，调气机阴阳复五脏气化。华有福等阐述王茂泓从厥阴论治DN学术思想。王氏认为风火相煽、肾精亏虚为DN重要病机，治宜从厥阴入手，具体治法以熄厥阴风火、酸收益精为主，兼以化痰祛瘀、补肾固肾或益气养阴，常以乌梅丸为主方加减。金丽霞等从三焦气化理论探讨DN发病与治疗。认为DN的发病因三焦气化失司，升降出入失常所致，与三焦密切相关。以通调三焦气机为治则，以开上、化中、导下为主要治法。其中以益肾泄浊为主，兼调畅气机。“开上”多选用芳香轻化，宣发肺气药（浮萍、苏叶、桑白皮等）；“化中”多选用药性平和升阳类或辛开苦降药（黄芪、半夏、砂仁、茯苓、草豆蔻等）；“导下”多选用补肾益精填髓、通腑泄浊药（猫须草、杜仲、大黄、牛膝等），此外，应注意疏肝理气，常用香附、川楝子、枳壳等使“气行则水行”。孟加宁等以周仲瑛瘀热学说为基础，探讨DN中晚期瘀热互结的病因病机。在脏腑虚损日久的基础上瘀久化热，消渴日久及肾，肾虚不足，肾水无以涵养肝木，母病及子，导致肝肾不足。阴液耗损，易生内热，热与瘀结，相兼为病。并可出现夹湿、夹痰、夹燥的证候特点。治疗上以凉血化瘀、涩精固肾为基本治法，并酌加利湿、化痰、润燥之品。常以犀角地黄汤为基础方，常用药对有生地黄与牡丹皮、赤芍药与牡丹皮、大黄与桃仁等。王硕等阐述曹式丽辛通畅络法治疗DN学术思想。曹氏认为肾内络虚、络瘀是DN发生发展的重要因素，“肾络瘀阻”是DN的核心病机。并提出辛通畅络治法，根据具体临证运用辛通畅络（苍术、藿香、佩兰、木香、青蒿、当归、桃仁等）、虫蚁搜络佐辛通畅络（水蛭、土鳖虫、僵蚕、蝉蜕、全蝎、细辛等）、络虚通补（党参、生黄芪、生地黄、麦冬、沙参、山茱萸等）等方药。

韩向莉等将60例DNⅢ期脾肾亏虚、瘀血浊毒内阻证患者随机分为两组，对照组予西医常规治疗，治疗组在此基础上加服黄芪苁龙瘀毒双清汤（黄芪、葛根、白花蛇舌草、积雪草、金樱子、大黄炭等）及中药灌肠（生大黄、六月雪、槐花炭）。经治9周，治疗组与对照组总有效率分别为86.7%（26/30）和66.7%（20/30），组间比较$P<0.05$；两组中医证候积分、FBG、2hPG、HbA1c、血脂参数、UAER、SCr、BUN、UA水平均较前有所改善，且治疗组改善程度均优于对照组（$P<0.01$，$P<0.05$）。曲晓璐等将80例DN早中期气阴两虚夹瘀证患者随机分为治疗组44例和对照组36例，对照组给予西医常规治疗，治疗组加服肾芪Ⅰ号（黄芪、熟地黄、山

茱萸、菟丝子、蒲黄、丹参等)，疗程均为6周。结果，治疗组总有效率为81.8%(36/44)，对照组为52.8%(19/36)，组间比较 $P<0.01$；与对照组比较，治疗组尿mindin浓度明显降低，尿nephrin蛋白浓度明显升高(均 $P<0.05$)。

房芸等将db/db小鼠(自发性2型糖尿病动物模型)随机分为模型组，盐酸二甲双胍组，复方鱼腥草合剂(鱼腥草、牛蒡子)水提物组、醇提物组、挥发油组以及完整成分组，均灌胃给药8周。结果，与模型组相比，二甲双胍组，复方鱼腥草合剂醇提物组、完整成分组小鼠体质量、空腹血糖显著降低(均 $P<0.05$)；二甲双胍组、复方鱼腥草合剂醇提物组、挥发油组、完整成分组高胰岛素血症、胰岛素敏感指数均明显改善(均 $P<0.05$)；二甲双胍组及各提物组尿蛋白、ACR、TGF-β1、FN、葡萄糖依赖性促胰岛素释放肽(GIP)均降低，胰高血糖素样肽-1(GLP-1)均升高(均 $P<0.05$)；复方鱼腥草合剂各提物组间比较，以完整成分组效果最佳。提示复方鱼腥草合剂对db/db小鼠肾损伤有保护作用，且完整成分优于单个提取部位，其机制可能与下调TGF-β1、FN水平，调节GIP、GLP-1分泌有关。

(撰稿：黄陈招　审阅：周永明)

【缺血性中风的治疗与研究】

郭福君等将60例缺血性脑卒中风火上扰证患者随机分两组，对照组单纯采用基础治疗，治疗组在此基础上予加味柴胡龙牡汤(柴胡、龙骨、牡蛎、石决明、天麻、黄芩等)，疗程均为20 d。结果，治疗组中医证候疗效总有效率为93.3%(28/30)，对照组为86.7%(26/30)，组间比较 $P<0.05$；两组神经功能缺损(NIHSS)评分均降低，治疗组更为明显($P<0.05$，$P<0.01$)。姚黄将92例急性期缺血性脑卒中阴虚风动证患者随机分为两组。对照组采用常规西医基础治疗，观察组在此基础上予以通络熄风汤(生地黄、山茱萸、钩藤、天麻、丹参、白芍药、当归等)。经治3周，观察组总有效率为87.0%(40/46)，对照组为67.4%(31/46)，组间比较 $P<0.05$；与对照组比较，观察组Fugl-Meyer运动量表(FMMS)评分显著升高，改良爱丁堡-斯堪的那维亚卒中量表(MESSS)评分显著下降；血清中缺血修饰白蛋白及脂肪酸结合蛋白水平明显降低(均 $P<0.01$)。胡国桓等将96例患者随机分为两组，对照组予西医常规治疗，治疗组在此基础上加服肾脑复元汤(熟地黄、山茱萸、黄芪、红景天、牡丹皮等)，疗程均为4周。结果，治疗组总有效率为95.8%(46/48)，对照组为85.4%(41/48)，组间比较 $P<0.05$；与对照组比较，治疗组临床神经功能缺损程度评分(CSS)及中医证候积分均下降，日常生活活动能力(ADL)评分升高($P<0.01$，$P<0.05$)。

李文玉等将125例患者随机分为两组，西药组予西药常规治疗，中药组在此基础上服用麝香郁金汤(麝香、冰片、郁金、丹参、地龙、红花等)并随症加减。经治3个月，两组各项炎性指标均明显降低，且中药组降低更为明显(均 $P<0.05$)；与西药组比较，中药组在治疗1 d后D-D水平开始升高($P<0.05$)；两组NIHSS评分均明显降低，且中药组下降更为明显(均 $P<0.05$)。张晓云等将351例急性期患者随机分为两组，治疗组在常规西医治疗基础上加用中风醒脑方(红参、三七、生大黄、川芎)，对照组予以单纯西医治疗，疗程均为90 d。结果，与对照组比较，治疗组第7、14、21 d时中医症状体征积分均下降；第21、90 d时NIHSS评分均下降；治疗组第90 d的病死率低于对照组，第21 d时血肿吸收率高于对照组(均 $P<0.05$)。

卫昊等探讨开窍醒脑滴丸(黄芩、薯蓣、栀子、冰片等)对大鼠脑缺血性损伤的影响。采用两侧颈总动脉结扎复制大鼠脑缺血模型，随机分为假手术组，模型组，开窍醒脑滴丸高、低(1.8、0.9 g/kg)剂量组，血塞通组，灌胃给药均10 d。结果，与假手术组比较，其余各组左右脑含水量均有一定升高；与模型组比较，各给药组脑梗死面积均呈现一定下降趋势。病理结果显示，与模型组比较，各给药组脑水肿症状均有所减轻。谢晴晴等观察栝楼桂枝汤（栝楼根、桂枝、白芍药、甘草、生姜、大枣）对大鼠脑缺血再灌注损伤后脑组织中多聚（腺苷二磷酸核糖）聚合酶-1（PARP-1）表达的影响，探讨其神经保护机制。以线栓法制备大脑中动脉闭塞大鼠模型，将大鼠随机分为假手术组，模型组，栝楼桂枝汤高、中、低（14.4、7.2、3.6 g/kg）剂量组，尼莫地平组。7 d后结果与模型组比较，栝楼桂枝汤各剂量组神经功能缺损症状均不同程度改善，脑梗死体积缩小，大脑皮层病理损伤减轻，大脑皮层 PAPR-1 的表达量均减少（$P<0.01$，$P<0.05$）。

（撰稿：姜丽莉　审阅：周永明）

【失眠的证治】

王嘉麟等将 100 例失眠痰热内扰证患者随机分为两组，治疗组予柴胡加龙骨牡蛎汤加减（柴胡、黄芩、半夏、党参、酸枣仁、川芎等），对照组予唑吡坦口服，疗程均为 2 周。结果，治疗组的总有效率为 90.2%（46/51），对照组为 81.6%（40/49），组间比较 $P<0.05$；与对照组比较，治疗组匹茨堡睡眠质量指数量表（PSQI）总分、中医证候总分均明显降低（$P<0.01$）。潘奇等将 120 例慢性失眠心血亏虚、痰饮内阻证患者随机分为治疗组与对照组，分别口服加减安魂汤（龙眼肉、半夏、当归、茯苓、生龙骨、生牡蛎）和百乐眠胶囊，疗程均为 2 周。结果与对照组比较，治疗组 PSQI 总分、中医证候总分均明显降低（$P<0.05$）。王丽等将 106 例肝郁化火证患者随机分为两组，均予佐匹克隆片治疗，1 周后剂量加倍，研究组在此基础上予清心镇肝汤（黄连、黄芩、栀子、淡豆豉、珍珠母、龙骨等）并随症加减。经治 4 周，研究组总有效率为 88.7%（47/53），对照组为 73.6%（39/53），组间比较 $P<0.05$；与对照组比较，研究组 PSQI 总分降低，睡眠总时间、REM 睡眠时间均延长，睡眠潜伏期、醒觉时间均缩短（均 $P<0.05$），血清 DA 含量降低，血清 5-HT、GABA 含量升高（均 $P<0.01$）。宋春侠等将 170 例顽固性失眠痰瘀内阻证患者随机分两组，均予睡眠卫生指导、认知行为治疗、心理疗法等非药物干预措施。观察组予泻土化瘀汤（法半夏、瓜蒌、桔梗、紫苏子、枳实、厚朴等），对照组予艾司唑仑片，疗程均为 4 周。结果，除治疗组脱落 3 例、对照组脱落 4 例外，观察组总有效率为 93.9%（77/82），高于对照组的 80.3%（65/81），组间比较 $P<0.01$；与对照组比较，观察组总睡眠时间延长，睡眠潜伏期时间缩短，醒觉次数减少（均 $P<0.01$）；观察组 IL-1β、TNF-α、5-HT、5-HIAA 水平均显著升高，IL-6 水平显著降低（均 $P<0.01$）。钟国伟等将 150 例原发性阴虚肝郁痰扰证患者随机分为两组，对照组口服艾司唑仑，观察组在此基础上加服小柴胡汤合防己地黄汤（柴胡、半夏、黄芩、党参、生姜、大枣等）并随症加减，疗程均为 4 周。结果，除观察组患者脱落 3 例、对照组脱落 10 例外，观察组总有效率为 86.1%（62/72），对照组为 64.6%（42/65），组间比较 $P<0.05$。周洁等将 72 例心胆气虚证患者分为镇惊定志合剂（淮小麦、大枣、甘草、生铁落、天南星、石菖蒲等）治疗组与安慰剂对照组，疗程均为 4 周。结果与对照组比较，治疗组 PSQI 量表积分、中医证候分级量化表积分均明显降低（均 $P<0.05$），治疗组心肺耦合技术（CPC）睡眠监测结果明显改善（$P<0.05$）。

（撰稿：徐光耀　审阅：范永升）

【抑郁症的治疗与研究】

王珑等认为，原始的“五神脏”尤其是悲忧在肺对于郁证有着重要的临床意义。基于肺的生理特点和功能提出从肺论郁，认为抑郁症是气病，气病肺为先。常乐等认为“肺主忧伤”与抑郁焦虑状态关系非常密切。肺在志为忧，肺气不断消散，导致情志失常，则表现为“忧”的过度，而忧伤过度又加重气的消散、耗损，形成恶性循环。故治疗郁证应用养阴润肺法(养阴清肺汤)、佐金平木法(左金丸合加减泻白散)、宣肺逐痰法(阿胶、燕窝、沙参、海浮石、瓜蒌、川贝等)以恢复肺主气、藏魄的功能。王宣尹等认为“肾虚及肝失疏泄”是晚发型抑郁症的核心病机,补肾调肝是防治晚发型抑郁症的基本大法。补肾主要针对肾精虚、肾阳虚和肾阴虚等,可采用补肾填精、培补肾阳和滋养肾阴等治法方药。调肝治法的内涵则较为丰富,如肝气肝阳生发不足宜补益肝气温补肝阳;肝气郁结宜疏肝解郁;肝火亢盛宜清肝泻火;肝阴亏虚或肝血不足则宜滋补肝阴、养肝补血等。

刘珊珊等总结孙西庆临证经验,认为肝阳虚是该病的重要病机之一,常以温补肝阳法,方药用小补肝汤加味(桂枝、干姜、五味子、大枣、吴茱萸、淫羊藿等)治疗。孙文军等分析唐启盛治疗老年抑郁障碍用药规律。共纳入患者51例、160诊次,建立数据库进行分析。结果,核心的用药处方包括柴胡、生甘草、白芍药、刺五加、栀子、珍珠母、磁石、砂仁、黄连、郁金等10种药物;有代表性的特色药对包括刺五加、夜交藤,甘松、绿萼梅,夏枯草、灯心草,胆南星、龙胆草。

冯美珍将86例患者随机分为两组,对照组口服盐酸氟西汀,研究组在此基础上服加味栀子豉汤(五味子、当归、炙甘草、枳实、栀子皮、黄芩等),疗程均为2个月。结果,研究组总有效率为93.0%(40/43),对照组为74.4%(32/43),组间比较 $P<0.05$。张东兴将65例肝肾阳虚证患者随机分为两组,对照组予帕罗西汀,观察组予助阳舒心方(巴戟天、肉桂、石菖蒲等)治疗。经治8周,与对照组比较,观察组贝克抑郁自评量表抑郁程度得分降低,TSH、T3、T4水平均升高(均 $P<0.05$)。

刘保秀等以利血平腹腔注射建立小鼠抑郁模型,以强迫游泳法建立急性应激小鼠抑郁模型,以长期(14 d)束缚加噪声建立慢性应激小鼠抑郁模型。观察培元解郁方(巴戟天、菟丝子、炙甘草、枳实、柴胡、白芍药)对各类小鼠抑郁模型的影响。结果,与利血平模型组比较,氟西汀组及培元解郁方各剂量(4.6、2.3、1.15 g/kg)组体温均升高(均 $P<0.01$);培元解郁方高剂量组眼睑下垂、运动不能数量明显减少,中剂量组运动不能数量减少(均 $P<0.05$)。与急性应激模型组比较,培元解郁方中、低剂量组不动时间均缩短,脑组织中5-HT、NA含量增加($P<0.05$,$P<0.01$)。与慢性应激模型组比较,培元解郁方各剂量组强迫游泳不动时间均不同程度缩短,脑组织中5-HT含量增加、IDO含量降低,IDOmRNA表达上调(均 $P<0.05$)。

(撰稿:徐光耀　审阅:范永升)

【血管性痴呆的治疗与研究】

张金培等将68例血管性痴呆(VD)肾精亏虚、气虚血瘀证患者随机分为两组,对照组予长春西汀及吡拉西坦静脉滴注,观察组服用养生益智汤(黄芪、黄精、女贞子、益智仁、银杏叶、水蛭等)。均以15 d为1个疗程,间隔1个月后,再进行下1个疗程,共进行3个疗程。结果,观察组总有效率为85.3%(29/34),对照组为61.8%(21/34),组间比较 $P<0.05$;两组血清TNF-α及Caspase-3水平均降低,观察组更甚(均 $P<0.05$)。翟阳等将72例VD患者随机分为五脏温阳化瘀胶囊治疗组(制附子、干姜、巴戟天、桂枝、法半夏、石菖蒲等)与尼莫地平对照组,疗程均为2个月。结果,两组患者治疗后简易精神量表(MMSE)、ADL评分均有所提高,治疗组在日常生活能力及神经认知功能方面(脑神经介质去甲肾上腺素、多巴胺、乙酰胆碱)的改善优于对照组(均 $P<0.05$)。

张珠方等以夹闭颈总动脉及注射硝普钠造模,将大鼠随机分为假手术组(A组)、模型组(B组)、吡拉西坦组(C组)、补肾醒脑方(人参、熟地黄、制首乌、女贞子、丹参、川芎等)组(D组),灌胃1周。结果,除A组外,其余各组均有不同程度的神经功能损伤症状；与B组比较，C、D组脑组织中髓样分化因子(My D88)表达减少(均 $P<0.05$)。提示补肾醒脑方可降低模型大鼠脑组织中信号传导转接蛋白 My D88，抑制炎性反应，保护大脑组织。李琨等将大鼠随机分为假手术组，模型组，多奈哌齐组，参麻益智方(人参、天麻、鬼箭羽、川芎)高、中、低剂量组(16.5、6.6、3.3 mg/kg)。给药4周后，结果与模型组比较，多奈哌齐组及参麻益智方高剂量组的穿台次数明显增多，参麻益智方高、中剂量组 CAT 活性增加；多奈哌齐组及参麻益智方各剂量组 SOD 活性明显增加；参麻益智方高、中剂量组及多奈哌齐组 MDA 含量降低($P<0.05$，$P<0.01$)。秦秀德等以 2-VO 法造模，并以 Morris 水迷宫实验观察清脑益智方(人参、麦冬、浙贝母、黄连、石菖蒲等)对 VD 大鼠认知功能的影响。结果，与模型组比较，盐酸多奈哌齐组、清脑益智方高、中、低(31.04、15.52、7.76 $g\cdot kg^{-1}\cdot d^{-1}$)剂量组逃避潜伏时间、游泳总路程均明显缩短(均 $P<0.01$)；清脑益智方各剂量组的海马区病理状态均有所改善。吴林等将大鼠随机分为模型组，温肺降浊方(制附子、党参、干姜、酒大黄、田七、炙甘草)高、中、低(15.00、7.50、3.75 g/kg)剂量组及石杉碱甲组，另设假手术组，连续给药 30 d。结果 Morris 水迷宫检测显示，与模型组比较，温肺降浊方各组平均逃避潜伏期明显缩短，找到平台的次数明显增多，海马组织 Caspase-3 的表达明显降低(均 $P<0.01$)。闫晓宁等采用反复夹闭、再通双侧颈总动脉同时尾静脉放血制备小鼠痴呆模型，随机分为假手术组，模型组，尼莫地平组，毛冬青提取物(PHRE)高、中、低(20、10、5 g/kg)，连续灌胃 35 d。结果，与假手术组比较，模型组恐惧记忆时间缩短；与模型组比较，各药物组小鼠的恐惧记忆时间明显延长，大脑海马区 Bcl-2/Bax 蛋白表达的比值显著增加($P<0.05$，$P<0.01$)。提示 PHRE 可上调 Bcl-2 蛋白表达，下调 Bax 蛋白表达，减少细胞凋亡，保护神经细胞，改善 VD 小鼠的学习记忆功能。杨光等采用 2-VO 法制作慢性 VD 大鼠模型，将大鼠随机分为正常组、模型组、肉豆蔻组(肉豆蔻提取物)，连续灌胃 40 d 后，检测神经生长因子(NGF)水平及脑组织哺乳动物雷帕霉素靶蛋白(m TOR)表达的变化。结果，肉豆蔻提取物可有效抑制脑低灌注诱导的大鼠海马组织 NGF 及 NGFm TOR 表达的降低，促进神经元生长发育，抑制神经元坏死和丢失，改善和缓解缺血缺氧导致的脑损伤。范鹏涛等将大鼠随机分成正常组，模型组，仙茅苷高、低(72、24 mg/kg)剂量组，灌胃 4 周后，检测大鼠海马神经细胞凋亡及相关凋亡因子 Caspase-3、正二磷酸腺苷核糖聚合酶(PARP-1)和雌激素受体(ER)蛋白及 ER mRNA 表达。结果，与正常组比较，其余各组逃避潜伏期均明显延长，空间探索距离百分比均降低，海马神经细胞凋亡率显著提高，以模型组更甚($P<0.05$，$P<0.01$)；与模型组相比，仙茅苷高、低剂量组 ER 表达增加($P<0.05$)，Caspase-3 及 PARP-1 表达降低(均 $P<0.05$)，组间比较未见明显差异($P>0.05$)。

(撰稿：刘霖　审阅：范永升)

[附]　参考文献

A

安祯祥，何远利，王敏．金钗石斛多糖对肝纤维化大鼠转化生长因子及基质金属蛋白酶的影响[J]．中华中医药学刊，2017，35(3)：530

B

白志芹，宋会颖，吴瑞卿，等．补气活血汤对乙型肝炎肝硬化门静脉高压患者血流动力学及肝纤维化指标的影响[J]．临床肝胆病杂志，2017，33(2)：272

鲍计章，周永明，赵心华，等.生血灵系列制剂联合西药治疗激素抵抗型原发免疫性血小板减少症30例临床观察[J].中医杂志，2017，58(6)：502

C

曹海芳，祖红梅，彭军宁，等.中西医结合治疗肝硬化合并上消化道出血临床观察[J].辽宁中医杂志，2017，58(9)：1922

常乐，李泽庚，王婕琼等.从"诸气膹郁，皆属于肺"探讨郁证从肺论治[J].中国民族民间医药，2017，26(2)：1

陈燕，朱佳.从内外风合病论治咳嗽变异性哮喘[J].南京中医药大学学报，2017，33(2)：112

陈海玲，何迎春，张如富，等.健脾补肾中药对COPD稳定期伴营养不良患者神经内分泌免疫网络的调节作用[J].中国中医药科技，2017，24(6)：752

陈红波，张利棕，寿旗扬，等.解毒祛瘀滋阴方对MRL/lPr狼疮鼠CD_4+T细胞DNA甲基化敏感基因表达的影响[J].上海中医药大学学报，2017，31(1)：57

陈红宇，沈洪.沈洪教授运用灌肠方治疗溃疡性结肠炎经验[J].浙江中医药大学学报，2017，41(1)：66

陈凯生，刘铭，魏卓红.软肝煎加减方联合药膳治疗肝硬化腹水合并营养不良临床研究[J].新中医，2017，49(7)：58

陈明喆，李易，陈伟，等.苦瓜总皂苷对IgA肾病大鼠免疫调节因子TGF-β1表达影响[J].辽宁中医药大学学报，2017，19(7)：46

陈小永，王自闯，张建伟.升清降浊方对慢性肾衰竭患者近期疗效及免疫功能的影响研究[J].辽宁中医杂志，2017，44(8)：1644

陈运起，李海丽，史丽.黄芪保心颗粒对急性心肌梗死伴心衰患者左心功能及血清H-FABP、cTnⅠ、Nt-proBNP的影响[J].中药药理与临床，2017，33(4)：190

程志清，黄建平，朱文宗，等.淫羊藿苷脂质体经嗅区入脑对帕金森病多巴胺能神经元影响[J].辽宁中医药大学学报，2017，19(10)：29

D

邓欣，邬艳波，吴其恺平，等.加味胃苓汤治疗肝硬化腹水90例临床观察[J].中西医结合肝病杂志，2017，27(5)：282

邓海霞，杨乃坤，陈万群，等.养正散结汤对人胃癌癌前病变细胞增殖、凋亡及抑癌性miRNA表达的影响[J].中药新药与临床药理，2017，28(4)：478

丁伟，陈韦，李京.滋阴疏肝法治疗阴虚气滞型糖尿病的临床疗效观察[J].中医药信息，2017，34(1)：110

董高威，刘建秋.刘建秋教授六经辨治咳嗽变异性哮喘[J].长春中医药大学学报，2017，33(5)：738

董笑克，邓莉，白颖，等.阳和汤对自身免疫性甲状腺炎大鼠甲状腺结构及甲状腺自身抗体的影响[J].环球中医药，2017，10(6)：555

段传皓，王红，崔瑞刚.重用五味子对真实世界肝功能不全患者的近期、远期疗效观察[J].时珍国医国药，2017，28(2)：400

F

范高俊，潘静，刘益源.基于疾病归经理论的一半汤对IgA肾病大鼠蛋白尿及Nephrin、CD2AP表达的影响[J].湖北中医药大学学报，2017，19(1)：1

范鹏涛，张龙梅，闵恒，等.仙茅苷对血管性痴呆模型大鼠海马区Caspase-3、PARP-1和雌激素受体表达的作用[J].神经解剖学杂志，2017，33(4)：453

范先靖，戴高中，田秋实.白及散对非糜烂性反流病的临床疗效及治疗机制的研究[J].中国中西医结合消化杂志，2017，25(7)：550

房芸，王海颖.复方鱼腥草合剂对db/db小鼠糖尿病肾损伤的保护作用[J].中华中医药学刊，2017，35(4)：787

冯苗，张会凯，安俊岐.加味散偏汤对偏头痛病人血清5-HT、ET-1水平的影响[J].中西医结合心脑血管病杂志，2017，15(2)：150

冯美珍.加味栀子豉汤治疗抑郁症患者43例[J].光明中医，2017，32(5)：667

冯云霞.中西药联合治疗过敏性紫癜的临床效果观察[J].内蒙古中医药，2017，36(10)：53

G

高明，张忠德，李际强，等.苏黄止咳胶囊对咳嗽变异性哮喘豚鼠的干预作用研究[J].世界中医药，2017，12(2)：382

高善语，梅笑玲.梅笑玲教授治疗溃疡性结肠炎经验[J].中国中医药现代远程教育，2017，15(20)：76

戈雪婧，赵长青，徐列明.扶正化瘀胶囊对肝硬化患者生存率的影响[J].中华肝脏病杂志，2017，25(11)：834

龚亚华，张银华，钱慧，等.苍菊颗粒治疗非酒精性脂肪性肝炎临床研究[J].中西医结合肝病杂志，2017，27(3)：141

关华，刘玉萍，李明非，等.鳖甲煎丸联合恩替卡韦治疗乙肝肝硬化代偿期的效果观察[J].中药药理与临床，2017，33(1)：1789

郭洁，张宝辉.丹参酮ⅡA对急性心肌梗死大鼠的心肌凋亡及Bax与Caspase-3表达的影响[J].解剖科学进展，2017，23(3)：228

郭福君，陈建涛，周艺，等.加味柴胡龙牡汤治疗风火上扰型缺血性脑卒中30例临床观察[J].湖南中医杂志，2017，33(11)：42

郭江水.杨文华治疗原发性免疫性血小板减少症经验[J].河北中医，2017，39(2)：169

郭晓燕，徐向前，钱家骅，等.川芎平喘合剂对慢性阻塞性肺疾病肺动脉高压大鼠肺动脉平滑肌细胞增殖及对Rho激酶的影响[J].辽宁中医杂志，2017，44(12)：2662

H

韩方，陈铭诗，杜立阳.复方青黛颗粒对溃疡性结肠炎模型大鼠结肠组织MyD88、TR AF6表达的影响[J].中国中西医结合消化杂志，2017，25(6)：416

韩海燕，路建饶，王新华.肾衰方对CKD4期慢性肾衰患者肾功能及钙磷代谢的影响[J].辽宁中医杂志，2017，44(2)：312

韩文文，张玉莲，李强，等.益肾化浊法治疗轻度阿尔茨海默病的临床中医证候疗效[J].中国老年学杂志，2017，37(10)：2412

韩向莉，娄志杰，邵岩.黄芪苁龙猕毒双清汤配合灌肠治疗糖尿病肾病疗效观察[J].山西中医，2017，33(1)：15

韩晓颖，王劲松，李小芬，等.泽泻汤对肝硬化门静脉高压PCⅢ、LN表达水平及血流动力学变化分析[J].中医药信息，2017，34(4)：71

何飞，汝触会，陈爱凤，等.益气活血通络法治疗慢性阻塞性肺疾病D组稳定期的临床观察[J].中华中医药学刊，2017，35(6)：1466

何巧娜，郑培奋，姚惠，等.益气愈溃汤治疗轻中度活动期溃疡性结肠炎的治疗效果分析[J].医学研究杂志，2017，46(4)：105

何煜峰.葛根虎杖温胆汤治疗痰湿型2型糖尿病临床研究[J].亚太传统医药，2017，13(16)：131

何忠开，姚峰，梁政，等.白藜芦醇对急性心肌梗死大鼠核因子-κB信号通路表达的影响[J].新乡医学院学报，2017，34(4)：251

侯思聪.滋阴清热法对咳嗽变异性哮喘患者血清IgE、IL-5及FeNO的影响[J].中国中医药科技，2017，24(4)：405

胡国桓，刘侃，王瑾茜，等.肾脑复元汤治疗缺血性中风临床疗效及对血液流变学的影响[J].中国实验方剂学杂志，2017，23(6)：175

胡静雪，惠桃.凉血消斑汤治疗过敏性紫癜32例[J].西部中医药，2017，30(6)：83

胡文慧，郝晶，孙凤.孙伟正对过敏性紫癜(紫癜风)辨治经验[J].世界中西医结合杂志，2017，12(3)：326

华有福，蔡娇芬，王慧，等.从厥阴论治糖尿病肾病[J].江西中医药，2017，48(5)：29

黄立搜，汪丙柱，李飞泽，等.宋康辨治慢性阻塞性肺疾病急性加重期三法[J].浙江中医杂志，2017，52(8)：552

J

纪禄风，石向慧，王立红，等.当归挥发油对自发性高血压大鼠miR-155及其靶基因的影响[J].中国全科医学，2017，20(9)：1055

季也，蔡虎志，陈青扬，等.血压平胶囊对自发性高血压大鼠心肌NF-κB及其下游相关因子影响的实验研究[J].中医药导报，2017，23(6)：33

贾维刚，宋博，徐庆，等.高永祥教授辨治过敏性紫癜临床经验[J].中国中医急症，2017，26(1)：68

焦东方，刘爱华，孙晓泽.健脾舒胆降浊方治疗胆郁脾虚兼浊瘀型糖调节受损疗效评价及对脂联素、TNF-α、IL-6的影响[J].中国实验方剂学杂志，2017，23(21)：189

焦玉梅.柴胡三仁汤治疗慢性萎缩性胃炎脾胃湿热证临床研究[J].新中医，2017，49(10)：41

金丽霞，金丽军，宋立群，等.基于三焦气化理论辨治糖尿病肾病[J].中医药信息，2017，34(1)：44

金智生，王东旭，张花治，等.红芪多糖对db/db小鼠糖尿病心肌病TGF-β_1/Smads信号通路影响的实验研究[J].北京中医药大学学报，2017，40(1)：20

敬岳，唐诗环，金津，等.补肺活血胶囊对颗粒物致小鼠肺纤维化样变的影响[J].世界中西医结合杂志，2017，12(6)：774

K

康年松，马伟明，陈笑腾，等.蝉衣合剂加减治疗咳嗽变

异性哮喘临床疗效观察[J].浙江中西医结合杂志，2017，27(2)：123

柯于鹤，郝建军，郑琼莉，等.葱白提取物对动脉粥样硬化兔血脂代谢的影响[J].江西中医药大学学报，2017，29(4)：79

L

李翰，麻春杰，魏玉霞，等.胃和冲剂Ⅱ号治疗慢性萎缩性胃炎寒热错杂证临床研究[J].中医学报，2017，32(3)：436

李慧，许多，朱凌宇，等.胃萎方治疗慢性萎缩性胃炎脾虚瘀滞证的临床疗效观察[J].上海中医药大学学报，2017，31(2)：22

李琨，裴卉，曹宇，等.参麻益智方对血管性痴呆模型大鼠海马形态及氧化应激的影响[J].北京中医药，2017，36(5)：397

李李，李燕林.尿毒康合剂保留灌肠治疗慢性肾衰竭临床研究[J].时珍国医国药，2017，28(6)：1375

李鹏，孟庆泽，刘德海，等.大黄灌肠汤联合前列地尔治疗慢性肾功能衰竭的临床研究[J].中医学报，2017，32(1)：120

李雯，訾铁营，吴娟，等.致康胶囊对溃疡性结肠炎患者血清 TNF-α、IL-6 及 CRP 的影响[J].世界中医药，2017，12(6)：1317

李成银，赵井苓，龚红卫，等."阳虚寒毒"理论在骨髓增生异常综合征诊治中的应用探讨[J].湖北中医药大学学报，2017，19(3)：44

李丹丹，袁星星，杨磊，等.解毒化瘀汤对活动期溃疡性结肠炎临床疗效的观察[J].中国中西医结合消化杂志，2017，25(8)：561

李红山，应豪，周飞，等.HJJB 方对非酒精性脂肪肝大鼠肝脏脂肪合成环节的影响[J].中华中医药学刊，2017，35(12)：3001

李慧臻，刘琳，王兴章，等.半夏泻心汤对胃癌前病变大鼠胃黏膜组织中的 NF-κB/STAT3 信号通路的影响研究[J].中国中西医结合消化杂志，2017，25(4)：284

李卫强，侯卓成.宁夏密点麻蜥对胃癌前病变模型大鼠 P53 及 PUMA 表达的影响[J].辽宁中医杂志，2017，44(7)：1525

李卫强，魏雪红，朱西杰.蜥蜴胃康基本方治疗慢性萎缩性胃炎气阴不足、毒瘀交阻证临床研究[J].时珍国医国药，2017，28(1)：128

李文玉，吴晓峰，付洁，等.麝香郁金汤对缺血性脑卒中患者炎性因子及 D-二聚体的影响[J].陕西中医，2017，38(9)：1164

李鑫辉，李雅婧，黄森鑫，等.丹参通络解毒汤对骨髓干细胞移植急性心肌梗死模型大鼠 NF-κB 介导的炎症反应影响[J].中国中医基础医学杂志，2017，23(7)：931

李彦生.化湿和胃汤治疗脾虚湿阻型慢性胃炎 60 例临床观察[J].中医药信息，2017，34(4)：95

刘伟，潘华峰，赵自明，等.健脾化瘀解毒方调控 Wnt/β-catenin/GSK3β 通路抑制胃癌前病变大鼠 Lgr5⁺ 癌干细胞早期转移机制研究[J].中华中医药杂志，2017，32(5)：1952

刘烨，马晓燕.肾衰饮对慢性肾功能衰竭大鼠 ATF6/CHOP 通路的作用研究[J].中国中医急症，2017，26(5)：768

刘保秀，王萍萍，杨桃等.培元解郁方对几种抑郁模型小鼠的抗抑郁作用及机制研究[J].北京中医药大学学报，2017，40(9)：736

刘彬彬，姚嘉明，叶蔚，等.俞氏清热活血法灌肠治疗溃疡性结肠炎的实验研究[J].浙江中医杂志，2017，52(8)：574

刘礼剑，杨成宁，沈飞霞，等.基于"肠—轴"肠道菌群调节观察当归芍药散加味治疗肝硬化的临床疗效[J].世界中医药，2017，12(8)：1789

刘珊珊，孙西庆.孙西庆教授从肝阳虚论治郁证经验总结[J].亚太传统医药，2017，13(18)：103

刘艳芳，郭云协，薛黎明.益气养阴、化瘀通络法治疗原发性 IgA 肾病临床研究[J].河南中医，2017，37(7)：1252

柳青.化浊解毒和胃方对慢性萎缩性胃炎(浊毒内蕴证)的临床疗效观察[J].中医药信息，2017，34(5)：101

娄序笙，胡京红，葛东宇，等.金银花对病毒性心肌炎小鼠血清心肌酶的影响[J].陕西中医，2017，38(4)：540

陆施婷，陈清光，徐佩英，等.基于中医传承辅助平台探讨丁学屏名中医诊治糖尿病周围神经病变的临证经验及用药规律[J].辽宁中医杂志，2017，44(7)：1359

吕勇，张广成，宋蓓蓓，等.十味芪黄益肾方对慢性肾功能衰竭脾肾亏虚挟瘀浊证患者血清 VEGF/TSP-1 干预作用[J].辽宁中医药大学学报.2017，19(8)：20

M

马茉莉，蒋伟峰.益肾补血汤治疗再生障碍性贫血临床观察[J].陕西中医，2017，38(5)：572

马晓丽，马丽娜，毛新民，等.自发性高血压大鼠尿液氨

基酸代谢谱改变及两色金鸡菊提取物调节作用初探[J].中国中药杂志,2017, 42(4):772

毛毳,李佳,邹燕,等.补肺通络方对肺纤维化大鼠模型IL-4、TNF-α、TGF-β1活性表达影响的研究[J].中国中医急症,2017, 26(3):397

孟加宁,姚源璋.从瘀热论治中晚期糖尿病肾病[J].中国中医基础医学杂志,2017, 23(4):468

牟德英,王宝家,王菊,等.加减三甲散对肝纤维化大鼠肝脏微血管密度和PDGF-B表达的影响[J].辽宁中医杂志,2017, 44(7):1508

N

倪春红,任婕,程井军,等.赤芍承气汤联合西药治疗肝硬化腹水65例[J].中西医结合肝病杂志,2017, 27(2):118

倪英群,方朝晖.基于"升降出入""阴阳"理论探析消渴病机[J].时珍国医国药,2017, 28(4):926

O

欧阳过,范金茹,周斐然,等.心痛方对急性心肌梗死大鼠SERCA2a mRNA表达及心律失常的影响[J].中国中医急症,2017, 26(1):30

P

潘奇,张春燕,蓝健姿.加减安魂汤治疗血虚痰阻型慢性失眠[J].吉林中医药,2017, 37(9):894

潘旭旺,童永喜,庄让笑,等.芹菜素纳米乳抗CCl_4诱导大鼠肝纤维化作用实验研究[J].中华中医药学刊,2017, 35(6):1482

Q

乔兵,周振华,李曼,等.补肾方对ConA诱导的慢性肝损伤小鼠模型肝组织Th1/Th2作用的研究[J].中华中医药杂志,2017, 32(2):841

秦梦瑶,王慧,曲晓兰,等.玉米须水提物对自发性高血压大鼠血小板聚集功能的影响[J].中国药理学与毒理学杂志,2017, 31(5):487

秦秀德,刘玉,朱金墙,等.清脑益智方对血管性痴呆大鼠认知及海马病理的影响[J].中医药导报,2017, 23(19):23

瞿玮颖,邱仲川,赵琳,等.温肾益髓法治疗肾阳虚型再生障碍性贫血的疗效观察及对Th1/Th2及细胞因子的影响[J].四川中医,2017, 35(3):103

曲怡,李欣欣,张立德.补阳还五汤调节高血压前期大鼠黏附分子表达作用[J].中华中医药学刊,2017, 35(1):50

曲怡,勇入琳,李阳,等.补阳还五汤对高血压前期大鼠血管炎症保护机制研究[J].中华中医药学刊,2017, 35(2):290

曲晓璐,王小玉,岑洁,等.肾芪Ⅰ号对早中期气阴两虚夹瘀证糖尿病肾病患者尿mindin、nephrin蛋白的影响[J].上海中医药大学学报,2017, 31(5):32

R

任培中,高金柱,樊茂蓉,等.从虚喘论治特发性肺纤维化的思路与方法[J].中医杂志,2017, 58(11):929

S

申小惠,张文君,温少瑾,等.益元生血方对免疫性血小板减少症患者外周血T淋巴细胞亚群的影响[J].上海中医药大学学报,2017, (4):62

沈震,费新应,刘文涛,等.牡甲化纤方治疗各种原因所致慢性肝病肝纤维化患者的临床研究[J].中西医结合肝病杂志,2017, 27(1):23

施进宝,黄宝英,刘芳.大柴胡汤治疗糖尿病前期肝胃郁热证的临床观察[J].中国中医药现代远程教育,2017, 15(13):72

宋春侠,暴宏伶,时菁静,等.泻土化瘀汤治疗顽固性失眠痰瘀内阻证的临床研究[J].中国实用方剂学杂志,2017, 23(1):185

宋立群,李灼,员捷,等.从《伤寒论》"少阴负趺阳"论治糖尿病肾病Ⅳ期[J].中国中西医结合肾病杂志,2017, 18(3):189

孙丽华,叶苗青,宋景春,等.锦红汤保护脓毒症早期心肌损伤的临床研究[J].中国中医急症,2017, 26(11):1884

孙文军,张雅杰,唐启盛.唐启盛教授治疗老年抑郁障碍的用药规律研究[J].世界中医药,2017, 12(1):198

T

汤阳,徐一丹,于雪婷,等.基于伏邪学说探讨亚急性甲状腺炎的治疗思路[J].中华中医药杂志,2017, 32(10):4534

W

汪林琴，肖阁敏，李宝华，等.多烯磷脂酰胆碱联合加味健肝降脂汤治疗非酒精性脂肪性肝炎的临床研究[J].中西医结合肝病杂志，2017，27(4)：212

汪增秀，廉亚男，谭善忠，等.扶正化瘀方对慢性肝损伤大鼠慢加急性肝衰竭形成的预防作用[J].中国中医急症，2017，26(8)：1333

王东，王亿平，余敏，等.清热化湿祛瘀法对慢性肾衰竭湿热证患者瘦素介导的JAK/STAT信号通路的影响[J].北京中医药大学学报，2017，40(9)：777

王丽，王彩娟，芮绵，等.清心镇肝汤对肝郁化火型失眠症患者睡眠质量及血清5-HT、DA及GABA水平的影响[J].中医药信息，2017，34(6)：64

王珑，李冬杰，王翠娟，等.郁证"从肺"病机探析[J].中华中医药学刊，2017，35(5)：1086

王评，彭晓洪，黄亚秀，等.温肾暖脾通下方对严重脓毒症患者免疫麻痹的影响[J].中国中医药科技，2017，24(2)：141

王硕，林燕.曹式丽教授辛通畅络法治疗糖尿病肾病学术经验研究[J].中国中西医结合肾病杂志，2017，18(5)：440

王炳予，袁星星，杨磊，等.丹芪祛瘀止痛颗粒治疗气虚血瘀型慢性萎缩性胃炎疗效及对炎性因子和细胞因子的影响[J].现代中西医结合杂志，2017，26(30)：3314

王海琨.加味固冲汤对IgA肾病患者肾小管间质损伤的保护作用及对尿蛋白、尿渗透压的影响[J].中医学报.2017，32(7)：1242

王嘉麟，邢佳，贺立娟，等.柴胡加龙骨牡蛎汤加减方治疗痰热内扰证失眠症的短期疗效观察[J].中华中医药杂志，2017，32(4)：1548

王景景，夏军龙，郭倩，等.膈下逐瘀汤联合奥曲肽、凝血酶对肝硬化合并胃食管静脉曲张出血患者肝功能及血清NO、ACE的影响[J].中国中西医结合消化杂志，2017，25(12)：915

王念德，王树庆，臧奉娇，等.补肾活髓颗粒对慢性再生障碍性贫血患者mTOR信号通路的影响[J].山东中医杂志，2017，36(7)：558

王鹏飞，栗睿，李京.等.温肾泄浊汤治疗慢性肾功能衰竭的临床疗效研究[J].辽宁中医药大学学报，2017，19(10)：132

王宣尹，严灿，吴丽丽.基于肝肾藏象理论探讨晚发型抑郁症的核心病机及其防治研究思路[J].中华中医药学刊，2017，35(2)：348

王银萍，王宏安，张洪宝，等.枸芪复肾丸对IgA肾病模型大鼠影响的研究[J].世界中西医结合杂志，2017，12(4)：504

王映林，肖明中，李青叶.牛黄参胶囊联合多烯磷脂酰胆碱治疗酒精性肝炎40例[J].中西医结合肝病杂志，2017，27(4)：241

王佑华，林赟霄，苑素云，等.扩心方治疗扩张型心肌病的临床疗效观察[J].上海中医药杂志，2017，51(6)：60

王雨墨，吴丽霞，张弘，等.王坤根教授应用祛风法治疗咳嗽变异性哮喘的经验[J].陕西中医药大学学报，2017，40(2)：24

王增霞，张伟.基于"肺气阴虚，痰瘀伏络"络病理论论治特发性肺纤维化[J].长春中医药大学学报，2017，33(3)：386

危致芊，李佑飞，蔡虎志，等.血压平胶囊对自发性高血压大鼠心肌Toll样受体2、4、MyD88表达的影响[J].中成药，2017，39(5)：1067

韦润红，陈艳丽，刘现辉.补髓生血汤对慢性再生障碍性贫血患者骨髓基质细胞相关细胞因子的影响[J].中国实验方剂学杂志，2017，23(6)：192

卫昊，刘清，沈甜，等.开窍醒脑滴丸对大鼠脑缺血损伤保护作用的研究[J].陕西中医，2017，38(3)：404

魏程科，刘倍吟，李应东.当归挥发油对左旋硝基精氨酸甲酯诱导的高血压大鼠血管内皮损伤的保护作用[J].中药材，2017，40(4)：937

魏明刚，何伟明，李凤玲，等.芪归益肾方治疗慢性肾脏病脾肾两虚证的临床研究[J].南京中医药大学学报，2017，33(6)：570

吴林，唐农，麻小梅，等.温肺降浊方对血管性痴呆大鼠学习记忆及Caspase-3蛋白表达的影响[J].中国老年学杂志，2017，37(16)：3922

吴卿，李雯雯，姜健，等.固本通络方对IgA肾病患者血B细胞活化因子的影响[J].中国中西医结合肾病杂志，2017，18(1)：30

吴迪炯，沈一平，胡致平，等.重型再生障碍性贫血的中医辨治思考[J].浙江中医药大学学报，2017，41(3)：262

吴佳佳，钟大玲，刘此蕊，等.大黄素对哮喘小鼠肺组织形态及BALF中炎性细胞因子分泌水平的影响[J].四川中

医,2017, 35(4):66

吴雨婷,付舒,岳云,等.淫羊藿次苷Ⅱ改善自发性高血压大鼠左心室心肌细胞凋亡[J].中国药理学通报,2017, 33(12):1744

X

谢晴晴,南丽红,陈喆鸣,等.栝楼桂枝汤对大鼠脑缺血再灌注损伤后 PARP-1 表达的影响[J].福建中医药,2017, 48(1):21

谢荣苑,范金茹,周斐然,等.心痛方对急性心肌梗死大鼠 MMP-9 mRNA 及 TIMP-1 mRNA 表达的影响[J].中国中医急症,2017, 26(11):1922

熊荣兵,张婷,何立群,等.中药肾毒宁颗粒对慢性肾衰大鼠肾保护作用及其机制的实验研究[J].中国中医急症,2017, 26(5):775

许京淑,向航,谭军,等.滋阴补肾中药治疗再生障碍性贫血 72 例疗效观察[J].四川中医,2017, 35(1):151

Y

闫芳,陈倪,杨芳,等.大蒜素治疗细菌感染所致呼吸机相关性肺炎的临床研究[J].湖南中医药大学学报,2017, 37(3):313

闫会晶,刘剑刚,董瑞红,等.益气活血中药对急性心肌梗死后大鼠心肌线粒体生物合成相关蛋白的影响[J].中西医结合心脑血管病杂志,2017, 15(15):1829

闫晓宁,邢燕梅,余柱立,等.毛冬青改善血管性痴呆小鼠学习记忆作用的研究[J].中药新药与临床药理,2017, 28(1):36

严峰,王萍,许园园,等.过敏性紫癜患者治疗前后其外周血 TGF-β 和 IL-6 在纯真 CD_4^+ T 细胞分化为 Th17 细胞和调节性 T 细胞过程中变化[J].辽宁中医药大学学报,2017, 19(3):113

颜帅,杨会举,乐音子,等.通便汤治疗老年泻药性便秘临床观察及对肠道菌群的影响[J].中国实验方剂学杂志,2017, 23(21):166

剡雄,王琦.益气祛风方治疗咳嗽变异性哮喘临床观察[J].中国中医药信息杂志,2017, 24(11):30

杨光,李美子,崔春爱.肉豆蔻提取物对慢性血管性痴呆大鼠脑组织 NGF 和 mTOR 表达的影响[J].广东医学,2017, 38(2):194

杨丽,吕晓东,刘妍彤,等.参龙煎剂干预肺纤维化大鼠血清 IFN-γ、IL-4 表达水平影响的实验研究[J].中华中医药学刊,2017, 35(6):1427

杨勇,王翼洲,李林.健脾消萎方治疗胃阴亏虚型慢性萎缩性胃炎 75 例临床观察[J].湖南中医杂志,2017, 33(6):13

杨从意,胡敬宝,鲁艳平,等.大黄合剂联合雅博司对早期肝性脑病临床疗效及血氨、内毒素影响[J].辽宁中医药大学学报,2017, 19(7):188

杨桂智,赵心怡,黄敏霞,等.虎杖苷对肝纤维化治疗作用实验研究[J].亚太传统医药,2017, 16(13):14

杨丽莉.中医辨证治疗过敏性紫癜 48 例疗效观察[J].国医论坛,2017, 32(4):35

杨雪蓉,朱蕴华,陶枫,等.健胰方拆方对糖尿病大鼠胰高血糖素样肽-1 的调节作用[J].上海中医药大学学报,2017, 31(2):51

姚黄.通络熄风汤治疗急性期缺血性脑卒中临床研究[J].中医学报,2017, 32(7):1254

姚力俠.芪杞固本汤治疗溃疡性结肠炎临床疗效观察及对免疫指标的影响[J].亚太传统医药,2017, 13(11):108

姚利娟,章亚成,季建敏.章亚成教授益气养阴法治疗慢性免疫性血小板减少性紫癜[J].长春中医药大学学报,2017(2):250

袁星星,王炳予,杨磊,等.丹芪祛瘀止痛颗粒对气虚血瘀型胃癌前病变患者胃黏膜组织 TRAF1、4-1BB、Bcl-xL 表达的影响[J].中医杂志,2017, 58(13):1130

Z

Zhou BG, Zhuo HM, Lu XY, et al. Erzhi Pill® Repairs Experimental Liver Injury via TSC/mTOR signaling pathway inhibiting excessive apoptosis. Evidence-Based Complementray and Alternative Medicine, 2017, doi:org/10.1155/2017/5653643

曾湘杰,肖新李,曾梅珍,等.双芪温胆颗粒治疗脾肾气虚、湿浊内蕴型慢性肾衰竭的临床研究[J].中国中医药科技,2017, 24(4):408

翟阳,唐农,黎军宏,等.五脏温阳化瘀胶囊治疗血管性痴呆的随机对照临床研究[J].辽宁中医杂志,2017, 44(6):1212

詹恬恬,周圆,姚东升,等.中西医结合治疗原发性肾病

综合征 30 例临床研究[J].江苏中医药,2017, 49(10):32

占美锦,张箫箫,殷晓威,等.清肝滋肾中药对高脂喂养自发性高血压大鼠肝脏组织 Sirt1 蛋白表达的影响[J].中国中医急症,2017, 26(3):381

张红,沈元丽,陈凯,等.中西医结合治疗 IgA 肾病风湿内扰证临床观察[J].新中医,2017, 49(9):54

张静,方媛,崔圣伟,等.肝豆汤联合二巯基丙磺酸钠对湿热内蕴型肝豆状核变性患者的影响[J].中国实验方剂学杂志,2017, 23(17):190

张林,吴洁琼,张伟,等.青柏溃结汤对溃疡性结肠炎大鼠疗效的研究[J].中国中医急症,2017, 26(8):1352

张璇,孙大志,秦志丰,等.消痰和胃方干预胃癌前病变大鼠 NF-κB 通路的研究[J].中华中医药学刊,2017, 35(5):1088

张璇,徐晶钰,孙大志,等.消痰和胃方对胃癌前病变大鼠胃黏膜组织病理的影响[J].吉林中医药,2017, 37(6):601

张璇,徐晶钰,孙大志,等.消痰和胃方对胃癌前病变大鼠细胞凋亡的影响[J].中国中医药信息杂志,2017, 24(4):54

张宇,钱丽丽,陈颖,等.益气滋阴方对免疫性血小板减少症患者外周血 Treg 及 Foxp3 影响的临床观察[J].浙江中医药大学学报,2017, 41(3):215

张博荀,汪英,岳仁宋.2 型糖尿病早期之“五系火象辨治法”[J].中国中医基础医学杂志,2017, 23(8):1060

张德英,李卫强,甘德军.宁夏密点麻蜥对胃癌前病变模型大鼠 HIF-α、VEGF 的影响[J].山西中医,2017, 33(5):50

张东兴.助阳舒心方对肝肾阳虚型抑郁症血清甲状腺激素的疗效观察[J].内蒙古中医药,2017, 36(2):34

张建梅.从肝论治再生障碍性贫血的理论探讨[J].中医临床研究,2017, 9(1):48

张金培,杨屹.养生益智汤治疗血管性痴呆的效果及对血清 TNF-α 和 Caspase-3 水平的影响[J].新疆医科大学学报,2017, 40(8):1009

张珎方,李梦华,胡久略.补肾醒脑方对血管性痴呆大鼠脑组织中信号传导转接蛋白 MyD88 的影响[J].科学技术与工程,2017, 17(12):143

张培培,陈红波,鲁科达,等.加味黄风汤对 IgA 肾病大鼠肾组织 oL-SMA 及 TGF-l3 表达的影响[J].中华中医药学刊,2017, 35(3):673

张向伟,柳红芳,张先慧,等.糖尿病肾病病机层次分析与辨治[J].中医杂志,2017, 58(5):390

张箫箫,殷晓威,严羽,等.清肝滋肾中药对高脂喂养自发性高血压大鼠血清炎症因子的影响[J].中医杂志,2017, 58(15):1316

张晓云,金伟,陈绍宏.复元醒脑法对 351 例急性脑出血临床验证观察[J].辽宁中医杂志,2017, 39(6):968

张亚楠,黄岩杰,秦蕾,等.透热转气理论在过敏性紫癜血热妄行重证治疗中的运用[J].中医杂志,2017, 58(11):933

张云飞.慢性再生障碍性贫血中医治疗探析[J].亚太传统医药,2017, 13(7):67

赵文霞,张丽慧,崔健娇,等.化痰祛湿活血方干预非酒精性脂肪性肝炎大鼠 ADPN/AKT/NF-κB 通路的研究[J].中国中西医结合杂志,2017, 37(8):961

赵志军,王守云,温井奎,等.中药灌肠联合门冬氨酸鸟氨酸治疗肝性脑病临床分析[J].中医药学报,2017, 45(2):87

折哲,李凤森,赵志翔,等.复方佛耳草合剂对 AECOPD 患者外周血炎症因子及单核细胞 Toll 样受体表达影响的随机、双盲、安慰剂对照研究[J].上海中医药杂志,2017, 51(6):38

钟国伟,彭明健,郑文通.小柴胡汤合防己地黄汤治疗失眠阴虚肝郁痰扰证 75 例[J].江西中医药,2017, 48(7):39

周洁,叶青,何静,等.镇惊定志合剂治疗心胆气虚型失眠随机双盲对照试验研究[J].上海中医药大学学报,2017, 31(5):40

周桃桃,罗泽红,吴洁珠,等.葛根散治疗酒精性肝病作用机理研究[J].亚太传统医药,2017, 13(12):7

周振环,郎立新,李君,等.乌梅消食颗粒对缺铁性贫血患者白细胞减少症的疗效观察[J].世界中西医结合杂志,2017, 12(12):1731

左祥宇,王爱迪,刘宝山.再生障碍性贫血病机分析[J].天津中医药大学学报,2017, 36(4):248

左铮云,李文泉,王雅乐,等.黄连解毒汤对大鼠营养性肥胖的影响[J].江西中医药大学学报,2017, 29(1):87

（五）妇　科

【概　述】

2017年，在国内中医刊物发表的中医、中西医结合妇产科论文约1 942篇，内容涵盖了月经病、带下病、妊娠病、产后病、妇科杂病等。

2017年评选出第三批国医大师，其中妇科专家有3位：上海中医药大学岳阳医院朱南孙教授、中日友好医院许润三教授和北京市中医院柴嵩岩教授。同期评选首批全国名中医100位，其中妇科专家有3位：广州中医药大学欧阳惠卿教授、广西中医药大学陈慧侬教授和福建吴熙中医妇科医院吴熙教授。

2017年11月在上海举办了第17次全国中医妇科学术年会暨第三届青年论坛，参会人数达800余人，再创历史高峰。本次学术研讨会汇聚全国中医妇科大家，荟萃了全国中医妇科的学术精英、青年骨干，96岁高龄的国医大师朱南孙教授莅临会场，中西医结合前辈俞瑾教授到会讲课，对目前临床常见病、多发病、疑难病的中医及中西医结合诊治等热点问题进行了学术交流与切磋。

中医药的发展和创新离不开对基础理论的研究和挖掘，乘国家发展中医药政策的春风，学术界加强了对中医妇科学基础理论的深入挖掘，并应用于解决临床热点与难点问题。

二胎政策放开后，与女性生育能力相关的问题成为现阶段的热点和难点，尤其是高龄不孕不育妇女的生育问题。宋景艳等从卵泡液代谢组学来探讨“五七”“六七”女性卵母细胞衰老机制，进一步挖掘中医“七七”理论的科学内涵，为临床中医药改善高龄辅助生殖助孕结局提供新的思路。五运六气理论从宇宙节律来研究自然变化对气候、物候和人体的生理病理影响，体现了“天人相应”的整体观。张景明根据岁月推演将2017年换算成干支纪年为丁酉年，该岁运为木运不及，阳明燥金司天，认为对女子的月经周期有一定的影响，提出在丁酉年防治月经病，需结合不同时段的运气变化立法用药，遵循因时制宜原则。叶明花等从文献切入，结合道家内丹学文献，对“天癸”概念进行辨析。认为中医“天癸”理论与道家内丹的元气、元精、元神理论密切相关。元精、元气、元神均来自先天，三位一体，各有职用，元精是基础，元气是动力，元神是主宰，是一具有互为涵摄交相辅用的整体。故提出从道家文化角度可以为我们理解天癸的丰富内涵及本质提供借鉴参照。

2017年发布了中华中医药学会团体标准“中医药单用/联合抗生素治疗常见感染性疾病临床实践指南・盆腔炎性疾病”。盆腔炎性疾病（PID）是育龄妇女的常见病，可导致不孕、输卵管妊娠、慢性盆腔痛，西医以抗炎治疗为主，中医药在缓解症状、消除体征和后期巩固治疗中独具优势。由于抗生素滥用导致潜在的危险日益突出，而中医药多途径综合治疗PID及其后遗症，疗效确切，毒副作用小。单独应用中药，症状明显改善。中西医治疗PID各有所长，若结合治疗，远期疗效显著。该指南的发布有助于指导临床医生正确合理用药及规范操作。

刘伟婷等综合近年来有关盆腔炎性疾病后遗症（SPID）的相关文献，结合无创建模和方证相应理论的SPID大鼠模型评价的实验研究，从血液流变学、细胞因子角度综述了中医药对SPID动物模型的作用机制，并指出仍需开展更为精确的不同剂量间的对比实验和可靠性高的重复性试验。

李健等在前期文献调研和专家咨询的基础上，编制由 90 个条目组成的 PRO 初量表问卷。采集 152 例患者信息建立数据库，运用统计软件对量表条目进行离散趋势法、相关系数法、克朗巴赫系数法、聚类分析法分析，最终筛选形成由 32 个条目组成，包含 7 个证素维度的 SPID 中医 PRO 初量表，该量表对提高临床诊断的准确性及科研有一定的帮助。

李春蕾等总结相关文献及自身临床经验，提出“气滞血瘀”是 SPID 的核心病机，治疗应以“疏肝、活血”为主，佐以“清湿热”，兼顾“扶正”，并自拟逍遥舒坤汤（柴胡、当归、赤芍药、白芍药、炒白术、茯苓等）治疗气滞血瘀型 SPID，可疏肝理气、活血化瘀、通络止痛，疗效确切。李慧总结名老中医王渭川论治 PID 经验，王老认为该病根本病机为“湿热蕴结下焦”，强调湿热，重视肝脾，抓湿热瘀，创银甲方（金银花、连翘、升麻、生鳖甲、红藤、蒲公英等），并将本病分为湿热蕴结、寒湿凝滞、肝郁气滞三型，强调同病异机，三型论治，审证求因，应用于临床疗效显著。

刘鹤玢等运用韩延华临证经验方韩氏妇炎汤（三棱、莪术、川楝子、连翘、怀牛膝、延胡索等）联合中药妇炎灵方（红藤、黄柏、败酱草、丹参、赤芍药、三棱等）保留灌肠治疗 90 例湿热蕴结型 PID 患者 2 个月，比较治疗前后患者中医证候积分、局部体征积分的变化及临床疗效。结果，治疗总有效率为 90.0%（81/90），痊愈率为 53.3%（48/90），证候积分、局部体征积分均较治疗前下降（$P<0.05$）。

翁双燕等观察中医药三联疗法（中药口服＋保留灌肠＋离子导入）治疗 PID 的临床疗效。将 180 例中医气滞血瘀兼郁热证型的 PID 患者随机分为中药内服组（A 组）、中药内服＋保留灌肠组（B 组）及中药内服＋保留灌肠＋离子导入组（C 组）各 60 例，内服方药为盆腔炎方合剂（柴胡、枳壳、赤芍药、甘草、牡丹皮、金银花藤），盆腔炎灌肠方（红藤、败酱草、蚤休、赤芍药、丹参等）保留灌肠，盐酸川芎嗪注射液对八髎穴、归来穴离子导入，连续治疗 3 个月经周期。结果，C 组总疗效明显优于 A 组和 B 组（$P<0.01$），总有效率为 96.7%（58/60）。C 组患者治疗后中医症状、局部体征、疼痛程度显著改善（$P<0.01$），中医三联疗法优于单一口服中医治疗方法，并且安全、有效、经济，值得临床推广应用。

左玲等比较朱氏盆炎汤颗粒剂（蒲公英、红藤、紫花地丁、刘寄奴、延胡索、续断）（治疗组）和妇科千金胶囊（对照组）治疗湿热瘀结型 SPID 的临床疗效，结果，治疗组症候和体征疗效、评分均优于对照组（$P<0.05$），且治疗组治疗后炎症细胞因子血清 TNF-α 水平显著降低（$P<0.05$），认为朱氏盆炎汤颗粒剂对于湿热瘀结型慢性盆腔炎能够有效缓解症状并防止复发，疗效显著。

商威等评价丹黄祛瘀胶囊（党参、黄芪、白术、山药、当归、土茯苓等）治疗 SPID 的安全性及有效性。按 3∶1 设置组别将 424 例 SPID 患者随机分配进入试验组（318 例）及对照组（106 例），试验组予口服丹黄祛瘀胶囊 3 粒＋丹黄祛瘀胶囊模拟剂 1 粒（3 次/d）治疗，对照组予口服止痛化癥胶囊（4 粒/次，3 次/d）治疗，连续用药 8 周，停药 4 周后随访。结果，两组的临床痊愈率分别为 11.7%（38/317）、4.8%（5/105），组间比较 $P<0.05$；两组不良事件发生率分别为 1.3%（4/315）、1.0%（1/105），差异无统计学意义（$P>0.05$）。认为丹黄祛瘀胶囊治疗 SPID-中医证属气虚血瘀、痰湿凝滞者安全有效，其有效性优效于止痛化癥胶囊。

2017 年，国家中医药行业诊疗规范“输卵管妊娠中医临床路径与中医诊疗方案”推广实施。对异位妊娠的中西医结合非手术治疗也取得许多进展。异位妊娠是妇科常见的急腹症之一。异位妊娠患者对于生育力保存需求越来越大。目前检测手段的提高使异位妊娠的早期诊断更加容易实现，故临床更多采用药物保守治疗。许多学者运用中西医结合方法治疗异位妊娠，疗效显著，且降低了不良反应和后遗症的发生概率。

古子娟等通过计算机检索相关中英文数据库，筛选出2010年1月～2016年9月期间收录的有关活血化瘀中药联合氨甲蝶呤(MTX)治疗异位妊娠的随机对照试验文献，纳入46篇，共4 406例患者。采用RevMan 5.3软件进行Meta分析，结果活血化瘀中药联合MTX治疗的总有效率更高，人绒促性腺激素(β-HCG)转阴、包块吸收、住院时间均优于单用MTX组，且不良反应发生率更低。提出活血化瘀中药联合MTX的临床疗效和安全性优于单用MTX。

邱嘉菡等比较了化瘀消癥复方(丹参、赤芍药、三棱、莪术、三七、当归、蜈蚣等)联合MTX与单用MTX的临床疗效及不良反应发生率。结果，联合用药的总有效率高于单用($P<0.05$)，转手术率、不良反应发生率较低($P<0.05$)，后期病情转归及恢复时间更短($P<0.05$)。

张春霞等通过比较宫外孕2号方(赤芍药、丹参、三棱、莪术、桃仁等)联合MTX与单用MTX两组治疗后腹痛时间、阴道流血量、β-HCG水平正常时间、包块消失时间，来观察中西医药联合治疗异位妊娠的疗效。结果，宫外孕2号方联合MTX治疗组β-HCG水平恢复时间、腹痛时间、包块消失时间以及治疗第3 d的β-HCG水平均显著低于对照组($P<0.05$)。认为宫外孕2号方活血消癥，可缓解输卵管粘连、水肿，联合MTX杀胚作用，加速杀死胚胎，促进盆腔包块吸收，缩短恢复时间，以提高临床治愈率。

陈丽荣等将44例接受保守治疗的异位妊娠患者随机分为两组，治疗组采用MTX联合天花粉蛋白注射液治疗，对照组采用单纯MTX治疗，连续治疗14 d。结果，治疗组治疗3、7、10、14 d后血清β-HCG水平、盆腔积液范围、包块大小及住院时间均低于对照组($P<0.05$)。

周明锐将80例非破裂型异位妊娠患者随机分为两组各40例，治疗组采用逐瘀止孕汤(生地黄、大黄、赤芍药、龟板、牡丹皮、当归尾等)联合MTX治疗，对照组采用MTX治疗。经治5 d，治疗组治疗效果优于对照组($P<0.05$)，患者β-HCG降低程度、包块直径缩小程度、包块消失和β-HCG恢复正常时间均有显著改善($P<0.05$)。

张洪波选取输卵管妊娠患者120例，随机分为三组各40例，A组采取中药(赤芍药、坤草、丹参、香附、延胡索、三棱等)联合MTX治疗，B组采用MTX加米非司酮(RU486)，C组采取中药联合MTX和RU486治疗，连用7 d，比较三组疗效和副反应。结果发现中药联合MTX和RU486的治疗效果最佳($P<0.05$)，且副反应少。

赖筱琍等将104例异位妊娠药物治疗患者随机分为两组各52例，均予保守治疗，成功后治疗组予中西医结合三联疗法进行治疗，即妇炎散外敷(当归、丹参、川芎、香附、三棱、没药等)、灌肠(香附、莪术、三棱、败酱草、红藤、蒲公英等)联合微波照射治疗，对照组则予子宫输卵管造影术进行治疗。造影结果显示治疗组输卵管通畅度优于对照组($P<0.05$)，且不良反应总发生率显著降低($P<0.05$)。

苏玉梅等纳入首次异位妊娠保守治疗成功后有生育要求且患侧输卵管不通患者900例，随机分为三组各30例，A组口服甲硝唑和左氧氟沙星胶囊，B组单纯口服补肾化瘀通络方(菟丝子、淫羊藿、桑寄生、桂枝、三棱、莪术等)，C组口服补肾化瘀通络方及化瘀通络液(桂枝、三棱、莪术、昆布、槟榔、没药)保留灌肠治疗，疗程为3个月经周期。结果，研究3组治疗后输卵管通常率比较差异有显著统计学差异($P<0.05$)，其中C组治疗后输卵管通畅情况及盆腔包块吸收时间均优于其余两组($P<0.05$)。认为中药综合治疗可改善异位妊娠后的输卵管通畅度和盆腔环境，在提高异位妊娠患者药物治疗后的生育力方面有很大优势。

(撰稿：罗颂平　曹蕾　阮丽君　连若纯　审阅：胡国华)

【原发性痛经的治疗与研究】

中医药治疗原发性痛经在缓解疼痛、改善生活质量上效果较好，结合艾灸、外敷疗效显著，不少学者也进行了相关体质类型的研究。

田甜等从辨证和治则以及用药特点归纳了历代医家治疗痛经的特色。汉唐时期以《金匮要略》《小品方》的通治方为主，补益药为多；宋金元时期体现了调气血的理论，大多以活血化瘀、温里、补益药为主，治法基本是理气、活血、补气、养血、散寒五个方面；明代医家运用活血化瘀药和补益药为主，并增加清热药物的运用，提出虚实辨证以经前痛多为实、经后痛多为虚的原则；清代和民国医家认为治疗痛经应当重视调补肝肾法，用补肾水、调肝气之药。

郑玮琳等建立纳入痛经文献的规范化方药数据库，运用关联规则、LDA 主题模型、聚类分析等数据挖掘方法对痛经古籍方药进行分析。结果，当归、白芍药、川芎、肉桂、香附为痛经的常用药物及用药核心。痛经分为血虚血瘀、气滞血瘀、寒凝血瘀、气血两虚夹瘀四个证型，方药可分为 8 个聚类。提示补虚及活血化瘀为古代治疗痛经的核心，"因瘀致痛""因虚致痛"为发病关键，活血化瘀、益气养血为治疗核心大法。

杨燕婷等对上海市城郊地区初中女生痛经现状及体质类型进行横断面研究，分析初中女生痛经发生因素与中医体质类型的相关性。结果，上海城郊地区初中女生痛经者与无痛经者身高、初潮年龄比较差异有统计学意义（$P<0.05$）。平和体质者痛经发生率更低（$P=0.021$），偏颇体质者痛经发生率更高（$P<0.05$）。有痛经遗传史、学习压力大、阴虚体质者其发生痛经的几率更高（$P<0.05$）。

伍梅芳调查研究五年制高职女生原发性痛经的现状、发生发展情况及灸脐疗法的临床疗效。完全随机分层整群抽样 528 名入组女生，采取自制的问卷进行调查并对调查数据整合及研究分析，治疗组运用灸脐疗法治疗，对照组不予处理。结果，有原发性痛经史的女生占全体研究对象的 67.8%，其家族史、生活习惯、家庭条件、初潮年龄、生活环境、体重质量指数（BMI）、心理状况、同学间的交往等因素均为发生原发性痛经的重要影响因素（$P<0.05$）；治疗组较对照组疼痛缓解明显（$P<0.05$）。

王晔博等调查探讨 211 名在校女大学生中医体质与痛经及影响因素相关性。结果显示，阳虚质、血瘀质在痛经组（136 例）中所占比例高于无痛经组（75 例），平和质在无痛经组所占比例高于痛经组（$P<0.05$）。痛经组睡眠障碍高于无痛经组（$P<0.05$）。痛经组与无痛经组在 BMI 指数方面无显著差异（$P>0.05$）。刘佳等探讨中医体质调理干预对女大学生原发性痛经的影响。将 120 例原发性痛经女大学生随机分为两组各 60 例，实验组在痛经常规指导的基础上予个体化的中医体质调理，对照组仅予痛经常规指导。结果，体质干预 6 个月及停止干预 3 个月后实验组较对照组痛经症状改善（$P<0.05$）。黄蓉等探讨原发性痛经大学生中医体质类型的分布规律。采用 R 软件进行横断面研究单个率的 Meta 分析，采用 Review Manager 5.3 软件进行有对照数据的 Meta 分析。纳入 10 项研究中共 3 327 个病例，其中原发性痛经者 2 117 例，对照组 1 210 例。结果，阳虚质、气郁质、气虚质和血瘀质是大学生发生原发性痛经的危险因素，平和质是大学生发生原发性痛经的保护因素。

（撰稿：丘维钰　审阅：胡国华　罗颂平）

【子宫内膜容受性不良的治疗及实验研究】

子宫内膜容受性是指子宫内膜在着床窗口期对胚胎植入接受的能力，是胚胎植入过程中的关键环节。子宫内膜容受性的调控需要卵巢性激素、子宫内膜局部分子以及胚胎及其分泌的胚胎性因子等参与。子宫内膜过薄可引起子宫内膜容受性降低，从而导致胚胎着床失败。

肾主生殖，"夫妇人受妊，本于肾气之旺也。"学界多从肾论治子宫内膜容受性低下。钟鹏程等采用前瞻性队列研究的方法对100例子宫内膜容受性不足的不孕症患者进行随访，其中治疗组52例予阿司匹林片合温肾活血方（熟地黄、山药、山萸肉、枸杞子、菟丝子、桑寄生等）治疗，对照组48例予阿司匹林片治疗。治疗3个月经周期，无论是HCG日及黄体中期子宫内膜厚度，还是治疗结束后的妊娠率，治疗组均明显高于对照组（$P<0.05$），而且两组均能有效降低子宫动脉PI值和RI值以及升高血清E_2、P水平（$P<0.05$），治疗组高于对照组（$P<0.05$）。刘丽琴等对养精种玉汤（当归、白芍药、熟地黄、山萸肉）辅以体外受精-胚胎移植技术对子宫内膜容受性的影响进行观察，将78例不孕症患者随机分为两组各39例，均采用促性腺激素释放激素激动剂（GnRH-a）＋控制性超促排卵＋IVF－ET治疗方案，治疗组则自GnRH-a日开始辅以养精种玉汤口服。结果，与对照组相比，治疗组能够明显改善患者肾阴虚证候积分、内膜厚度、妊娠率，差异有统计学意义（$P<0.05$）；两组的HCG日雌激素、孕激素水平以及受精率比较，差异无统计学意义（$P>0.05$）。赵珂等也发现，与治疗前相比，补肾法能有效改善IVF-ET移植失败的患者和因子宫内膜薄而取消移植的患者治疗后的子宫内膜形态类型、子宫内膜厚度以及子宫内膜血流灌注类型，差异有统计学意义（$P<0.05$）。为了进一步探讨补肾法对薄型子宫内膜的临床疗效，朱月明等收集万方、维普等数据库2000—2016年补肾中药联合西药及纯西药治疗改善不孕症患者子宫内膜容受性的临床随机对照试验研究，通过META分析，发现补肾中药联合西药组患者在子宫内膜容受性的疗效上明显优于纯西药治疗组（$P<0.001$），并且补肾中药的使用可调整患者中医体质偏颇（$P<0.001$），提高患者的妊娠率（$P<0.001$）。

对中医药改善子宫内膜容受性作用机制和靶点的研究亦有不少报道。韩春艳等选用健康性成熟昆明种小鼠90只，以HMG/HCG联合应用方案建立促排卵动物模型，随机分为治疗组予毓麟珠（人参、白术、茯苓、白芍药、当归、川芎等）配合HMG，模型组予HMG，正常对照组予生理盐水。结果，与正常组相比，模型组小鼠D_4子宫内膜发育明显延迟，子宫内膜发育成熟率低下（30.0%），且内膜与间质发育可见不同步；治疗组与模型组比较，内膜成熟率可达90.0%，子宫内膜腺体面积及腺腔面积与正常组接近，较模型组明显增加。

申奏秦旋等将60只SPF级雌性小鼠随机分为3组：中药护卵方（熟地黄、生地黄、沙参、石斛、山药、莲子）组、模型组、空白组，其中中药组和模型组腹腔注射HMG＋HCG建立反复多周期促排卵小鼠模型，空白组予腹腔注射同剂量生理盐水。结果，与空白组和中药组相比，孕5 d模型组小鼠子宫内膜发育明显不良；与模型组相比，孕2 d和孕5 d中药组小鼠子宫内膜雌激素受体（ER）和孕激素受体（PR）蛋白表达均增加（$P<0.05$）。石玥等采用GnRHa＋HMG＋HCG方案建立小鼠胚泡着床障碍模型，观察二补助育改良方（骨碎补、巴戟天、桑寄生、续断、川牛膝、鸡血藤等）对胚泡着床障碍模型小鼠子宫内膜胞饮突、白血病抑制因子（LIF）、ER和PR表达的影响。结果，二补助育改良方组小鼠子宫内膜表面形态较规整，大量微绒毛及丰富胞饮突表达，细胞之间的间隙明显，小鼠子宫内膜LIF、ER、PR表达较模型组明显增加（$P<0.05$），与上述研究结果一致，提示补肾法可能通过调节胚泡着床期子宫内膜胞饮突、LIF、ER和PR的表达，改善子宫内膜容受性，提高妊娠率。

罗佩等通过颈背部皮下注射脱氢表雄酮溶液建立多囊卵巢综合征（PCOS）大鼠模型，探讨补肾化瘀方（紫石英、补骨脂、菟丝子、桑寄生、茺蔚子、泽兰等）对PCOS大鼠子宫内膜整合素αvβ3及

LIF的影响。结果与模型对照组相比，补肾化瘀方组整合素 αvβ3、LIF均较高（$P<0.05$），提示补肾化瘀方可能是通过提高PCOS大鼠子宫内膜整合素 αvβ3 及LIF的表达来改善子宫内膜容受性。李新玲等的研究也提示补肾填精中药（调经助孕胶囊：山萸肉、菟丝子、补骨脂、仙茅、淫羊藿、当归等）能够上调小鼠子宫内膜 αvβ3 的表达，从而改善子宫内膜容受性。

余晓芬等通过肾虚-薄型大鼠模型，利用qRT-PCR法检测滋肾育胎丸（党参、续断、白术、巴戟天、制首乌、杜仲等）对内膜容受性因子整合素β3（ITGβ3）及EMX2表达的影响。结果与造模组相比，滋肾育胎丸高剂量组能够提高ITGβ3基因的表达和降低EMX2基因，差异有统计学意义（$P<0.05$）。高琦等则探讨滋肾育胎丸对促排卵小鼠不同着床期子宫内膜HOXA10及下游基因EMX2表达的调控作用。结果与正常组比较，造模1组（促排卵短方案）和造模2组（促排卵长方案）的HOXA10 mRNA和蛋白表达水平均下降（$P<0.01$），EMX2 mRNA和蛋白表达水平均升高（$P<0.01$）；予0.4 g/ml滋肾育胎丸干预后，小鼠子宫内膜HOXA10 mRNA和蛋白水平表达均显著上调（$P<0.01$），EMX2 mRNA和蛋白水平表达均显著下降（$P<0.01$）。提示滋肾育胎丸可能通过提高ITGβ3以及HOXA10的表达和降低EMX2的表达来改善子宫内膜容受性。

（撰稿：巫海旺　审阅：胡国华　罗颂平）

【先兆流产的治疗与研究】

先兆流产属于妇产科常见疾病，若未及时治疗，可发生完全流产或难免流产，约80%的流产为妊娠前12周的早期流产。中医药安胎治疗临床特色与优势明显，近年对于早期先兆流产的临床研究，治法多以补肾健脾为主，常用中药治疗主要有滋肾育胎丸、寿胎丸加味、寿胎异功散、孕康口服液、保胎灵胶囊、菟参安胎颗粒、补肾安胎颗粒等，其中滋肾育胎丸的临床疗效具有循证研究支持；对照组西药治疗以黄体酮软胶囊、地屈孕酮片、注射HCG为主。另外，基于药物治疗基础上配合心理调适疗法以及疾病临床治疗路径制定和疾病临床研究质量的规范管理亦是近年研究的关注点。

李珍观察孕康口服液（山药、山茱萸、桑寄生、茯苓、黄芪、艾叶等）联合HCG治疗先兆流产的临床疗效，将76例患者随机分为两组各38例，对照组肌肉注射HCG，治疗组在此基础上口服孕康口服液。治疗2周后，对照组和治疗组总有效率分别为79.0%（30/38）、94.7%（36/38），治疗组血清雌二醇、人绒毛膜促性腺激素和孕酮水平较对照组显著增加（$P<0.05$）。李淑丽将154例患者随机分为两组各77例，对照组予HCG联合维生素E治疗，观察组加服健脾固肾方。治疗2周，观察组总有效率为90.9%（70/77），优于对照组77.9%（60/77）（$P<0.05$）。

祝宽宽将64例早期先兆流产患者随机分为两组各32例，均予黄体酮软胶囊治疗，治疗组加用补肾健脾方（党参、炒白术、菟丝子、桑寄生、川续断、盐杜仲等）。治疗20 d，治疗组综合疗效为93.8%（30/32），优于对照组87.5%（28/32）（$P<0.05$）。叶运慧将60例患者随机分为两组各30例，治疗组用寿胎丸加味及黄体酮注射液治疗，对照组单用黄体酮注射液治疗。15 d后，治疗组愈显率83.3%（25/30）、总有效率93.3%（28/30），显著高于对照组60.0%（18/30）、83.3%（25/30）（$P<0.05$）。何洁丽将62例肾虚血瘀型早期先兆流产患者随机分为两组各31例，对照组采用黄体酮治疗，试验组加服寿胎异功散（菟丝子、南沙参、桑寄生、续断、白术、陈皮等）。治疗10 d，试验组总有效率和妊娠成功率均显著高于对照组（$P<0.05$），患者临床症状体征和内分泌改善效果均显著优于对照组（$P<0.05$）。丁琅娟将112例先兆流产早期患者随机分为两组各56例，对照组予黄体酮肌肉注射，同时加服维生素E、叶酸，试验组在此基础上联合口服寿胎丸

加减。治疗 1 个月，结果显示采用中西医结合的方案治疗早期先兆流产，能明显改善患者的激素水平，提高治疗的成功率，且观察病例中未见妊娠期分娩期不良并发症的发生，未见新生儿不良结局的发生。

吕荣晴将 100 例血热型早期先兆流产患者随机分为两组各 50 例，对照组予黄体酮胶囊治疗，实验组采用清热固肾法（黄柏、山药、续断、菟丝子、桑寄生、白术等）治疗。用药 7 d，试验组孕妇不良反应发生率明显低于对照组，保胎成功率明显高于对照组（$P<0.05$）。姚芳芳将 60 例先兆流产患者随机分为两组各 30 例，治疗组口服菟参安胎颗粒（菟丝子、熟地黄、白术、党参、山药、黄芪等）治疗，对照组予黄体酮胶囊。治疗 10 d，治疗组总有效率为 93.3%(28/30)，明显高于对照组 76.7%(23/30)（$P<0.05$）；治疗组较对照组能显著增加血清 P 及 HCG 水平（$P<0.05$）。

范红梅将 60 例患者随机分为两组各 30 例，治疗组予滋肾育胎丸，对照组予地屈孕酮。用药 7 d，治疗组总有效率 93.3%(28/30)，明显高于地屈孕酮组 70%(21/30)（$P<0.05$），不良反应发生率 3.3%(1/30) 明显低于地屈孕酮组 23.3%(7/30)（$P<0.05$）。黄仰青将 80 例患者随机分为两组各 40 例，对照组予烯雌醇，观察组予滋肾育胎丸联合烯雌醇治疗。用药 2 周，观察组有效率为 85.0%(34/40)，明显高于对照组 67.5%(27/40)（$P<0.05$）。

朱丽莉将 76 例患者随机分组，对照组 37 例予地屈孕酮配合心理疏导，治疗组 39 例在此基础上加用补肾宁心汤（炒白术、炒白芍、淮山药、山萸肉、苏梗、川断等）。治疗 2 周，治疗组临床有效率为 94.9%(37/39)，明显高于对照组 83.8%(31/37)（$P<0.01$）。李艳青将 140 例患者随机分为两组各 70 例，中药组口服双宝煎剂（川续断、杜仲、菟丝子、党参、白术、黄芩等），西药组口服地屈孕酮、肌注 HCG 针。治疗 2 周，双宝煎剂能明显改善先兆流产患者内分泌激素水平，并改善先兆流产患者体内 Th1/Th2 细胞失衡。

洪海都通过计算机检索多种中文数据库中关于罗氏滋肾育胎丸联合西药治疗先兆流产的随机对照试验（RCT），最终纳入 10 项 RCT，共 1 047 例患者，Meta 分析结果显示罗氏滋肾育胎丸联合西药治疗先兆流产在总有效率、治疗后孕酮水平、治疗后症状消失时间、治疗后腹痛消失例数、不良反应等方面具有统计学意义（$P<0.05$），但在治疗后阴道流血消失例数方面不具有统计学意义（$P=0.05$）。认为滋肾育胎丸联合西药治疗先兆流产值得临床推广。

戴小萍将 60 例先兆流产患者随机分为两组各 30 例，对照组采用常规医疗干预，包括对患者的病情进行评估，向患者交代病情，观察病情变化，改善及指导患者的饮食，保持室内整洁。试验组采用中医整体化医疗模式及临床路径干预，包括成立专业的医疗小组，保持病房室内环境整洁和安静，合理的改善患者的饮食，为患者配制食疗粥，观察 2 组患者治疗前后 SAS、SDS 评分，治疗后并发症情况，健康教育达标率，包括疾病知识、用药知识、心理及情志调适、孕期自我监护、营养及休息。结果显示中医整体化医疗模式及临床路径在胎动不安中的应用效果显著，增进医护患三方沟通、监督、参与，提高患者满意度。

黄玉华分析先兆流产中医证型分布规律及影响妊娠结局的相关因素，结果显示肾虚证为早期先兆流产最主要证型，证型分布与患者年龄及发病时孕周有关，年龄是影响妊娠结局的相关因素。

（撰稿：冯怡慧　麦观艳　审阅：胡国华　罗颂平）

【宫颈上皮内瘤变与高危型人乳头瘤状病毒感染的治疗与研究】

人乳头瘤状病毒（HPV）感染近年来发病人数呈逐渐上升的态势。HPV 感染与宫颈癌等妇科肿瘤疾病密切相关。宫颈癌的主要诱因为高危 HPV 持续感染。宫颈上皮内瘤变（CIN）是与宫颈浸润癌有密切关系的一组癌前病变统称，主要包括宫颈不典型增生及宫颈原位癌，CIN 反映了宫颈癌在发生发展过程中的一个连续变化。中医药在宫颈 HPV 感染和 CIN 治疗中应用逐年增多，且疗效颇为显著。

邢海燕等将 100 例持续性 CINⅠ患者随机分为两组各 50 例，治疗组予清湿热益肾解毒汤（蜀羊泉、炒川断、怀牛膝、桑寄生、墓头草、积雪草等）联合冷冻治疗，对照组行冷冻治疗。经治 3 个月，治疗组总有效率 98.0%（49/50），高于对照组 86.0%（43/50）；治疗组 TNF-α、IL-6、IL-8 水平均低于对照组（$P<0.05$）；治疗 6、9、12 个月后，治疗组 HPV 阴性率均高于对照组（$P<0.05$），TCT 异常率低于对照组（$P<0.05$）。

王艳华等研究苦参、蛇床子、苍术等中药制剂与苦参软膏治疗宫颈 HPV 感染的临床效果，将宫颈 HPV 感染的 99 例患者随机分成两组，对照组 51 例采用苦参软膏治疗治疗，治疗组 48 例加用苦参、蛇床子、苍术等中药清热解毒冲剂治疗。治疗 3 个月后，治疗组总有效率为 81.3%（39/48），明显高于对照组总有效率 60.8%（31/51）（$P<0.05$）。

李艳华等将 150 例宫颈 HPV 感染患者随机分成两组各 75 例，A 组采用保妇康栓治疗，B 组采用重组人干扰素 α-2b 凝胶治疗。连续用药 3 个月，A 组患者治疗后总有效率明显高于对照组（$P<0.05$）。治疗前，两组患者 CRP 和 IL-6 水平比较差异无统计学意义（$P>0.05$）；治疗 3 个月末，A 组患者 CRP 和 IL-6 水平均明显低于 B 组（$P<0.05$）。A 组患者不良反应发生率明显低于 B 组患者（$P<0.05$）。认为与重组人干扰素 a-2b 凝胶治疗比较，保妇康栓治疗宫颈感染患者疗效显著且能降低血清炎症因子 CRP 和 IL-6 的水平，不良反应更少且安全可靠值得应用。

李小宁等观察高危 HPV（hr-HPV）感染及伴 CIN 的患者宫颈局部体液免疫因子的变化及中药凤香洗液（地龙、丁香、苦参、蛇床子等）对其干预作用。选取单纯高危 HPV 感染者 50 例（HPV 组）及高危 HPV 感染伴 CINⅠ者 50 例（CINⅠ组）予中药凤香洗液治疗，同期健康妇女 50 例作对照组。结果，单纯高危 HPV 感染及伴 CINⅠ的患者宫颈局部体液免疫因子发生异常改变，中药凤香洗液能有效改善宫颈局部体液免疫状态。又另将 60 例高危 HPV 感染的 CIN 患者按分级分组（CINⅠ组、CINⅡ组各 30 例），30 例健康妇女为空白组，分别取阴道灌洗液，CIN 患者再给予中药凤香洗液于宫颈及阴道局部治疗后再次留取阴道灌洗液。结果提示，阴道局部的免疫异常可能是 CIN 的病因；CINⅠ组用药后细胞因子静态发生改变，HPVDNA 载量水平降低，表明凤香洗液可能通过调节免疫因子的表达水平，恢复 Th1/Th2 的免疫平衡，从而抑制或清除高危型 HPV，阻断了 CIN 的进展。

黄丽斯将 136 例带下病合并宫颈 HPV 感染患者随机分为两组各 68 例，对照组予重组人干扰素 α-2b 治疗，观察组采用消疣汤（土茯苓、山豆根、苦参、百部、蛇床子、紫草等）联合重组人干扰素 α-2b 治疗，疗程 6 周。结果，观察组患者治疗后 HPV 转阴率显著高于对照组（$P<0.05$）；两组患者治疗后中医证候积分较治疗前均有明显下降，差异具有统计学意义（$P<0.05$）；观察组患者治疗后中医证候积分明显低于对照组（$P<0.05$）；观察组总有效率明显高于对照组（$P<0.05$）。

杨红丽将 120 例宫颈 HPV 感染患者随机分为两组各 60 例，治疗组予杀乳瘤毒Ⅰ号方（熟地黄、山萸肉、金银花、蒲公英、败酱草、黄柏等）治疗，对照组予重组人干扰素 α-2b 阴道泡腾胶囊阴道用药，治疗 30 d。结果，治疗组有效率、HPV 转阴率均高于对照组（$P<0.01$）；两组均能显著降低 HR-HPV DNA 病毒载量，且治疗组优于对照组（$P<0.01$）；两组 HPV 未转阴患者治疗前后病毒载量的差值经对数转换后进行比较，治疗组显著优于对照组（$P<0.01$）；两组均能显著提高 HPVL1 壳蛋白、IL-2、CD_4^+ 水平，降低血清 IL-10、CD_8^+ 水平（$P<$

0.05, $P<0.01$)，且治疗组优于对照组($P<0.01$)。

李翡等探讨风香载体栓(地龙、丁香、黄柏、苦参、蛇床子、鸡冠花等)联合奥平栓治疗宫颈 HR-HPV 感染的临床疗效。将 122 例患者随机分为两组各 61 例，治疗组予风香载体栓联合奥平栓治疗，对照组仅予奥平栓治疗。7 d 为 1 个疗程，治疗 3 个疗程。结果，治疗组总有效率高于对照组($P<0.05$)，治疗组和对照组治疗前后自身 HC2 比较，差异均有统计学意义($P<0.05$)，且治疗组疗效更佳($P<0.05$)。

寇海梅等将 240 例慢性宫颈炎合并 hr-HPV 感染患者随机分为两组，治疗组 123 例予核异消颗粒(黄柏、莪术、冰片、木贼草、半枝莲等)局部治疗，对照组 117 例予保妇康栓治疗，10 d 为 1 个疗程。连续治疗 2 个疗程，治疗组重度宫颈糜烂总有效率、治愈率、HPV 总体转阴率均高于对照组($P<0.05$)。

张明哲等将 190 例患者随机分为两组各 95 例，均采用 LEEP 术。术后治疗组予止带方加减(白术、茯苓、车前子、泽泻、茵陈、赤芍药等)内服，对照组口服治带片。连续治疗 4 个月经周期后，治疗组中医临床证候疗效优于对照组($P<0.05$)，HPV 病毒载量、糜烂面积、糜烂类型、阴道清洁度等临床症状、体征评分均低于对照组($P<0.01$)；两组患者 IL-4 和 IL-10 水平均下降，治疗组更为明显($P<0.01$)。

黑丽华将 80 例宫颈 HPV 感染患者随机分为两组各 40 例，治疗组予加味健脾方(白花蛇舌草、黄芪、蜀羊泉、茯苓、白术、党参等)与辛复宁联合治疗，对照组仅予辛复宁，12 d 为 1 个疗程。治疗 3 个疗程，治疗组临床疗效、宫颈 HPV 转阴时间、HPV-DNA、IL-2、IL-6 水平改善幅度均高于对照组(均 $P<0.05$)。

殷秀莲等将 100 例慢性宫颈炎伴 HR-HPV 感染患者随机分为两组，治疗组 51 例予克林霉素注射液联合保妇康栓，对照组 49 例予保妇康栓。治疗 14 d，治疗组有效率、HPV 转阴率明显高于对照组($P<0.05$)；治疗后两组超敏 C 反应蛋白(hs-CRP)、白介素-6(IL-6)、肿瘤坏死因子-α(TNF-α)均较治疗前明显下降，且治疗组明显低于对照组($P<0.05$)。

孙红等将 170 例带下病气虚湿热、湿毒蕴结证的 HR-HPV 患者随机分成三组(HR-HPV 阳性，TCT 阴性；HR-HPV，CINⅠ；HR-HPV，CINⅡ/Ⅲ行 LEEP 术后)。三组内又分别设治疗组和对照组，治疗组口服益气除湿解毒汤(炙黄芪、炒党参、炒陈皮、炒苍术、炒黄柏、生薏苡仁等)结合阴道塞复方沙棘籽油栓，对照组空白随访。12 d 为 1 个疗程，连用 3 个月经周期。结果，治疗组患者第 4 月和第 7 月的 HPV 转阴率高于对照组($P<0.05$)。

吕艳蕊将 200 例宫颈高危 HPV 感染患者随机分为两组各 100 例，试验组采用宫颈炎康栓(冰片、苦杏仁、苦参、枯矾等)治疗 2 个月，对照组仅临床随访，结果试验组临床疗效及高危型 HPV 转阴率明显优于对照组($P<0.05$)。

杨利珍等将 60 例宫颈 HR-HPV 患者随机分为两组，治疗组 30 例采用保妇康栓联合 α-2a 干扰素交替治疗，对照组 30 例仅采用 α-2a 进行治疗。10 d 为 1 个疗程。治疗 3 个月、6 个月的显效率均高于对照组($P<0.05$)；治疗组的 HPV16、HPV18 治疗效果优于对照组($P<0.05$)。

杨丹丹将 96 例慢性宫颈炎合并 HPV 患者随机分为两组，对照组 48 例采用奥平栓、利巴韦林抗感染治疗，治疗组 48 例在对照组基础上增加柴胡解毒汤(柴胡、黄芩、茯苓、党参、轻粉、甘草等)，15 d 为 1 个疗程。治疗 2 个疗程后，治疗组总有效率、HPV-DNA 转阴率、HPV 病毒值降低率均显著高于对照组($P<0.05$)。

杜丽华采用扶正解毒祛湿方(黄芪、党参、金银花、连翘、白芷、淫羊藿等)兼中药方(鱼腥草、土茯苓、黄柏、白花蛇舌草、苦参、白鲜皮等)外洗治疗 45 例宫颈 HPV 患者，对照组 45 例予重组人干扰素 α-2b 阴道泡腾胶囊阴道用药。治疗 15 d，治疗组临床疗效及 HPV 转阴率均优于对照组($P<$

0.05)；两组患者治疗后 HPVL1 壳蛋白水平均较治疗前提高($P<0.05$)，且治疗组优于对照组($P<0.01$)。

曾彬采用除湿解毒汤(川芎、贯众、当归、板蓝根、泽泻、砂仁等)联合中药阴道给药治疗 HR-HPV 感染患者 43 例患者，对照组 43 例患者采取中药阴道给药，月经周期用药 10 d。连用 6 个月经周期，治疗组的 HPV DNA 病毒载量、中医证候积分均较对照组明显降低($P<0.05$)；治疗组的总有效率 95.3%(41/43)，显著高于对照组 69.8%(30/43)($P<0.05$)。

辛春桃采用保妇康栓(黄芪、五味子、麦冬、党参等)联合黄芪生脉饮治疗 36 例宫颈 HPV 感染患者，对照组 36 例仅予保妇康栓治疗。连用 4 周，治疗组总有效率 97.2%(35/36)，明显高于对照组 77.8%(28/36)($P<0.05$)。

谷青青将 66 例宫颈 HR-HPV 感染患者随机分为两组各 33 例，均予常规西药治疗，治疗组加服排毒汤(黄芪、白术、黄柏、土茯苓、百部、苍术等)。治疗 2 个月，治疗组总有效率高于对照组($P<0.05$)，治疗后 HR-HPV DNA 病毒载量、VAS 评分治疗组低于对照组($P<0.05$)。

陆小娟等将 160 例宫颈 HR-HPV 患者随机分为两组，均予妇康栓剂，治疗组 80 例加用中药(金银花、半边莲、白术、紫花地丁、茯苓、黄柏等)治疗，14 d 为 1 个疗程。连用 3 个疗程，治疗组 HPV 转阴率为 91.3%(73/80)，明显高于对照组 64.3%(45/70)($P<0.05$)。

(撰稿：杨利林　陈思韵　田禾　审阅：罗颂平)

【产后发热的治疗与研究】

产后发热是指产褥期出现发热持续不退，或突然高热寒战，可伴有疼痛、恶露异常等症状。对于产褥感染所致的产后发热，临床治疗的首选方法为抗生素抗感染，但较易出现不良反应。

董兵轮将 60 例患者随机分为两组各 30 例，对照组予头孢菌素与甲硝唑联合治疗，治疗组在对照组基础上内服补中益气汤。经治 3 d，治疗组疗效优于对照组($P<0.05$)，退热时间、住院时间短于对照组(均 $P<0.05$)，两组治疗后 WBC、GRAN、MON、LYM 和 CRP、TNF-α、IL-6 水平均降低(均 $P<0.05$)，且治疗组各指标水平均低于对照组(均 $P<0.05$)。彭小凤等将 60 例产后发热患者随机分为对照组(抗生素)和治疗组(补中益气汤)各 30 例。治疗 1 个月，治疗组患者的白细胞计数和退热时间均低于对照组($P<0.05$)，且治疗组产妇不良反应发生率和婴儿不适反应发生率均低于对照组($P<0.05$)。

杨秀梅根据妇女产后多虚多瘀的特点，观察当归补血汤加味治疗产后发热的临床疗效。将 76 例患者随机分为两组各 38 例，对照组予抗生素治疗，治疗组内服当归补血汤。治疗 6 d，治疗组总有效率高于对照组($P<0.05$)，治疗后治疗组白细胞个数少于对照组，退热时间低于对照组，不良反应发生率低于对照组(均 $P<0.05$)。

陈晓茹等将 52 例产后外感发热患者辨证分为外感邪毒型、血虚型及血瘀型，52 例正常产妇为对照组。结果，血虚型和血瘀型患者前白蛋白、血红蛋白、钙离子水平均明显低于对照组及外感邪毒型患者(均 $P<0.05$)，外感邪毒型患者各指标与正常组比较差异均无统计学意义(均 $P>0.05$)，血虚型和血瘀型患者体温在发病 48、72 h 仍高于正常产妇及外感邪毒型患者(均 $P<0.05$)，外感邪毒型患者发病初期体温骤升，但发病 48 h 降至正常。故认为产后外感发热患者普遍存在营养状况不佳，可能是导致感染发生的重要原因，前白蛋白和血红蛋白水平降低是导致血虚型和血瘀型产后外感发热发生的主要原因。

(撰稿：丘敏　审阅：罗颂平)

【产后出血的治疗与研究】

产后出血是指阴道分娩胎儿娩出后 24 h 以内

出血量超过 500 ml 或者剖宫产胎儿娩出后 24 h 内出血量超过 1 000 ml，是产科常见的严重的并发症之一。中西医结合论治能够取长补短，减少不良反应。

朱云霞等将 100 例患者随机分为两组各 50 例，对照组注射卡贝缩宫素，实验组加服生化汤，比较两组止血时间、产后出血量、产后血红蛋白水平、血压及应激指标变化、RhoA 蛋白、Rho 激酶Ⅰ和 Rho 激酶Ⅱ蛋白水平及不良反应情况。治疗 7 d，治疗组止血时间、出血量、应激反应指标水平均显著低于对照组（$P<0.01$），两组间治疗前后 SBP、DBP 比较，差异无统计学意义（$P>0.05$），两组治疗后 RhoA、ROCKⅠ和 ROCKⅡ蛋白水平高于治疗前，但两组间比较差异无统计学意义。

王丽秀等将 160 例血热型急性产后出血患者随机分为两组各 80 例，对照组口服益母草片，观察组在对照组基础上加服益气凉血安宫汤（黄芪、生地黄、牡丹皮、赤芍、枸杞子、侧柏叶炭等）。治疗 2 周，试验组总有效率明显高于对照组（$P<0.01$）。观察组患者出血、头晕目眩、气短懒言和面色苍白等中医证候积分均低于对照组（$P<0.05$）；试验组患者 SOD 和 GSH-Px 水平明显高于对照组，而 LPO 水平明显低于对照组（$P<0.05$）；观察组患者 CRP、TNF-α 和 IL-8 表达水平均明显低于对照组（$P<0.05$）。

李军英将 85 例产后出血患者随机分为两组，对照组 44 例予缩宫素 20U 常规肌肉注射，并取 0.4 mg 米索前列醇纳肛，观察组 41 例除予缩宫素 20U 常规肌肉注射外，同时用红参大枣汤冲服三七粉，并加冰袋置于下腹部冷敷，观察两组患者出血量、止血时间、输血量、产后病发生率、子宫切除率及临床疗效。结果，观察组产后 24 h 出血量、止血时间及输血量均少于对照组（$P<0.05$），对照组产后出血再发率、子宫切除率、有效率均低于观察组（$P<0.05$）。

韩宁等将 140 例子宫收缩乏力性产后出血患者随机分为两组各 70 例，对照组采用米索前列醇联合欣母沛治疗，实验组在对照组的基础上联合内服益气化瘀经验方（马鞭草、熟地黄、当归、川芎、人参、益母草等）。治疗 3 d，实验组总有效率明显优于对照组（$P<0.05$），产妇应激指标、出血情况均低于对照组（$P<0.05$）。

关智芳等将 84 例患者随机分成两组各 42 例，对照组予卡前列素氨丁三醇注射液，治疗组加服五加生化胶囊（刺五加浸膏、桃仁、甘草、当归、干姜、川芎等）。治疗 4 d，治疗组总有效率高于对照组（$P<0.05$），治疗 2 h、24 h 后，治疗组产后出血量均明显下降，止血时间明显缩短于对照组（$P<0.05$）。治疗后，两组血清 NO、BNP 水平均较治疗前降低（$P<0.05$），且治疗组改善程度更显著（$P<0.05$）。

梁凤潇等将 80 例患者随机分组为两组各 40 例，所有患者均于分娩后予缩宫素肌注治疗，试验组同时予益母草注射液肌肉注射。治疗 3 d 后，与对照相比，试验组患者产后出血量明显减少，而宫缩强度则显著增加（$P<0.05$）。

李焕香等将 120 例患者随机分为两组各 60 例，治疗组予生化汤联合米索前列醇片，对照组仅予米索前列醇片治疗。经治 3 d，治疗组总有效率优于对照组（$P<0.01$），治疗组产后 2 h 和产后 24 h 的出血量、中医症状积分均低于对照组（$P<0.05$），治疗后两组小腹疼痛、出血量、血色积分均较治疗前降低（$P<0.05$）。

侯纪湘等将 68 例非凶险性前置胎盘剖宫产患者随机分成两组各 34 例，对照组予常规欣母沛联合缩宫素预防治疗，治疗组在此基础上增加益母草注射液预防治疗，经治 3 d，治疗组出现术中或产后大出血率、子宫复旧情况、药物不良反应率优于对照组（$P<0.05$），术中出血量及产后 2 h、24 h 出血量较对照组明显减少（$P<0.05$）。

段艳芳等将 46 例诊断为前置胎盘及择期行剖宫产分娩的产妇根据产后止血方式的不同分为两组各 23 例，试验组产妇分娩后立即注射益母草注射液 2 ml 及欣母沛 250 μg 于子宫肌层，格丹 50 ml 冲洗宫腔并保留 1 min，对照组注射益母草注射液 2 ml 及欣母沛 250 μg 于子宫肌层，以 0.9%氯化钠注射液 50 ml 冲洗宫腔并保留 1 min。结果，观察组与对照组显效率、不良反应发生率差异均无统计学意义($P>0.05$)。试验组术中出血量，术后 2 h、24 h 阴道出血量，术中输血量均显著低于对照组($P<0.05$，$P<0.01$)。试验组并发症发生率低于对照组，子宫复旧率高于对照组($P<0.05$)。与术前比较，2 组产妇术后 24 hHb 水平均显著降低($P<0.05$，$P<0.01$)，RBC 及 PT、TT 无明显变化($P>0.05$)；术后 24 h 试验组 RBC、Hb 水平均显著高于对照组($P<0.01$)，两组 PT、TT2 无显著差异($P>0.05$)。术后随访两组新生儿生长发育均良好。

王娜等对产后子宫按摩影响产妇产后出血及泌乳情况进行观察与分析。将 103 例产妇随机分为两组，对照组 50 例产后予催产素，试验组 53 例则联合应用催产素及子宫按摩，评价两组产妇产后出血及泌乳情况。治疗后试验组产妇的产后出血率、产后出血量以及泌乳时间均明显低于对照组，产后 3 d、7 d、1 个月的泌乳量与对照组相比发生显著升高($P<0.05$)。

（撰稿：杜鑫　审阅：罗颂平）

【子宫腺肌症的治疗及实验研究】

子宫腺肌症是指异位内膜浸润于子宫肌层，伴随周围平滑肌增生并包裹异位内膜上皮和基质的一种病变，临床主要表现为异常子宫出血、痛经的进行性加重及不孕等，为妇科常见疑难疾病。

李文君等探讨子宫腺肌病中医证候与基质金属蛋白酶(MMP-9)的相关性。选择子宫腺肌症患者 60 例为 AM 组，60 例因子宫肌瘤行子宫全切术的患者为对照组，根据临床表现将两组患者辨证分为气滞血瘀证、寒凝血瘀证、热郁血瘀证、肾虚血瘀证，研究发现 AM 组 MMP-9 水平显著高于对照组($P<0.05$)，AM 组中气滞血瘀证患者与 MMP-9 关系最为密切，认为气滞血瘀证是子宫腺肌病最普遍最多见的中医证候。

柴洪佳采用散结镇痛胶囊(三七、龙血竭、薏苡仁、浙贝母等)治疗 45 例子宫腺肌病并不孕患者。经治 3 个月，患者痛经程度及 CA125、LH、FSH、E_2 等水平均较治疗前显著降低($P<0.05$)；同时有 29 例成功受孕，妊娠率为 64.4%(29/45)。

郑颖等将 60 例辨证为寒凝血瘀证的子宫腺肌症患者分为消异方(茯苓、菟丝子、炒王不留行、红藤、醋香附、三七等)组和对照组(予生活指导)。治疗 3 个月经周期，消异方组的疼痛评分较治疗前及对照组显著降低($P<0.05$)，且消异方组子宫内膜胞饮突丰富及成熟的患者比例均较治疗前及对照组显著提高($P<0.05$)。

张英芝等将 122 例患者随机分为两组各 61 例，对照组予孕三烯酮胶囊，试验组加服丹黄祛瘀胶囊(丹参、黄芪、土茯苓、当归、鸡血藤、三棱等)。治疗 6 个月后，两组的 CA125 水平、子宫体积、痛经症状积分均较前降低($P<0.05$)，且试验组下降更为显著($P<0.05$)，苗勒氏管抑制物(MIS)水平较前升高，且试验组升高更为显著($P<0.05$)，对照组药物不良反应发生率显著高于试验组($P<0.05$)。

王楠等将 86 例患者随机分为两组各 43 例，对照组予孕三烯酮，试验组加服止痛化癥胶囊(党参、炙黄芪、炒白术、丹参、当归、鸡血藤等)。治疗 6 个月后，两组子宫体积均较前减小($P<0.05$)、痛经症状积分，FiB 水平均较前下降($P<0.05$)，APTT、TT 较前缩短，且试验组变化更为显著($P<0.05$)。随访 1 年后试验组复发率为 7.9%(3/38)，显著低于对照组 33.3%(10/30)($P<0.05$)。

牛晶娟将 126 例患者随机分为两组各 63 例，均予孕三烯酮胶囊，治疗组联合桂枝茯苓胶囊。治疗 6 个月后，两组患者子宫体积、痛经评级、月经量变化指标以及血清 CA125 和血管内皮生长因子

(VEGF)水平均比治疗前显著下降($P<0.05$),且治疗组患者指标显著优于对照组($P<0.05$)。治疗过程中,对照组患者不良反应发生率显著高于治疗组($P<0.05$)。

曾玉燕等通过中药复方水提液及动物含药血清两种方式证实加味芍药甘草汤能降低子宫腺肌病病灶细胞 ER、p450arom 水平,阻断 E_2、P450arom 正反馈环,弱化 E_2 效应,可能是治疗子宫腺肌病的机制之一。冯婷婷等也报道了内异康复片(鳖甲、牡蛎、大黄、桃仁、土鳖虫、水蛭等)调控 GPER-Ras-STAT3 通路治疗子宫腺肌病的机制研究。

(撰稿:丘维钰 廖秀平 审阅:罗颂平)

【多囊卵巢综合征的治疗及实验研究】

多囊卵巢综合征(PCOS)是一种生殖内分泌、代谢功能异常的内分泌紊乱性综合症,表现为排卵障碍、胰岛素抵抗、高雄激素血症等。目前临床对其治疗尚无特效药,西医以促排卵药物及抵抗胰岛素分泌药物为主,但疗效甚微。近年临床及实验研究多有证实中药治疗有一定优势。

李赛等将"辨体-辨病-辨证"诊疗模式应用于PCOS,提出辨体质类型为辨病、辨证的基础。痰湿体质与肥胖型 PCOS 在临床表现及病因病机上有密切关系,苍附导痰丸能改善痰湿体质,对治疗肥胖型 PCOS 有显著疗效。辨病结合临床表现和辅助检查明确诊断,为辨证治疗提供参考。辨证是对患者的临床信息进行分析,概括、判断为某种性质的证,是选方用药的关键。既重视整体代谢异常,又重视卵巢局部生殖障碍,为中医治疗 PCOS 开拓了一条新的途径。

王芳等将 72 例患者随机分为两组各 36 例,对照组予克罗米芬,研究组加用补肾益精汤(熟地黄、白芍药、当归、川芎、菟丝子、枸杞子等)与活血汤(熟地黄、白芍药、当归、川芎、桃仁、红花等)周期疗法。治疗 5 d 后,两组患者中医证候积分、临床疗效、FSH 水平、卵巢体积和卵泡个数情况均有改善,且研究组的各项指标改善程度均显著大于对照组($P<0.05$)。

蔡宝宏将 180 例患者随机分为两组各 90 例,治疗组口服补肾化痰汤加减,对照组口服盐酸二甲双胍、枸橼酸氯米芬胶囊。治疗 3 个月,两组患者血清性激素水平均较前改善($P<0.05$, $P<0.01$);与对照组相比,治疗组患者血清 LH、T 降低($P<0.05$),E_2 升高($P<0.05$);治疗组总排卵率、月经周期总恢复率、总妊娠率、总有效率,均明显优于对照组($P<0.05$)。认为 PCOS 与肾虚、痰浊血瘀密切相关,补肾化痰法治疗 PCOS 有良好疗效。

伍立群等将 72 例患者随机分为两组各 36 例,治疗组予补肾化瘀方(菟丝子、肉苁蓉、当归、熟地黄、女贞子、墨旱莲等)联合克罗米芬,对照组仅予克罗米芬。治疗 3 个月经周期,治疗组 LH、E_2、T 水平明显优于对照组($P<0.05$),治疗组排卵率、总有效率高于对照组($P<0.05$),不良反应发生率低于对照组($P<0.05$)。

吴玉霞等将 68 例患者随机分为两组,对照组予去氧孕烯炔雌醇片加盐酸二甲双胍片,试验组加服补肾活血化痰方(当归、赤芍药、菟丝子、泽兰、覆盆子、益母草等),治疗 3 个月,试验组临床总有效率、性激素水平、糖代谢情况均优于对照组($P<0.05$)。

李晓红将 86 例患者随机分为中医组和对照组各 43 例,中医组予滋阴方(熟地黄、山茱萸、怀山药、当归、炒白芍、茯苓等)、补阳方(熟地黄、当归、党参、川断、菟丝子、茺蔚子等)序贯疗法联合常规西药治疗,对照组予常规西药治疗。经治 3 个月,两组 LH 较治疗前降低,FSH、E_2 升高,子宫内膜厚度、卵泡大小增大,中医组均较对照组明显($P<0.05$),中医组 A 型子宫内膜比例、妊娠成功率均较对照组高($P<0.05$)。

郭洁等探讨补肾调冲方对 PCOS 患者子宫内膜的保护作用。诊刮获取 PCOS 患者的子宫内膜组织行体外培养，实验组、阳性对照组、阴性对照组分别予以补肾调冲方、孕酮、17β-雌二醇干预，空白对照组更换培养基。与阴性对照组、空白对照组相比，实验组、阳性对照组细胞在形态学上呈现出由增生期向分泌期转变的趋势，在分子水平上内膜细胞中孕激素受体表达降低（$P<0.05$），TGF-β1、Smad4 mRNA 及蛋白表达增多（$P<0.05$）。认为补肾调冲方能够促进 PCOS 患者子宫内膜由增生期向分泌期转变。

黎小斌等将 60 例胰岛素抵抗 PCOS（PCOS-IR）患者随机分为治疗组（黄连素）和对照组（二甲双胍）各 30 例。连用 3 个月，两组 BMI、胰岛素抵抗指数（HOMA-IR）、总胆固醇、甘油三酯及低密度脂蛋白胆固醇水平均较前降低（$P<0.05$），但组间无差异（$P>0.05$）；治疗组 T 及 LH 水平以及 LH/FSH 比值较治疗前及对照组下降（$P<0.05$）。认为黄连素能改善 PCOS-IR 患者的 HOMA-IR，降低血中性激素水平，调节血脂代谢，其疗效与二甲双胍相当。

叶丽芳等将 65 例痰湿热结型 PCOS 患者随机分为两组，均予二甲双胍及生活方式指导，中药组 33 例加用三黄汤颗粒加减（黄连、黄芩、制大黄）。治疗 3 个月，中药组在中医证候积分、BMI、代谢指标、性激素水平等改善程度均优于对照组（均 $P<0.05$）。

王焱皙等对苍附导痰汤加减联合克罗米芬（CC）治疗 PCOS 的临床疗效进行系统评价。检索中外数据库中运用苍附导痰汤加减联合 CC 治疗 PCOS 的随机对照研究，结局指标为治疗有效率和排卵数。最终纳入文献 9 篇，患者共 640 例，Meta 分析结果显示，苍附导痰汤加减联合 CC 的临床有效率显著优于单用 CC（$P<0.01$），排卵率优于单用 CC（$P<0.05$）。

朱时纯等研究基于国医大师夏桂成教授“7 数律”指导下的“调周新法”治疗 PCOS 不孕症的临床疗效，选取 103 例符合纳排标准的 PCOS 不孕患者，治疗组根据“调周新法”用药，对照组根据传统“调周法”用药，3 个月经周期为 1 个疗程，最长可达 6 个疗程。收集 2 组治疗前后及治疗期间的资料，结果显示，2 组患者在临床疗效、疗程上无显著差异，但治疗组就诊次数明显少于对照组（$P<0.05$）。

吕宣宣等观察加味萎石汤（石斛、瓜蒌仁、熟地黄、天冬、麦冬、玉竹等）对肾阴虚型 PCOS 模型小鼠卵巢功能的保护作用及机制。将 54 只小鼠随机分为正常对照组、模型组、加味萎石汤高、中、低剂量组（2.0、1.0、0.5 g/ml）、达英-35 组，每组 9 只，除正常对照组外均予皮下注射脱氢表雄酮联合灌胃甲状腺素及利血平制备肾阴虚型 PCOS 小鼠模型。结果，与模型组比较，加味萎石汤中、高剂量组及达英-35 组小鼠体质量升高，卵巢湿重和卵巢指数降低，动情周期逐渐恢复，血清 T、LH、环磷酸腺苷（cAMP）、抗苗勒氏管激素（AMH）等显著升高（$P<0.01$），血清 E_2、FSH、环磷酸鸟苷（cGMP）显著上升（$P<0.01$），卵巢形态改善。同时，加味萎石汤低剂量组疗效低于其他治疗组（$P<0.05$）。

商威等研究疏肝健脾方（党参、炙甘草、当归、川芎、黄芪、柴胡等）对皮下注射脱氢表雄酮致 PCOS 模型大鼠性激素水平及胰岛素抵抗作用。将 50 只大鼠随机分为正常组（生理盐水），模型组（生理盐水），中药低、中、高（22.05、44.1、88.2 $g\cdot kg^{-1}\cdot d^{-1}$）剂量组，每组 10 只。结果，与模型组相比，低剂量组血清 E_2、P 及卵巢组织胰岛素相关信号转导分子糖原合成酶激酶 3β（GSK3β）、胰岛素受体底物-1（IRS-1）mRNA 显著升高（$P<0.05$，$P<0.01$），LH、FBG、FINS 及 HOMA-IR 显著下降（$P<0.05$，$P<0.01$）；中剂量组与高剂量组大鼠血清 T、LH、FSH、FBG、FINS 及 HOMA-IR 水平显著降低（$P<0.01$，$P<0.05$），E_2、P 及相关信号转导分子 mRNA 显著升高（$P<0.01$）。认为疏肝健脾方药可能通过调控相关信号转导分子 mRNA 改善 PCOS 大鼠血清激素水平和胰岛素抵抗情况。

陈央娣等探究复方星夏汤（陈胆星、制半夏、石菖蒲、淫羊藿、巴戟天、玉竹等）治疗痰湿型 PCOS

的作用机理。将72只小鼠随机分为空白对照组、模型组、复方星夏汤组、达英-35组,每组各18只。以硫酸脱氢表雄酮联合链脲佐菌素及高脂高糖饲料法联合造模。结果,与模型组比较,复方星夏汤组、达英-35组均可使小鼠体质量、LH、LH/FSH比值降低($P<0.05$);FPG、FINS、胰岛素抵抗指数(HOMA-IR)、TNF-α值降低($P<0.01$);并保持或恢复模型小鼠卵巢正常组织形态结构;在降低IL-6水平、HOMA-IR指数方面,复方星夏汤显著优于达英-35组($P<0.01$)。认为复方星夏汤可能通过降低血清中TNF-α、IL-6水平改善胰岛素抵抗,调节内分泌激素及生殖轴,促使卵泡发育成熟及排卵,提高生殖能力。

姬霞等观察补肾化痰祛瘀方(菟丝子、仙灵脾、肉苁蓉、枸杞子、黄芪、党参等)对脱氢表雄酮造模的PCOS大鼠卵巢组织中胰岛素样生长因子(IGF-1)及大鼠血清中TNF-α的影响。将大鼠分为模型组、中药组(补肾化痰祛瘀中医方剂干预)、正常组各10只。结果,与模型组大鼠血中IGF-1、TNF-α水平相较,正常组降低($P<0.01$),中药组降低($P<0.05$),而中药组大鼠与正常组比较差异无统计学意义($P>0.05$)。认为补肾化痰祛瘀方剂可有效降低PCOS模型大鼠血中的IGF-1和TNF-α水平,稳定大鼠卵巢内分泌功能紊乱,改善大鼠生殖功能。

(撰稿:丘敏 邓咏诗 审阅:罗颂平)

【卵巢储备不足的治疗与研究】

卵巢储备是指人类女性卵巢皮质内含有的原始卵泡,可反映女性的生育潜能,良好的卵巢储备是产生高质量卵母细胞及妊娠的重要条件。卵巢储备功能下降(DOR)是指卵巢产生卵子的能力减弱,卵泡质量下降,导致女性生育能力下降和生殖内分泌功能紊乱。进一步发展为特发性卵巢功能不全(POI/POF),则表现为停经,FSH>25U/L,甚至出现绝经症状。

刘玉兰等进行坤泰胶囊(熟地黄、黄芩、黄连、白芍药、茯苓、阿胶)及益肾化瘀方(菟丝子、山萸肉、熟地黄、肉苁蓉、覆盆子、女贞子等)治疗DOR的临床研究,均以脱氢表雄酮(DHEA)治疗为对照,治疗周期为3个月经周期。在坤泰胶囊对DOR所致不孕症临床症状的疗效分析中,将108例患者随机分为两组各54例,治疗组口服坤泰胶囊,结果坤泰胶囊能显著改善证候总评分,并随着用药时间的延长,情况改善更加明显($P<0.05$)。在益肾化瘀方治疗DOR的临床疗效研究中,将80例患者随机分为两组各40例,治疗组予益肾化瘀方。结果,治疗组总有效率为85.0%(34/40),优于对照组62.5%(25/40)($P<0.05$)。治疗后两组基础雌二醇(bE_2)、基础卵泡刺激素(bFSH)水平较治疗前均降低,AMH水平、卵巢窦卵泡数、卵巢动脉收缩期峰值流速(PSV)升高($P<0.05$),且治疗组指标水平均优于对照组($P<0.05$)。治疗组基础体温复常率为77.5%(31/40),优于对照组52.5%(21/40)($P<0.01$)。治疗后两组生存质量、日常活动、健康状况及自我感觉四个维度评分及总分均明显提高($P<0.01$),且治疗组高于对照组($P<0.01$)。

陈玉庆等将200例肾虚型DOR患者随机分为两组各100例,治疗组口服安坤种子丸(菟丝子、淫羊藿、当归、白芍药等),对照组采用激素替代疗法,治疗3个月经周期。结果,与治疗前相比,2组治疗后FSH降低,LH升高,FSH/LH值均降低($P<0.05$),2组间比较差异无统计学意义($P>0.05$)。

刘迎萍等采用安坤种子丸治疗32例DOR不孕患者,连续治疗6个月,采用自身对照法观察治疗后卵巢窦卵泡数目和卵巢体积变化情况,血清FSH、LH、E_2及月经、妊娠率及中医症状积分等改善情况。结果,患者月经情况及临床症状、体征显著改善,血清E_2及窦卵泡的数量明显上升,FSH明显下降,治疗后窦前卵泡数量增加,卵巢体积增大,卵巢功能得到明显改善,有10例患者妊娠。

梁冰对72例POF患者在服用克龄蒙及麒麟丸(菟丝子、枸杞子、覆盆子、锁阳、淫羊藿、何首乌等)的基础上进行心理疏导。所有患者均在治疗前后测定FSH、LH、E_2、PRL、T、P,且进行妇科盆腔超声检查,测量治疗前后卵巢及子宫体积;观察患者治疗前后月经、排卵(或妊娠情况)以及情绪波动。对心理状态采用症状自评量表SCL-90进行测评。结果麒麟丸配合克龄蒙治疗后能明显降低血清FSH和LH值,升高E_2水平,并在短期内恢复月经。

冯秋霞等采用芬吗通联合调经促孕丸(鹿茸、淫羊藿、山药、仙茅等)、来曲唑药物促排卵治疗68例DOR不孕症患者,经治5 d,患者血清FSH、FSH/LH均显著下降,E_2水平上升;卵巢窦卵泡数增加。促排卵成功者占72.1%(49/68),形成卵巢黄素化囊肿者占11.8%(8/68),妊娠率为13.2%(9/68)。

苗飞飞等将70例肾阴虚证型DOR者分为两组各35例,实验组予芬吗通配合调经汤(熟地黄、山药、山茱萸、枸杞子、菟丝子、党参等)治疗,对照组仅予芬吗通。治疗3个月,治疗组临床症状改善情况明显优于对照组,两组血清激素水平及子宫动脉血流动力学参数比较有统计学意义($P<0.05$)。

王铮等将74例DOR患者随机分为两组各37例,均行拮抗剂方案超促排卵期间,治疗组加服育肾培元方(茯苓、生地黄、熟地黄、女贞子、仙茅、淫羊藿等)。结果,治疗组用药12周后AFC及血清AMH较治疗前均显著升高($P<0.05$),FSH水平明显下降($P<0.05$),其中AFC、AMH显著高于对照组($P<0.05$)。再次超促排卵后治疗组的获卵数、HCG日≥18 mm卵泡数及子宫内膜厚度、受精卵数、鲜胚移植数、临床妊娠率都有增加趋势,促性腺激素(Gn)药量、Gn用药时间、周期取消率都有减少趋势,其中治疗组优质胚胎数较对照组显著增加($P<0.05$)。

滕秀香等将127例脾肾阳虚型POF患者随机分为两组,试验组80例予加减毓麟汤(太子参、菟丝子、熟地黄、炒白术、茯苓、蛇床子等),连续用药21 d,停药5 d后续服;对照组47例采用戊酸雌二醇片加黄体酮人工周期治疗,月经第5 d或停药第5 d重复用药。两组均以3个用药周期为1个疗程,共治疗2个疗程。结果,两组SF-36量表总分均较治疗前提高,表明两种疗法均有改善患者生活质量的作用。对各维度而言,加减毓麟汤对活力、精神健康的改善作用优于对照组($P<0.05$)。经加减毓麟汤治疗后,患者SF-36量表总分明显提高($P<0.01$),而且8个维度的健康状况明显改善($P<0.05$, $P<0.01$)。经戊酸雌二醇片联合黄体酮治疗后,患者SF-36量表总分较治疗前提高($P<0.05$),同时精神健康维度明显改善($P<0.01$),但其他7个维度的健康状况无明显改善($P>0.05$)。

徐碧红等将70例肾虚型POF患者分成两组,膏方组予补肾调经膏方(熟地黄、山药、山茱萸、枸杞子、菟丝子、桑葚等),西药组予激素替代治疗(HRT),连续治疗3个疗程,另选20名同龄健康体检女性作为健康对照组。28 d为1个疗程。治疗3个月经周期,膏方组总有效率为79.4%(27/34),优于西药组61.8%(21/34)($P<0.05$);膏方组临床症状改善、月经改善率、月经改善时间均优于西药组($P<0.05$);治疗后膏方组血清E_2升高,FSH、LH降低幅度优于西药组($P<0.05$, $P<0.01$);治疗后膏方组血CD_4^+百分比升高($P<0.01$),CD_8^+百分比下降($P<0.01$),而西药组CD_4^+百分比和CD_8^+百分比变化不大,两组差异有统计学意义($P<0.05$, $P<0.01$)。认为补肾调经膏方能明显地改善肾虚型POF患者的临床症状和恢复正常月经,升高血清E_2和降低FSH、LH的水平,调节机体的免疫功能。

方燕等将60例POF患者随机分成对照组30例(西药人工周期疗法),观察组30例(口服加减二仙汤)。治疗6个月,观察组总有效率为93.3%(28/30),高于对照组56.7%(17/30)($P<0.05$);两

组治疗后血清 FSH、LH 值均明显降低，E_2 值均明显升高，双层子宫内膜厚度均明显增厚($P<0.05$)，观察组较对照组更显著($P<0.05$)。

柴淑娟等观察补肾调冲方联合雌孕激素人工周期疗法治疗 POF 的临床疗效。将 60 例患者随机分为两组，均予雌二醇配合黄体酮胶囊，治疗组 36 例加服补肾调冲方(当归、川芎、菟丝子、黄精、熟地黄、肉苁蓉等)。治疗 3 个月经周期，治疗组总有效率 91.7%(33/36)，优于对照组 66.7%(16/24)($P<0.05$)；两组 FSH、E_2、FSH/LH 水平比较，治疗组优于对照组($P<0.05$)。

曾活等将 80 例 POF 患者随机分为两组各 40 例，对照组予患者雌激素片、醋酸甲羟孕酮片，试验组予二仙汤。治疗 2 个月，治疗组在 FSH、E_2 水平改善上显著优于对照组($P<0.05$)。治疗组改善腰膝冷痛、阴道干涩、性欲减退、月经不调等症状显著优于对照组($P<0.05$)。

实验研究方面，刘晓琰等进行复方珍麻胶囊(珍珠、天麻、女贞子、白菊花、枸杞子等)对去卵巢大鼠延缓衰老作用的机制研究。选取 SD 去卵巢雌性大鼠 60 只等分为实验组和对照组，实验组予复方珍麻胶囊，对照组予等体积的生理盐水。4 周后，实验组大鼠体重低于对照组($P<0.05$)；两组大鼠血清 NOS、MDA 水平明显增高，但实验组低于对照组($P<0.05$)；实验组大鼠血清 SOD 水平升高，而对照组降低，两组差异有统计学意义($P<0.05$)；两组大鼠 CD_3^+、CD_4、CD_8^+、CD_4^+/CD_8^+ 均较 4 周前有不同程度的降低($P<0.05$)。实验组大鼠 CD_3^+、CD_4、CD_8^+、CD_4^+/CD_8^+ 均明显高于对照组($P<0.05$)。认为复方珍麻胶囊能够明显提高去卵巢大鼠机体的免疫能力，减少机体内氧自由基的生存，延缓机体的衰老。

盛温温等探讨左归丸、右归丸对卵巢早衰的防治机理。将动情周期规律的 60 只大鼠随机分为空白组，模型组，左归丸＋环磷酰胺组，右归丸＋环磷酰胺组，左、右归丸＋环磷酰胺组，雌孕激素＋环磷酰胺组，每组 10 只。结果，与空白组比较，模型组 GDF-9mRNA 表达量下降($P<0.01$)；早期药物干预治疗组 GDF-9mRNA 表达有不同程度升高($P<0.01$)，其中尤其以雌孕激素组和左右归丸组按周期给药效果明显，对 GDF-9mRNA 表达上调明显。认为造模早期予左、右归丸干预能够改善模型大鼠的一般状况，上调 POF 大鼠卵巢 GDF-9mRNA 的表达，改善卵巢内分泌功能。

赵笛等观察二仙汤对顺铂所致大鼠卵巢早衰模型中卵巢颗粒细胞增殖及周期的影响。以低、中、高剂量(0.11、0.21、0.41 g/ml)的二仙汤药理血清作用于体外培养的顺铂损伤大鼠卵巢颗粒细胞，并以正常药理血清为空白对照，戊酸雌二醇药理血清为阳性对照，同时对比加入 PI3K/AKT 通路的抑制剂 LY294002 后各组的变化。结果显示二仙汤对顺铂损伤后的卵巢颗粒细胞具有增殖促进作用($P<0.05$)，且对于顺铂损伤后并给予 LY294002 抑制剂的颗粒细胞也具有增殖改善作用($P<0.05$)。二仙汤各剂量组及戊酸雌二醇组均能使处于 S 期的顺铂损伤颗粒细胞比例显著增多，G0/G1 期细胞相对比例减少($P<0.01$)，增殖指数升高($P<0.01$)。认为二仙汤主要是通过促进颗粒细胞增殖，促使其由 G0 期向 S 期转化，增强 PI3K/AKT 信号通路的表达，抑制颗粒细胞凋亡来实现对于卵巢早衰的改善作用的。

胡立娟等研究补肾活血方(紫石英、补骨脂、菟丝子、熟地黄、生地黄、桑寄生等)对免疫性卵巢早衰小鼠导磷脂酰肌醇 3 激酶(PI3K)、蛋白激酶 B(PKB，Akt)、卵泡凋亡调控基因(Bcl2)蛋白表达的影响。将免疫性 POF 模型小鼠以补肾活血方低、中、高剂量(0.54、1.08、2.16 g/ml)进行分组治疗，同步设阳性对照组(予补佳乐)和空白组(予生理盐水)。结果，模型组小鼠 PI3K、Akt 和 Bcl2 蛋白表达量较空白组明显减低($P<0.01$)；各药物组干预后 PI3K、Akt 和 Bcl-2 蛋白表达量均较模型组明显上调($P<0.01$)，其中以阳性药物组和高剂

量组最为明显，且两组的效果等同。提示补肾活血方改善卵巢功能的机制可能与上调颗粒细胞 PI3、Akt、Bcl-2 的蛋白表达有关。

（撰稿：林炜娴 李元琪 审阅：罗颂平）

[附] 参考文献

C

蔡宝宏.补肾化痰法治疗多囊卵巢综合征临床研究[J].辽宁中医药大学学报，2017，19(2)：172

柴洪佳.散结镇痛胶囊治疗子宫腺肌症并不孕的临床疗效[J].北方药学，2017，14(9)：68

柴淑娟，夏天.补肾调冲方联合雌孕激素人工周期疗法治疗卵巢早衰 60 例[J].云南中医中药杂志，2017，38(9)：16

陈丽荣，张俊华，高志兴，等.天花粉蛋白注射液联合甲氨蝶呤治疗异位妊娠的效果分析[J].河北中医，2017，39(1)：91

陈玉庆，刘迎萍，黄腾辉，等.安坤种子丸对卵巢储备功能下降(肾虚证)患者 FSH、LH、FSH/LH 的影响[J].西部中医药，2017，30(3)：109

陈央娣，傅萍，邢佳.复方星夏汤对痰湿型多囊卵巢综合征模型小鼠肿瘤坏死因子-α、白细胞介素-6 的影响[J].中华中医药学刊，2017，35(7)：1813

D

戴小萍，戴海青，廖宝珊，等.中医整体化医疗模式及临床路径在胎动不安(先兆流产)中的应用评价[J].世界中医药，2017，12(5)：1175

丁琅娟，程芙蓉.中西医结合对先兆流产早期患者的疗效及妊娠结局的影响分析[J].中华中医药学刊，2017，35(5)：1342

杜丽华.扶正解毒祛湿内外联合用药治疗宫颈人乳头状瘤病毒感染临床研究[J].新中医，2017，49(9)：116

段艳芳，张学玲，赵明阳，等.益母草注射液联合格丹及欣母沛在前置胎盘剖宫产术后出血中的应用及安全性分析[J].世界中医药，2017，12(3)：602

F

范红梅，王静.滋肾育胎丸治疗先兆流产的临床效果观察[J].海峡药学，2017，29(5)：97

方燕，张丽琴，赖双玲，等.二仙汤加减治疗卵巢功能早衰的临床疗效观察[J].中国中医药科技，2017，24(4)：506

冯秋霞，王庆，韩献琴，等.中西医结合对卵巢储备功能下降性不孕症 68 例临床研究[J].中国民间疗法，2017，25(7)：73

冯婷婷，王烨，屈丽媛，等.内异康复片调控 GPER-Ras-STAT3 通路治疗子宫腺肌病的机制[J].中成药，2017，39(4)：665

G

高琦，田海清，王松峰，等.滋肾育胎丸对促排卵小鼠不同着床期子宫内膜 HOXA10 及下游基因 EMX2 表达的调控作用[J].广州中医药大学学报，2017，34(4)：570

古子娟，袁烁，卢如玲，等.系统评价活血化瘀中药治疗异位妊娠疗效观察[J].中医临床研究，2017，9(13)：1

谷青青.中西医结合治疗宫颈高危型 HPV 感染疗效分析[J].实用中医药杂志，2017，33(7)：815

关智芳，宋瑞香.五加生化胶囊联合卡前列素氨丁三醇注射液治疗产后出血的临床研究[J].现代药物与临床，2017，32(1)：105

郭洁，王月平，张崴，等.补肾调冲方对 PCOS 患者子宫内膜保护作用研究[J].天津中医药，2017，34(6)：403

H

韩宁，沈晓明.中西医结合对子宫收缩乏力产后出血患者出血量、晚期再出血率及应激反应水平的影响[J].中华中医药学刊，2017，35(6)：1593

韩春艳，韩晶晶.毓麟珠对促排卵小鼠着床期子宫内膜组织形态学的影响[J].中国民间疗法，2017，25(1)：91

何洁丽.寿胎异功散联合黄体酮治疗肾虚血瘀型早期先兆流产疗效观察[J].现代中西医结合杂志，2017，26(14)：1568

黑丽华.加味健脾方联合辛复宁治疗宫颈HPV感染40例的临床疗效[J].实用中西医结合临床，2017，17(4)：79

洪海都，郝中琦，曹蕾，等.罗氏滋肾育胎丸联合西药治疗先兆流产Meta分析[J].辽宁中医药大学学报，2017，19(2)：136

侯纪湘，张芙蓉.益母草注射液预防非凶险性前置胎盘剖宫产术中及术后出血临床研究[J].陕西中医，2017，38(5)：623

胡立娟，刘慧萍，曾柳庭，等.补肾活血方对免疫性卵巢早衰小鼠PI3、Akt、Bcl2蛋白的影响[J].中华中医药学刊，2017，35(9)：2282

黄蓉，廖星，罗辉，等.原发性痛经大学生中医体质类型研究的Meta分析[J].安徽中医药大学学报，2017，31(4)：34

黄丽斯.消疣汤联合重组人干扰素α-2b治疗带下病合并宫颈HPV感染临床观察[J].深圳中西医结合杂志，2017，27(9)：107

黄仰青.滋肾育胎丸联合炳希雌醇对先兆流产的临产效果研究[J].内蒙古中医药，2017，36(5)：69

黄玉华，柯海，魏颖楠，等.1 010例早期先兆流产患者中医证型分布及妊娠结局相关因素分析[J].中国中医药信息杂志，2017，24(8)：22

J

姬霞，傅金英，周艳艳，等.补肾化痰祛瘀中药对多囊卵巢模型大鼠胰岛素样生长因子-1及血清肿瘤坏死因子-α的影响[J].中国老年学杂志，2017，37(16)：3927

K

寇海梅，张淑芬，刘丽菲.核异消颗粒治疗慢性宫颈炎合并高危型HPV感染疗效观察[J].山西中医，2017，33(7)：46

L

赖筱琍，李恩辉，祁锋.中西医结合三联疗法对异位妊娠保守治疗后输卵管通畅度的影响[J].中华中医药学刊，2017，35(6)：1601

黎小斌，邝姮，骆赟韵，等.黄连素干预多囊卵巢综合征患者胰岛素抵抗的临床观察[J].广州中医药大学学报，2017，34(2)：172

李翡，郑伟，朱虹丽，等.凤香载体栓联合奥平栓治疗宫颈HR-HPV感染疗效观察[J].辽宁中医杂志，2017，44(8)：1649

李慧，黄利，魏绍斌.王渭川三型论治盆腔炎性疾病临证经验[J].四川中医，2017，35(8)：9

李健，卢丽芬，杨宏巍，等.盆腔炎性疾病后遗症(远期后遗症)中医PRO初量表的条目筛选[J].世界中医药，2017，12(3)：666

李赛，李东，辛喜艳."辨体—辨病—辨证"诊疗模式在多囊卵巢综合征中的应用[J].中华中医药杂志，2017，32(2)：490

李珍.孕康口服液联合绒促性素治疗先兆性流产的疗效观察[J].现代药物与临床，2017，32(7)：1310

李春蕾，刘金星.中医治疗气滞血瘀型盆腔炎性疾病后遗症浅析[J].中国民族民间医药，2017，26(10)：66

李焕香，何妍.生化汤联合米索前列醇片预防产后出血临床观察[J].新中医，2017，49(5)：77

李军英.红参大枣汤冲服三七粉合并局部冷敷联合缩宫素治疗产后出血疗效观察[J].亚太传统医药，2017，13(9)：140

李淑丽，李爱平，肖凤鑫，等.健脾固肾方联合维生素E和人绒毛膜促性腺激素治疗妊娠早期先兆流产临床研究[J].国际中医中药杂志，2017，39(3)：215

李文君，马红静.子宫腺肌病中医证候与MMP-9相关性研究[J].河南中医，2017，37(1)：137

李小宁，陈梅，贺丰杰，等.凤香洗液对HR-HPV感染CIN患者阴道免疫调节作用的临床研究[J].现代中医药，2017，37(5)：38

李小宁，刘霞，桂晓凤."凤香洗液"对高危HPV感染者和CINⅠ患者宫颈局部体液免疫的影响[J].世界中医药，2017，12(10)：2301

李晓红.滋阴方、补阳方序贯应用对PCOS患者卵泡发育及子宫内膜厚度的影响[J].四川中医，2017，35(5)：158

李新玲，张晋峰，梁峰艳.补肾填精中药对妊娠期小鼠子宫内膜容受性影响的研究[J].世界中西医结合杂志，2017，12(2)：203

李艳华，许彩芹，李颖敏.保妇康栓在宫颈人乳头瘤状病毒感染患者中的应用[J].陕西中医，2017，38(10)：1332

李艳青，陈璐，傅金英，等.双宝煎剂对先兆流产患者内分泌及细胞因子的影响[J].中国实验方剂学杂志，2017，23(17)：195

梁冰.麒麟丸配合克龄蒙治疗卵巢早衰72例疗效分析[J].中国民间疗法,2017,25(5):56

梁凤潇,张应金益母草注射液对产妇产后宫缩强度及止血的疗效安全性研究[J].海峡药学,2017,29(3):190

刘佳,吴红玲,聂绍通,等.女大学生原发性痛经的中医体质调理干预研究[J].内蒙古中医药,2017,36(6):139

刘鹤玢,韩延华.韩氏妇炎汤联合中药保留灌肠治疗湿热蕴结型盆腔炎性疾病后遗症临床观察[J].新中医,2017,49(9):85

刘丽琴,于婷儿,陈莉,等.养精种玉汤辅以体外受精—胚胎移植对子宫内膜容受性的影响[J].中医学报,2017,32(4):623

刘伟婷,刘金星.中医药对盆腔炎性疾病后遗症动物模型作用机制的研究[J].吉林中医药,2017,37(4):425

刘晓琰,钟晗,崔敏,等.复方珍麻胶囊对去卵巢大鼠抗衰老作用的机制研究[J].世界中西医结合杂志,2017,12(3):342

刘迎萍,陈玉庆,屈红.安坤种子丸对卵巢储备功能下降致不孕症AFC和OV的影响[J].西部中医药,2017,30(5):111

刘玉兰,高慧,夏天,等.坤泰胶囊对卵巢储备功能降低所致不孕症临床症状的疗效分析[J].天津中医药大学学报,2017,36(4):263

刘玉兰,宋春侠,暴宏伶,等.益肾化瘀方治疗卵巢储备功能降低临床研究[J].中国中医药信息杂志,2017,24(3):30

陆小娟,熊丽萍,甘兰,等.中药配合保妇康治疗宫颈高危型人乳头状瘤病毒(HPV)感染临床观察[J].光明中医,2017,32(19):2752

罗佩,侯丽莹,邓丽玲,等.补肾化瘀方对PCOS大鼠子宫内膜整合素αvβ3及LIF表达的影响[J].湖南中医药大学学报,2017,37(3):254

吕荣晴,吕荣华.清热固肾法治疗血热型早期先兆流产的临床分析[J].内蒙古中医药,2017,36(2):46

吕宣宣,傅萍,邢佳,等.加味萎石汤对肾阴虚型多囊卵巢综合征模型小鼠卵巢功能的保护作用[J].甘肃中医药大学学报,2017,34(2):16

吕艳蕊.宫颈炎康栓治疗宫颈高危型人乳头瘤病毒感染疗效观察[J].北方药学,2017,14(6):102

M

马堃,罗颂平,李敏,等.中医药防治盆腔炎性疾病优势与证据研究进展[J].中国中药杂志,2017,42(8):1449

苗飞飞,徐慧军,韩新波.调经汤对肾阴虚型卵巢储备功能下降患者子宫动脉血流参数及激素的影响[J].四川中医,2017,35(3):121

N

牛晶娟.桂枝茯苓胶囊联合孕三烯酮治疗子宫腺肌症的临床研究[J].现代药物与临床,2017,32(5):835

Q

邱嘉菡,袁烁.化瘀消癥复方联合甲氨蝶呤治疗异位妊娠疗效观察[J].陕西中医,2017,38(9):1203

S

商威,张立新.疏肝健脾方药对多囊卵巢综合征大鼠性激素水平及胰岛素抵抗作用研究[J].辽宁中医药大学学报,2017,19(10):26

商威,张立新.丹黄祛瘀胶囊中药保护治疗盆腔炎性疾病后遗症临床研究[J].世界中医药,2017,12(10):2362

申秦秦旋,申可佳,熊桀,等.护卵汤对多周期促排卵小鼠子宫内膜ER/PR蛋白表达的影响[J].湖南中医药大学学报,2017,37(5):473

盛温温,杜志斌.补肾法防治化疗致卵巢早衰实验研究[J].山西中医,2017,33(1):55

石玥,穆国华,吴丽婷,等.二补助育改良方对小鼠子宫内膜胞饮突、LIF、ER和PR表达的影响[J].环球中医药,2017,10(4):425

宋景艳,孙振高,王爱娟,等.基于卵泡液代谢组学探讨"五七""六七"女性卵母细胞衰老机制[J].辽宁中医杂志,2017,44(6):1155

苏玉梅,赵丹青,卢晔,等.中药综合治疗对异位妊娠保守治疗后提高生育能力的临床研究[J].内蒙古中医药,2017,36(3):37

孙红,朱勤贤,顾伯林.益气除湿解毒汤治疗宫颈HPV感染的临床研究[J].南京中医药大学学报,2017,33(3):232

T

滕秀香,李培培,姚海洋,等.基于SF-36量表的加减毓麟汤改善卵巢早衰脾肾阳虚证患者生活质量临床评价[J].中国中医药信息杂志,2017,24(3):26

田甜,李莉,哈虹,等.历代医家对痛经的认识及诊疗经验[J].河南中医,2017,37(1):50

W

王芳,吴步钧.补肾养精汤与活血汤周期疗法治疗肾虚血瘀型多囊卵巢综合征疗效及对血清促卵泡激素的影响[J].现代中西医结合杂志,2017,26(2):152

王娜,马珊珊,陈学艳.产后子宫按摩对产妇泌乳和预防子宫产后出血效果观察[J].内蒙古中医药,2017,36(6):129

王楠,章根琴.止痛化癥胶囊联合孕三烯酮胶囊治疗子宫腺肌病临床观察[J].新中医,2017,49(6):77

王铮,俞而慨,刘邓浩.蔡氏育肾培元方对辅助生殖中卵巢低反应改善作用的临床研究[J].世界中西医结合杂志,2017,12(5):694

王丽秀,王月兰,薛娟.益气凉血安宫汤联合益母草片对急性产后出血(血热型)中医证候积分、氧化应激及炎症因子的影响[J].中医药信息,2017,34(5):55

王艳华,王谨言,关晓梅.苦参、蛇床子、苍术等中药制剂治疗宫颈HPV感染临床研究[J].陕西中医,2017,38(10):1337

王焱皙,赵志梅,夏天,等.苍附导痰汤加减联合克罗米芬治疗多囊卵巢综合征的Meta分析[J].湖南中医杂志,2017,33(10):146

王晔博,刘威萍,王艳君.基于女大学生痛经与中医体质相关性研究的思考[J].中医临床研究,2017,9(6):25

翁双燕,张艳,夏敏.中医三联疗法治疗盆腔炎性疾病(慢性盆腔疼痛)的临床研究[J].中医临床研究,2017,9(17):90

吴玉霞,徐宁.补肾活血化痰法治疗肾虚痰瘀互结型多囊卵巢综合征的临床研究[J].中医药信息,2017,34(3):71

伍立群,李波.补肾化瘀方联合克罗米芬治疗多囊卵巢综合征的疗效观察[J].中医药信息,2017,34(2):96

伍梅芳.五年制高职女生原发性痛经相关影响因素与灸脐疗法相关性研究[J].中医药导报,2017,23(10):94

X

辛春桃.保妇康栓联合中成药治疗宫颈HPV感染临床疗效观察[J].内蒙古中医药,2017,36(15):81

邢海燕,徐丽霞,张小月,等.清湿热益肾解毒汤联合冷冻治疗对持续性宫颈上皮内瘤变的影响[J].陕西中医,2017,38(6):738

徐碧红,李茂清,朱勤分,等.补肾调经膏方对肾虚型卵巢早衰患者内分泌和免疫调节的作用[J].中国中西医结合杂志,2017,37(7):795

Y

杨丹丹.中西医结合治疗慢性宫颈炎合并人乳头瘤病毒感染疗效观察[J].云南中医中药杂志,2017,38(3):35

杨红丽.杀乳瘤毒Ⅰ号方治疗宫颈高危型人乳头瘤病毒感染临床研究[J].中医学报,2017,32(8):1381

杨利珍,林丹珠,丘金珠.保妇康栓联合α-2a干扰素对宫颈高危型乳头瘤病毒持续性感染的临床研究[J].海峡药学,2017,29(5):64

杨秀梅.当归补血汤加味治疗产后发热38例临床观察[J].云南中医中药杂志,2017,38(9):44

杨燕婷,张韬.上海城郊地区初级中学女生痛经与中医体质相关性分析[J].中国中医药信息杂志,2017,24(8):27

姚芳芳,刘宏奇."菟参安胎颗粒"治疗先兆流产30例临床观察[J].江苏中医药,2017,49(2):45

叶丽芳,邵鑫,刘苏,等.三黄汤加减治疗痰湿热结型多囊卵巢综合征临床观察[J].南京中医药大学学报,2017,33(5):480

叶明花,蒋力生.天癸理论相关概念探析[J].时珍国医国药,2017,28(1):176

叶运慧.寿胎丸加味联合黄体酮治疗早期先兆流产临床观察[J].实用中医药杂志,2017,33(3):257

殷秀莲,陈娟娟.克林霉素注射液联合保妇康栓对慢性宫颈炎伴高危型人乳头瘤病毒感染患者的疗效分析[J].药物评价研究,2017,40(2):225

余晓芬,宋阳,许春燕,等.滋肾育胎丸对肾虚-薄型大鼠内膜容受性因子整合素β_3及EMX-2表达的影响[J].四川中医,2017,35(6):49

Z

曾彬.高危HPV感染患者采取除湿解毒汤联合中药阴

道给药的疗效分析[J].内蒙古中医药,2017,36(1):23

曾活,陈秋红.二仙汤用于卵巢早衰患者症状及内分泌指标改善的疗效分析[J].中医临床研究,2017,9(3):87

曾玉燕,李坤寅,关永格.加味芍药甘草汤及含药血清对子宫腺肌病 E_2、ER 及芳香化酶 p450 的影响[J].北京中医药大学学报,2017,10(9):722

张春霞,张新莲,王雪萍.甲氨蝶呤联合宫外孕 2 号方加味治疗异位妊娠临床研究[J].实用中医药杂志,2017,33(5):539

张洪波.宫外 2 号方联合注射甲氨蝶呤与口服米非司酮治疗输卵管妊娠临床研究[J].陕西中医,2017,38(7):828

张景明,陈震霖,张硕.基于运气理论研究丁酉年月经病的防治规律[J].中医学报,2017,32(7):1202

张明哲,叶贵丹.止带方加减治疗慢性宫颈炎合并 HPV 感染 LEEP 术后观察[J].中国实验方剂学杂志,2017,23(17):211

张英芝,劳佩维,沈柯炜.孕三烯酮胶囊联合丹黄祛瘀胶囊治疗子宫肌腺病的临床研究[J].中国临床药理学杂志,2017,33(10):880

赵笛,赵丕文,武虹波,等.二仙汤对顺铂所致大鼠卵巢早衰模型中卵巢颗粒细胞增殖及周期的影响[J].环球中医药,2017,10(2):131

赵珂,马宗娟,李灵芝,等.补肾调轴方改善体外受精—胚胎移植失败患者子宫内膜容受性的临床疗效[J].辽宁中医杂志,2017,44(3):534

郑颖,赵玉,梁琦,等.中药消异方对子宫腺肌症患者疼痛症状及子宫内膜容受性的影响研究[J].现代中西医结合杂志,2017,26(20):2174

郑玮琳,翁衡,梁雪芳.基于数据挖掘的古代痛经方药运用规律研究[J].时珍国医国药,2017,28(4):1011

钟鹏程,王良鑫,黄向红.温肾活血法改善不孕症患者子宫内膜容受性的前瞻性队列研究[J].辽宁中医杂志,2017,44(10):2029

周明锐.逐瘀止孕汤为主治疗非破裂型异位妊娠疗效观察[J].陕西中医,2017,38(8):1074

朱丽莉,张建亚.地屈孕酮联合补肾宁心法配合心理疏导治疗先兆流产的临床观察[J].成都中医药大学学报,2017,40(1):18

朱时纯,任青玲,孙玲,等.基于夏桂成教授“7 数律”指导下的“调周新法”治疗 PCOS 不孕症 53 例临床观察[J].江苏中医药,2017,49(3):41

朱月明,冯筠,宁艳.补肾中药改善不孕症患者子宫内膜容受性的 Meta 分析[J].时珍国医国药,2017,28(5):1273

朱云霞,杨华升,王明,等.生化汤治疗宫缩乏力性产后出血的临床疗效及对 RhoA、ROCK 蛋白的影响[J].世界中医药,2017,12(5):1007

祝宽宽,马仲丽,孙小静,等.补肾健脾方联合黄体酮软胶囊治疗早期先兆流产临床疗效观察[J].中医临床研究,2017,9(10):50

左玲,张静,胡国华.朱氏盆炎汤治疗湿热瘀结型盆腔炎性疾病后遗症疗效观察[J].河南中医,2017,37(6):1043

（六）儿　　科

【概　述】

2017年，公开发表的有关中医儿科的学术论文1 800余篇，内容涉及基础理论、临床治疗、名医经验、实验研究和预防保健等。较好地体现了中医药在儿童危急重症、传染病、新生儿疾病及重大公共卫生事件的广泛参与。

1. 急危重症、传染病的治疗

重症手足口病、病毒性脑炎、化脓性脑炎、肺炎合并心衰、高热惊厥、胰腺炎等均有中医中药参与治疗的报道，对急危重症合并症的治疗不断探索。

(1) 小儿高热惊厥　李冉以小儿牛黄清心散（天麻、胆南星、黄连、赤芍药、大黄、全蝎等）治疗热性惊厥后脑损伤40例，与对照组均予常规治疗，治疗后治疗组血清NSE水平恢复情况和脑电图异常率均优于对照组（$P<0.05$）。刘艳等以清热止惊汤（白芍药、珍珠母、菊花、蝉蜕、钩藤、防风等）治疗小儿热性惊厥70例，设立地西泮对照。结果，治疗组总有效率为94.3%（66/70），明显优于对照组71.9%（46/64）（$P<0.05$）；治疗组热退后2周和4周脑电图、心肌酶、惊厥复发率、症状体征平均积分、住院时间等均优于对照组（均$P<0.05$）。王玉勉等以针灸按摩合小儿豉翘清热颗粒（淡豆豉、连翘、栀子、薄荷、荆芥、黄芩等）治疗31例，对照组予西药对症治疗，治疗组在1～24 h内，体温改善程度明显优于对照组（$P<0.05$）；平均退热起效、解热、完全退热、症状消失、神志恢复时间及惊厥持续时间均短于对照组（均$P<0.05$）；治疗组总有效率为96.8%（30/31），优于对照组77.4%（24/31）（$P<0.05$）。

(2) 重症肺炎合并症　张英谦等以清热化瘀散（金银花、连翘、生大黄、枳实、莱菔子、厚朴）联合双歧杆菌三联活菌胶囊治疗重症肺炎并胃肠功能障碍60例，与对照组均予常规治疗。结果，治疗组总有效率为96.7%（58/60），优于对照组91.7%（55/60）（$P<0.05$）；治疗组血浆D-乳酸水平、DAO活性变化情况均明显优于对照组（$P<0.05$）；治疗组胃肠功能障碍发生率5.2%（3/58），低于对照组18.2%（10/55）（$P<0.05$）；治疗组平均治愈时间短于对照组（$P<0.01$）。

(3) 多重耐药菌呼吸道感染　王志刚等以热毒宁注射液（青蒿、金银花、栀子等）治疗患者33例，与对照组均予头孢哌酮舒巴坦静点治疗。经治3 d，两组发热、流涕、咳嗽症状评分均降低（$P<0.05$），且治疗组优于对照组（$P<0.05$）；治疗组总有效率为90.9%（30/33），优于对照组75.0%（24/32）。

(4) 重症手足口病　曹新民采用泄热解毒汤（板蓝根、大青叶、连翘、黄芩、石膏、知母等）治疗患者50例，与对照组均予西医常规对症干预。治疗5～7 d，治疗组总有效率为96.0%（48/50），优于对照组78.0%（39/50）（$P<0.05$），治疗组症状体征消失、住院时间短于对照组（$P<0.05$）；两组治疗后HFMD神经功能评分、脑电图分级情况、HR和LVEF水平较治疗前均有改善（均$P<0.05$），且治疗组优于对照组（$P<0.05$）。

(5) 病毒性脑炎　张伟等以菖蒲郁金汤（栀子、石菖蒲、郁金、连翘、牡丹皮、竹叶等）治疗小儿重症病毒性脑炎61例，与对照组均予常规抗病毒、营养支持及抗感染等治疗。结果，治疗组总有效率为 95.1%(58/61)，明显高于对照组 80.3%(49/61)($P<0.05$)；治疗组脑脊液中 S100B 蛋白、NSE 水平均低于对照组($P<0.05$)；临床症状、体征消失时间以及中医证候消失时间，治疗组均少于对照组(均 $P<0.05$)。彭献华等以热毒宁(栀子、金银花、青蒿等)静滴治疗 34 例，与对照组均予体温控制、降低颅内压等常规治疗。结果，治疗组临床症状消失时间明显短于对照组($P<0.05$)；治疗组总有效率为 94.1%(32/34)，优于对照组 79.4%(27/34)($P<0.05$)。

(6) 儿童急性胰腺炎　吴晶晶等以血必净注射液(红花、赤芍药、川芎、丹参、当归)静脉滴注治疗 30 例，与对照组均予常规西药治疗。治疗 7～10 d，治疗组有效率为 83.3%(23/30)，优于对照组 63.0%(17/27)($P<0.05$)；治疗组临床体征消失、血淀粉酶恢复正常、恢复正常饮食和住院时间均短于对照组($P<0.05$)；两组治疗后炎性因子均较治疗前下降，且治疗组更显著($P<0.05$)。

2. 新生儿疾病的治疗

新生儿疾病如新生儿肺炎、早产儿喂养不耐受等，治疗除应用中药外，更配合音乐、外治、抚触等。

(1) 新生儿缺氧缺血性脑病　赵书琳等将 152 例患者随机分为两组各 76 例，早期均进行吸氧、镇静、利尿、降颅压等对症支持治疗，稳定后予注射用脑蛋白水解物和单唾液酸四己糖神经节苷脂注射液静脉滴注；观察组加用中药并进行早期康复训练，急性期：气滞血瘀、肝失所养，用丹参、当归、羚羊角、钩藤喂服或者鼻饲；气滞血瘀、神失所养，用丹参、当归、人参喂服或者鼻饲；阳气衰脱、虚极生风，用人参、附子、苏合香油喂服或者鼻饲。恢复期：肾虚髓空，用熟地黄、山药、山茱肉、茯苓、泽泻、丹参等。结果，治疗组总有效率为 92.1%(70/76)，优于对照组 78.9%(60/76)($P<0.05$)；两组治疗后 NBNA、发育商评分均较治疗前明显改善，且治疗组高于对照组(均 $P<0.01$)。陈乔等观察缺氧缺血对新生大鼠脑组织 MMP-9、TIMP-1 含量的影响及红景天苷的干预作用，认为降低脑组织 MMP-9、TIMP-1 含量可能是红景天苷发挥神经保护作用的机制之一。

(2) 早产儿喂养不耐受　陈颖以四磨汤联合西医喂奶前行非营养性吸吮＋双歧三联活菌治疗 40 例。经治 7 d，治疗组总有效率为 95.0%(38/40)，优于对照组 77.5%(31/40)($P<0.05$)；治疗组呕吐、胃潴留、腹胀缓解时间及住院时间均短于对照组(均 $P<0.05$)。

(3) 新生儿肺炎　董贵勇等将 160 例患儿随机分为两组各 80 例，均接受抗感染常规治疗，治疗组加用丹参注射液治疗。治疗 1 周，两组肺功能测试指标、凝血功能、血小板参数均得到显著改善($P<0.05$)，且治疗组优于对照组(均 $P<0.05$)。

3. 急性传染病的治疗

急性传染病如手足口病、传染性单核细胞增多症、川崎病、婴儿巨细胞病毒肝炎、水痘、百日咳等的治疗体现了中医优势。

(1) 婴儿巨细胞病毒肝炎　严秋月等自拟方(茵陈、厚朴、茯苓、枳壳、白术、赤芍药等)联合更昔洛韦治疗 48 例，与单用西药对照。经治 4 周，治疗组能显著降低患儿血清 TBIL、DBIL、ALT、AST、TBA 指标($P<0.05$，$P<0.01$)，并能促进人巨细胞病毒转阴($P<0.05$)；治疗组总有效率 91.7%(44/48)，优于对照组 77.1%(37/48)($P<0.05$)。

(2) 手足口病　李赤坤以银翘解毒汤加减(大青叶、滑石、板蓝根、蝉蜕、石膏、白茅根等)治疗 38 例，设立阿昔洛韦对照。结果，治疗组总有效率 100%，优于对照组 84.2%(32/38)($P<0.05$)；治疗组皮疹消退、溃疡消退、水疱结疤、体温恢复正常、总病程时间均短于对照组($P<0.01$)。陈耀华等以加味清热泻脾散(生地黄、黄芩、赤茯苓、山栀、石膏、金银花等)治疗 40 例，设立银翘解毒散(金银花、连翘、芦根、薄荷、淡豆豉、淡竹叶等)对照，观察

两组患儿治疗后退热时间、口腔溃疡的愈合时间、手足疱疹的消退时间，治疗 3 d、6 d 后咽颊部疱疹数目、口腔及舌尖溃疡的数目、手足疱疹数目、发热的程度等主要症状并打分。结果治疗 3 d、6 d 后，治疗组治愈率分别为 52.5%(21/40)、97.5%(39/40)，优于对照组 35.0%(14/40)、72.5%(29/40)($P<0.05$)；治疗组临床主要症状积分明显低于对照组($P<0.05$)。

(3) 川崎病　刘杰以解毒化瘀汤(水牛角、金银花、连翘、地龙、生地黄、丹参等，治疗 28 d)联合丙种球蛋白治疗 30 例，与对照组均予临床常规药物治疗。结果，治疗组总有效率为 96.7%(29/30)，优于对照组 80.0%(32/40)($P<0.05$)；治疗组症状改善时间明显少于对照组(均 $P<0.05$)；治疗组治疗后 CRP 及 ESR 指标优于对照组($P<0.05$)，冠状动脉内径扩张恢复率高于对照组($P<0.05$)。

(4) 传染性单核细胞增多症　罗志春等以加味竹叶石膏汤治疗 50 例，与对照组均予更昔洛韦。经治 2 周，治疗组总效率为 96.0%(48/50)，高于对照组 88.0%(40/50)，观察组末梢血常规异型淋巴细胞恢复情况优于对照组($P<0.05$)。张春华等采用银翘散灌肠治疗 EB 病毒感染 120 例，与对照组均予常规对症治疗和更昔洛韦静滴。治疗 14 d，治疗组总有效率为 90.8%(109/120)，明显高于对照组 77.3%(85/110)($P<0.05$)；两组治疗后 CD_3^+、CD_8^+ 显著降低($P<0.05$)，CD_4^+、CD_4^+/CD_8^+、IgA、IgG 水平显著升高($P<0.05$)，且治疗组优于对照组($P<0.05$)。

(5) 水痘　高宏等以银翘解毒汤(金银花、蒲公英、白菊花、连翘、浙贝母、生地黄等)治疗 46 例，与对照组均予阿昔洛韦治疗。经治 1 周，治疗组总有效率为 97.8%(45/46)，优于对照组 76.1%(35/46)；治疗组退烧、止痒、初步结痂、疱疹痊愈时间均短于对照组(均 $P<0.05$)。

(6) 流行性腮腺炎　马小绒等以清热软坚散(天花粉、大黄、黄芪、黄芩、黄连、黄柏等)外敷患部与利巴韦林静滴治疗 40 例。经治 7 d，治疗组总有效率为 95.0%(38/40)，优于单用西药对照组 77.5%(31/40)($P<0.05$)；治疗组退热和腮腺消肿时间明显短于对照组($P<0.05$, 0.01)。另外，周丽、段艳等报道用仙人掌外治亦也取得较好的疗效。

(7) 百日咳　杨仁坤自拟桑沙汤加减(桑白皮、沙参、黄芩、浙贝母、法半夏、紫苏子等)治疗 80 例，多在 1～2 剂而愈，治愈率 97.5%(78/80)，有效率达 100%。

4. 常见病、多发病的治疗

(1) 肺系疾病的治疗　①小儿外感发热：张小利等以风寒赤咽方(苏叶、枇杷叶、蝉蜕、麦芽、苏梗、射干等)治疗风寒感冒。经治 3 d，治疗组总有效率 97.8%(44/45)，优于小儿氨酚那敏对照组 80.0%(36/45)($P<0.05$)。段秉兰采用蒿芩清胆汤加味灌肠治疗 500 例，连用 3 次，设立布洛芬混悬液对照。结果，治疗组总有效率为 96.8%(242/250)，优于对照组 88.4%(221/250)($P<0.05$)；治疗组退热时间明显短于对照组($P<0.05$)。②喘息性支气管炎与毛细支气管炎：白晨艳采用儿喘宁汤(麻黄、甘草、苏子、薄荷、杏仁、桑白皮等)治疗毛细支气管炎 50 例，设立常规西药对照组。治疗 14 d，治疗组总有效率为 86.0%(43/50)，优于对照组 60.0%(30/50)($P<0.05$)；治疗组发热、憋喘、咳嗽及肺部哮鸣音临床症状体征消失时间均显著短于对照组(均 $P<0.05$)。孙海宁等以青金栀汤(青蒿、栀子、金银花)治疗急性毛细支气管炎 44 例，对照组予以常规治疗。经治 7 d，治疗组有效率为 97.7%(43/44)，优于对照组 81.8%(34/44)($P<0.05$)；治疗后两组肺功能指标达峰容积比、达峰时间比、潮气量、吸呼比和炎症因子 IL-6、TNF-α 及 hs-CRP 水平均明显改善($P<0.05$)，且观察组更显著($P<0.05$, $P<0.01$)。黄华以苓甘五味姜辛汤(干姜、细辛、茯苓、五味子、甘草)治疗喘息型支气

管炎 32 例，与对照组均予常规西药治疗，两周为 1 个疗程。治疗 6 个疗程后，两组患儿咳嗽、咳痰、气促及肺部湿啰音评分与治疗前相比均显著降低（$P<0.05$），且中药组临床改善效果与西药组相比也显著降低（$P<0.05$）；与西药组相比，中药组显效率和临床总有效率显著增加（$P<0.05$）。③难治性肺炎、喘憋性肺炎：张先达以微波理疗联合人参五味子汤（五味子、云茯苓、党参、川贝母、地龙、龙骨等）治疗 30 例，对照组予止咳、消炎、化痰等相应西医治疗，疗程 5 d。结果，治疗组总有效率为 93.3%（28/30），优于对照组 63.3%（19/30）（$P<0.01$）。何映等在常规西药治疗的基础上，以射干麻黄汤加味（射干、麻黄、半夏、紫菀、款冬花、生姜等）治疗小儿流行性喘憋性肺炎寒饮停肺证 34 例，设立单用中、西药对照组。经治 7 d，治疗组总有效率为 97.1%（33/34），优于西药对照组 78.4%（29/37）（$P<0.05$），与中药对照组 94.3%（33/35）相当（$P>0.05$）；治疗组喘憋消失、咳嗽缓解时间均短于两对照组（$P<0.05$）。④大叶性肺炎：宋桂华等以清肺解毒汤加减（苇茎、大青叶、鱼腥草、金牛根、金荞麦、桃仁等）治疗 60 例，与对照组均予常规治疗。治疗 14 d，治疗组愈显率 81.7%（49/60），优于对照组 66.7%（20、30）（$P<0.05$）。张建玉等以中药（白芥子、细辛、麻黄等）敷贴离子导入辅助治疗 40 例，与对照组均予常规抗感染及对症支持治疗。经治 7 d，治疗组咳嗽减轻、肺部啰音消失时间和总有效率均优于对照组（均 $P<0.05$）。⑤儿童喉源性咳嗽：马胜民等以益气养血祛风颗粒（黄芪、白术、防风、茜草、紫草、旱莲草等）治疗 69 例，设立口服头孢克洛干混悬剂、孟鲁司特纳颗粒和蜜炼川贝枇杷膏对照。经治 14 d，治疗组总有效率为 85.5%（59/69），优于对照组 47.8%（33/69）（$P<0.01$）。⑥咳嗽变异性哮喘：张天英等以定喘汤加减治疗 42 例，与对照组均予孟鲁司特钠治疗。经治 2 个月，治疗组有效率 97.6%（41/42），优于对照组 83.3%（35/42）（$P<0.05$）；治疗组起效、症状完全消失时间以及中医证候积分均优于对照组（均 $P<0.05$）；治疗后两组肺功能指标均显著优于治疗前，治疗后治疗组 1 s 用力呼气容积和峰值呼气流速显著优于对照组（$P<0.05$）；治疗组复发率为 4.8%（2/42），低于对照组 26.2%（11/42）（$P<0.05$）。卢汀荣以桑杏清肺汤（桑叶、瓜蒌皮、枇杷叶、杏仁、川贝母、牛蒡子等）治疗 60 例，与对照组均予孟鲁司特钠咀嚼片。治疗 1 个月，两组主症积分、次症积分、诱导痰嗜酸粒细胞水平均低于治疗前，治疗组更明显（$P<0.05$）；治疗组总有效率为 89.3%（50/56），优于对照组 80.0%（44/55）（$P<0.05$）。胡锦丽以养阴祛风汤（防风、柴胡、白蒺藜、乌梅、诃子、五味子等）治疗本病肺阴亏虚证 59 例，设立口服孟鲁司特钠咀嚼片加槐杞黄颗粒对照，治疗 4 周，治疗组总有效率为 93.2%（55/59），优于对照组 67.9%（38/56）（$P<0.05$）；治疗组证候积分明显优于对照组（$P<0.05$）。

中药不同给药途径治疗的观察。吴文先等以双金连合剂（金银花、连翘、柴胡、黄芩、金莲花等）不同给药途径治疗小儿外感发热 122 例，灌肠组（62 例）。结果，退热起效、解热、完全退热时间均短于口服组（60 例）（$P<0.05$）；两组治疗后 IL-1β、IFN-γ 及 TNF-α 水平均明显下降（$P<0.05$），灌肠组水平下降更快（$P<0.05$）；两组治疗后中医证候积分均较治疗前下降（$P<0.05$），且灌肠组下降程度更明显（$P<0.05$）；灌肠组总有效率 96.8%（58/60），优于口服组 86.7%（52/60）（$P<0.05$）。肖韵等以藿钩退热散（藿香、钩藤、地骨皮、天竺黄、苏叶、石膏等）直肠滴注治疗小儿外感发热 60 例，设立藿钩退热散口服对照，治疗 3 d，两组总有效率差异无统计学意义（$P>0.05$）。

(2) 脾系疾病的治疗　①小儿慢性腹泻：李艳芳以捏脊揉腹法配合中药（炙北芪、砂仁、桔梗、茯苓、炙甘草、柴胡等）治疗 28 例。治疗 1 个月，总有效率为 92.9%（26/28），明显优于西医常规对照组 71.4%（20/28）（$P<0.05$）。汪敏等以止泻散（吴茱

萸、肉桂、丁香、干姜)贴脐治疗本病虚寒证 42 例。治疗 7 d,总有效率为 88.1%(37/42),优于思密达对照组 66.7%(28/42)($P<0.05$)。②小儿功能性腹痛:李芳以半夏泻心汤治疗 56 例,设立消旋山莨菪碱对照。经治 14 d,治疗组总有效率为 94.6%(53/56),优于对照组 73.1%(38/52)($P<0.05$)。李后宾等单用仙鹤草治疗小儿功能性腹痛 40 例,5~7 d 为 1 个疗程,治疗 2 个疗程,总有效率达 92.5%(37/40)。③婴幼儿腹泻:近来医家多从温阳健脾利湿着手。赖秋香等以苓蔻人参汤(人参、甘草、白术、干姜、茯苓、桂枝等)治疗小儿脾阳虚泄泻 30 例,设立蒙脱石散及妈咪爱对照。经治 6 d,治疗组症状积分差值、平均止泻时间、平均服药时间均优于对照组(均 $P<0.05$);治疗组总有效率 96.7%(29/30),优于对照组 86.7%(26/30)($P<0.05$)。毕继红以五苓散治疗小儿轮状病毒性肠炎 51 例,与对照组均予金双歧片治疗。经治 3 d,治疗组总有效率 92.2%(47/51),优于对照组 74.5%(38/51)($P<0.05$);治疗组临床症状消失时间显著少于对照组($P<0.05$)。俞惠英以吴茱萸散联合甘草锌治疗小儿轮状病毒性肠炎 40 例,与对照组均予利巴韦林注射液静脉滴注。经治 5 d,治疗组总有效率为 95.0%(38/40),高于对照组 82.5%(33/40)($P<0.05$);治疗组轮状病毒抗原转阴时间和大便次数、性状恢复正常时间均短于对照组($P<0.05$)。④小儿急腹症术后调治:金建宁等以四君子汤加味(党参、白术、茯苓、枳壳、木香、炙甘草等)治疗小儿急腹症术后难治性腹胀 32 例,与对照组均予胃肠减压、营养支持等一般治疗。治疗 1 周,治疗组在腹痛、腹胀、纳差症状改善方面明显优于对照组($P<0.05$, $P<0.01$);治疗组总有效率 100%,明显高于对照组 83.3%(30/36)($P<0.05$)。杨平以四物汤加减(当归、赤芍药、川芎、生地黄、金银花、土茯苓等)治疗小儿坏死性小肠炎术后综合征 25 例,与对照组均予双歧杆菌制剂治疗。经治 5 d,治疗组腹胀、腹痛、大便性状、营养状况、体质量及腹部平片比较优于对照组($P<0.05$);治疗组有效率 100%,优于对照组 72.0%(18/25)($P<0.05$)。

有关小儿厌食、便秘的治疗详见专条。

(3) 心系疾病的治疗　病毒性心肌炎的治疗,江冬生自拟羚桂龙牡汤(龙骨、桂枝、羚羊角、炙甘草、当归、牡蛎等)治疗急性期小儿病毒性心肌炎心阳虚证 48 例,与对照组均联用西药。经治 4 周,治疗组总有效率为 91.7%(44/48),优于对照组 77.1%(37/48)($P<0.05$)。陈喜平以黄芪注射液联合炎琥宁注射液治疗小儿手足口病合并心肌炎 46 例,与对照组均予常规西药治疗。经治 7 d,治疗组痊愈率为 71.7%(33/46),优于对照组 54.3%(25/46);治疗组 AST、LDH、hs-CRP 和 TNF-α 水平显著优于对照组($P<0.05$)。

(4) 肾系疾病的治疗　①小儿紫癜性肾炎:宗岩等以芪芎茜根散(生黄芪、茜草根、紫珠草、山萸肉、生地黄、阿胶等)治疗本病 30 例,设立潘生丁、复方芦丁对照。经治 2 个月,治疗组有效率 86.7%(26/30),优于对照组 63.3%(19/30)($P<0.05$);治疗组尿畸形红细胞、IgA、IgG、IgM、CD_3^+、CD_4^+、CD_4^+/CD_8^+、CD_8^+、CD_{19}^+指标均优于对照组(均 $P<0.05$)。张美霞以益肾汤(炙甘草、当归、白花蛇舌草、小蓟、白茅根、侧柏叶等)治疗 34 例,设立火把花根片对照。结果,治疗组总有效率 94.1%(32/34),优于对照组 85.3%(29/34)($P<0.05$);尿红细胞计数、24 h 尿蛋白指标水平改善情况亦优于对照组($P<0.05$)。②肾性血尿:孟学君以益气补肾凉血化瘀法(龙骨、牡蛎、白茅根、小蓟、大蓟、山茱萸等)治疗 34 例,设立血尿胶囊(薏苡仁、菝葜、棕榈子)对照。结果,治疗组总有效率为 91.2%(31/34)、尿隐血治疗总有效率 88.2%(30/34),优于对照组 79.4%(27/34)($P<0.05$)、67.6%(23/34)($P<0.05$);两组治疗后尿沉渣红细胞计数明显优于治疗前($P<0.05$),且治疗组更显著($P<0.05$)。蒋凤艳等以新知柏地黄汤(熟地黄、山萸肉、女贞

子、旱莲草、山药、牡丹皮等）治疗小儿紫癜性肾炎血尿肝肾阴虚证 40 例，设立知柏地黄汤原方对照。经治 8 周，治疗组血尿总有效率 92.3%(36/39)，中医证候总有效率 94.9%(37/39)，优于对照组 81.1%(30/37)、86.5%(32/37)(均 $P<0.05$)。全少华自拟方（熟地黄、党参、黄芪、菟丝子、山茱萸、枸杞子等）治疗儿童急性肾小球肾炎血尿 86 例，治疗 1 个月，总有效率为 91.8%(79/86)。

有关肾病综合征、遗尿的研究详见专条。

(5) 神经系疾病的治疗　①脑瘫：黄茂等以益康法（头针、头部重点穴区推拿、口服益智中药、智训、言语训练）对痉挛型脑瘫 30 例，设立单用头部重点穴区推拿、智训、言语训练对照。4 周为 1 个疗程。经治 6 个疗程，治疗组言语改善总有效率 96.7%(29/30)，优于对照组 86.7%(26/30)($P<0.05$)；治疗后两组智商均明显升高($P<0.05$)；治疗组总有效率 90.0%(27/30)，优于对照组 73.3%(22/30)($P<0.05$)。魏环等以健脑益智散（龟甲、蜈蚣、益智仁、人参、川芎、鸡内金等）治疗 94 例，与对照组均予以综合康复训练治疗，3 个月为 1 个疗程。经治 5 个疗程，治疗组临床有效率 91.5%(43/47)，优于对照组 76.6%(36/47)($P<0.05$)；治疗组治疗后 MDI、PDI 及 GMFM 评分显著升高，TNF-α、IL-6、IGFBP-2 水平降低，IL-10、IGF-1 水平显著升高($P<0.05$)。②儿童偏头痛：郁峰等以正天丸（钩藤、白芍药、川芎、当归、生地黄、白芷等）联合川芎清脑颗粒（川芎、当归、防风、白芷、麦冬、细辛等）治疗 53 例，设立单用正天丸对照。经治 4 周，治疗组总有效率为 96.2%(51/53)，优于对照组 83.0%(44/53)($P<0.05$)；治疗后两组 MCA、ACA、PCA、BA、VA 血流速度均较治疗前降低($P<0.05$)，头痛程度、头痛持续时间、头痛次数亦较治疗前降低($P<0.05$)，且治疗组更显著($P<0.05$)；两组治疗后 β-EP、ET、5-HT 及 NO 均较治疗前有所变化($P<0.05$)，且治疗组变化小于对照组($P<0.05$)。周亚玲等以天麻素注射液治疗本病急性发作期 42 例，与对照组均予布洛芬片。经治 3 d，治疗组总有效率 95.2%(40/42)，高于对照组 81.0%(34/42)($P<0.05$)；两组治疗后血浆 ET 与血清 IL-17、IL-4 水平均较治疗前改善($P<0.05$)，头痛评分均较治疗前降低($P<0.05$)，且治疗组更显著($P<0.05$)。③小儿癫痫：周红亮以四君子汤加减治疗 60 例，与对照组均予托吡酯治疗。经治 10 周，治疗组不良反应发生率、治疗时间、住院总耗时均优于对照组(均 $P<0.05$)。张林等以定痫丸加味方（黄芪、当归、天麻、川贝母、胆南星、半夏等）治疗原发性癫痫 40 例，现对照组均予丙戊酸钠治疗。治疗 12 个月，两组发作频率、持续时间、脑电图异常程度均有改善($P<0.05$)，且中药组优于对照组($P<0.05$)。④儿童强迫症：赵兴友等以强志消迫散（人参、茯苓、木香、泽泻、玄参等）治疗 30 例，与对照组均口服舍曲林。经治 12 周，治疗组总有效率 96.7%(29/30)，优于对照组 76.7%(23/30)($P<0.05$)；两组在治疗第 4、8、12 周 Y-BOCS 评分总分均优于治疗前($P<0.05$，$P<0.01$)，且治疗组更显著($P<0.05$，$P<0.01$)；第 12 周两组 Y-BOCS 强迫思维分量表和强迫行为分量表、HAMD、BPRS 量表评分均优于治疗前($P<0.01$)，且治疗组 Y-BOCS 强迫思维分量表和强迫行为分量表评分优于对照组($P<0.05$)。

有关小儿多发性抽动症的治疗详见专条。

(6) 血液系统疾病的治疗　①缺铁性贫血：武艳霞以健脾益气生血汤（黄芪、党参、鸡血藤、白术、云茯苓、何首乌等）治疗 46 例，与对照组均予右旋糖酐铁口服液。经治 2 个月，治疗组总有效率 97.8%(45/46)，优于对照组 71.7%(33/46)($P<0.05$)；两组 SF、Fe、TIBC 水平和 Hb、MCH、MCV 水平均较治疗前改善($P<0.05$)，且治疗组更显著($P<0.05$)。②腹型过敏性紫癜：童江民等以归芍丹草汤（当归、赤芍药、牡丹皮、板蓝根、白茅根、紫草等）治疗本病血热妄行证 40 例，与对照组均予常规西药治疗。经治 2 周，治疗组皮疹消退及

腹痛、恶心呕吐、关节疼痛消失时间均短于对照组(均 $P<0.05$);两组治疗后 IgG、IgA、IgM 水平均优于治疗前(均 $P<0.05$)。韩俊莉等自拟方(苍术、黄柏、花椒、乌梅、五味子、生蒲黄等)神阙穴贴敷治疗 60 例,与对照组均予西医常规治疗,疗程 15 d。结果,治疗组腹痛缓解率 98.3%(59/60),优于对照组 86.7%(52/60)($P<0.05$);治疗组治疗后腹腔淋巴结增大例数明显减少、D-2 聚体下降明显、腹腔积液明显减少(均 $P<0.05$)。

有关小儿慢性血小板减少性紫癜的治疗详见专条。

(7) 耳鼻喉、眼系疾病的治疗 ①疱疹性咽峡炎:郝玲等以白虎解毒汤(生石膏、知母、淡竹叶、连翘、重楼、升麻等)治疗本病邪热壅肺证 60 例,设立利巴韦林对照。经治 5 d,治疗组总有效率为 93.3%(56/60),优于对照组 83.3%(50/60)($P<0.05$)。②复发性麦粒肿:李燕波以清肝调中汤(菊花、黄芩、栀子、陈皮、山楂、甘草)加减治疗 50 例。经治 7 d,总有效率为 98.0%(49/50),与头孢氨苄对照组 96.0%(48/50)相当。

(8) 其他疾病的治疗 ①肥胖症:王妙丰等以荷苓瘦儿方(荷叶、黄芪、苍术、陈皮、半夏、大腹皮等)治疗儿童单纯性肥胖痰湿内阻证 40 例,与对照组均运动、饮食控制治疗。经治 16 周,治疗组总有效率为 90.0%(36/40),明显优于对照组 80.0%(32、40)($P<0.05$);两组血脂水平、体重指数均优于治疗前,治疗组更显著($P<0.05$)。李源渊等以清瘀化痰饮(黄芪、决明子、法半夏、茯苓、泽泻、苍术等)治疗小儿代谢综合征 45 例,与对照组均予常规西药治疗。经治 3 个月,治疗组腰围以及 FBG、PBG、SBP、DBP 和 TC、TG、LDL 均较治疗前和对照组明显减少(均 $P<0.05$)。②特异性皮炎:欧阳政洁等以清热利湿宣肺汤(白藓皮、徐长卿、黄连、防风、白芷、辛夷等)治疗本病湿热蕴结证 30 例,对照组口服盐酸左西替利嗪治疗。经治 4 周,治疗组愈显率 83.3%(25/30),优于对照组 23.3%(7/30)($P<0.05$);治疗后两组患儿 SCORAD 积分均较治疗前显著降低($P<0.05$),且治疗组更明显($P<0.05$);EOS 计数、血清总 IgE 含量较对照组明显降低($P<0.05$)。③髋关节滑膜炎:刘婷等以祛风通络中药(独活、羌活、桂枝、艾叶、红花、苏木等)热敷治疗 34 例,与对照组均予常规治疗。经治 14 d,治疗组有效率为 100%,优于对照组 94.1%(32/34)($P<0.05$);治疗组 VAS 评分优于对照组($P<0.05$)。刘祥法等以牵引联合中药(赤芍药、威灵仙、鸡血藤、伸筋草、透骨草、当归尾等)外敷治疗 40 例,对照组予踝套牵引制动、红外线理疗灯照射及扶他林软膏外用等治疗。经治 10 d,治疗组患肢疼痛缓解时间及患髋活动障碍解除时间低于对照组($P<0.05$);治疗组总有效率为 95.0%(38/40),高于对照组 72.5%(29/40)($P<0.05$)。

(撰稿:高修安 审阅:朱锦善)

【新生儿高胆红素血症的治疗】

吴敏姿以茵钱退黄汤(茵陈、金钱草、栀子、大黄、龙胆草、白术等)治疗新生儿黄疸 150 例,与对照组均予常规治疗和双歧三联活菌散,疗程 2 周。结果,治疗组总有效率 95.3%(143/150),明显高于对照组 86.7%(130/150)($P<0.05$);两组治疗后结合胆红素、非结合胆红素、血清总胆红素均较治疗前有改善($P<0.05$),且治疗组优于对照组($P<0.05$);治疗组胆红素日均下降值、黄疸消退和住院时间均优于对照组($P<0.05$)。李莉以茵栀黄白汤(茵陈、栀子、大黄、白花蛇舌草、车前子、泽泻等)治疗 50 例,与对照组均予常规治疗和口服培菲康胶囊。结果,治疗组有效率 96.0%(48/50),优于对照组有效率 70.0%(35/50)($P<0.05$);两组治疗后胆红素浓度显著低于治疗前,且治疗组低于对照组($P<0.05$);治疗组黄疸消退时间优于对照组($P<0.05$)。李海虹等以茵栀黄汤(绵茵陈、焦山栀、制大黄、炒黄柏、半枝莲、垂盆草等)联合双歧杆菌三

联活菌治疗 44 例，与对照组均予常规治疗(包括输注白蛋白、服用肝酶诱导剂苯巴比妥及纠正酸中毒等)。经治 7 d，治疗组有效率 93.2%(41/44)，优于对照组 77.3%(34/44)($P<0.05$)；治疗组治疗后血清心肌酶、同工酶降低，转铁蛋白水平升高，血清总胆汁酸、总胆红素及直接胆红素水平降低，CD_3^+、CD_4^+ 及 CD_4^+/CD_8^+ 水平升高，CD_8^+ 水平降低($P<0.05$)。薛明等以茵陈五味汤(茵陈、栀子、黄芩、板蓝根、大黄)治疗 38 例，与对照组均予蓝光治疗联合头孢唑林钠，疗程 5 d。结果，治疗组总有效率 97.4%(37/38)，优于对照组 94.7%(36/38)($P<0.05$)；治疗后两组经皮胆红素值、超敏 C 反应蛋白、白细胞计数、单核细胞趋化蛋白-1 均较治疗前明显下降($P<0.05$)，且治疗组优于对照组($P<0.05$)。李妍以茵栀黄颗粒治疗新生儿病理性黄疸 38 例，与对照组均予常规治疗(酶诱导剂苯巴比妥口服，连续蓝光照射)，疗程 7 d。结果，治疗组总有效率 100%，高于对照组 90.0%(36/40)($P<0.05$)；治疗组血清胆红素改善情况、黄疸消退时间显著短于对照组($P<0.05$)；治疗组丙氨酸氨基转移酶、总胆汁酸、总胆红素含量低于对照组($P<0.05$)。

王玲治疗本病湿热瘀滞证 90 例，以逐瘀降黄汤(茵陈、虎杖、黄芩、丹参、五味子、川芎等)口服，每晚用温药渣敷躯干、四肢 30 min，7～10 d 为一个疗程；设立预防感染、肝酶诱导剂、保肝、照射蓝光治疗对照。结果，两组黄疸均不同程度消退，但治疗组痊愈率、总有效率和副作用发生率明显优于对照组($P<0.05$)。杨奕娜等以全身中药熏泡浴(茵陈、连翘、地肤子、蛇床子、薏苡仁、荆芥)联合腹部抚触治疗 62 例，设立常规治疗对照，3 次 1 个疗程，连用 2 个疗程。结果，治疗组首次排便和住院治疗时间均短于对照组($P<0.05$)；两组治疗后血清胆红素水平均有所下降($P<0.05$)，且治疗组优于对照组($P<0.05$)。饶翠丹以中药(山栀子、茵陈、蒲公英、紫苏叶)沐浴与抚触干预本病 75 例，设立清水沐浴对照，连续干预 5 d。结果，治疗组的胎粪转黄、退黄时间均显著短于对照组($P<0.05$)；治疗组第 3～6 d 血清胆红素水平显著低于对照组($P<0.05$)。周环以抚触(首先按摩患儿头面部和四肢。持续 5 min，使其逐渐安静。然后按胸—腹—背的顺序进行，动作按轻—重—轻循序渐进)治疗 50 例，与对照组均予蓝光治疗。结果，治疗后第 2、3 d 治疗组黄疸指数下降，优于对照组($P<0.05$)。吕晓军等将 600 例正常分娩的新生儿随机分为三组各 200 例，观察组在常规母乳喂养指导下配合腹部按摩加中药愈脐带(愈脐带的外带由针织纯棉布、圈绒布、尼龙搭扣缝制而成，呈带状，起载体作用。袋芯由麦麸、大蒜粉、蜂胶粉、高分子吸水树脂等细粉原料经搅拌热聚混合而成，并采用热茶纸包装成袋状，然后用壳聚糖无纺布或针织布将之裹缝于外带针织棉布的膨大部位。产品经钴-60 灭菌，无菌)的使用，空白对照组常规母乳喂养指导，对照组在常规母乳喂养指导下配合腹部按摩，测得 24 h 胎便次数、新生儿胎粪转黄时间、经皮胆红素值。结果，首次胎便时间、与胎便转黄时间差异有显著性($P<0.001$)，尤其是胎便转黄时间与空白对照组和对照组差异有显著性；治疗组第 1 d 经皮胆红素三组经统计分析发现没有统计学差异，第 2、5 d 治疗组优于两对照组($P<0.05$)。

(撰稿：刘瑜　高修安　审阅：朱锦善)

【小儿反复呼吸道感染的治疗】

彭真等以培土生金法加减(太子参、黄芪、白术、茯苓、防风、甘草，自汗盗汗加煅龙骨、煅牡蛎、浮小麦；纳食欠佳、大便偏干加山楂、神曲、决明子；舌苔厚腻、大便溏加白扁豆、薏苡仁)治疗小儿反复呼吸道感染肺脾气虚证 60 例，设立匹多莫德颗粒对照。结果，治疗组总有效率、中医证候疗效总有效率分别为 93.3%(56/60)、96.7%(58/60)，优于对照组 80.0%(48/60)、86.7%(52/60)(均 $P<$

0.05)；两组治疗后每年发病次数、病程、中医证候积分均优于治疗前，且治疗组优于对照组($P<0.05$或0.01)。王莹莹等以培土生金法(黄芪、炒白术、茯苓、山药、太子参、炒薏苡仁等，气虚汗多加麻黄根、浮小麦；鼻塞明显加辛夷花、苍耳；咳重痰多加杏仁、川贝母、炙枇杷叶；食少纳呆加焦山楂、鸡内金、焦神曲)治疗本病气虚证35例，设立常规西医药物治疗对照组，7 d为1个疗程，连服4个疗程并随访1年。结果，治疗组临床疗效明显优于对照组($P<0.05$)；两组患儿1年内呼吸道感染次数和每次症状持续时间均较治疗前明显下降($P<0.05$)，治疗组下降程度大于对照组($P<0.05$)。冯艳平以补中益气汤加减治疗34例，设立富马酸酮替芬对照组。结果，治疗组退热、咽痛消失、流涕消失、止咳时间均短于对照组($P<0.05$)；治疗组总有效率94.1%(32/34)，优于对照组73.5%(25/34)($P<0.05$)。刘爱娟以双补九味汤(黄芪、当归、太子参、白术、防风、桂枝等)治疗55例，设立转移因子口服液对照，疗程2个月。结果，治疗组总有效率92.7%(51/55)，明显优于对照组78.2%(43/55)($P<0.05$)；治疗组IL-12、TNF-α、INF-α均显著优于对照组($P<0.05$)。张琳自拟复感汤(太子参、白术、厚朴、稻芽、白芍药、钩藤等)治疗本病土虚木乘证49例，设立匹多莫德口服对照组，疗程1个月。结果，治疗组总有效率91.8%(45/49)，优于对照组74.5%(38/51)($P<0.05$)；治疗后两组Th17细胞百分比均较治疗前降低，但对照组无统计意义，治疗组有高度统计意义($P<0.01$)；治疗后1年内2组发病次数及发病时间均减少，且治疗组减少更为明显($P<0.05$，$P<0.01$)。

张磊等以清燥救肺汤(桑叶、黄芪、石膏、白术、茯苓、麦门冬等)治疗66例，与对照组均予西药常规治疗，疗程10周。结果，治疗组总有效率、症状积分和IgG、IgA、CD_4^+、CD_4^+/CD_8^+均优于对照组($P<0.05$)。丁晓红等以运脾颗粒(黄芪、苍术、白术、鸡内金、当归、焦山楂等)治疗50例，与对照组均予西医抗炎、抗病毒治疗。经治2个月，治疗组总有效率92.0%(46/50)，优于对照组44.0%(22/50)($P<0.05$)；治疗组IgG、IgA水平明显高于对照组($P<0.05$)。陈慧等自拟防复汤(黄芪、白术、防风、薄荷、鱼腥草、太子参等)治疗57例，与对照组均予抗感染或抗病毒和对症处理，经治3个月，两组外周血Th17细胞较前明显下降，且治疗组优于对照组($P<0.05$)；治疗组有效率86.0%(49/57)，优于对照组62.5%(35/56)($P<0.05$)。桂莹以芪双抗感汤(生黄芪、白术、鸡内金、山豆根、党参、大枣等)治疗63例，与对照组均予利巴韦林、阿昔洛韦、维生素C治疗。结果，治疗组总有效率92.1%(58/63)，优于对照组74.6%(47/63)($P<0.05$)；治疗组IgG、IgA、IgM水平升高程度明显优于对照组($P<0.05$)；治疗组CD_3^+、CD_4^+、CD_4^+/CD_8^+水平升高程度、$C8_4^+$水平降低程度明显高于对照组($P<0.05$)。吕明辉以参苓白术颗粒治疗60例，设立左旋咪唑口服对照组，经治2个月，治疗组总有效率100%，优于对照组88.1%(52/59)($P<0.05$)；治疗组发热、咳嗽、扁桃体肿大及肺部啰音的消失时间均优于对照组(均$P<0.05$)；治疗组IgM、IgG、IgA、CD_3^+、CD_4^+、CD_4^+/CD_8^+均高于对照组(均$P<0.05$)。

周韶谷等以扶正固本膏方(黄芪、煅龙骨、煅牡蛎、白术、党参、淮山药等)治疗本病非急性期者73例，与对照组均予匹多莫德口服液治疗。经治2个月，治疗组总有效率95.9%(70/73)，优于对照组86.1%(62/72)($P<0.05$)；治疗组IgG、IgA、IgM较对照组明显增加，CD_3^+、CD_4^+、CD_4^+/CD_8^+的改善亦优于对照组($P<0.01$)。杨学会等以补肺防感膏方(黄芪、太子参、焦白术、黄精、白芍药、枸杞子等)治疗30例，设立匹多莫德颗粒对照，经治1个月，治疗组总有效率93.3%(28/30)，优于对照组76.7%(23/30)($P<0.05$)；治疗组IgA、IgG的变化较对照组明显($P<0.05$)。

王盘等以补肾固表方(补骨脂、生黄芪、柴胡等)合黄芩咳喘敷贴散(白芥子、细辛、黄芩等)内外合治30例，设立单用内治、外治对照组。治疗6周，综合治疗组显效率56.7%(17/30)，显著高于外治组16.7%(5/30)、内治组23.3%(7/30)($P<0.01$)；饮食异常和大便异常的治疗上，外治组日常症状积分高于综合治疗组及内治组($P<0.05$)；在对出汗异常的治疗上，综合治疗组日常症状积分均低于外治组及内治组($P<0.05$)；综合治疗组唾液SIgA异常率54.2%(13/24)，显著低于外治组90.5%(19/21)($P<0.01$)。

（撰稿：高修安 刘瑜 审阅：朱锦善）

【小儿慢性咳嗽的治疗】

沈丽萍以止嗽散加减治疗45例，设立布地奈德等雾化治疗对照。经治2周，治疗组总有效率88.9%(40/45)，优于对照组68.9%(31/45)($P<0.05$)。雷颖以止嗽散治疗30例，设立常规西药治疗对照。经治21 d，治疗组总有效率96.7%(29/30)，优于对照组83.3%(25/30)($P<0.05$)；治疗组咳嗽、咳痰症状改善和消失时间均短于对照组($P<0.05$)。李高恩等以麻杏石宣汤(麻黄、杏仁、石膏、甘草、枇杷叶、射干等)治疗本病湿热证36例，设立蒿芩化湿口服液对照组。经治7 d，治疗组总有效率优于对照组($P<0.05$)；治疗组咳嗽、咯痰、发热、食欲不振以及鼻塞喷嚏、流清涕、大便不调、舌脉症状改善均优于对照组(均$P<0.05$)。林光资等以半夏厚朴汤合杏苏散加减治疗本病痰湿证42例，与对照组均予常规西药治疗。经治1周，治疗组总有效率92.9%(39/42)，优于对照组71.8%(28/39)($P<0.05$)；治疗组平均证候积分优于对照组($P<0.05$)。刘霞等以化湿液(党参、黄芪、茯苓、白术、桔梗、陈皮等)治疗本病痰湿证33例，治疗5～14 d，总有效率为78.8%(26/33)。江冬生以旋覆代赭汤加减治疗胃食道反流性所致本病86例，设立常规西医疗法对照。结果，治疗组总有效率97.7%(84/86)，明显高于对照组74.4%(64/86)($P<0.05$)；治疗组咳嗽消失时间明显低于对照组($P<0.05$)。何强以滋阴止咳汤(麦冬、玄参、连翘、桑叶、桔梗、杏仁等)治疗40例，设立常规西药治疗对照。经治7 d，治疗组治愈18例、好转18例、无效4例，优于对照组14例、16例和10例；两组治疗后咳嗽积分均优于治疗前，且治疗组优于对照组($P<0.05$)。王首等以加味黄元御下气汤(五指毛桃、太子参、姜半夏、茯苓、陈皮、苦杏仁等)治疗60例，设立孟鲁司特钠、丙卡特罗片等西药常规治疗对照。经治2周，治疗组总有效率90.0%(54/60)，优于对照组68.3%(41/60)($P<0.05$)；治疗组中医证候量化积分总有效率85.0%(51/60)，优于对照组58.3%(35/60)($P<0.05$)。葛玥铭等以健脾宣肺法(党参、黄芪、茯苓、白术、桔梗、陈皮等)治疗43例，与对照组均予布地奈德雾化吸入。治疗1个月，治疗组有效率明显优于对照组($P<0.05$)；两组治疗后咳嗽、咳痰、喘息、气短胸闷、症状总分和心理健康、生理健康、社会功能总分均优于治疗前(均$P<0.05$)，且治疗组优于对照组($P<0.05$)。

（撰稿：高修安 刘瑜 审阅：朱锦善）

【小儿支气管哮喘的治疗】

万莉萍等以内服(寒性哮喘选麻黄、干姜、细辛、五味子、姜半夏、甘草；热性哮喘选苏子、葶苈子、麻黄、杏仁、生石膏、甘草)结合细芥敷贴粉(细辛、白芥子、延胡索、甘遂、椒目、干姜)治疗儿童哮喘发作60例，设立单用内服对照。经治1周，治疗组愈显率95.0%(57/60)，优于对照组86.7%(52/60)($P<0.05$)；治疗组止咳、化痰、平喘的中医症候疗效和肺部体征改善情况均优于对照组(均$P<0.05$)。刘新生等以麻杏二陈三子汤(麻黄、姜半夏、白果、杏仁、五味子、白芥子等)治疗本病急性发作45例，设立西药常规治疗对照。经治7 d，治疗组总有效率95.6%(43/45)，高于对照组86.7%(39/45)($P<0.05$)；两组治疗后外周血中Th17细胞、Treg细胞比例和

Th17/Treg 比值均优于治疗前，且治疗组更显著(均 $P<0.05$)；治疗组血清 IL-2、IFN-γ、IL-4、IL-10 含量均优于对照组($P<0.05$)。李琳自拟方(生石膏、炙麻黄、芦根、桑白皮、白茅根、苏子等)治疗本病急性发作 42 例，与对照组均予常规西药治疗。经治 14 d，治疗组总有效率 90.5%(38/42)，明显高于对照组 76.2%(32/42)($P<0.05$)；两组治疗后 FEV1、FEF75、FEF50、FEF25、FEV1/FVC、PEF、FVC 和 IgG、IgM、CD_4^+、CD_4^+/CD_8^+、IL-4、IL-8 和 TNF-α 水平均较治疗前降低，且治疗组更显著($P<0.01$，$P<0.05$)。

赵永等以清肺化痰方(麻黄、桔梗、黄芩、射干、杏仁、桑白皮等)治疗 60 例，与对照组均予常规西药治疗。经治 3 个月，治疗组喘息、咳嗽、咯痰、哮鸣音积分和 IgE、ECP、IL-4 均优于对照组($P<0.05$)；治疗组 PEF%及 FEV1%高于对照组($P<0.05$)。卢蓉等以小青龙汤治疗 35 例，与对照组均予舒利迭雾化吸入。经治 1 周，治疗组总有效率为 97.1%(34/35)，优于对照组 82.4%(28/34)($P<0.05$)；两组治疗后 FVC、FEV1、MVV 和 IgA、IgG、IgE 以及 CD_4^+、CD_8^+、CD_4^+/CD_8^+ 均优于治疗前及对照组(均 $P<0.05$)。贾锄等以益气补肾止喘汤(紫苏子、黄芪、麦冬、白术、甘草、党参等)治疗 79 例，与对照组均予常规西药治疗。经治 3 个月，治疗组总有效率 96.2%(76/79)，优于对照组 76.0%(60/73)($P<0.01$)；两组治疗后 FVC、FEV1、FEV1/FVC、MMEF 及 PEF 显著增大，而血清 ET-1、NO 及 CEC 水平显著降低，且治疗组优于对照组($P<0.01$，$P<0.05$)；治疗组呼吸道感染、哮喘发作次数均较对照组患儿显著降低，哮喘发作持续时间显著缩短($P<0.01$)。孙丽好等川芎平喘合剂(川芎、当归、丹参、白芍药、细辛、苏子等)治疗 40 例，与对照组均予布地奈德气雾剂吸入。经治 4 周，治疗组哮喘良好控制率明显高于对照组($P<0.05$)；两组治疗第 3、4 周时治疗组日间症状评分和夜间症状评分均明显低于对照组($P<0.05$)；治疗 4 周后两组 VC、FEV1、FEV1%、FVC、PEF 均较治疗前明显改善，治疗组更显著(均 $P<0.05$)。刘晋娜等以健脾补肺化痰方(太子参、茯苓、黄芪、炒白术、炙甘草、茯苓等)治疗 30 例，与对照组均予常规西药治疗。经治 3 个月，治疗组 PEF 值、FEV1%、FEV1/FVC%显著高于对照组(均 $P<0.05$)。周红敏等将 108 例患儿随机分为治疗组 56 例、对照组 50 例，另设 50 例健康者为对照Ⅱ组，对照Ⅰ组采用常规治疗，治疗组加用黄芪颗粒。经治 6 周，治疗组和对照组治疗前 IL-5、IL-8、TGF-β_1 水平均高于对照二组($P<0.01$)，治疗后 IL-5、IL-8、TGF-β_1 水平都得到改善，但治疗组 IL-5、IL-8 水平改善更为明显($P<0.05$)；治疗组总有效率为 80.4%(45/56)，优于对照组Ⅰ组 69.2%(36/52)($P<0.05$)。王丛礼等以宁嗽一号(紫苏子、莱菔子、白芥子、炙麻黄、射干、桔梗等)、宁嗽二号(炙麻黄、蒲公英、陈皮、姜半夏、赤芍药、桔梗等)灌肠治疗 40 例，与对照组均予布地奈德福莫特罗粉吸入。经治 7 d，治疗组总有效率 95.0%(38/40)，优于对照组 90.0%(36/40)(均 $P<0.05$)。

项晶晶等以健脾益肺方(黄芪、太子参、炒白术、防风、茯苓、法半夏等)治疗本病缓解期肺脾气虚证 42 例，与对照组均予布地奈德福莫特罗粉雾化吸入。治疗 3 个月，两组哮喘发作情况均显著改善($P<0.05$)，治疗组优于对照组($P<0.05$)；治疗组 IgA、IgG、IgM 和 CD_3^+、CD_4^+、CD_4^+/CD_8^+ 水平显著升高(均 $P<0.05$)，对照组未见明显改善(均 $P>0.05$)；治疗组总有效率 92.9%(39/42)，优于对照组 75.0%(30/40)($P<0.05$)。刘芳等以健益方(炙黄芪、白术、防风、茯苓、制半夏、椒目等)治疗本病缓解期肺脾气虚证 80 例，设立普米克令舒雾化吸入对照。治疗 6 个月，治疗组总有效率 87.5%(70/80)，与对照组 92.5%(74/80)疗效相当($P>0.05$)；两组治疗前后各项主证积分值均有明显改善，且治疗组优于对照组($P<0.05$)。阎丽以四君

子汤联合三子养亲汤治疗本病缓解期脾胃虚弱证43例，与对照组均予布地奈德福莫特罗粉吸入。治疗3个月，两组哮喘发作次数、喘息症状持续天数、上呼吸道感染次数明显降低($P<0.05$)，且治疗组改善更明显($P<0.05$)；治疗组治疗后CD_3^+、CD_4^+、CD_4^+/CD_8^+水平显著升高($P<0.05$)，但对照组改善不明显($P>0.05$)；两组治疗后IL-6、INF-γ水平升高($P<0.05$)，且治疗组改善更显著；治疗组总有效率93.0%(40/43)，优于对照组76.2%(32/42)($P<0.05$)。高晓霞以参苓白术散治疗本病缓解期30例，与对照组均予常规西医治疗。治疗6个月，两组哮喘发作次数、呼吸道感染次均下降，且治疗组低于对照组($P<0.05$)；治疗组总有效率93.3%(28/30)，高于对照组63.3%(19/30)($P<0.05$)。马传贞等以扶正定喘膏方(黄芪、党参、太子参、北沙参、麦冬、白术等)治疗本病缓解期50例，设立吸入丙酸氟替卡松气雾剂或布地奈德气雾剂对照。经治45 d，治疗组有效率92.0%(46/50)，优于对照组78.0%(39/50)($P<0.05$)；两组治疗后中医证候总积分显著低于治疗前，且治疗组更显著(均$P<0.05$)。

(撰稿：高修安　刘瑜　审阅：朱锦善)

【小儿支气管肺炎的治疗】

张琼以中医辨证，风热闭肺证以清肺汤(桑白皮、桑叶、菊花、前胡、鱼腥草、甘草等)，痰热闭肺证以清肺涤痰汤(桃仁、炙麻黄、杏仁、苏子、葶苈子、瓜蒌仁等)，痰瘀互阻证以祛瘀化痰汤(丹参、黄芪、桃仁、全蝎、浙贝母、甘草等)，脾虚痰蕴证以扶正化痰汤(茯苓、黄芪、白术、陈皮、半夏、款冬花等)，气阴两虚证以养阴化痰汤(沙参、麦冬、枇杷叶、玉竹、川贝母、甘草等)，结合中药(细辛、干姜、白芥子)穴位敷贴治疗小儿肺炎90例，设立常规西药治疗对照，疗程7 d。治疗2～3疗程，治疗组总有效率94.4%(85/90)，优于对照组83.3%(75/90)；治疗组体温恢复、咳嗽消失、啰音消失时间优于对照组($P<0.05$)。闫永彬等以清肺蠲饮方(炙麻黄、桂枝、干姜、姜半夏、醋五味子、炙甘草等)治疗本病热饮阻肺证37例，设立五虎汤合葶苈大枣泻肺汤对照。经治7 d，治疗组愈显率100%，优于对照组71.0%(22/31)($P<0.01$)；治疗组在改善稀涎、肺部啰音积分方面及总证候积分优于对照组($P<0.01$)，退热效果与对照组相当，认为此方无辛温助热之虑，可避免热饮证采用苦寒直折而致病迁延之祸。顾国祥等以黄芪止嗽饮(黄芪、太子参、法半夏、陈皮、炙百部、炙紫菀等)治疗本病气阴两虚证60例，设立罗红霉素颗粒、盐酸氨溴索口服治疗对照。结果，治疗组总有效率90.0%(54/60)，优于对照组70.0%(42/60)($P<0.05$)；治疗组痊愈患者咳嗽症状消失时间短于对照组($P<0.05$)。

李雪以柴葛芩连汤(北柴胡、黄芩、葛根、甘草、黄连)治疗本病湿热闭肺证45例，对照组均予常规西药治疗，经治2周，治疗组总有效率95.6%(43/45)，优于对照组91.1%(41/45)($P<0.05$)；治疗组症状消失时间、中医症候积分、血常规指标恢复正常时间均优于对照组(均$P<0.05$)。此方诸药合用，有清热祛湿宣肺开闭之功效，故治疗小儿支气管肺炎湿热闭肺证可促使临床症状消失。顾妙峰以清热化痰汤(黄芩、鱼腥草、瓜蒌、浙贝母、麦门冬、赤芍药等)治疗35例，与对照组均予头孢唑肟钠静滴。经治7 d，治疗组总有效率97.1%(34/35)，优于对照组82.9%(29/35)($P<0.05$)；治疗组临床症状、体征消失时间均优于对照组($P<0.05$)。孟卫霞等以大承气汤治疗44例，与对照组均常规西药治疗。结果，治疗组体温恢复、咳嗽停止、肺部湿啰音消失时间均短于对照组($P<0.01$)；治疗组总有效率100%，高于对照组88.6%(39/44)($P<0.05$)；两组治疗后TNF-α、CRP、SOD表达水平均优于治疗前($P<0.01$)，且治疗组更显著($P<0.01$)。认为大承气汤可以通过促进体内SOD表达来加速清除体内自由基，从而减轻自由基对机体的

破坏，缓解患儿炎症反应。

王林群等以中药(风热闭肺选金银花、鱼腥草、丝瓜络、连翘；风寒闭肺选桂枝、杏仁、细辛、法半夏等；痰热闭肺选白芥子、苏子、茯苓、陈皮等)定向透药疗法(双肺俞)治疗100例，与对照组均予西医常规治疗。结果，治疗组总有效率96.8%(92/95)，优于对照组87.5%(84/96)($P<0.05$)；治疗组发热、咳嗽、喘息、肺部啰音消失时间和血白细胞、胸片恢复正常的时间优于对照组($P<0.05$)。方艳丽等以中药(石膏、薏苡仁、苦杏仁、炙甘草、冬瓜仁、桃仁等)内服外敷治疗本病痰热闭肺证55例，与对照组均予常规西医治疗。经治2周，治疗组近期总有效率90.9%(50/55)，显著优于对照组76.4%(42/55)($P<0.05$)；治疗组发热、咳嗽、气喘消失时间均显著短于对照组($P<0.05$)；治疗组治疗后白细胞计数、CRP、IL-6、全血高切黏度、全血低切黏度、血浆黏度及红细胞压积均显著低于对照组、治疗前($P<0.05$)。宋桂华等以大柴芩足浴方(大青叶、柴胡、黄芩、连翘、荆芥、绵马贯众等)治疗40例肺炎发热，设立退热贴贴敷对照。经治2 d，治疗组总有效率92.5%(37/40)，显著高于对照组72.5%(29/40)($P<0.05$)；治疗组治疗后0.5、1、2、4、6、8、48 h体温均低于对照组($P<0.05$)。王彦平等以加味五虎汤(石膏、桑白皮、瓜蒌、黄芩、麻黄、杏仁等)加减灌肠治疗本病痰热闭肺证30例，与对照组均予常规西医治疗。结果，治疗组治愈率90.0%(27/30)、平均住院时间8.96 d，优于对照组76.7%(23/30)、11.85 d($P<0.05$)。

(撰稿：高修安 刘瑜 审阅：朱锦善)

【小儿腺样体肥大的治疗】

杨永庆分期辨证(初期风热郁结者，用鲜芦根、黄芩、金银花、牛蒡子、桔梗、川贝母、竹叶等；中期痰瘀互结者，用煅牡蛎、黄芪、半夏、蒲公英、桂枝、玄参等；后期肺肾阴虚者，用炒枣仁、煅牡蛎、蒲公英、牡丹皮、山药、玄参等)治疗43例，设立抗生素+布地奈德鼻喷剂治疗对照。经治6周，治疗组总有效率90.7%(39/43)，优于对照组72.1%(31/43)($P<0.05$)；治疗后两组鼻塞、打鼾和张口呼吸积分均显著降低，腺样体与鼻咽腔比率显著降低，且治疗组优于对照组(均$P<0.05$)；治疗组未见明显不良反应，对照组不良反应率9.3%(4/43)($P<0.05$)。沈建春以消腺通气汤(猫爪草、连翘、夏枯草、浙贝母、前胡、穿山甲等)治疗60例。治疗30 d，总有效率为93.3%(56/60)。张颖等以会厌逐瘀汤化裁(桃仁、红花、甘草、生地黄、当归、夏枯草等)治疗50例，设立糠酸莫米松鼻喷雾剂对照。经治6周，治疗组总有效率90.0%(45/50)，优于对照组78.0%(39/50)($P<0.05$)；治疗组在中医症状评分、电子鼻咽镜积分方面明显优于对照组($P<0.05$)。

叶谋华以清腺方(黄芩、柴胡、山慈菇、海藻、昆布、牛蒡子等)治疗30例，与对照组均予西药治疗。经治1个月，治疗组总有效率93.3%(28/30)，优于对照组70.0%(21/30)($P<0.05$)；治疗组鼻塞、张口呼吸、睡时打鼾等症状评分均低于对照组($P<0.05$)；两组腺样体体积较治疗前显著缩小，治疗组优于对照组($P<0.05$)。吴继勇以健脾化痰方(法半夏、陈皮、茯苓、玄参、夏枯草、白芷等)联合糠酸莫米松鼻喷剂喷鼻治疗30例，设立两组单用对照组。经治1个月，三组腺样体鼻咽腔比例均低于治疗前，睡眠障碍评分、身体状态评分均较治疗前下降，且治疗组较对照组有显著改善($P<0.05$)。

董彦春自拟消腺方(赤芍药、牡丹皮、鱼腥草、黄芩、辛夷、白芷等)水煎后熏鼻治疗45例。经治2个月，总有效率为88.9%(40/45)，治疗后总评分明显优于治疗前($P<0.05$)。张晓莹以消腺汤(浙贝母、苍耳子、辛夷、僵蚕、法半夏、猫爪草等)联合超激光治疗40例，设立糠酸莫米松鼻喷雾剂对照组。经治1个月，治疗组总有效率87.5%(35/40)，优于对照组62.5%(25/40)($P<0.05$)；治疗后两组鼻塞、张口呼吸及睡眠打鼾积分均较治疗前下降

($P<0.05$),且治疗组后两种积分均低于对照组($P<0.05$);治疗后两组腺样体均较治疗前缩小($P<0.05$),且治疗组小于对照组($P<0.05$)。

(撰稿:高修安 刘瑜 审阅:朱锦善)

【小儿厌食的治疗】

张邓莉以健脾消疳汤(太子参、炒白术、茯苓、山药、焦山楂、炒麦芽等)治疗本病脾胃虚弱证45例,与对照组均予醒脾养儿颗粒。经治1周,两组HGB、体质量均大于入院时($P<0.05$),且治疗组疗效更显著($P<0.05$);治疗组总有效率97.8%(44/45),优于对照组88.9%(40/45)($P<0.05$)。田春玲以健胃消食方(茯苓、陈皮、太子参、炒麦芽、炒白术、炒山楂等)治疗本病脾胃气虚证50例,设立山白消食合剂口服对照组。经治2周,治疗组总有效率98.0%(49/50),优于对照组64.0%(32/50)($P<0.05$);治疗组体质量平均增加优于对照组($P<0.05$)。廖世忠自拟健脾和胃汤(甘草、山药、生麦芽、柴胡、党参、砂仁等)治疗本病脾胃虚弱证50例,设立口服复合维生素B对照。结果,治疗组总有效率98.0%(49/50),高于对照组80.0%(40/50)($P<0.05$);两组治疗后钙、锌水平均得到提高,治疗组更显著($P<0.05$)。古远美以运脾进食汤(白术、苍术、陈皮、麦芽、山楂、元胡等)治疗本病脾胃阴虚证45例,设立健胃消食口服液对照组。经治2周,治疗组总有效率91.1%(41/45),优于对照组75.6%(34/45)($P<0.05$);治疗组次症评分、主症评分均明显低于对照组($P<0.05$)。杨春以运脾和胃汤(白术、山药、木香、茯苓、天花粉、焦山楂等)治疗本病脾胃不和证99例,设立吗丁啉对照组。经治1周,治疗组D-木糖排泄率、微量元素含量均优于对照组($P<0.05$)。

孟学君以中医分证(肝旺脾虚以逍遥散加减,脾胃不和以曲麦枳术丸加减,脾胃气虚以参苓白术散加减,胃阴亏虚以沙参麦冬汤加减)配合神阙外贴(苍术、沉香、甘松、莪术、砂仁、木香等)、捏脊治疗48例,设立葡萄糖酸锌钙口服液口服对照组。治疗30 d,治疗组血清铅、血清锌及唾液淀粉酶水平显著高于对照组($P<0.05$);治疗组总有效率95.8%(46/48),优于对照组81.3%(39/48)($P<0.05$)。邵亚新等以悦脾汤(藿香、紫苏梗、佛手、竹茹、焦三仙、砂仁等)联合推拿疗法治疗本病脾失健运证32例,设立单用悦脾汤内服对照。经治14 d,治疗组总有效率90.6%(296/32),优于对照组65.6%(21/32)($P<0.05$)。莫明华以运脾消食汤(苍术、焦三仙、枳壳、藿香、白豆蔻、砂仁等)配合穴位推揉治疗本病脾失健运证45例,设立单用中药对照。经治10 d,治疗组总有效率95.6%(43/45),优于对照组82.2%(37/45)($P<0.05$);治疗组治疗后微量元素、血红蛋白水平、体质量水平均优于对照组($P<0.05$)。居道琴以醒脾养儿颗粒(一点红、毛大丁草、山栀茶、蜘蛛香)配合捏脊治疗本病脾胃不和证70例,设立健胃消食口服液对照组。经治3周,治疗组总有效率90.0%(63/70),优于对照组78.6%(55/70)($P<0.05$)。

李江以童乐口服液(桂枝、黄芪、白芍药、五味子、甘草、浮小麦等)配合捏脊治疗120例,总有效率达100%。李薇薇等自拟五谷运脾消疳汤(炒五谷虫、炒鸡内金、党参、炒白术、茯苓、焦三仙等)治疗68例。经治10 d,总有效率97.1%(66/68)。刘建军以运脾开胃散(苍术、山楂、栀子、枳壳、莱菔子、神曲等)治疗45例,与对照组均予复方胃蛋白酶颗粒口服。治疗2周,两组食欲、食量均较前明显改善,且治疗组疗效更佳($P<0.05$);治疗组总有效率93.0%(40/43),优于对照组78.0%(32/41)($P<0.05$)。

(撰稿:高修安 刘瑜 审阅:朱锦善)

【小儿遗尿的治疗】

石艳红等自拟遗尿方(桑螵蛸、乌药、益智仁、远志、茯苓、莲子等)治疗小儿遗尿症脾肾两虚证30例,对照组予基础行为治疗。经治4周,治疗组总有效率96.7%(29/30),优于对照组73.3%(22/30)($P<0.05$);治疗组遗尿次数、睡眠深度、次症等中医症候积分均优于对照组($P<0.05$)。杨春明等自拟益肾健脾汤(黄芪、炒山药、熟地黄、山茱萸、菟丝子、乌药等)联合捏脊治疗本病脾肾亏虚证57例,对照组予生活习惯干预、膀胱功能训练、口服醋酸去氨加压素治疗。治疗14 d,治疗组总有效率96.5%(55/57),高于对照组76.8%(43/56)($P<0.05$);两组各项症状积分均显著降低($P<0.05$),且治疗组降低更明显($P<0.05$)。

唐敏等以小儿遗尿汤加减(龙骨、补骨脂、益智仁、桑螵蛸、金樱子、五味子等)治疗本病肾气不足证42例,与对照组均予缩泉胶囊及甲氯芬酯胶囊。经治2个月,治疗组有效率95.2%(40/42),高于对照组81.0%(34/42)($P<0.05$);治疗组治疗后FBC、ADH水平和PSQI评分均优于对照组(均$P<0.05$);治疗后2月遗尿次数、复发率均优于对照组(均$P<0.05$)。梁玉颖以菟丝子散加减(肉苁蓉、菟丝子、煅牡蛎、五味子、益智仁、山茱萸等)合贴敷疗法治疗本病肾气不足证34例,设立小儿遗尿颗粒口服对照组。经治3周,治疗组总有效率91.2%(31/34),优于对照组70.6%(24/34)($P<0.05$);治疗组在遗尿次数、深度睡眠方面均显著优于对照组($P<0.01$)。赵彩霞等以固元止遗方(乌药、炒益智仁、淮山药、陈皮、茯苓、半夏等)联合推拿治疗本病下元虚损、肺脾气虚证30例,设立行为治疗对照。治疗2周,治疗组总有效率90.0%(27/30),优于对照组60.0%(18/30)($P<0.01$)。

李梁斌等自拟升阳益肾方(杜仲、白术、茯苓、补骨脂、益智仁、金樱子等)治疗37例单纯性原发性夜间遗尿症,与对照组均予醋酸去氨加压素。经治4周,治疗组总有效率94.6%(35/37),高于对照组73.0%(27/37)($P<0.05$);两组治疗后夜间尿量均明显降低($P<0.05$),且治疗组改善更明显($P<0.05$);随访半年,治疗组复发率10.8%(4/37),低于对照组29.7%(11/37)($P<0.05$)。武进华以缩泉胶囊(台乌、益智仁、山药)治疗原发性遗尿症97例,与对照组均予醋酸去氨加压素片。治疗3个月,治疗组总有效率85.6%(83/97),复发率8.4%(7/83),均优于对照组74.2%(72/97)($P<0.05$)、26.4%(19/72)($P<0.05$);治疗后两组遗尿次数、实际膀胱容积均优于治疗前(均$P<0.05$),且治疗组优于对照组(均$P<0.05$)。

成清贵等以益肾缩泉汤(菟丝子、枸杞子、覆盆子、山茱萸、桑螵蛸、芡实等)联合骶管注射、膀胱锻炼法和按摩综合治疗40例,设立硫酸阿托品口服对照组。经治1个月,治疗组有效率97.5%(39/40),优于对照组63.3%(19/30)($P<0.01$);治疗组治疗后遗尿症状积分、中医证候积分均优于对照组($P<0.01$)。丁黎以温肾健脾汤(黄芪、枸杞子、菟丝子、山茱萸、覆盆子、骨补脂等)治疗30例,与对照组均予去氨加压素治疗。结果,治疗组总有效率93.3%(28/30)、复发率10.0%(3/30),优于对照组76.7%(23/30)、26.7%(8/30)($P<0.05$);两组治疗后2个月、4个月遗尿次数较治疗前均明显减少,治疗组治疗4个月后遗尿次数显著少于对照组($P<0.05$)。杨卉等以益智止遗糖浆(桑螵蛸、益智仁、炙黄芪、山药、补骨脂、生麻黄等)治疗60例。治疗6周,总有效率为90.1%(55/60),3个月后复发率为12.7%(7/55)。

(撰稿:刘瑜 高修安 审阅:朱锦善)

【小儿便秘的治疗】

武进华以通便汤(生白术、白芍药、火麻仁、厚朴、枳实、肉苁蓉等)治疗小儿功能性便秘食积证48例,设立思连康片和乳果糖对照。经治3周,治疗组总有效率91.7%(44/48),优于对照组77.1%(37/48)($P<0.05$);治疗结束后2周时,治疗组总

有效率97.9%(47/48),优于对照组79.2%(38/48)($P<0.01$);治疗结束1个月时,治疗组排便时间低于15 min为87.5%(42/48),明显高于对照组68.8%(33/48)($P<0.05$),治疗组排便间隔时间低于3 d者为95.8%(46/48),明显高于对照组79.2%(38/48)($P<0.05$)。治疗组发生2例不良反应,优于对照组9例($P<0.05$)。孔令霞等以参芪润肠通便汤(太子参、黄芪、生白术、枳实、厚朴、当归等)治疗53例,设立四磨汤口服液对照组。经治28 d,治疗组总有效率96.2%(51/53),优于对照组81.1%(43/53)($P<0.05$);治疗组次症积分减少较对照组更明显($P<0.05$)。陶钧以补中益气汤加味治疗57例,设立妈咪爱对照组。经治2周,治疗组总有效率为91.2%(52/57),优于对照组76.8%(43/56)($P<0.05$);治疗组排便困难积分低于对照组($P<0.05$)。

张川琳等以黄芪白术汤(炙黄芪、白术、蜂蜜、通草、桃仁)治疗47例,与对照组均予乳果糖治疗。结果,治疗组总有效率93.6%(44/47),优于对照组79.2%(38/48)($P<0.05$);治疗组其他症状的发生例数均显著低于对照组($P<0.05$)。林德湘等以小承气汤合增液汤加味(玄参、生地黄、麦冬、厚朴、枳实、生大黄等)治疗42例,与对照组均口服酪酸梭菌肠球菌三联活菌片。经治8周,治疗组总有效率为95.2%(40/42),优于对照组73.3%(22/30)($P<0.01$)。

郑植彬等以小儿化毒散(人工牛黄、珍珠、雄黄、大黄、黄连、天花粉等)治疗49例,与对照组均予综合基础治疗(如:改变饮食结构、更换奶粉品牌、适度增加饮水量、增加膳食纤维摄入、排便习惯训练、增加活动量及心理疏解等)。经治10 d,治疗组总有效率98.0%(48/49),优于对照组71.4%(35/49)($P<0.05$);治疗组在便秘缓解时间上优于对照组($P<0.05$);治疗组复发率12.5%(6/48),远低于对照组41.2%(14/34)($P<0.05$)。常玉双以麻子仁丸(麻子仁、白芍药、麸炒枳实、厚朴、大黄、杏仁)治疗本病肠胃积热证50例,设立枯草杆菌肠球菌二联活菌多维颗粒对照组。经治1个月,治疗组总有效率为96.0%(48/50),高于对照组78.0%(39/50)($P<0.05$);治疗组主要临床症状体征中大便干、排便周期延长、口干口臭、面红身热和心烦不安总有效率显著高于对照组($P<0.05$)。

胡少华等采用通便散(莱菔子、厚朴、大黄、芒硝)外敷神阙治疗本病食积胃肠证30例,与对照组均予口服双歧杆菌三联活菌。经治2周,治疗组总有效率96.7%(29/30),优于对照组80.0%(24/30)($P<0.05$);治疗组食欲改善、腹痛腹胀、粪便性状改善时间和大便频次均优于对照组(均$P<0.05$)。

(撰稿:刘瑜 高修安　审阅:朱锦善)

【小儿肾病综合征的治疗】

王霞以三期疗法(早期健脾温阳利水法,选黄芪防己汤合五苓散加减;中期健脾益气滋阴清热法,选六味地黄汤合易功散加减;晚期健脾益气助阳法,中期基础上加熟地黄、淫羊藿、金樱子等)治疗30例,与对照组均予激素中长程疗法。结果,两组治疗后血清IgA、IgM、IgG水平均优于治疗前($P<0.05$),且治疗组优于对照组($P<0.05$);治疗组远期复发率低于对照组($P<0.05$)。

杜川以健脾化湿方(六月雪、玉米须、石韦、黄芪、青风藤、鱼腥草等)治疗本病脾虚湿困证33例,与对照组均予醋酸泼尼松片。经治12周,治疗组有效率93.9%(31/33),与对照组84.9%(28/33)相当($P>0.05$),但治疗组全身浮肿、面色萎黄、纳少便溏、乏力评分低于对照组($P<0.05$);血清白蛋白、血清骨钙素N端中分子片段、骨钙素、24 h蛋白定量、甲状腺旁激素、骨特异性碱性磷酸酶均低于对照组($P<0.05$)。章文平等以肾复康(黄芪、白术、防风、桂枝、白芍药、生姜等)治疗难治性本病频发型31例,与对照组均予西医常规治疗。经治35 d,治疗组总有效率93.6%(29/31),与对照组

80.7%(25/31)相当($P>0.05$)，但显效率明显高于对照组($P<0.05$)；治疗组水肿消退、尿浊消失时间、感染时糖皮质激素加量使用率和不良反应发生率均明显优于对照组(均 $P<0.05$)；随访 3 个月，治疗组复发率和再住院率明显低于对照组($P<0.05$)。覃柳菊以真武汤合五皮饮加减治疗本病脾肾阳虚证 30 例，与对照组均予西医常规治疗。经治 5 个月，治疗组总有效率 93.3%(28/30)，优于对照组 70.0%(21/30)($P<0.05$)；两组 24 h 尿蛋白及血浆白蛋白治疗前后组内比较及治疗后组间比较，差异均有统计学意义($P<0.05$)。彭文禹等以二天汤(熟地黄、山茱萸、山药、黄芪、党参、炒白术等)治疗本病缓解期气阴两虚证 38 例，与对照组均予糖皮质激素。治疗 8 周，两组中医证候积分均优于治疗前($P<0.05$)，且治疗组优于对照组($P<0.05$)；治疗组总有效率 94.7%(36/38)，优于对照组 81.0%(30/37)($P<0.05$)；随访 6 个月，治疗组复发率 21.0%(8/38)，优于对照组 29.7%(11/37)($P<0.05$)。

(撰稿：刘瑜　高修安　审阅：朱锦善)

【小儿过敏性紫癜的治疗】

曹兰萍等以凉血固表消斑汤(黄芪、丹参、茯苓、生地黄、当归、防风等)合补中益气汤治疗 30 例，设立常规西药治疗对照。经治 2 周，治疗组总有效率显著高于对照组($P<0.05$)，不良反应发生率低于对照组($P<0.05$)。邓敏红等以扶正法(黄芪、白术、防风等)治疗 30 例，设立西药常规治疗对照。经治 8 周，治疗组关节疼痛、皮疹、胃肠道反应等症状改善和复发率均优于对照组(均 $P<0.05$)；治疗组总有效率 90.0%(27/30)，优于对照组 76.7%(23/30)($P<0.05$)。

汤菲菲以防风通圣散加减治疗 49 例，与对照组均予常规西药治疗。结果，治疗组有效率 95.9%(47/49)，优于对照组 81.6%(40/49)($P<0.05$)。丁瑛等以消银片(生地黄、蝉蜕、牡丹皮、赤芍药、当归、大青叶等)联合蚁灵口服液(鼎突多刺蚁、丹芝、桑葚子、大枣、川断、橘皮等)治疗 60 例，与对照组均予常规西药治疗。经治 3 个月，治疗组 CD_3^+、CD_4^+、CD_8^+ 和肾功能损害程度明显优于对照组($P<0.05$)；治疗组皮疹消退、腹痛消退时间等优于对照组($P<0.05$)。武进华等以茜根散(茜草、黄芩、蒲黄炒阿胶、生地黄、女贞子、旱莲草等)治疗 61 例，与对照组均予常规西药治疗。经治 3 个月，治疗组可溶性细胞间黏附分子-1、可溶性血管细胞黏附分子-1、可溶性 CD_{146}、白细胞三烯 B4、白细胞介素-6、白细胞介素-8 和 TNF-α 水平均较对照组显著降低(均 $P<0.05$)；紫癜、关节痛、腹痛及蛋白尿消失时间均短于对照组($P<0.05$)；治疗组有效率 95.1%(58/61)，优于对照组 88.5%(54/61)($P<0.05$)。

裘燕飞等以解毒化瘀汤(黄芩、蝉蜕、茜草、连翘、丹参、生地黄等)治疗本病血热妄行证 36 例，与对照组均予常规西药治疗。治疗 4 周，治疗组有效率 94.4%(34/36)，优于对照组 77.8%(28/36)($P<0.05$)；两组治疗后血清 hs-CRP、TNF-α 水平均较治疗前下降($P<0.05$，$P<0.01$)，且治疗组下降更显著($P<0.05$)。贾明英以凉血解毒法(生地黄、牡丹皮、丹参、紫草、金银花、连翘等)联合雷公藤多苷片治疗 103 例，与对照组均予西药常规治疗。经治 2 周，治疗组有效率 90.3%(93/103)，优于对照组 72.8%(75/103)($P<0.05$)；治疗组消化道症状、关节肿痛、紫癜消失时间均短于对照组($P<0.05$)；随访 6 个月，治疗组复发率、肾损伤发生率均低于对照组(均 $P<0.05$)。吕曹华等以凉血消癜汤(紫草根、生黄芪、槐花、地榆、茜草根、板蓝根等)治疗本病血热证 30 例，与对照组均口服仙特明片和维生素 C。经治 4 周，治疗组有效率 93.4%(28/30)，优于对照组 73.3%(22/30)($P<0.05$)；随访 1 年，治疗组复发率 13.3%(4/30)，优于对照组 43.3%(13/30)($P<0.05$)；治疗组治疗后

CD_3、CD_4、CD_8、CD_4/CD_8 比值优于对照组($P<0.05$)。陶然等以凉血逐瘀汤(生地黄、黄芪、防风、炒赤芍、牡丹皮、紫草等)治疗 70 例,与对照组均予常规西药治疗,经治 1 个月,治疗组有效率 91.4%(64/70),优于对照组 75.7%(53/70)($P<0.05$);治疗组 CD_4^+、CD_8^+、CD_4^+/CD_8^+ 水平改善均优于对照组($P<0.05$)。

宫文等以小儿紫癜疹消颗粒(紫草、黄芩、白鲜皮、鸡血藤、牡丹皮等)治疗本病风毒伤络证 60 例,与对照组均予常规西药治疗,疗程 14 d。结果,治疗组总有效率 98.3%(59/60),优于对照组 95.0%(57/60)($P<0.01$);治疗组紫癜、腹痛、关节肿痛消失时间均短于对照组($P<0.05$)。

张智军等以槐杞黄颗粒(槐耳菌质、黄精、枸杞等)治疗 30 例,与对照组均予静脉滴注注射用氢化可的松琥珀酸钠。经治 2 周,治疗组有效率 96.7%(29/30),优于对照组 73.3%(22/30)($P<0.05$);治疗组皮疹消退、紫癜消退、关节疼痛改善和消化症状改善时间均显著短于对照组($P<0.05$);两组治疗后 IL-4、IL-13、TNF-α、IFN-γ 水平明显优于治疗前($P<0.05$),且治疗组更明显($P<0.05$)。

耿淑霞等以活血化瘀药(川芎、丹参、茜草、川芎、紫草、红花等)熏蒸联合丹参注射液穴位注射治疗 41 例,与对照组均予西医常规治疗。经治 21 d,治疗组腹痛症状消失时间短于对照组($P<0.05$);治疗组有效率 95.1%(39/41)、复发率 37.5%(15/40),优于对照组 72.5%(29/40)、14.6%(6/41)($P<0.05$)。

(撰稿:高修安 刘瑜 审阅:朱锦善)

【小儿血小板减少性紫癜的治疗】

刘书方等以扶正解毒方(肉桂、桂枝、炙黄芪、生地黄、当归、盐菟丝子等)联合小剂量醋酸泼尼松治疗儿童原发血小板减少性紫癜(ITP)15 例,对照组予中药模拟剂联合小剂量醋酸泼尼松治疗。经治 3 个月,两组血栓弹力图中 R、K、Angle、MA、LY30、CI 数值无显著差异($P>0.05$);治疗组紫斑出血、神疲乏力、气短、口干、便溏、自汗症状积分均低于对照组($P<0.05$);治疗后出血评分量表治疗组总改善率 85.7%(12/14),明显高于对照组 42.9%(6/14)($P<0.05$)。

李欣红以升板止血汤(人参、白术、黄芪、当归、川芎、生姜等)治疗满心 ITP60 例,与对照组均予低剂量糖皮质激素口服,对照组加氨肽素口服。治疗 3 个月,两组 PLT、PCT 水平升高,血小板平均体积水平降低,TNF-α、IL-17 水平下降,TGF-β1 水平升高,外周血 Th1/Th2,Th17/Treg 比值下降($P<0.05$),且治疗组改善幅度优于对照组($P<0.05$);治疗组总有效率 96.7%(58/60),高于对照组 85.0%(51/60)($P<0.05$)。王艳艳等以补肾健脾方(党参、莱菔子、丹参、枸杞子、升麻、鳖甲等)治疗慢性难治性 ITP54 例,对照组予常规西医治疗。经治 2 个月,治疗组治疗后血小板计数、血小板表面相关免疫球蛋白与 T 淋巴细胞值均改善,比对照组改善幅度更显著($P<0.05$);治疗组临床症状总积分低于对照组($P<0.05$)。范小莉等以扶正解毒方(肉桂、细辛、炙黄芪、生地黄、当归、盐菟丝子等)治疗持续性、慢性 ITP45 例,配合小剂量激素、多种维生素的"鸡尾酒"疗法。治疗 3 个月后,完全反应率为 26.7%(12/45)、总有效率为 51.1%(23/45),治疗 6 个月后,分别为 46.7%(21/45)、68.9%(31/45)。

(撰稿:刘瑜 高修安 审阅:朱锦善)

【小儿多发性抽动症的治疗】

王怡等以清心止动方(黄连、生龙骨、生牡蛎、竹茹、半夏、枳实等)治疗小儿抽动障碍痰热动风证 35 例,设立硫必利对照。治疗 12 周,两组均可改善抽动症状,但差异无统计学意义($P>0.05$);治疗组副反应总发生率、复发率均明显低于对照组(均 $P<0.05$)。孙莱莱等自拟平肝熄风汤(生地黄、玄参、牡丹皮、天麻、白芍药、陈皮等)治疗30例,对照组予西药常规治疗。经治3个月,治疗组总有效率93.3%(28/30),优于对照组66.7%(20/30)($P<0.05$)。张欣等以祛风止动方(天麻、辛夷、全蝎、钩藤、伸筋草)治疗47例,设立氟哌啶醇、安坦对照。经治4周,治疗组总有效率93.6%(44/47),与对照组86.7%(26/30)相当($P>0.05$)。梁玉颖以加减归脾汤治疗本病心脾两虚证40例,设立氟哌啶醇对照。经治3个月,治疗组总有效率90.0%(36/40),优于对照组76.5%(26/34)($P<0.05$)。王巨先等以地牡宁神口服液(熟地黄、枸杞子、煅龙骨、煅牡蛎、女贞子、山茱萸等)治疗本病阴虚阳亢证30例,设立利他林对照。经治8周,治疗组总有效率93.3%(28/30),优于对照组90.0%(27/30)($P<0.05$)。

张敏等自拟平肝熄风汤(天麻、钩藤、龙骨、牡蛎、龟板、白芍药等)治疗30例,与对照组均予泰必利片。治疗2个月,治疗组可明显降低抽动次数、频率、强度分值,优于治疗前($P<0.01$)和对照组($P<0.05$)。向魏坪以小儿智力糖浆(龟甲、龙骨、远志、石菖蒲、雄鸡)治疗84例,与对照组均口服托吡酯片。经治2个月,治疗组总有效率90.5%(76/84),优于对照组84.5%(71/84)($P<0.05$);治疗4周、8周后,两组YGTSS评分均明显降低,且治疗组更明显($P<0.05$);治疗组起效时间显著短于对照组($P<0.05$)。黄莉萍等以羚羊角胶囊治疗45例,与对照组均口服胞磷胆碱钠胶囊。治疗3个月,两组YGTSS评分中运动性、发声性抽动和YGTSS总评分均下降($P<0.05$),且治疗组更显著($P<0.05$);治疗组有效率95.6%(43/45),与对照组93.3%(42/45)相当($P>0.05$);治疗组不良反应发生率低于对照组($P<0.05$)。

邹远霞等采用中医综合疗法(内服白芍药、炙甘草、扁豆、山药、陈皮、茯苓等,耳穴压豆、推拿以及捏脊)治疗本病脾虚肝亢证35例,设立泰必利对照。治疗20 d,两组YGTSS评分明显下降,治疗组更显著($P<0.05$);治疗组总有效率94.3%(33/35),高于对照组82.9%(29/35)($P<0.05$);治疗组TESS评分优于对照组($P<0.05$)。马榕花等以清肝达郁汤(柴胡、白芍药、栀子、陈皮、天麻、钩藤等)配合平搐膏(吴茱萸、栀子、全蝎)涌泉贴敷治疗30例,设立单用清肝达郁汤对照。经治3个月,治疗组总有效率96.7%(29/30),优于对照组80.0%(24/30)($P<0.05$);治疗组烦躁易怒、夜寐不安、面红耳赤证候积分和抽动治疗起效时间均优于对照组(均 $P<0.05$)。孙聪玲等以益气镇痉颗粒(人参、生黄芪、炒白芍、重楼、鳖甲、黄柏等)联合耳穴治疗30例,设立单用益气镇痉颗粒对照与硫必利对照。治疗12周,三组运动性、发声性抽动及总分评分、中医证候评分较治疗前下降($P<0.05$),且治疗组优于两对照组($P<0.05$)。冯璐分证治疗(心脾两虚者以归脾汤加减,肾虚肝旺者以逍遥散合六味地黄加减,痰火上扰者以温胆汤或二陈汤加减)联合心理疗法治疗儿童多动症45例,设立单用中药治疗对照。经治2个月,治疗组总有效率95.6%(43/45),优于对照组73.3%(33/45)($P<0.05$);治疗组治疗后康奈尔儿童多动症诊断行为量表评分和复发率均明显优于对照组(均 $P<0.05$)。冯璐等自拟清热肝煎(熟地黄、山茱萸、煅龙骨、煅牡蛎、白芍药、钩藤等)结合心理疗法治疗儿童多动症心肾不交、肝阳化风证60例,设立单用清热肝煎对照。经治2个月,治疗组总有效率95.0%(57/60),高于对照组76.7%(46/60)($P<0.05$);治疗组中医证候积分、PSQ评分较对照组明显改善($P<0.05$)。

(撰稿:高修安 刘瑜　审阅:朱锦善)

[附] 参考文献

B

白晨艳.自拟儿喘宁汤治疗毛细支气管炎疗效观察[J].中国中西医结合儿科学,2017,9(1):33

毕继红.五苓散联合金双歧片治疗小儿轮状病毒性肠炎效果观察[J].实用中西医结合临床,2017,17(7):88

C

曹兰萍,吴雅慧.凉血固表消斑汤合补中益气汤治疗小儿过敏性紫癜疗效观察[J].实用中医药杂志,2017,33(1):12

曹新民.自拟泄热解毒汤联合西医常规对症支持干预治疗小儿重症手足口病临床观察[J].中国中医急症,2017,26(3):537

常玉双.麻子仁丸治疗小儿功能性慢性便秘临床观察[J].中国中西医结合儿科学,2017,9(3):216

陈慧,何德根,张琳.自拟防复汤治疗小儿反复呼吸道感染临床研究[J].四川中医,2017,35(3):101

陈乔,朱金华,李征峰,等.红景天苷对新生大鼠缺氧缺血脑组织MMP-9、TIMP-1含量的影响.亚太传统医药,2017,13(13):6

陈颖.四磨汤联合西医治疗早产儿喂养不耐受的临床研究[J].辽宁中医杂志,2017,44(8):1700

陈喜平.黄芪注射液联合炎琥宁注射液治疗小儿手足口病合并心肌炎的临床研究[J].中药药理与临床,2017,33(1):209

陈耀华,张敏涛,刘小燕,等.加味清热泻脾散治疗小儿手足口病临床观察[J].陕西中医,2017,38(2):211

成清贵,王东雁,王明,等.益肾缩泉汤联合骶管注射西药、膀胱锻炼法和按摩治疗小儿遗尿症40例[J].中医研究,2017,30(6):16

D

邓敏红,刘克伟.扶正法治疗儿童复发性过敏性紫癜的临床分析[J].实用中西医结合临床,2017,17(2):135

邓志考,王秋芳,苏芝兰.中西医结合治疗对婴儿肝炎综合征血小板参数及血清、胆汁疾病相关指标的影响研究[J].世界中西医结合杂志,2017,12(7):1001

丁黎.中药联合去氨加压素治疗小儿遗尿的临床疗效[J].海峡药学,2017,29(2):172

丁瑛,袁志军.消银片联合蚁灵口服液治疗过敏性紫癜疗效观察[J].陕西中医,2017,38(9):1260

丁晓红,赵瑞占.运脾颗粒治疗小儿反复呼吸道感染疗效观察[J].中国中医药现代远程教育,2017,15(1):82

董贵勇,李奉国,谭昶,等.丹参辅助治疗对新生儿肺炎患儿的肺功能、凝血功能与血小板参数的影响[J].世界中医药,2017,12(10):2334

董彦春,谯凤英.自拟消腺方治疗小儿腺样体肥大45例疗效观察[J].湖南中医杂志,2017,33(5):73

杜川.健脾利湿补肾法对小儿肾病综合征骨代谢、体质量及生长发育的影响[J].辽宁中医杂志,2017,44(2):328

段艳,夏黎黎.仙人掌治疗腮腺炎[J].中国民间疗法,2017,25(10):9

段秉兰,牛丽云,菅佳.蒿芩清胆汤加味灌肠治疗小儿外感发热500例临床观察[J].中医临床研究,2017,9(1):103

F

范小莉,刘书方,郭云山,等."鸡尾酒"疗法治疗儿童持续性、慢性原发性免疫性血小板减少症45例疗效观察[J].中医儿科杂志,2017,13(1):63

方艳丽,等.中药内服外敷佐治小儿肺炎喘嗽痰热闭肺证临床研究[J].浙江中医杂志,2017,52(1):57

冯璐,赵刚.中药联合心理疗法用于治疗儿童多动症的疗效观察[J].中华中医药学刊,2017,35(9):2410

冯璐,赵刚.自拟清热肝煎结合心理疗法治疗儿童多动症的临床疗效[J].中华中医药学刊,2017,35(7):1852

冯艳平.补中益气汤对小儿反复呼吸道感染的疗效观察[J].中医临床研究,2017,9(8):38

G

高宏,王玉霞,李晓玲.银翘解毒汤辅助治疗儿童水痘的临床疗效[J].内蒙古中医药,2017,36(16):74

高晓霞.中西医结合治疗小儿哮喘缓解期30例[J].中

国民族民间医药，2017，26(8)：102

葛玥铭，李为，赵毅，等.健脾宣肺法联合布地奈德雾化吸入治疗[J].世界中医药，2017，12(8)：1786

耿淑霞，陈艳.活血化瘀中药熏蒸联合丹参注射液穴位注射治疗小儿过敏性紫癜临床研究[J].亚太传统医药，2017，13(16)：120

宫文，钱美加，崔庆科，等.小儿紫癜疹消颗粒治疗过敏性紫癜(风毒伤络型)120 例临床观察[J].光明中医，2017，32(14)：1987

古远美.运脾进食汤治疗脾胃阴虚型小儿厌食症临床研究[J].内蒙古中医药，2017，36(9)：2

顾国祥，等.黄芪止嗽饮治疗小儿迁延性肺炎气阴两虚证临床观察.实用中医药杂志，2017，33(9)：1009

顾妙峰.清热化痰汤联合头孢唑肟钠治疗小儿支气管肺炎 35 例[J].中国中医药科技，2017，24(3)：343

桂莹.芪双抗感汤联合西药治疗小儿反复呼吸道感染疗效观察[J].陕西中医，2017，38(5)：634

H

韩俊莉，刘宁，贾跃进.中药敷脐疗法治疗儿童腹型过敏性紫癜的疗效观察[J].光明中医，2017，32(7)：1021

郝玲，李忠旭.白虎解毒汤治疗儿童疱疹性咽峡炎邪热壅肺证 60 例[J].陕西中医药大学学报，2017，40(4)：68

何强.滋阴止咳汤治疗小儿慢性咳嗽的临床研究[J].光明中医，2017，32(20)：2960

何映，吉贤.射干麻黄汤加味治疗小儿流行性喘憋性肺炎疗效观察[J].新中医，2017，49(4)：111

胡锦丽.养阴祛风法治疗小儿肺阴亏虚型咳嗽变异性哮喘临床疗效观察[J].世界中医药，2017，12(3)：582

胡少华，查安生.自拟通便散联合双歧杆菌三联活菌片治疗 4 岁以内儿童功能性便秘(食积胃肠证)疗效观察[J].内蒙古中医药，2017，36(3)：62

黄华.苓甘五味姜辛汤对小儿喘息型支气管炎的疗效观察[J].内蒙古中医药，2017，36(7)：38

黄茂，徐亭亭，朱学亮，等.益康法对痉挛型脑瘫患儿临床疗效的影响[J].河北中医药学报，2017，32(2)：48

黄莉萍，赖权安，王丽珍，等.羚羊角胶囊联合胞磷胆碱钠胶囊治疗小儿多发性抽动症 45 例临床观察[J].中医儿科杂志，2017，13(3)：56

J

贾铷，张雅琴，祝伟，等.益气补肾止喘汤联合西药对小儿哮喘的疗效观察及对血清 ET-1、NO、CEC 水平的影响[J].世界中医药，2017，12(8)：1820

贾明英.雷公藤多苷片联合凉血解毒法治疗儿童过敏性紫癜的临床观察[J].中国中医药科技，2017，24(4)：479

江冬生.旋覆代赭汤加减治疗小儿胃食道反流性咳嗽疗效观察[J].山西中医，2017，33(5)：39

江冬生.自拟羚桂龙牡汤治疗急性期小儿病毒性心肌炎心阳虚证疗效观察[J].云南中医中药杂志，2017，38(4)：50

蒋凤艳，常克.引火归元法治疗小儿紫癜性肾炎血尿(肝肾阴虚证)的疗效研究[J].世界中医药，2017，12(8)：1739

金建宁，丁玉梅，张小静.四君子汤加味治疗小儿急腹症术后难治性腹胀 32 例临床研究[J].江苏中医药，2017，49(4)：50

居道琴.醒脾养儿颗粒配合捏积治疗小儿厌食脾胃不和型临床研究[J].中国民间疗法，2017，25(4)：56

K

孔令霞，宋喜玲，冯佳丽，等.参芪润肠通便汤治疗小儿便秘临床观察[J].光明中医，2017，32(10)：1439

L

赖秋香，陈祥武.苓蔻人参汤治疗小儿脾阳虚型泄泻 30 例[J].福建中医药，2017，48(4)：19

雷颖，陈庆海.止嗽散治疗小儿慢性咳嗽的临床观察[J].实用中西医结合临床，2017，17(3)：128

李芳.半夏泻心汤治疗儿童功能性腹痛 56 例[J].浙江中医杂志，2017，52(3)：204

李江，刘亚敏，杨湘华，等.童乐口服液配合捏脊治疗小儿厌食症疗效观察[J].湖北中医杂志，2017，39(1)：35

李莉.茵栀黄白汤联合培菲康胶囊治疗新生儿黄疸临床研究[J].河南中医，2017，37(7)：1265

李琳.中西医结合治疗儿童哮喘急性发作的疗效评价及对免疫功能的影响[J].世界中医药，2017，(1)：64

李冉.小儿牛黄清心散对热性惊厥后脑损伤保护作用的临床研究[J].湖南中医药大学学报，2017，37(2)：216

李雪.柴葛芩连汤联合西药治疗小儿支气管肺炎湿热闭肺证疗效观察[J].实用中医药杂志,2017,33(4):401

李妍.茵栀黄颗粒治疗新生儿病理性黄疸的临床效果分析[J].世界中医药,2017,12(6):1340

李赤坤.银翘解毒汤治疗小儿手足口病38例临床观察[J].湖南中医杂志,2017,33(1):62

李高恩,常克.麻杏石宣汤治疗小儿湿热咳嗽72例临床观察[J].世界中医药,2017,12(8):1747

李海虹,王振武,游弋,等.茵栀黄汤联合双歧杆菌三联活菌治疗新生儿黄疸临床研究[J].中医学报,2017,32(1):142

李后宾,黄贵莲.仙鹤草治疗小儿功能性腹痛40例临床观察[J].中国民族民间医药,2017,26(10):96

李梁斌.中西医结合治疗单纯性小儿原发性夜间遗尿症临床研究[J].亚太传统医药,2017,13(8):121

李薇薇,姬卫国,王心好,等.自拟五谷运脾消疳汤治疗小儿厌食证68例临床观察[J].世界中西医结合杂志,2017,12(4):564

李欣红.升板止血汤治疗慢性血小板减少性紫癜患者临床疗效.河北中医药学报,2017,32(4):25

李艳芳.捏脊揉腹法配合中药治疗小儿慢性腹泻28例疗效观察[J].内蒙古中医药,2017,36(12):121

李燕波.清肝调中汤治疗小儿反复麦粒肿50例观察[J].浙江中医杂志,2017,52(1):33

李源渊,刘莉,钟勇.清瘀化痰饮配合西药治疗小儿代谢综合征的疗效及对体质量指数的影响[J].中华中医药学刊,2017,35(10):2715

梁玉颖.菟丝子散加减合贴敷疗法治疗小儿肾气不足型遗尿症34例[J].湖南中医杂志,2017,33(8):83

梁玉颖.加减归脾汤治疗小儿心脾两虚型短暂性抽动障碍的临床效果分析[J].中医临床研究,2017,9(13):124

廖世忠.自拟健脾和胃汤治疗小儿脾胃虚弱型厌食症的临床疗效及对体内微量元素水平的影响[J].内蒙古中医药,2017,36(18):16

林德湘,郑小萍.小承气汤合增液汤加味治疗小儿功能性便秘42例临床观察[J].中医儿科杂志,2017,13(2):52

林光资,王明溪.半夏厚朴汤合杏苏散加减治疗痰湿型小儿咳嗽的临床观察[J].光明中医,2017,32(8):1142

刘芳,张新光.健益方治疗儿童哮喘缓解期肺脾气虚证疗效观察[J].中国中西医结合儿科学,2017,9(1):1

刘杰.解毒化瘀汤联合丙种球蛋白治疗川崎病临床观察[J].陕西中医,2017,38(2):180

刘婷,任学通.祛风通络中药热敷治疗小儿髋关节滑膜炎临床观察[J].陕西中医,2017,38(5):614

刘霞,王亚明,陈玲,等.化湿液治疗小儿痰湿咳嗽33例的临床观察[J].内蒙古中医药,2017,36(2):33

刘艳,白进.清热止惊汤治疗热性惊厥患儿疗效观察[J].陕西中医,2017,38(8):1091

刘爱娟.双补九味汤对小儿反复呼吸道感染的临床疗效及免疫调节的影响研究[J].内蒙古中医药,2017,36(10):69

刘建军.运脾开胃散联合复方胃蛋白酶颗粒治疗小儿厌食症的临床疗效观察[J].光明中医,2017,32(7):930

刘晋娜,尚莉丽.健脾补肺化痰方对哮喘儿童肺功能变化的临床研究[J].光明中医,2017,32(1):75

刘书方,余惠平,谢欢来,等.探索扶正解毒方对免疫性血小板减少症儿童患者血小板功能的影响[J].环球中医药,2017,10(10):1078

刘祥法,岳飞翔.牵引联合中药外敷治疗小儿髋关节滑膜炎40例[J].中国民族民间医药,2017,26(17):81

刘新生,达春水,程科.麻杏二陈三子汤对小儿哮喘急性发作的疗效及其对免疫机制的影响[J].世界中医药,2017,12(10):2389

卢蓉,马科,李元霞,等.小青龙汤对小儿哮喘激素干预的增效作用及免疫调节观察[J].湖南中医药大学学报,2017,37(3):321

卢汀荣.桑杏清肺汤联合孟鲁司特治疗小儿咳嗽变异性哮喘临床观察[J].深圳中西医结合杂志,2017,27(5):38

罗志春,何德根,张琳,等.加味竹叶石膏汤治疗小儿传染性单核细胞增多症50例[J].陕西中医,2017,38(6):776

吕曹华,陈再明,葛维维.凉血消癜汤治疗血热型儿童过敏性紫癜30例[J].新中医,2017,49(2):109

吕明辉.参苓白术颗粒治疗小儿反复呼吸道感染的临床疗效及对免疫功能的影响分析[J].光明中医,2017,32(13):1859

吕晓军,虞海霞,董成慧.中药愈脐带防治新生儿黄疸的效果研究[J].中华中医药学刊,2017,35(4):930

M

马传贞,王瑛.扶正定喘膏治疗儿童哮喘缓解期疗效观

察[J].中国中西医结合儿科学,2017, 9(2):118

马榕花,肖诏玮,李君君,等.清肝达郁汤合平搐膏治疗儿童多发性抽动症30例[J].福建中医药,2017, 48(2):11

马胜民,刘福官,陈华山,等.益气养血祛风颗粒剂治疗儿童喉源性咳嗽疗效观察[J].中国中西医结合耳鼻咽喉科杂志,2017, 25(2):118

马小绒,司成桥.清热软坚散外敷治疗流行性腮腺炎40例[J].中国中医药科技,2017, 24(5):674

孟卫霞,黄莉芬.大承气汤佐治小儿肺炎高热的疗效及对自由基表达的影响[J].湖南中医药大学学报,2017, 37(7):781

孟学君.中医药配合捏脊法治疗小儿厌食症的临床观察[J].内蒙古中医药,2017, 36(12):56

孟学君.益气补肾凉血化瘀法治疗小儿肾性血尿的临床观察[J].内蒙古中医药,2017, 36(10):12

莫明华.运脾消食汤配合穴位推揉治疗脾失健运型小儿厌食症疗效观察[J].实用中医药杂志,2017, 33(5):503

O

欧阳政洁,李博,罗龙辉,等.清热利湿宣肺汤治疗湿热蕴结型儿童期特异性皮炎30例总结[J].湖南中医杂志,2017, 33(3):16

P

彭真,向希雄.培土生金法防治小儿反复呼吸道感染60例疗效观察[J].湖南中医杂志,2017, 33(10):76

彭文禹,韩姗姗,杨静,等.二天汤防治儿童原发性肾病综合征缓解期气阴两虚证的临床研究[J].世界中医药,2017, 12(8):1755

彭献华.更昔洛韦联合热毒宁治疗小儿病毒性脑炎疗效分析[J].北方药学,2017, 14(1):56

Q

裘燕飞.解毒化瘀汤联合西药治疗儿童皮肤型过敏性紫癜临床观察[J].新中医,2017, 49(3):90

全少华.中药治疗儿童急性肾炎恢复期血尿86例[J].四川中医,2017, 35(5):169

R

饶翠丹.中药游泳加抚触对新生儿黄疸干预研究[J].深圳中西医结合杂志,2017, 27(12):48

S

邵亚新,陈博宇,史睿.中医内外合治法治疗儿童厌食症脾失健运型32例临床观察[J].中医儿科杂志,2017, 13(4):75

沈建春.消腺通气汤治疗小儿腺样体肥大60例[J].中国中医药科技,2017, 24(2):236

沈丽萍,吕祺美.止嗽散加减辨位治疗小儿慢性咳嗽45例[J].中国中医药科技,2017, 24(4):531

石艳红.自拟遗尿方治疗小儿遗尿症脾肾两虚型30例临床观察[J].中医儿科杂志,2017, 13(2):63

宋桂华.大柴芩足浴方辅助治疗小儿肺炎喘嗽发热临床疗效观察[J].中国中西医结合儿科学,2017, 9(4):280

宋桂华,管志伟,张岩,等.清肺解毒汤加减治疗儿童大叶性肺炎60例临床疗效及安全性研究[J].世界科学技术(中医药现代化),2017, 19(6):1072

孙聪玲,于建勇,韩峰,等.益气镇痉颗粒为主治疗小儿多发性抽动症的临床研究[J].陕西中医,2017, 38(2):213

孙海宁,何晓敏,王桂枝,等.青金栀汤对小儿急性毛细支气管炎肺功能及炎症因子水平的影响[J].中医学报,2017, 32(2):190

孙莱莱,卞国本.自拟平肝熄风汤治疗小儿多发性抽动症30例疗效观察[J].云南中医中药杂志,2017, 38(6):40

孙丽妤.激素联合中药治疗小儿哮喘40例临床观察[J].中国民族民间医药,2017, 26(6):99

T

覃柳菊.中西医结合治疗脾肾阳虚型小儿肾病综合征30例临床观察[J].湖南中医杂志,2017, 33(8):81

汤菲菲.防风通圣散加减治疗小儿过敏性紫癜临床观察[J].内蒙古中医药,2017, 36(13):25

唐敏,黄瑛,谭从容,等.小儿遗尿汤加减对肾气不足型遗尿儿童睡眠质量和功能性膀胱容量、抗利尿激素水平的影响[J].四川中医,2017, 35(8):127

陶钧.补中益气汤加味治疗小儿便秘临床观察[J].广西中医药,2017, 40(2):37

陶然.凉血逐瘀汤对小儿过敏性紫癜疗效观察及对免疫功能的影响[J].云南中医中药杂志,2017, 38(3):26

田春玲.健脾消食方治疗小儿厌食症脾胃气虚型50例

临床观察[J].中医儿科杂志,2017, 13(2):55

童江民.归芍丹草汤联合西药治疗儿童腹型过敏性紫癜临床观察[J].新中医,2017, 49(4):106

W

万莉萍,姜之炎.细芥敷贴粉治疗儿童支气管哮喘急性期的疗效观察[J].天津中医药大学学报,2017, 36(4):274

汪敏,李涛,潘玮.止泻散贴脐治疗小儿虚寒型腹泻84例临床疗效观察[J].内蒙古中医药,2017, 36(11):61

王玲.自拟逐瘀降黄汤治疗新生儿湿热瘀滞型黄疸90例临床观察[J].中医临床研究,2017, 9(15):55

王盘,徐万超.补肾固表方合黄芩咳喘敷贴散治疗小儿反复呼吸道感染临床观察[J].中国中西医结合儿科学,2017, 9(1):5

王首,赵珊珊.调理中气法治疗岭南地区小儿慢性咳嗽60例临床观察[J].中医儿科杂志,2017, 13(2):36

王霞.中医三期疗法治疗小儿肾病综合征疗效观察[J].陕西中医,2017, 38(9):1248

王怡,郭泽阳,王玉水.自拟清心止动方治疗小儿抽动障碍34例临床观察[J].国医论坛,2017, 32(1):35

王丛礼,洪丽军,王芳,等.宁嗽一号灌肠佐治小儿哮喘40例临床观察[J].中国民间疗法,2017, 25(4):26

王丛礼,洪丽军,赵成彬,等.宁嗽二号微型灌肠剂治疗小儿哮喘50例临床观察[J].中国民间疗法,2017, 25(7):29

王巨先,周阳阳,薛宵,等.地牡宁神口服液治疗小儿多动症(阴虚阳亢型)的临床疗效观察[J].内蒙古中医药,2017, 36(13):21

王林群,段云雁,刘汉玉.中医定向透药疗法治疗儿童支气管肺炎临床观察[J].中国中医急症,2017, 26(2):334

王妙丰,朱燕.荷苓瘦儿方治疗痰湿内阻型儿童单纯性肥胖40例[J].浙江中医杂志,2017, 52(4):269

王彦平,高貂艳,郝巧茸.加味五虎汤加减灌肠辅治痰热闭肺型小儿肺炎60例[J].陕西中医,2017, 38(10):1360

王艳艳,翁志国,马艳辉,等.益气补肾健脾方治疗小儿慢性难治性血小板减少性紫癜临床研究[J].西部中医药,2017, 30(7):1

王莹莹,尚莉丽.培土生金法治疗小儿反复呼吸道感染35例[J].安徽中医药大学学报,2017, 31(4):28

王玉勉,彭丰,何梅玲,等.小儿高热惊厥的中西医结合治疗[J].中国中医急症,2017, 26(6):1041

王志刚,朱阿瑾,方霞,等.热毒宁联合头孢哌酮舒巴坦钠对多重耐药菌呼吸道感染患儿临床疗效及安全性研究[J].中华中医药学刊,2017, 35(3):677

尉靖敏.中药贴敷治疗小儿遗尿[J].中国民间疗法,2017, 25(9):14

魏环,关丽君.健脑益智散联合康复训练对脑瘫患儿血清IGF-1及炎性细胞因子影响研究[J].辽宁中医药大学学报,2017, 19(6):122

W

吴继勇,马华安,陈小宁,等.健脾化痰方联合糠酸莫米松鼻喷剂治疗儿童腺样体肥大30例[J].河南中医,2017, 37(10):1830

吴晶晶,杨赤杰.血必净注射液治疗儿童急性胰腺炎的临床疗效[J].解放军药学学报,2017, 33(1):96

吴敏姿.茵钱退黄汤联合双歧三联活菌治疗新生儿黄疸150例[J].中国中医药科技,2017, 24(4):493

吴文先,高雅,田丽,等.双金连合剂不同给药途径治疗小儿外感发热临床疗效观察[J].中国实验方剂学杂志,2017, 23(21):184

武进华.自拟通便汤治疗功能性便秘食积证患儿的临床观察[J].中医药信息,2017, 34(3):64

武进华.缩泉胶囊联合醋酸去氨加压素治疗儿童原发性遗尿[J].现代中西医结合杂志,2017, 26(8):867

武进华,贾林萍.茜根散联合糖皮质激素对过敏性紫癜患儿可溶性细胞间黏附分子-1、可溶性血管细胞黏附分子-1表达水平的影响[J].现代中西医结合杂志,2017, 26(14):1502

武艳霞.健脾益气生血汤联合右旋糖酐铁口服液治疗小儿缺铁性贫血临床观察[J].新中医,2017, 49(8):95

X

向魏坪,姚玲.小儿智力糖浆联合托吡酯治疗儿童抽动障碍的疗效观察[J].现代药物与临床,2017, 32(3):447

项晶晶,赵佳佳,蔡俏,章哲.健脾益肺方辅助治疗小儿哮喘缓解期肺脾气虚型42例临床观察[J].中医儿科杂志,2017, 13(3):31

肖韵,周可,熊梦颖,等.藿钩退热散直肠滴注治疗小儿外感发热60例临床观察[J].中国中医急症,2017, 26

(7):1238

薛明,王永莉,达春水.茵陈五味汤对新生儿感染性黄疸的疗效及作用机制[J].世界中医药,2017, 12(8):1848

Y

闫永彬,马淑霞.基于“热饮”理论之清肺蠲饮汤治疗小儿肺炎热饮阻肺证临床研究[J].中国中医基础医学杂志,2017, 23(4):510

严秋月,蔡建新.中药联合更昔洛韦治疗人巨细胞病毒感染所致婴儿肝炎综合征的疗效观察[J].湖北中医杂志,2017, 39(5):11

阎丽.中西医结合治疗儿童支气管哮喘缓解期脾胃虚弱型43例临床观察[J].中医儿科杂志,2017, 13(3):41

杨春.运脾和胃汤治疗小儿脾胃不和型厌食症疗效[J].内蒙古中医药,2017, 36(14):7

杨卉,赵童童,徐贤达,等.益智止遗糖浆对遗尿症患儿夜尿量的影响[J].中医儿科杂志,2017, 13(5):40

杨平.中西医结合治疗小儿坏死性小肠炎术后综合征临床研究[J].中医学报,2017, 32(5):856

杨春明,阎俊.自拟益肾健脾汤联合捏脊治疗小儿遗尿症脾肾亏虚证57例临床观察[J].中医儿科杂志,2017, 13(4):68

杨仁坤,杨冠佼.自拟桑沙汤治疗重症痉咳期百日咳80例[J].光明中医,2017, 32(16):2355

杨学会,陈光明,桂玉萍,等.补肾防感膏防治小儿反复呼吸道感染临床观察[J].湖北中医杂志,2017, 39(8):26

杨奕娜,梁莎.采用全身中药熏泡浴联合腹部抚触对新生儿黄疸的影响[J].内蒙古中医药,2017, 36(8):102

杨永庆.中医分期辨证与西药治疗小儿腺样体肥大临床研究[J].四川中医,2017, 35(7):100

叶谋华.清腺方联合西药治疗腺样体肥大患儿的临床观察[J].内蒙古中医药,2017, 36(3):74

俞惠英.吴茱萸散联合甘草锌治疗小儿轮状病毒性肠炎临床观察[J].西部中医药,2017, 30(5):98

郁峰,黄秋玲,邹小杰.正天丸联合川芎清脑颗粒治疗儿童偏头痛的疗效评价及机理研究[J].中华中医药学刊,2017, 35(4):1017

Z

张磊,陈杰,骆伟,等.清燥救肺汤加减联合西药治疗对反复呼吸道感染患儿血清免疫球蛋白及症状积分的影响[J].四川中医,2017, 35(6):78

张林,翟春涛,全淑林,等.定痫丸加味方联合丙戊酸钠治疗儿童原发性癫痫临床疗效观察[J].山西中医学院学报,2017, 18(4):45

张琳,何德根,罗志春.自拟复感汤治疗儿童反复呼吸道感染土虚木乘型49例临床观察[J].中医儿科杂志,2017, 13(1):47

张敏,曲冰.自拟平肝熄风汤联合泰必利片治疗小儿抽动症临床研究[J].中医药学报,2017, 45(3):67

张琼.中医分期辩证结合外治法治疗小儿肺炎的临床疗效[J].内蒙古中医药,2017, 36(18):39

张伟,胡玉莲,袁征.菖蒲郁金汤联合大剂量丙种球蛋白治疗小儿重症病毒性脑炎临床研究[J].中医学报,2017, 32(7):1305

张欣,吴敏,虞坚尔,等.祛风止动方对抽动障碍患儿外周血调节性T细胞的影响[J].中医杂志,2017, 58(8):669

张颖,王雪峰,赖晓敏.会厌逐瘀汤化裁治疗儿童腺样体肥大的临床观察[J].中国中医药科技,2017, 24(1):113

张川琳,张春娇.黄芪白术汤联合乳果糖治疗小儿功能性便秘的临床疗效观察[J].中医药学报,2017, 45(4):118

张春华,刘艳辉,耿翠.银翘散灌肠治疗EB病毒感染患儿疗效及对免疫功能的影响[J].现代中西医结合杂志,2017, 26(14):1558

张邓莉.健脾消疳汤治疗小儿厌食症临床研究[J].实用中医药杂志,2017, 33(6):622

张建玉,蒋雪峰,秦小刚,等.中药敷贴离子导入辅助治疗儿童大叶性肺炎疗效观察[J].山西中医,2017, 33(1):46

张美霞.益肾汤治疗小儿过敏性紫癜性肾炎的临床疗效观察[J].中医临床研究,2017, 9(14):80

张天英,谷继伟,沈庆明.定喘汤加减联合孟鲁司特钠治疗小儿咳嗽变异性哮喘的临床观察[J].中医药信息,2017, 34(1):113

张先达.微波理疗联合人参五味子汤治疗小儿难治性肺炎30例[J].云南中医中药杂志,2017, 38(3):65

张小利,黄捷,唐燕秋,等.风寒赤咽方治疗小儿风寒感冒疗效观察[J].实用中医药杂志,2017, 33(5):490

张晓莹,谢琼,陈凤媚.消腺汤联合超激光治疗小儿腺样体肥大疗效分析[J].新中医,2017, 49(8):101

张英谦,郝京霞,郭鹏,等.依据中医“肺与大肠相表里”

采用中西医结合治疗重症肺炎患儿疗效观察[J].中国中医急症,2017, 26(3):487

张智军,马楠.槐杞黄颗粒联合氢化可的松治疗儿童过敏性紫癜的临床研究[J].现代药物与临床,2017, 32(7):1293

章文平,兰小平,张海丹.肾复康治疗小儿频发型难治性肾病综合征疗效观察[J].海南医学,2017, 28(12):2036

赵永.清肺化痰方治疗哮喘患儿的临床观察及肺功能评价[J].陕西中医,2017, 38(2):215

赵彩霞,刘婧平,冯子豪,等.固元止遗方联合推拿治疗下元虚损、肺脾气虚小儿遗尿随机平行对照研究[J].实用中医内科杂志,2017, 31(1):81

赵书琳,魏丽芳.中西医结合及早期康复训练治疗新生儿缺氧缺血性脑病疗效观察[J].中国中西医结合儿科学,2017, 9(1):57

赵兴友,阎兆君,袁红豆,等.强志消迫散联合舍曲林治疗儿童强迫症的临床观察[J].中医临床研究,2017, 9(21):1

郑植彬,陈庆梅,赵厚睿.小儿化毒散治疗小儿便秘 98 例的疗效观察[J].世界中医药,2017, 12(6):1314

周丽,王岗.仙人掌联合鲜地龙治疗腮腺炎[J].中国民间疗法,2017, 25(7):46

周红亮.四君子汤加减配合托吡酯治疗小儿癫痫疗效评价[J].中医临床研究,2017, 9(17):85

周红敏,张明昊,周淑娟.黄芪颗粒联合西药对哮喘患儿 IL-5、IL-8 及 TGF-β1 的影响[J].中国民族民间医药,2017, 26(12):128

周韶谷,华凌云,刘玉玲.中药扶正固本膏方联合匹多莫德治疗儿童反复呼吸道感染临床研究[J].四川中医,2017, 35(1):85

周亚玲,申茂会.天麻素注射液联合布洛芬片治疗小儿偏头痛急性发作期临床观察[J].新中医,2017, 49(2):114

宗岩,皇玲玲,刘枚,等.芪芎茜根散治疗对小儿紫癜性肾炎免疫三项及淋巴细胞免疫的影响[J].四川中医,2017, 35(3):99

邹远霞.中医综合疗法治疗脾虚肝亢型小儿抽动症的效果分析[J].内蒙古中医药,2017, 36(6):28

（七）外　　科

【概　述】

2017年，外科文献约2 400篇，以临床研究为主，少量名医经验及实验研究。治疗方法除了中药内服、外用和手术，也有针灸推拿、小针刀等。有关针灸推拿内容将在针灸、推拿栏目介绍。

1. 疮疡

临床治疗的文献以褥疮及慢性皮肤溃疡居多，其次为丹毒、化脓性疾病、蛇虫咬伤、烧伤等，涉及实验研究的主要有慢性皮肤溃疡、烧伤。

董兴刚等将306例Ⅱ、Ⅲ、Ⅳ期压疮患者随机分为传统压疮膏组、金疮油膏（生大黄、黄芩、乳香、紫草、丹参、白芍药等）组、美皮康银组各102例，分别于治疗前、治疗后第7、14、21 d使用压疮愈合评分表（PUSH）对每处压疮进行评分。结果，与本组治疗前比较，3组患者压疮创面PUSH评分在治疗后7、14、21 d差异均有统计学意义（$P<0.01$），治疗后14、21 d，金疮油膏组优于传统压疮膏组和美皮康银组（$P<0.05$）。

王云飞等将SD大鼠右下肢难愈性创面模型随机分为生理盐水组、四君子加川牛膝方组、四君子汤组、川牛膝方组，分别予生理盐水及相应中药灌胃处理。在造模后的第7、14 d，取创面新生肉芽组织及血液进行检测，结果：①造模后第7 d，四君子汤组及四君子加川牛膝方组血清TGF-β1、bFGF浓度明显高于生理盐水组（$P<0.05$），而川牛膝方组与生理盐水组无明显变化（$P>0.05$），其中四君子汤组与四君子加川牛膝方组间比较无明显差异（$P>0.05$）；造模后第14 d，各组间TGF-β1、bFGF浓度比较均无明显差异（$P>0.05$）。②造模后第7 d，各药物组创面组织成纤维细胞G0/G1期细胞比例的表达均明显低于生理盐水组（$P<0.01$或$P<0.05$）、S期细胞比例的表达均明显高于生理盐水组（$P<0.01$），而各组间G2/M期细胞比例的表达均无显著性差异（$P>0.05$），其中四君子加川牛膝方组G0/G1期细胞比例明显低于四君子汤组（$P<0.05$），S期细胞比例明显高于四君子汤组（$P<0.05$）；在造模后第14 d，各组间G0/G1期及G2/M细胞比例的表达均无显著性差异（$P>0.05$），而四君子加川牛膝方组S期细胞比例明显高于四君子汤组与川牛膝方组（$P<0.01$）。

有关丹毒的治疗详见专条。

2. 皮肤病

相关文献仍居中医外科之首，约占35%。主要是对带状疱疹、湿疹、银屑病、痤疮、湿疹、黄褐斑、荨麻疹、手足癣、扁平疣、白癜风等的临床治疗，也有皮肤瘙痒症、尖锐湿疣、特应性皮炎、脱发等报道。

有关痤疮、黄褐斑、荨麻疹、带状疱疹、湿疹、银屑病的治疗与研究详见专条。

3. 乳腺病

以急性乳腺炎、乳腺增生病、浆细胞性乳腺炎、乳腺癌为主，也可见乳房异常发育、乳汁郁积症等临床治疗的报道，实验研究主要集中在乳腺增生病。

刘颖等回顾性分析经火针配合拔罐治疗的气滞热壅型乳痈患者43例，具体方法为：依超声定位，标记肿块大小、位置、距皮肤距离，局部皮肤常规消毒，已消毒的盘龙火针烧红，迅速刺入已选部位，针孔间隔 1 cm 左右，散刺范围在划定区域内，点刺深度根据肿块的深浅而定，速刺、疾出，不留针，再将已消毒的玻璃火罐留在点刺区域，留罐 10 min 后取罐，局部消毒，外敷金黄散。每天换药，观察病情，治疗后第 3、7 d 评估疗效。结果总有效率为 95.3%(41/43)。

王志华将乳瘘分乳房瘘、乳晕瘘两大类，认为乳房瘘多由于乳房脓肿溃后脓出不畅，乳络受损而成，或因切开不当，损伤乳管，乳汁、脓液长期从疮口流出不止而成，而粉刺性乳痈，则因其热毒旁窜瘀积成漏；乳晕瘘多因乳头凹陷，藏污纳垢，感染邪毒，或由于乳晕部脂瘤染毒，局部结块化脓溃破后久不愈合而成。溃破期，内治以清热解毒、消肿排脓，托里透脓散加减；溃后期，以益气扶正、祛腐生新，托里排脓汤加减。外治法以洞式引流联合祛腐搔刮术。

有关浆细胞性乳腺炎、乳腺增生病的治疗及实验研究详见专条。

有关中医药治疗乳腺癌的临床和实验研究见“肿瘤科”。

4. 肛肠病

集中在对痔疮、肛瘘、肛周脓肿和肛裂、肛门湿疹、脱肛等的临床报道。

张搏等将 210 例Ⅲ、Ⅳ度混合痔患者随机分为治疗组 105 例，采用弹力线套扎术加外痔切除；对照组 105 例，采用胶圈自动套扎术加外痔切除。结果，在住院天数、治疗效果、术后疼痛、并发症以及创面愈合时间方面，治疗组优于对照组($P<0.05$)；住院费用、手术时间比较无显著差异($P>0.05$)。

高凌卉等将 92 例外剥内扎术后混合痔患者随机分为两组各 46 例，治疗组服用芪参固托合剂(黄芪、太子参、党参、当归、山药、白术等)，对照组服用补中益气丸。分别于术后第 1、3、5、7 d 记录各观察项目。结果，在缓解术后肛门不适、肛门疼痛、肛缘水肿、提高免疫水平、促进创面愈合等方面，治疗组疗效优于对照组($P<0.05$)；而在减少便血等方面，两组比较无统计学差异($P>0.05$)。

杜勇军等将 180 例湿热下注型急性肛门湿疹患者随机分为 3 组，中药内服溻渍组 60 例，以祛湿止痒外用方(苦参、芒硝、黄柏、白鲜皮、蛇床子、川椒等)溻渍联合龙胆泻肝汤加减内服治疗；中药熏蒸内服组 60 例，采用局部祛湿止痒外用方熏蒸联合龙胆泻肝汤加减内服治疗；对照组 60 例，局部外涂曲安奈德益康唑乳膏治疗；疗程 10 d。结果，治疗后 3 组肛周瘙痒、肛门潮湿、皮损修复情况等症状缓解；与对照组比较，中药内服溻渍组、中药内服熏蒸组治愈率及复发率均降低($P<0.05$)；与中药内服熏蒸组比较，中药内服溻渍组复发率较低($P<0.05$)。

张志君等将 70 例高位肛周脓肿患者随机分为对照组 35 例采用单纯手术治疗，治疗组 35 例在术后给予肛痈方(水牛角 60 g、黄芪 30 g、牡丹皮 9 g、穿山甲 3 g、皂角刺 18 g)口服，疗程 7 d。结果，治疗组总有效率为 97.1%(34/35)，与对照组 91.4%(32/35)比较无显著差异($P>0.05$)；治疗组创面腐肉脱落时间、伤口水肿和渗液等并发症消失时间、创面愈合时间均少于对照组($P<0.05$)；治疗组术后第 7 d 创面 pH 值低于第 3 d($P<0.01$)。

有关肛瘘的治疗详见专条。

5. 男性泌尿性疾病

以前列腺炎、前列腺增生和男性不育症的文献为多，也可见附睾炎、男性更年期的临床报道。

李鹏等将 140 例ⅢA 型前列腺炎患者 1∶1 交替分配入两种治疗方案组，联合用药组 70 例采用湿热消汤(甘草、神曲、黄芪、苍术、虎杖、板蓝根等)联合银花泌炎灵片口服，对照组 70 例采用仅服银花泌炎灵。治疗 2 个月，两组中医证候积分、慢性前列腺炎症状积分指数评分均有改善，联合用药组的评分显著低于对照组($P<0.01$)；两种治疗方案

均能改善患者的前列腺液细胞因子水平，联合用药组的调节幅度优于对照组（$P<0.01$）；治疗结束时联合用药组患者的生活质量评分显著优于对照组（$P<0.01$）。

李峰等选取 90 只雄性 SD 大鼠随机将其分成正常组（A 组，25 只）和模型组（65 只）。A 组随机取 20 只，模型组在验证造模成功后随机取 60 只随机分为对照组（B 组）、加味桂枝茯苓颗粒组（C 组）、非那雄胺片组（D 组），每组均 20 只。A 组正常饲养，造模后，B 组 0.9%氯化钠溶液灌胃，C 组加味桂枝茯苓颗粒溶液灌胃，D 组非那雄胺片溶液灌胃。于末次灌胃治疗结束 24 h 后进行前列腺组织标本采集。结果，B 组前列腺体积、前列腺增生指数大于 A 组（$P<0.05$）；C 组、D 组前列腺体积、前列腺增生指数小于 B 组（$P<0.05$）；B 组、C 组、D 组 VEGF、bFGF 血清表达水平高于 A 组（$P<0.05$）；C 组、D 组 VEGF、bFGF 表达水平低于 B 组（$P<0.05$）。

有关男性不育症的治疗及实验研究详见专条。

6. 周围血管疾病

以糖尿病足、下肢深静脉血栓、下肢动脉粥样硬化、臁疮为主，也有静脉炎、动脉炎等的治疗。

陈德清等将 72 例糖尿病足溃疡患者随机分为两组，对照组 35 例予单纯负压封闭引流组，观察组 37 例予负压封闭引流联合清筋疽散（大黄、黄连、生地黄、黄柏、姜黄、当归等）冲洗治疗，7 d 为 1 个疗程。治疗 4 个疗程，与对照组比较，观察组患者溃疡创面处肉芽组织覆盖率、肉芽组织生长厚度、细菌清除率及创面愈合率均显著升高（$P<0.05$），引流组织中相关因子 IGF-1、EGF 及 NO 的含量显著升高（$P<0.05$），TNF-α 的含量显著降低（$P<0.05$）；且观察组总有效率优于对照组（$P<0.05$）。

赵亚男等将雌性 Wistar 大鼠随机分为对照组（17 只）和糖尿病组（34 只），分别予普通饲料饲养，高脂高糖饲料联合小剂量链脲佐菌素液腹腔注射法制备糖尿病模型，再进行创面造模。造模成功后进一步分为糖尿病溃疡组（DU 组）、糖尿病溃疡—四妙勇安汤组（DU-四妙组），每组各 15 只，于对照组选取 15 只，作为溃疡对照组（CU 组）。DU-四妙组采用四妙勇安汤灌胃，CU 组及 DU 组采用生理盐水灌胃。结果，创面造模后第 3、7、14 d，各组大鼠创面愈合率 CU 组＞DU 四妙组＞DU 组，差异有统计学意义（$P<0.05$）；创面造模后第 3、7、14 d，与 CU 组比较，DU 组创面组织中 β-catenin 及 Rspo-3 蛋白含量及 mRNA 表达降低，GSK-3β 蛋白含量及 mRNA 表达升高（$P<0.05$）；与 DU 组比较，DU-四妙组 β-catenin 蛋白含量及 mRNA 表达升高，GSK-3β 蛋白含量及 mRNA 表达降低（$P<0.05$），DU 组与 DU-四妙组间 Rspo-3 蛋白含量及 mRNA 表达比较，差异无统计学意义（$P>0.05$）。

李光宗等将 60 例血栓闭塞性脉管炎患者随机分为两组，均以脉通瘀汤加减（黄芪、三七、川牛膝、当归、川芎、猪苓等）内服，治疗组 20 例外予脱疽洗剂（桂枝、红花、乳香、没药、川椒、金银花等）先熏后浸洗，对照组 40 例予治疗组等量温热水熏、浸洗，14 d 为 1 个疗程，治疗 2 个疗程。结果，治疗组 1 个疗程及 2 个疗程后总有效率均高于对照组（$P<0.01$）；治疗后两组静息痛评分均降低，跛行距离均增加，ABI 均升高，全血黏度低切、高切较治疗前均降低，足背动脉压均升高（$P<0.05$，$P<0.01$）；纤维蛋白比较，差异无统计学意义（$P>0.05$）；与对照组治疗后比较，治疗组疗效更佳（$P<0.01$）。

张中义等将 80 例髋膝关节置换术后患者随机分为两组各 40 例，试验组术后第 2 d 口服抗栓通脉汤（水蛭、黄芪、茯苓、当归、桃仁、红花等），1 剂/d，10 剂；对照组术后第 2 d 予低分子肝素钙注射液皮下注射，5 000 U，1 次/d，连用 14 d。两组均术后即进行双下肢间歇充气加压装置气治疗，2 次/d，早晚各 1 次，连用 12 d。针刺足三里穴、三阴交穴，1 次/d，连用 12 d，神阙穴穴位贴敷，1 次/d，连用 3 d，均由同一康复师进行功能锻炼。结果，两组患者术后 3、10、30、90 d，PLT、PT、APPT、DD 差异均无统计学意义($P>0.05$)，且术后 30 d、术后 90 d 各项指标恢复正常；术后 10 d 时试验组血红蛋白基本恢复正常，明显优于对照组($P<0.05$)；试验组出现皮下瘀斑 2 例，对照组出现 7 例；彩超发现血栓共 6 例，试验组 3 例，对照组 3 例，6 例血栓形成部位全部为腓肠肌肌间静脉。

有关下肢闭塞性动脉硬化症治疗详见专条。

7. 其他外科疾病

有关急性胰腺炎、阑尾炎、胆囊炎、胆石症、肠梗阻、外伤、脓毒症的临床报道较多，也可见冻疮、烧伤、毒蛇咬伤，及各类术后等报道。实验研究则集中在急性胰腺炎。

王学军等将 204 例阑尾周围脓肿患者随机分为两组各 102 例，对照组予抗炎、消肿等常规治疗，治疗组在此基础上口服红藤煎(红藤、生大黄、金银花、牡丹皮、紫花地丁、连翘等)。治疗 1 周后，治疗组总有效率为 98.0%(100/102)，优于对照组 90.2%(92/102)($P<0.05$)。

陈静等采用分层区组随机、双盲、安慰剂及阳性药对照法，选取 8 个中心慢性胆囊炎患者 600 例，试验组：安慰剂组：利胆片组为 360：120：120。分别口服大柴胡颗粒(柴胡：黄芩：芍药：半夏：枳实：大黄：生姜：大枣按照 5：3：3：3：3：2：5：2 比例组成)及利胆片模拟剂、大柴胡颗粒模拟剂及利胆片模拟剂、大柴胡颗粒模拟剂及利胆片。治疗 7 d，结果中医证候综合疗效，右上腹部疼痛记分减少分布情况及消失率，患者对右上腹疼痛缓解的评价，症状总积分，口苦、口渴、大便秘结、小便黄记分减少分布情况及阳性症状消失率、呕吐症状消失率、超声莫菲氏征变化，试验组与阳性药组无差异，试验组、阳性药组均优于安慰剂组($P<0.05\sim0.01$)；发热、恶心治疗后记分减少分布情况及阳性症状消失率、呕吐记分减少分布情况，试验组、阳性药组与安慰剂组无显著性差异。

杨春静将 87 例非绞窄性肠梗阻患者随机分为两组，均予禁食、胃肠减压、营养支持、口服抗生素等一般基础治疗。对照组 42 例予泮托拉唑 40 mg 静脉注射，1 次/d；地塞米松 10 mg 静脉注射，1 次/d；治疗组 45 例应用通里散结汤口服联合中药(生大黄、川厚朴、知母、枳实)灌肠治疗。治疗 14 d，治疗组有效率为 80.0%(36/45)，优于对照组 52.4%(22/42)($P<0.05$)；对照组 15 例中转手术，中转手术率为 35.7%，治疗组 6 例中转手术，中转手术率为 13.3%，差异有统计学意义($P<0.05$)；对照组治疗后肛门排气时间、腹胀腹痛缓解时间、肠鸣音恢复时间、腹部压痛消失时间分别为(8.22±1.72)d、(7.30±0.95)d、(9.56±2.24)d、(6.35±1.42)d，治疗组分别为(3.31±1.66)d、(5.04±0.86)d、(6.15±2.18)d、(3.15±1.25)d，差异有统计学意义($P<0.05$)。对照组治疗后 KPS 评分、MUNSH 评分、QOL 评分分别为(63.44±6.57)分、(22.67±3.06)分、(65.75±7.58)分，治疗组分别为(87.43±7.66)分、(13.31±3.35)分、(83.20±7.19)分，差异有统计学意义($P<0.05$)。

孙建飞等取 SD 大鼠 40 只随机分为正常组、模型组、大黄䗪虫丸组、通腑活血方(大黄、芒硝、厚朴、丹参、红花、赤芍药等)组，每组 10 只，除正常组外，每组予以手术造模，观察术后肠粘连相关情况。术后第 1 d 起，正常组与模型组灌服生理盐水(1.5 ml/100 g)；大黄䗪虫丸、通腑活血方中药汤剂(均 1.5 ml/100 g)灌服；1 次/d，连续 7 d。结果，大黄䗪虫丸组和通腑活血方组肠粘连等级均低于模型组($P<0.05$)，且术后第 7 d 血清 IL-6 和 TNF-α 水平均低于模型组($P<0.01$)；X 线和 B 超观察发现通腑活血方组较模型组肠管血供较好，肠管蠕动更频繁且肠腔积气明显减少。

徐寒等将 Wistar 大鼠 54 只随机分为假手术组、模型组、治疗组，每组 18 只。模型组和假手术组在造模前 2 h 和造模后 2、5 h 分别按 10 ml/kg 给予生理盐水灌胃 1 次；治疗组在造模前 2 h 和造模成功后 2、5 h 分别按 10 ml/kg 予清胰逐瘀汤灌胃 1 次(相当于成人剂量的 3.33 倍)。各组在末次灌胃后 3 h 取检测标本,结果,与假手术组相比,模型组大鼠的 IL-6、TNF-α、AMS、PT、D-D 升高,PLT 降低($P<0.01$)。与模型组相比,治疗组大鼠 IL-6、TNF-α、AMS、PT、D-D 的升高程度及 PLT 降低程度均有减轻($P<0.01$)。

张令等将 140 例中度烧伤患者随机分为两组各 70 例,对照组采取烧伤常规换药疗法,观察组在每次换药前用含中药(大黄、紫草、乳香、黄连、当归、没药等)成分的浴液全身/局部浸浴 30 min。结果,观察组 0 级和 1 级疼痛病例次数明显多于对照组,而随着疼痛的加剧,观察组的病例次数逐渐少于对照组同疼痛等级的病例次数($P<0.05$);观察组换药持续时间 30 min 以内的病例数明显多于对照组,而 30～60 min 以及 60 min 以上的病例数明显少于对照组($P<0.05$);观察组创面分泌物细菌或真菌阳性检出率低于对照组($P<0.05$);观察组创面愈合率明显高于对照组($P<0.05$),住院时间明显短于对照组($P<0.05$),住院治疗费用明显少于对照组($P<0.05$)。

有关胆石症治疗及实验研究详见专条。

(撰稿:陈红风 吴晶晶 审阅:李斌)

【痤疮的治疗与研究】

廖勉勉认为足厥阴肝经支脉从肝分出,通过膈肌,向上流注于肺,因此痤疮从肺论治实则从肝论治。肝经循行经过面颊、口周、前额、胸部等皆是痤疮好发部位。治疗上主张肝火上炎型用龙胆泻肝汤,肝郁化火型用五味消毒饮合金铃子散加减,肝经湿热型用龙胆泻肝汤合甘露消毒丹加减,肝经血热型用逍遥散加减,阴虚火旺型用知柏地黄丸加减。陈伟栋等认为痤疮的发病与阳明郁热有关,阳明经循于面颊,多气多血,若经气循不出,气郁而化火,火盛则发痤疮,选用白虎汤合五味消毒饮加减治疗,疗效优于口服丹参酮胶囊和外用维 A 酸类乳膏。贺大智等认为阳郁寒凝型痤疮中,肝气郁结、寒凝血瘀是重要病机,临床应“木郁达之”,行气解郁则阳气通达,温阳活血则寒祛瘀化,用柴胡疏肝散加减,疏肝的同时兼顾实脾,投以党参、茯苓、白术、黄芪等药,以温脾土养肝阳,使肝脾调和,另加升降散,以僵蚕、蝉蜕升阳中之清阳,姜黄、大黄降阴中之浊阴,诸药共使三焦气机调畅,阳气得升、郁热得消。

张亚梅等总结黄莺的治疗经验,认为痰邪与痤疮的发病息息相关,故恢复脾胃的枢纽功能是关键。治疗脾虚痰凝型痤疮用补中益气汤加减,热盛痰瘀型用黄连温胆汤合消瘰丸加减。蒯仂总结李斌的治疗经验,认为痤疮的发生与情志不畅相关,易于反复发作的痤疮可由少阳经辨治,以小柴胡汤加减,热盛加左金丸,神情抑郁、烘热汗出、夜寐不安者加用柴胡加龙骨牡蛎汤;寒热错杂、肺热脾寒之顽固性痤疮可由厥阴经论治,多用麻黄升麻汤,伴皮脂溢出、油腻化脓,重用升麻、知母、石膏等以清上热。汤玉清总结陈明岭的治疗经验,认为所谓同病异治,虽然都是痤疮,但其皮损形态都不尽相同,大致可分为丘疹脓疱型、闭合型、结节囊肿型、痘印,根据这些皮损的特点选择相应的方药配合主证的治疗,双管齐下,大大缩短了痤疮的疗程。闭合型以风热犯肺为主,选用枇杷清肺饮加减;丘疹脓疱型主要因热毒内蕴,选用五味消毒饮或黄连解毒汤加减;结节囊肿型多因失治误治,选用五味消毒饮合化坚二陈汤加减;痘印多因局部瘀血留滞,选用桃红四物汤加减。姜颖娟等总结李元文的治疗经验,认为青春期痤疮早期多湿多热,可用金银花、连翘、枇杷叶、黄芩、黄柏、桑白皮等;青春期后的迟发性痤疮多与肝肾亏虚、气血失和、冲任失调有关,治疗应从肝肾论治,调摄冲任,常用山茱萸、女贞子、旱莲草、合欢皮、香附、郁金等治疗。另额部候心、鼻部候脾、左颊候肝、右颊候肺、下颌候肾,当选用相应的引经药把药力引入病所。

李娜等采用加味清肺祛脂方(生地黄、黄芩、桑白皮、地骨皮、生山楂、女贞子等)治疗 33 例患者，对照组口服米诺环素。治疗 6 周，治疗组总有效率为 93.9%(31/33)，高于对照组 86.7%(26/30)，两组患者的皮疹评分均降低，治疗组改善程度优于对照组($P<0.05$)。刘鸿飞等运用中药颗粒剂(连翘、浙贝母、夏枯草、益母草、白蔹、桃仁等)调制面膜治疗痤疮，1 次/3 d，10 次为 1 个疗程。结果，总有效率为 88.4%(38/43)，疗效满意。周晴等采用揭取型中药面膜(大黄 300 g、白花蛇舌草 500 g、丹参 500 g)联合丹参酮胶囊口服治疗 39 例轻中度寻常型痤疮，对照组 36 例仅服丹参酮胶囊。1 次/周，治疗 6 周，治疗组有效率为 74.4%(29/39)，优于对照组 47.2%(17/36)($P<0.05$)。

(撰稿：郭冬婕 周蜜　审阅：陈红风)

【黄褐斑的治疗及实验研究】

王玉玺认为治疗黄褐斑应以整体观念和辨证论治为指导，从六淫、脏腑、八纲进行辨证论治，分别采用祛风解表、疏肝行气、温肾散寒、活血化瘀之法，在明确辨证的基础上，注意“守方”与“更方”，结合现代研究成果，治疗方法灵活而不拘泥，取得良好的临床效果。胡博等补充了黄褐斑肝气虚证以慢性病程为主，色斑对称分布于颧、颊、鼻、口周，长期伴有倦怠乏力、情绪不佳、喜叹气、睡眠不佳、双目不适、大便溏薄等，舌淡胖，苔水滑或白苔，治拟升补肝气法，方用补中益气汤为主。

曹丽楠等采用补肾化瘀胶囊(熟地黄、山萸肉、牡丹皮、茯苓、泽泻、女贞子等)治疗 30 例黄褐斑肝肾阴虚证患者，对照组予六味地黄丸，30 d 为 1 个疗程，连续治疗 6 个疗程，结果两组患者皮损面积评分、皮损颜色评分、皮损颜色均一性评分、MASI 评分较治疗前均显著降低，且观察组各项评分均明显低于对照组。观察组含药血清黑色素 A400、酪氨酸酶活性测定值均明显低于对照组。结果，观察组愈显率 76.7%(23/30)，高于对照组 50.0%(15/30)，但两组总有效率差异无统计学意义。廖承成等采用丹栀逍遥散加减治疗 31 例肝郁气滞型黄褐斑患者，对照组予维生素 C 和维生素 E。治疗 3 个月，治疗组临床有效率为 96.8%(30/31)，高于对照组 87.1%(27/31)，治疗组 SOD 水平显著增加，优于对照组($P<0.05$)。治疗后两组患者皮损面积及临床症状评分的组间比较，治疗组优于对照组($P<0.05$)。梁伟等外用七白颗粒(白术、白芷、茯苓、附子、白蔹、白及等)治疗 66 例黄褐斑气滞血瘀证患者，对照组 60 例予氢醌乳膏。治疗 8 周，治疗组总有效率为 87.9%(58/66)，明显高于对照组 65.0%(39/60)($P<0.05$)，治疗组 SOD、CAT 水平均明显高于对照组，MDA、E_2、FSH、LH 水平低于对照组($P<0.05$)，生存质量量表评分明显高于对照组($P<0.05$)。

郑任山将 60 例患者随机分为两组各 30 例，治疗组口服复方木尼孜颗粒(茴香根皮、洋甘菊、芹菜根、骆驼篷子、茴芹果、菊苣子等)12 g，3 次/d，对照组口服复方木尼孜颗粒 6 g，3 次/d，两组均配合维生素 C 和维生素 E 片。结果，治疗组 4 周痊愈率为 10.0%(3/30)，有效率为 46.7%(14/30)，对照组分别为 0.0%、20.0%(6/30)；治疗组 12 周痊愈率为 33.3%(10/30)，有效率为 83.3%(25/30)，对照组分别为 20.0%(6/30)、56.7%(17/30)，治疗组均优于对照组(均 $P<0.05$)。石成方等通过黑色素生成反应过程中的酶活抑制实验，以氢醌和维生素 C 为阳性对照，研究茯苓三萜粗提物、萃取物、纯化组分对黑色素合成关键酶的影响。结果发现茯苓三萜三氯甲烷萃取物及其纯化组分具有强劲的酪氨酸酶抑制作用，能有效调控黑色素生成。

李燕红等将健康人表皮黑素细胞及 30 只雌性小鼠纳入研究，采用不同浓度加味当归芍药散处理健康人表皮黑素细胞，肌肉注射黄体酮及紫外线照射建立黄褐斑小鼠模型，将小鼠随机分为空白组、低剂量组及高剂量组。结果表明，加味当归芍药散浓度为1.0 mg/ml时健康人表皮黑素细胞活力较对照组明显低($P<0.05$);加味当归芍药散处理的健康人表皮黑素细胞组蛋白乙酰化酶p300(p300HAT)、血清环加氧酶-2(COX-2)的RNA及蛋白表达量和黑素相对含量较对照组明显低,转录因子E_2相关因子2(Nrf2)的RNA及蛋白表达量较对照组明显高,且随着加味当归芍药散浓度增加,健康人表皮黑素细胞p300HAT、COX-2、Nrf2的RNA及蛋白表达量降低、升高越明显,健康人表皮黑素细胞黑素相对含量降低越明显($P<0.05$);治疗后仅低剂量、高剂量组p300HAT、COX-2的RNA、蛋白表达量较治疗前明显降低,Nrf2的RNA、蛋白表达量明显升高,且治疗后高剂量组各项指标变化较低剂量组明显($P<0.05$)。

付珍娜等根据黄褐斑中西医临床病症特点,对现有黄褐斑动物模型进行分析探讨,提出完善模型的思路——在黄褐斑中医病因病机的基础上,将现有的单因素动物模型结合起来,利用多因素造模方法模拟临床患者的发病因素,建立复合动物模型,建立与动物模型相适应的指标评价体系(行为学体系、生化指标体系、病理及其他指标体系),建立更具有中医证候特点的黄褐斑动物模型。

刘蜀坤等用不同浓度白藜芦醇(12.5、25、50、100、200、400和800 μM)处理小鼠黑色素瘤细胞B16细胞24 h和48 h,计算细胞半数抑制浓度,发现随着白藜芦醇浓度增高,B16细胞存活率降低。提示白藜芦醇既可使B16黑色素瘤细胞生长减缓,还可通过抑制酪氨酸酶的活性阻碍素的合成,降低细胞中的黑素含量,从而起到对黑色素产生的双重负调控作用。

郭岱炯等观察丹白涂膜剂(丹参、白芷、白附子、茯苓、白鲜皮、白芨等)对肌肉注射黄体酮及紫外(UV)照射导致黄褐斑大鼠模型的皮肤抗氧化作用及对SCF/C-kit蛋白表达的影响。将大鼠随机分成对照组、模型组、氢醌组、丹白涂膜剂组,研究发现丹白涂膜剂能够显著增加黄褐斑模型大鼠皮肤中谷胱甘肽过氧化酶(GSH-Px)、超氧化物歧化酶(SOD)活性、总抗氧化能力(T-AOC),降低丙二醛(MDA),抑制酪氨酸酶(TYR)增加;丹白提取物能够下调UVB对HaCat细胞SCF蛋白和黑素细胞C-kit受体的促表达作用,进而表明丹白涂膜剂对黄褐斑大鼠模型皮肤具有抗氧化作用,能够抑制与黄褐斑相关的蛋白SCF/C-kit蛋白表达。

张倩等通过七白散软膏(白术、白芷、白芨、白蒺藜、白僵蚕、白茯苓等)对SD大鼠皮肤急性毒性实验、单次、多次给药刺激性实验、眼部刺激性实验及皮肤主动过敏实验,以皮肤的刺激性评价分数为指标,对七白散软膏的体外安全性进行评价。结果表明七白散软膏无刺激性和过敏性,体外给药安全可靠。

应为红等观察中药祛斑霜(白芷、白及、白菊花、当归、丹参)对雄性棕黄色豚鼠皮肤中SOD、MDA和黑素颗粒的影响,发现中药祛斑霜对色素沉着豚鼠的皮损症状有明显的改善作用,其治疗机制可能与增强SOD活性、减少MDA蓄积和抑制黑素颗粒生成有关。

(撰稿:王玲玲 周蜜 审阅:陈红风)

【荨麻疹的治疗与研究】

魏月等认为荨麻疹中医病机以阴亏为主,虚热为标,以张锡纯创制经典方资生汤加减可取得良好效果,还可辅以中药熏洗、中药保留灌肠、放血等中医特色疗法,发挥协同治疗作用。陈澳月等总结董筠从脾胃论治幽门螺杆菌感染相关慢性荨麻疹的经验。提出应用中医整体辨证观念,针对幽门螺杆菌感染性慢性荨麻疹,以健脾化湿法为主要的中医治疗原则,拓宽了中医治疗思路,能有效指导临床实践。

王廷刚研究发现消风散(蝉蜕、苦参、白鲜皮、知母、当归、生地黄等)辨证加减应用于荨麻疹时,酌加蛇蜕、紫草、水牛角丝,对深入营血、顽固不愈、症状多变之证，有良好效果；尤其重用紫草清热解毒兼凉血，对湿热蕴久，化毒伤营动血之顽固病症，能直达病所，疗效明显。

李牧等运用经方治疗急性荨麻疹的桂枝汤证、麻黄桂枝各半汤证、小青龙汤证、四逆散证等。急性荨麻疹由于病情较急迫，而且患者要求快速治愈，故大量使用激素、抗生素及抗组胺药不可避免，由于使用不得法，很多患者缠绵难愈，疾患愈演愈烈，最终演变为慢性荨麻疹，严重损害患者身心健康。而中医经典方剂辨证治疗急性荨麻疹，只要方证对应，往往可获较好效果，体现了中医药治疗急性病也有其独到之处。金美辰等通过经方分析并结合临床辨证，将《金匮要略》6首经方桂枝加龙骨牡蛎汤、升麻鳖甲汤、黄芪建中汤、五苓散、温经汤、黄芪桂枝五物汤有效运用于荨麻疹的治疗。该方案对慢性荨麻疹及风寒、湿热、冲任不调和气血两虚所致顽固性荨麻疹均有较好的疗效。在辨证论治、异病同治的指导思想下，体悟到各方精髓之处，扩大了经方的应用范围。

姚希乐等探讨玉屏风散加味治疗慢性荨麻疹表虚不固证的抗变态反应作用。将130例慢性荨麻疹患者随机分为两组各65例。对照组予西替利嗪口服液，试验组予玉屏风散加味方治疗，疗程为4周。结果，试验组临床疗效总有效率为93.8%(61/65)，高于对照组81.5%(53/65)($P<0.05$)。与治疗前相比，治疗后两组患者血清IFN-γ、IL-2和IL-10均升高，TNF-α和IL-4水平均下降($P<0.01$)，治疗后试验组IFN-γ、IL-2和IL-10水平高于对照组，TNF-α和IL-4水平低于对照组($P<0.01$)。随访12周，试验组复发率9.2%(6/65)，低于对照组27.7%(18/65)($P<0.01$)。

李春鸟等将60例慢性特发性荨麻疹患者随机分为两组各30例，对照组服用氯雷他定10 mg/次，1次/d，联合西替利嗪10 mg/次，1次/d，观察组在对照组治疗基础上加用桂枝汤，均连续治疗28 d。结果，观察组总有效率为86.7%(26/30)，高于对照组66.7%(20/30)($P<0.05$)。经过治疗后，两组患者外周血25羟维生素D浓度均较治疗前升高，且观察组升高趋势较对照组更为明显($P<0.05$)；经过治疗后两组患者外周血MMP-9浓度均较治疗前下降，其中观察组下降幅度高于对照组($P<0.05$)。

刘雪梅等将98例顽固性慢性荨麻疹患者随机分为两组各49例，对照组口服盐酸西替利嗪片治疗，观察组在对照组基础上从血论治，血虚型予当归饮子汤，血热型予清营汤，血瘀型予血府逐瘀汤，均以4周为1个疗程，治疗2个疗程。结果，观察组治疗有效率为87.8%(43/49)，明显高于对照组69.4%(34/49)，复发率为12.2%(6/49)，明显低于对照组40.8%(20/49)($P<0.05$)；观察组治疗后瘙痒、风团数目、风团大小、风团持续时间评分明显低于对照组($P<0.05$)，IL-2、活化凝血因子Ⅶa(FⅦa)高于对照组，IL-4、IL-10、D-二聚体(D-D)低于对照组($P<0.05$)。

王和平等将72例患者随机分为两组各36例，治疗组口服玉桂宁荨汤(黄芪、白术、桂枝、白芍药、荆芥、防风等)，对照组口服咪唑斯汀缓释片，治疗4周。结果，治疗组总有效率为72.2%(26/36)，复发率为11.5%(3/26)，优于对照组44.4%(16/36)、68.8%(11/16)($P<0.05$)；治疗后两组血清IL-6、IL-8均较治疗前降低，IFN-γ均较治疗前升高，且治疗组优于对照组(均$P<0.05$)。

(撰稿：华圣元　周蜜　审阅：陈红凤)

【带状疱疹的治疗与研究】

刘占国等将86例带状疱疹后遗神经痛患者随机分为两组，均予维生素B_1片、腺苷钴胺片治疗，治疗组加服化瘀止痛汤(川楝子、延胡索、乳香、没药、三棱、莪术等)，对照组加服布洛芬缓释胶囊。治疗4周，治疗组疼痛缓解更明显，治疗组总有效率为93.0%(40/43)，优于对照组74.4%(32/43)($P<0.05$)。

王林华将130例带状疱疹患者随机分为两组，对照组仅予常规西药治疗，治疗组除常规西药治疗外，再予龙胆泻肝汤合四妙散加减内服。治疗14 d，治疗组患者有效率为96.9%(63/65)，治愈率为69.2%(45/65)，显著优于对照组76.9%(50/65)、43.1%(28/65)(均 $P<0.05$)，且治疗组治疗时间短于对照组($P<0.05$)。

朵雄等将86例带状疱疹患者随机分为两组，对照组予常规西药治疗，治疗组在对照组基础上予中药清肝止痛汤(龙胆草、栀子、夏枯草、青黛、蒲公英、赤芍药、败酱草等)，7 d为1个疗程。治疗3个疗程，治疗组有效率为95.4%(41/43)，明显优于对照组72.1%(31/43)($P<0.05$)。治疗后各时段VAS评分治疗组明显低于对照组，治疗组疱疹消退时间、结痂时间、止痛时间及创面愈合时间较对照组明显缩短，后遗神经痛发生率明显低于对照组(均 $P<0.05$)。

高子平等将90名带状疱疹患者随机分为两组，对照组予西药常规治疗，治疗组在其基础上加服活血止痛方(延胡索、当归、龙胆草、川芎、生地黄、白芍药等)。连续治疗14 d，治疗组综合疗效与对照组疗效相当($P>0.05$)，疼痛疗效治疗组优于对照组($P<0.05$)；两组在疼痛缓解50.0%、结痂面积达50.0%所需时间及发生后遗神经痛的频率方面，治疗组低于对照组($P<0.05$)；在改善全身症状方面，治疗组优于对照组($P<0.05$)。

吴长涛将78例老年带状疱疹后遗神经痛患者随机分为两组，对照组予常规西药治疗，研究组在此基础上加用桃红四物汤。治疗1个月，研究组总有效率为89.7%(35/39)，明显高于对照组66.7%(26/39)($P<0.05$)。

雒玉辉等将82例带状疱疹患者随机分为两组，均予抗病毒药物常规治疗，治疗组再予三黄膏(黄连、黄柏、黄芩)、青黛膏(青黛、赤石脂、苍术、黄柏等)、止痛膏(浙贝母、白芷、木香、大黄等)以1∶1∶1混匀后均匀外涂于红斑及水疱处，2次/d，对照组予阿昔洛韦软膏外用。治疗10 d，治疗组总有效率为95.1%(39/41)，明显优于对照组87.8%(36/41)($P<0.05$)；疼痛率、疱疹结痂时间、后遗神经痛发生率等治疗组均优于对照组(均 $P<0.05$)。

秦丽霞将64例带状疱疹患者随机分为两组各32例，治疗组在常规护理(包括局部皮肤护理、疼痛护理、日常生活护理以及心理护理)基础上予黄连膏外敷，对照组仅予常规护理。治疗两周，观察组总有效率为90.6%(29/32)，明显高于对照组68.8%(22/32)($P<0.05$)。

(撰稿：茹意　周蜜　审阅：陈红凤)

【湿疹的治疗及实验研究】

李斌采用六经辨证治疗皮肤病，指出急性湿疹病因责之于风邪犯表、营卫不和，应从太阳经辨治，无汗用麻黄汤、有汗用桂枝汤；易反复的慢性湿疹，与情志不畅相关，由少阳经辨治，治以小柴胡汤加减。王铁柱等提出湿疹“外病内治”理念，针对湿疹“本虚标实”的病机证候特征，主张强本克标，以肺脾为核心，进行整体辨证。湿疹急性、亚急性期，标实明显，在健脾益肺基础上配伍清热利湿、凉血解毒透疹、祛风止痒之品，待标实缓本虚显时再加强温阳健脾益肺之剂，以培本治疗湿疹。

马卉等总结段行武“内外合治、标本兼顾”治疗湿疹的经验，提出辨证时应谨守“风、湿、热、虚、瘀”5大要素；急性期在清热凉血的基础上燥湿止痒，亚急性期以健脾祛湿为主兼除余热，慢性期以养血活血、祛风止痒为主，同时重视外治法的使用，常用外治经验方——桃仁软坚汤(桃仁、当归、蛇床子、地肤子、威灵仙、苍耳子等)，疗效确切。此外，亦注重饮食调护，内外兼治。

张丽等将66例湿热浸淫型小儿湿疹患者随机分为两组各33例，治疗组在基础治疗上外用湿疹方(白鲜皮、地肤子、生地榆、苦参、土茯苓等)，对照组在基础治疗上外用冰黄肤乐软膏。治疗7 d，治疗组总有效率为 90.9%(30/33),明显高于对照组 60.6%(20/33)($P<0.05$)。

王敏采用除湿止痒汤剂(蛇床子、黄连、黄柏、白鲜皮、地肤子、苦参等)熏蒸联合外洗治疗 60 例女性阴部湿疹患者,对照组予吡美莫司乳膏外涂。经治 2 周,治疗组皮损指标和阴道分泌物明显好于治疗前;治疗组总有效率为 96.7%(29/30),明显高于对照组 80.0%(24/30)($P<0.05$)。

任建香将 121 例血热型湿疹患者随机分为两组,治疗组 62 例采用凉血祛湿汤(生地黄、牡丹皮、龙胆草、赤芍药、苦参、滑石等),对照组 59 例予盐酸西替利嗪片口服和丁酸氢化可的松乳膏外用。治疗 30 d,两组 EASI 积分均较治疗前显著降低,治疗组较对照组更显著,治疗组较对照组 IL-4 及 IL-10 降低程度更明显,IL-2 及 IFN-γ 水平升高程度更显著,其作用机制可能与调节 Th1/Th2 细胞亚群的失衡关系密切。

王中元等将 124 例慢性脾虚湿蕴证湿疹患者随机分为两组各 62 例,对照组予盐酸西替利嗪片,观察组在此基础上加服健脾除湿方(人参、茯苓、白术、莲子肉、砂仁、薏苡仁等),治疗 1 个月。结果,治疗组皮疹形态、皮疹面积评分及 EASI 评分明显低于对照组($P<0.01$);治疗组有效率为 91.9%(57/62),明显高于对照组 77.4%(48/62)($P<0.05$),且治疗后血清中 TNF-α、IL-1 和 IL-18 显著低于对照组($P<0.01$),分析其机制可能与降低血清中 TNF-α、IL-1 和 IL-18 水平相关。

王禹毅等将 140 例阴虚湿滞型湿疹患者随机分为两组,治疗组予免煎颗粒口服(胡黄连、连翘、石膏、茯苓、苍术、丹皮等)配合肤光洗剂外用,对照组予盐酸左西替利嗪口服和复方氟米松外用。治疗 20 d,两组治疗前后 EASI 评分、瘙痒程度评分的降低程度相当,且无严重的不良反应。

实验研究方面,王妍清发现润肤止痒汤(黄连、当归、黄芩、牡丹皮、徐长卿、生地黄等)改善局部皮损可能与降低凋亡通路中促凋亡蛋白表达,调节局部皮损免疫平衡有关。中药治疗组予润肤止痒汤汤剂浓煎灌胃;西药治疗组予盐酸西替利嗪配成水溶液灌胃。空白对照组给予同等剂量生理盐水灌胃。研究结果显示造模成功,且 Bcl-2 及 Bax 蛋白中药组与西药组表达低于空白对照组。金磊等实验发现与空白对照组比较,含质量浓度 1%、3%冰片的湿疹乳膏对二甲苯致小鼠耳廓肿胀急性炎症及 DNCB 诱发小鼠过敏性接触性皮炎有明显抑制作用;含质量浓度 1%合成冰片的复方中药湿疹乳膏体外透皮吸收效果良好,可有效抗炎及抑制迟发型变态反应。王奂云等将 50 只豚鼠随机分为空白对照组、脾虚急性湿疹空白对照组、脾虚急性湿疹中药(苍术、苦参、荆芥、防风、生地黄、当归等)治疗低、高(3.875、15.5 g)剂量组,中药(黄柏胶囊)阳性对照组,采用 DNCB 涂抹及饮食不节、疲劳过度致脾虚证法建立豚鼠急性脾虚湿疹模型,酶联免疫吸附(ELISA)法与流式细胞术进行血 ECP 及 CD_4^+ T、CD_8^+ T 的检测。结果,与空白对照组比较,模型组血清中 ECP 过度表达,与模型组比较,各给药组 ECP 表达均明显下降($P<0.05$,$P<0.01$),且中药高剂量组疗效要优于低剂量和黄柏胶囊组,而低剂量组与黄柏胶囊组的作用差异无统计学意义($P>0.05$);与模型组比较,各给药组 CD_4^+ T 及 CD_4^+ T/CD_8^+ T 淋巴细胞水平有所升高,而 CD_8^+ T 水平则有所降低,但仅中药高剂量组差异有统计学意义($P<0.05$)。

(撰稿:茅婧怡 周蜜　审阅:陈红风)

【银屑病的治疗及实验研究】

目前医学界多认为银屑病在其发病过程中,外因以风邪为主导,或夹湿、热、燥、毒等邪气。内因以"血分"变化为主导,包括血热、血燥、血虚等该病之难治性由此可见。治疗大法上,从血论治、脏腑论治、舒筋通络等为主要治法。

杨素清等总结王玉玺治疗经验,认为银屑病应从风、寒、湿、毒邪入手,法"取类比象"之意,重视

"温法",强调六淫邪气之危害,应用以皮治皮、以根达根、以藤达络之法治疗病情严重的银屑病患者;采用发表散风类中药,搜风止痉的虫类药,亦选取附子、乌头等温阳药,外散风寒湿毒的同时,兼顾温里之阳。

牛蔚露等收集整理钟以泽治疗银屑病处方104首,构建数据库,分析处方中药物的关联性。结果发现2味药及3味药的联用对于组方中加减用药有较好的参考价值;处方多以清热凉血、清热解毒作为君药,并用益气养阴、活血祛瘀为臣药,在临床上取得较好疗效。

胡冰冰等以阴阳毒论治银屑病之红皮病型,立足于三方面:辨病与辨证相结合、注重辨病;重视病程与疾病的关系,早发现早治疗,避免毒邪入里;以清热解毒散瘀为基本治法。多用升麻鳖甲汤,取其清热解毒、活血化瘀、消肿止痛之效。袁玲玲等研究认为斑块型银屑病多属于静止期,临床表现为皮损肥厚明显、颜色较淡或呈暗红、淡褐色。在治疗上认为该病在气血结合脏腑辨证论治的同时,还应当从痰、湿、毒、瘀等角度论治,临床上取得满意疗效。

梅沉成等收集寻常型银屑病患者67例(血热证40例、血瘀证14例、血燥证13例)、正常人21名,探讨寻常型银屑病中医三证型患者外周血Treg/Th17平衡偏移及其主要效应因子和转录因子表达水平的差异。结果,血热证患者外周血中Th17细胞及TNF-α、RORγt含量均高于正常人($P<0.01$),Treg细胞及IL-10、Foxp3表达水平较正常人均下降($P<0.01$);血瘀证外周血中Th17细胞及TNF-α、RORγt含量均高于正常人($P<0.01$, $P<0.05$);血燥证外周血中Treg细胞及IL-10、Foxp3含量较正常人均下降($P<0.05$, $P<0.01$)。该研究为中医辨证分型治疗银屑病提供了一定科学依据。

陈春凤等将60例寻常型银屑病随机分为两组各30例,对照组予复方甘草酸苷片,同时外用卤米松和卡泊三醇软膏涂擦患处,治疗组在其基础上加用舒肝解郁胶囊(贯叶连翘、刺五加)。治疗4个月,治疗组总有效率为96.7%(29/30),优于对照组66.7%(20/30)($P<0.01$)。治疗后HAMD评分、HAMA评分、去甲肾上腺素(NE)、多巴胺(DA)、5-羟色胺(5-HT)水平变化,治疗组优于对照组($P<0.01$)。

李美红等采用克银汤(三棱、莪术、槐花、牡丹皮、水牛角、生地黄等)联合复方氟米松软膏外用治疗55例血瘀型银屑病,对照组52例单纯外用复方氟米松软膏。治疗4周,治疗组皮损的PASI评分、DLQI评分较治疗前差异有统计学意义($P<0.01$)。血瘀型银屑病患者DLQI评分与PASI评分具有相关性($P<0.01$),DLQI评分和有效率具有相关性($P<0.01$)。

房慧媚等研究凉血消风汤(水牛角、白茅根、玄参、生地黄、金银花、生石膏等)对血热型寻常性银屑病患者外周血淋巴细胞乙酰化内稳态的影响。发现银屑病患者治疗后血清中TNF-α表达降低,组蛋白乙酰化酶(HATs)表达上升,去乙酰化酶(HDACs)表达降低。

李珺莹等将60例患者随机分为两组各30例,均予维A酸哈西奈德乳膏外用,治疗组加服清热解毒汤(土茯苓、生地黄、玄参、大青叶、板蓝根、黄芩等)。治疗4周,治疗组有效率为80.0%(24/30),明显高于对照组30.0%(9/30)($P<0.05$);治疗后两组PASI评分和血清TNF-α水平均较治疗前降低,且治疗组明显低于对照组(均$P<0.05$)。

实验研究方面,孙文等通过实验观察银屑Ⅰ号(土茯苓、板蓝根、大青叶、当归、蛇舌草、川芎等)对咪喹莫特(IMQ)诱导小鼠银屑病模型核转录因子-κB的调控作用,并研究其潜在机制。认为银屑Ⅰ号能够明显抑制IMQ诱导小鼠模型皮肤增殖,这可能与该组方抑制NF-κB基因及蛋白表达、减轻炎症反应、降低血清IL-6、IL-10、IL-17、INF-γ水平有关。

(撰稿:吴闽枫 周蜜　审阅:陈红风)

【非哺乳期乳腺炎的治疗与研究】

田绮俊将浆细胞性乳腺炎患者 90 例随机分为两组，均行常规治疗，研究组加用清肝解郁汤(制半夏、川芎、山栀、当归、延胡索、郁金等)。治疗 2 周，研究组总有效率为 97.8%(44/45)，优于对照组 80.0%(36/45)($P<0.05$)。

孟祥悦将采用常规手术治疗的 54 例浆细胞性乳腺炎患者作为对照组，观察组 52 例先予柴胡舒肝散(柴胡、白芍药、香附、川芎、枳壳、郁金等)服用 7 d 后行常规手术。随访 6 个月，通过术区切口恢复情况评价临床效果，结果观察组总有效率为 94.2%(49/52)，高于对照组 79.6%(43/54)($P<0.05$)。

王翠兰等将 100 例浆细胞性乳腺炎患者随机分为两组各 50 例，对照组予头孢呋辛片、替硝唑片、乳房区段切除术等基础西医治疗，研究组在此基础上加用加味阳和汤(熟地黄、鹿角片、麻黄、白芥子、炮姜、路路通等)，术后治疗 1 周。结果研究组总有效率为 94.0%(47/50)，高于对照组 70.0%(35/50)($P<0.05$)。

闫云珍等将 67 例肿块期浆细胞乳腺炎患者随机分为两组，对照组 34 例予抗生素、微波、贴敷等常规治疗，同时予曲氨奈德肿块局部注射(取 1 ml 曲氨奈德，用 0.9%氯化钠注射液 2 ml 稀释，在肿块接近乳晕部位，选择肿块质硬、质韧的地方向不同方向注射入肿块内，2 次/周)，研究组 33 例在此基础上予疏肝理气按摩治疗(选取肝经、胃经、膀胱经上的穴位，采用推、擦、掐、揉、按、捏、拿手法，反复操作约 20 min)。治疗 7 d，研究组乳房疼痛评分、乳房肿块直径评分、肿块皮肤变化评分均低于对照组($P<0.05$)。

楚爱景等将 83 例治肿块期肝经蕴热型浆细胞性乳腺炎患者随机分为两组，对照组 41 例采用外敷如意金黄膏，口服泼尼松片等治疗，观察组 42 例在此基础上予静脉滴注痰热清注射液。治疗 10 d，观察组肿块缩小程度大于对照组，治疗前后肿块最大直径差值分别为(5.65±1.83)cm、(4.80±2.10)cm($P<0.05$)。

张霞等将 45 例浆细胞性乳腺炎患者随机分为两组，治疗组 22 例予乳管镜介入，将地塞米松磷酸钠注射液 5 mg、甲硝唑注射液 500 mg 合并注射用糜蛋白酶注入导管腔内，反复冲洗、挤压、排出分泌物 1 次/5～7 d，共治疗 6～10 次)配合中药(黄芩、当归、赤芍药、路路通、丝瓜络、丹参等，1 剂/d，2 次/d，15 d 为 1 个疗程，共 3 个疗程)，对照组 23 例急性期予 1 次/d 分别以滴头孢替唑钠 3 g＋NS 250 ml、奥硝唑氯化钠注射液 200 ml、地塞米松磷酸钠注射液 10 mg＋NS 100 ml(第 4 d 起减量至 5 mg)静滴，慢性期予手术治疗。经治 4 个月，治疗组总有效率为 90.9%(20/22)，明显优于对照组 47.8%(11/23)($P<0.01$)。

梁越等将 90 例浆细胞性乳腺炎患者分为清创组(采用中医清创术治疗)和联合组各 45 例，联合组在清创组的基础上配合中药(蒲公英、薏苡仁、车前子、皂角刺、当归、连翘等)内服外敷，1 剂/d，2 次/d，并将药渣装在纱袋中外敷患处，3 次/d。治疗 1～2 周，联合组总有效率为 95.6%(43/45)，高于清创组 82.2%(37/45)($P<0.05$)；治疗后联合组 SF-36 生活质量评分提升幅度优于清创组($P<0.05$)。

张蓉等将 120 例难治性浆细胞性乳腺炎患者随机分为两组各 60 例，对照组采用常规手术治疗，实验组采用火针烙法(完成局部麻醉后打开电火针仪选择合理的进针方向，排脓时进行火针调节，完成对病变部位的清除)配合中药(莱菔子、苏子、白芥子、吴茱萸，1 包/d)内服。结果，实验组好转率为 100%，优于对照组 91.7%(55/60)($P<0.05$)。

刘丽芳认为乳腺内异物郁积，阻滞乳络，气血运行不畅，痰瘀互阻而凝聚成块，郁久化热，热盛肉腐而发为脓肿是本病的发病机制，并将本病分为肿块期、成脓期和瘘管期 3 期。肿块期主要以内治为主，辅以如意金黄散外敷。成脓期根据脓腔的大小以及脓液的多少选择外治之法，尽量避免对乳房外形的改变，并在内治药物中加入附片、鹿角霜等促进肿块腐化成脓或促使肿块消散。瘘管期则应以手术治疗为主，辅以中药内服。李颖通过调理肝、胃二经治疗本病，早期治疗从肝和脾胃论治，认为畅情志、疏肝清胃、化痰散结是治疗本病的关键，并将外敷中药"消肿止痛膏"贯穿于治疗始终。

（撰稿：仲芜沅　陈红凤　审阅：李斌）

【乳腺增生病的治疗及实验研究】

陈志强等总结郭诚杰治疗经验，主张从肝论治乳腺增生病，认为乳癖由郁而生，因郁加重，将"从肝论治"思想贯穿始终，治疗多采用针药结合的方式，以疏肝解郁，理气止痛为大法，配以兼证的调理，使治疗更具针对性，疗效更显著。李国莹等总结裴正学治疗经验，裴氏指出肝、脾、肾为乳癖相干之脏，重责于肝。肝气郁滞、痰瘀互结为基本病机，故治疗各阶段尤为重视疏肝解郁、化瘀散结，同时配合健脾益气、调理冲任等治法，标本兼顾，虚实并调。吴雪卿总结唐汉钧治疗经验，认为乳房与脏腑、经络、气血关系之紧密，见证于经络之循行、脏腑气血之相系。其中肝、脾、肾三脏为主要脏腑，且联通冲任二脉。故提出的从肝、脾、肾—冲任论治乳腺增生症的治疗思路，在传统治疗方法疏肝理气、调摄冲任的基础上，同时运用清肝泻火和健脾化痰的治疗方法。

仲雷等将120例乳腺增生病患者随机分成逍遥丸组、三苯氧胺组及丹鹿胶囊组各40例。治疗3个月，三苯氧胺组总有效率为92.5%(37/40)、丹鹿胶囊组为87.5%(35/40)，明显高于逍遥丸组60.0%(24/40)($P<0.05$)，且丹鹿胶囊组不良反应发生率较三苯氧胺组低($P<0.05$)。李岚岚选取120例乳腺增生病患者均予消癖汤(柴胡、制香附、陈皮、青皮、桃仁、生牡蛎等)。治疗30 d，乳房肿块直径、乳房疼痛程度、血清雌二醇水平均优于治疗前(均$P<0.05$)。姜龙等将180例乳癖患者随机分为两组各90例，对照组予三苯氧胺，治疗组在此基础上加服乳腺增生1号方(柴胡、陈皮、香附、鸡矢藤、茯苓、红花等)。治疗1～3月，治疗组总有效率为92.2%(83/90)，优于对照组80.0%(72/90)($P<0.05$)；停药6个月后随访，不良反应发生率治疗组7.8%(7/90)，低于对照组35.6%(32/90)($P<0.05$)。

连小龙等将Wistar大鼠随机分为6组：正常组、模型组、对照组(他莫昔芬片)和西黄丸(没药、乳香、麝香、牛黄)低、中、高3个低剂量实验组(0.54、1.08、2.16 g・kg^{-1}・d^{-1})。除正常组，其余5组均通过肌内注射雌—孕激素联合诱导制备乳腺增生模型大鼠(苯甲酸雌二醇注射液0.5 mg/kg，im，连续20 d后予黄体酮注射液5 mg/kg，im，连续5 d)，造模同时灌胃给药，正常组和模型组灌胃等体积的蒸馏水。30 d后，模型组E_2、PRL、睾酮水平较正常组高，孕酮水平较低(均$P<0.01$)；实验组E_2、PRL、睾酮水平较模型组低，而孕酮水平较高($P<0.05$)。模型组的乳腺小叶体密度和腺泡比表面积较正常组高，而小叶间质体密度较低(均$P<0.01$)；与模型组比较，实验组乳腺小叶体密度和腺泡比表面积较模型组低，且小叶间质体密度均高于模型组($P<0.05$)。

（撰稿：殷玉莲　陈红凤　审阅：李斌）

【男子不育症的治疗及实验研究】

汤林等在基于文献数据探析古代男性不育症用药特点的研究，发现古代治疗男性不育症用药特点是以补虚药为主，同时攻补兼施、寒热并用、表里兼顾，注重调和阴阳气血平衡及补肾益精，使用频数在前22位的药物按功效分类主要是补虚药、温里药、收涩药、利水渗湿药、安神药、活血化瘀药、攻毒杀虫止痒药、清热药等。

喜棣认为肾中精气决定着生殖机能，为生殖繁衍之本。在治疗男性不育上，喜氏以补肾为主，分时分人论治。对于肾阳虚患者，根据“虚则补之”之法，以温补肾阳为法，常选巴戟天、淫羊藿、蛇床子、仙茅、山茱萸、杜仲等。肾阴虚患者宜滋补肾阴为法，常选用熟地黄、山萸肉、山药、女贞子、菟丝子、枸杞子等。金一顺等总结吕绍光治疗经验，从阴阳并补、清利湿热、调畅气机、中西互参、夫妻同治五个方面着手，自拟益精汤(制何首乌、黄精、紫河车、仙茅、熟地黄、淫羊藿等)，诸药合用，阴阳双补，寒热平调，阴平阳秘。陶方泽等总结崔云遣方用药经验，治疗少弱精子症从脏腑、气血立论，补肾重视阴精，甘温培中以益精，疏肝悦心及开肺泄郁以调理气机，兼顾调和气血，不忘湿热痈毒，方药运用则博采众长，用药和缓醇正；注重摄生调养，不惟方药，采取综合治疗措施。

敬思有等将138例男性不育症属气阴亏虚伴精瘀型者随机分为两组各69例，均予人绒毛膜促性腺激素肌肉注射、口服维生素E软胶囊治疗，观察组加服活血生精汤(黄芪、黄精、补骨脂、丹参、鸡血藤、当归等)。治疗5个月，观察组总有效率88.4%(61/69)，优于对照组59.4%(41/69)($P<0.01$)。黄小庆等将86例精索静脉曲张性不育患者随机分为两组，治疗组46例口服加味桂枝茯苓汤，对照组40例口服迈之灵。治疗3个月，治疗组临床总有效率84.8%(39/46)，优于对照组67.5%(27/40)($P<0.05$)。杨德华等将232例慢性前列腺炎不育症患者等分为两组各116例，均予以常规治疗(左氧氟沙星+锌硒宝片)，研究组加服祛瘀通经方(虎杖、延胡索、川楝子、郁金、野菊花、白薇等)。治疗12周，两组NIH-CPSI评估结果、血清Lep水平、精浆弹性硬蛋白酶检测结果及精子畸形率均较治疗前显著降低，且研究组<对照组(均$P<0.05$)；精浆果糖及部分精子质量指标[精子(a+b)级活动力、精子密度、精子成活率]检测结果则较治疗前显著升高，且研究组>对照组(均$P<0.05$)。治疗后1年内，研究组患者配偶成功妊娠率41.8%(46/110)，高于对照组28.0%(30/107)($P<0.05$)。

李向红将88例弱精子症患者随机分为两组各44例，对照组予针挑疗法(选取骶丛神经刺激点，腰丛神经刺激点以及胸12神经刺激点，激点进针(80回/min，3 min，1次/周)，治疗组予黄精赞育胶囊(黄精、枸杞子、何首乌、蒲公英、丹参等)联合针挑疗法，疗程3个月。结果，研究组总有效率86.4%(38/44)，显著高于对照组65.9%(29/44)($P<0.05$)。两组精子密度、精子活率、a级精子百分比和a+b级精子百分比以及E_2、TT水平均较治疗前显著升高(均$P<0.05$)，LH、FSH、PRL均较治疗前显著降低(均$P<0.05$)，且研究组均优于对照组(均$P<0.05$)。

古宇能等将60只大鼠饲养1周后随机抽出10只编入正常对照组，另外50只予雷公藤多苷片灌胃26 d。造模完毕后随机抽取10只编入造模组处死，剩下40只随机分为4组：生髓育麟汤(鹿茸、鱼鳔、龟甲胶、紫河车、人参、当归等)高、低剂量组(20、10 $ml \cdot kg^{-1} \cdot d^{-1}$)和五子衍宗丸组以及不给予任何药物(只给予正常食物和水)的观察对照组。结果，生髓育麟汤各组的精子密度、前向运动精子比例、精子活动率较其他组明显增加($P<0.05$)；生髓育麟汤各组生精细胞凋亡率下降，Caspase-3以及Bax表达减少而Bcl-2表达增加($P<0.05$)，并与浓度呈正相关。丁劲将60只BALB/c小鼠随机分为正常组、模型组、阳性对照组(东维力口服液)和中药组(益脾健肾方：菟丝子、枸杞子、五味子、党参、陈皮、黄芪等)低、高剂量(1.35 mg/kg、2.70 mg/kg)组。除正常组外，其余各组以雷公藤多苷诱导少弱精子症小鼠模型。造模后，药物组予相应药物灌胃，正常组和模型组予蒸馏水灌胃。结果，阳性对照组、中药组A级精子活力、精子总活力高于模型组($P<0.05$)；阳性对照组及中药高剂量组低于低剂量组($P<0.05$)。阳性对照组、中药组精总数低于模型组($P<0.05$)。

(撰稿：张玉柱　陈红风　审阅：秦国政)

【肛瘘的治疗与研究】

马军等将80例高位复杂性肛瘘患者随机分为两组各40例，对照组予低位切开高位挂线治疗，术后抗生素治疗3～5 d；治疗组加用中药（硼砂、枯矾、冰片、红藤、芒硝等）坐浴熏洗，15～20 min/次，2次/d。治疗14 d，中药治疗组总有效率97.5%(39/40)，优于对照组82.5%(33/40)($P<0.05$)。岳朝驰等将80例复杂性肛瘘随机分为两组各40例，对照组采取中医挂线治疗（根据患者病情紧线致自如脱落），治疗组联合中药（黄柏、朴硝、赤芍药、苦参等，30 min/次，1次/d）坐浴熏洗至创面愈合。结果，观察组患者创面平均愈合时间为(21.55±4.21)d，较对照组(33.25±4.35)d短($P<0.05$)，观察组12个月后，观察组复发率2.5%(1/40)低于对照组15.0%(6/40)($P<0.05$)。朱卫英等将80例涉及阴囊的复杂性肛瘘患者随机分为两组各40例，对照组行传统肛瘘切除术，阴囊处创面开放及常规治疗，治疗组行改良的肛瘘切除术，阴囊处创面缝合并配合中医定向透药治疗（苍术、黄柏煎煮后用纱布浸湿置于足三里穴，中药定向透药仪调整患者可耐受电流强度，20 min/次，早晚各1次）。两组术后均予抗感染4～5 d。结果，治疗组平均创面愈合时间为(25.0±15.6)d，较对照组(16.0±6.8)d短($P<0.05$)。

唐勇等将60例高位复杂性肛瘘患者随机分为两组各30例，治疗组采用无弹力自锁式挂线结合拖线治疗，对照组采用传统切开挂线术治疗。术后1周紧扎带，11 d左右让自锁式尼龙扎带或橡皮筋自行完整脱落。结果，治疗组平均住院时间及平均创面愈合时间分别为，均少于对照组的（均$P<0.05$）。袁虎将138例高位肛瘘病人随机分为常规组（常规挂线疗法）与中医组（中医挂线疗法）各69例。中医组术后创面愈合时间、肛门失禁评分，均优于常规（均$P<0.05$）。杜媛等将60例高位复杂性肛瘘患者随机分为对照组和治疗组各30例，均行切开挂线术，对照组采用传统橡皮筋挂线法，治疗组采用“铅锤”式锁硅胶线挂线法（术中不紧线，术后根据创面情况向前推进硅胶球调整硅胶线张力，亦可由患者自行调整至可忍受疼痛处，逐步紧线至脱落）。两组术后均予静滴抗生素3 d、每日中药熏洗坐浴。脱线后对照组总有效率为96.7%(29/30)，低于治疗组100%($P<0.05$)。潘红等将181例肛瘘患者分为两组，观察组141例选用小切口微创挂线法（通过探针引导，完全暴露内口并切除坏死组织，后向肛边缘处顺向剖开，完全暴露深部后肛管并清除，最后据管腔两侧的长度挂线引流），对照组40例选用常规手术法。结果，观察组痊愈率为43.3%(61/141)、显效率为48.2%(68/141)，均高于对照组30.0%(12/40)、37.5%(15/40)($P<0.05$)；使用小切口微创挂线法的患者术后肛肠压力高于常规手术法患者($P<0.05$)；观察组的住院时间、疼痛时间、瘢痕大小均低于对照组（均$P<0.05$）。吕文辉等将66例高位肛瘘患者随机分为两组各33例，对照组采用传统低位全部切开高位挂线法进行治疗，试验组采用中医挂线结合对口引流疗法进行治疗，术后均采用中药坐浴(1次/d)同时换药(2～3次/d)，直至痊愈。结果，试验组肛门功能异常发生率6.1%(2/33)低于对照组27.3%(9/33)，试验组切口愈合时间(23.56±6.24)d明显短于对照组(29.64±3.27)d($P<0.05$)。

陈伟丽将62例高位复杂性肛瘘患者随机分为两组，对照组31例采用低位切开高位挂线法治疗，术后常规抗炎，便后采用1∶5 000高锰酸钾溶液坐浴、换药，橡皮筋7 d左右自行脱落，10 d以后未脱落者可以剪开；治疗组30例在此基础上联合清热祛湿汤（龙胆草、栀子、黄芩、黄柏、柴胡、生地黄等），疗程14 d。结果，两组术后第14 d创面疼痛、渗出及肉芽组织较术后第1 d均有改善，且治疗组改善程度更显著($P<0.05$)；两组治疗后WBC、hs-CRP、IL-6、IL-8及ARP、RRP较治疗前降低，

AMCP、ALCT较治疗前升高，治疗组降低和升高幅度较对照组明显($P<0.05$)；治疗组总有效率为96.7%(29/30)，高于对照组83.9%(26/31)($P<0.05$)。葛广德将140例肛瘘术后患者随机分为两组各70例，对照组予高锰酸钾液每天熏洗15 min，并于肛门创面给予凡士林油纱和医用敷料覆盖；观察组内服清热化瘀中药(生薏苡仁、川牛膝、紫花地丁、丹参、连翘、虎杖等)，并取该方熏洗(15 min/次，1次/d)，熏洗后处理同对照组，疗程14 d。结果，观察组创面愈合时间、便血消失时间均短于对照组(均$P<0.05$)；两组治疗后中医症候积分均显著低于治疗前，且观察组低于对照组(均$P<0.05$)；观察组近期治疗总有效率95.7%(67/70)高于对照组78.6%(55/70)($P<0.05$)。但治疗后各项肛门功能评分治疗组治疗前后差异无统计学意义，且治疗后低于对照组(均$P<0.05$)；对照组肛门各项功能评分均显著高于治疗前(均$P<0.05$)。

对于少儿肛瘘，蒋晓雪总结陆金根治疗经验，认为短期内未反复发作的新生患儿(年龄>3个月)可暂行保守治疗，治疗无效者，不论低位或高位，单纯或复杂，均宜尽早手术。低位肛瘘多采用一次性切开根治术，多支管的复杂性肛瘘采用拖线术，后期结合棉垫压迫。术后1～2 d嘱家属于患儿便后用痔疾洗剂熏洗，术后2～3 d外用八二丹拔脓祛腐，术后6～14 d外用生肌散解毒生肌。同时配合中药内服，重视调理脾胃，以健脾止泻为主，兼以驱除胎毒。孙兴伟总结梁靖华治疗经验，认为肛瘘复发的根源是没有处理好内口，手术中不仅要清除所有感染的窦道组织，还要找到感染的肛腺并清除干净，一般就在内口附近，有时不止1处，多则2～3处。术中改挂紧线为挂浮线，将窦道剔除后，在内外口间做“桥式引流”可保护括约肌并保证引流通畅。术后嘱患者便后清洁，每日换药清理腐败组织直至新鲜肉芽生长，早期外敷拔毒膏(雄黄、轻粉、乳香、朱砂、冰片、金银花等)，后期外敷生肌九华膏(滑石粉、硼砂、煅龙骨、浙贝母、冰片、银珠等)，并配合中药(冰片、朴硝、儿茶、野菊花、花椒、青黛等)熏洗坐浴及微波、红光等理疗促进伤口愈合。

(撰稿：林晓茹 陈红风　审阅：李斌)

【丹毒的治疗与研究】

李莹将120例丹毒患者随机分为两组各60例，均静滴青霉素钠，在此基础上，研究组采用复方黄柏液(连翘、黄柏、金银花、蒲公英、蜈蚣)，对照组采用3%硼酸溶液冷湿敷，治疗2～3次/d。结果，研究组总有效率96.7%(58/60)，高于对照组75.0%(45/60)($P<0.05$)；研究组平均治愈时间为(6.1±1.2)d，短于对照组(12.7±2.8)d($P<0.05$)。

王娟将80例湿热下注型下肢丹毒患者随机分为两组各40例，对照组予青霉素静滴，研究组在此基础上予五神汤内服及熏蒸治疗(金银花、茯苓、车前子、丹皮、紫花地丁、甘草等)。连续治疗10 d，研究组总有效率95.0%(38/40)，高于对照组72.5%(29/40)($P<0.05$)；研究组肿胀、疼痛、肤温升高、发热缓解时间较对照组缩短(均$P<0.05$)。贺志凤辨证治疗下肢丹毒，对照组52例单纯使用抗生素(青霉素G钠480万U静滴)，联合组52例加用中药口服，湿热感毒证采用清热利湿、凉血解毒法(大青叶、银花、蒲公英、紫花地丁、猪苓、牡丹皮等)，风热毒蕴证采用清热解毒、凉血疏风法(野菊花、蒲公英、紫花地丁、薏苡仁、蚤休、知母等)，并外敷清热解毒膏剂(牛黄、冰片、大黄、黄柏、苍术、川芎等)。结果，联合组总有效率为94.2%(49/52)，优于对照组71.2%(37/52)($P<0.05$)。

孙红君将面部丹毒患者随机分为两组，治疗组38例口服加味黄连解毒汤(黄连、黄芩、防风、栀子、黄柏、荆芥等)，外敷如意金黄散；对照组37例采用青霉素480万U静滴，50%硫酸镁外敷。连续治疗1周，治疗组总有效率92.1%(35/38)，优于对照组64.9%(24/37)($P<0.05$)。韩爽等将60例

下肢丹毒患者根据是否合并糖尿病分为糖尿病组和非糖尿病组各30例，均口服清热利湿、凉血解毒中药（金银花、车前子、紫花地丁、牡丹皮、紫草、赤芍药等），外用芩柏膏，并予甲磺酸左氧氟沙星注射液静滴。治疗10 d，糖尿病组愈合时间明显长于非糖尿病组，止痛、消肿、红斑消退等症状、体温恢复至正常时间均长于非糖尿病组（均$P<0.05$）。李苏将120例水泡型丹毒随机分为两组各60例，均采用抗生素青霉素或阿奇霉素治疗，治疗组加服复方银翘解毒合剂（金银花、连翘、黄芩、黄柏、栀子、紫花地丁等）。治疗18 d，治疗组病情愈合时间明显短于对照组，症状和体征总积分（TSS）比值及患者自身评价均优于对照组（$P<0.05$）。

李文惠研究凝血及炎症相关指标与下肢丹毒发生发展的关系。收集58例下肢丹毒患者（急性期28例、慢性期30例）和28例同期健康体检患者的基本资料。结果，丹毒组D-二聚体（D-D）、纤维蛋白原（Fib）及CRP较正常值升高，与健康组均有统计学差异（$P<0.05$）；经二元Logistic回归分析，发现D-D、Fib为丹毒发生的危险因子（OR值分别为7.595、3.025），凝血酶原活动度为丹毒发生的保护因子（OR值为0.158）。李卫平选取156例丹毒患者，经单因素Logistic回归分析，大隐静脉或下肢静脉曲张、糖尿病、手足癣和肿瘤是丹毒发病的危险因素（OR值分别为8.723、2.794、4.852、3.053）；经多因素Logistic回归分析，手足癣和大隐静脉或下肢静脉曲张是丹毒发病的独立危险因素（OR值分别为7.136、7.308）。

（撰稿：周悦　陈红凤　审阅：秦国政）

【胆石症的治疗及实验研究】

郭进正将70例胆囊炎、胆石症患者随机分为两组各35例，常规组采用西医疗法治疗（红霉素片、先锋胶囊Ⅳ号、消炎利胆片），改良组加用大柴胡汤加减（醋柴胡、炒黄芩、炒枳实、生大黄、赤芍药、白芍药等）治疗。结果，改良组有效率97.1%（34/35），优于常规组57.1%（20/35）（$P<0.05$）；黄谊将106例胆石症术后胆道残余结石患者随机分为两组，均胆道取石治疗，观察组加用胆道排石合剂（栀子、威灵仙、大黄、车前草、白芍药、虎杖等），经治2月，观察组总有效率94.3%（50/53），优于对照组81.1%（43/53）（$P<0.05$）。高瑛将148例经外科手术取石胆石症患者随机分为两组，术后对照组仅接受常规治疗（胆道引流、静滴盐酸左氧氟沙星注射液），观察组联用小柴胡汤。经治2个月，观察组总有效率94.6%（70/74），优于对照组85.1%（63/74）（$P<0.05$）；持续随访6～36个月，随诊率93.9%（139/148），复发率1.4%（2/148），其中2例发现胆总管结石，均为对照组。韩柯鑫将56例肝郁气滞型胆石症患者随机分为两组，对照组26例口服胆石片，治疗组30例口服疏肝利胆汤（金钱草、柴胡、郁金、青皮、黄芩、白芍药等）。治疗3个月，治疗组总有效率83.3%（25/30），优于对照组57.7%（15/26）（$P<0.05$）。赵登科将80例胆石症合并慢性胆囊炎患者随机分为两组，均予熊去氧胆酸，观察组加用疏肝利胆通泄汤（茵陈、金钱草、蒲公英、姜黄、柴胡、虎杖等）。治疗4周，观察组总有效率90.0%（36/40），明显高于对照组70.0%（28/40）（$P<0.05$）。

刘名扬等将75只豚鼠随机分为正常组、模型组、疏肝组、养肝组及清肝组，采用喂食高脂致石性饲料（普通啮齿科饲料中加入15%猪油、1%胆固醇和0.5%胆酸）和少量蔬菜（相当于正常组1/10）造胆石症模型，疏肝组灌服十二味疏肝利胆颗粒（郁金、枳实、生大黄、厚朴、黄芩、金钱草等），养肝组灌服一贯煎颗粒（当归、麦冬、生地黄、川楝子、沙参、枸杞子），清肝组灌服龙胆泻肝颗粒（黄芩、龙胆草、木通、栀子、泽泻、柴胡等），正常组和模型组均灌胃生理盐水。8周后，疏肝组（3/15，20.0%）、养肝组（4/15，26.7%）和清肝组（4/14，28.6%）结石形成率较模型组（8/9，88.9%）明显降低（$P<0.05$）。

俞渊将50只雄性新西兰大白兔随机分正常对照组(10例)、肝纤维化胆石病组(20例)、肝硬化胆石病组(20例),在慢性肝损伤兔模型构建方法的基础上,予高热量、高胆固醇致石饲料(普通饲料加入1.2%胆固醇、0.1%胆酸、5%蔗糖及3.5%鱼肝油,鸡蛋适量),建立慢性肝损伤胆石病兔模型。造模12周后病理明确肝损伤形成,将各组剩余实验兔分为对照组、治疗组,治疗组灌胃大黄灵仙颗粒(生大黄、威灵仙、芒硝、金钱草、枳壳、鸡内金等),余各组灌胃等量生理盐水。12周后,用药各组IL-6、EGR-1mRNA表达量均较对照各组降低($P<0.05$)。

胡嗣钦将80只新西兰大白兔随机分为四组,正常对照组予常规饲料饲养,模型组和治疗组予致石饲料饲养(普通饲料加入致石药物1.2%胆固醇、5.0%蔗糖及3.5%鱼肝油),药物对照组和治疗组予大黄灵仙胶囊(大黄、威灵仙、芒硝、金钱草、枳壳、鸡内金等)溶水灌胃。8周后,模型组肝功能指标(ALT、AST、TBIL、DBIL、IBIL、TBA)较正常对照组明显升高($P<0.01$),治疗组肝功能指标较模型组下降($P<0.01$),正常对照组与药物对照组差异无统计学意义。

(撰稿:仇闻群 陈红风 审阅:秦国政)

【闭塞性动脉硬化症的治疗及实验研究】

王振强等结合下肢动脉硬化闭塞症的临床证候、中医"阴阳观"及对寒邪的认识,将下肢动脉硬化闭塞症的病机归纳为:脾肾阳虚为本,寒主收引、凝滞证候为标,热毒壅盛证候为其变。

冯德新等将125例动脉硬化性闭塞症坏死期患者随机分为两组,对照组61例予常规治疗(扩张血管、抗血小板、改善微循环以及依据坏死部位分泌物细菌培养结果予抗感染措施),观察组64例在此基础上加服中药(金银花、连翘、蒲公英、野菊花、紫花地丁、赤芍药等),外敷黄连膏、生肌玉红膏等。治疗两个月,两组血清炎症因子TNF-α、hs-CRP、IL-6及IL-1较治疗前均明显下降($P<0.05$),观察组各指标降幅大于对照组($P<0.05$);观察组总有效率87.5%(56/64)高于对照组68.9%(42/61)。

吴昊等将116例间歇性跛行下肢动脉硬化闭塞症患者随机分为两组各58例,对照组采用丹参川芎注射液、拜阿司匹林,治疗组在此基础上加用加味四妙勇安汤颗粒(茵陈、垂盆草、蒲黄、当归、玄参等),30 d为1个疗程,治疗4个疗程。结果,治疗组总有效率94.8%(55/58)优于观察组79.3%(46/58)($P<0.01$)。

李文文以常规西药(氯化钠注射液、前列地尔注射液、胰激肽原酶肠溶片)治疗57例糖尿病性下肢动脉硬化闭塞症患者作为对照组,研究组57例加服生脉饮(人参、麦门冬、五味子、黄芪等)。治疗4周,研究组下肢彩超检测结果,中腘动脉、股动脉以及足背动脉血管内径、峰值流速、血流量治疗后评分高于对照组;血流变指标中研究组患者治疗后全血高、低切黏度、红细胞比容、血浆黏度值低于对照组(均$P<0.05$)。李晓波等将120例下肢动脉硬化闭塞症患者随机分为两组各60例,治疗组予常规基础治疗加服复脉饮(黄芪、党参、当归、丹参、白芥子、牛膝等),对照组予常规基础上加安慰剂治疗。治疗1个月,两组中医证候积分、踝肱指数、行走距离均较治疗前评分有提高($P<0.05$);治疗组总有效率93.3%(56/60),优于对照组86.7%(52/60)($P<0.05$)。

衣卫东等将300例糖尿病下肢动脉硬化闭塞症患者随机分为两组各150例,对照组以前列地尔和降糖药物为基础治疗,观察组在其基础上加用益气活血通脉方(生黄芪、陈皮、牡丹皮、赤芍药、鸡血藤、川芎等),14 d为1个疗程。4个疗程后,观察组血糖、血液流变学指标和血小板cAMP、cGMP水平与对照组比较降低明显($P<0.05$)。张晓丽等将90例糖尿病肢体动脉硬化闭塞症患者随机分为三组各30例,对照组予辛伐他汀片,治疗组予活脉散(水蛭、虻虫、地龙、三七、全蝎、丹参等)、联合治

疗组予活脉散及辛伐他汀片，治疗 16 周。三组治疗后临床症状均较前改善，治疗组与对照组疗效相当（$P>0.05$），联合治疗组总有效率 83.3%(25/30) 明显高于对照组及治疗组（$P<0.05$）。

在中药联合其他辅助治疗动脉硬化性闭塞症方面，梁娟等应用益气化瘀软坚饮（麦冬、生地黄、当归、赤芍药、白蔻仁、桃仁等）内服、外用治疗 38 例动脉硬化闭塞症患者，对照组 38 例采用阿司匹林和前列地尔治疗，疗程 30 d。结果，观察组总有效率 94.7%(36/38)，高于对照组 78.9%(30/38)（$P<0.05$）。叶海东等将 84 例老年性下肢动脉硬化闭塞症患者随机分为两组，对照组予常规降压、降糖、降脂、抗血小板聚集等药物治疗，观察组在此基础上加用益气活血汤（生黄芪、陈皮、牡丹皮、赤芍药、鸡血藤、川芎等）联合高压氧治疗，疗程 4 周。结果，观察组总有效率 97.6%(41/42)，高于对照组 64.3%(27/42)（$P<0.05$）。王萌等将 210 例Ⅱ、Ⅲ期动脉硬化闭塞症辨证为瘀阻脉络型患者随机分为 A、B、C 三组，A 组西药常规治疗，B 组在其基础上加用桃红四物汤加减，C 组在 B 组上加中药（吴茱萸、肉桂）穴位（双足三里、三阴交、涌泉穴）贴敷、中药（丹参、乳香、没药、川牛膝、延胡索、土茯苓等）熏洗等治疗。治疗 12 周，临床总有效率 C 组 95.7%(67/70)＞B 组 90.0%(63/70)＞A 组 81.4%(57/70)（$P<0.05$）。

于文慧等将 24 只动脉硬化闭塞症家兔全部进行球囊扩张术手术治疗，术后随机分为两组，中药组予桃核承气汤，对照组采用同剂量生理盐水。治疗 4 周，中药组 CGRP、NO、PGF1α 水平较对照组提高（$P<0.01$），ET-1、AT-Ⅱ、TXB2 水平较对照组降低（$P<0.01$）。

（撰稿：孟畑　陈红风　审阅：秦国政）

[附]　参考文献

C

曹丽楠，徐保来，王倩.补肾化瘀胶囊治疗黄褐斑的临床效果及其作用机制[J].中药药理与临床，2017，33(1)：170

陈静，沈洪，林越汉，等.大柴胡颗粒治疗慢性胆囊炎肝胆郁热证的临床研究[J].南京中医药大学学报，2017，33(4)：354

陈澳月，董筠.董筠教授从脾胃论治幽门螺杆菌感染相关慢性荨麻疹的经验[J].四川中医，2017，35(11)：8

陈春凤，郑益志，贾丽莹，等.舒肝解郁胶囊治疗寻常型银屑病的临床研究[J].中国临床药理学杂志，2017，33(3)：222

陈德清，朱丹平，邱子津，等.负压封闭引流联合"清筋疽散"冲洗治疗糖尿病足溃疡临床研究[J].中华中医药学刊，2017，35(6)：1513

陈伟栋，刘晶.白虎汤加减方治疗痤疮的临床观察[J].湖北中医药大学学报，2017，19(2)：75

陈伟丽.清热祛湿汤联合低位切开高位挂线法治疗高位复杂性肛瘘[J].吉林中医药，2017，37(6)：579

陈志强，张卫华.国医大师郭诚杰从肝论治乳腺增生病经验[J].江苏中医药，2017，49(7)：10

瘳勉勉，孔明望.从肝辨治面部痤疮[J].现代中医药，2017，37(4)：71

楚爱景，程旭锋，王伟，等.痰热清注射液佐治肿块期浆细胞性乳腺炎 42 例[J].安徽中医药大学学报，2017，36(5)：33

D

丁劲，张耀圣，商建伟，等.益肾健脾方对少弱精子症小鼠模型精液质量和精子线粒体结构及功能的影响[J].世界中西医结合杂志，2017，12(5)：641

董兴刚，张敏，冯健，等.中药金疮油膏治疗难治性压疮临床疗效观察[J].中国中西医结合杂志，2017，37(2)：155

杜媛，王业皇，吴燕兰，等."铅锤"式自锁硅胶线治疗高位复杂性肛瘘的疗效观察及护理[J].中医药导报，2017，23(2)：118

杜勇军，黄德铨，侯长城，等.中药内服联合溻渍法治疗急性肛周湿疹临床观察[J].四川中医，2017，35(3)：159

朵雄，巴晓霞.清肝止痛汤治疗肝经郁热型带状疱疹的临床疗效分析[J].中国中医药科技，2017，24(4)：467

F

房慧媚，贾瑞璇，李凤迪，等.凉血消风汤对血热型寻常性银屑病患者外周血淋巴细胞乙酰化内稳态的影响[J].中国皮肤性病学杂志，2017，31(9)：1021

冯德新.中药内服外敷治疗动脉硬化性闭塞症坏死期64例[J].环球中医药，2017，10(2)：234

付珍娜，白明，翟凤霞，等.基于中西医临床病症特点的黄褐斑动物模型分析[J].中药药理与临床，2017，33(5)：208

G

高瑛，石坤和，唐晓丹，等.胆石症术后联合中药制剂对患者血清总胆汁酸及预后情况的影响[J].世界中医药，2017，12(2)：355

高凌卉，王亚琴.益气扶正法治疗混合痔术后并发症的临床研究[J].辽宁中医杂志，2017，44(5)：955

高子平，马莹莹.自拟活血止痛方早期干预防治肝经郁热型带状疱疹后遗神经痛90例临床疗效观察[J].四川中医，2017，35(10)：150

葛广德.解毒化瘀中药内服外洗对肛瘘术后治疗效果及EGF、sIgA水平的影响[J].现代中西医结合杂志，2017，26(31)：3524

古宇能，陈慰填，周文彬，等.生髓育麟汤对Caspase-3以及Bcl-2/Bax在实验性少、弱精子大鼠生精细胞中表达的干预[J].世界中西医结合杂志，2017，12(1)：48

郭岱炯，孙佳瑜，陈宝清，等.丹白涂膜剂对黄褐斑大鼠模型抗氧化作用及SCF/C-kit蛋白表达的影响[J].天津中医药，2017，34(10)：699

郭进正.大柴胡汤加减治疗胆囊炎、胆石症临床效果分析[J].中外医疗，2017，36(11)：175

郭秀静，韩美仙，施伟，等.喜棣从肾论治男性不育症经验谈[J].中医文献杂志，2017，35(2)：41

H

韩爽，韩颐.中西医结合治疗2型糖尿病合并下肢丹毒临床研究[J].河南中医，2017，37(9)：1616

韩柯鑫，许斌，孟宪萌.疏肝利胆汤治疗肝郁气滞胆石症随机平行对照研究[J].实用中医内科杂志，2017，31(6)：15

贺大智，马建伟.论阳郁寒凝型痤疮的治疗[J].环球中医药，2017，10(7)：730

贺志凤.清热利湿中药联合抗生素治疗下肢丹毒的效果[J].中国实用医刊，2017，44(2)：117

胡博，张丰川，李楠，等.女性黄褐斑患者肝气虚证辨治探讨[J].环球中医药，2017，10(3)：348

胡冰冰，涂萱，覃琴，等.以阴阳毒论治红皮病型银屑病[J].中医杂志，2017，58(10)：881

胡嗣钦，陈林，王兵，等.大黄灵仙胶囊调控兔胆石症模型肝功能及超微病理的作用机制研究[J].中国临床新医学，2017，10(6)：505

黄谊，黄嘉年，钟祟.胆道排石合剂联合胆道取石对胆石症术后胆道残余结石的治疗效果分析[J].中华中医药学刊，2017，35(6)：1538

黄小庆，苏劲松，徐云森，等.加味桂枝茯苓汤治疗肾虚血瘀型精索静脉曲张性不育患者疗效观察[J].中国实验方剂学杂志，2017，23(8)：173

J

姜龙，姜大庆.自拟乳腺增生1号方治疗乳癖90例疗效观察[J].湖北中医杂志，2017，33(5)：68

姜颖娟，杨碧莲，孔宇虹，等.李元文教授治疗痤疮经验[J].中国中西医结合皮肤性病学杂志，2017，16(4)：368

姜云平，王坤.依巴斯汀联合复方甘草酸苷片治疗慢性荨麻疹36例临床观察[J].中国民间疗法，2017，25(10)：76

蒋晓雪，王琛，曹永清，等.陆金根中西医结合治疗小儿肛瘘经验[J].上海中医药大学学报，2017，31(6)：1

金磊，王振宜，刘华，等.不同剂量合成冰片对复方中药湿疹乳膏体外透皮吸收影响及药效学研究[J].广州中医药大学学报，2017，34(5)：719

金美辰，李忻红.仲景方在治疗荨麻疹中的应用[J].辽宁中医药大学学报，2017，19(2)：152

金一顺.吕绍光主任中西互参治疗男性不育症经验[J].福建中医药，2017，48(4)：55

敬思有，李永刚，袁岳鹏，等.活血生精汤联合西药治疗男性不育症疗效观察[J].新中医，2017，49(8)：107

K

蒯仂，许逊哲，连侃，等.李斌运用六经辨证治疗皮肤病思想探微[J].中华中医药杂志，2017，32(12)：5383

L

李峰，郑仿，闫家文，等.加味桂枝茯苓颗粒对大鼠前列腺增生组织血管内皮生长因子和碱性成纤维细胞生长因子表达水平的影响[J].中国全科医学，2017，19(6)：693

李牧，曹魏，郑义宏，等.经方治疗急性荨麻疹的临床运用体会[J].中医药信息，2017，34(1)：57

李娜，王一飞，张明.加味清肺祛脂方治疗轻中度痤疮的疗效及生活质量观察[J].时珍国医国药，2017，28(3)：644

李鹏，孟庆泽，刘德海，等.湿热消汤联合银花泌炎灵片治疗ⅢA型前列腺炎临床研究[J].中医学报，2017，32(3)：459

李苏，陈瑜，吴闽枫，等.复方银翘解毒合剂治疗水疱性丹毒的疗效分析[J].云南中医学院学报，2017，40(2)：52

李莹.复方黄柏液治疗丹毒的临床疗效观察[J].实用药物与临床，2017，20(5)：548

李春鸟，王镏.桂枝汤加减对慢性特发性荨麻疹的疗效及血清 MMP-9 和 25 羟维生素 D 的检测[J].世界中医药，2017，12(12)：3002

李光宗，庞鹤，曹建春，等.脉络通瘀汤口服联合脱疽洗剂治疗血栓闭塞性脉管炎寒凝血瘀证临床观察[J].中国中西医结合杂志，2017，37(1)：119

李国莹，马泉，祁莉，等.裴正学教授治疗乳腺增生症临床经验[J].亚太传统医药，2017，13(8)：102

李珺莹，李红，吉彬，等.清热解毒汤治疗血热型寻常性银屑病的疗效观察及对血清 TNF-α 的影响[J].中国皮肤性病学杂志，2017，31(5)：554

李岚岚.消癖汤治疗乳腺增生症 120 例[J].河南中医，2017，37(3)：477

李美红，孙丹，李文彬，等.克银汤治疗血瘀型银屑病的临床观察[J].中国皮肤性病学杂志，2017，31(4)：445

李卫平，孔智渊，王益.丹毒住院患者 156 例临床特点和危险因素分析[J].中华临床感染病杂志，2017，10(3)：205

李文惠，郑英杰，黄海，等.凝血及炎症指标对下肢丹毒进展的影响分析[J].云南中医学院学报，2017，40(1)：53

李文文.生脉饮加减治疗糖尿病性下肢动脉硬化闭塞症临床疗效观察[J].辽宁中医药大学学报，2017，19(1)：203

李向红，哈灵侠，陈庆，等.黄精赞育胶囊联合针挑疗法对弱精子症患者精液质量及性激素水平的影响[J].现代中西医结合杂志，2017，26(27)：2965

李晓波，郝占峰，雷小明，等.中西医结合治疗下肢动脉硬化闭塞症疗效观察[J].实用中医药杂志，2017，33(5)：520

李燕红，杨谦，李锦亮，等.加味当归芍药散抑制组蛋白乙酰化酶 p300/血清环加氧酶-2 通路调控核因子 E_2 相关因子 2 在黄褐斑形成中的作用机制研究[J].山西医药杂志，2017，46(24)：2975

连小龙，赵敏，韩涛，等.西黄丸对模型大鼠抗乳腺增生作用及其机制研究[J].中国临床药理学杂志，2017，33(23)：2390

梁娟，何玉宁.益气化瘀软坚饮治疗肢体动脉硬化闭塞症 38 例临床观察[J].中医中药，2017，3(2)：107

梁伟，李怀军，阎新佳，等.七白颗粒对女性黄褐斑气滞血瘀证患者抗氧化作用及性激素水平的影响[J].中国实验方剂学杂志，2017，23(20)：163

梁越，张慧文，云跃.中医清创术配合中药内服外敷治疗浆细胞性乳腺炎的临床观察[J].中医药导报，2017，23(16)：106

廖承成，赵丽娟，张旭，等.丹栀逍遥散加减治疗肝郁气滞型黄褐斑临床观察[J].四川中医，2017，35(6)：178

刘颖，霍艳丹.火针配合拔罐治疗气滞热壅型乳痈 43 例临床观察[J].四川中医，2017，35(3)：180

刘鸿飞，周荣.中药面膜治疗痤疮 43 例[J].内蒙古中医药，2017，36(1)：56

刘名扬，于庆生，梁久银，等.3 种从肝治胆方对胆石症模型豚鼠的防治作用[J].安徽中医药大学学报，2017，36(6)：80

刘蜀坤，景林，孟晓.白藜芦醇对小鼠黑色素瘤细胞 B16 黑色素生成的影响及其机制研究[J].现代预防医学，2017，44(22)：4147

刘雪梅.从血分辨治对顽固性慢性荨麻疹的疗效及对凝血功能和血清细胞因子的影响[J].四川中医，2017，35(1)：138

刘占国，王根会.化瘀止痛汤治疗带状疱疹后遗神经痛

的临床观察[J].河北中医,2017,39(2):217

雒玉辉,李树君.外用三黄膏、青黛膏、止痛膏治疗带状疱疹的临床疗效观察[J].中医临床研究,2017,9(5):129

吕文辉,刘远成,李永海,等.中医挂线结合对口引流疗法治疗高位肛瘘临床观察[J].中医药临床杂志,2017,29(12):2110

M

马卉,李建红,黄敏,等.段行武教授治疗湿疹经验[J].中国中西医结合皮肤性病学杂志,2017,16(5):461

马军,刘桂英,杨小勇,等.分析中药熏洗联合低位切开高位挂线法治疗高位复杂性肛瘘的临床疗效[J].内蒙古中医药,2017,36(8):104

梅沉成,张云璧,陈曦,等.Treg/Th17 平衡偏移与寻常型银屑病中医三证型的相关性研究[J].中华中医药杂志,2017,32(6):2717

孟祥悦.柴胡疏肝散加减联合手术治疗浆细胞性乳腺炎的临床研究[J].中国处方药,2017,15(10):105

N

牛蔚露,崔伟锋,黄莺,等.基于数据挖掘的钟以泽教授治疗银屑病处方组方规律分析[J].中国实验方剂学杂志,2017,23(2):181

P

潘红.小切口微创挂线法治疗肛瘘的效果分析[J].中外医疗,2017,36(18):96

Q

秦丽霞.黄连膏外敷联合个性化护理干预治疗带状疱疹热毒壅盛型 32 例[J].光明中医,2017,32(16):2412

R

任建香.凉血祛湿汤治疗血热型湿疹的临床疗效及作用机制研究[J].四川中医,2017,35(2):117

S

石成方,刘畅,杨蓉娅.云苓在色素沉着性皮肤病中的应用研究[J].中国现代中药,2017,19(1):60

孙文,陈雨佳,邓婉莹,等.银屑Ⅰ号对咪喹莫特诱导小鼠银屑病模型核转录因子-κB 的调控作用及机制[J].中国皮肤性病学杂志,2017,31(1):79

孙红君,朱勇,陶运娟,等.加味黄连解毒汤联合如意金黄散外敷治疗面部丹毒 38 例[J].陕西中医,2017,38(2):182

孙建飞,张习禄,李展绒,等.通腑活血方对大鼠术后肠粘连的影响[J].现代中医药,2017,37(4):99

孙兴伟,苏红波,孙林梅,等.梁靖华教授治疗高位肛瘘经验[J].现代中医药,2017,37(6):9

T

汤林,秦国政,袁卓珺,等.基于文献数据探析古代男性不育症用药特点[J].湖南中医药大学学报,2017,37(2):225

汤玉清,廖倩,郭丽红,等.浅谈局部辨证在痤疮治疗中的指导作用[J].四川中医,2017,35(9):21

唐勇,艾丽芳,周振理.无弹力自锁挂线结合拖线治疗高位复杂性肛瘘的临床研究[J].实用中西医结合临床,2017,17(2):4

陶方泽,周小敏,方跃坤,等.崔云教授治疗少弱精子症遣方用药特色探讨[J].浙江中医药大学学报,2017,41(2):103

田绮俊.清肝解郁汤加减治疗浆细胞性乳腺炎临床研究[J].亚太传统医药,2017,13(8):142

W

王娟.五神汤内服熏蒸治疗湿热下注型下肢丹毒疗效及对血清 NO、TNF-α、IL-1β 的影响[J].现代中西医结合杂志,2017,26(22):2405

王萌,洪阳春,李珍等.中西医结合综合疗法治疗下肢动脉硬化闭塞症临床观察[J].山东中医药大学学报,2017,41(3):226

王敏.除湿止痒汤治疗女性阴部湿疹临床疗效观察[J].辽宁中医药大学学报,2017,19(11):189

王翠兰,陈贻芳,姚远.加味阳和汤联合西药治疗浆细胞性乳腺炎的临床价值分析[J].中医临床研究,2017,26(9):101

王和平,王莹.玉桂宁荨汤治疗风寒型荨麻疹的临床观察及对血清 IL-6、IL-8 及 IFN-γ 水平的影响[J].中医药学报,2017,45(1):83

王奂云，李忻红，田静，等.湿疹1号对脾虚型豚鼠急性湿疹模型免疫功能的影响[J].中国中西医结合皮肤性病学杂志，2017，16(3)：224

王林华.龙胆泻肝汤合四妙散加减治疗带状疱疹的临床观察[J].内蒙古中医药，2017，36(5)：9

王铁柱，史琦，阎玥，等.从肺脾论治湿疹[J].世界中医药，2017，12(2)：369

王延刚.消风散治疗荨麻疹、口周炎、药疹[J].实用中医内科杂志，2017，31(06)：64

王晓旭.李颖教授治疗早期浆细胞性乳腺炎经验[J].中医研究，2017，30(7)：53

王学军，李亮，刘强光，等.红藤煎治疗阑尾周围脓肿102例疗效观察[J].西部中医药，2017，30(3)：107

王妍清，刘桂卿.润肤止痒汤对小鼠慢性湿疹角质形成细胞凋亡及组织病理的影响[J].河南中医，2015，35(1)：50

王禹毅，刘毅，卢芳，等.中医辨证治疗阴虚湿滞型湿疹的随机对照试验[J].中国中西医结合皮肤性病学杂志，2017，16(1)：45

王云飞，李淑娟，阙华发，等.四君子加川牛膝方对大鼠下肢难愈性创面组织成纤维细胞及相关细胞因子的影响[J].上海中医药大学学报，2017，31(2)：80

王振强，乔凯明，于亚娜，等."寒"与下肢动脉硬化闭塞症[J].中医学报，2017，32(4)：573

王中元，王赛.健脾除湿方治疗慢性湿疹临床研究[J].中医学报，2017，32(7)：1319

魏月，张法荣.资生汤治疗慢性荨麻疹医案一则[J].亚太传统医药，2017，13(16)：90

吴昊，胡家才，周甜.加味四妙勇安汤颗粒剂治疗间歇性跛行下肢动脉硬化闭塞症的临床疗效[J].世界中医药，2017，10(2)：753

吴雪卿，唐汉钧.唐汉钧从肝、脾、肾—冲任治疗乳腺增生症[J].山东中医杂志，2017，36(3)：221

吴长涛.活血化瘀法治疗老年带状疱疹后遗神经痛的临床效果[J].中国医药指南，2017，15(23)：191

Y

徐寒，刘欢，陈念，等.清胰逐瘀汤对急性胰腺炎大鼠微循环的影响及其机制[J].湖南中医药大学学报，2017，37(2)：149

闫云珍，赵海军.疏肝理气按摩配合曲氨奈德局部注射治疗浆细胞乳腺炎肿块疗效观察[J].现代中西医结合杂志，2017，26(8)：848

杨春静.通里散结汤联合中药灌肠治疗非绞窄性肠梗阻临床研究[J].中医学报，2017，32(10)：1989

杨德华，邓娜，王广建.祛瘀通经方治疗前列腺炎不育症患者症状评分及对血清瘦素与精浆生化指标的影响[J].时珍国医国药，2017，28(8)：1926

杨素清，周兢兢，王姗姗.王玉玺教授中医辨证论治黄褐斑经验[J].环球中医药，2017，10(11)：1291

杨素清，周兢兢，闫景东.王玉玺教授应用中医药治疗银屑病的学术思想[J].中国中医急症，2017，26(10)：1727

姚希乐，孙慧.玉屏风散加味治疗慢性荨麻疹表虚不固证的抗变态反应作用研究[J].新中医，2017，49(3)：92

叶海东，胡胜利，徐毅.益气活血汤联合高压氧治疗老年性下肢动脉硬化闭塞症的疗效观察[J].中华全科医学，2017，15(2)：358

衣卫东，苑冰，梁志敏，等.益气活血通脉方治疗糖尿病下肢动脉硬化闭塞症临床研究[J].中医学报，2017，32(9)：1630

应为红，张理梅，李嫦嫦.中药祛斑霜对黄褐斑豚鼠模型皮肤中SOD、MDA和黑素颗粒的影响[J].上海中医药杂志，2017，51(1)：97

于文慧，徐恒，张百亮，等.桃核承气汤预防动脉硬化闭塞症家兔球囊扩张术后再狭窄的实验研究[J].中医药信息，2017，34(6)：32

俞渊，王兵，唐乾利，等.大黄灵仙颗粒调控IL-6、EGR-1表达治疗胆石症的实验研究[J].辽宁中医杂志，2017，44(7)：1514

袁虎.中医挂线疗法治疗高位肛瘘对肛门功能影响的临床评估[J].中外医疗，2017，36(14)：174

袁玲玲，舒涛，刘瓦利，等.斑块型银屑病的多角度论治[J].中医杂志，2017，58(6)：523

岳朝驰，杨向东，陈小朝.中药熏洗与中医挂线联合治疗复杂性肛瘘的临床疗效分析[J].中华中医药学刊，2017，35(10)：2706

Z

张搏，王姗姗，徐月，等.弹力线套扎术与胶圈套扎术治疗Ⅲ、Ⅳ度混合痔临床观察[J].中国中医急症，2017，26(2)：351

张丽，肖和印，陈艳霞，等.湿疹方治疗小儿湿热浸淫型

湿疹 33 例[J].环球中医药,2017, 10(7):776

张令,杨梅,黎宁,等.中药浸浴配合换药在 140 例中度烧伤患者中的应用效果[J].广东医学,2017, 38(10):1604

张倩,熊亚敏,王荣帅,等.七白散软膏皮肤毒性的动物实验研究[J].世界中医药,2017, 12(7):1623

张蓉,赛米热·麦尔旦.火针烙法配合中药内服治疗难治性浆细胞性乳腺炎 60 例临床观察[J].云南中医中药杂志,2017, 38(4):76

张霞,陈青.中药联合乳管镜介入治疗浆细胞性乳腺炎 45 例[J].河北中医,2017, 39(8):1215

张旭,王志华,李星星.洞式引流联合祛腐搔刮法治疗乳瘘[J].亚太传统医药,2017, 13(6):110

张伟霞,聂佳欣,李松莲,等.刘丽芳治疗肉芽肿性乳腺炎经验[J].湖南中医杂志,2017, 33(3):32

张晓丽,李晓亮,郑学军,等.活脉散对糖尿病肢体动脉硬化闭塞症斑块稳定性的临床观察[J].世界中西医结合杂志,2017, 12(6):825

张亚梅,项立明,杨文峰,等.黄莺从痰邪论治难治性痤疮经验[J].中国中医基础医学杂志,2017, 23(3):430

张志君,郑德,汪庆明,等.肛痈方简方促进高位肛周脓肿术后创面愈合的临床研究[J].上海中医药杂志,2017, 51(3):61

张中义,李帅垒,王上增,等.中医药特色疗法预防髋膝关节术后下肢深静脉血栓临床研究[J].中医学报,2017, 32(12):2509

赵登科,赵彩霞.疏肝利胆通泄法联合熊去氧胆酸治疗胆结石合并慢性胆囊炎患者疗效初步研究[J].实用肝脏病杂志,2017, 20(5):633

赵淮波,吴闽枫,徐蓉,等.中医药治疗银屑病的学术思想和机制研究[J].世界临床药物,2017, 38(3):145

赵亚男,刘明,张玥,等.四妙勇安汤对糖尿病溃疡大鼠 Wnt/β-catenin 信号通路表达的影响[J].中国中西医结合杂志,2017, 37(1):79

郑任山.大剂量复方木尼孜其颗粒治疗女性黄褐斑临床疗效观察[J].中国中西医结合皮肤性病学杂志,2017, 16(5):421

仲雷,张艳梅,李娟,等.丹鹿胶囊治疗乳腺增生的临床疗效观察[J].中国医刊,2017, 52(5):46

周晴,王子雄,张敏娟.自制揭取型中药面膜联合丹参酮胶囊治疗轻中度寻常性痤疮 39 例[J].中医外治杂志,2017, 26(4):19

朱卫英,王骏,闫纪平,等.改良手术方式加中医定向透药疗法治疗涉及阴囊处复杂性肛瘘 40 例总结[J].湖南中医杂志,2017, 33(12):13

（八）骨 伤 科

【概　述】

2017年，公开发表中医骨伤科学术论文共2 100余篇，内容涵盖了中医临床研究、中西医结合治疗研究、基础实验研究及专家经验总结等。骨伤科常见疾病的报道有胸腰椎骨折、股骨头坏死、滑膜炎、膝骨关节炎、肩周炎、胫腓骨骨折等。

1. 基础研究

中药复方与单体小分子化合物干预相关骨伤科疾病的疗效机制研究仍是基础研究的热点。王腾腾等利用内皮细胞特异性荧光表达转基因斑马鱼，肿瘤坏死因子转基因小鼠检测防己黄芪汤对淋巴管生成及关节旁淋巴系统回流功能的影响，并进一步探究其对关节肿胀的治疗效果。方法采用防己黄芪汤处理内皮细胞特异性荧光表达转基因斑马鱼(n=20)，观察淋巴管数量及胸导管长度；防己黄芪汤灌胃治疗TNF-α转基因小鼠(10周龄)12周，并以同窝小鼠对照，测量足踝周长，并通过近红外吲哚菁绿淋巴检测系统检测小鼠下肢淋巴管功能。结果发现，防己黄芪汤(10、30 μg/ml)可促进斑马鱼淋巴管受抑制后的长度恢复；与同窝对照组小鼠相比，TNF-α转基因小鼠足踝周长增加，关节旁淋巴管清除率明显降低，防己黄芪汤可促进TNF-α转基因小鼠踝关节旁淋巴管搏动数的恢复，增加淋巴管清除率，降低足踝关节肿胀程度($P<0.05$)。提示防己黄芪汤可能通过促进淋巴管生成及淋巴回流功能缓解关节肿胀程度。

史晓林等以去势大鼠模型为研究对象，观察淫羊藿总黄酮对于骨质疏松性骨折愈合中骨痂形成的影响。采用40只68周龄雌性SD大鼠钢锯截断加克氏针髓内固定法，建立去势大鼠股骨中段骨质疏松性骨折模型，随机分为两组各20只，淫羊藿总黄酮组予淫羊藿总黄酮150 $mg\cdot kg^{-1}\cdot d^{-1}$，对照组予等量生理盐水。干预6周后，使用双能X线骨密度仪检测股骨BMD，MicroCT系统测量骨痂的骨体积、骨体积分数、骨小梁厚度、骨小梁数量及骨小梁分离度等参数。采用HE染色技术观察两组骨痂愈合进程中的骨痂组织形态学差异，采用免疫组织化学染色技术检测骨痂处酪蛋白激酶2相互作用蛋白1(CKIP-1)的表达量。采用RT-PCR技术检测两组骨痂样本中骨特异性转录因子2(Runx2)表达量，采用3点弯曲力学方法测量骨痂处最大载荷值。结果发现，淫羊藿总黄酮组骨密度为(129.4±3.1)mg/cm^2，与对照组(117.3±3.3)mg/cm^2比较差异有统计学意义($P<0.001$)；MicroCT扫描结果显示，淫羊藿总黄酮组和对照组在骨痂骨小梁数量、骨痂体积、骨痂体积/总体积、骨小梁分离度和骨小梁厚度方面比较差异有统计学意义($P<0.05$)。200倍和400倍光镜下骨痂HE染色切片，见骨小梁微结构参数与骨痂MicroCT扫描结果趋势一致，淫羊藿总黄酮组软骨细胞骨化水平明显高于对照组。骨痂中Runx2因子RT-PCR检测结果显示，两组的Runx2 mRNA相对表达量差异有统计学意义($P<0.001$)。400倍镜下观察骨痂中CKIP-1蛋白免疫组化检测结果显示，淫羊藿总黄酮组和对照组CKIP-1蛋白阳性表达数分别为(9.30±1.16)、(40.50±1.08)，差异有统计学意义($P<0.001$)。骨痂生物力学结果显示，淫羊藿总黄酮组和对照组最大载荷分别为(98.37±9.64)、(68.45±6.07)N，差异有统计学意义($P<0.001$)。

表明淫羊藿总黄酮可以促进去势大鼠骨质疏松性骨折愈合过程中成骨细胞骨形成能力和软骨骨化能力，促进原始骨痂的形成，增强骨折愈合强度，而其促进骨愈合和增强骨折愈合强度可能是通过调节 CKIP-1 蛋白来实现的。

2. 临床研究

中医骨伤学科在临床治疗应用方面注重内服药和外用药等疗法的相得益彰，又善于借鉴西医疗法发挥了中西医结合的优势。陈娟以 25 例原发性骨质疏松(POP)肾阴虚证受试者为研究对象，观察六味地黄丸对绝经后骨质疏松症肾阴虚证的免疫调节作用及其与 JAK/STAT 信号通路的关系，给予受试者口服六味地黄丸治疗 3 个月，用药前后利用实时荧光定量 PCR 检测外周血白细胞 JAK/STAT 通路相关基因 OSM、PRLR、IFNG、IRF1 和 YY1 的表达；ELISA 法检测血清中免疫因子 IL-6、IL-8、TNF-α 的水平。结果，六味地黄丸治疗原发性骨质疏松肾阴虚证组 3 个月后，IRFI 基因表达上调，治疗前后比较有显著性差异($P<0.01$)；OSM 基因表达虽有上调趋势，PRLR、IFNG 和 YY1 基因表达水平下降，但差异均无统计学意义；血清 IL-6、IL-8 含量明显降低，治疗前后比较有显著性差异($P<0.05$，$P<0.01$)；TNF-α 水平在治疗后表达下调，但差异无统计学意义。提示六味地黄丸可能通过上调 JAK/STAT 通路中 IRF1 基因的表达，调控 POP 肾阴虚证免疫功能。

张伟宏分析补肾活血接骨汤(红花、当归、熟地黄、茯苓、鹿角霜、山药等)联合西药治疗骨质疏松性骨折愈合过程中对凝血相关因子及血管内皮生长因子(VEGF)水平的影响。将 83 例骨质疏松性骨折患者随机分为两组，对照组 40 例予以常规西药治疗，观察组 43 例在其基础上加用补肾活血接骨汤，治疗 8 周。结果，对照组与观察组的血小板计数(PLT)、纤维蛋白原(FIB)及 D-二聚体含量均显著上升，且观察组上升幅度显著低于对照组($P<0.05$)；凝血酶类相关指标，活化部分凝血活酶时间(APTT)、凝血酶原时间(PT)及凝血酶时间(TT)均显著高上升，且观察组上升幅度显著高于对照组($P<0.05$)；比较 VEGF 水平，治疗后两组均较治疗前显著升高，且观察组上升显著高于对照组($P<0.05$)。表明补肾活血接骨汤联合西药在骨质疏松性骨折愈合过程中降低骨折患者血液高凝状态，改善气血淤积症状，促进骨折愈合，可在临床推广。

朱立国等采用补肾活血方(杜仲、补骨脂、怀牛膝、丹参、威灵仙、木瓜)治疗 43 例椎间盘源性腰痛患者，连续治疗 2 周。结果，43 例患者治疗第 1 周有效率为 86.0%(37/43)，治疗第 2 周及随访时有效率为 90.7%(39/43)；在视觉模拟标尺法(VAS)评分及功能障碍指数(ODI)评分上，治疗第 1 周、第 2 周与随访均与治疗前有明显差异($P<0.001$)，治疗第 2 周、随访与治疗第 1 周也有差异($P<0.05$)，但治疗第 2 周与随访时差异无统计学意义($P>0.05$)。认为补肾活血方能有效改善椎间盘源性腰痛患者的临床症状，随访期疗效稳定。

林威力分析中药(威灵仙、怀牛膝、当归、艾叶、骨碎补、荆芥等)熏洗配合鹰嘴钩钢板内固定治疗尺骨鹰嘴粉碎型骨折的临床疗效及安全性，将 46 例患者随机分为两组，观察组予中药熏洗配合内固定治疗，对照组仅予鹰嘴钩钢板治疗。中药连续熏洗 3 个月，发现观察组、对照组临床疗效优良率分别为 95.7%(22/23)、82.6%(19/23)，组间比较 $P<0.05$；观察组患者骨折愈合时间较对照组患者显著缩短($P<0.05$)。术后 6 个月，两组患者 Mayo 评分均显著提高，VAS 评分均显著下降，且术后 6 个月观察组患者 Mayo 评分提高和 VAS 评分下降更为显著；不良反应观察组有 1 位、对照组有 6 位。提示中药熏洗配合鹰嘴钩钢板内固定治疗尺骨鹰嘴粉碎型骨折可显著提高临床疗效，缩短骨折愈合时间，促进肘关节功能的恢复，降低术后疼痛感和不良反应发生率。

近年来，Meta分析方法在骨伤科疾病的临床研究中的应用。笪巍伟等运用Meta分析方法评价中药干预1 971例原发性骨质疏松性腰背痛患者的有效性和安全性。检索数据库包括Pubmed、Cochrane、EMBASE、BioMed Central、VIP、CNKI、SinoMed及万方数据库，根据Cochrane中心制定的标准，由2位研究者独立评估纳入临床资料，并提取相关要素，采用Review manager5.3软件进行Meta分析及质量评价，最终纳入23项随机对照临床试验。结果，中药能够有效缓解原发性骨质疏松症早期腰背部疼痛症状，提高腰椎骨密度，且不良反应少，可作为防治骨质疏松性腰背痛的一种有效、安全的手段。

3. 学术流派研究

李盛华等介绍了陇中正骨学术流派学术思想。一是人体皮肉筋骨在遭受外力的损失时，可引起气血、营卫、脏腑等一系列功能的紊乱。外邪侵袭人体局部后会影响全身的气血经络运行，造成机体功能紊乱，需结合临床实际宏观辨病，以气血辨证为主，同营卫、经络、脏腑等辨证互参，方能收到良好的效果。二是筋骨并重，凡跌打损伤，筋每首当其冲，受伤机会最多，骨居于里，筋附其外，外力侵及人体，轻则伤筋，亦名软伤；重则过筋中骨，又名硬伤，骨伤必定筋伤，筋伤必然影响骨的正常生理功能，因此在治疗时应遵循筋骨并重的原则，才能促进伤病的痊愈。三是内外兼治，骨折、脱位的治疗，既需手法复位，理筋治伤，也要内服药物调理气血，外敷药物消肿止痛，做到内外兼治。四是动静互补，康复锻炼可促进局部血液循环，加强活血化瘀、消肿止痛的作用；濡养患肢关节筋络；促进骨折加速愈合；防治筋肉萎缩；避免关节粘连和骨质疏松；扶正祛邪，调节机体功能，促进气血充盈，有利于损伤部位和整个机体的全面恢复。五是精准微创，随着医学的不断进步，流派传承人在继承传统的过程中不断创新，倡导将精准理念和骨科微创技术紧密结合，提出骨伤科精准微创的概念，即通过微小创伤和入路，将特殊器械、化学药剂或物理能量送入损伤组织内部，完成对机体畸形、病变、创伤的切除、灭活、修复或重建等操作，从而达到治疗目的。

王尚全等介绍了清宫正骨流派学术思想。清宫正骨强调“以痛为腧、手摸心会”的检查法则，“以痛为腧”有两个方面：一是辨证辨病；二是病变部位、程度、性质等的辨别，从而使医治做到有根有据，使疾病得到痊愈。“手摸心会”是触觉、视觉及语言符号等信息的综合采集，并以某种认知思维模式将以上信息进行辨别、整理、归纳总结的过程。在骨科的临床实践中，指的是“医师长时间的手法训练与临证，可以触摸感知的信息并形成一种表象，这种表象可以被另一种表象在一定程度上优化，并且表象的内容在一定范围内是相对稳定的”。“手到是基础，心到是层次”中的“手到”就是要求医者能将诊疗技术与手的触诊相融合，充分利用好人的敏感触觉的技能；“心到”是指心神合一，医者在对人体正常筋骨结构关系非常清楚的情况下必须集中精力感受手下的感觉，做到一目了然。清宫正骨提倡“病证互参、以血为先”的辨证思想，病证互参体现在以下两个方面：一是以中医基础理论为指导，在中医诊断的基础上进行辨证，即辨病与辨证相结合；二是在西医诊断明确的同时，进行中医辨证，将中医辨证思维与辨病方法相结合，这有利于窥探病变的性质，提供更强针对性的治疗，使病位、病理和转归等更加明确具体。气血辩证为筋伤辨治的纲领，全身气血循行，达五脏六腑、四肢百骸，故人体的任何一处的损伤必首伤气血。治血先行气，气行则血行，临床中气血是统一体，不能截然分开，仅有偏重而已，故治疗时应气血并治。清宫正骨主张“骨正筋柔、轻巧柔和”的手法原则，中医手法是治疗筋伤的关键。孙树椿强调“骨正筋柔”，先松筋再调骨。若在筋挛、筋僵时强行正骨不仅会加重筋的损伤，而且即使骨的位置调整正常，也会由于筋不束骨骨自歪。并结合刘寿山的思想和自己多年的临床实践经验,运用现代解剖学和病理生理学知识,整理规范了筋伤手法,指出手法治疗应遵循因势利导、轻巧柔和的原则,使患者不感到痛苦的情况下使症状也得到缓解或痊愈。

(撰稿:徐浩 施杞 审阅:王拥军)

【胫腓骨骨折的治疗与研究】

胫腓骨骨折在全身骨折中最为常见,占全身骨折总人数10%~15%,车祸和摔伤是导致该类骨折发生主要原因;胫腓骨骨折较其他类型骨折软组织损伤和骨折区域感染合并率较高,如不及时处理极易出现延迟愈合及不愈合,严重影响临床治疗效果和生活质量。

1. 基础研究

王炜等研究健脾生血中药(黄芪、熟地黄、骨碎补、续断、当归、牡丹皮等)联合鹿瓜多肽注射液治疗创伤性胫腓骨骨折疗效及对骨形态发生蛋白-2、血管内皮生长因子的影响。将110例患者随机分为两组各55例,均予阿法骨化醇治疗,观察组加用健脾生血中药联合鹿瓜多肽注射液,治疗28 d。结果,观察组临床症状消失时间、骨折愈合时间显著短于对照组;治疗后中医证候积分、VAS评分及低于对照组,X射线骨痂评分、BMP-2及VEGF水平高于观察组,近期治疗总有效率显著高于对照组。赵彬将112例股骨远端骨折患儿随机分为两组,对照组55例接受弹性髓内钉内固定治疗,观察组57例予微创内固定+术后中药熏洗治疗,疗程24周。结果,两组治疗后12周、24周的Harris评分、膝关节活动度(ROM)、髋关节HSS评分、独立活动Barthel指数(BI)评分、血清炎性因子(hs-CRP、IL-6)以及骨代谢指标(BALP、PICP、BGP及β-CTX)均有明显改善,观察组上述指标改善情况明显优于对照组(均 $P<0.05$)。

2. 临床研究

吴泉州等将68例创伤性胫腓骨骨折患者随机分为两组各34例,均行外固定支架术治疗,对照组术后予阿法骨化醇,治疗组在此基础上加服益气生血汤(黄芪、熟地黄、当归、骨碎补、续断、川芎等),治疗4周,结果,观察组近期总有效率为94.1%(32/34),显著高于对照组64.7%(22/34)($P<0.05$);观察组症状改善时间、骨折愈合时间均显著短于对照组($P<0.05$);观察组治疗后中医证候积分、VAS评分显著低于对照组及治疗前($P<0.05$);骨痂影像学评分以及骨形态发生蛋白-2、血管内皮生长因子水平均显著高于对照组及治疗前(均 $P<0.05$)。张鹏将76例患者随机分为两组各38例,观察组采取中西医结合治疗,即单侧切口手术内固定术结合中医辨证治疗,根据骨折病灶的位置,于小腿前外侧作S形切口,同时充分显露胫骨、腓骨,在骨折复位后,进行钢板固定;在此基础上加服活血止痛汤加减(当归、苏木、落得打、川芎、乳香、红花等),对照组采取单纯西医治疗,疗程7 d。结果,观察组切口愈合时间、骨痂出现时间、并发症发生率、临床疗效优良率、VAS评分降低幅度均优于对照组($P<0.05$)。周嘉恩观察活血止痛胶囊(当归、土鳖虫、三七、乳香、冰片、自然铜等)对胫腓骨骨折术后疼痛及肿胀的影响。将86例行外科手术治疗的气滞血瘀证胫腓骨骨折患者随机分为两组各43例。对照组予以注射用头孢西丁钠静脉滴注疗法,研究组联合口服活血止痛胶囊。治疗3~5 d,研究组、对照组治疗总有效率分别为88.4%(38/43)、69.8%(30/43),组间比较 $P<0.05$;研究组肿胀消失时间、疼痛消失时间、骨痂生长时间、总住院时间均低于对照组(均 $P<0.05$);治疗后两组NRS评分、肿胀评分均较治疗前降低($P<0.05$)。孙东平探讨用加减核桃承气颗粒联合甘露醇治疗胫腓骨双骨折术后患肢水肿的疗效。将58例胫腓骨双骨折术后患肢水肿患者随机分成两组各29

例。A组联合应用加减桃核承气颗粒与甘露醇，B组单用甘露醇，治疗 3～5 d。结果，A 组总有效率明显优于 B 组。卞向荣等将 106 例行带锁髓内钉静力型固定手术的胫腓骨粉碎性骨折患者随机分为两组各 53 例，均在手术后 1 周内予康复锻炼治疗，治疗组在早期康复的基础上予脉血康胶囊以活血化瘀通络，治疗 10 周，每 3 个月随访一次，比较两组患者关节活动度及下肢功能恢复情况。结果，两组患者骨折愈合时间及下床活动时间比较无明显差异（$P>0.05$）；治疗组治疗后 Lysholm 评分显著高于对照组（$P<0.05$）；与第一次随访比较，第二、三次随访 Lysholm 评分明显升高（$P<0.05$）；末次随访时，治疗组组约特种外科医院膝关节功能评定的优良率优于对照组（$P<0.05$）；治疗组并发症发生例数较对照组略少，但差异无统计学意义（$P>0.05$）。陈苑妮将 60 例胫腓骨粉碎性骨折肢体重度肿胀患者随机分为两组各 30 例，对照组采用常规甘露醇注射液脱水、消肿治疗，治疗组采用去伤片（重楼、九节茶）联合甘露醇注射液脱水、消肿治疗，分别于治疗前、治疗后 2、4、7 d 观察两组患者小腿周径差、VAS 疼痛评分、临床疗效。结果，治疗组优良率为 90.0%（27/30），优于对照组 63.3%（19/30）（$P<0.05$）；治疗组治疗后小腿周径差、VAS 疼痛评分均低于对照组（均 $P<0.05$）。

蔡薇将 120 例胫腓骨骨折后肢体肿胀且需要手术的患者随机分为伤科黄水（黄芩、黄连、栀子、紫草、苦参、薄荷等）外敷组和常规组各 60 例，比较两组患者肢体肿胀程度、疼痛、术前等待时间等指标。结果，伤科黄水组患者肢体肿胀程度、疼痛评分均显著小于常规组，术前等待时间明显短于常规组（均 $P<0.05$）。管玉芝观察伤科黄药方外敷对胫腓骨骨折早期消肿止痛效果，将 150 例患者随机分为两组各 75 例，治疗组在采用骨折常规治疗和护理的同时，加用伤科黄药方外敷于患肢，治疗 7 d。结果，治疗组在胫腓骨骨折早期（7 d 内）消肿、止痛效果明显优于对照组（$P<0.05$）。

董文波等观察向心性加压型 5 加 1 夹板装置治疗稳定型胫腓骨骨折的临床疗效。将 40 例患者随机分为两组各 20 例，治疗组采用向心性加压型 5 加 1 夹板装置治疗，对照组采用石膏外固定治疗。在治疗过程中对骨痂生长的情况、骨折愈合情况及总体疗效进行比较。结果，第 4、7、10 周骨痂生长情况治疗组优于对照组；治疗组骨折愈合率为 95.0%（19/20），优良率为 95.0%（19/20），均优于对照组 70.0%（14/20）、70.0%（14/20）（均 $P<0.05$）。

（撰稿：席智杰　审阅：王拥军）

【胸腰椎骨折的治疗与研究】

1. 治疗研究

秦大平等通过总结目前有关骨质疏松性椎体压缩骨折（OVCF）的治疗研究进展，包括非手术和手术治疗及数字化骨科技术的应用，比较不同治疗方法的利弊并加以探讨。非手术治疗包括卧床休息、药物、物理、中药、运动康复、中医正骨手法的治疗方面，从改善临床症状、减少并发症、促进成骨、恢复椎体高度、减少邻近椎体的骨折等方面均有显著疗效。手术治疗方面经皮椎体成形术（PVP）是经典术式，镇痛效果好，但易发骨水泥渗漏且椎体高度恢复不理想；经皮球囊扩张椎体后凸成形术（PKP）椎体高度恢复较好，骨水泥注入量较大但渗漏率低；Sky 骨扩张系统后凸成形术（SKP）矫形效果显著但较易破坏终板，且椎体高度的维持能力尚有待明确；OptiMesh 椎体成形术可优化填充材料，最大程度还原术后病椎内部的生理环境，但手术易损伤椎旁组织；Cortoss 骨水泥毒性小、聚合温度低、可模拟椎体刚度，但实际临床疗效有待明确。随着新材料、新技术的不断完善与相互结合，在数字化骨科技术的深入应用中，保守与手术治疗 OVCF 将获得更安全、有效的临床治疗结果，并且能够揭示胸腰椎单纯压缩性骨折的作用机制与其对相邻椎体和椎间盘压应力的影响的差异性以及治疗后对脊柱功能的影响，为临床提供治疗依据。

郑伟杰观察了胸腰椎骨折中椎弓根螺钉钉棒系统内固定与脊柱改良型外固定器的临床疗效。方法是外固定组使用改良外固定器联合体外复位联合微创技术治疗，内固定组使用传统钉棒系统进行切开复位内固定，每组患者各50例。结果，外固定器手术组在手术时间、术中出血量、住院时间上明显少于内固定钉棒组($P<0.05$)；所有患者伤椎高度在术后、末次随访结果与术前相比均有明显改善($P<0.05$)；两组患者伤椎术后及末次随访结果及后突Cobb角对比均无明显差异，二者治疗水平相当，差异不具有统计学意义($P>0.05$)，患者术后主观满意度相当。表明改良型外固定器微创治疗脊柱胸腰椎骨折中具有与切开复位钉棒内固定相同的治疗效果，但其手术时间更短、术中出血少、操作简便、患者住院时间短，是一种治疗胸腰椎骨折的有效微创治疗手段。

2. 手术疗法联合保守疗法

吕召民将96例因骨质疏松椎体压缩性骨折患者随机分为两组各48例，观察组采用伸牵引弹性按压法结合二次球囊PKP治疗，对照组采用过伸牵引弹性按压法联合单次球囊扩张PKP治疗。结果，观察组骨水泥使用量显著高于对照组($P<0.05$)，两组手术时间差异无统计学意义($P>0.05$)；治疗后24 h及术后6个月，观察组患者的脊柱后凸Cobb角、腰背部VAS评分、ODI评分均明显优于对照组($P<0.05$)；两组患者的并发症发生率差异无统计学意义($P>0.05$)。认为过伸牵引弹性按压法联合二次球囊扩张PKP治疗骨质疏松性胸腰椎压缩骨折的临床效果优于单次球囊扩张，且操作简便安全，值得临床推广应用。

3. 手术治疗与保守疗法的比较

邓强等观察PKP与“五点式”支撑复位综合疗法治疗新鲜骨质疏松性胸腰椎压缩骨折(OVCFs)在缓解疼痛、矫正脊柱后凸畸形、改善患者生活质量及邻近再骨折发生率、骨密度改善等方面的效果。将74例患者随机分为两组，其中37例行PKP手术治疗(A组)，37例行“五点式”支撑复位综合疗法治疗(B组)，术后常规拍摄伤椎及其邻近阶段X线片，行骨密度检查，两组治疗后6、12、24个月进行随访。结果，A组伤椎前缘高度恢复、后凸畸形矫正、疼痛缓解及功能活动、骨密度改善等方面均优于B组，差异有统计学意义($P<0.05$)；A组与B组邻近节段发生骨折率分别为8.1%、18.9%，差异有统计学意义($P<0.05$)。表明PKP能使OVCFs患者的腰背疼痛得到有效缓解，能矫正后凸畸形，改善患者生活质量，降低邻近阶段骨折的再发生。

4. 手术联合中药治疗

蔡为民等为分析经皮穿刺球囊PKP联合壮骨活血汤用于老年骨质疏松性压缩性胸腰椎骨折治疗中的效果，将38例老年骨质疏松性压缩性胸腰椎骨折患者随机分为两组各19例，对照组经皮穿刺球囊扩张椎体成形术治疗，观察组在此基础上加服壮骨活血汤(骨碎补、大枣、杜仲、赤芍药、淫羊藿、红花等)，连续服用7 d。结果，治疗组治疗1 d及1个月疼痛评分均低于对照组；两组治疗后Cobb角和伤椎高度差异不明显。

周国柱等为探讨骨痿汤对老年性胸腰椎骨折进行椎体成形术后临床症状改善的临床疗效。将48例老年胸腰椎压缩骨折进行椎体成形术患者随机分为两组各24例，对照组进行常规的椎体成形术加鲑鱼降钙素肌注，治疗组在其基础上加服骨痿汤(干地龙、海马、党参、骨碎补、川断、何首乌等)，在术后第1 d及3、6、12个月进行视觉模拟标尺法(VAS)评分及Osvesty功能障碍指数(ODI)评分比较。结果，两组椎体成形术均顺利完成，术后早期VAS及ODI评分均明显改善，术后3个月VAS及ODI评分比较差异均无明显统计学意义，但术后6个月及术后12个月治疗组VAS及ODI评分明显优于对照组。提示椎体成形术能明显改善患者疼痛及生活能力，骨痿汤能有效缓解老年性胸腰椎骨折术后疼痛，改善患者术后的生活能力，且随着使用时间的延长，作用越明显。

张翠华将85例胸腰椎骨折患者随机分为两组，治疗组45例采用中药口服配合经皮微创手术治疗，对照组40例采用经皮微创手术治疗。结果，术后1、2个月治疗组日常生活能力(ADL)评分、术后1周和1个月VAS评分均优于对照组(均$P<0.05$)，治疗组住院天数明显低于对照组($P<0.05$)。认为中药口服配合经皮微创术式治疗胸腰椎骨折，具有住院时间短、术后疼痛轻、恢复快等优点。

孟祥琨将64例胸腰椎段骨折合并脊髓损伤患者随机分为两组各32例，对照组予后路椎板减压螺钉置入治疗，研究组予通督活血汤(鹿角霜、金毛狗脊、丹参、黄芪、杜仲、当归等)配合后路椎板减压螺钉置入治疗，疗程5周。结果，两组治疗后运动评分、触觉评分及伤椎椎体高度均较治疗前显著升高(均$P<0.05$)，Cobb角均显著降低(均$P<0.05$)，且研究组各指标改善情况均显著优于对照组(均$P<0.05$)。

(撰稿：莫文　审阅：王拥军)

【股骨头坏死的治疗及实验研究】

1. 临床研究

褚青波研究壮筋续骨方(炙黄芪、红花、当归尾、桔梗、桃仁、川芎等)对改良术式治疗中青年股骨颈骨折后股骨头坏死的预防效果。将80例患者随机分为两组各40例，均实施空心螺钉结合同种异体腓骨内固定术治疗，术后对照组常规治疗，中医组加壮筋续骨方治疗，疗程6个月。结果，中医组骨折愈合时间短于对照组($P<0.05$)，股骨头坏死率低于对照组($P<0.05$)，髋关节Harris评分中疼痛、功能、活动度评分高于对照组($P<0.05$)。

纪志华等研究活血化瘀通络方(黄芪、桃仁、红花、川芎、当归、川牛膝等)治疗早期激素性股骨头坏死的临床价值。将90例患者随机分为两组各45例，均于内固定术后2周内进行旋股内、外侧动脉介入术，术后对照组行常规治疗，观察组加服活血化瘀通络方。治疗3个月，观察组治疗有效率88.9%(40/45)，优于对照组71.1%(32/45)($P<0.05$)；治疗后观察组血清骨形成蛋白2(BMP2)、Harris评分明显高于对照组，内皮素(ET)水平、红细胞压积、视觉模拟评分法(VAS)明显低于对照组；两组不良反应发生率比较无显著差异。提示活血化瘀通络方可有效治疗早期激素性股骨头坏死，改善其骨代谢及血液流变学指标，降低疼痛度，促进机体关节功能恢复，且安全性好。

杨开等采用Mate分析对髓芯减压术联合活血法治疗早中期股骨头坏死的疗效及安全性进行客观评价，共纳入8篇随机对照试验，494例患者分为髓芯减压组238例、髓芯减压术联合活血法组256例。结果，髓芯减压术联合活血法总体疗效比较有统计学意义，认为髓芯减压术联合活血法较单纯髓芯减压术治疗早中期股骨头坏死的疗效好，但仍需多中心、大样本研究。

易生辉等采用Mate分析系统评价中药治疗股骨头坏死的有效性和安全性。本研究纳入8篇中药治疗早期股骨头坏死的随机对照试验，共560例患者。因各研究采用不同的干预措施，故仅进行描述性分析。结果，6个研究报道了治疗的总有效率，提示联合应用中药疗法能在一定程度上提高股骨头坏死的优良率；6个研究采用了Harris评分，结果显示治疗组效果优于对照组；3个研究报道了影像学总有效率，提示联合应用中医药疗法亦能提高股骨头坏死的影像学总有效率。提示中药联合其他方法治疗早期股骨头坏死较不联合使用中药治疗有益，但受纳入文献质量限制，以上结论尚需要高质量的临床试验进一步证实。

易生辉等采用Mate对中药联合髓芯减压植骨术治疗 FicatI、Ⅱ期股骨头坏死的有效性做出客观评估，该研究共 7 篇文献 464 例患者符合纳入标准，未发现双盲试验。根据意向治疗分析显示与髓芯减压植骨术治疗相比，结合中药治疗早期股骨头坏死对总有效率的影响差异有统计学意义（$P<0.01$），优势比为 3.76(2.20，6.44)。认为中药联合髓芯减压植骨术治疗早期股骨头坏死较单纯髓芯减压植骨术治疗有益，但受纳入文献质量限制，以上结论尚需要高质量的临床试验进一步证实。

2. 实验研究

帅波等观察加味青娥丸（杜仲、补骨脂、胡桃肉、大蒜、丹参等）对激素性股骨头坏死小鼠局部 1，25$(OH)_2D_3$/VDR mRNA/RAS 信号转导通路的影响。将 8 周龄 SPF 级 C57BL/6 雄性小鼠随机分 5 组，每组 12 只，即空白对照组（A 组）、激素性骨坏死模型组（B 组）、青娥丸加味组（C 组）、骨化三醇干预组（D 组）及血管紧张素转换酶抑制剂（ACEI）干预组（E 组），治疗半年后，运用 micro-CT 检测并经三维重建获得股骨头颈局部骨组织微观结构，检测股骨头颈局部 1，25$(OH)_2D_3$/VDR mRNA/RAS 系统（ACE，AngⅡ mRNA）表达情况。结果，空白对照组（A 组）骨体积分数、骨小梁数目、骨小梁厚度较模型组（B 组）显著增加（$P<0.05$），结构模型指数、骨小梁间隙、骨表面积体积比较模型组（B 组）明显降低（$P<0.05$）。治疗后 C 组、D 组及 E 组 1，25$(OH)_2D_3$/VDR mRNA/RAS 表达均较模型组高（$P<0.05$），而 ACE 及 AngⅡ mRNA 表达较模型组低（$P<0.05$）。认为加味青娥丸可能通过调节局部 1，25$(OH)_2D_3$/VDR mRNA/RAS 信号转导通路而对股骨头坏死疾病的进展起到一定的治疗作用。

朱耀等通过检测桃红四物汤对创伤性股骨头缺血坏死模型外周血中血管内皮祖细胞（EPCs）表达的影响，探讨桃红四物汤治疗创伤性股骨头缺血坏死的具体作用机制。将 60 只实验大鼠随机分成 4 组，即桃红四物汤低、中、高剂量（4、8、16 g/kg）组及模型组（生理盐水），干预 8 周后对股骨头大体形态观察、组织形态学观察、空骨陷窝率检测，并用流式细胞仪检测大鼠外周血中 EPCs（CD_{34}^{+}、CD_{133}^{+}）水平。结果，桃红四物汤三组灌胃 8 周后空骨陷窝率明显低于模型组，高于正常对照组（$P<0.05$）；桃红四物汤三组灌胃 8 周后外周血中 EPCs（CD_{34}^{+}、CD_{133}^{+}）表达量明显高于模型组，低于正常对照组（均 $P<0.05$）。认为桃红四物汤能明显促进创伤性股骨头坏死大鼠模型外周血中 EPCs（CD_{34}^{+}、CD_{133}^{+}）的表达，进一步从微观上及分子水平说明其对创伤性股骨头坏死有防治作用。

柳海平等从基因多态性方面深入探讨酒精性股骨头坏死（AIONFH）高发中医体质类型痰湿质与 CYP2C8 基因多态性关系。选取 152 例非创伤性股骨头坏死（NONFH）患者，其中 AIONFH 患者 50 例作为病例组，同期纳入无血缘关系的健康志愿者 45 人作为对照组，建立所有患者及志愿者病例资料数据库。判定 AIONFH 患者中医体质类型，采用溶液型 DNA 提取试剂盒提取 DNA，检测 DNA 浓度及纯度，采用普通 PCR 扩增出目的片段，凝胶电泳检测扩增的目的基因，并确认其片段长度，进行目的基因测序，结合凝胶电泳及基因测序结果进行统计分析，得出 AIONFH 痰湿质、非痰湿质患者与对照组的 CYP2C8 基因多态性与 AIONFH 发病关系。结果，两组的 CYP2C8 基因 rs17110453 位点多态性比较无统计学意义，两组等位基因差异亦无统计学意义（均 $P>0.05$）；病例组 CC 基因型的发病风险是 AA 基因型的 1.37 倍（95% CI：0.339～5.540），两者比较差异无统计学意义（$P>0.05$）；AIONFH 痰湿质患者与非痰湿质、对照组的基因型及等位基因分布差异均无统计学意义（均 $P>0.05$）。认为 CYP2C8 基因 rs17110453 位点多态性 A/C 突变与痰湿质 AIONFH 的发病风险无明显联系，未发现 CYP2C8 基因

rs17110453 位点多态性与 AIONFH 明确关系。

李志敏等探讨双合汤（当归、川芎、白芍药、生地黄、陈皮、制半夏等）对激素性股骨头缺血坏死股骨头生物力学的影响。将 40 只清洁级 SD 大鼠随机分为空白组及造模组，造模成功后，造模组分为模型组及双合汤组、血脂康组，空白组及模型组用生理盐水灌胃，12 周后处死大鼠，取出股骨头制作成标本，观察股骨头形态变化；并取左侧股骨头做生物力学测定。比较 4 组间股骨头最大载荷值和最大值应变的变化。结果，空白组软骨细胞及骨小梁形态正常；模型组可见大片的坏死细胞，骨小梁萎缩、稀疏；双合汤组软骨层内可见致密结缔组织增生，排列稍紊乱；骨小梁基本正常，断裂较少；血脂康组软骨细胞大量减少，骨小梁稀疏断裂，有较多的空骨陷窝。在股骨头最大值应变和最大载荷值比较方面：空白组＞双合汤组＞血脂康组＞模型组。认为双合汤增加了骨强度，改善了骨的结构力学性能，促进了坏死骨组织的修复，可用于防治激素性股骨头缺血坏死。

谭旭仪等观察补肾、活血、祛痰三种中医治法对激素性股骨头坏死模型兔血液流变学的影响。将 108 只白兔随机分为正常对照组（生理盐水）、模型对照组（生理盐水）、通络生骨组（通络生骨胶囊：木豆叶）、补肾组（右归饮）、活血组（桃红四物汤）、祛痰组（苓桂术甘汤）共 6 组。结果，与正常对照组比较，模型对照组第 2、4、8 周血液流变学指标均维持在较高水平（$P<0.01$）；在第 2 周时，通络生骨组、活血组、祛痰组与模型对照组比较均下降（$P<0.05$），其中又以通络生骨组、活血组改善更明显；该两组在实验第 8 周时恢复至正常白兔水平（$P>0.05$）。补肾组在实验第 2 周时较模型对照组改善不明显（$P>0.05$），至第 4 周时才有明显改善（$P<0.05$）。表明桃红四物汤较右归饮、苓桂术甘汤能迅速改善激素性骨头坏死血液流变学指标，右归饮、苓桂术甘汤对血液流变学指标的改善作用可能与其他途径相关，提示补肾、活血、祛痰三种中医治法治疗激素性骨头坏死的作用机制可能不同。

（撰稿：唐占英　审阅：王拥军）

【滑膜炎的治疗与研究】

滑膜炎是骨伤科常见疾病，是因膝关节受到急性或慢性劳损时，导致滑膜损伤或破裂所引发的一种以关节肿胀、疼痛、功能障碍等为主要临床表现的非感染性炎症反应疾病。

1. 基础研究

杨黎黎等应用酶联免疫吸附法检测观察不同浓度通络止痛方（桃仁、红花、桂枝、白芍药、制草乌、细辛等）对人膝骨关节炎滑膜炎症细胞上清 IL-1β 和 TNF-α 含量的影响，发现通络止痛方呈剂量依赖性降低上清液中 IL-1β 及 TNF-α 含量。

王欢等采用脂质体转染法将 miR-146a 基因模拟及抑制性质粒载体对经 LPS 诱导后的 OA 滑膜炎性反应效应细胞滑膜成纤维细胞进行基因导入，并用桂皮醛对干扰后的细胞进行干预，检测不同组间 TLR4、NO 及 MMP-13 表达的差异。miRNA-146a 及桂皮醛均对骨关节滑膜炎性反应产生影响，当 mimics 和桂皮醛联合作用时，抑制炎性反应效果最好。为进一步阐明骨关节炎分子机制和药物靶点的识别与开发提供实验依据。并从经筋与滑膜的关系及在膝骨关节炎（OA）中的意义为出发点，用中医学“经筋”理论结合现代医学研究中滑膜炎症在膝 OA 病程中的关键作用，形成“经筋-软组织-滑膜”的整体思路，明确作用靶点，为膝 OA 的中西医结合预防和治疗提供新的思路。

2. 临床研究

陈慧莲将 90 例急性创伤性滑膜炎患者随机分为两组各 45 例，对照组将患肢膝关节予以伸直位支具制动 2 周，禁止患肢负重及弯曲，行膝关节穿刺，抽除积液后加压包扎，口服塞来昔布胶囊，膝关节制动2周后予以指导患肢进行肌肉收缩、膝关节屈伸等功能锻炼;治疗组在其基础上加用治伤活血汤(牛膝、生地黄、茯苓、苍术、白术、泽泻等),拆除支具后对患肢进行中药(伸筋草、透骨草、乳香、没药、羌活、独活等)熏洗。治疗4周,治疗组愈显率为88.9%(40/45),优于对照组77.8%(35/45)($P<0.05$);治疗6周,治疗组KSS评分及膝关节功能优良率明显高于对照组($P<0.05$)。

王大维等采用中药(海桐皮、制川乌、制草乌、姜黄、桂枝、艾叶等)熏洗配合股四头肌功能练习治疗40例膝关节慢性滑膜炎患者,熏洗1～2次/d,20 min/次,7次为1个疗程,3～4个疗程。病情稳定后,20～30个/次,3～4次/d,4周为1个疗程。结果,治疗时间最短半个月,最长3个月,平均1个月。临床随访3个月,治愈33例,好转5例,有效2例。黄智强将78例膝关节滑膜炎患者随机分为两组各39例,对照组采用关节腔灌注治疗,观察组采用关节腔灌注结合中药(伸筋草、透骨草、威灵仙、牛膝、麻黄、桂枝等)熏洗治疗。结果,观察组临床总有效率为92.3%(36/39),优于对照组71.8%(28/39)($P<0.05$);随访3个月观察组无复发,对照组复发2例。邹丽红采用膝关节穿刺、股四头肌等长训练、中药(透骨草、伸筋草、泽兰、红花、当归、羌活等)熏洗治疗68例慢性膝关节滑膜炎患者,经临床观察,平均随访6个月。结果,痊愈63例,有效3例,无效2例。高瞻鹏等将60例单侧患病的膝骨关节炎性滑膜炎患者随机分为两组各30例,治疗组采用中药热奄包(大黄、侧柏叶、黄柏、泽兰、薄荷、三七粉)外敷联合加减四妙散口服,对照组口服双氯芬酸钠缓释片、滑膜炎片。5 d为1个疗程,连续治疗3个疗程。结果治疗组VAS及WOMAC评分均优于对照组($P<0.05$)。闫惠鹏等采用五子散(炒决明子、炒白芥子、炒紫苏子、菟丝子、醋延胡索)热敷联合中频脉冲治疗膝关节创伤性滑膜炎30例,对照组单纯使用中频脉冲治疗。经治10 d,治疗组总有效率为96.7%(29/30),优于对照组86.7%(26/30)。

杨新军等160例膝关节创伤性滑膜炎患者随机分为两组各80例,对照组腿部固定治疗后口服滑膜炎颗粒,治疗组在对照组基础上绷带包扎外敷创科金露(大黄、黄柏、无花果叶、荨麻、白芍药、土茯苓等)。治疗12 d,治疗组总有效率为88.8%(71/80),优于对照组81.3%(65/80)($P<0.05$);治疗组第6、12 d膝关节周径、膝关节屈伸度、膝关节液中的炎症因子变化均优于对照组(均$P<0.05$)。赵玉石观察独活寄生汤加味方热熨配合关节冲洗治疗膝关节滑膜炎的疗效。将120例膝关节滑膜炎患者随机分为3组,分别采用独活寄生汤加味方热熨配合关节冲洗、单纯独活寄生汤加味方热熨(对照1组)及单纯关节冲洗疗法(对照2组)治疗。治疗7 d和14 d,三组患者膝关节疼痛、活动度及肿胀情况均较治疗前好转($P<0.05$);观察组疼痛、肿胀效果优于对照1、2组($P<0.05$),观察组膝关节活动度优于对照2组($P<0.05$),与对照1组疗效相近($P>0.05$);对照1、2组间症状、体征无明显差异($P>0.05$)。观察组有效率为95.0%(38/40),优于对照1组82.5%(33/40)、对照2组80.0%(32/40)($P<0.05$)。

张志华通过采用滑膜炎方加减(薏苡仁、苍术、猪苓、黄芪、茯苓、防己等)结合功能锻炼治疗120例膝关节滑膜炎患者,7 d为1个疗程,治疗1～3个疗程,同时配合功能锻炼。结果,优81例,良30例,差9例。巫志芳观察健脾消肿汤(黄芪、陈皮、白术、薏苡仁、茯苓、党参等)结合玻璃酸钠治疗膝关节慢性滑膜炎(痰湿瘀结型)的临床疗效。将70例患者随机分为两组各35例,对照组予注射玻璃酸钠及加强功能锻炼治疗,治疗组在此基础上加服健脾消肿汤治疗,疗程1个月。结果,治疗组有效率91.4%(32/35),高于对照组82.9%(29/35)($P<0.05$)。

丁轩等将60例膝关节慢性滑膜炎气虚水滞型患者随机分成两组各30例,治疗组采用补中益气汤加味治疗，对照组口服地奥司明。治疗 2 周，两组膝关节肿胀程度、VAS 疼痛评分、WOMAC 评分均较治疗前显著降低（$P<0.05$），且治疗组优于对照组（$P<0.01$）；治疗组总有效率为 93.3%(28/30)，优于对照组 76.7%(23/30)（$P<0.05$）。吴震等将 100 例湿热阻络型膝关节滑膜炎患者随机分为两组，各 50 例，治疗组采用张氏膝痛方（黄柏、苍术、萆薢、海桐皮、络石藤、老鹳草等）联合塞来昔布胶囊口服，对照组仅口服塞来昔布胶囊，治疗 4 周。结果，治疗后两组患者 Lysholm 膝关节评分均增加，且治疗组高于对照组；治疗组临床疗效优于对照组（$P<0.01$）。李阳阳等观察通利活血汤治疗湿热阻络型膝关节滑膜炎的临床疗效。将 80 例湿热阻络型膝关节滑膜炎患者随机分为两组各 40 例，对照组予针灸、中药熏蒸治疗，治疗组在其基础上加服通利活血汤（黄芪、当归、川断、柴胡、牡丹皮、姜黄等）。结果，两组患者治疗后红细胞沉降率、C 反应蛋白均较治疗前有明显改善（$P<0.05$），且治疗组优于对照组（$P<0.05$）。

张尊旭等将 67 例膝关节创伤性滑膜炎患者随机分为两组，均常规制动、卧床行功能锻炼，对照组 35 例予地塞米松及玻璃酸钠关节腔注射，治疗组 32 例在此基础上加用骨炎膏（当归、土茯苓、紫草、红花、白芷、商陆等）外敷。治疗 2 周，治疗组临床疗效优于对照组（$P<0.05$）；治疗后两组 ESR、CRP 和患膝疼痛、肿胀、关节活动度均较治疗前改善（$P<0.05$），除 CRP 外，治疗组均优于对照组（$P<0.05$）；治疗及随访期间两组均未见明显不良反应；随访期间对照组复发 3 例，治疗组未见病情复发。

钱毓萍等将 80 例膝骨性关节炎性滑膜炎患者随机分为两组各 40 例，治疗组采用黄氏膝痛方（制附子、肉桂、防己、桂枝、怀牛膝、黄芪等）内服外洗，对照组予双氯芬酸钠缓释胶囊口服，扶他林乳膏外擦，疗程 3 周。结果，治疗 1 周后两组间 VAS 疼痛评分及 Lysholm 评分差异无统计学意义（$P>0.05$），治疗 1、3 个月后，治疗组评分均明显优于对照组（$P<0.05$）。方永刚采用七珠展筋散（血竭、麝香、牛黄、珍珠、乳香、没药等）揉药配合海桐皮汤（桐皮、透骨草、乳香、没药、当归、川花椒等）熏洗治疗 30 例膝骨关节炎并滑膜炎患者，对照组 30 例予云南白药气雾剂外用配合海桐皮汤熏洗治疗，疗程 2 周。结果，两组有效率分别为 93.3%(28/30)、86.7%(26/30)，差异无统计学意义（$P>0.05$）；治疗组治疗后休息痛、压痛、活动痛、总积分均显著低于对照组（$P<0.05$）。韩中伟采用新伤汤（虎杖、广东紫珠、田基黄、鸡骨香、重楼、泽兰等）内服及活血祛瘀散（犁头草、积雪草、透骨消、韩信草、半边莲、血见愁等）外敷治疗 59 例膝关节急性创伤性滑膜炎患者，对照组采用桃红四物汤内服及双柏散（侧柏叶、大黄、黄柏、泽兰、薄荷）外敷。治疗 30 d，治疗组膝关节疼痛、肿胀及功能评分显著低于对照组（$P<0.05$），不良反应发生率及复发率均明显低于对照组（$P<0.05$）。

王鹏等系统评价中药外治法治疗膝关节滑膜炎的有效性及安全性。共纳入 14 个随机对照实验，1 158 例患者分为中药外治组 626 例、西药治疗组 532 例。Meta 分析结果显示，中药外治法治疗膝关节滑膜炎的疗效优于西药，中药外治比西药口服的不良反应发生率低，而与西药外用的不良反应发生率比较无明显差异，中药外治在改善 WOMAC 评分方面效果优于西药。由于本 Meta 分析纳入的研究质量不高，可能影响结果的论证强度，期待更多高质量的随机、双盲对照实验，进一步证实中药外治法治疗膝关节滑膜炎的疗效。

（撰稿：梁倩倩　审阅：王拥军）

【肩周炎的治疗与研究】

肩周炎是指因肩关节及其周围的肌腱、韧带、腱鞘、滑囊等软组织退行性、炎症性病变而引起以肩部疼痛和功能障碍为主症的一种疾病。因本病的好发年龄在50岁左右，故又称五十肩，中医还称冻结肩、肩凝症等。目前中医药在治疗肩周炎上主要有针灸、推拿、中药、小针刀等方法，前两种在针灸推拿栏目将予以介绍。

1. 药物治疗

中医认为肩周炎病机为年老体弱、肝肾不足、气血亏虚、风寒湿邪侵袭，故中药治疗多采用补肝肾、益气血、通经络、祛风湿等法。雷濡萌等采用活血安痛酒(红花、桃仁、延胡索、赤芍药、丹参、羌活等)定向离子导入(2次/d)结合三痹汤(独活、秦艽、防风、细辛、当归、白芍药等)口服、配合功能锻炼(患侧前臂吊带制动，指导爬墙锻炼、手拉滑车锻炼)治疗肩周炎35例，对照组33例口服三痹汤结合功能锻炼。治疗2周，治疗组总有效率为94.3%(33/35)，优于对照组84.8%(28/33)($P<0.05$)；治疗后两组VAS评分组内比较及治疗后组间比较，差异均有统计学意义(均$P<0.05$)。

武文渊等采用舒筋活络汤(生山楂、桑葚、桑枝、乌梅、白芍药、伸筋草等)联合土家医赶酒火疗法治疗本病。赶酒火疗法：①松解局部肌肉痉挛：局部粘连较重者可先施行分筋、拨筋手法治疗；局部粘连挛缩较重者则先行松解手法治疗。②温经活血、通络止痛：先准备高度玉米酒，选大小适中、碗口稍大的瓷碗，倒入60～100 ml，液体平面距离碗口距离约3 cm，点燃药酒；然后医者快速、娴熟、轻巧地反复蘸取酒火在患肩周围施以按揉手法10～15 min，治疗以患肩处出现红熨且患者感觉热量透入患处为度。对照组采用常规推拿疗法。治疗20 d，治疗组与对照组总有效率分别为96.7%(29/30)、93.3%(28/30)，差异无统计学意义($P>0.05$)；两组在关节活动度、疼痛上差异具有统计学意义($P<0.05$)。

王艳采用无敌丹(黄芪、杜仲、续断、肉苁蓉、苏木、川芎等)配合无敌膏为主，配合低频治疗仪取肩前、肩髃、肩贞、曲池和阿是穴治疗40例患者，并与布洛芬缓释胶囊口服配合功能锻炼作对比。治疗10～14 d后，两组患者肩关节活动均明显好转，治疗组评分显著低于对照组($P<0.01$)；治疗组总有效率为92.5%(37/40)，优于对照组62.5%(25/40)($P<0.05$)。

2. 手法治疗

在肩周炎的手法治疗上各家的方法各有特色，但是其基本思想主要是通过各种手法，松解肩关节粘连，解除肩部肌肉痉挛，促进关节内渗出物吸收，并提高肩部痛阈。

苏艾中等采用臂丛神经麻醉下中医肩关节松解术治疗50例患者。先行臂丛神经阻滞麻醉，再行手法松解，一只手按住患者肩膀，另一只手提起患者上臂，内外旋转肱骨头，让上臂充分内收和后伸，旋转手法先轻后重，多次旋转，直至患者肩关节的活动范围趋于正常。松解结束后将淤积在患者关节腔内的血液清除干净，可酌情使用40 mg曲安奈德注射于关节腔，叮嘱患者至少卧床休息6 h，之后可进行攀爬等功能训练。结果总有效率达96.0%(48/50)。

李正祥等采用松解三法(臂丛麻醉法、弹拨松解法、杠杆分离法)联合功能锻炼(墙壁摸高加压法、背后拉手加力法、点穴法)治疗黏连期肩周炎45例，10次为1个疗程，间隔3 d后进入下一疗程，共治疗3个疗程。对照组单独行松解三法治疗。结果，治疗组在疼痛减轻、功能改善上均优于对照组(均$P<0.05$)；治疗组治愈率51.1%(23/45)，优于对照组24.4%(11/45)($P<0.05$)。

张燕采用松筋四步法：松、拨、动、练(耸肩环绕、体后握手牵拉、爬墙压胸、Godman下垂摆动运动)治疗肩周炎，1次/d，每法做10～20次为1遍。与常规推拿手法为对照组比较，均1次/2 d，10次为1个疗程。各20例治疗3个疗程。结果治疗组优于对照组。

3. 针刀疗法

针刀疗法是通过切割局部瘀滞部位，从而达到松解肩关节瘀滞的作用。有效缓解疼痛后，患肩的主动性活动增加，既可进一步减轻组织、肌肉粘连，又可达到疏通经络的目的。龙迪和等采用了针刀结合功能锻炼治疗本病，治疗时取肩贞穴、肱骨结节间沟点、明显压痛点(阿是穴)，用汉章 1.0 mm×50 mm 小针刀，针刺减压并适当切割解除粘连。针刀 1 次/周，治疗 3 次为 1 疗程。功能锻炼(肩部旋转法、患肢梳头法、患肢内收法、爬墙法、患肢后背牵拉法、拉轮法)，早晚各 1 次，每次 10～20 min，总有效率 95.0%(38/40)。

黄书杰等采用水针刀联合玻璃酸钠关节腔注射治疗本病，并与单纯关节腔注射玻璃酸钠治疗作对比。治疗组水针刀选择盂下结节、肱骨大结节及喙突作为进针点，以小号圆刃水针刀垂直进针至骨面，纵横剥离 2～3 刀，然后将玻璃酸钠分次注入，1 次/周，共计 8 周。并嘱患者每日进行肩关节功能锻炼：爬墙运动、双肩内收外展运动。3 个月后治疗组在肩部活动度及肩关节疼痛功能改善均优于单纯玻璃酸钠注射。

高丙南采用舒筋汤(姜黄、赤芍药、牡丹皮、海桐皮、当归、羌活等)为主配合针刀疗法治疗瘀滞型肩周炎痛。针刀治疗时以结节间沟作为进针点，进针后对局部挛缩软组织进行切割松解，1 次/周，治疗 3 次。舒筋汤分早中晚 3 次温服，连续服用 3 周。再接受无痛推拿手法治疗，在推拿治疗前，先于进行臂丛神经麻醉，后运用松筋活血、疏通经络、松动关节及弹筋拨络法进行推拿，1 次/周，连续治疗 3 周，总有效率达 86.7%(26/30)。

杜学忠应用射频针刀联合臭氧关节腔注射治疗本病。在肩峰下、喙突、肱骨大结节、肱骨小结节、结节间沟以及大小圆肌的起止点、三角肌粗隆等点取最痛点 4～5 处。针刀刺入痛点，触及病变部位骨面，做纵行与横行剥离松解，每一个痛点松解完毕后，行热凝消融，一般能量 2～10 瓦，持续 4～5 s。用浓度为 30 μg/ml 的医用臭氧 30 ml，在喙突外、下各 1.5 cm 处缓慢注入 20～30 ml，将患者肩关节进行前屈、后伸、内旋、外展等各方向运动 3～5 次。1 次/7 d，连续治疗 2 次为 1 个疗程，结果愈显率为 91.7%(66/72)。

4. 其他

袁伟翔采用蜡疗联合中药(桑枝、乳香、没药、桂枝、芒硝、牛膝等)封包治疗风寒湿痹肩关节周围炎，将已煎煮好中药晾至 45～55 ℃，用事先做好的纱布封包，于药液中浸泡 10～20 min，将准备好的中药封包放于肩关节疼痛处，再将石蜡饼包裹肩周关节部位，用棉垫或浴巾包好，20 min 后取下，20 min/次，1 次/d；对照组采用蜡疗联合中药模拟剂封包。治疗 4 周，治疗组总有效率 90.3%(28/31)，优于对照组 70.0%(21/30)($P<0.05$)；VSA 评分治疗组改善优于对照组($P<0.05$)。

萧汉达采用 PNF 技术结合舒筋活血汤(羌活、防风、荆芥、独活、当归、续断等)熏蒸治疗 43 例患者，PNF 手法中的上肢 D1 屈曲伸展模式：用手诱导患侧上肢由肩关节屈曲-外展-外旋、伸展-内收-内旋、屈曲-内收-外旋和伸展-外展-内旋，同时配合恰当的口令提示和视觉刺激，灵活运用收缩-放松-拮抗-收缩活动，保持节律稳定。1 次/d，20～30 min/次，7 d 为 1 个疗程，治疗 2 个疗程。患者还进行爬墙摸高、健侧手牵拉患侧手、弯腰晃肩、外旋、梳头、后伸摸背、抗重力锻炼等动作锻炼，对照组采用功能锻炼加超短波治疗。结果，治疗组总有效率为 95.3%(41/43)，优于对照组 88.4%(38/43)($P<0.05$)。

娄飞等用桂枝附子汤加减联合中频导入治疗寒湿痹阻型肩周炎。将加减桂枝附子汤煮沸，浸入布垫，敷在肩部病灶，然后电极板上贴在布垫上；对照组采用中频电疗法。两组均 20 min/次，1 次/d，6 次/周，连续治疗 4 周。再康复功能锻炼包括弯腰旋肩，面壁爬墙，扶颈后伸，上举、体后拉手、摸耳等动作。结果，治疗组总有效率达93.9%(62/66)，优于对照组81.5%(53/65)($P<0.05$)；治疗后治疗组SF-MPQ的3个维度及总分均低于对照组($P<0.01$)，疼痛、日常生活活动、肩关节活动度和总分高于对照组($P<0.01$)，寒湿痹阻证评分低于对照组($P<0.01$)，SP、TNF-α、PGE2水平低于对照组，IL-10水平高于对照组($P<0.01$)。

这些疗法各具特色，且获得了令人满意的临床疗效。但也有不足之处，如对肩周炎疗效的评价没有统一的标准、研究在实验的设计上不够严谨、对于操作方法表述不清楚。这些都影响了结果的可信度，也影响了临床上的应用推广。

（撰稿：程少丹 张洋　审阅：王拥军）

【膝骨关节炎的治疗与研究】

膝骨关节炎(OA)是骨关节炎症中最常见的疾病之一，是一种以关节软骨变性、破坏和丢失及关节边缘和软骨下骨骨质再生后为特征的慢性关节炎疾病。膝骨关节炎在老年人群中最为常见，男女均可发病。目前对OA的病因尚未完全明了，现已经研究的病因主要有衰老、肥胖、炎症、创伤、关节过度使用、代谢障碍、免疫反应及遗传等因素有关。

1. 基础研究

吴斌等通过数据库挖掘骨关节炎的中医证候特点及用药规律，认为骨关节炎是以肝肾亏虚为核心，兼夹血瘀、脾虚、痰湿等的虚实夹杂证。中成药以强筋健骨为核心，常用有正清风痛宁、白芍总苷、肿痛安胶囊、仙灵骨葆胶囊、壮骨关节丸等。中药以补肝肾、活血化瘀、祛风除湿为核心，常用有牛膝、当归、川芎、独活、红花等。王连等研究不同来源间充质细胞在(MSCs)在关节软骨修复中作用，得出不同来源的MSCs在膝关节节软骨修复疗效，其来源丰富，包括骨髓、脂肪、滑膜、脐带血等组织，各具一定的优势和局限性，在软骨修复中发挥着重要的作用。何俊君等总结骨性关节炎治病因素，根据中医理论主要认为与肝肾亏虚、瘀血阻滞、痰瘀互结、风寒湿邪侵袭有关。

陈卓等研究独活寄生汤对膝关节功能及血清炎性因子，观察组予独活寄生汤口服，对照组予玻璃酸钠注射，结果表明独活寄生汤能降低膝骨关节炎患者的炎性因子水平。何晓娟等将10只2月龄清洁级雄性SD大鼠随机分为正常组、独活寄生汤组，每组5只。分别予等量生理盐水、独活寄生汤灌胃，分别截取膝关节软骨，采用酶消化法分离软骨细胞并进行原代、传代培养和鉴定。将细胞随机分为空白血清组、模型组、独活寄生汤含药血清组，其中空白血清组以含10%空白血清的DMEM培养；模型组加入浓度为15 ng/ml的IL-1β干预24 h后，采用含10%空白血清的DMEM培养；独活寄生汤含药血清组加入浓度为15 ng/ml的IL-1β干预24 h后，采用含10%独活寄生汤含药血清的DMEM培养；3组均连续培养48 h。结果，独活寄生汤含药血清可以抑制IL-1β诱导的软骨细胞炎症反应，其作用机制可能与G蛋白偶联信号传导系统的调控有关。徐西林等观察丹参注射液对体外培养骨性关节炎模型兔膝关节软骨细胞p-IκBα表达的影响。取12只6月龄新西兰大白兔关节软骨作体外细胞培养，培养后软骨细胞随机分为正常组、模型组、玻璃酸钠组、丹参组4组。采用NO诱导凋亡，各组予相应处理24 h，Western blot法检测各组软骨细胞p-IκBα的表达。结果，与正常组比较，模型组软骨细胞p-IκBα蛋白明显增强；玻璃酸钠组、丹参组p-IκBα蛋白相对表达量明显低于模型组；丹参组IκBα蛋白相对表达量明显低于玻璃酸钠组。认为丹参注射液可以通过抑制IκBα磷酸化，从而抑制NF-κB信号通路的激活，保护软骨下骨及软骨细胞，有效防治OA。

2. 临床研究

赵永阳等追溯经典总结临床，提出要结合发病机制与筋骨的关系，整体辨证，充分发挥“筋骨并重”理念在膝骨关节炎发病机制及临床治疗上的指导作用，从而为膝关节骨性关节炎治疗提供更加有效的方法。邝高艳等将64例膝骨性关节炎患者随机分为两组各32例，治疗组予加味独活寄生合剂配合玻璃酸钠注射液治疗，对照组予玻璃酸钠注射液治疗，疗程5周。结果，治疗组治疗后膝关节功能WOMAC评分优于对照组($P<0.05$)。王旭等观察膝骨关节炎(KOA)中医三联康复疗法对患者关节软骨磁共振T2图的影响。将114例患者随机两组各57例，试验组采用健康教育联合KOA中医三联康复疗法，对照组采用健康教育联合KOA常规康复疗法。治疗4周，2组均在VAS评分≥4分时口服美洛昔康分散片。运用3.0T MRI对KOA患者膝关节进行T2图成像，按照Recht关节软骨损伤分级标准对所得图像进行评价，并分析10个兴趣区ROI的T2值。发现KOA中医三联康复疗法可改善KOA患者软骨形态，促进软骨修复，在一定程度上延缓软骨退变，疗效优于KOA常规康复疗法。

崔世奎等将106例膝骨关节炎患者随机分为两组，治疗组66例予柴胡健骨汤(柴胡、黄芩、半夏、党参、桂枝、白芍药等)口服，对照组40例予盐酸氨基葡萄糖口服。治疗3个月，两组患者疼痛VAS评分、Lequesne膝关节功能评分均较治疗前明显改善，且治疗组均优于对照组($P<0.01$)。朱创业等将86例膝骨性关节炎患者随机分为两组各43例，观察组予补肾活血方(熟地黄、骨碎补、生地黄、怀牛膝、补骨脂、川断等)治疗，对照组实施注射透明质酸钠法治疗，疗程4周。结果，观察组有效率为95.3%(41/43)，优于对照组72.1%(31/43)($P<0.05$)。向剑锋等选取膝关节骨性关节炎患者210例，随机分为3组，治疗组予患膝外擦舒筋活血止痛酊(当归、鸡血藤、赤芍药、细辛、红花、生草乌等)并配合智能疼痛治疗仪磁热治疗，针刺组予针刺疗法，西药组予硫酸氨基葡萄糖片口服，均治疗1个月，采用lysholm膝关节功能评分法以及Mc Gee疼痛积分对3组患者治疗前后疼痛程度、关节屈伸度、关节稳定度、上下楼梯等项目进行评分，并测定D-二聚体含量。证实舒筋活血止痛酊联合磁热照射可明显改善膝关节退行性骨性关节炎患者膝关节临床症状和高凝状态，值得在临床推广应用。

（撰稿：刘利　审阅：王拥军）

［附］ 参考文献

B

卞向荣，胡恒，魏玮.脉血康胶囊联合早期康复锻炼在胫腓骨粉碎性骨折患者中的应用研究[J].陕西中医，2017，38(7)：922

C

蔡薇，廖锡锵.伤科黄水消除胫腓骨双骨折术前肿胀疗效观察[J].亚太传统医药，2017，13(2)：140

蔡为民，陈国锋，杜运阿，等.PKP联合壮骨活血汤治疗老年骨质疏松性压缩性胸腰椎骨折[J].实用中西医结合临床，2017，17(7)：34

陈娟，谢丽华，李生强，等.JAK/STAT通路介导的六味地黄丸对绝经后骨质疏松症肾阴虚证的免疫调节作用[J].中华中医药杂志，2017，32(4)：1747

陈卓.独活寄生汤对膝关节骨性关节炎患者关节功能及血清炎性因子的影响[J].中国中医药科技，2017，24(2)：145

陈慧莲.中药内服外用对急性膝关节创伤性滑膜炎患者预后的影响[J].浙江中医杂志，2017，52(3)：193

陈苑妮.去伤片联合甘露醇注射液治疗胫腓骨粉碎性骨折肢体肿胀的临床观察[J].中医临床研究，2017，9(16)：21

褚青波.改良术式结合壮筋续骨方对中青年股骨颈骨折后股骨头坏死及骨塌陷预防作用[J].世界中西医结合杂志,2017, 12(1):115

崔世奎.柴胡健骨汤治疗膝骨关节炎临床研究[J].中国中医药现代远程教育,2017, 15(12):101

D

笪巍伟,马勇,赵永见,等.中药改善原发性骨质疏松性腰背痛疗效及安全性的 Meta 分析[J].世界中医药,2017, 12(10):2482

邓强,韩宪富,李中锋,等.PKP 与"五点式"支撑复位综合疗法治疗新鲜骨质疏松性胸腰椎压缩骨折疗效比较[J].西部中医药,2017, 30(1):1

丁轩,邵先舫.补中益气汤加味治疗膝关节慢性滑膜炎气虚水滞型的临床观察[J].湖南中医药大学学报,2017, 37(6):656

董文波,聂璐,龚志贤,等.向心性加压型 5 加 1 夹板装置治疗稳定型胫腓骨骨折 20 例临床观察[J].湖南中医杂志,2017, 33(5):84

杜学忠,李庆.射频针刀联合臭氧关节腔注射治疗肩周炎临床疗效观察[J].天津中医药,2017, 34(8):531

F

方永刚,邱小魁,李贵山.七珠展筋散配合海桐皮汤熏洗治疗膝骨关节炎并滑膜炎临床研究[J].中医学报,2017, 32(6):1090

G

高丙南.舒筋汤为主配合针刀疗法治疗瘀滞型肩周炎痛症疗效观察[J].陕西中医,2017, 38(2):224

高瞻鹏,乔卫平.中药热奄包外敷联合加减四妙散口服治疗膝骨关节炎性滑膜炎 30 例[J].中医研究,2017, 30(5):25

管玉芝.伤科黄药方外敷对胫腓骨骨折早期消肿止痛效果的探究[J].光明中医,2017, 32(18):2597

H

韩中伟.新伤汤及活血祛瘀散治疗膝关节急性创伤性滑膜炎的效果分析[J].光明中医,2017, 32(14):1998

何俊君,吴子健,洪振强.骨性关节炎致病因素的研究进展[J].中国中医药现代远程教育,2017, 15(10):149

何晓娟,林平冬,马玉环,等.独活寄生汤含药血清抑制白细胞介素 1β 诱导的软骨细胞炎症反应的作用机制研究[J].中医正骨,2017, 29(8):1

黄书杰.水针刀联合玻璃酸钠关节腔注射治疗肩周炎的临床研究[J].北方药学,2017, 14(9):109

黄智强.关节腔灌注结合中药熏洗治疗膝关节滑膜炎 39 例[J].中国民族民间医药,2017, 26(8):74

J

纪志华,贾丙申,周立义,等.活血化瘀通络方治疗早期激素性股骨头坏死的临床研究[J].中药药理与临床,2017, 33(4):178

K

邝高艳,严可,陈国茜,等.从"虚、瘀、毒"论治膝关节骨性关节炎的临床研究[J].辽宁中医杂志,2017, 44(2):334

L

雷濡荫,谢心军,张雄.三痹汤加减合中药离子定向导入治疗肩周炎急性期 35 例临床观察[J].湖南中医杂志,2017, 33(2):75

李盛华,叶丙霖,周明旺,等.陇中正骨学术流派学术思想探微[J].西部中医药,2017, 30(8):25

李阳阳,张海龙,陈江非.通利活血汤治疗湿热阻络型膝关节滑膜炎临床疗效观察[J].亚太传统医药,2017, 13(5):147

李正祥,王海梁,易文静,等.松解三法联合功能锻炼治疗黏连期肩周炎的临床研究[J].中医正骨,2017, 29(6):35

李志敏,周李学,段璋,等.双合汤对激素性股骨头缺血坏死生物力学的影响[J].辽宁中医杂志,2017, 44(1):163

林威力.中药熏洗配合鹰嘴钩钢板内固定治疗尺骨鹰嘴粉碎型骨折的临床观察[J].云南中医中药杂志,2017, 38(9):38

柳海平,周明旺,李盛华,等.痰湿质酒精性股骨头坏死 CYP2C8 基因 rs17110453 位点多态性研究[J].中国中医药信息杂志,2017, 24(1):23

龙迪和,张暑岚,时宗庭,等.针刀结合功能锻炼治疗冻结肩的临床疗效观察[J].中国中医骨伤科杂志,2017, 25(8):18

娄飞，蒋翠蕾，张建东，等.桂枝附子汤加减联合中频导入治疗寒湿痹阻型肩周炎对功能康复的影响[J].中国实验方剂学杂志，2017，23(3)：165

吕召民.过伸牵引弹性按压法联合二次球囊扩张 PKP 治疗骨质疏松性胸腰椎压缩骨折[J].中国中医骨伤科杂志，2017，25(3)：60

M

孟祥琨.通督活血汤配合后路椎板减压螺钉置入治疗胸腰椎段骨折合并脊髓损伤疗效观察[J].现代中西医结合杂志，2017，26(19)：2154

Q

钱毓萍，姜耘宙.黄氏膝痛方内服外洗治疗膝骨性关节炎性滑膜炎 40 例观察[J].浙江中医杂志，2017，52(6)：427

秦大平，张晓刚，宋敏，等.老年骨质疏松性胸腰椎压缩骨折治疗研究进展[J].中华中医药杂志，2017，32(2)：679

S

史晓林，梁博程，吴鹏，等.淫羊藿总黄酮对去势大鼠骨折原始骨痂发生的影响及其机制[J].中国骨伤，2017，30(8)：743

帅波，杨功旭，沈霖，等.加味青娥丸对激素性股骨头坏死小鼠局部 1，25(OH)$_2$D$_3$/VDRmRNA/RAS 信号转导通路的影响[J].中国中医骨伤科杂志，2017，25(7)：1

苏艾中，金莲锦，马丽丽，等.臂丛神经麻醉下中医肩关节松解治疗肩周炎临床分析[J].内蒙古中医药，2017，36(5)：80

孙东平.加减桃核承气颗粒联合甘露醇治疗胫腓骨双骨折术后患肢水肿的临床观察[J].中医临床研究，2017，9(13)：106

T

谭旭仪，陈献韬，高书图，等.补肾、活血、祛痰法对激素性股骨头坏死模型血液流变学的影响[J].湖南中医药大学学报，2017，37(6)：594

W

王欢，唐学章，丁海涛，等.桂皮醛对 miRNA-146a 干扰的骨关节炎滑膜炎性反应影响的实验研究[J].世界中医药，2017，12(10)：2408

王欢，王庆甫，杨黎黎，等.从“经筋”理论论治膝骨关节炎滑膜炎症的思路探讨[J].长春中医药大学学报，2017，33(1)：10

王连，侯鹏，蒋涛，等.不同来源间充质干细胞在膝关节软骨修复中的临床研究进展[J].中国骨伤，2017，30(6)：581

王鹏，余海波，陈金雄，等.中药外治法与西药治疗膝关节滑膜炎的 Meta 分析[J].中医临床研究，2017，9(19)：1

王炜，樊春海，邢秀峰，等.健脾生血中药联合鹿瓜多肽注射液治疗创伤性胫腓骨骨折疗效及对骨形态发生蛋白-2、血管内皮生长因子的影响[J].现代中西医结合杂志，2017，26(28)：3149

王旭，蔡唐彦，刘长艳，等.KOA 中医三联康复疗法对膝骨关节炎患者关节软骨磁共振 T2 图的影响[J].福建中医药，2017，48(2)：1

王艳.无敌丹配合无敌膏治疗肩周炎的疗效观察[J].云南中医中药杂志，2017，38(4)：32

王大维，张春雷.中药熏洗配合股四头肌功能练习治疗膝关节慢性滑膜炎的临床观察[J].中国民间疗法，2017，25(4)：36

王尚全，孙树椿，陈明，等.清宫正骨流派学术思想初探[J].中国中医骨伤科杂志，2017，25(9)：68

王腾腾，陈岩，李金龙，等.防己黄芪汤通过促进淋巴管生成及回流功能改善关节肿胀的研究[J].中华中医药杂志，2017，32(5)：1961

巫志芳，刘志军.健脾消肿汤结合玻璃酸钠治疗膝关节慢性滑膜炎 35 例疗效观察[J].湖南中医杂志，2017，33(4)：65

吴斌，李延萍.基于 ROST-CM 文本分析骨关节炎的中医证候及用药规律[J].时珍国医国药，2017，28(4)：1015

吴震，童培建，张培祥，等.张氏膝痛方联合塞来昔布胶囊口服治疗湿热阻络型膝关节滑膜炎的临床研究[J].中医正骨，2017，29(4)：13

吴泉州，吕国强.创伤性胫腓骨骨折患者术后加用益气生血汤临床观察[J].中国中医急症，2017，26(6)：1109

武文渊，卜献忠.舒筋活络汤联合土家医赶酒火疗法治疗肩周炎 30 例[J].中医研究，2017，30(5)：34

X

向剑锋，侯启柱，汤芳生，等.舒筋活血止痛酊联合磁热

照射治疗膝关节退行性骨性关节炎70例总结[J].湖南中医杂志,2017, 33(9):89

萧汉达,李轩,卢杰宁,等.PNF技术结合中药熏蒸治疗肩周炎疗效观察[J].光明中医,2017, 32(6):824

徐西林,张晓峰,吕航,等.丹参注射液对骨性关节炎模型兔膝关节软骨细胞p-IκBα表达影响的实验研究[J].中国中医药科技,2017, 24(4):438

Y

闫惠鹏,高春洪,胡仕其.五子散联合中频脉冲治疗膝关节创伤性滑膜炎30例[J].浙江中医杂志,2017, 52(4):275

杨开,曾平,赖崇荣,等.髓芯减压术联合活血法治疗早中期股骨头坏死疗效的Meta分析[J].湖南中医杂志,2017, 33(1):117

杨黎黎,王庆甫,王欢,等.通络止痛方对人膝骨关节炎滑膜炎症细胞上清IL-1β及TNF-α的影响[J].辽宁中医杂志,2017, 44(5):1040

杨新军,苗德胜,吕刚.创科金露外敷对治疗膝关节创伤性滑膜炎的临床观察[J].新疆中医药,2017, 35(2):28

易生辉,黄肖华,秦刚,等.中药治疗早期股骨头坏死临床疗效的Meta分析[J].湖南中医杂志,2017, 33(9):145

易生辉,秦刚,黄肖华,等.中西医结合治疗FicatⅠ、Ⅱ期股骨头坏死疗效的Meta分析[J].光明中医,2017, 32(4):605

袁伟翔,李妍.蜡疗联合自拟中药封包治疗风寒湿痹肩关节周围炎随机平行对照研究[J].实用中医内科杂志,2017, 31(5):73

Z

张鹏.观察中西医结合治疗胫腓骨骨折38例的效果[J].内蒙古中医药,2017, 36(18):48

张燕.松筋四步法治疗肩周炎疗效观察[J].实用中医药杂志,2017, 33(4):426

张翠华.中药配合经皮微创手术治疗胸腰椎骨折[J].中国中西医结合外科杂志,2017, 23(1):87

张伟宏.补肾活血接骨汤对骨质疏松骨折愈合过程中凝血相关因子及VEGF水平的影响[J].四川中医,2017, 35(6):139

张志华.自拟滑膜炎方加减结合功能锻炼治疗膝关节滑膜炎[J].中国民间疗法,2017, 25(5):45

张尊旭,李文龙.关节腔注射联合骨炎膏外敷治疗膝关节创伤性滑膜炎32例[J].中国民族民间医药,2017, 26(16):116

赵彬.中药熏洗联合微创内固定对儿童胫腓骨骨折炎性状态及血清骨代谢的影响[J].现代中西医结合杂志,2017, 26(22):2418

赵永阳,修忠标.从"筋骨并重"理念论治膝关节骨性关节炎[J].亚太传统医药,2017, 13(14):41

赵玉石.独活寄生汤加味方热熨配合关节冲洗治疗膝关节滑膜炎临床研究[J].四川中医,2017, 35(2):143

郑伟杰.脊柱改良型外固定器治疗胸腰椎骨折的疗效观察[J].内蒙古中医药,2017, 36(7):1

周国柱,朱金华,鲍自立,等.骨痿汤联合椎体成形术治疗老年胸腰椎压缩骨折的临床研究[J].现代中西医结合杂志,2017, 26(4):404

周嘉恩.活血止痛胶囊对胫腓骨骨折术后疼痛及肿胀的影响[J].新中医,2017, 49(2):72

朱耀,孙绍裘,李益亮,等.桃红四物汤对大鼠创伤性股骨头缺血坏死模型外周血中EPCs表达影响[J].湖南中医药大学学报,2017, 37(1):22

朱创业.补肾活血方对膝骨性关节炎的临床效果观察[J].中医临床研究,2017, 9(11):107

朱立国,展嘉文,冯敏山,等.补肾活血方治疗椎间盘源性腰痛的临床观察[J].世界中医药,2017, 12(3):554

邹丽红.中西医结合治疗慢性膝关节滑膜炎的疗效观察[J].中医临床研究,2017, 9(20):100

（九）五　官　科

【糖尿病性视网膜病变的治疗及实验研究】

谷雨明等收集CNKI中运用中医药方剂治疗糖尿病视网膜病变(DR)的文献，检索到1996～2016年与"糖尿病视网膜病变"相关文献记录12 387条，与"消渴目病"相关文献记录38条。筛选并建立方剂数据库，运用中医传承辅助系统软件，分析治疗糖尿病视网膜病变方剂的用药规律。结果，筛选出90首方剂，涉及146味中药。演化得到核心组合20个，新处方10首。组方规律体现了益气养阴、补肾活血化瘀的治疗原则。

王佳等介绍仝小林防治早期DR经验，仝氏认为糖尿病早期即存在络脉瘀滞的现象，其发病多在糖尿病虚态、损态的病理阶段，其发展经历了由气及血，由络滞、络瘀到络闭、络损的病理变化。在中医"治未病"和"络病"理论的指导下，以活血化瘀通络作为总原则，根据"态靶因果"的证治策略构建处方，寻找态靶结合的药物，治疗分清络寒与络热，根据临床具体情况使用辛香药物、藤类药物以及虫类药物。

杨瑾将120例非增生性DR患者随机分为两组，对照组60例予羟苯磺酸钙及胰激肽原酶肠溶片治疗，观察组60例在此基础上加服行气化瘀中药(丹参、当归、川芎、桃仁、红花、柴胡等)，疗程均为12周。结果，治疗组近期疗效总有效率为91.7%(55/60)，对照组为73.3%(44/60)，组间比较$P<0.05$；与对照组比较，治疗组黄斑水肿评分、黄斑中心凹厚度及黄斑视网膜体积，血管渗漏面积、微血管瘤数量、臂视网膜循环时间及毛细血管无灌注区面积均显著降低(均$P<0.05$)。罗晓钦等将46例(72只眼)单纯型DR患者随机分为两组，对照组(23例，35只眼)进行常规控制血糖及羟苯磺酸钙胶囊治疗，治疗组(23例，37只眼)在此基础上加服滋阴明目汤(黄芪、生地黄、当归、麦冬、郁金等)，气阴两虚证候较重时适当增加剂量。结果，治疗组总有效率为86.5%(32/37)，对照组为65.7%(23/35)，组间比较$P<0.05$；与对照组比较，治疗组眼底出血点、微血管瘤、硬性渗出、棉绒斑数量明显减少(均$P<0.05$)。关小康将186例(351只眼)单纯型DR患者随机分为两组，均予常规治疗，观察组(178只眼)加服正元芸生滴丸(红花、桃仁、赤芍药、川芎、当归、牛膝等)，疗程均为3个月。结果，观察组总有效率为93.8%(167/178)，对照组为82.7%(143/173)，组间比较$P<0.05$。李伟等将132例(198只眼)患者随机分为两组，均予血栓通进行治疗，观察组在此基础上行温通散眼部热熨(路路通、红花、苏木、乳香、艾叶)。经治1个月，观察组总有效率为89.0%(89/100)，对照组为76.5%(75/98)。

吕甜甜等以一次性腹腔注射链脲佐菌素诱导糖尿病大鼠模型。将大鼠随机分为模型组与活血解毒方(鬼箭羽、三七、黄连等)组，另设正常组作对照，各组均干预12周。结果，与正常组比较，模型组视网膜中P-MST及P-YAP蛋白表达水平降低；Lats1、TAZ及TEAD蛋白表达水平升高。与模型组比较，活血解毒方组视网膜中P-MST及P-YAP蛋白表达水平升高；Lats1、TAZ及TEAD蛋白表达水平降低。研究提示，活血解毒方可能通过Hippo信号通路改善糖尿病视网膜病变。张花治等采用链脲佐菌素腹腔注射造模，将大鼠随机分为模型组、多贝斯组和红芪多糖(HPS)高、中、低(200、100、50 mg/kg)剂量组,另设正常组。各给药组均灌胃8周。结果,与正常组比较,模型组视网膜各层结构清晰、完整,但外核层疏松变薄、排列紊乱,神经节细胞数量稍减少;视网膜TSP-1mRNA和蛋白表达明显降低,PDGF-BmRNA及蛋白表达明显升高(均$P<0.01$);与模型组比较,各给药组TSP-1mRNA及蛋白表达明显升高($P<0.05$,$P<0.01$);PDGF-BmRNA及蛋白表达明显降低(均$P<0.01$),均以HPS高剂量组更甚($P<0.05$,$P<0.01$)。提示HPS可能通过升高视网膜组织TSP-1的表达、降低PDGF-B的表达来阻遏糖尿病视网膜病变进程中新生血管生成及增殖,从而起到保护视网膜的作用。

(撰稿:王素羽　审稿:熊大经)

【干眼症的治疗与研究】

孙师钢等将30例干眼症患者随机分为两组,治疗组予玉屏风散中药熏蒸治疗,对照组予0.1%玻璃酸钠滴眼液滴眼,疗程均为2周。结果,治疗组显效率为93.3%(14/15),对照组为53.3%(8/15),组间比较$P<0.01$。李点等将100例患者随机分为两组,观察组予精草润目液(黄精、鱼腥草)滴眼,对照组予新泪然滴眼液滴眼,疗程均为30 d。结果,总有效率分别为91.0%(91/100)、78.0%(78/100),组间比较$P<0.01$;与对照组比较,观察组泪液分泌量(SIT)明显增多,泪膜破裂时间(BUT)延长(均$P<0.01$),且观察组较对照组眼表染色明显好转。李小丹等将72例(144只眼)患者随机分为薄冰凉雾剂1组(薄荷、冰片、麻黄)与薄冰凉雾剂2组(去掉麻黄),两组均双眼交替熏治。经治2周,总有效率分别为80.6%(58/72)、45.8%(33/72),组间比较$P<0.05$;与2组比较,1组主观症状评分下降,BUT延长、SIT增多。提示加用麻黄制成的薄冰凉雾剂能促进局部血液循环,提高眼部的新陈代谢和分泌功能,刺激泪腺的分泌,稳定泪膜。

贾海波等以养阴益气汤(枸杞子、生地黄、熟地黄、黄芪、麦冬、当归等)内服治疗40例患者,设对照组予环孢素滴眼液外用滴眼。结果,总有效率分别为87.5%(35/40)、55.0%(22/40),组间比较$P<0.05$。冯磊等将28例(52只眼)泪液分泌不足型患者随机分为两组,治疗组予桑白皮汤(桑白皮、泽泻、玄参、甘草、麦冬、黄芩等)内服联合此方外用(先熏后洗)治疗,对照组予玻璃酸钠滴眼液点眼。结果,治疗组总有效率为92.3%(24/26),对照组为69.2%(18/26),组间比较$P<0.05$;泪液分泌量疗效方面,治疗组有效率为88.5%(23/26),对照组为46.2%(12/26),组间比较$P<0.05$。韦春宜予三仁汤加减口服配合湿热敷治疗湿热伤阴证患者30例,对照组予玻璃酸钠滴眼液滴眼。经治8周后,治疗组总有效率为86.7%(25/30),对照组为70.0%(21/30),组间比较$P<0.05$。

易昀敏等以手术摘除双侧卵巢制作成干眼症模型,将实验兔随机分为模型组,对照组(黄体酮胶囊灌胃),加味逍遥散高、中、低(2.0、1.0、0.5 g/ml)剂量组,连续灌胃45 d。结果,与模型组比较,各给药组SIT增加、角膜荧光素染色(F1)减少(均$P<0.05$);泪腺组织中的IL-1β、TNF-α水平降低,TGF-β水平升高(均$P<0.05$);与对照组比较,加味逍遥散各剂量组此二指标含量改善更明显,BUT则无显著差异。提示加味逍遥散有类似雌激素作用,可起到促雌激素效应。

(撰稿:王素羽　审稿:熊大经)

【年龄相关性黄斑变性的治疗与研究】

蒋莉娅等基于五轮八廓学说探讨启明汤治疗年龄相关性黄斑变性(AMD)的思路。从五轮应于五脏、八廓对应八卦出发,在脏腑表里相关及相通理论指导下,分析了启明汤的组方配伍。对照八廓理论,马齿苋对应关泉廓、雷廓、小肠,豨莶草对应养化廓、风廓、三焦，石菖蒲对应抱阳廓、火廓、命门、丹田、赤宫，乌贼骨对应水谷廓、地廓、脾胃，紫菀对应传道廓、天廓、肺，瞿麦对应津液廓、泽廓、膀胱，枳壳对应清净廓、山廓、肝胆，玄参对应会阴廓、水廓、肾。心与肝胆分别对应菖蒲、枳壳；脾与小肠对应乌贼骨与马齿苋；肺与膀胱对应紫菀和瞿麦；肾与三焦对应玄参与豨莶草。

张欣桐等将 120 例 AMD 干性、湿性的肝肾阴虚证患者，随机分为杞黄颗粒（丹参、枸杞、楮实子、茺蔚子等）治疗组 62 例与维生素 C 对照组 58 例，疗程均为 12 周。结果，治疗组总有效率为 96.8%(60/62)，对照组为 60.3%(35/58)，组间比较 $P<0.05$；治疗组中医证候的改善优于对照组($P<0.05$)。吴学志等将 96 例患者随机分为两组，对照组予常规西医治疗（口服维生素 E 丸、维生素 C 片、葡萄糖酸锌片，眼部使用施图伦滴眼液），观察组在此基础上加服益气复明颗粒（黄芪、党参、茯苓、葛根、白术、白芍药等）治疗，疗程均为 2 个月。结果，观察组总有效率为 93.8%(45/48)，对照组为 79.2%(38/48)，组间比较 $P<0.05$。苏晶等将 82 例（155 只眼）干性 AMD 肝肾不足、肝肾阴虚证患者随机分为两组，对照组 39 例（75 只眼）予维生素 C 合维生素 E 口服治疗，治疗组 43 例（80 只眼）在此基础上加服滋阴补肾片（熟地黄、制首乌、女贞子、桑葚、生地黄、白芍药等），疗程均为 3 个月。结果在中医症状疗效方面，治疗组总有效率为 69.8%(30/43)，对照组为 28.2%(11/39)，组间比较 $P<0.05$；两组中心视野缺损范围均缩小，中医症状积分均降低，以治疗组更为显著（均 $P<0.05$）。

侯乐等通过尾静脉注射碘酸钠溶液法建立干性 AMD 小鼠模型，并随机分为中药组、模型组分别以补肾益精方水煎剂（制首乌、黄精、菟丝子、枸杞、黄芪、当归）、蒸馏水灌胃，均给药 28 d，另设空白组观察。结果与空白组比较，对照组外周血 G-CSF、SDF-1a 及其受体 CXCR-4 含量下降，并随时间的递增而逐渐降低；中药组上述指标在 7 d、14 d 时亦下降，到 28 d 时基本持平或略有升高；与对照组比较，14 d 时中药组上述指标均增加($P<0.01$, $P<0.05$)。提示补肾益精方早期(7 d)能增加外周血 BMCs 含量，中晚期(14、28 d)则不明显。其机制可能与补肾益精方增加外周血 BMCs 相关动员因子含量，促进 BMCs 从骨髓向外周血迁移有关。安娜等以 0.8%氢醌饮食饲养造模，随机分为模型组，杞灵颗粒（枸杞、仙灵脾、当归）高、中、低剂量（杞灵颗粒干浸膏 15、7.5、3.75 g/kg,）组，叶黄素组，各组均灌胃 28 d，另设正常组观察。与正常组比较，模型组和叶黄素组视网膜色素上皮细胞(RPE)细胞内出现空泡样改变，玻璃膜增厚，外胶原层见层状沉积物。与模型组比较，14 时，各给药组 RPE 细胞数量增加，($P<0.01$, $P<0.05$)；28 d 时，杞灵颗粒低、中剂量组，叶黄素组 RPE 细胞数量明显增加($P<0.01$)；14 d 及 28 d 时，杞灵颗粒中剂量组的血清总超氧化物歧化酶活性均增高；28 d 时，仅叶黄素组的谷胱甘肽过氧化物酶活性增高（均 $P<0.05$）。研究提示，杞灵颗粒可减轻 AMD 模型小鼠 RPE-Bruch 膜—脉络膜的损伤，对 RPE 细胞有保护作用，可避免 RPE 细胞氧化应激损伤，其作用靶点可能基于线粒体途径发挥作用。

（撰稿：王素羽　审稿：熊大经）

【病毒性角膜炎的治疗与研究】

江红星将 90 例病毒性角膜炎患者随机分为两组，均予无环鸟苷滴眼液滴眼，对照组（57 只眼）加常规西药（阿昔洛韦注射液入氯化钠注射液中静滴），观察组（59 只眼）加清肝明目汤（柴胡、青葙子、羚羊角粉、荆芥、川芎、蛇蜕等）并随证加减，10 d 为 1 个疗程，持续 1～3 个疗程。结果，观察组视觉模拟评分明显低于对照组，治疗时间短于对照组($P<0.05$)，观察组不良反应发生率为 11.1%(5/45)，复发率为 6.8%(4/59)，对照组分别为 48.9%(22/45)、28.1%(16/57)，组间比较 $P<0.05$。李

春杰等将 82 例(116 只眼)单疱病毒性角膜炎(HSK)患者随机分成对照组(56 只眼)与观察组(60 只眼),对照组用西药(口服维生素并予阿昔洛韦滴眼液滴眼)治疗,观察组用清肝泻火法(蒲公英、牡丹皮、赤芍药、菊花、甘草、生地黄等)治疗。经治 15 d,观察组总有效率为 98.3%(59/60),对照组为 71.4%(40/56),组间比较 $P<0.05$。熊静等将 60 例(63 只眼)HSK 患者随机分为两组。对照组(32 只眼)予阿昔洛韦眼液、玻璃酸钠眼液滴眼及口服阿昔洛韦片治疗,治疗组(31 只眼)在此基础上内服祛风明目汤(金银花、连翘、羌活、荆芥、川芎、白芷等)并以此方雾化熏眼治疗。经治 2 周,两组视力均明显改善,以治疗组改善程度为优($P<0.05$),观察组总有效率为 93.5%(29/31),对照组为 78.1%(25/32),组间比较 $P<0.05$。

张建荣将 79 例 HSK 患者随机分为两组,均予西医常规治疗(外用更昔洛韦眼用凝胶及阿昔洛韦滴眼液),治疗组(44 例)加用中药(秦皮、板蓝根、紫草、金银花、荆芥、薄荷等)超声雾化眼浴治疗。经治 21 d,治疗组总有效率为 97.7%(43/44),对照组为 77.1%(27/35),组间比较 $P<0.05$。

刘明君等检索 CBM、CNKI、VIP、万方等国内中文数据库中医药治疗病毒性角膜炎的内服方药,运用中医传承辅助系统软件进行数据处理及分析。结果筛选出 361 首治疗方,研究显示,治疗病毒性角膜炎以清热解毒、清肝明目为主要治法,对备选新方组合进一步优化,形成 3 个备选新方:以黄芪、党参、白术、板蓝根、女贞子组成;以石膏、藿香、半夏、杏仁、薏苡仁、贯众组成;以龙胆、生地黄、泽泻、熟地黄、木通、刺蒺藜、当归、栀子、菊花、黄芩、决明子、蝉蜕组成,分别主要适用于正虚邪恋型、湿热蕴蒸型、肝火炽盛型病毒性角膜炎。

(撰稿:王素羽　审稿:熊大经)

【分泌性中耳炎的治疗及临床研究】

毕楠雪将 60 例急性分泌性中耳炎患者随机分为两组,均予口服头孢呋辛酯片及桉柠蒎肠溶软胶囊联合超短波理疗,观察组在此基础上加服加味清震汤(升麻、苍术、荷叶、甘草、羌活、枳壳等)。疗效标准以声导抗结果呈“A”图为痊愈、“B”图为有效。经治 3 周,观察组总有效率为 86.7%(26/30),对照组为 70.0%(21/30),与对照组比较,观察组量表评分明显下降($P<0.05$)。江坚将 85 例急性分泌性中耳炎患者随机分为两组,治疗组口服加味通气散(柴胡、菊花、赤芍药、川芎、石菖蒲、泽泻等)及 1% 呋麻滴鼻液滴鼻,并联合中耳负压治疗仪治疗,对照组口服头孢克洛缓释片、强的松片及 1% 呋麻滴鼻液滴鼻治疗。连续治疗 7 d 为 1 个疗程,治疗 1~2 个疗程。疗效标准以声导抗测试鼓室压力呈 A 型曲线为治愈为主。结果,治疗组治愈率为 51.2%(22/43),对照组为 28.6%(12/42),组间比较 $P<0.05$。张朝梅将 102 例患者随机分为两组,对照组予常规西医治疗,观察组在此基础上加用宣肺通窍汤(连翘、柴胡、金银花、桔梗、白芷、辛夷等)联合微波治疗,均连续治疗 2 周。疗效标准以鼓室曲线 A 型为显效、As 型为有效为主。观察组总有效率为 92.2%(47/51),对照组为 70.6%(36/51),组间比较 $P<0.01$。

张伶俐将 120 例慢性分泌性中耳炎患者随机分为两组,对照组予西药治疗,观察组 60 例在此基础上加用益肾疏肝中药(煅磁石、熟地黄、制山茱萸、茯苓、泽泻、牡丹皮等),疗程均为 4 周。观察组含积液率为 61.7%(37/60),对照组为 83.3%(50/60),组间比较 $P<0.05$。治疗后观察组各频率骨导阈值水平均显著下降,且低于对照组(均 $P<0.05$)。两组血小板活化因子、内皮素-1 水平均显著降低,水通道蛋白-1、水通道蛋白-4 水平均显著升高,均以治疗组更甚(均 $P<0.05$)。提示益肾疏肝中药可降低慢性分泌性中耳炎含积液率,提高骨导阈值水平,有助于调节血小板活化因子、内皮素-1 及水通道蛋白水平。

(撰稿:鲍健欣　审阅:熊大经)

【变应性鼻炎的治疗与研究】

向南等介绍张勤修治疗常年性变应性鼻炎的经验。张氏强调气血失调是重要的内在因素，风邪是重要的诱发因素，并认为该病与精神因素有密切联系。治疗上多从调和气血入手，常选用补脾、醒脾开胃之品（苍术、白术、茯苓），并辅以行气活血化瘀之品（川芎、桂枝、麻黄等）；以川芎茶调散加减以祛风止痒；并兼顾安心神、顺肝气，善用少量远志、石菖蒲安心神、利窍道，柴胡、郁金、木香、香附调畅情志；同时主张运动拉伸全身肌肉筋脉以利肝气疏泄，患者可适当学习太极拳、八段锦或瑜伽等。江晓婷等介绍严道南从脾论治变应性鼻炎经验。严氏以"补气健脾，升阳通窍""健脾祛湿，温阳通窍""甘温除热，止涕通窍"三法施治，创立益气温阳方（黄芪、党参、干姜、桂枝、乌梅、五味子等）着重补气健脾升阳气以濡养五官，常选用参苓白术散合理中丸加减以温阳健脾化水湿，应用于脾阳不振、湿聚鼻窍者；或以补中益气汤合脱敏汤加减以甘温除热，应用于气虚郁热者。

胡珍等将202例肺脾气虚证患者随机分为治疗组与对照组，分别予和中止鼽汤经验方（红芪、白术、防风、炙甘草、山药、黄精、柴胡等）及左西替利嗪片。经治4周，治疗组总有效率为95.1%(97/102)，对照组为83.0%(83/100)，组间比较$P<0.01$。治疗组自我评分差值大于对照组($P<0.05$)，症状体征总积分则显著低于对照组($P<0.01$)。张东晓等将88例脾气虚弱证患者随机分为两组，对照组予布地奈德鼻喷雾剂喷鼻，观察组在此基础上加服健脾止鼽汤（黄芪、人参、白术、茯苓、桔梗、莲子等），疗程均为3周。结果，观察组显效率为79.5%(35/44)，对照组为38.6%(17/44)，组间比较$P<0.01$。与对照组比较，治疗组活动、睡眠及鼻部症状评分显著下降，观察组血清CC型趋化因子CCL17、CCL22显著降低（均$P<0.01$）。史军等将120例肺虚感寒证患者随机分为两组，中药组予益气脱敏汤（黄芪、白术、当归、乌梅、辛夷、防风等），西药组予氯雷他定片，疗程均为4周。与西药组比较，中药组临床主症（鼻痒、打喷嚏、流清涕、鼻塞、鼻甲黏膜肿大）以及伴发症状（畏寒、自汗、乏力）改善明显（均$P<0.05$）。马瑞霞等将100例脾虚肺郁证患者随机分为防风固本颗粒（防风、独活、葛根、当归、白芍药、人参等）治疗组与盐酸左西替利嗪对照组。经治4周，与对照组比较，治疗组鼻痒、喷嚏、流涕等症状改善明显（均$P<0.05$）；两组IL-4含量均减少，IFN-γ含量均增加（均$P<0.01$）。

（撰稿：鲍健欣　审阅：熊大经）

【鼻-鼻窦炎的治疗与研究】

张静将60例急性鼻-鼻窦炎(ARS)患者60例随机分为两组，对照组予口服头孢呋辛酯分散片及中成药鼻渊舒口服液等常规治疗，治疗组予加味温胆汤加减（竹茹、枳实、陈皮、茯苓、姜半夏、甘草等）。经治14 d，治疗组总有效率为83.3%(25/30)，对照组为73.3%(22/30)，组间比较$P<0.05$。且治疗组鼻塞、鼻涕、头痛、嗅觉减退的症状体征积分下降更低($P<0.05$)。

王锦辉将72例慢性鼻-鼻窦炎胆腑郁热证患者随机分为对照组与实验组分别予克拉霉素颗粒、鼻炎康汤（苍耳子、辛夷、细辛、防风、荆芥、甘草等）治疗，疗程均为4周。结果，实验组总有效率为88.9%(32/36)，对照组为72.2%(26/36)，组间比较$P<0.05$。与对照组比较，实验组鼻腔鼻窦结局测试(SNOT)-20评分下降明显($P<0.05$)。江永忠等将100例成人慢性鼻-鼻窦炎鼻内镜手术(FESS)后的患者随机分为两组，治疗组予参苓灌洗液（黄芪、党参、茯苓、砂仁、白术、桔梗等）进行鼻腔冲洗，对照组予0.9%氯化钠注射液＋地塞米松磷酸钠注射液进行鼻腔冲洗。治疗4周，治疗组总有效率为94.0%(47/50)，对照组为62.0%(31/50)，组间比较$P<0.05$。治疗组在治疗结束时及治疗

后1、3、6个月的Lund-kennedy评分均优于对照组(均 $P<0.05$)。

秦琴等将90例FESS后患者随机分为两组,治疗组45例除术后一般治疗外,加用中药术腔灌洗(黄芩、薄荷、鱼腥草、金银花、辛夷、白芷等),对照组予生理盐水冲洗。结果,治疗组主观评价有效率为95.6%(43/45),对照组为82.2%(37/45),组间比较 $P<0.05$;治疗组Lund-Kennedy评分优于对照组($P<0.05$)。孙永东等将60例真菌性鼻—鼻窦炎(FRS)经鼻内镜手术后患者随机分为两组,治疗组予"五黄液"(黄芩、黄连、黄柏、大黄、栀子)灌洗鼻窦,对照组予氟康唑注射液灌洗鼻窦,疗程均为4周,并另设健康对照组进行观察。除治疗组脱落1例,对照组脱落3例外,与健康对照组比较,治疗前两组IL-8、ICAM-1表达水平均升高,治疗后两组指标均明显降低,且治疗组下降更为明显(均 $P<0.05$)。治疗组治愈率为93.1%(27/29),对照组为81.5%(22/27),组间比较 $P<0.05$,且治疗组复发率明显低于对照组($P<0.05$)。

(撰稿:鲍健欣　审阅:熊大经)

【慢性咽炎的治疗与研究】

徐丽静等介绍郑小伟治疗慢性咽炎经验。郑氏认为该病主要病机为风邪犯肺、肺失宣降、津液不足、虚火上炎、痰浊不降、气滞血瘀,以祛风利咽(常用防风、荆芥、蝉蜕、僵蚕等)、疏肝和胃(常用温胆汤加减)、滋肾润肺(自拟方清热养阴2号:野乔麦根、金银花、鱼腥草、浙贝母、北沙参、麦冬等)、活血化瘀(轻者多以川芎、郁金、当归、桃仁、红花、赤芍等行气活血药与青礞石、海浮石、海蛤壳等化痰软坚药合用;重者常用三棱、莪术、穿山甲联合土鳖虫、蜈蚣、僵蚕等)为主要治法,治疗重在调整肺、脾、肝、肾等脏的气血阴阳。

傅海威将68例慢性咽炎患儿随机分为两组,均予常规西药(口服青霉素V甲片)治疗,观察组加服利咽煎剂(生地黄、麦冬、玄参、赤芍药、板蓝根、桔梗等)。经治21 d,观察组总有效率为91.2%(31/34),对照组为70.6%(24/34),组间比较 $P<0.05$。李学杰等将100例患者随机分为养阴清肺汤治疗组(生地黄、玄参、赤芍药、仙鹤草、白茅根、麦冬等)与对照组(口服西地碘含片、维生素B2片、地塞米松片)。1个月为1个疗程,均连续治疗3个疗程。结果,治疗组总有效率为92.0%(46/50),对照组为64.0%(32/50),组间比较 $P<0.05$。曾志安等将70例患者随机分为两组,观察组予射碟汤(射干、玄参、浙贝母、木蝴蝶、诃子、荆芥等),对照组予常规西药(克林霉素分散片、利巴韦林含片)治疗,均连续治疗2个疗程。结果,观察组总有效率为88.6%(31/35),对照组为71.4%(25/35),组间比较 $P<0.05$。郭维娟将120例患者随机分两组,观察组予金莲清热泡腾片(金莲花、大青叶、石膏、知母、生地黄、玄参等)雾化吸入治疗,对照组予常规西药(地塞米松联合庆大霉素)雾化吸入治疗。经治2个月,观察组总有效率为95.0%(57/60),对照组为80.0%(48/60),组间比较 $P<0.05$。

(撰稿:鲍健欣　审阅:熊大经)

【复发性口腔溃疡的治疗与研究】

曹云松等从"伏邪"学说探讨复发性口腔溃疡(ROU)的诊治。认为复发性口腔溃疡与"伏邪"关系密切,若外感之邪未能尽除,伏藏于经络脏腑,遇诱因而发,或饮食不节,嗜食肥甘厚味、辛辣刺激性食物,久则脾胃实火,湿热渐生,耗伤津液;或情志不畅,肝郁气滞,日久郁而化热,内热灼伤肝脏阴血;或摄生不慎,思虑过度,夜不安睡,房事过度,则耗损心营,伤及肾精,阴精不足而虚热内生,均可导致"伏邪"的发生。且发病与胃、脾、肝等多条经络及脏腑有关,治疗大法可分为养阴生津、养血和血、清营凉血、填精益髓、育阴潜阳等,方药选用沙参麦冬汤、天王补心丹、清营汤、三甲复脉汤、大定风珠等化裁。关同军等介绍孙玉信“火不生土”的论治经验。认为该病根本病机为心阳不足，火不生土，脾湿不化，热毒上侵。病位在口舌，与心脾密切相关。属本虚标实之证，以阳虚为本，湿热火毒为标。湿性黏滞，加之久病正气多不足，故使口疮反复发作，缠绵难愈。以温阳化湿、清热解毒为法，方用温解汤(附子、干姜、黄连、黄芩、黄柏、蝉衣等)加减。

李巧莉将134例肝血亏虚证患者随机分为两组均口服左旋咪唑片，观察组加用归芍地黄丸加减(熟地黄、当归、白芍药、牡丹皮、山茱萸、山药等)。疗程均为2个月。疗效标准以随访1年后未复发为治愈。结果，观察组治愈率为51.5%(35/68)，对照组为31.8%(21/66)，组间比较$P<0.05$；与对照组比较，观察组血清TNF-α、IL-2、IL-6水平下降明显($P<0.05$)。麦熙等将80例虚火上扰证患者随机分为两组，治疗组口服黄连清心饮加味(黄连、生地黄、当归、茯神、酸枣仁、远志等)并随症加减，对照组口服硫酸锌片及复合维生素B片，疗程均为4周。结果，治疗5 d后的近期疗效，治疗组总有效率为95.0%(38/40)，对照组为72.5%(29/40)；治疗后1年内的远期疗效(随访12个月，痊愈指标为口腔溃疡终止1年)，治疗组总有效率为70.0%(28/40)，对照组为45.0%(18/40)，组间比较$P<0.05$。许楠等将60例心火上炎证患儿随机分为两组，观察组口服泻心天泽方(甘草、黄连、黄芩、干姜、党参、大枣等)，对照组予碘甘油局部外涂治疗。疗程均为2周。疗效标准以半年内无复发为痊愈，3个月内无复发为显效。结果，观察组显愈率为63.3%(19/30)，对照组为40.0%(12/30)，组间比较$P<0.05$。夏慧贞将68例患者随机分为两组，对照组进行对症治疗及口服华素片、维生素C、复合维生素B片，治疗组在对症治疗基础上辨证论治，冬至前后服用相应中药膏方(阴虚火旺证以知柏地黄汤加减，心脾积热证以清胃散加减)。疗效标准以治疗后12个月内未复发为治愈，6个月内未复发为有效，3个月内未复发为好转。膏方服用2～3个月后，结果，治疗组总有效率为86.1%(31/36)，对照组为28.1%(9/32)，组间比较$P<0.05$。杨磊等将86例患者随机分为两组，治疗组服用芪甲消疡汤(黄芪、炮山甲、薏苡仁、当归、白芷、青黛等)，对照组口服维生素B2及华素片(西地碘)，疗程均为14 d。1年内两组复发率分别为25.6%(11/43)、74.4%(32/43)，组间比较$P<0.05$。赵丽丽将150例患者随机分为两组，对照组口服氯己定、维生素B2，观察组在此基础上加用泻热利尿中药(藿香、天冬、连翘、地黄、淡竹叶、灯芯草等)治疗，疗程均为2个月。随访3个月的复发率分别为12.9%(9/70)、26.7%(16/60)，随访6个月的复发率分别为24.3%(17/70)、48.3%(29/60)，组间比较$P<0.05$。

(撰稿:鲍健欣　审阅:熊大经)

【突发性耳聋的治疗】

石青霞介绍陈小宁诊治经验，对于突发性耳聋分脏辨证，依脏分治：风邪外犯、肺失宣通者，以三拗汤合二陈汤为主方；心火上炎、水火不济者，以导赤散(心火盛为主)或大补阴丸(肾阴虚为主)主之；肝木郁滞、气血失和者，以柴胡疏肝散(肝郁气滞)或龙胆泻肝汤(肝胆火盛)主之；脾虚湿生，清阳不升者，以参苓白术散为主方；肾虚血瘀、脑转失养者，以八珍汤加减。治疗过程贯穿活血化瘀(当归、川芎、丹参等)、益气升清(升麻、柴胡)之法，提倡情志疗法、顺气解忧，用药时亦多用竹叶、灯芯草等，既入心经清心火，又引心火下行，除烦安眠。

滕磊等将120例患者随机分为两组，对照组予常规治疗(低分子右旋糖酐、三磷酸腺苷、辅酶A及前列地尔静脉滴注，并加用地塞米松、高压氧治疗)，治疗组加用参茯五味芍药汤(茯苓、半夏、甘草、党参、陈皮、五味子等)，疗程均为2周。结果，治疗组总有效率为81.7%(49/60)，对照组为

65.0%(39/60),组间比较 $P<0.05$;治疗组治疗前的耳声发射通过率为35%,治疗后提高到70%;对照组治疗前的耳声发射通过率为45%,治疗后提高到56.7%($P<0.01$)。比较各频率点信噪比(SNR)的引出率,治疗组有3个频率点的改善明显,对照组有1个频率点改善明显($P<0.05$)。廉海红将难治性突发性耳聋肝阳上亢证患者66例随机分为两组,对照组口服银杏叶胶囊及甲钴胺,治疗组口服平肝清热化瘀方(生石决明、生石膏、生磁石、白蒺藜、葛根、地龙等)。经治14 d,治疗组总有效率为84.8%(28/33),对照组为33.3%(11/33),组间比较,$P<0.01$。治疗组耳鸣、耳闷塞感、眩晕症状的改善优于对照组($P<0.05$)。王丹凤将70例突发性耳聋气滞血瘀证患者随机分为两组,对照组(42只耳)予常规西药治疗(前列地尔静脉滴注、肌肉注射甲钴胺、口服烟酸片),观察组(43只耳)予通窍活血汤配合通气散(牛膝、郁金、葛根、炙黄芪、当归、生地黄等)并随证加减,疗程均为14 d。结果,观察组总有效率为94.3%(33/35),对照组为71.4%(25/35),组间比较 $P<0.05$;与对照组比较,观察组纯音听阈值、中医证候积分均下降更为明显(均 $P<0.05$)。

(撰稿:鲍健欣　审阅:熊大经)

【急性化脓性扁桃体炎的治疗】

姚婷等介绍唐为勇治疗小儿急性扁桃体炎的经验,从解表、解肌、和解三方面着手,用药兼顾太阳、少阳及阳明,"三阳"合治,以桂枝汤、柴葛解肌汤、小柴胡汤三方化裁后衍生出三解方(桂枝、白芍药、柴胡、黄芩、葛根、党参、大枣、炙甘草),解热透表、和解扶正。

沈聪将80例急性化脓性扁桃体炎患儿随机分为两组,均予西药治疗(静脉滴注头孢美唑钠,过敏者口服阿奇霉素干混悬剂,体温超过38 ℃者予布洛芬混悬液),观察组加服清热消痈汤(金银花、连翘、柴胡、蒲公英、白芷、牛蒡子等)并随症加减。经治7 d,观察组总有效率为95.0%(38/40),对照组为85.0%(34/40),组间比较 $P<0.05$;与对照组比较,观察组退热时间及脓点消失时间均缩短($P<0.05$)。张英等将126例患儿随机分为两组,对照组予静脉滴注阿莫西林克拉维酸钾,治疗组在此基础上加用芩翘口服液(黄芩、连翘、荆芥、蜂房、野菊花、玄参等)。经治5 d,治疗组脱落1例,对照组脱落2例。治疗组治愈为66.1%(39/59),对照组为51.7%(30/58),组间比较 $P<0.05$;与对照组比较,治疗组热退时间、抗生素使用时间、咽痛消失时间及扁桃体脓性分泌物消失时间均缩短($P<0.05$)。杨鑫等将70例患儿随机分为两组,对照组予常规治疗(静脉滴注阿莫西林钠舒巴坦钠及退热等对症处理),观察组在此基础上加服疏风解毒胶囊(虎杖、连翘、板蓝根、柴胡、败酱草、马鞭草等),疗程均为5 d。结果,观察组总有效率为91.4%(32/35),对照组为82.9%(29/35);观察组扁桃体回缩率为80.0%(28/35),对照组为62.9%(22/35),组间比较 $P<0.05$。对照组比较,治疗组血WBC、NE%及CRP水平均明显下降(均 $P<0.05$)。黄洁等将90例患者随机为两组,均予常规抗生素治疗(阿莫西林钠舒巴坦入生理盐水静脉滴注,必要时口服布洛芬缓释胶囊退热),观察组加用飞仙散(蒲黄末、煅月石、甘遂、元明粉、薄荷)吹喉,疗程均为7 d。结果,观察组总有效率为91.1%(41/45),对照组为71.1%(32/45),组间比较 $P<0.05$。两组外周血T淋巴细胞亚群中 CD_3^+、CD_4^+、CD_4^+/CD_8^+ 均升高,CD_8^+ 均降低($P<0.05$)。

(撰稿:鲍健欣　审阅:熊大经)

【慢性牙周炎的治疗】

丁奕健等将80例牙周炎肾阴虚证患者随机分为两组,均予牙周基础治疗,治疗组加用参麦地黄丸,疗程均为2个月。结果,治疗组总有效率为

87.5%(35/40),对照组为72.5%(29/40),组间比较 $P<0.05$。杨洋等将110例慢性牙周炎患者随机分为两组,均予接受口腔卫生指导、全口龈上洁治、龈下刮治和根面平整等常规治疗,观察组在此基础上予口炎清颗粒(天冬、玄参、麦冬、甘草、金银花等),疗程均为4周。结果,观察组总有效率为92.2%(51/55),对照组为85.5%(47/55),组间比较 $P<0.05$。孟凡利等将120例中老年牙周炎患者随机分为两组,对照组予基础治疗(予龈上洁治、龈下刮治联合治疗,进食后予替硝唑漱口水含漱),试验组在此基础上口服补肾固齿丸(生地黄、熟地黄、紫河车、骨碎补、枸杞子、五味子等)。经治3个月,两组PLI、PD、CAL均下降,观察组更为明显;两组中医证候总积分均降低,且试验组显著低于对照组(均 $P<0.05$)。王焕文将70例患者随机分为两组,对照组进行牙周洁治,治疗组加用中药口腔含漱液(黄芩、金银花、薄荷、菊花、甘草)治疗。经治7 d,两组菌斑率及牙周指数均下降,且治疗组下降程度均大于对照组(均 $P<0.01$)。

(撰稿:鲍健欣　审阅:熊大经)

[附] 参考文献

A

安娜,庄曾渊,梁丽娜,等.杞灵颗粒对小鼠视网膜色素上皮细胞氧化应激损伤的影响[J].中医杂志,2017,58(3):250

B

毕楠雪,曲中源,孙海波.加味清震汤治疗急性分泌性中耳炎30例[J].中国中医药现代远程教育,2017,15(14):91

C

曹云松,王敏,李方凯,等.以“伏邪”学说探讨复发性口腔溃疡的中医诊治[J].西部中医药,2017,30(5):35

D

丁奕健,宋杭.参麦地黄丸治疗肾阴虚证慢性牙周炎40例[J].浙江中医杂志,2017,52(11):811

F

冯磊,沈瑞翔,蔡超产,等.桑白皮汤治疗泪液分泌不足型干眼症临床观察[J].光明中医,2017,32(9):1264

傅海威.利咽煎剂治疗慢性咽炎68例临床体会[J].黑龙江科学,2017,8(2):72

G

谷雨明,刘秀枝,冯博,等.基于中医传承辅助系统的治疗糖尿病视网膜病变组方规律分析[J].山东中医药大学学报,2017,41(6):531

关同军,高青.孙玉信教授从“火不生土”论治复发性口腔溃疡经验[J].亚太传统医药,2017,13(10):77

关小康,王淑霞,王丹.正元芸生滴丸治疗单纯型糖尿病视网膜病变186例临床观察[J].糖尿病新世界,2017,20(13):183

郭维娟.金莲清热泡腾片雾化吸入治疗慢性咽炎效果观察[J].临床合理用药,2017,10(5):70

H

何腾,彭顺林.益气温阳法治疗变应性鼻炎的理论探讨[J].辽宁中医杂志,2017,44(7):1405

侯乐,唐由之,梁丽娜.补肾益精方对干性年龄相关性黄斑变性动物模型骨髓来源干细胞动员的影响[J].中国中医眼科杂志,2017,27(1):3

胡珍,孙永东,孙千尧,等.和中止鼽汤治疗变应性鼻炎临床疗效观察[J].四川中医,2017,35(2):159

黄洁,董红军,徐浩,等.飞仙散吹喉联合抗生素治疗急性化脓性扁桃体炎的疗效及对外周血T淋巴细胞亚群的影响[J].陕西中医,2017,38(10):1394

J

贾海波，郎静芳，张振锋，等.养阴益气汤治疗中年人干眼症的临床观察[J].临床合理用药，2017，10(12)：101

江坚.加味通气散联合中耳负压治疗仪治疗急性分泌性中耳炎43例疗效观察[J].湖南中医杂志，2017，33(12)：57

江红星.清肝明目汤治疗病毒性角膜炎45例[J].云南中医中药杂志，2017，38(1)：58

江晓婷，严道南.严道南从脾论治变应性鼻炎三法[J].四川中医，2017，35(7)：20

江永忠，朱镇华.参芩灌洗液鼻腔冲洗治疗成人慢性鼻—鼻窦炎鼻内镜术后50例疗效观察[J].湖南中医杂志，2017，33(11)：20

蒋莉娅，黄淑秋，武志峰，等.基于五轮八廓学说启明汤治疗年龄相关性黄斑变性之思路初探[J].时珍国医国药，2017，28(6)：1405

L

李点，王诗敏.精草润目液治疗干眼的临床疗效观察[J].时珍国医国药，2017，28(7)：1168

李伟，郭伟，肖芳喜，等.温通散眼部热熨对早期糖尿病视网膜病变眼血流及视网膜内层血液循环状态的影响[J].吉林中医药，2017，37(11)：1108

李春杰，张春红，张洁.清肝泻火法治疗单疱病毒性角膜炎疗效观察[J].实用中医药杂志，2017，33(8)：881

李巧莉.归芍地黄丸加减联合常规疗法治疗肝血亏虚型复发性口腔溃疡疗效及对免疫功能影响[J].现代中西医结合杂志，2017，26(15)：1668

李小丹，李慧丽，余海，等.论麻黄宣通玄府治疗视频相关性干眼症的疗效观察[J].中国中医急症，2017，26(2)：308

李学杰，曾进.养阴清肺汤治疗慢性咽炎疗效观察及机制探讨[J].四川中医，2017，35(5)：146

廉海红.平肝清热化瘀方治疗难治性突发性耳聋的临床观察[J].中国临床医生杂志，2017，45(4)：103

刘明君，杨海昊，韩涛，等.基于中医传承辅助系统的现代中医文献治疗病毒性角膜炎新方发现研究[J].时珍国医国药，2017，28(8)：2025

罗晓钦，周振峰.滋阴明目汤治疗单纯型糖尿病视网膜病变23例临床观察[J].湖南中医药，2017，33(2)：60

吕甜甜，王宏亮，邢玮，等.活血解毒方对糖尿病大鼠视网膜中Hippo信号通路的影响[J].北京中医药大学学报，2017，40(2)：125

M

马瑞霞，侯丽，虎峻瑞.观察防风固本颗粒对变应性鼻炎肺郁脾虚患者外周血单个核细胞培养上清中IL-4、IL-5、IL-10、IFN-γ细胞因子水平的影响[J].临床耳鼻咽喉头颈外科杂志，2017，31(21)：1662

麦熙，曾露慧.黄连清心饮治疗复发性口腔溃疡的临床疗效[J].广州中医药大学学报，2017，34(6)：835

孟凡利，霍峰，刘锐，等.补肾固齿丸对中老年慢性牙周炎患者的疗效及免疫因子和炎症因子的影响[J].药物评价研究，2017，40(12)：1782

Q

秦琴，赵宏钧.中药鼻腔灌洗对慢性鼻—鼻窦炎术腔黏膜恢复的临床观察[J].中医临床研究，2017，9(2)：119

S

沈聪.清热消痈汤对小儿急性化脓性扁桃体炎的治疗效果观察[J].光明中医，2017，32(8)：1125

石青霞.陈小宁诊治突发性耳聋经验浅探[J].江苏中医药，2017，49(2)：23

史军，刘玉.益气脱敏汤治疗肺虚感寒型变应性鼻炎临床观察[J].新中医，2017，49(12)：110

苏晶，刘新泉，张殷建.滋阴补肾片治疗干性年龄相关性黄斑变性疗效观察[J].河北中医，2017，39(6)：835

孙师刚，韩光，蒋宇.玉屏风散外用治疗干眼症[J].吉林中医药，2017，37(11)：1137

孙永东，刘强，孙千尧，等.中药五黄液对真菌性鼻—鼻窦炎术后鼻窦分泌物IL-8和ICAM-1表达的研究[J].现代医药卫生，2017，33(22)：3392

T

滕磊，陈绘，袁波，等.耳声发射对参茯五味芍药汤治疗突发性耳聋的疗效评价[J].山东中医杂志，2017，36(2)：110

W

王佳，李青伟，杨映映，等.仝小林防治早期糖尿病视网膜病变经验[J].北京中医药，2017，36(6)：512

王丹凤.通窍活血汤配合通气散加减治疗气滞血瘀型突发性耳聋临床研究[J].亚太传统医药，2017，13(20)：152

王焕文.中药口腔含漱液对慢性牙周炎抗菌斑作用及其对牙周指数影响研究[J].福建中医药，2017，48(8)：12

王锦辉.鼻炎康汤治疗胆腑郁热型慢性鼻—鼻窦炎36例临床研究[J].亚太传统医药，2017，13(4)：133

韦春宜.三仁汤加减配合湿热敷治疗湿热伤阴型干眼症30例疗效观察[J].湖南中医杂志，2017，33(1)：60

吴学志，吕海江.益气复明颗粒治疗黄斑变性48例疗效观察[J].光明中医，2017，32(5)：686

X

夏慧贞，钱园园.中药膏方治疗复发性口腔溃疡的临床效果观察[J].口腔疾病防治，2017，25(9)：605

向南，张勤修.浅析张勤修教授治疗常年性变应性鼻炎的经验[J].山东大学耳鼻喉眼学报，2017，31(3)：100

熊静，龙辉，周利.祛风明目汤联合雾化熏眼治疗单纯疱疹病毒性角膜炎30例(31眼)疗效观察[J].湖南中医药杂志，2017，33(10)：83

徐丽静，郑小伟.郑小伟教授治疗慢性咽炎经验[J].陕西中医药大学学报，2017，40(1)：19

许楠，郭建茹，李常青，等.中药泻心天泽方治疗儿童复发性口腔溃疡30例临床观察[J].药物与临床，2017，14(8)：42

Y

杨瑾.行气化瘀中药治疗非增生性糖尿病视网膜病变疗效及对VEGF、Ang及ANGPT的影响[J].现代中西医结合杂志，2017，35(26)：3923

杨磊，苏红梅，彭思存，等.芪甲消疡汤治疗复发性口腔溃疡的临床研究[J].中医临床研究，2017，9(19)：118

杨鑫，杨晓雯.疏风解毒胶囊治疗急性化脓性扁桃体炎的疗效观察[J].中国医院用药评价与分析，2017，17(1)：57

杨洋，朱柯，潘芸，等.口炎清颗粒治疗慢性牙周炎的临床观察[J].中国药房，2017，28(12)：1620

姚婷，汪猛，陈思羽，等.唐为勇“三解法”治疗小儿急性扁桃体炎经验浅析[J].中国中医药信息杂志，2017，24(10)：97

易昀敏，王雁燕，马吉丹，等.加味逍遥散治疗兔去势干眼症的实验研究[J].江西中医药大学学报，2017，29(1)：84

Z

曾志安，郑勇前，陈文艺，等.自拟中药射碟汤在治疗慢性咽炎中的应用[J].中医临床研究，2017，9(3)：59

张静.加味温胆汤治疗胆腑郁热证急性鼻-鼻窦炎临床观察[J].湖北中医药大学学报，2017，19(2)：72

张英，李亚男，高月茹，等.芩翘口服液治疗儿童急性化脓性扁桃体炎的临床研究[J].中医临床研究，2017，9(9)：79

张朝梅，陈雪梅.宣肺通窍汤联合微波治疗急性分泌性中耳炎的临床对照研究[J].世界中医药，2017，12(8)：1828

张东晓，王赛.健脾止鼽汤治疗变应性鼻炎脾气虚弱证临床研究[J].中医学报，2017，32(8)：231

张花治，金智生，刘莹，等.红芪多糖对糖尿病大鼠视网膜血小板反应蛋白-1和血小板源性生长因子-B表达的影响[J].中国中医药信息杂志，2017，24(3)：38

张建荣.中药超声雾化眼浴疗法治疗单纯疱疹病毒性角膜炎的效果探讨[J].当代医药论丛，2017，15(8)：135

张伶俐.益肾疏肝中药治疗慢性分泌性中耳炎疗效及对血小板活化因子、内皮素-1及水通道蛋白的影响[J].现代中西医结合杂志，2017，26(33)：3697

张欣桐，梁凤鸣，王莉，等.杞黄颗粒对肝肾阴虚型年龄相关性黄斑变性临床证候的影响[J].天津中医药大学学报，2017，36(3)：187

赵丽丽.泻热利尿中药治疗复发性口腔溃疡疗效观察[J].现代中西医结合杂志，2017，26(30)：3388

（十）针　灸

【概　述】

2017年，在公开学术刊物上发表与针灸有关的学术论文5 700余篇，主要涉及经络、腧穴、刺灸法、针灸实验和临床研究等方面。

1. 经络经筋研究

本年度经络研究的重点仍以经脉循行、经络生物物质基础以及经络实质研究为主。

有关经脉循行研究，衣华强通过整合历代文献，认为冲脉的起始部位在"肾下胞中"。孙敦坡等依据"针刺、按摩等方法刺激穴位出现感传现象说明经络的存在，具有相似功效的穴位定位决定经脉循行路线"这一观点，解释了足厥阴肝经和足太阴脾经在小腿内侧面内踝上八寸的交叉循行路线。

在经络生物物质基础以及经络生理病理学实质研究方面，刘农虞等从经脉和经筋的生理、病理、诊治方法等方面论述"筋脉系统"假说，分析了经筋与经脉之间的内在关系。马宁基于《黄帝内经》对经络的认识，提出任脉、督脉除在解剖学结构上具有相关外，还与胚胎发育过程密切相关。于洋等基于肌筋膜链理论，研究足三阳经经筋的起源、刺激部位、解剖结构、功能，并与其相关的肌筋膜链进行比较，发现了两者在解剖定位、循行、功能、临床应用等方面的差异及互补，相关理论可应用于物理康复领域。邓凯文等基于生物演化规律提出经络超分子体假说，认为经络及其所产生的现象是由微观超分子体的"印迹模板"特征和自主作用规律决定的。林栋等从"凤汉小体"到原始管道系统的研究沿革对探索整理经穴实质理论，指出基于经络理论及效应的研究是其基本的特质，任何对经穴实质的研究必须严格建立在临床效应基础之上，而非仅在实验室中对某些生物学现象的有限观察。

2. 腧穴研究

本年度腧穴研究的重点是腧穴的定位、取穴、考证、配伍、临床应用和作用机制研究，还涉及阿是穴、穴位敷贴和穴位间相互关系的研究。

有关腧穴的定位、取穴和考证，王思佳等提出使用腧穴二步定位法结合杨甲三教授的取穴经验可以使定位更加准确且便于操作。李广一基于《黄帝内经》提出"热病五十九俞"是以气街理论的头气街与胸气街为基础，结合其他针刺治疗热病的经验理论形成的，包括了缺盆系统、本输理论、背俞理论与"髓空体系"。黄昆等通过对八会之中的髓会绝骨的文献考证，提出髓为骨所纳，骨之强劲赖以髓之充养，脑为髓海，是人体髓所聚最甚处，髓会的特点不应在无液的枕骨处，绝骨穴比肾俞穴更适合作为髓会。赵敏讷等提出，自风池穴刺向鼻尖方向和对侧目内眦方向易损伤椎动脉而不伤及延髓；刺向对侧内眦方向少数可损伤延髓；刺向眼球方向危险性最大，将伤及延髓。由于风池穴针刺的平均危险深度为49 mm左右，建议将针刺深度控制在34.8 mm之内。

有关腧穴配伍方面，董珍等研究表明"内关"与"照海"同为八脉交会穴，分属手厥阴心包经和足少阴肾经，相配可协同增效，加强脏腑间制约平衡。邹金芯等提出八脉交会穴通过上下两穴固定相配的方法，组成4对穴，即"内关配公孙""外关配足临泣""后溪配申脉""列缺配照海"，可以治疗内科、外科、妇科、儿科、骨伤科、五官科、急诊等多个学科的疾病。石刚等研究发现"百会"配合"神阙"穴是艾灸退热疗法的最佳穴位组合，对表里、虚实之热都具较好的退热效果。

有关穴位临床应用及作用机制研究，张立志等认为董氏奇穴主要分布在大腿部位，强调机体横向部位的密切联系，弥补了传统十二经穴在膝、肘以上部位较膝、肘关节以下穴位主治应用范围窄的不足，临证时二者可相互补充，提高疗效。同时他运用“灵骨”“合谷”和“太白”合用直刺的“倒马针法”，用于治疗面肌痉挛等面口疾病，较单纯针刺合谷穴疗效显著。陈明星等提出单刺风池穴治疗颈椎病、枕神经痛、椎—基底动脉供血不足、球麻痹具有较好疗效，且针效具有累积性，与疗程相关。

有关阿是穴和腧穴敏化，姜姗等提出“阿是穴”较准确的释义是“部位无定，揣按后痛剧或痛减之处”。苏鑫童等指出“以痛为腧”为取穴原则的结筋病灶点与以“阿是之法”为取穴原则的阿是穴存在本质的不同，二者取穴指导原则、分布规律和诊治特点都不同。邢贝贝等通过改良家兔可控心肌缺血模型，发现心肌缺血可导致“神门”和“内关”力敏降低，内脏疾病可导致相关治疗穴位敏化。

有关穴位敷贴和穴位间相互关系的研究，贺艳萍等基于中医理论整体观和经络学说，从药物对机体的局部刺激、经络传导、透皮吸收研究中药穴位敷贴的作用机理，并结合中药经皮给药系统、代谢组学、药效物质基础等，提出中医药系统生物学研究模式。蒋海琳等通过对“同功穴”的研究发现，每一病症都存在着一类功效相同的腧穴。例如主治失眠的腧穴共有 45 个，胃脘痛的腧穴共有 54 个，呃逆的腧穴共有 56 个，腹泻的腧穴共有 109 个，腹胀的腧穴共有 115 个等。

3. 刺法与灸法

刺法灸法作用机制、影响因素和临床疗效、刺灸手法以及热敏灸为本年度较为热门的研究内容。

有关刺法灸法作用机制研究，李鑫举等认为针刺反应可在穴位局部及全身形成相互联系的网络，关键响应介质参与下，可使穴区的神经细胞、肥大细胞以及相关化学物质形成良性循环的小网络，某些介质可激活全身性的神经—免疫—内分泌大网络循环。阻断关键响应介质可明显减低局部小网络的反应程度以及相应的针刺效应。冯群星等发现雷火灸燃烧时具有独特的热力、红外线辐射力、物理因子及药化因子，具有抗炎、镇咳、祛痰、平喘、镇痛、抗呕吐、扩张血管、改善微循环以及促进伤口愈合作用。黄凯裕等发现艾灸穴位局部温度升高，通过激活穴位局部特异感受器、热敏感免疫细胞、热休克蛋白等启动艾灸温通效应、诱发多种局部效应，并经神经、体液途径，将艾灸温热刺激信号以及后续效应传导至远部器官及全身，引起远部特定靶器官和全身系统的后续效应。王婷婷等研究提出艾灸对酪氨酸激酶以及信号转导子和转录激活子(JAK-STAT)细胞信号转导通路、丝裂原活性蛋白激酶(MAPK)信号通路以及细胞核转录因子-kaP-PaB(NF-kB)信号通路具有调节作用，可调节类风湿性关节炎、滑膜组织炎症、肿瘤免疫抑制效应。

有关刺法灸法临床疗效和影响因素的研究，余亮提出采用石学敏“司气海，调血压”的针刺技术治疗高血压，以双侧人迎为主穴，配合双侧合谷、曲池、足三里和太冲 4 穴。高希言等建议透灸要灸量充足，灸感透达，以 43 ℃左右恒温施灸，持续 20 min 以上，灸后局部出现汗出、潮红、花斑或全身汗出灸感透达机体，多用于腹部、腰部、膝关节等部位。韩明娟等认为留针时间主要取决于不同的疾病：中风、脑瘫等中枢神经系统疾病留针 60 min 左右，周围神经系统疾病留针 30 min，急性肌肉软组织疼痛留针 30 min，痛经推荐留针 30 min。

有关刺灸手法研究，唐卫华提出子午流注针刺法中纳甲法、养子时刻取穴法，在治疗时应取卫气治疗，针刺宜浅不宜深，迎随补泻时，补法的针尖指向心脏，泻法的针尖指向四肢末端。而纳子法在治疗时应该取营气治疗，除针刺时宜深不宜浅外，其余与传统方法相同。武玉等提出针刺“眼三针”治疗眼科疾病，要以“治神”为重心，定神、察神、安神、聚神，采用“定、按、点”之揣穴方法，单手进针，进针过程采用“轻、捻、缓、松”的方法。王雪等介绍了贺氏丘墟透照海针刺方法，以 3 寸毫针(75 mm)自丘墟穴刺入，沿跗骨窦外口后缘，针尖朝向内前方，经过跟骨、距骨前关节面与中关节面之间的部分，到达足舟骨、距骨与跟骨所构成的凹陷处，以针尖抵达皮下而不透出皮肤为度。

世界中医药学会联合会热敏灸专业委员会编写的《热敏灸技术操作标准》，规定了热敏灸的术语、施灸前准备、操作方法、操作流程、适应证、注意事项等内容。高晓燕等提出强壮穴位的持续性艾热刺激、督灸、浮针疗法、刺络放血及微针刀疗法可提高疾病状态下热敏化程度低的腧穴的敏化程度，提高热敏灸疗效。

在针灸器械人工智能究领域，徐天成等研发的针刺机器人，以丝杆螺母结构完成电动进针运动，采用加减速控制针尖破皮最大速度和及时减速，实现快速进针和捻转操作及在限制位置停止的要求，用多重措施保证进针位置的准确以及进针安全性。余思奕等运用科学知识图谱的原理及软件分别对国际艾灸文献的诸多信息进行知识图谱构建，探知国际艾灸研究的知识演进路径、研究热点、前沿及未来发展趋势。

4. 临床研究

2017 度针灸临床研究文献共 4 421 篇，其中有关循环系统疾病、儿科疾病文章数量较 2016 年度明显增加。此外有关神经系统疾病、消化系统疾病、妇科疾病、呼吸系统疾病的文章也有所增加，有关其他疾病文献发表数量较 2016 年有所减少或持平(见表 1)。

表 1　2017 年各类针灸临床研究文章的数量、占比及与上年度的比较

类　别	文献(篇)		占　比*(%)		2017 年增加
	2016	2017	2016	2017	
骨伤科疾病	973	948	17.04	16.38	
神经系统疾病	671	696	11.75	12.02	↑+25
消化系统疾病	586	614	10.26	10.61	↑+28
外科疾病	351	350	6.15	6.05	
妇科疾病	243	271	4.26	4.68	↑+28
循环系统疾病	201	237	3.52	4.09	↑+36
五官科疾病	266	236	4.66	4.08	
呼吸系统疾病	185	194	3.24	3.35	↑+9
针灸儿科	144	183	2.52	3.16	↑+39
泌尿生殖系统疾病	177	178	3.10	3.07	
精神神志性疾病	141	141	2.47	2.44	
内分泌系统疾病	178	135	3.12	2.33	
针灸治疗肿瘤	106	99	1.86	1.71	
针灸治疗急症	87	87	1.52	1.50	
血液系统疾病	18	18	0.32	0.31	
针灸传染病	15	17	0.26	0.29	
针灸临床经验	26	12	0.46	0.21	
针灸戒除酒毒	4	5	0.07	0.09	

注：* 2017 年针灸学术论文共 5 700 余篇。

针灸治疗疾病谱分布与往年基本相同，针灸所涉及的疾病分布比例也与往年类似。骨伤科疾病的文献在临床治疗文献中所占比例仍是最大为16.4%(948篇)，病症种类主要以关节炎、颈椎病、腰椎间盘突出为主。神经系统疾病所占比例为第二，占临床文献的12.0%(696篇)，主要疾病种类为中风、面瘫、头痛、脑梗死、偏瘫等。其次为消化系统疾病，占总量的10.6%(614篇)，同比去年增加了28篇，主要疾病种类有肝、胃和肠部疾病等。外科疾病占6.1%(350篇)，主要疾病种类有术后、损伤、痤疮、带状疱疹和荨麻疹等。妇科疾病占4.7%(271篇)，同比去年增加了28篇，主要疾病种类有痛经、卵巢以及盆腔炎等。循环系统疾病占4.1%(237篇)，同比去年增加了36篇，主要疾病种类有高血压病和冠心病等。五官科疾病占4.1%(236篇)，主要疾病以咽、耳和眼部疾病为主，包括耳鸣、过敏性鼻炎等。呼吸系统疾病占3.4%(194篇)，其中与肺部相关73篇，哮喘相关49篇。针灸儿科在本年度发表的文章数量有明显增加，同比去年增加了39篇，占总数的3.2%(183篇)，主要病种以脑瘫和哮喘为主。泌尿生殖系统疾病占3.1%(178篇)，主要病种有肾部疾病和尿失禁等。其他还有精神神志性疾病141篇、内分泌系统疾病135篇、针灸治疗肿瘤相关文献99篇、急症相关87篇、血液系统疾病18篇、传染病17篇、针灸临床经验12篇、针灸戒酒戒毒5篇。

5. 机制研究

本年度的针灸机制研究文献共计499篇，比去年增加了86篇，研究对象以鼠为主，约占本年度实验研究模块的52.5%(262篇)。针灸机制研究以消化系统、神经系统、心血管系统、内分泌系统、呼吸系统等为主要研究方向。

消化系统方面，薛亚楠等的研究提示电针“足三里”穴可以通过上调脾气虚大鼠小肠及下丘脑组织胃促生长素(Ghrelin)及血管活性肠肽(VIP)的表达水平，使其与相应受体结合，使脾虚症状得以改善。张莘等研究表明电针、手针和艾灸方法均能不同程度降低功能性便秘大鼠结肠组织相关蛋白CGRP、TRPV1、PAR-4等的蛋白及mRNA表达水平，其中电针效果最佳。雷成成等发现相对于“心俞”穴，电针“大肠俞”穴可明显改善腹泻型肠易激综合征大鼠腹泻症状，说明“大肠俞”穴是调节肠道运动功能、治疗本病的重要穴位之一。周瑾等研究发现针刺“足三里”比“内关”更能降低肠易激综合征模型大鼠肠道敏感性，缓解内脏疼痛症状。徐晶等比较了毫针刺法、电针和艾灸对大鼠功能性便秘的良性调整作用，结果显示电针作用最佳，毫针刺法次之。

神经系统方面，郭姝丽等研究证明调神通络针刺法能够调节Cx43半通道的通透性，起到最佳的脑保护作用，抑制神经细胞损伤，促进已损伤神经的恢复。李思思等发现电针刺激足三里和阳陵泉穴，能抑制脊髓背角小胶质细胞活化及BDNF的表达，阻断疼痛信号传导产生镇痛作用，对慢性神经损伤性疼痛过敏有显著改善作用。

心血管系统方面，李洋等研究发现，针刺夹脊穴或电针阳陵泉预处理能够减少心肌缺血再灌注中血清心肌酶的产生，调控心肌CYP450基因的表达，保护心肌。郭颖等提出针刺内关穴可以明显改善慢性心力衰竭小鼠心肌组织受损及炎性浸润，有效防止盐酸异丙肾上腺素对慢性心力衰竭小鼠心肌细胞的损伤。

内分泌系统方面，刘妍等发现针刺能提高2型糖尿病大鼠血清胰高血糖素样肽-1(GLP 1)的浓度以及小肠GLP-1原基因和GLP-1受体基因的表达。

呼吸系统方面，李宁等研究发现白芥子涂法穴位贴敷可以通过TGFβ-Erk1/2、p38途径抑制金属蛋白酶表达和活性，保护胞外基质细胞连接蛋白，防治过敏性哮喘。杨金华等研究发现针刺可降低大鼠肺组织中P-AKT蛋白表达以减轻炎症反应和气道重塑。赵叶等研究表明“三穴五针法”通过抑制 ERK1/2 蛋白表达，改善过敏性哮喘大鼠炎症反应和哮喘症状。刘成勇等发现穴位贴敷可下调哮喘小鼠气道转化生长因子 β1（TGF-β1）/Smad3 通路，从而改善气道重塑。

其他方面，刘艺等发现隔盐隔姜灸神阙穴能抑制脊髓横断大鼠膀胱过度活动状态治疗逼尿肌反射亢进，其机制可能与减少膀胱逼尿肌 M2 受体蛋白表达、抑制逼尿肌过度收缩有关。左政等提出通过调节 TGF-β1/Smad 信号通路，发挥抗肾纤维化作用，隔药饼灸能有效干预慢性肾衰竭兔肾纤维化的形成。杜斯琪等发现针刺足三里和百会穴可改善慢性脑低灌注引起的大鼠前额叶皮层神经元损伤，抑制氧化应激，可能是治疗血管性痴呆的机制之一。蒋希荣等研究表明针刺能良性调节围绝经期抑郁症大鼠紊乱的下丘脑—垂体—卵巢轴功能，改善围绝经期抑郁症状。

6. 针刺镇痛与针刺麻醉

针刺麻醉具备独特优势，如操作简便、安全无副作用、术后患者苏醒较快等，是针刺研究特色所在。针刺镇痛与针刺麻醉的文献在本年度共发表 42 篇。

临床应用方面，高寅秋等发现皮针疗法在肌肉骨骼关节系统和结缔组织疾病、失眠、偏头痛、面瘫、面积痉挛等疾病均有显著疗效。同时证明电针扶突、内关加合谷及经皮电刺激后两穴辅助麻醉药对甲状腺手术病人具有较强的镇痛效果，可减少局麻药用量，抑制血压和心率的增加。李国忠提出头针联合薄氏腹针治疗能在短期内有效缓解复合性局部疼痛综合征患者的疼痛症状。解珂等提出术中电针刺激神庭、印堂穴能显著减少吸入麻醉药的用量，加速术后苏醒，能安全有效地应用于针药结合平衡麻醉。郑晓春等发现耳穴埋针复合丙泊酚—瑞芬太尼靶控输注（TCI）能降低老年腹外疝手术患者诱导时丙泊酚、瑞芬太尼的血浆及效应室浓度，降低瑞芬太尼用量，具有辅助镇静、镇痛作用。

作用机制研究方面，周民涛等研究发现电针可降低因手术刺激导致的 5-HT 和 PGE2 分泌增加，起到增强镇痛的效果。电针提前刺激内麻点和内关穴能为胸科手术提供安全有效的围术期镇痛，减少手术过程中镇痛药物使用剂量。舒涛等提出“长强”穴药线植入能显著提高肛门部切口痛模型大鼠的机械痛阈，其机制可能与大鼠脊髓 P-P38 MAPK 水平有关。端木程琳等研究表明电针“足三里”和“阳陵泉”可以改善神经病理性慢性痛负性情绪大鼠痛的感觉成分和情绪成分等行为学反应。苏同生等认为长时间雀啄灸刺激，可强化人体对位置觉和热觉的感知能力，产生热的感传、渗透等经气传导现象，对慢性痛的镇痛效果更加明显。

崔翔等研究认为腺苷及其受体 A1 是针刺镇痛效应的关键物质，动物实验中等剂量以上的咖啡因通过拮抗腺苷与 A1 受体结合抑制针刺镇痛效应，并推测西方的咖啡饮用习惯可能是导致中西方针刺镇痛效应差异的因素之一。

7. 文献研究与针家精要

本年度有关文献研究与针家精要的文章近 120 篇，包括对中医经典著作的研究总结、文献的收集整理、针灸理论和方法的文献考证以及名老中医个人经验总结。

有关中医经典著作的研究总结，郭秋蕾等依据《内经》，提出脉、支脉及络脉腰痛证以针刺和刺血法为主，循经远取穴位为特点。经筋腰痛证多选用火针疗法，以痛为腧。李素云等全面比较了《内经》和《难经》两部经典有关补泻刺法的论述，推断《内经》《难经》中针刺补泻内容可能出自不同学派医学理论。张立志等基于《千金方》理论，证明然谷穴是治疗肾虚型不孕症的有效穴。张艳阳等通过对《针灸大成》中治疗神志病用穴规律分析，发现神志病针灸取穴多以督脉、心经穴为主，癫狂惊痫类神志病多取阳经穴，抑郁类神志病多取阴经穴。朱永政等发现王执中治疗眼科疾病重用手足三阳经脉及督脉穴，尤以足太阳膀胱经穴最多，取头面部交会穴治其“标结”，四肢部五腧穴治其“根本”，背俞穴调五脏。

有关文献收集整理，费琳等对“民国针灸文献全文数据库”的资源内容、特色和建设现状等方面进行阐述，旨在通过多样化的检索通道及准确的内容呈现，实现民国针灸医籍的资源共享。梁玉丹等用 CiteSPace 进行针灸文献计量，提出针灸发展研究方向虽然较为关注但影响力不足，同时提供了可合作的作者和机构，列出了可参考的选题内容和发展方向。刘科辰等通过考察清以前中医古籍文献，对天灸的名称、疗法特点和用药 3 个方面进行了梳理。张奥等通过对文献的收集整理，证明邵氏“三穴五针法”已广泛应用于临床与研究。

有关针灸理论和方法的文献考证，孙征等发现督脉病候的内涵界定和范畴认识在古今有着高度相似性，认为督脉病候与脊柱相关疾病极有可能是东西方不同医学背景下内容高度重合的两个概念。余芝等对中医学术语“八邪”的源流进行了考察。卢承顶等基于古代相关文献的整理对腧穴释名的源流进行了梳理。

有关名老中医个人经验总结，贾瑞芝介绍了李守先的针灸著作及对针灸学的贡献。李喜梅等介绍了黄石玺善用毫火针为主治疗各种顽症，以带状疱疹后遗神经痛、顽固性头痛、牛皮癣、顽固性面瘫和痛经用火针疗效明显。梁冰雪等介绍了傅杰英教授根据“圆运动”的理论，总结出“因时配穴”的针灸临床思路，依据人体阳气“春生、夏长、秋收、冬藏”的规律选择相应的穴位和手法。李妙铿等介绍了欧阳群教授使用药物和食盐相结合的神阙隔物壮灸疗法，研发了新型艾炷制作技术。

8. 小结

2017 年，我国针灸科研工作者肩负起继承好、发展好和利用好针灸造福世界人民的历史使命，勇攀医学高峰，在针灸临床与机制研究的关键性科学问题上取得重大突破，以中国专家领衔的针灸科研成果相继发表于国际著名科学刊物，标志着中国针灸研究逐渐对国际针灸科学研究产生重要影响。

针灸临床研究方面，继 2016 年“电针治疗严重便秘”发表在国际名刊之后，由中国中医科学院首席研究员刘保延、中国中医科学院广安门医院主任医师刘志顺牵头完成的《电针对女性压力性尿失禁漏尿量疗效的随机临床试验》研究报告 2017 年在国际顶级医学期刊《美国医学会杂志》(JAMA)发表。该研究通过 500 余例随机临床试验研究证实了电针腰骶部两个穴位就能有效地控制女性压力性尿失禁，为广大患者提供了一种安全有效的治疗方法，充分彰显了中医针灸的巨大潜力和价值。该项研究或将对压力性尿失禁治疗指南产生影响，同时也标志着我国针灸临床研究质量和水平的国际认可度。

在针灸机理研究方面，上海中医药大学杨永清研究员领衔的研究团队 2017 年在针灸效应物质基础研究方面取得重大进展，研究论文《哮喘治疗新靶标肌动蛋白结合蛋白 2 发现和生物学功能研究》被国际著名期刊《科学·转化医学》作为封面文章发表。该项研究从临床有效的针刺抗哮喘疗法出发，发现针刺大椎、风门、肺俞等穴位后可显著改善哮喘患者呼吸功能并提高金属硫蛋白-2(MT-2)蛋白含量，并证明该蛋白在哮喘发病中的关键作用。利用相关研究方法还发现并确认 MT-2 在气管平滑肌细胞上的作用受体是肌动蛋白结合蛋白-2(Transgelin-2)。Transgelin-2 蛋白也成为我国科研工作者基于针灸疗法发现并验证的第一个支气管哮喘治疗新靶标。研究团队进一步从 6 000 个化合物中筛选了可以特异性结合针刺抗哮喘靶标 Transgelin-2 的小分子，验证并确认了“类针刺”舒张气管平滑肌作用的先导化合物 TSG12 是具有良好临床应用前景的潜在抗哮喘新药物。

(撰稿：刘佳缘 徐玉东 陈艳焦 杨永清
审阅：黄龙祥)

【通元法的临床运用】

通元法为广州中医药大学赖新生独创的一种治法，旨在通过通督调神和引气归元来调和脏腑阴阳。

郑婕等将脾虚湿阻型单纯性肥胖患者随机分为两组各30例，治疗组（通元针法组）按照赖新生创立之通元针法辨证取穴：引气归元穴组：中脘、气海、关元、天枢（双）、归来（双），通督调神穴组：脾俞（双）、胃俞（双）、大椎、命门。配穴：足三里（双）、丰隆（双）、三阴交（双）。对照组（常规针刺组）参照全国高等中医药院校规划教材《针灸学》单纯性肥胖的治疗取穴：中脘、天枢（双）、曲池（双）、丰隆（双）、足三里（双）、阴陵泉（双）等。行针3～5 min/次，平补平泻法。针刺30 min后出针。两组均治疗2次/周，治疗间隔2～3 d/次，4周为1个疗程。结果，两组患者治疗后中医证候积分比较，治疗前后中医证候积分差值比较，均有显著差异（$P<0.05$）；两组治疗后BMI分值比较$P>0.05$。

杨帆将120例腹泻型肝郁乘脾型肠易激综合征（IBS）患者随机分为3组各40例，试验1组实施通元温针灸法干预。以天枢（双侧）、关元、气海、归来（双侧）、肝俞（双侧）、脾俞（双侧）等为主穴，以双阴交（双侧）、足三里（双侧）、上巨虚（双侧）、太冲（双侧）为次穴。行提插捻转法得气后留针，留针时将艾柱插在针柄上点燃施灸。注意防止烫伤。每10 min换1壮，30 min后出针。余穴以平补平泻法行针1次/10 min，以局部酸、麻、胀、痛、重感为度，30 min后出针。实验2组实施通元针刺法干预。取穴与针刺同实验1组，不予施灸。对照组实施常规针刺治疗。取穴为脾俞（双侧）、天枢（双侧）、足三里（双侧）、三阴交（双侧）、太冲（双侧）。行提插捻转法得气后留针，以平补平泻法行针1次/10 min，以局部酸、麻、胀、痛、重感为度，30 min后出针。3组均2次/周，4周1个疗程。采用IBS症状尺度表（IBS-BSS）、IBS大便性状问卷（IBS-DSQ）和Zung编制的焦虑自评量表（SAS）、抑郁自评量表（SDS）进行疗效评估。结果，试验1组、试验2组和对照组治疗总有效率分别为87.5%（35/40）、77.5%（31/40）、70.0%（28/40），组间比较$P<0.05$；3组患者治疗后排便情况、焦虑和抑郁情绪状态均较治疗前显著改善（$P<0.05$）；试验1组10 d中大便急迫天数、每天排便次数及SAS、SDS评分均优于试验2组、对照组（$P<0.05$）。

张贵锋等将产后抑郁症患者随机分为3组，A组20例采用氟西汀治疗，B组20例采用常规针灸治疗，穴位随证选取：肝气郁结取期门、阳陵泉、支沟、足三里、足临泣、太冲；气郁化火取肝俞、巨阙、足三里、期门、太冲；气滞痰郁取天突、肺俞、膻中、上脘、内关、丰隆等；忧郁伤神取通里、心俞、三阴交、内关、神门、足三里；心脾两虚取神门、三阴交、足三里、脾俞、心俞、章门等；阴虚火旺取三阴交、太溪、神门、心俞、肾俞。采用补虚泻实方法，留针30 min，间隔5 min行针1次。针刺同时，除火热症状明显者外，均采用纯艾条温和灸神阙穴30 min。C组40例采用通元针法联合隔药盐灸神阙治疗。通元针法穴位选百会、大椎、气海、关元，大椎平补平泻，其余穴位采用补法。并随证配穴：肝气不舒配肝俞、期门、太冲、行间，太冲、行间采用泻法，其余穴位平补平泻；肝郁化火配肝俞、期门、行间（双侧）、侠溪（双侧），行间、侠溪采用泻法，其余穴位平补平泻；心脾两虚配心俞、脾俞、巨阙、章门、血海、神门（双侧）、足三里、三阴交，全部穴位均采用补法。同时在脐部神阙穴填满药盐（藿香、石菖蒲、煨皂角、干姜、肉桂、丁香等），中艾炷灸9壮。3组均1次/d，6次为1个疗程，疗程间休息1 d，共治疗4个疗程。结果，A组总有效率为65.0%（13/20）、B组为70.0%（14/20）、C组为90.0%（36/40），C组总有效率高于A组和B组（$P<0.05$）。与治疗前比较，治疗后3组爱丁堡产后抑郁量表（EPDS）评分显著降低（$P<0.01$）；A、B组间比较

$P>0.05$，均显著高于C组($P<0.05$)。与治疗前比较三组汉密尔顿抑郁量表(HAMD)主要因子评分显著减低($P<0.01$)；A、B组间无显著差异($P>0.05$)，与C组比较均有显著差异($P<0.05$)。治疗后A组血清雌二醇(E2)无显著变化($P>0.05$)，B、C组E2显著升高($P<0.01$)；3组孕酮(P)水平均显著降低($P<0.01$)；A、B组间E2、P水平无显著差异($P>0.05$)，与C组比较均有显著差异($P<0.05$)。

陈雨婷等将对克罗米芬(CC)促排卵抵抗的顽固性多囊卵巢综合征(PCOS)不孕患者随机分为两组各30例，均口服来曲唑、肌肉注射人绒毛膜促性腺激素，治疗组加用通元针法联合治疗，即取穴分两组，仰卧位取百会、印堂、中脘、天枢、气海、关元等穴；俯卧位取脑户、膈俞、胆俞、肝俞、脾俞、肾俞等，并随证配穴。于月经周期(或黄体酮撤退出血)第5 d开始针刺治疗，先针腹部组，进针后行提插捻转等补泻手法，至小腹部有酸胀感甚至放射至会阴部位为佳，再针肢体穴位。再将G6805型电针治疗仪导线夹在针柄上，选疏密波，频率16 Hz，强度以患者能耐受为度。再针背部组，提插捻转行针后使局部有酸胀麻感为佳；脾俞、肝俞、肾俞，提插捻转行针后使局部有酸胀麻感为佳。背部的电针导线夹在同侧。腹部体位与背部体位各留针30 min，1次/2 d。行经期停止针刺。两组均3个月为1个疗程。结果，治疗组和对照组的促卵泡生成激(FSH)均明显升高($P<0.05$)，促黄体生成激素(LH)明显降低($P<0.05$)，LH/FSH比值显著下降($P<0.05$)，睾酮(T)水平也明显下降($P<0.05$)；治疗组和对照组患者治疗后血清雌二醇(E2)水平较治疗前下降($P<0.05$)，且治疗组低于对照组($P<0.05$)；治疗组排卵率、妊娠率高于对照组($P<0.05$)。

蒋智芳等将60例女性黄褐斑患者随机分为治疗组和对照组，每组各30例。治疗组采用赖氏通元穴埋线，即取心俞、膈俞、肝俞、脾俞、肾俞、中脘等穴埋线，前3个月1次/10 d，后3个月1次/15 d，避开月经期，共15次。对照组口服维生素C、维生素E及外涂氢醌乳膏。两组均以6个月为1个疗程。结果，两组患者治疗前后黄褐斑皮损面积评分、皮损颜色评分及总评分的差值比较均$P<0.05$；两组疗效分布比较$P<0.05$。

(撰稿：施舍　蒯乐　审阅：王瑞辉)

【针灸治疗肥胖的临床与实验研究】

1. 临床研究

闫利敏等采用温针灸治疗31例痰湿内阻型单纯性肥胖病患者，以温阳化气、清湿涤痰、祛浊调脂法治疗。选肺俞(双)、天枢(双)、脾俞(双)、肾俞(双)、中脘、中极等；温针取足三里(双)、中极、脾俞(双)、肾俞(双)。施以泻法，以酸麻胀重为度，后将针留在适当深度，于足三里(双)、中极、脾俞(双)、肾俞(双)针柄穿置一段长约2 cm的艾卷施灸，留针30 min，期间行针1次/10 min；俯卧位时取肺俞、脾俞、肾俞等穴，操作同仰卧位，于脾俞、肾俞施以温针灸。治疗1次/2 d，持续治疗3个月，以第3次检测指标为准，1次/2 d，连续治疗3个月，观察治疗前后患者肥胖指标：体重(W)、肥胖度(A)、体质指数(BMI)、体脂百分率(F，皮脂厚度法)，体围指标：胸围、腰围、髋围、股围、腰臀比，体成分指标：体脂百分率(F)、体水分率、内脏脂肪交叉估计指数(VFA)改善情况。并设年龄、性别与治疗组相当的健康体检者31例作为正常对照组。结果，温针灸对痰湿内阻型单纯性肥胖病患者总有效率93.5%(29/31)，治疗后患者W、A、F、BMI、胸围、腰围、髋围、股围、腰臀比、VFA均较治疗前降低(均$P<0.01$)；体水分率较治疗前升高($P<0.01$)。

段晓荣等将患者随机分为两组各50例。观察组采用“神阙八阵穴”闪罐结合穴位埋线治疗：“神阙八阵穴”以神阙为中宫，神阙至关元穴的长度为半径作的圆周上的穴位，即关元穴为下(地坤)，以关元穴相对应的腹中线圆周上的穴位为上(天乾),以八等分圆周而形成的 8 个特殊部位。观察组采用“神阙八阵穴”闪罐结合穴位埋线治疗。先进行“神阙八阵穴”闪罐治疗后,立即行“穴位埋线”治疗。穴位埋线主穴取“神阙八阵穴”,大腿部肥胖加风市、伏兔,手臂部肥胖加臂臑。对照组采用常规针刺治疗。主穴取天枢、大横、带脉、滑肉门、足三里、脾俞等穴,大腿部肥胖加风市、伏兔,手臂部肥胖加臂臑。平补平泻,留针 30 min。两组治疗均 1 次/2 周,4 周为 1 个疗程。3 个疗程,观察组总有效率为 96.0%(48/50),对照组的 88.0%(44/50),与治疗前相比,治疗后 2 组实际体重和 BMI 均降低($P<0.05$),且观察组明显低于对照组($P<0.05$)。

王佳捷等将患者随机分为 3 组各 40 例,对照组采用饮食配合运动干预疗法:①运动干预,根据患者自身情况选择有氧运动(如快走、游泳、慢跑等),2～5 次/周,运动 40～60 min/次。第 1 周运动目标心率不超过 65.0%最大心率(最大心率=220−生理年龄),后期可达 75.0%最大心率。②饮食干预,每日热量摄入量不超过 30 kcal/kg,三餐能量比例分配为 33.2%∶41.1%∶25.7%。禁碳酸饮料、烟酒、煎炸等高热量、高糖量食物。嘱咐患者晚上 7 点后勿进食。30 d 为 1 个疗程,共治疗 2 个疗程;电针组在对照组的基础上采用电针治疗:主穴取中脘、水分、天枢、大横、带脉、水道等穴。肥胖局部配阿是穴;胃肠腑热型配合谷、内庭;脾胃虚弱型配脾俞、胃俞;真元不足型配肾俞、关元。得气后,选取双侧天枢、大横、带脉等脐周穴位,左右各 1 组连接电针治疗仪,采用疏密波,频率为 4～20 Hz,强度以患者耐受为宜,留针 30 min。1 次/2 d,15 次为 1 个疗程,女性患者月经期暂停治疗。埋线组在对照组的基础上采用穴位埋线治疗,取穴同电针组。治疗 1 次/10 d(可视蛋白吸收情况做相应调整),3 次为 1 个疗程,女性患者月经期暂停治疗。两组均疗程间休息 3 d 后再进行下一个疗程。治疗 2 个疗程,观察 3 组治疗前后血清瘦素、胰岛素水平的变化情况,并比较 3 组临床疗效。结果,埋线组总有效率为 87.5%(35/40),电针组为 85.0%(34/40),对照组为 47.5%(19/40)。埋线组和电针组总有效率与对照组比较 $P<0.05$。埋线组和电针组治疗后空腹血清瘦素及胰岛素水平与同组治疗前比较 $P<0.01$。埋线组和电针组治疗后空腹血清瘦素及胰岛素水平与对照组比较 $P<0.01$、$P<0.05$。埋线组治疗后胰岛素水平优于电针组,两组比较 $P<0.05$。

2. 实验研究

李晓燕等将单纯性肥胖大鼠模型随机分为 3 组。脂肪层组埋线于脂肪层,肌肉层组埋线于肌肉层,混合层组埋线在脂肪层与肌肉层交替进行。3 组均取中脘穴及天枢穴行埋线治疗,频率 1 次/周,连续 4 周。结果,穴位埋线治疗后,3 个埋线组大鼠的体重及 Lee's 指数均低于肥胖对照组(均 $P<0.01$)。肥胖对照组的血脂及血糖水平较正常大鼠显著升高($P<0.01$)。治疗后,3 个埋线组大鼠的总胆固醇及甘油三酯均下降($P<0.05$),低密度脂蛋白及血糖显著降低($P<0.01$),脂肪层与混合层埋线组的高密度脂蛋白显著升高($P<0.01$)。白色脂肪系数与棕色脂肪系数的比较,肥胖对照组均较正常对照组升高($P<0.01$)。治疗后,肌肉层埋线组的白色脂肪系数较模型组下降($P<0.05$);3 个埋线组大鼠的棕色脂肪系数均下降($P<0.05$),其中混合层埋线组下降显著($P<0.01$),3 组之间比较无差异($P>0.05$)。与正常对照组比较,肥胖对照组大鼠白色脂肪细胞及棕色脂肪细胞计数与大小均有显著差异($P<0.01$);治疗后,3 个埋线组大鼠的上述参数与肥胖对照组比较均有显著差异($P<0.01$)。脂肪细胞 HE 染色切片可见肥胖大鼠脂肪细胞增大,治疗后脂肪细胞形态变小。

田玲等将单纯性肥胖大鼠模型随机分为模型组(雌、雄)、电针组(雌、雄),并设正常组(雌、雄)进行对照,每组 10 只。电针组取曲池、中脘、关元、后三里、丰隆、三阴交穴，针刺后采用 2 Hz 低频刺激，1 次/d，连续治疗 28 d。结果，电针组雄性与雌性大鼠血清 Ins 含量及大网膜脂肪、心周脂肪、肾周脂肪的重量分别较模型组同性大鼠显著降低($P<0.01$)，电针组雄性大鼠各项指标较电针组雌性大鼠降低更明显($P<0.05$)。

（撰稿：安广青　翟国华　审阅：王瑞辉）

【针灸治疗颈椎病】

1. 神经根型颈椎病

郭国田等将神经根型颈椎病患者随机分为两组，治疗组 57 例采用颈项排针法，从环椎到大椎于椎旁 0.5 寸和 1.5 寸各取 14 个针刺点，内侧线直刺约 1 寸，外侧线向脊椎方向刺 1.5 寸，一侧病变者刺同侧，两侧病变者刺双侧；对照组 45 例常规针刺风池、大椎、阿是穴、肩井、曲池、外关等穴。两组治疗均 1 次/d，留针 30 min，10 次为 1 个疗程。1 个疗程治疗后，治疗组 20 分量表评分显著高于对照组($P<0.05$)，治疗组临床总有效率为 96.5%(55/57)，对照组为 84.4%(38/45)，组间比较 $P<0.01$。

黄伟等将患者随机分成两组各 108 例，观察组采用调脊通督针法，取项部督脉阿是穴、颈夹脊 3 对（同督脉阿是穴水平及其上下相邻的颈夹脊穴）、大椎、风府；对照组采用常规针刺颈夹脊穴、天柱、后溪、风池。两组患者治疗均 1 次/d，6 次为 1 个疗程。3 个疗程后，与治疗前相比，两组患者疼痛分级指数(PRI)、疼痛视觉模拟(VAS)评分有显著性差异($P<0.05$)，且组间比较 $P<0.05$；观察组患者现有疼痛强度(PPI)评分改善较治疗前 $P<0.05$。

植昌嘉等将患者随机分为两组各 40 例，两组患者均采用电针治疗：主穴取 C_3～C_7 夹脊穴、阿是穴；颈肩疼痛加肩井、肩中俞、肩外俞；上肢疼痛和（或）麻木者循经取穴加曲池、肩髃、手三里、合谷、外关；手指疼痛和（或）麻木加八邪。电针连续波 5 Hz，留针 30 min；治疗组在此基础上配合中药熏药治疗，1 次/d，6 次为 1 个疗程，疗程间休息 1 d。治疗 2 个疗程，总有效率治疗组和对照组分别为 95.0%(38/40)、92.5%(37/40)；两组治疗后 VAS 评分均较治疗前显著降低($P<0.01$)；治疗组经治疗后在颈肩部疼痛、工作与生活能力、手的功能、感觉、肌力评分方面评分均高于对照组 $P<0.05$。

刘红等将神经根型颈椎病患者两组各 64 例。两组患者均接受牵引治疗，A 组患者加用督药灸（伸筋草、海桐皮、透骨草、鸡血藤、艾叶、白芷等）治疗，B 组患者加用电针治疗，即取风池、双侧颈段夹脊、阿是、肩井、肩髃、曲池等穴，各穴提插捻转得气后将夹脊穴（串联以加强局部刺激）和阿是穴连接 G6805-Ⅱ型电针治疗仪，选用连续波，频率 2 Hz、15 Hz，强度以患者能接受为度，留针 30 min/次。两组均 1 次/d，5 次为 1 个疗程，疗程间休息 2 d，共治疗 2 个疗程。结果，A 组和 B 组患者的临床总有效率分别为 93.7%(60/64)和 90.6%(58/64)($P>0.05$)；治疗后及治疗结束后 3 个月，两组患者的症状、体征总积分较治疗前均显著降低($P<0.05$)，且治疗结束后 3 个月，A 组患者的总积分低于 B 组($P<0.05$)；治疗后，两组患者的颈肩疼痛、颈椎活动度、上肢麻木积分较治疗前均降低，且 A 组患者的上肢麻木积分低于 B 组($P<0.05$)。

赵娜等将 400 例风寒湿证神经根型颈椎病患者随机分为治疗组（药艾条）、清艾组（仅用艾绒）、对照组 1～6 六组（分别使用药艾条按不同比例制备的拟药艾条）各 50 例，对患者颈肩压痛点、颈夹脊、大椎、肩井处进行温和灸治疗，各组均艾灸 1 次/2 d，共 90 d。观察各组临床疗效以及临床神经病理性疼痛量表(NPQ)百分比和 VAS 评分改善情况。结果，治疗组总有效率明显高于清艾组及对照组 1～6($P<0.05$，$P<0.01$)；治疗后治疗组 NPQ 百分比及 VAS 评分均明显低于清艾组及对照组 1～6($P<0.01$)。

马林等将患者按随机分两组各 30 例。针刀组给予激痛点针刀治疗，治疗点控制在 8 个以内，电针组取双侧颈夹脊、风池、天柱、肩井、后溪、合谷等穴，接电针治疗。治疗3次/周，6次算为1个疗程，一共2个疗程，疗程与疗程间隔期间不休息。结果，针刀组总有效率高于电针组($P<0.05$)；治疗后针刀组麻木、疼痛、睡眠积分均低于电针组($P<0.05$)。

王荣俊等将患者随机分为3组各30例。治疗组采用三棱针放血结合关节松动术治疗，对照组1采用关节松动术治疗(Maitland手法)，对照组2采用颈椎牵引治疗。三棱针放血治疗选取大椎、天柱、后溪、风池、肩中俞、肩井穴，并从风池到大椎C_3～C_7旁开0.5～1寸处取压痛点，三棱针点刺放血，再用气罐拔出瘀血。3组均以10 d为1个疗程，治疗2个疗程。结果，对照组1总有效率为86.7%(26/30)，对照组2为80.0%(24/30)，治疗组为96.7%(29/30)，治疗组总有效率显著高于对照组1和对照组2，差异均有统计意义($P<0.05$，$P<0.01$)。

2. 椎动脉型颈椎病

陆霞等将椎动脉型颈椎病患者随机分为两组各62例。治疗组给予针刺颈针八宫穴治疗，选穴：以后发际至颈7棘突高点作一直线，取中点为中宫，以中宫至颈7棘突高点为半径作一圆圈，将此圆圈分8等分，在分别与八卦对应的八方针刺，行透天凉刺法，留针20 min，1次/d，5次/周，4周为1个疗程。对照组针刺天宗、颈夹脊穴。结果，治疗组临床疗效总有效率93.5%(58/62)，对照组79.0%(49/62)，组间比较$P<0.05$。

蔡玉梅等将患者分为两组，观察组37例采用项五针：风池、风府、风府和风池连线的中点处、合谷、太冲；对照组34例针刺取穴：风池、颈5～7夹脊穴、百会、合谷、太冲。观察组痊愈率为54.0%(20/37)，优于对照组的23.5%(8/34)($P<0.01$)。

廖志英等将患者分为两组各47例，对照组采用颈椎牵引治疗，治疗组在对照组治疗的基础上加电针治疗，取颈椎病变节段、病变节段上下两个颈椎节段两侧椎动脉投影处，进针点为斜方肌内侧缘或肌腹，针距0.5寸密集排刺。结果，治疗组总有效率为95.7%(45/47)，优于对照组72.3%(32/47)，组间比较$P<0.05$；两组全血黏度、血浆黏度、红细胞聚集指数、收缩期峰流速、舒张期末峰流速、平均峰流速治疗前后组内比较及治疗后组间比较，均有统计学差异($P<0.05$)。

张海芳等选取74例患者作为观察组，并以74例健康者为对照组，均常规体检。对观察组进行中频电刺激：取右耳神门、颈椎穴，治疗20 min，1次/d，隔日换耳；接着使用耳穴贴压法(王不留行籽)，取肾、枕、枕前、交感、皮质下、心、颈、肩胛8个穴位，每个穴位揉按20 s，1次/d，隔日换耳。8 d为1个疗程，连续治疗4个疗程。结果，观察组阳性反应点出现频数和电位变量下降明显，ESCV和PSQI评分显著改变($P<0.05$)。

王睿等将患者随机分为两组各30例，西药组予盐酸氟桂利嗪胶囊(西比灵)口服15 d。针刀组规范化在颈部行"T"型针刀松解术的基础上，增加颈椎两侧肌群的多个疼痛点，一般每次选择4个点进行治疗。1次/4 d，共计3次，15 d为1个疗程。1个疗程后，针刀治疗不仅整体有效率优于西药组，在眩晕症状与功能和视物模糊症状VAS评分改善情况方面，针刀组均存在明显优势，$P<0.05$。

修忠标等将患者分为两组各45例，治疗组接受小"T"针刀松解病变点并配合手法理筋整骨；对照组单纯接受小"T"针刀松解病变点。结果，两组治疗后组间椎动脉型颈椎病症状与功能评估量表评分及椎—基底动脉收缩期最大流速比较$P<0.05$；治疗组有效率93.3%(42/45)，优于对照组有效率86.7%(39/45)，组间比较$P<0.05$。

马伊磊等将患者随机分为两组各30例。针刺组采用普通针刺，埋线组给予微创埋线治疗，均取双侧C_{3-4}、C_{4-5}颈夹脊穴及风池穴。分别在治疗1 d、3星期后采用颈源性眩晕症状与功能评估量表进行评分，同时运用经颅多普勒超声观察双侧椎动脉血流变化。结果，治疗 1 d，埋线组眩晕症状较治疗前有所改善($P<0.05$)；治疗 3 星期，两组患者眩晕、颈肩痛症状、日常生活及工作能力及总分均有改善($P<0.05$)，且埋线组在改善患者眩晕和日常生活及工作能力方面较针刺组明显($P<0.05$)。两组患者治疗后两侧椎动脉 Vm 均明显提高($P<0.05$)，且埋线组在治疗 1 d 及治疗 3 周后均比针刺组改善明显($P<0.05$)。埋线组总有效率 83.3%(25/30)，针刺组的 60.0%(18/30)，组间比较 $P<0.05$。

3. 颈型颈椎病

韩兴军等将患者随机分为两组各 35 例，治疗组采用药线点灸治疗，对照组采用透皮浅刺治疗。治疗组以壮医Ⅱ号药线(直径 0.7 mm)，取天柱(双侧)、肩井(患侧)、至阳、后溪(患侧)、束骨(患侧)，一穴点灸 3 壮。对照组中上述 5 穴均透皮浅刺，直刺进针 0.1～0.2 寸，留针 20 min。结果，两组治疗后 30 min 和治疗后 24 h VAS 评分及颈椎病临床评价量表(CASCS)积分变化均比同组治疗前显著降低($P<0.01$，$P<0.05$)；两组治疗后 VAS 评分比较，差异无统计学意义($P>0.05$)；治疗组治疗后 30 min CASCS 积分低于对照组($P<0.01$)；对照组治疗后 24 h CASCS 积分低于治疗组($P>0.05$)。治疗后 30 min，治疗组临床疗效优于对照组($P<0.01$)；治疗后 24 h，对照组的临床疗效优于治疗组($P<0.05$)。提示药线点灸治疗颈型颈椎病是有即时疗效的。

唐曦等将患者随机分为常规针刺组、针刺＋传统贴布组、针刺＋肌内效贴组各 36 例，分别接受常规针刺、针刺＋传统贴布及针刺＋肌内效贴治疗。针刺取大椎、天柱、后溪、颈椎夹脊，大椎直刺，使针感向肩臂部传导；夹脊穴直刺或者向颈椎斜刺，平补平泻，使针感向肩背、上肢传导；风寒痹阻加风门、风府，劳损血瘀者加膈俞、合谷、太冲；传统贴布组采用贵州良济公司生产的隔物灸，去掉发热粉袋后贴于第 3 至 7 颈椎两侧，每日针刺后行传统贴布治疗；肌内效贴组按操作使用肌内效贴布，头前屈至最大角度，采用“I”型贴布，自然拉力，起始点固定于枕骨粗隆下斜方肌起点，其余贴布以自然拉力沿夹脊贴至第七颈椎棘突旁，即保持颈椎前屈状态时，贴布自然拉力贴于患处；颈椎直立位，贴布回缩产生皱褶。均 1 次/d，治疗 10 次 1 个疗程后。结果，三组的 VAS 评分和 CASCS 评分与治疗前相比均有显著下降($P<0.05$)；针刺＋肌内效贴组的 VAS 评分和 CASCS 评分改善显著优于其他两组($P<0.05$)；针刺＋肌内效贴扎组疗效显著高于常规针刺组和针刺＋传统贴布组($P<0.05$)。

（撰稿：潘文 赵玲　审阅：王瑞辉）

【针灸治疗抑郁症的临床与实验研究】

1. 临床研究

朱艺等将患者分为两组各 48 例。观察组以电针八脉交会穴治疗，取内关、公孙、列缺、照海穴；对照组以电针疏肝调神治疗，取百会、印堂、四关穴，两组均 1 次/d。连续治疗 12 d，观察组汉密尔顿抑郁量表评分(HAMD)、匹兹堡睡眠质量指数(PSQI)均低于对照组($P<0.05$)。

乔德峰等将患者随机分为两组各 80 例，均予以艾司西酞普兰。治疗组加针刺百会、印堂、水沟、神庭，并辨体辨证加减穴位，肝气郁结证选取期门、太冲、支沟、阳陵泉、膻中、内关等。肝郁脾虚证选取肝俞、脾俞、太冲、丰隆、神门、足三里等。血行郁滞证选取血海、膈俞、合谷、内关、大椎、曲池等。心脾两虚证选取脾俞、心俞、神门、三阴交、足三里、三阴交等。心肾不交证选取四神聪、神门、三阴交、心俞、肾俞、太溪等。结果，治疗组有效率 93.3%(75/80)，对照组为 71.7%(55/80)，组间比较 $P<0.05$；治疗组不良反应评分、住院天数优于对照组($P<0.05$)。

郭娜等将 2 型糖尿病抑郁症患者随机分为两组各 48 例，治疗组行焦氏头针及体针针刺治疗：头针选取双侧精神情感控制区、安眠区，体针取双侧足三里、中脘、心俞、脾俞、太冲；对照组取治疗组穴位旁 5 mm 处浅刺加口服帕罗西汀治疗，两组均 5 次/周。治疗 8 周，治疗组总有效率 91.7%(44/48)，对照组为 72.9%(35/48)，组间比较 $P<0.05$；两组 HAMD 评分、(抑郁自评量表)SDS 评分、HbA1C(糖化血红蛋白)均降低，且治疗组优于对照组($P<0.05$)。

王俊力等将脑卒中后抑郁合并睡眠障碍患者分为 4 组各 40 例，均给予卒中单元治疗。针灸组加针百会、神庭、神门、四神聪、印堂、内关、太冲、三阴交，平补平泻，留针 25 min，1 次/d，5 d/周，30 d 为第 1 个疗程；第 2 个疗程 1 次/2 d，治疗 15 次共 30 d；药物组加用安神合剂(酸枣仁、白芍、合欢花、远志、柏子仁、石菖蒲等)治疗，针药组用针刺及安神合剂治疗，均治疗 60 d。结果，与治疗前比较，4 组 HAMD、PSQI、美国国立卫生研究院卒中量表(NIHSS)及日常生活活动(Barthel)评分治疗后均有变化($P<0.05$)；治疗第 8、24 周组间比较显示，针灸组、药物组和针药组各项评分均较同时段对照组有差异，针药组疗效优于同时段针灸组和药物组(均 $P<0.05$)。

沈捷雯等将围绝经期抑郁症患者随机分成两组各 30 例，中药组给予补肾解郁清心方口服，针药组在中药组治疗基础上加针刺治疗，取百会、四神聪、关元、气海、三阴交穴，平补平泻，留针 30 min，3 次/周，4 周为 1 个疗程。治疗 3 个疗程，HAMD 评分、改良 KuPPerman 量表评分均明显降低，且针药组均明显低于中药组(均 $P<0.05$)；FSH、LH、FS、ACTA 水平均明显降低(均 $P<0.05$)，针药组治疗后 E2、IN-HB 水平均明显升高(均 $P<0.05$)，针药组治疗后各项指标改善情况均明显优于中药组，针药组有效率明显高于中药组(均 $P<0.05$)。

连卓将患者分为两组各 48 例。观察组给予附子逍遥散合针刺治疗，针刺取印堂、百会、太冲、三阴交、神门及合谷穴，印堂、百会平补平泄，余穴采取迎随、徐疾等补泻法，留针 30 min，4～5 次/周，1 周为 1 疗程；对照组给予西药治疗。治疗 6 周，观察组和对照组总有效率分别为 89.6%(43/48)、66.7%(32/48)，组间比较 $P<0.01$；观察组不良反应发生率 8.3%(4/48)，对照组不良反应发生率 27.1%(13/48)，组间比较 $P<0.05$。

王立志将肝郁型抑郁症患者随机分为两组各 46 例，对照组给予常规治疗，观察组在对照组基础上给予内服复方益气化痰方(黄芪、瓜蒌、炒白术、山药、百合、黄芩等)联合四关穴针刺治疗，提插捻转法，留针 30 min。3 次/周，4 周为 1 个疗程。治疗 8 周，观察组总有效率明显高于对照组($P<0.05$)；2 组 HAMD 和 HAMA 评分均出现显著降低，且观察组显著低于对照组均 $P<0.05$；2 组血清 IL-1β、IL-6 及 TNF-α 水平均显著下降，且观察组显著低于对照组均 $P<0.05$。

余月华将伴睡眠障碍患者随机分为观两组各 35 例，对照组给予盐酸氟西汀胶囊治疗，观察组加用甘麦大枣汤联合耳穴压豆，耳穴取神门、皮质下、交感，配穴取心、肝、脾、肾，嘱患者自行按压 3～5 次/d，1～2 min/次。治疗 2 个月，观察组治疗有效率为 97.1%(31/35)，对照组为 65.7%(23/35)，组间比较 $P<0.05$；观察组治疗后 PSQI、HAMD 评分低于对照组，而 SF-36 评分高于对照组($P<0.05$)。

孙亮等将心脾两虚型产后抑郁症患者随机分为两组，对照组 154 例予归脾汤口服治疗，治疗组 156 例在对照组基础上配合平衡针刺治疗，取精裂穴，配穴取胸痛穴、肾病穴。2 组均以 7 d 为 1 个疗程。4 个疗程后，2 组 HAMD 评分均较同组治疗前显著降低，且治疗组降低幅度显著大于对照组($P<0.05$)；治疗组总有效率为 91.0%(142/156)，对照组为 74.0%(40/154)，组间比较 $P<0.05$。

2. 实验研究

吴雪芬等腹腔注射对氯苯丙氨酸混悬液建立失眠模型大鼠。将 SD 大鼠随机分为空白组、模型组、百会+神门组、百会+三阴交组、百会+非经非穴组各 12 只。各治疗组针刺 30 min/次，连续 7 d。结果，与模型组比较，各针刺组大鼠下丘脑 CRH 及血清 ACTH、CORT 的含量均有一定程度降低；各针刺组间比较，百会＋神门组的疗效优于百会＋三阴交组及百会＋非经非穴组。

梁发俊等将 SD 大鼠进行造模并随机分为治疗组和模型组各 25 只，另有未造模者 20 只作为正常组，10 只备用。模型组和治疗组大鼠采用大脑中动脉线栓阻塞法联合慢性不可预知性温和应激处理方法制备 PSD 模型。治疗组采用“通督治郁”针法治疗，取“百会”“神庭”“水沟”“内关”“神门”“合谷”“太冲”，留针 20 min，1 次/d，6 d/周。治疗 4 周，与模型组比较，治疗组大鼠体质量明显增加，敞箱实验水平运动和垂直运动显著增加，海马部位 CREB 表达明显升高($P<0.05$ 或 $P<0.01$)。

邓雪等将大鼠随机分为空白组、模型组、假手术组、西药组和艾灸组各 12 只，采用去势和慢性不可预见刺激结合制备围绝经期抑郁症大鼠模型。艾灸组取双侧肾俞、三阴交穴，1 次/d，15 min/次，连续治疗 28 d。结果，造模后其他组较空白组表现出抑郁行为，而治疗后抑郁行为好转，西药组、艾灸组及假手术组较模型组海马组织中 GFAP、GSK-3β 及 GSK-3βmRNA 的表达量增加，Tuj-1、β-catenin 及 β-catenin mRNA 表达量有所减少。

王珑等将雄性 SD 大鼠随机分为空白组、模型组、电针组、西药组各 36 只，除空白组外，其他组建立抑郁大鼠模型且予相同干预治疗，电针组采用疏密波刺激“神庭”“百会”穴，西药组采用灌胃给药氟西汀，1 次/d。结果，在实验第 7、14、21 d，模型组大鼠 OPen-fieldtest 评分、糖水消耗量、体质量均较空白组明显降低(均 $P<0.01$)，实验第 14、21 d，电针组、西药组大鼠各项指标均较模型组明显提高($P<0.01$，$P<0.05$)；海马 CA3 区突触数量模型组大鼠均较空白组明显减少，电针组、西药组大鼠均较模型组明显增加($P<0.01$，$P<0.05$)；海马 CA3 区神经元细胞方面模型组大鼠从实验第 7 d 开始出现相对固缩、变形，突触结构融合、界限不清，21 d 时上述改变显著；电针组、西药组大鼠 14 d 开始得到改善，21 d 时明显恢复近正常水平，突触结构恢复近正常水平。

（撰写：汪乔　赵玲　审稿：王瑞辉）

【针灸治疗筋膜炎】

姚文平等将足底筋膜炎患者随机分为两组各 35 例，两组均取压痛点及结节条索物多之筋结点，分别采用毫火针治疗和温针灸治疗，1 次/2 d，共治疗 1 个疗程(5 次)。观察两组患者治疗前及每次治疗后疼痛数字量表(NRS)评分、治疗前后足底筋膜厚度比较和总体临床疗效。结果，治疗结束后两组患者 NRS 评分较治疗前均有明显改善($P<0.01$)，毫火针组较温针组改善程度更明显($P<0.05$)；治疗后足底筋膜厚度改善程度毫火针组优于温针组($P<0.05$)；毫火针组总有效率 97.1%(30/35)，温针组总有效率 82.9%(28/35)，组间比较 $P<0.05$。

沈海军将肩背部肌筋膜疼痛综合征患者随机分为两组各 36 例，均取肩背部激痛点为穴位，对照组给予常规针刺平补平泻手法，治疗组给予“金钩钓鱼”针法。1 次/d，连续治疗 10 次后判定疗效。结果，治疗组有效率为 97.2%(32/36)，对照组为 86.1%(27/36)，组间比较 $P<0.05$；在 VAS 评分、PRI 评分方面，治疗组治疗后优于对照组($P<0.01$)。

张英等将背肌筋膜炎患者分成两组各 25 例，对照组采用电针加辨证穴位灸治疗，即以局部阿是穴为主，平补平泻，接电针仪选用疏密波，再取风池、风门、天宗、膈俞。每次取 2 个穴位施以温和灸，每个穴位灸 10～15 min，以局部皮肤潮红为度，不避热敏点；治疗组电针治疗同对照组，再加用热敏灸。结果，背肌筋膜炎患者的热敏点出现率为 92%，且热敏点与阿是穴具有高度重合性。两组组内治疗前后的 PRI、VAS、PPI 评分比较均 $P<0.01$；

组间治疗前后的PRI、VAS、PPI差值比较均 $P<0.01$；两组疗效比较 $P<0.05$。

李文倩等将背肌筋膜炎患者随机分为两组各36例，治疗组采用背部刮痧以及反应点（出痧点）刺络拔罐治疗，1次/d，4次为1个疗程。对照组以局部阿是穴为主穴，肩背部肌筋膜炎配选天柱、肩井、天宗、巨骨、曲垣、肩外俞，腰背部肌筋膜炎配选肾俞、大肠俞、腰夹脊、秩边、会阳，每次选其中1～3穴，局部与远端配合使用。实证用泻法，虚证用平补平泻，留针20 min，1次/2 d，4次为1个疗程。3个疗程后，对照组针灸治疗总有效率为80.6%（29/36），治疗组治疗总有效率为94.4%（34/36），组间比较 $P<0.05$。

朱文姣等将背筋膜炎患者分为两组各35例。对照组予电针治疗，在背部疼痛部位附近取夹脊穴4～6个，肺俞、膈俞、肾俞均取双侧，行提插捻转手法使之得气，然后接华佗牌SDZ-Ⅱ型电针仪，选连续波，频率设为2 Hz，电流强度以患者耐受为度，时间设定为30 min，1次/d。观察组在对照组的基础上予生物陶瓷火罐，根据患者背部疼痛部位面积大小，选取合适数量的生物陶瓷火罐，先将生物陶瓷火罐置于家用微波炉中，温度设置为高温，时间设定为15 s，之后以闪火法将罐吸附于病痛部位，待其吸附力减小至自然脱落（约10 min），将罐取下，1次/2 d。两组均以7 d为1个疗程，疗程间休息2 d。2个疗程后，观察组的总有效率为94.3%（33/35），高于对照组的80.0%（28/35），组间比较 $P<0.05$；两组患者治疗后VAS评分及SC-ODI评分均下降（$P<0.05$）；组间比较 $P<0.05$。

薛威等将腰背肌筋膜炎分为两组各55例。西医组使用特定电磁波治疗器，频率2～20 Hz，强度2～3 mA，30 min/次，1次/d。每个疗程连续5 d，间隔2 d行下1个疗程。共3个疗程。同时涂抹吡罗昔康凝胶。中医组取肾俞、腰阳关、后溪、大肠俞、委中、阿是穴，平补平泻，再接G6805-1型电针治疗仪，采用疏密波，频率为40.0 Hz，电流强度2.0 mA，30 min/次，1次/d。每个疗程连续5 d，间隔2 d行下1个疗程，共3个疗程。同时服用腰痛胶囊，外贴复方南星止痛膏，21 d为1个疗程。疗程结束后进行12周随访。结果与治疗前、治疗后3、7、21 d和随访4、8、12周进行VAS评分、日本骨科协会下腰痛评价量表（JOA）、身体损害指数评定量表（PⅡ量表）和寒湿瘀阻证评分。结果，中医组有效率为96.4%（53/55），西医组为81.8%（45/55），组间比较 $\chi^2=5.986$、$P<0.05$；中医组在治疗后7 d和21 d的VAS评分均低于同期西医组（$P<0.01$）；中医组在随访4、8、12周VAS评分均低于西医组（$P<0.01$）；与西医组比较，治疗后中医组JOA量表各维度评分（主观症状、运动障碍、日常功能活动受限）、总分和寒湿瘀阻证评分均低于西医组（$P<0.01$）；治疗后中医组腰前屈、腰后伸、腰侧屈、单腿直腿抬高、脊柱触痛、双侧主动直腿抬高、仰卧起坐评分和总分，较西医组均显著改善（$P<0.01$）。

于世超等将腰背肌筋膜炎分为两组各35例，治疗组采用无痛旋冲针法，即采用触压法沿脊突两侧按自上而下、由内而外找出压痛点并标记，然后在距压痛点约5～7 cm处定位进针部位。亦可以在委中穴或者腘窝上缘上1寸辨证配伍另外两个针刺点。针具则使用细小圆利针或特制针头。用右手拇、食、中三指夹持针头，左手拇、食、中三指捏提进针部位的皮肤，以针身与皮肤呈15～20°角的方向快速刺入皮肤，然后沿皮下条索走向颈部痛点方向处刺入2～3 cm。手持针柄顺时针（或逆时针）方向以“三、六、九”为数交替进行旋转及前后冲刺1～1.5 min。并松解压痛点。对照组患者体位及寻找、标记压痛点的方法同治疗组，在压痛点及相应水平的膀胱经和华佗夹脊穴斜刺或平刺而后以平补平泻法捻转行针，留针30 min（行针1次/10 min）。两组均1次/2 d，3次为1疗程，第2、3疗程间隔1周，共3个疗程。比较2组治疗前、后的临床疗效、VAS评分。结果，治疗前后，治疗组总有效率 94.3%(33/35),优于对照组 85.7%(30/35),且($P<0.05$);VAS 评分比较,治疗前 2 组 VAS 评分比较 $P>0.05$,表明治疗前 2 组患者具有可比性;治疗后 2 组评分均有所下降 $P<0.05$,表明 2 种方法对于本病均有治疗作用;治疗前后评分差(VAS 治疗前-VAS 第三疗程)治疗组(6.64±1.18)>对照组(5.51±1.04)$P<0.05$。

(撰写:刘堂义　审阅:王瑞辉)

【针灸治疗血管性痴呆的临床与实验研究】

1. 临床研究

谭涛等将患者随机分为两组各 30 例,治疗组以"调心通督"针刺法治疗,即针刺百会、神庭、水沟、内关、大陵、劳宫穴,行平补平泻手法,留针 30 min,行针 1 次/10 min, 1 次/d。对照组口服尼莫地平治疗。经治 30 d,治疗组和对照组总有效率分别为 93.3%(28/30)、73.3%(22/30),组间比较 $P<0.05$;治疗后两组 MMSE 评分均有显著改善,治疗组优于对照组($P<0.05$)。

盛丹丹等将患者随机分为两组各 30 例,均给予常规西医治疗。治疗组加用温阳补肾灸疗法治疗。结果,治疗组治疗后 MMSE、ADL 及 BBS 评分较治疗前有显著性差异($P<0.05$),与对照组治疗后比较 $P<0.05$。

吴咚咚等将患者随机分成 3 组各 30 例。针刺组患者给予醒神开窍针法,选神庭、百会、四神聪、内关、气海、中脘等穴,平补平泻,得气后留针 40 min;中药组口服益智饮(黄芪、山茱萸、制首乌、肉桂、熟地黄、远志等);针药组给予醒神开窍针刺法配合益智饮治疗。7 d 为 1 个疗程,均 4 个疗程。结果,治疗后 3 组患者 MMSE 评分和 ADL 评分较治疗前均有所改善,且针药组明显优于针刺组和中药组($P<0.05$);针药组总有效率为 93.3%(28/30),针刺组为 73.3%(22/30)和中药组为 76.7%(23/30),针药组明显高于针刺组及中药组($P<0.05$)。

王彦华等将瘀血阻络型患者随机分为 3 组各 45 例,均予基础治疗。药物组在此基础上给予脑血疏口服液,针药组在药物组基础上联合针刺治疗,针刺取穴为神庭、本神、太溪、血海和合谷。患者取端坐位,穴位皮肤常规消毒,神庭、本神选用长 25 mm 毫针自上而下成 30°斜刺,至帽状腱膜下,采用捻转与提插补法,持续 1 min;太溪穴直刺 1 寸,得气后用捻转补法;血海穴直刺 1.5 寸,行大幅度缓慢捻转泻法,持续 30 s;合谷穴直刺 0.8 寸,边刺边缓慢捻转提插,持续 1 min,留针 30 min,针刺 1 次/d。在针刺同时配合脑血疏口服液口服,10 ml/次,3 次/d。60 d 后,比较各组治疗前后评分,观察血浆降钙素基因相关肽(CGRP)、过氧化脂质(LPO)和血清尿酸(SUA)的变化。结果,基础组脱落 1 例。针药组总有效率为 91.1%(41/45),显著高于基础组的 65.9%(29/44)($P<0.01$)和药物组 75.6%(34/45)($P<0.05$);针药组 MMSE 评分、痴呆简易筛查量表(BSSD)和血管性痴呆中医辨证量表瘀血阻络型分表(SDSVDA)评分较基础组和药物组改善更为显著($P<0.05$);针药组 CGRP、LPO 和 SUA 水平的改善优于基础组和药物组($P<0.05$)。

李鑫等将患者随机分为两组各 46 例,两组在基础治疗的同时,治疗组加用补脾培元益智针法,对照组采用传统针刺取穴,1 次/d,连续治疗 21 d。结果,两组患者治疗前后 MMSE 评分、Barthel 指数评分、中医证候评分比较 $P<0.01$,治疗组经治疗后人脑中动脉脑血流平均速度与治疗前比较 $P<0.05$,对照组经治疗后大脑中动脉脑血流平均速度于治疗前比较 $P>0.05$,两组患者各指标治疗后组间比较 $P<0.05$;治疗组临床疗效总有效率为 89.1%(41/46),对照组为 76.1%(35/46),组间比较 $P<0.05$。

王金杰将脑络型患者分为两组各 51 例,对照组患者给予参芪半夏白术天麻汤加味(党参、黄芪、天麻、茯苓、怀牛膝、葛根等)治疗，观察组患者在此基础上加用艾灸治疗，主穴选神庭、百会、大椎，并随证配穴；于百会穴处隔附子片灸；大椎穴及神庭穴以清艾条悬灸 20 min 左右，配穴采用毫针针刺并施以平补平泻法，1 次/d，治疗 6 d 后休息 1 d。两组均连续治疗 4 周。结果，治疗前两组患者治疗前后认知功能(MMSE)、生活自理能力(ADL)及生活质量评分差异无统计学意义($P>0.05$)，治疗后观察组患者各项评分均高于对照组；总有效率 94.1%(48/51)高于对照组 78.4%(40/51)，组间比较 $P<0.05$。

秦秀德总结张玉莲教授针药结合治疗血管性痴呆的经验，是在结合病症病机特点的前提下，选取自创的"调神益智针法"进行治疗。选穴：头、项针与体针相结合。头针取穴：额三针：神庭、头维(双侧)；顶三针：百会、四神聪(取督脉平行两穴)；颞三针：率谷(三向刺)；项针取穴：项三针：风府、风池(双侧)。体针取穴：内关(双)、神门(双)、丰隆(双)、三阴交(双)。

万婷利用计算机检索中国期刊全文数据库(CNKI)、万方期刊数据库、中文科技期刊数据库(VIP)，筛选出符合纳入标准和排除标准的临床随机对照实验，按照 jadad 评分标准对纳入研究的文献进行方法质量评价，采用 Review Manager 5.2 进行 meta 分析评价疗效。研究共纳入 6 篇随机对照试验，样本量共 435 例，Meta 分析结果显示，试验组与对照组对于改善血管性痴呆患者 MMSE 评分方面有差异，合并后效应指标 1.92，95% CI(0.82，3.03)，Z=3.47，P=0.000 7，有统计学意义；试验组与对照组在改善血管性痴呆患者 ADL-R 评分方面，3 篇文献合并后效应指标−1.55，95% CI(−4.65，1.54)，Z=0.99，P=0.32，两组对比差异无统计学意义；在有效率方面，3 篇文献合并后效应指标为 OR=4.97，95% CI(2.89，8.56)，Z=5.78，$P<0.000\ 01$。

2. 实验研究

朱雯等将大鼠随机分为假手术组、模型组、针刺组和非穴组各 6 只。除假手术组外其余各组应用双侧颈总动脉永久性结扎方法制备血管性痴呆大鼠模型。针刺组大鼠造模后针刺双侧"足三里""百会"，施捻转补法，持续 30 s，留针 10 min。非穴组取双侧胁下 2 个固定非穴点，平补平泻手法，持续 30 s，留针 10 min。1 次/d，治疗 6 d，休息 1 d，两周共治疗 12 次。模型组、假手术组与针刺组相同时间、相同程度的捉抓，但不针刺。结果，与假手术组比较，模型组大鼠大脑皮质细胞排列散乱，核固缩、深染，且大脑皮质凋亡神经元增多，磷酸化 c-Jun 氨基末端激酶(P-JNK)阳性细胞数增多($P<0.05$)；与模型组比较，针刺组大鼠皮质神经元形态改善，凋亡神经元较模型组显著减少，P-JNK 表达减少($P<0.05$)；而非穴组无明显改善。

张媛媛等取健康雄性 SD 大鼠 60 只，随机选取 10 只为正常组，其余采用四血管阻断法制备 VD 大鼠模型，随机分为模型组、耳针组、西药组各 10 只。耳针组选用无菌揿针，取耳穴"心""肾""皮质下"，西药组采用尼莫地平灌胃，30 d 为 1 个疗程，均治疗 2 个疗程。分别在造模后第 4 d、治疗第 30、60 d 时，检测各组大鼠的学习记忆成绩、神经行为学评分和 p300。结果，造模成功后第 4 d，模型组与正常组相比，学习记忆成绩、神经行为学评分及 p300 比较均有显著统计学意义($P<0.01$)；造模后 30、60 d，模型组 p300 潜伏期进一步延长，波幅进一步下降；治疗 30、60 d 后，耳针组及西药组与模型组相比，学习记忆成绩、神经行为学评分有显著统计学意义($P<0.01$)，p300 的潜伏期及波幅有统计学意义($P<0.05$)，耳针组与西药组相比 $P>0.05$。

董娟将 40 只 SD 雄性大鼠随机分为正常组、模型组、交通任督法针刺组、西药对照组进行治疗。结果，定位航行试验正常组大鼠平均逃避潜伏期短于模型组($P<0.05$)；交通任督法针刺组、西药组明显短于模型组($P<0.05$)；空间探索试验大鼠平均跨越平台次数模型组低于正常组($P<0.05$)，交通任督法针刺组、西药组大鼠平均跨越平台次多于模

型组($P<0.05$)。海马组织 5-羟色胺(5-HT)含量检测结果显示,模型组海马组织 5-HT 含量低于正常组($P<0.05$),交通任督法针刺组、西药组 5-HT 含量高于模型组($P<0.05$)。

(撰稿:李小娟 邓宏勇 刘堂义 审阅:王瑞辉)

【针灸治疗膝骨关节炎的临床与实验研究】

1. 临床研究

王兵等将患者随机分为火针扬刺组和毫针组各 36 例。火针扬刺组选取患侧阿是穴、血海、梁丘、内膝眼、犊鼻、足三里等穴,每次选 3 个穴位(包括阿是穴)予火针扬刺,刺后拔罐治疗;毫针组取穴与火针扬刺组相同,每次针刺全部穴位,针后加拔罐治疗。两组均 1 次/2 d,周日休息,治疗 3 次/周,6 次为 1 个疗程,共观察 2 个疗程。结果,两组治疗后 VAS、WOMAC 量表总积分较治疗前均改善(均 $P<0.01$),两组间治疗后各时点 VAS 评分比较,火针扬刺组均低于毫针组(均 $P<0.05$);治疗 4 周后及随访 1 个月后,火针扬刺组 WOMAC 量表总积分较毫针组均降低(均 $P<0.05$)。综合疗效方面,两组治疗 2 周后,火针扬刺组总有效率为 88.9%(32/36),明显高于毫针组的 61.1%(22/36, $P<0.01$);治疗 4 周后及随访 1 个月时,火针扬刺组愈显率均高于毫针组[66.7%(24/36) VS 41.7%(15/36), $P<0.05$; 83.3%(30/36) VS 44.4%(16/36), $P<0.01$]。

曹文吉等将患者随机分为两组各 40 例。联合组采用臭氧关节腔注射和电热针联合疗法,西药组口服盐酸氨基葡萄糖和尼美舒利缓释片。治疗前后对患者进行 WOMAC 量表评分及疗效评价。结果,臭氧注射联合电热针治疗膝骨关节炎在控显率上优于西药组;两组患者治疗后 WOMAC 均降低($P<0.05$),联合组评分降低程度大于西药组($P<0.05$);联合组在疼痛积分、僵硬积分的下降上与西药组比较 $P>0.05$,在膝关节功能积分上联合组下降大于西药组($P<0.05$)。

鲁望等使用 WOMAC 量表评价电子温灸仪治疗膝骨关节炎的临床疗效。将符合诊断标准的 66 例患者随机分为温灸仪组 33 例、艾灸组 33 例。温灸仪组采用电子温灸仪治疗,艾灸组采用艾灸治疗。两组取穴均为内膝眼、犊鼻、血海、梁丘,疗程均为 4 星期。结果,治疗后两组患者 WOMAC 量表评分较治疗前均显著降低($P<0.001$),且治疗后温灸仪组较艾灸组显著降低($P<0.05$)。

高志等选取膝关节骨关节炎的初治患者共 103 例(132 膝)。男性/女性为 1.24 ∶ 1(57/46)。平均年龄(43.60±10.35)岁。平均病程(20.1±3.4)个月。将全部患者按随机数字表法分为观察 1 组和观察 2 组,均经患肢制动、辅以超声下关节腔抽取积液或和关节腔冲洗治疗等。并分别经不同的药物方案治疗,其中观察 1 组:应用布洛芬、盐酸氨基葡萄糖。观察 2 组:在观察 1 组治疗基础上额外应用针灸治疗和推拿理疗(1 次/2 d, 3 次/周)。疗程均为 6 周。结果,2 组在治疗后 2 周、4 周、6 周的膝关节综合评分和治疗后 6 周临床症状和体征的改善方面,组间比较 $P<0.05$; 2 组总的不良事件发生率比较 $\chi^2=0.24$, $P>0.05$。

2. 实验研究

武永利等将 40 只新西兰兔随机分为空白组、模型组、温针灸组、双氯芬酸钠组,每组 10 只。采用右后肢石膏管型固定法制备兔 KOA 模型,造模成功 3 d 后开始干预。温针灸组给予温针灸治疗,选两侧“鹤顶”“后三里”“内膝眼”,1 次/d, 15 min/次,6 d 为 1 个疗程,共治疗 2 个疗程。双氯芬酸钠组给予双氯芬酸钠缓释片 15 mg/kg 灌胃治疗,模型组在兔固定器上固定 15 min/d,空白组不予干预,6 d 为 1 个疗程,共 2 个疗程。结束后取兔右后肢膝关节软骨,采用苏木精—伊红(HE)染色法观察各组软骨的病理改变,并进行 Mankin's 评分;免疫组化法及 Western blot 法检测各组关节软骨组织中 uPA、尿激酶型纤溶酶原激活物受体(uPAR)、尿激酶型纤溶酶原激活物抑制剂-1(PAI-1)的表达。结果,HE 染色,模型组较空白组 Mankin's 评分明显增高($P<0.05$),温针灸组、双氯芬酸钠组 Mankin's 评分较模型组显著降低($P<0.05$)。

陈紫岳等将新西兰兔随机分为正常组、模型组、圆利针组和电针组各 6 只,除正常组外均建立制动致膝关节功能障碍模型。造模 6 周后干预组接受干预。于造模后 4、8、12 周测量兔患侧 Lequesne MG 总指数;于造模后 13 周通过光学显微镜观察股直肌超微结构;于造模第 12 周通过 X 线对膝关节进行整体评价。结果,行为学:电针与圆利针对于关节功能障碍、局部反应、肿胀有明显的疗效($P<0.05$)且 2 种方法差异无统计学意义($P>0.05$);光镜:电针组($P<0.05$)与圆利针组($P<0.01$)治疗起效明显但圆利针组疗效更佳;X 线:干预组结果明显优于模型组且圆利针组较佳。

蔡国伟等将 SD 大鼠(雌雄各半)随机分为正常组、模型组、针刺组和温针灸组各 10 只。采用皮内注射牛Ⅱ型胶原接种诱发制备大鼠 RA 模型,共 21 d。温针灸组于造模第 1 d 取足三里、肾俞和悬钟穴进行温针灸(手针配合悬灸)治疗,针刺组采用单纯针刺治疗,共治疗 21 d。结果,与正常组相比,模型组大鼠膝关节肿胀明显,血清中炎性因子 IL-1β 含量较高,IL-4 含量较低,膝关节滑膜组织 Vimentin 蛋白表达升高,差异均具有统计学意义($P<0.01$);与模型组相比,针刺组和温针灸组大鼠膝关节肿胀改善明显,炎性因子 IL-1β 含量减少,IL-4 含量升高,Vimentin 蛋白表达降低,差异均具有统计学意义($P<0.05$)。与针刺组相比,温针灸组大鼠膝关节肿胀改善程度较好,血清中炎性因子 IL-1β 含量显著降低,IL-4 含量显著升高,膝关节滑膜组织 Vimentin 蛋白表达增加,差异均具有统计学意义($P<0.05$)。

(撰稿:李小娟 邓宏勇 审阅:王瑞辉)

【针灸治疗坐骨神经痛的临床与实验研究】

1. 临床研究

金玲将患者随机分为两组各 33 例,均给予维生素 B_1。观察组在此基础上给予手法推拿联合电针治疗,选取穴位为:腰 3~5 夹脊、承山、委中、飞扬、阳陵泉、昆仑及受累关节局部穴位,采用断续波,电流强度以舒适感为宜,留针 30 min。1 次/d,10 次为 1 个疗程,共治疗 2 个疗程。结果,观察组总有效率高于对照组,患者疼痛、疼痛所致的不适症状以及血清炎性物质(IL-6、TNF-α 及 MCP-1)含量改善情况均显著优于对照组($P<0.05$)。

金弘等将对照组设为常规针刺方法,取穴针灸原则取穴,足太阳经型取环跳、阳陵泉、秩边、承扶、殷门、委中、承山、昆仑;足少阳经型取环跳、阳陵泉、风市、膝阳关、阳辅、悬钟、足临泣。均患侧取穴。平补平泻,得气后留针 30 min。治疗组采用电针联合身痛逐瘀汤,选取穴位为:环跳、阳陵泉、承扶、风市、委中、承山等,平补平泻手法,接电针仪选疏密波,频率 2 Hz/100 Hz,电流强度以患者耐受为度,30 min/每次。两组均 1 次/d, 6 次为 1 个疗程,每个疗程后休息 1 d,共治疗 4 个疗程。结果显示治疗组疗效明显优于对照组($P<0.05$)。

赵琦等将坐骨神经痛患者随机分组法分为两组各 66 例,电针疗法组采用电针联合矫正骨盆移位方案治疗,温针疗法组采用温针灸联合矫正骨盆移位方案治疗,取穴均以阿是穴、腰夹脊穴、环跳穴、大肠俞为主穴,以委中、承山、昆仑、风市、阳陵泉、悬钟为辅穴。治疗 10 个疗程后,温针疗法组的总有效率为 90.9%(60/66),电针疗法组为 77.3%(51/66),组间比较 $P<0.05$。

刘星等在针刺推拿的基础上结合穴位注射,与单纯的针刺推拿形成对照,注射药物为舒血宁注射液 4 ml 和维生素 B_{12} 注射液 1 ml 与 2%利多卡因

1 ml配合成的混合液，针灸疗法选取的主穴为肾俞、大肠俞、次髎、环跳、委中、昆仑，配穴为痛在足太阳经加腰阳关、殷门、扶承；痛在足少阳经加风市、阳陵泉、悬钟、申脉；穴位注射疗法选取主穴为环跳、委中、腰夹脊，足太阳经型配秩边、承山、昆仑，足少阳经型配风市、悬钟、足临泣。各穴位疗程相异。3个疗程后，结合穴位注射疗效与VAS值均优于单纯的针刺推拿（$P<0.05$，$P<0.01$）。

蔡兵兵等将患者随机分为两组各45例，治疗组采用水针疗法联合放血拔罐、麝香膏外敷、中草药（陈皮、白术、半夏、熟地黄、当归、牛膝等）内服进行治疗，对照组仅给予水针疗法，其中放血拔罐根据患者受压节段选取腰部肾俞、腰眼、大肠俞、腰阳关、环跳穴等穴位2～3个，水针疗法取穴同放血拔罐，将复方倍他米松1 ml、2%盐酸利多卡因2 ml、甲钴胺注射液1 ml混合液缓慢注射入穴位。4周后，治疗组以总有效率91.1%（41/45），对照组的75.6%（34/45），组间比较$P<0.05$。

2. 实验研究

高睿琦等选取足三里、承山穴，观察电针疗法对坐骨神经大鼠腓肠肌细胞凋亡及相关蛋白的影响，发现电针能够调节Bcl-2和Bax的表达，从而抑制Cyt-C和CasPase-3的表达，最终抑制肌细胞凋亡，从而起到延缓骨骼肌萎缩的作用，这可能是电针治疗失坐骨神经性肌萎缩的机制之一。

叶伊琳等探究电针对大鼠坐骨神经损伤的保护作用，从神经再生微环境出发，观察脑源性神经营养因子（BDNF）、神经生长因了（NGF）和生长相关蛋白-43（GAP-43）在坐骨神经中的表达，发现电针治疗促进损伤坐骨神经修复可能与增加上3种因子表达，从而改善再生神经微环境有关。叶晓春等也探究电针对坐骨神经损伤大鼠脑源性神经营养因子的影响，发现电针治疗不仅可以提高神经组织BDNF的表达，还能影响全身BDNF的水平，使血清BDNF水平明显升高，从而加快神经损伤的修复和再生，故而能对坐骨神经损伤功能的恢复起到一定的促进作用。另外，还发现电针治疗有利于神经轴突的再生和恢复。

许明岚等研究证实，电针对结扎一道组小鼠镇痛效果良好，脊髓IL-1β、IL-6和TNF-α的表达随机械痛阈的增加而减少；电针对结扎两道组机械痛敏的影响有一定程度上的缓解趋势，但无统计学意义（$P>0.05$）；而对结扎四道组小鼠的作用在行为学和炎性细胞因子的表达上都没有体现。提示电针可部分减轻小鼠分级坐骨神经缩窄模型引起的痛觉过敏，并不同程度的降低脊髓IL-1β、IL-6和TNF-α的表达。

吴帅等观察“三法三穴”推拿治疗对坐骨神经损伤模型大鼠冷感觉超敏反应的行为学影响，即选取“殷门”“委中”“阴陵泉”三穴，依次施行点法、拨法、揉法，刺激量为2 N，5 min/穴，每只大鼠总计45 min（5 min/穴法×3穴×3法）。研究结果显示“三法三穴”干预可有效减少大鼠的冷感觉超敏反应诱导的抬足次数，故推拿干预有助于改善坐骨神经损伤诱导的冷感觉超敏反应。

（撰稿：纪军　谢欣妮　审阅：王瑞辉）

【针灸镇痛的实验研究】

端木程琳等将Wistar大鼠随机分为4组各14只（6只用于免疫荧光染色，8只用于基因检测）。结扎坐骨神经结合足底反复电刺激造成慢性神经痛负性情绪模型。电针双侧“足三里”“阳陵泉”，1次/d，共7 d。结果，与正常组比较，模型组双侧足底热缩足反应潜伏期（PWL）显著增加（$P<0.001$），条件控制箱停留时间显著减少（$P<0.001$）；与模型组比较，电针3 d和7 d后，电针组和麻醉电针组双侧足底热缩足反应潜伏期差值（PWLD）显著降低（$P<0.05$），条件控制箱停留时间显著增加（$P<0.05$）；与电针组比较，电针3 d后，麻醉电针组大鼠在条件控制箱停留时间明显缩

短($P<0.01$)。与正常组比较,模型组大鼠杏仁核GABAAβ2、GABAB 1、PSD-95、Piccolo基因表达及BLA内GABAB 2阳性细胞数显著降低($P<0.05$, $P<0.001$)。电针7 d后,与模型组比较,电针组上述5个分子以及杏仁核NMDA-NR 1基因表达水平及麻醉电针组除了Piccolo外的4个基因表达水平均显著升高($P<0.05$, $P<0.001$),电针组BLA内mGluR1及GABAB 2阳性细胞数量显著增多($P<0.001$);麻醉电针组Piccolo基因、mGluR1及GABAB 2免疫阳性细胞数量显著低于电针组($P<0.001$)。

寿升芸等观察低频电针对2型糖尿病神经痛大鼠DRGP2X3受体的抑制作用进行两次实验。实验一:将SD大鼠随机分为对照组8只和造模组42只。造模组给予高脂高糖饮食联合小剂量链脲佐菌素建立大鼠DNP模型,对照组以常规饲料喂养并予柠檬酸。造模组中模型成功的大鼠进一步分为模型组(DNP grouP)与低频电针治疗组(DNP+EA grouP)。电针治疗选用双侧足三里、昆仑穴,频率2 Hz,强度1 mA治疗15 min,后2 mA治疗5 min,1次/d,共治疗7次。观察大鼠胰岛素敏感指数(ISI)、空腹血糖(FPG)水平变化及不同时间点双后足缩腿阈(PWTs),测定L5 DRGP2X3受体表达。实验二:将DNP造模成功的大鼠分为电针组(EA+Vehicle grouP)和P2X3激动剂组(EA+α β-meATP grouP)。电针干预同上。EA+α β-meATP grouP于每次电针干预前在大鼠足趾下注射α β-meATP(0.6 μmol/L, 100 μL)。EA+vehicle grouP大鼠予同实验一剂量柠檬酸,其余干预相同。检测机械痛阈。结果:①与对照组大鼠比较,模型组大鼠高脂高糖饲养5周后ISI均明显降低($P<0.01$),高脂高糖饲养7周后FPG明显升高($P<0.01$),说明成功建立2型糖尿病模型(造模成功率为69.04%)。②与对照组比较,模型组大鼠双侧PWTs明显降低($P<0.01$),说明2型DNP造模成功;与模型组比较,低频电针治疗组大鼠在治疗后各时点均出现双侧PWTs的显著增加($P<0.01$);而与电针组比较,P2X3激动剂组双侧PWTs均明显降低($P<0.01$)。③与对照组比较,模型组大鼠L5 DRGP2X3阳性细胞表达明显增加($P<0.01$);与模型组比较,低频电针治疗组大鼠L5 DRGP2X3阳性细胞表达均明显减少($P<0.01$)。

付桃芳等将雌性SD大鼠分为6组:假手术组(Sham)10只、骨癌痛组(BCP)8只、骨癌痛—吗啡耐受组(MT)8只、电针Ⅰ组(EAⅠ)8只、电针Ⅱ组(EAⅡ)8只、假电针组(Sham EA)11只。除sham组外,将乳腺癌细胞注入各组大鼠左侧胫骨髓腔内,于术后7 d,将MT组、EAⅠ组、EAⅡ组、shamEA组骨癌痛制备成功的大鼠诱导骨癌痛—吗啡耐受模型。EAⅠ组于吗啡耐受前(即术后7 d)介入电针干预,采用2/100 Hz电针,刺激双侧“足三里”“昆仑”穴,连续刺激18 d;EAⅡ组于吗啡耐受后第1 d(即术后18 d)介入电针治疗,方法同EAⅠ组,连续治疗7 d;Sham EA组大鼠仅给予针刺破皮,不予通电治疗,其穴位及治疗时间同EAⅡ组。结果,癌细胞接种后第6 d(即术后6 d),BCP组和MT组大鼠患侧机械缩足阈(PWT)均明显低于Sham组大鼠($P<0.01$)。吗啡注射第1 d,MT组大鼠患侧PWT显著高于BCP组大鼠($P<0.01$);吗啡连续注射11 d(术后17 d)后MT组大鼠PWT下降至BCP组大鼠同等水平($P>0.05$)。吗啡耐受前介入电针干预后第9~13 d(即术后第15~19 d),EAⅠ组大鼠PWT明显高于MT组大鼠($P<0.05$, $P<0.01$);而术后第20~24 d,EAⅠ组大鼠PWT与MT组比较$P>0.05$。吗啡耐受后介入电针治疗第1~7 d,EAⅡ组大鼠患侧PWT较MT组和Sham EA组$P<0.05$、$P<0.01$。

杨玉琳等将雄性小鼠随机分为3组各6只,对照组小鼠腹腔注射4 mL/kg生理盐水;模型组小鼠腹腔注射LPS 3 mg/kg,制造慢性炎症小鼠模型;针刺组慢性炎症小鼠给予针刺双侧“足三里”穴。结果,针刺组与模型组相比较,小鼠机械痛阈明显升高($P<0.05$),血清肿瘤坏死因子 α 含量明显降低($P<0.05$),背根神经节神经元与热痛相关香草酸瞬时受体亚型 1 蛋白表达降低($P<0.05$)。

荆翼等以佐剂型关节炎大鼠为炎性反应痛模型(AA 模型),观察温针"足三里""阳陵泉""伏兔""委中"过程中大鼠的缩爪反射潜伏期;并通过穴位组织切片染色,离体对照治疗前后穴位处局部肥大细胞脱颗粒率的变化,以及穴区注射色甘酸钠对其的影响。结果,温针后穴区肥大细胞脱颗粒现象明显($P<0.05$),温针镇痛的效果要优于手针治疗($P<0.05$),足三里温针组经治疗后的痛阈均显著高于伏兔温针组、阳陵泉温针组和委中温针组($P<0.05$),针刺引起的肥大细胞脱颗粒现象能被色甘酸钠显著阻断($P<0.05$)。

孙露等分析了针向是否朝向病灶、针向是否循经络走行、针向是否顺神经出颅(脊髓)方向、针向是否与肌肉走行相同等因素与针刺镇痛疗效之间的关系。刘岚青等分别从疼痛病症、穴位、针具、针刺方法、组织层次等方面,对针刺深度与针刺镇痛的关系进行系统分析,认为针刺深度是影响针刺镇痛效应的主要因素之一。方剑乔等认为,针灸如何在提高痛阈的同时,良性调节个体的痛相关情绪和认知水平,以期达到更好的镇痛效果,是针刺镇痛研究的全新视角。

(撰稿:许吉　审阅:王瑞辉)

【针灸治疗类风湿关节炎】

任继刚等将健康成年 SD 大鼠随机分为 3 组各 15 只。空白对照组、类风湿关节炎(RA)模型组、艾灸治疗组,每组采用弗氏完全佐剂进行 RA 模型复制。在造模后第 7 d,对艾灸组大鼠采用麦粒灸"肾俞""足三里"各 5 壮,1 次/d, 6 d 为 1 个疗程,共治疗 3 个疗程。分别于造模前 1 d 和造模后的第 7 d 及治疗第 21 d 测量各组大鼠的右后足容积,并计算其足肿胀度。并对其滑膜组织进行病理形态学检测,分级评分,用免疫组化法测定滑膜组织中 mPD-1 的表达。结果,艾灸"肾俞""足三里"可明显改善 RA 模型大鼠的足肿胀度;艾灸能有效降低关节滑膜组织、纤维组织增生,炎性细胞浸润($P<0.01$)及滑膜组织 mPD-1 表达($P<0.01$)。

蔡国伟等将 SD 大鼠(雌雄各半)随机分为正常组、模型组、针刺组和温针灸组各 10 只。采用皮内注射牛Ⅱ型胶原接种诱发制备大鼠 RA 模型,共 21 d。温针灸组于造模第 1 d 取"足三里""肾俞""悬钟"穴进行温针灸(手针配合悬灸)治疗,针刺组采用单纯针刺治疗,共治疗 21 d。结果,所有大鼠于相应处理结束后发现,与正常组相比,模型组大鼠膝关节肿胀明显,血清中炎性因子 IL-1 含量较高,IL-4 含量较低,膝关节滑膜组织 Vimentin 蛋白表达升高,组间比较 $P<0.01$;与模型组相比,针刺组和温针灸组大鼠膝关节肿胀改善明显,炎性因子 IL-1 含量减少,IL-4 含量升高,Vimentin 蛋白表达降低,组间比较 $P<0.05$。与针刺组相比,温针灸组大鼠膝关节肿胀改善程度较好,血清中炎性因子 IL-1 含量显著降低,IL-4 含量显著升高,膝关节滑膜组织 Vimentin 蛋白表达增加,组间比较 $P<0.05$。蔡氏等还发现,与正常组比较,模型组大鼠血清中 ICAM-1 含量明显增多($P<0.01$),滑膜组织中 ICAM-1 表达明显增高($P<0.01$);与模型组相比,针刺和温针灸均可降低 RA 大鼠血清中 ICAM-1 含量($P<0.05$, $P<0.01$),可使滑膜组织中 ICAM-1 表达显著降低($P<0.01$);与针刺组相比,温针灸组大鼠血清中 ICAM-1 含量明显降低($P<0.05$),滑膜组织中 ICAM-1 表达明显降低($P<0.05$)。与正常组比较,模型组大鼠血清 IgG、IgM、IgA 含量和滑膜组织中 VCAM-1 表达水平显著升高($P<0.05$);与模型组比较,温针灸组和针刺组大鼠血清 IgG、IgM、IgA 含量和滑膜组织中 VCAM-1 表达水平显著降低($P<0.05$);与针刺组比较,温针灸组大鼠血清 IgG、IgM、IgA 含量和滑膜组织中 VCAM-1 表达水平降低幅度更明显($P<0.05$)。

蒲瑞生等将40只清洁级大耳白兔随机分成4组各10只。模型组、体针组、颊针组制备类风湿关节炎兔模型,正常组不予处理。实验第27 d开始正常组和模型组均予以体针组、颊针组相同方法固定30 min;体针组选双侧后肢膝眼和足三里针刺,留针30 min,1次/d;颊针组选颊针膝穴针刺,留针20 min,1次/d;4组均连续治疗10次,分别在治疗第1、4、7、10次针刺时测定针刺0、5、15、30、60、120、240 min各时间点痛阈值。结果,第1、4、7、10次针刺方法和时间在痛阈值上存在交互作用($P<0.05$),时间在痛阈值上主效应显著($P<0.05$),针刺方法在痛阈值上主效应不显著($P>0.05$)。正常组和模型组的痛阈值无时间效应($P>0.05$),体针组和颊针组的痛阈值有时间效应($P<0.01$)。颊针组时间在痛阈值上主效应显著($F=15.473$,$P<0.001$),颊针组时间与针刺次数在痛阈值上不存在交互作用($F=0.973$,$P=0.486$)。颊针组第1次针刺时镇痛效应量效曲线与第7次针刺时比较$t=-3.227$、$P=0.012$;颊针组第7次针刺时镇痛效应量效曲线与第10次针刺时比较$t=0.463$、$P=0.656$。

陈莹等将Wistar大鼠随机分为空白组、模型组和单蜂1 min组、双蜂1 min组、三蜂1 min组、单蜂30 s组各5只,观察各组足底厚度以及HE染色的病理变化,同时关节滑膜取材,采用MTT法检测成纤维样滑膜细胞增殖情况。结果,足底厚度比较,1 min蜂针组较模型组以及其他蜂针剂量组别低($P<0.01$);HE病理形态学评分,模型组病理形态学改变评分较各蜂针治疗组高($P<0.05$);MTT检测成纤维滑膜细胞活力中,24 h时间点开始出现,1 min蜂针组抑制成纤维细胞增殖较模型组显著($P<0.05$),48 h较24 h时间点各组差异更显著。表明适当剂量的蜂针能减轻类风湿性关节炎大鼠足底厚度,降低病理形态学评分,其机制可能跟蜂针抑制成纤维样滑膜细胞增殖活力有关。

杜小正等将青紫蓝家兔随机分为正常组、模型组、平补平泻组、捻转补法组和热补针法组各8只。除正常组外,余组复制RA寒证模型。正常组、模型组不予针刺干预,平补平泻组、捻转补法组和热补针法组于"足三里"分别施以平补平泻、捻转补法、热补针法针刺,留针30 min,1次/d,共7 d。结果,与正常组相比,模型组家兔痛阈、膝关节表面温度降低(均$P<0.05$);与模型组比较,各针刺组干预后痛阈、膝关节表面温度升高(均$P<0.05$);热补针法组优于平补平泻组、捻转补法组(均$P<0.05$)。与正常组相比,模型组血液代谢物中肉碱、溶血卵磷脂P(Lyso PC)(14∶0)、Lyso PC(18∶3)、溶血磷脂酰乙醇胺(Lyso PE)(0∶0/20:5)、Lyso PE(0∶0/22∶1)、癸酸、硬脂酸以及乳酸的含量均升高,亮氨酸、缬氨酸、谷氨酰胺、焦谷氨酸、α-酮戊二酸、琥珀酸、延胡索酸、苹果酸、半乳糖、甘露糖含量均降低,上述代谢物具体涉及脂肪酸、氨基酸、三羧酸循环以及糖类代谢。各针刺组干预后上述代谢物均出现不同程度的回调。热补针法组较平补平泻组和捻转补法组乳酸的含量降低,琥珀酸、延胡索酸、苹果酸、半乳糖、甘露糖的含量升高。

赵创等将24只雄性DBA/1J小鼠随机分为正常组、模型组、对照组和艾灸组。正常组之外的小鼠,用Ⅱ型胶原加佐剂尾部皮下注射建立类风湿关节炎模型。艾灸组小鼠在"足三里""肾俞"予以1 mg/壮的艾灸治疗,每只小鼠每穴灸6壮,连续治疗6 d为1个疗程,共治疗2个疗程,疗程间休息2 d。结果,Ⅱ型胶原及佐剂注射后成功复制胶原诱导的关节炎小鼠模型。艾灸组在足三里穴(后三里)、肾俞穴给予12次艾灸治疗。治疗后,艾灸组及对照组小鼠关节肿胀均有所好转,关节评分的重复测量数据方差分析显示,对照组评分明显高于艾灸组。病理形态上,与正常小鼠比较,CIA模型小鼠关节面粗糙、滑膜层变薄,不经治疗的对照组小鼠中上述变化有一定程度的自行恢复,而经艾灸治疗组小鼠关节面恢复平整,滑膜层较治疗前变厚,与正常组表现较为接近。与正常小鼠比较,CIA模型小鼠 miRNA-155、miRNA-146a 较正常组表达增多（$P<0.05$）；艾灸组 miRNA-155、miRNA-146a 表达下调，与未经治疗的对照组比较，有显著统计学差异（$P<0.05$），但仍未达到正常水平（与正常组比较 $P<0.05$）。而 miRNA-21 表达在各组小鼠中，差异无显著性意义（$P>0.05$）。

肖燕等实验发现，电针"足三里"可以减轻 RA 大鼠足趾肿胀，提高口服雷公藤甲素（TPL）的血药浓度，进而提高其生物利用度，同时还可减轻 TPL 对 RA 大鼠肝组织的损伤，提高其抗氧化应激能力。

（撰稿：刘堂义　审阅：王瑞辉）

［附］ 参 考 文 献

C

蔡兵兵，杜伟斌，全仁夫.水针联合中医综合疗法治疗根性坐骨神经痛临床观察[J].浙江中西医结合杂志，2017，27(8)：678

蔡国伟，李佳，李静.温针灸对类风湿关节炎大鼠血清及滑膜组织 ICAM-1 的影响[J].湖北中医药大学学报，2017，19(5)：22

蔡国伟，彭锐，李佳，等.温针灸对类风湿关节炎大鼠关节软骨 Vimentin 蛋白的影响[J].上海针灸杂志，2017，36(11)：1361

蔡玉梅，郑继范，王灿.项五针治疗椎动脉型颈椎病临床研究[J].中医学报，2017，32(7)：1340

曹文吉，吴群，瞿群威，等.臭氧注射联合电热针治疗膝骨关节炎随机对照研究[J].上海针灸杂志，2017，36(6)：739

陈莹，王升旭，吴春晓，等.不同蜂针剂量对类风湿性关节炎大鼠成纤维样滑膜细胞活力的影响[J].辽宁中医杂志，2017，44(10)：2207

陈明星，程为平.从解剖学角度浅析风池穴的临床应用[J].中医药导报，2017，23(1)：84

陈雨婷，李月梅，罗蛟龙，等.通元针法联合药物治疗顽固性多囊卵巢综合征不孕临床观察[J].上海针灸杂志，2017，36(6)：692

陈紫岳，黄怡然，李娜，等.电针和圆利针治疗制动致膝关节功能障碍兔模型的治疗效果[J].世界中医药，2017，12(8)：1927

崔翔，刘坤，智沐君，等.生活习惯造成中西方针刺镇痛效应差异的可能因素：咖啡因[J].针刺研究，2017，42(5)：459

D

邓雪，任路，冷雪，等.补肾益脑灸法通过 Wnt 信号通路影响围绝经期抑郁症大鼠海马神经发生[J].中国中医基础医学杂志，2017，23(9)：1288

邓凯文，陶叶琴，唐闻汉，等.循生物演化轨迹，析经络超分子体属性[J].中国针灸，2017，37(3)：325

董娟，张静，李新华，等.交通任督针法对血管性痴呆大鼠认知能力及海马组织 5-HT 含量的影响[J].中国中医药科技，2017，24(2)：129

董珍，侯中伟.内关照海配伍的意义及临床应用[J].现代中医临床，2017，24(5)：57

杜斯琪，王雪蕊，朱雯，等.针刺对血管性痴呆大鼠前额叶皮层氧化应激及神经元损伤的影响[J].中国中医药信息杂志，2017，24(6)：53

杜小正，袁博，王金海，等.热补针法对类风湿关节炎寒证模型家兔血液代谢物谱的影响[J].中国针灸，2017，37(9)：977

端木程琳，冯秀梅，闫娅霞，等.电针对慢性痛负性情绪大鼠杏仁核神经突触可塑性相关蛋白/基因表达的影响[J].针刺研究，2017，42(1)：1

段晓荣，廖雪，李彩莲.神阙八阵穴闪罐结合穴位埋线治疗单纯性肥胖 50 例临床观察[J].云南中医中药杂志，2017，38(9)：51

F

方剑乔，邵晓梅.针刺镇痛的新思路——针灸参与疼痛多维度调节的可行性[J].针刺研究，2017，42(1)：85

费琳，赵璟，冷家豪，等."民国针灸文献全文数据库"的

探索与构建[J].中国针灸,2017, 37(10):1127

冯群星,庙春颖,陈萍.雷火灸的临床应用机理研究进展[J].浙江中医杂志,2017, 52(7):544

付桃芳,杜俊英,陈宜恬,等.不同时间介入电针治疗对骨癌痛吗啡耐受大鼠的疗效评价[J].浙江中医药大学学报,2017, 41(6):447

G

高志.膝关节骨关节炎经中西医不同疗法的对比研究[J].世界中医药,2017, 12(8):1767

高睿琦,唐成林,黄思琴,等.电针对失坐骨神经大鼠腓肠肌细胞凋亡及相关蛋白的影响[J].针刺研究,2017, 42(4):302

高希言,王栋斌,郭娅静,等.浅述透灸技术与应用经验[J].中国针灸,2017, 37(5):505

高晓燕,欧阳希林,罗康,等.激发热敏灸感的几种方式[J].中医杂志,2017, 58(7):623

高寅秋,贾擎,谢珅,等.不同穴位不同刺激方式针刺辅助麻醉用于甲状腺手术的临床研究[J].针刺研究,2017, 42(4):332

高寅秋,李辛洁,贾擎,等.皮内针疗法在疼痛治疗中的应用[J].北京中医药,2017, 36(4):373

郭娜,焦黎明.头针体针联合治疗糖尿病抑郁症临床研究[J].山西中医,2017, 33(5):31

郭颖,孙兴华,祝鹏宇,等.针刺内关穴对慢性心力衰竭小鼠心肌损伤的保护作用[J].现代中医临床,2017, 24(3):28

郭国田,杨帆,韦业权.颈项排针法治疗神经根型颈椎病57例临床观察[J].甘肃中医药大学学报,2017, 34(2):92

郭秋蕾,贾文睿,孙启胜,等.《内经》腰痛之经络辨治[J].中国针灸,2017, 37(6):658

郭姝丽,王占奎,郭家奎.调神通络针刺法对缺血再灌注大鼠海马区神经元形态及Cx43半通道影响的实验研究[J].湖南中医杂志,2017, 33(9):157

H

韩明娟,赵宏,景向红,等.不同留针时间对针刺疗效影响的文献分析[J].中医杂志,2017, 58(4):334

韩兴军,罗丹妮,张仪美,等.药线点灸疗法治疗颈型颈椎病的即时疗效观察[J].上海针灸杂志,2017, 36(9):1099

贺艳萍,肖小芹,邓桂明,等.中药穴位贴敷作用机理研究概况[J].中国中医药信息杂志,2017, 24(3):134

黄昆,徐金龙,杨增荣,等."髓会"文考辩难及临床应用[J].针灸临床杂志,2017, 33(6):29

黄伟,焦杨,齐凤军,等.调脊通督针法治疗神经根型颈椎病临床研究[J].中医学报,2017, 32(3):470

黄凯裕,梁爽,孙征,等.艾灸温通效应的启动机制分析[J].中国针灸,2017, 37(9):1023

J

贾瑞芝.李守先针灸著述及对针灸学的贡献[J].国医论坛,2017, 32(5):53

姜姗,赵京生.语言学视域下的阿是穴释义[J].中国针灸,2017, 37(1):75

蒋海琳,王富春.人体存在着功能作用相同的腧穴——同功穴[J].中国针灸,2017, 37(2):153

蒋希荣,任路,李春日.电针对围绝经期抑郁症大鼠下丘脑—垂体—卵巢轴的影响[J].针刺研究,2017, 42(1):45

蒋智芳,黎崖冰.赖氏通元穴组埋线治疗黄褐斑临床研究[J].安徽中医药大学学报,2017, 31(2):31

解珂,张杰.脑状态指数监测下电针刺激神庭、印堂穴对全身麻醉辅助作用的效能评估[J].江苏中医药,2017, 49(4):60

金弘,刘婷婷,刘树民,等.电针联合身痛逐瘀汤对坐骨神经痛患者疼痛症状及神经传导速度的影响[J].针灸临床杂志,2017, 33(6):4

金玲.手法推拿联合电针治疗坐骨神经痛的疗效及对血清IL-6、TNF-α及MCP-1的影响[J].现代中西医结合杂志,2017, 26(19):2107

荆翼,张迪.温针治疗佐剂性关节炎大鼠经穴特异性及与肥大细胞的功能关系[J].上海针灸杂志,2017, 36(2):229

L

雷成成,李亮,张虹,等.电针敏化穴位对腹泻型肠易激综合征大鼠肠功能的影响[J].针刺研究,2017, 42(5):413

李宁,刘玉丽,花梦,等.白芥子涂法穴位贴敷调控TGFβ/MAPK/MMPs通路保护过敏性哮喘豚鼠气道上皮屏障作用的研究[J].中华中医药学刊,2017, 35(6):1416

李鑫，张智龙，许可.补脾培元益智针法治疗血管性痴呆46例临床观察[J].四川中医，2017，35(2)：171

李洋，邵明璐，于慧娟，等.电针"夹脊"穴预处理对心肌缺血再灌注大鼠细胞色素P450信号通路基因表达的影响[J].针刺研究，2017，42(1)：25

李广一."热病五十九俞"探源[J].中国针灸，2017，37(2)：209

李国忠.头针联合薄氏腹针治疗复合性局部疼痛综合征[J].中医正骨，2017，29(5)：59

李妙铿，林育珊，李静敏，等.欧阳群教授改良神阙隔物壮灸疗法经验[J].中医学报，2017，32(3)：372

李思思，谷鹏鹏，屠文展，等.电针对神经病理性疼痛大鼠脊髓小胶质细胞活化的影响[J].中国针灸，2017，37(4)：411

李素云.《内经》与《难经》针刺补泻理论之区别[J].针刺研究，2017，42(1)：79

李文倩，张佳乐.刺络拔罐联合刮痧治疗背肌筋膜炎36例临床疗效分析[J].山西中医学院学报，2017，18(2)：54

李喜梅，黄石玺.黄石玺运用毫火针验案举隅[J].中医药导报，2017，23(2)：113

李晓燕，刘志丹，赵创，等.不同层次穴位埋线对单纯性肥胖大鼠肥胖及糖、脂代谢的影响[J].针灸临床杂志.2017，33(9)：52

李鑫举，赵雪，郭义，等.试论针刺反应与针刺效应的关系[J].中医学报，2017，32(1)：155

连卓.附子逍遥散配合针刺治疗抑郁症肝气郁结证临床观察[J].新中医，2017，49(9)：128

梁冰雪，汪慧平，林培挺.傅杰英教授"因时配穴"针灸调体法临床应用[J].长春中医药大学学报，2017，33(2)：242

梁发俊，孔红兵，胡徽星，等."通督治郁"针法对脑卒中后抑郁模型大鼠体质量、行为学及海马部位环磷腺苷反应元件结合蛋白水平的影响[J].甘肃中医药大学学报，2017，34(1)：5

梁玉丹，王小寅，罗海丽，等.CiteSPace应用对Webof-Science近5年针灸相关文献的计量学及可视化分析[J].中华中医药杂志，2017，32(5)：2163

廖志英，陈婉蓉，张晓梅，等.颈椎牵引联合电针治疗椎动脉型颈椎病47例临床观察[J].湖南中医杂志，2017，33(3)：70

林栋，黄晓真，庄婉玉，等.从"凤汉系统"到"原始管道系统"——对经穴实质研究的思考[J].中国针灸，2017，37(1)：95

刘红，徐天舒，阮建国.督药灸联合牵引治疗神经根型颈椎病的疗效观察[J].上海中医药大学学报，2017，31(4)：43

刘星，施斌.针刺推拿结合穴位注射治疗坐骨神经痛的临床疗效观察[J].湖北中医药大学学报，2017，19(2)：81

刘妍，张文奎，孙志.针刺对2型糖尿病模型大鼠胰高血糖素样肽-1的影响[J].山东中医杂志，2017，36(11)：970

刘艺，王雪蕊，李天然，等.隔盐隔姜灸"神阙"穴对逼尿肌反射亢进大鼠尿动力及逼尿肌M2、M3受体蛋白表达的影响[J].中国针灸，2017，37(4)：401

刘成勇，秦珊，刘兰英，等.穴位贴敷对慢性哮喘小鼠气道重塑及转化生长因子β1/Smad3表达的影响[J].针刺研究，2017，42(2)：153

刘科辰，刘兰英，王和生，等.从中医古籍文献看"天灸"[J].中华中医药学刊，2017，35(6)：1379

刘岚青，寇任重，文亚，等.针刺镇痛中针刺深度相关因素分析[J].中医杂志，2017，58(20)：1731

刘农虞."筋脉系统"假说[J].中国针灸，2017，37(1)：79

卢承顶，田思胜，张永臣，等.腧穴释名的源流[J].针灸临床杂志，2017，33(9)：75

鲁望，赵海音，薛堃.电子温灸仪治疗膝骨关节炎疗效观察[J].上海针灸杂志，2017，36(10)：1243

陆霞，石志敏，汪凯.颈针八宫穴治疗椎动脉型颈椎病的随机对照研究[J].中国中医骨伤科杂志，2017，25(7)：30

M

马林，李万瑶，张先进，等.激痛点针刀对根型颈椎病的优势性研究[J].时珍国医国药，2017，28(5)：1133

马宁.任脉、督脉的胚胎发生学探讨[J].山东中医药大学学报，2017，41(5)：412

马伊磊，孙文善，姜国芳.微创埋线对椎动脉型颈椎病椎动脉血流的影响[J].上海针灸杂志，2017，36(4)：449

P

蒲瑞生，方晓丽，颉旺军，等.颊针疗法在类风湿关节炎家兔模型镇痛效应中的特点研究[J].中国全科医学，2017，20(33)：4183

Q

乔德峰，范彦荣，赵刘乐，等.辨体、辨病、辨证诊疗模式下针刺治疗抑郁症160例[J].河南中医，2017，37(4)：624

秦秀德，刘玉，张玉莲.张玉莲"调神益智"针法治疗血管性痴呆经验撷要[J].辽宁中医杂志，2017，44(7)：1379

R

任继刚，刘旭光，雷枭，等.艾灸治疗实验性RA大鼠的抗炎效应及对滑膜组织mPD-1表达影响的研究[J].时珍国医国药，2017，28(12)：3048

S

沈海军."金钩钓鱼"针法治疗肩背部肌筋膜疼痛综合征36例[J].中医研究，2017，30(9)：41

沈捷雯，董莉，黄宏丽.补肾解郁清心方结合针刺对围绝经期抑郁症患者ACT-INH-FS通路的影响[J].现代中西医结合杂志，2017，26(23)：2512

盛丹丹，蔡圣朝.温阳补肾灸治疗血管性痴呆疗效观察[J].实用中医药杂志，2017，33(1)：58

石刚，陈云，李鹏，等."火郁发之"理论指导艾灸退热探索与经验[J].山东中医杂志，2017，36(11)：954

世界中医药学会联合会热敏灸专业委员会.热敏灸技术操作规范[J].世界中医药，2017，12(8)：1959

寿升芸，魏骏骏，何晓芬，等.低频电针对2型糖尿病神经痛大鼠DRGP2X3受体的抑制作用[J].中国实验动物学报，2017，25(1)：54

舒涛，张诗缇，阎峰，等."长强"穴药线植入对肛门切口痛大鼠机械痛阈及脊髓磷酸化P38丝裂原活化蛋白激酶的影响[J].针刺研究，2017，42(5)：418

苏同生，强军，万兆新.基于闸门控制学说雀啄灸治疗慢性痛的机理探析[J].陕西中医，2017，38(5)：652

苏鑫童，李春颖，刘琪，等.结筋病灶点与阿是穴刍议[J].针灸临床杂志，2017，33(6)：45

孙亮，张春霞.平衡针刺配合归脾汤治疗心脾两虚型产后抑郁症156例临床观察[J].甘肃中医药大学学报，2017，34(4)：87

孙露，寇任重，刘岚青，等.针刺方向与针刺镇痛[J].中国针灸，2017，37(3)：279

孙征，张建斌.督脉病候的古代界定和现代范畴[J].中国针灸，2017，37(10)：1077

孙敦坡，黄谦，张传东，等.肝脾两经在小腿内侧面交叉循行探析[J].中华针灸电子杂志，2017，6(3)：115

T

谭涛，任珍，覃佐爱，等.调心通督针刺法治疗血管性痴呆的临床研究[J].中医药导报，2017，23(4)：66

唐曦，殷坚，韩国栋，等.针刺配合肌内效贴贴扎疗法治疗颈型颈椎病疗效观察[J].湖南中医药大学学报，2017，37(1)：70

唐卫华.试论子午流注针刺法中的针向迎随补泻法[J].中医学报，2017，32(4)：690

田玲，张书义，高飞，等.电针对雌雄两性实验肥胖大鼠血清Ins及脂肪含量的影响[J].上海针灸杂志.2017，36(1)：94

W

万婷，李敏，彭晓燕，等.电针头穴治疗血管性痴呆临床随机对照试验Meta分析[J].辽宁中医药大学学报，2017，19(8)：67

王兵，胡静，张宁，王京京，等.火针扬刺治疗膝骨关节炎临床观察[J].中国针灸，2017，37(5)：463

王珑，张迪，田旭升，等.电针对慢性应激抑郁大鼠海马CA3区突触可塑性的影响[J].中国针灸，2017，37(2)：162

王雪，徐家淳，赵志恒，等.贺普仁教授丘墟透照海针刺方法浅解[J].中国针灸，2017，37(8)：830

王睿，罗华送，温伯平.针刀改善椎动脉型颈椎病眩晕症状临床观察[J].浙江中西医结合杂志，2017，27(2)：125

王佳捷，陈霞，黄伟，等.穴位埋线对单纯性肥胖患者外周血瘦素及胰岛素的影响[J].上海针灸杂志，2017，36(1)：55

王金杰.参芪半夏白术天麻汤加味联合艾灸治疗脑络型血管性痴呆临床研究[J].亚太传统医药，2017，13(13)：144

王俊力，张忠文，邵卫，等.卒中单元针药治疗对脑卒中后抑郁合并睡眠障碍影响的研究[J].中医药导报，2017(4)：70

王立志.复方益气化痰方加减合四关穴针刺治疗肝郁型抑郁症疗效观察[J].现代中西医结合杂志，2017，26(23)：2594.

王丽华，李静，蔡国伟，等.温针灸对类风湿性关节炎大鼠血清免疫球蛋白及滑膜组织中 VCAM-1 的影响[J].河南中医，2017，37(9)：1570

王荣俊，方琼，梁丹丹，等.三棱针放血结合关节松动术治疗神经根型颈椎病 30 例临床观察[J].甘肃中医药大学学报，2017，34(1)：62

王思佳，高梓珊，徐斌，等.现代腧穴定位方法研究进展[J].辽宁中医杂志，2017，44(10)：2223

王婷婷，朱美玲.基于信号通路探讨艾灸作用机制研究进展[J].新中医，2017，49(2)：173

王彦华.针药并用治疗瘀血阻络型血管性痴呆临床观察[J].上海针灸杂志，2017，36(8)：918

吴帅，于天源，杨超，等."三法三穴"对坐骨神经损伤模型大鼠冷感觉超敏反应的行为学研究[J].中医药导报，2017，23(22)：8

吴咚咚，李岩，张智龙.针药结合治疗血管性痴呆的临床疗效观察[J].针灸临床杂志，2017，33(3)：16

吴雪芬，岳增辉，郑雪娜，等.按经选穴针刺对失眠大鼠下丘脑—垂体—肾上腺皮质轴相关激素的影响[J].中国中医药信息杂志，2017，24(11)：53

武玉，陈洁，黎少玲，等."眼三针"针刺手法探析[J].中国针灸，2017，37(3)：275

武永利，李春，刘娣，等.温针灸对兔膝骨性关节炎关节软骨尿激酶型纤溶酶原活物系统的影响[J].中华中医药杂志，2017，32(2)：735

X

肖燕，张皓然，陈昊，等.电针对类风湿关节炎大鼠口服雷公藤甲素药动学及肝损指标的影响[J].中国中医基础医学杂志，2017，23(9)：1284

邢贝贝，黄猛，陈国辉，等.穴位敏化现象的实验动物观察[J].针刺研究，2017，42(4)：327

修忠标，刘洪，刘晶，等.小"T"针刀松解配合手法治疗椎动脉型颈椎病临床观察[J].辽宁中医药大学学报，2017，19(9)：16

徐晶，杜玉茱，张选平，等.不同刺灸法对大鼠功能性便秘干预作用的比较研究[J].中国针灸，2017，37(5)：527

徐天成，卢东东，韩旭，等.针刺机器人在针刺定量研究中的应用探索[J].中医杂志，2017，58(9)：752

许明岚，雍玥，解建，等.电针对小鼠分级坐骨神经压迫模型脊髓相关炎性细胞因子表达的影响[J].上海中医药大学学报，2017，31(1)：73

薛威，王斐，吴陈欢.针药结合治疗腰背肌筋膜炎临床研究[J].中医学报，2017，32(6)：1110

薛亚楠，曲怡，王建波，等.电针双侧"足三里"穴对脾气虚模型大鼠小肠及下丘脑组织胃促生长素和血管活性肠肽表达影响的研究[J].中华中医药学刊，2017，35(8)：2081

Y

闫利敏，袁锦虹，刘志诚，等.温针灸对痰湿内阻型单纯性肥胖病患者内脏脂肪作用[J].辽宁中医药大学学报，2017，19(3)：57

杨帆.通元温针灸法、针刺法在腹泻型肠易激综合征中的临床应用价值探讨[J].四川中医，2017，35(6)：187

杨金华，赵叶，李双，等.针刺对支气管哮喘大鼠肺组织 P-AKT 蛋白表达的调控[J].辽宁中医杂志，2017，44(10)：2190

杨玉琳，陶文剑，唐宗湘，等.针刺通过降低 TNF-α 表达缓解脂多糖诱导的炎性痛[J].南京医科大学学报(自然科学版)，2017，37(3)：303

姚文平，李明，杨励.毫火针针刺筋结点治疗足底筋膜炎的临床疗效观察[J].针灸临床杂志，2017，33(9)：37

叶晓春，邵水金，国海东，等.电针对坐骨神经损伤大鼠脑源性神经营养因子的影响[J].中国中医药信息杂志，2017，24(6)：60

叶伊琳，唐洁，李莉.电针对坐骨神经损伤大鼠 BDNF、NGF 和 GAP-43 表达的影响[J].安徽中医药大学学报，2017，36(4)：51

衣华强.冲脉起始部位探析[J].上海针灸杂志，2017，36(3)：354

于洋，董宝强，李春日，等.足三阳经筋与肌筋膜链比较研究[J].辽宁中医药大学学报，2017，19(3)：173

于世超，常一栋，单文亚.无痛旋冲针法治疗腰背肌筋膜炎 35 例[J].中国中医药现代远程教育，2017，15(4)：114

余亮，徐希法，刘健，等.石学敏院士"司气海，调血压"针刺技术浅析[J].中国针灸，2017，37(8)：879

余芝，徐斌."八邪"源流考[J].中国针灸，2017，37(1)：88

余思奕，胡幼平.国际艾灸研究时空分布特征、热点及前沿知识图谱分析[J].中医杂志，2017，58(19)：1686

余月华.甘麦大枣汤联合耳穴压豆对抑郁伴睡眠障碍患者症状量表评分及SF-36评分的影响[J].中医临床研究，2017，9(12)：93

Z

张奥，严兴科，刘安国.邵氏“三穴五针法”临床应用与研究(英文)[J]. World Journal of AcuPuncture-Moxibustion，2017，27(1)：74

张莘，张选平，杜玉茱，等.不同刺灸法对功能性便秘大鼠结肠组织肠神经相关蛋白表达的影响[J].针刺研究，2017，42(5)：407

张英，李晶晶，康明非.热敏灸与辨证穴位灸治疗背肌筋膜炎临床随机对照观察[J].针灸临床杂志，2017，33(3)：40

张贵锋，闵水平，曾统军，等.通元针法联合隔药盐灸神阙治疗产后抑郁症临床研究[J].针灸临床杂志，2017，33(3)：4

张海芳，于志峰，傅琳洁.中频电刺激联合耳穴贴压治疗椎动脉型颈椎病临床研究[J].内蒙古中医药，2017，36(9)：131

张立志，许能贵，易玮.《千金方》中然谷穴治不孕症初探及临床应用举隅[J].中国针灸，2017，37(10)：1081

张立志，许能贵.合谷穴的“倒马针法”机制浅析及临床应用举隅[J].中国针灸，2017，37(1)：51

张立志，许能贵.十二经穴与董氏奇穴在大腿部位穴位分布及主治规律探析[J].辽宁中医杂志，2017，44(8)：1728

张艳阳，刘羊，沈叶静，等.《针灸大成》神志病用穴规律总结[J].新中医，2017，49(8)：159

张媛媛，张庆萍，井杰，马子荣.耳针对血管性痴呆大鼠事件相关电位P300的影响[J].湖北中医杂志，2017，39(2)：1

赵创，李晓燕，陈春兰，等.艾灸对CIA模型小鼠关节炎及miRNA-155、miRNA-146a、miRNA-21表达的影响[J].针灸临床杂志，2017，33(6)：60

赵娜，谢晨，陈云飞.同配比药物艾条温和灸治疗风寒湿证神经根型颈椎病400例临床观察[J].中医杂志，2017，58(12)：1024

赵琦，赵宝力，谷雨.温针灸联合矫正骨盆移位在坐骨神经痛治疗中的临床研究[J].中国中医急症，2017，26(9)：1662

赵叶，杨金华，韩君萍，等.“三穴五针法”对过敏性支气管哮喘大鼠肺组织ERK1/2蛋白表达的影响[J].中华中医药学刊，2017，35(7)：1784

赵敏讷，周鸿飞.风池穴针刺方向、深度及相关性研究[J].辽宁中医药大学学报，2017，19(2)：105

郑婕，许秀玫，林少贞，等.通元针法对单纯性肥胖症候改善的临床研究[J].内蒙古中医药，2017，36(13)：71

郑晓春，万丽玲，高飞，等.耳穴埋针对行腹外疝手术老年人靶控输注诱导时丙泊酚—瑞芬太尼血浆及效应室浓度的影响[J].中国针灸，2017，37(8)：869

植昌嘉，叶伟斌，陈浦.电针配合中药熏药治疗神经根型颈椎病的疗效观察[J].按摩与康复医学，2017，8(9)：9

周瑾，崔晓，王洋，等.电针内关、足三里对IBS模型大鼠行为学及结肠5-HT2A受体表达的影响[J].中医药导报，2017，23(1)：13

周民涛，李毓，韩学昌，等.电针对胸科手术后镇痛的临床研究[J].中国针灸，2017，37(7)：705

朱雯，王雪蕊，杨静雯，等.针刺对血管性痴呆模型大鼠大脑皮质神经元凋亡及P-JNK表达的影响[J].中医杂志，2017，58(11)：956

朱艺.电针从八脉交会穴治疗抑郁症的临床价值观察[J].内蒙古中医药，2017，36(14)：108

朱文姣，张园园，罗菁.电针结合生物陶瓷火罐治疗背肌筋膜炎疗效观察[J].中国中医急症，2017，26(9)：1638

朱永政，张洪星，贾红玲，等.《针灸资生经》眼科病治疗规律浅析[J].针灸临床杂志，2017，33(7)：70

邹金芯，潘兴芳.八脉交会穴配伍机制及临床应用的研究[J].辽宁中医杂志，2017，44(2)：365

左政，黄培冬，姜云武，等.隔药饼灸对慢性肾衰竭兔肾组织TGF-β_1、Smad3、Smad7蛋白表达的影响[J].上海中医药大学学报，2017，31(4)：73

（十一）推　　拿

【概　述】

2017年，在各类杂志上发表的有关推拿方面的论文有1 000多篇，会议论文有400多篇。论文仍以临床研究与治疗经验总结者居多，涉及面也较广，在膏摩、功法等研究领域亦有报道。

1. 基础实验和手法

喻立炜等采用对氯苯丙氨酸腹腔注射的方法制备大鼠失眠动物模型，将大鼠随机分成空白组、模型组和推拿治疗组各10只；给予相应治疗后，检测下丘脑内抑制性递质γ-氨基丁酸(GABA)、5-羟色胺(5-HT)和去甲肾上腺素(NE)的含量。结果，一指禅推拿可以显著增加失眠大鼠的睡眠率和入睡时间；可以增加PCPA所致SD大鼠失眠模型中下丘脑内抑制性递质5-HT的含量，可以减少PCPA所致SD大鼠失眠模型中下丘脑内兴奋性递质NE的含量，差异有统计学意义($P<0.05$)。

戴七一等将新西兰兔分为手法组、对照组、假模组和正常组各13只，手法组、对照组手术造成骨内高压型动物模型，手法组每只兔予揉髌手法治疗17次。造模后12周末耳缘静脉取血，磁共振波谱仪检测血清样本，进行PLS DA分析等。结果，骨关节炎软骨组织病理学Mankin分级评分显示对照组中度退变，手法组、假模组轻度退变，正常组基本正常；PLS-DA得分图显示手法组与对照组术后12周末有分离趋势；载荷图提示手法组、对照组、假模组和正常组的差异性代谢物有葡萄糖、乳酸盐、甘氨酸等。

吴致力等将产后SD大鼠分为推拿治疗组18只和模型对照组17只，另设健康未生育大鼠20只为空白对照组。选用阴道球囊扩张术加双侧卵巢切除术造模，对推拿组施以腰骶部和腹部手法治疗，1次/d，共30次。处死后发现，推拿治疗组耻尾肌肌纤维宽度、面积、直径更接近空白对照组，与模型对照组比较$P<0.001$，推拿治疗组及空白对照组比较无显著性差异($P>0.05$)。

2. 治疗骨伤科疾病

龙凌等将交感型颈椎病患者随机分为两组，治疗组47例采用太极推拿特色摇法结合传统推拿手法治疗，对照组43例采用单纯传统推拿手法治疗。结果，治疗组总有效率为95.7%(45/47)，对照组为88.4%(38/43)，组间比较$P<0.05$。

周鑫等将伴有夜间痛、睡眠障碍的冻结肩患者随机分为两组各20例，治疗组采用三维动态牵伸回旋手法治疗，对照组采用放松手法治疗，治疗2个疗程。比较两组治疗后临床总体疗效，采用疼痛视觉模拟评分(VAS)评价疼痛，匹兹堡睡眠质量指数(PSQI)评价睡眠质量。结果，治疗组总有效率为95.0%(19/20)，对照组为80.0%(16/20)，组间比较$P<0.05$。与治疗前比较，治疗后7 d及14 d两组患者VAS评分均有统计学意义($P<0.05$)，治疗后7 d及14 d治疗组PSQI指数均有统计学意义($P<0.05$)，而对照组PSQI指数14 d时有统计学意义($P<0.05$)。治疗后1 d时VAS评分和PSQI指数两组间比较$P>0.05$，治疗后7、14 d时两组间比较$P<0.05$。

陈吉娣等将膝关节内侧副韧带损伤女曲国少队员分为两组各40例，对照组采用传统推拿疗法+康复训练治疗，研究组则进行传统推拿疗法+

理疗+康复训练，比较两组 Lysholm 评分、总有效率及不良反应发生情况。结果，两组患者均未出现明显不良反应；两组治疗前后 Lysholm 评分均有显著提高($P<0.05$)，且研究组治疗后 Lysholm 评分显著高于对照组($P<0.05$)；疗效方面，研究组总有效率为 95.0%(38/40)，显著高于对照组的 75.0%(30/40)，组间比较 $P<0.05$。

罗仕华等将膝骨性关节炎患者分为两组，治疗组 35 例予以魏氏手法及外用蒸敷方联合治疗，对照组 36 例予消炎止痛药美洛昔康口服及股四头肌功能锻炼。治疗 1 个月，两组患者的疼痛及膝关节功能与治疗前比较均有明显改善($P<0.01$)，其中治疗组的疼痛改善更为明显，且膝关节功能也明显优于对照组($P<0.05$，$P<0.01$)；治疗后，两组患者在躯体健康(PF)、躯体角色功能(RP)、躯体疼痛(BP)、总体健康(GH)、社会功能(SF)、活力(VT)、情绪角色功能(RE)、心理健康(MH)8 个维度上均有明显改善($P<0.01$)，且除 MH 外，在其余 7 个维度上治疗组均优于对照组($P<0.05$)；在临床疗效方面，治疗组总有效率为 91.4%(32/35)、对照组为 69.4%(25/36)，组间比较 $P<0.05$。

王静华等选取行全膝关节置换术患者分为两组各 49 例，对照组行常规围手术期药物治疗及持续被动运动训练，观察组同时行推拿配合持续冰敷。检测并比较 2 组手术前后凝血功能变化；评价两组膝关节功能及疼痛程度；检测 2 组股静脉血流峰度及平均速度；统计下肢深静脉血栓(DVT)发生情况。结果，与术前比较，术后 2 组血浆 D-二聚体(D-D)及纤维蛋白原(FIB)先升高后降低，凝血酶原时间(PT)、活化部分凝血酶时间(APTT)先降低后升高($P<0.05$，$P<0.01$)；观察组术后 14 d FIB、PT、APTT 已基本恢复至术前($P>0.05$)。与术前比较，术后 3～6 个月两组膝关节功能优良率呈逐渐上升趋势($P<0.01$)，且观察组优良率明显高于对照组($P<0.05$)。术后 14 d 两组股静脉血流峰值及平均速度较术前明显升高，且观察组明显高于对照组($P<0.01$)。术后 3 d 及术后 14 d 两组视觉模拟评分量表评分较术后 1 d 均明显降低，且观察组显著低于对照组($P<0.01$)。观察组术后 DVT 发生率明显低于对照组($P<0.05$)。

3. 治疗内、妇科疾病

李浦选取 182 例急性乳腺炎患者，按随机数字表法将其分为对照组和观察组，对照组患者给予青霉素、头孢菌素或克林霉素等进行常规抗感染治疗。观察组患者在对照组基础上给予中医手法按摩。结果，观察组患者的治愈率及总有效率显著高于对照组，$P<0.05$；与对照组相比，观察组患者的疼痛缓解时间、体温恢复时间及住院时间均显著缩短，$P<0.05$。

李多多等对 28 例 2 型糖尿病患者，采取自身对照法，单纯采用 400～600 次/min 振动频率振腹手法加以干预，20 min/次，3 次/周，持续 6 个月。采用临床观察问卷进行评分，观察单纯振腹手法干预前后患者血糖水平的变化。结果总有效率为 82.1%(23/28)。干预后 FPG、2hPG 和 HbAlc 等指标均有不同程度改善，与干预前比较 $P<0.05$。

仲崇文等观察推拿手法对代谢综合征患者糖代谢的影响，采用随机数字法将患者随机分为推拿手法治疗组和口服西药对照组各 180 例。观察并记录两组代谢综合征患者治疗前后的空腹血糖、餐后 2 h 血糖以及糖化血红蛋白的变化情况。结果，治疗组的总有效率为 88.3%(159/180)，对照组的总有效率为 78.9%(142/180)，组间比较 $P<0.05$。

李倩雯等将消化道溃疡患者分为两组各 60 例，对照组给予常规性护理干预，观察组在对照组基础上应用中医推拿按摩法实施干预，对比分析两组患者干预前后临床症状、负性情绪及生活质量改善情况。结果，观察组干预后腹痛、嗳气、反酸、腹胀等临床症状评分低于对照组($P<0.05$)；观察组干预后焦虑自评量表(SAS)、抑郁自评量表(SDS)评分均低于对照组($P<0.05$)；观察干预后生活质

量总评分及各维度评分均高于对照组($P<0.05$)。

徐星星等将原发性肺癌患者随机分为两组各30例,对照组予常规化疗,治疗组在常规化疗基础上加穴位按摩治疗,并对2组患者化疗前后HAD和功能状态进行评分。结果,治疗后,治疗组患者HAD评分较治疗前降低($P<0.01$),与对照组比较,$P<0.01$;治疗组患者功能状态评分增加($P<0.05$),对照组患者功能状态评分降低($P<0.05$),组间比较$P<0.01$。

4. 小儿推拿

叶晓等提出,让小儿推拿穴名纳入国际标准化体系,须先根据文献研究和临床应用等情况确定其纳入标准;将纳入之前,须先对其腧穴进行规范化研究,并制定统一的标准;可采用英译名加拼音备注的方式对小儿推拿特定穴进行规范化英译。

王婷婷将湿热型小儿轮状病毒性肠炎住院患者随机分为两组各60例,不使用抗生素,对症和液体疗法。对照组利巴韦林、蒙脱石散、枯草杆菌二联活菌颗粒。治疗组采用小儿推拿。连续治疗3 d为1疗程。经治1个疗程,治疗组的总有效率为93.3%(57/60),对照组为73.3%(44/60);治疗组疗效优于对照组($P<0.01$)。轮状病毒转阴率治疗组优于对照组($P<0.01$)。

陈伟鸽将反复呼吸道感染患儿分为两组各80例。对照组施以西医常规治疗,观察组在对照组基础上加用小儿推拿治疗。观察并比较两组临床疗效及血清免疫球蛋白水平。结果,观察组IgG、IgA水平高于对照组,差异有统计学意义($P<0.05$),两组IgM水平比较$P>0.05$;观察组治疗总有效率90.0%(72/80)高于对照组73.8%(59/80),组间比较$P<0.05$。

尚洪玥等将肺炎患儿随机分为两组各40例,对照组给予贝莱口服液、羧甲淀粉钠溶液及小儿肺咳颗粒口服,研究组在此基础上给予推拿治疗,2组均持续治疗2周。结果,研究组总有效率显著高于对照组($P<0.05$),且发热、咳嗽、咳痰、肺部湿啰音消失时间显著短于对照组(均$P<0.05$);治疗后2组ESR、FIB、CRP水平均显著降低(均$P<0.05$),且研究组显著低于对照组(均$P<0.05$);2组不良反应发生率比较$P>0.05$。

陶聪将哮喘慢性持续期患儿分为两组各61例,均给予常规治疗。对照组在此基础上给予推拿治疗,观察组在对照组基础上给予自拟补肺定喘汤(麦冬、沙参、黄芩、杜仲、黄芪、山萸肉等)治疗,2组疗程均为3个月。观察2组治疗前后临床症状体征、肺功能、生活质量变化情况,检测2组治疗前后外周血巨噬细胞中Toll样受体表达情况。结果,2组治疗后喘息、咳嗽、咳痰、胸闷、哮鸣音积分均显著降低,哮喘发作次数均明显减少(均$P<0.05$),儿童哮喘控制测试问卷(C-ACT)评分、肺功能指标均显著改善(均$P<0.05$),且观察组各指标改善情况均优于对照组(均$P<0.05$);2组治疗后儿科哮喘生命质量调查问卷(PAQLQ)评分中的症状维度、活动维度及情感维度及总分均明显升高(均$P<0.05$),观察组高于对照组(均$P<0.05$);2组治疗后巨噬细胞TLRs中的TLR1、TLR2表达增高,而TLR4表达降低,且观察组各指标改善情况优于对照组(均$P<0.05$)。

陈艳等将幼儿园幼儿分为两组各50例,常规组幼儿给予常规干预,干预组幼儿在此基础上给予推拿干预,随访12个月,采用小儿神经心理发育量表(NET)评估心理发育状态,采用体质量指数(BMI)评估生理发育状态,统计分析所有儿童干预前后心理和生理发育状态和、干预后4、8、12个月的反复呼吸道感染发病情况。结果,干预组幼儿干预后BMI指数、NET评分明显优于常规组($P<0.05$);干预组幼儿干预后4、8、12个月反复呼吸道感染的累积发病率明显低于常规组($P<0.05$)。

5. 功法方面

刘健将原发性高血压病患者随机分为两组,治疗组80例采用常规西药降压药，并配合太极拳结合健康管理治疗的方法。对照组77例单纯使用常规西药降压药。每4周为1个疗程，共6个疗程。观察两组患者治疗前后的血压和血脂变化(甘油三酯)。结果与对照组比较，治疗组能显著改善患者的血压和血脂($P<0.05$)。

杨宇等将肝气犯胃型胃脘痛患者分为两组各40例，对照组采用单纯推拿治疗，应用一指禅推法推拿推背部膀胱经，按揉双侧膈俞、肝俞、脾俞、胃俞、三焦俞等。治疗组在对照组的基础上加以练习五禽戏中的虎、熊二戏。两组疗程均为2周。结果，治疗组总有效率为97.5%(39/40)，对照组为82.5%(33/40)。

6. 其他方面

唐宏亮等探讨枢经活络按摩膏对皮肤的刺激性及毒性。实验一选用新西兰兔12只，背部皮肤脱毛，并分为完整皮肤对照区、破损皮肤对照区、完整皮肤给药区、破损皮肤给药区，给药区分别涂抹枢经活络按摩膏和医用凡士林，涂药6 h/d，连续7 d，观察皮肤刺激强度评分。实验二选用新西兰兔12只，随机均分为医用凡士林组、完整皮肤给药组和破损皮肤给药组各4只，涂药24 h后用温水洗净受试部位皮肤，观察去除药物后1、24、48、72 h至第2周动物皮肤毛发、眼和黏膜的变化，以及呼吸、四肢活动等全身中毒情况及2周内的死亡情况。实验一结果显示，完整皮肤对照区评分均为0分，完整皮肤给药区评分均为0分，破损皮肤对照区评分均为8分，破损皮肤给药区枢经活络按摩膏组评分显著低于医用凡士林组($P<0.05$)；实验二结果显示，各组兔涂药局部皮肤未见红、肿等异常现象，动物皮肤毛发、眼和黏膜的变化及呼吸、四肢活动活动均正常，2周内动物均无死亡。

郭遂怀等分析中医推拿在“医养结合”模式下脑卒中康复方案中的可行性。采用计算机检索中国知网(CNKI)关于中医推拿治疗脑卒中的国内文献，检索时间为2015年9月～2016年9月，提取相关数据并建立数据库，分析“医养结合”模式下中医推拿在脑卒中康复治疗中的时机和适应证。结果最终纳入29篇文献，包括2 701例患者。

(撰稿：许军　审阅：严隽陶)

【推拿基础实验及其手法研究】

本年度推拿在基础研究领域以及手法研究方面取得了一定的进展，特别在手法频率、治疗时间的研究方面。

朱博文等将新生40只SD幼鼠随机分为空白对照组($n=8$)和实验组($n=32$)；实验组又随机分为4个亚组：模型对照组($n=8$)和推拿1组($n=8$)，推拿2组($n=8$)，推拿3组($n=8$)。模型制备：幼鼠出生后第3 d，采用单侧颈总动脉结扎联合缺氧缺血的方法制备脑瘫模型，造模后1 d(P4)开始进行脊柱推拿；各组在相同的时间点检测幼鼠的体重和睁眼时间，并进行倾斜板实验。结果，空白对照组与模型对照组相比，质量、睁眼时间以及倾斜板实验结果皆具有明显统计学差异，表明造模成功；与模型对照组相比，推拿1组、推拿2组、推拿3组幼鼠体重明显增加($P<0.05$)，推拿组组间两两对比$P>0.05$；睁眼时间：模型对照组>推拿1组>推拿2组、推拿3组，除推拿2组与推拿3组比较$P=0.285$，各组间两两比较$P<0.05$；倾斜板角度：推拿2组>推拿3组>推拿1组>模型对照组，各组间两两比较均$P<0.05$。

闫冬等将48只家兔于实验室适应性喂养7 d后随机抽取8只作为空白对照组(K组)，其余家兔随机分为A、B、C、D和P组(模型对照组)各8只，造脾虚模型，A、B、C、D组分别在中脘、天枢(双)给予50～100次、101～150次、151～200次和201～250次/min频率段的一指禅推法，手法干预结束后剖腹观察胃肠道外观变化、光镜下观察黏膜病理变化、电镜观察胃底组织、投射电镜观察十二指肠组织。结果，B组与K组形态最为接近，A、C和D组都存在不同程度的病理改变，P组胃肠黏膜病变最严重，形态改变明显异于其他组。

黎其通等将48只家兔随机抽取8只作为空白对照组，其余家兔采用苦寒泻下法制作脾虚模型，随后将造模家兔随机分为A组（50～100次/min）、B组（101～150次/min）、C组（151～200次/min）、D组（201～250次/min）及P组（模型对照组），每组8只，以不同频率摩法对A、B、C、D组家兔进行干预，观察血清胃泌素、胃动素及生理指标的变化。结果，模型组血清GAS、MOT、Na^+/K^+比值均高于空白组（$P<0.01$，$P<0.05$）；A、B组血清MOT含量均低于模型组，差异均有统计学意义（$P<0.05$，$P<0.01$）；D组MOT含量高于模型组（$P<0.05$）；B组的GAS含量明显高于模型组（$P<0.05$）；D组GAS含量显著低于模型组（$P<0.01$）；C组Na^+/K^+低于模型组（$P<0.01$）。

李青敏等将健康雄性SD大鼠25只分为空白组、模型组、捏脊12遍组、捏脊20遍组、捏脊24遍组各5只。除空白组以外，其余各组大鼠采用疲劳寒热刺激法造模，1次/d，连续7 d。捏脊组于造模结束第2 d起开始捏脊治疗，2次/d，连续7 d。结果，造模后，模型组和捏脊组大鼠均出现蜷缩、扎堆、背毛凌乱、无光泽、汗出明显、咳嗽、反应迟钝、懒动等症状，体重显著低于空白组（$P<0.01$）。治疗后，捏脊组大鼠的症状得到明显改善，胸腺指数、脾脏指数、血清和胸腺的白介素-2含量也均显著高于模型组（$P<0.01$），以捏脊20遍组各指标改善最为明显（$P<0.05$，$P<0.01$）。

赵祥等将已造模成功的肠动力障碍兔分为腹部推拿组、模型对照组各10只，另将10只设为正常对照组。造模及干预后取材，采用C-Kit、VACh T、n NOS免疫荧光标记，运用激光扫描共聚焦显微镜观测结果并采集图像。结果，正常对照组兔结肠Ach、NO神经纤维及ICC网络结构完好，相互间的连接正常。模型对照组兔与正常对照组相比，Ach、NO神经纤维及ICC数量均明显减少（$P<0.05$），荧光IOD值明显降低（$P<0.05$），完整的网络状结构消失。腹部推拿组兔较之于模型对照组，Ach、NO神经纤维及ICC数量增多（$P<0.05$），荧光IOD值明显上升（$P<0.05$），基本保持网络状结构，与正常对照组无明显差异。

江能义等将6月龄新西兰兔随机分为模型观察组、手法治疗组以及正常对照组各36只，各组再分为6个小组。模型观察组、手法治疗组建立兔失神经动物模型，手法治疗组在造模后第2 d开始手法治疗，其余两组均不干预。对3组动物骨骼肌收缩力进行连续动态测试。结果，手法治疗组、模型观察组大鼠腓肠肌收缩力均明显低于正常对照组（$P<0.01$）。治疗第2周后手法治疗组大鼠腓肠肌收缩力明显优于模型观察组（$P<0.01$）。

郭汝宝等将失神经支配的家兔按照随机数字表分为正常组6只、模型对照组42只和手法治疗组42只，手法治疗组家兔采用按揉法治疗，模型对照组与正常组家兔不做处理。在实验造模成功后的第1、2、3周以及第1、2、4、6月逐月取每个小组的6只新西兰家兔进行实验指标检测腓肠肌肌电图、腓肠肌收缩力、收缩位移。结果，手法治疗组与模型对照组比较，复合肌肉动作电位波幅、收缩力和收缩位移均大与模型对照组，统计学上有显著性差异（$P<0.05$）。

马驰等采用推拿手法模拟仪定性、定量模拟拨法，对坐骨神经结扎大鼠进行干预，通过光热耐痛阈观察大鼠行为学的改善情况，通过免疫组化观察大鼠脊髓中IL-6及SOCS3表达的变化。结果，造模7 d后，模型组大鼠光热耐痛阈结果与正常组相比，$P<0.01$；模型组大鼠脊髓中IL-6及SOCS3的表达较正常组显著升高（$P<0.01$）；拨法组用拨法治疗20次后，大鼠光热耐痛阈结果与同期模型组相比$P<0.05$，且逐渐趋向于正常水平，大鼠脊髓中IL-6的表达较同期模型组有显著降低（$P<0.01$），脊髓中SOCS3的表达较同期模型组有显著性升高（$P<0.01$）。

雷龙鸣等将 Wistar 大鼠随机分为正常组、模型组和推拿干预组各 20 只，建立亚健康模型后，后两组予束缚应激，推拿干预组予背部循经推拿。实验结束后，采用实时荧光定量 PCR 方法检测大鼠海马 BDNF mRNA 表达，免疫印迹技术检测大鼠海马 BDNF 蛋白表达水平。结果，与空白组比较，模型组大鼠海马 BDNF mRNA 及其蛋白表达水平下降，差异有显著性($P<0.05$)。与模型组比较，推拿干预组大鼠海马 BDNF mRNA 及其蛋白表达水平均明显升高，差异有显著性($P<0.05$)。

周翔等将 40 只大耳兔随机分为空白对照组、模型组、普通手法组和正骨手法组，每组 10 只。采用硬化剂注射法进行造模，造成颈源性突发性耳聋模型。空白对照组和模型组不予治疗，普通手法组与正骨手法组均予地塞米松、维生素 B_1、维生素 B_{12}，在此基础上普通手法组予常规手法治疗，正骨手法组予平衡复位正骨推拿手法治疗，1 次/d，连续干预 14 d。结果，与空白对照组比较，模型组全血粘度、血浆粘度、血沉及血浆 ET 含量均升高，血浆 CGRP 含量下降($P<0.05$)；与模型组比较，普通手法组及正骨手法组的全血粘度、血浆粘度、血沉及血浆 ET 含量均下降，血浆 CGRP 含量均升高($P<0.05$)，正骨手法组对血浆 ET、CGRP 的改善优于普通手法组($P<0.05$)，而对血液流变学各指标的改善与普通手法组效果相当($P>0.05$)。

卢新刚等 SD 大鼠随机分为假手术组、模型组和推拿组。通过暴露坐骨神经，用显微持针器钳夹坐骨神经制作坐骨神经损伤模型。假手术组暴露神经但不夹持。造模 7 d 后，推拿组大鼠一指禅推法治疗 30 d，1 次/d。30 d 后，检测大鼠坐骨神经功能指数(SFI)、右下肢运动功能指数(BBB)，HE 染色、免疫组化检测和电镜观察大鼠患侧坐骨神经变化。结果，与模型组比较，推拿组可有效加快 SFI 恢复，升高 BBB，促进坐骨神经形态结构恢复，S-100β 蛋白含量升高，促进新生神经超微结构生长及恢复。

（撰稿：许军　审阅：严隽陶）

【推拿治疗小儿咳嗽变异性哮喘】

李雪等采用卵清蛋白和氢氧化铝致敏及雾化激发的方法建立咳嗽变异性哮喘(CVA)模型，分别采用孟鲁司特钠咀嚼片、“推胸背法”和推药结合法干预，采用 WB 法检测肺组织中 P-STAT 6 的表达、采用 ELISA 法检测血清中 IL-4 含量和肺泡灌洗液中 IL-4R 含量。结果，推拿组、西药组和推药结合组喷嚏、搔鼻次数比模型组明显减少($P<0.05$)；推拿组和西药组血清 IL-4 水平、肺泡灌洗液 IL-4R 水平和肺组织 P-STAT 6 含量均低于模型组($P<0.05$)；推药结合组以上指标均低于推拿组和西药组($P<0.05$)。

于晓慧将患儿分为两组，对照组 49 例行常规药物治疗，研究组 55 例行推拿治疗，对比两组临床症状改善及临床疗效。结果，两组治疗后哮喘发作间隔时间、哮喘发作频率、最大呼吸量及小儿哮喘控制测评分值较之治疗前均显著改善，且研究组改善幅度较之对照组更大($P<0.05$)；研究组生命质量中哮喘症状、活动受限及心理状态等方面分值较之对照组均显著更高($P<0.05$)。

马英将患儿随机分为两组各 80 例。对照组给予特殊护理，观察组在对照组的基础上给予中医推拿治疗，4 周为 1 个疗程，对比两组气道功能、生活质量和免疫功能。治疗 3 个月，观察组气道功能指标呼气流速、第 1 秒用力肺活量、第 1 秒率(FEV1/FVC)；小气道功能：最大呼气中段流量、用力呼气流速中的排出 25.0%肺活量后用力呼气量、排出 75.0%肺活量后用力呼气量均高于对照组(均 $P<0.05$)；观察组生活质量高于对照组($P<0.05$)；观察组 IgA、IgG 水平高于对照组，IgE 水平低于对照组(均 $P<0.05$)。

王成元将患儿随机分为两组各 34 例，对照组实施常规治疗，观察组 34 例联用推拿治疗。结果，两组哮喘发作频率降低，儿童哮喘控制测试评分、最大呼气流量增加，哮喘发作间隔时间延长；观察组哮喘发作频率低于对照组，儿童哮喘控制测试评分、最大呼气流量、治疗总有效率高于对照组，哮喘发作间隔时间长于对照组($P<0.05$)。

叶康将患儿随机分为两组各53例。治疗组接受推拿配合口服孟鲁司特钠治疗，对照组单独口服孟鲁司特钠。推拿3次/周，孟鲁司特钠每晚睡前口服5 mg。两组均治疗4周后进行疗效评价。结果，治疗组总有效率为92.5%(49/53)，对照组总有效率为77.4%(41/53)，组间比较$P<0.05$。表明推拿结合口服孟鲁司特钠治疗CVA患儿的疗效优于单独口服孟鲁司特钠。

袁筱岩等将患儿随机分为两组，治疗组56例仅给予三字经派推拿，对照组52例给予布地奈德吸入同时配合孟鲁司特钠口服，治疗2、3、4周后观察效果。结果，治疗组2、3、4周的治愈率及总有效率均高于同期对照组($P<0.05$)，症状改善率也优于同期对照组($P<0.05$)。

(撰稿：许军　审稿：严隽陶)

[附] 参考文献

C

陈艳，栗刚.推拿对幼儿园幼儿体质发育及反复呼吸道感染发病的影响[J].深圳中西医结合杂志，2017，27(6)：49

陈吉娣，王德亚，郭旭东.推拿、理疗和康复训练对女曲国少队员膝关节内侧副韧带损伤的疗效[J].按摩与康复医学，2017，8(1)：39

陈伟鸽.小儿推拿治疗对反复呼吸道感染患儿血清免疫球蛋白水平的影响[J].光明中医，2017，32(20)：2976

D

戴七一，覃学流，韩杰，等.基于HNMR平台探讨揉髌手法对兔膝关节骨关节炎模型血清代谢组学的影响[J].广西中医药大学学报，2017，20(1)：1

G

郭汝宝，张喜林，严隽陶.推拿手法对家兔失神经支配骨骼肌复合动作电位及收缩功能的影响[J].中华中医药学刊，2017，35(1)：140

郭遂怀，陈绪池，张鹏，等.中医推拿在"医养结合"模式下脑卒中康复方案中的可行性分析[J].实用心脑肺血管病杂志，2017，25(1)：87

J

江能义，严隽陶.手法对家兔失神经骨骼肌收缩力的影响[J].浙江中西医结合杂志，2017，27(4)：290

L

雷龙鸣，唐农，唐宏亮，等.背部循经推拿对亚健康模型大鼠海马脑源性神经营养因子基因和蛋白表达的影响[J].辽宁中医杂志，2017，44(1)：187

黎其通，王继红，杜翼文.不同频率摩腹法对脾虚兔胃肠功能的影响[J].中医药导报，2017，23(13)：15

李浦.中医手法治疗急性乳腺炎的临床效果分析[J].实用中西医结合临床，2017，17(1)：73

李雪，汤伟，叶勇，等.刘氏小儿推拿"推胸背法"对咳嗽变异性哮喘模型大鼠IL-4/STAT6信号通路的影响[J].中医药导报，2017，23(14)：19

李多多，常程，张洋，等.单纯振腹手法对2型糖尿病患者血糖水平的调节作用[J].中国中医药科技，2017，24(3)：310

李倩雯，谢国品，王长峰.中医推拿按摩法对消化道溃疡患者负性情绪及临床症状的影响[J].辽宁中医杂志，2017，44(3)：584

李青敏，李忠正，郭永明，等.不同次数捏脊疗法对卫气虚大鼠免疫功能影响的实验研究[J].江苏中医药，2017，49(9)：75

刘健.太极拳结合健康管理治疗社区原发性高血压病人群的研究[J].中医药导报，2017，23(5)：64

龙凌，曹必伟，吴森，等.太极推拿特色摇法结合传统推

拿手法治疗交感型颈椎病 47 例[J].湖南中医杂志，2017，33(5)：97

卢新刚，喻立炜，苟海昕，等.一指禅推拿对坐骨神经损伤大鼠神经形态及功能的影响[J].中国中医药信息杂志，2017，24(9)：35

罗仕华，万世元，奚小冰，等.魏氏手法联合外用蒸敷方对膝骨关节炎患者生存质量的改善作用[J].上海中医药大学学报，2017，31(3)：44

M

马驰，姚斌彬，于天源，等.拨法对 CCI 大鼠脊髓中 IL-6 及 SOCS3 的影响[J].南京中医药大学学报，2017，33(4)：399

马英.推拿对小儿咳嗽变异性哮喘气道功能及免疫功能的影响[J].社区医学杂志，2017，15(19)：4

S

尚洪玥，柴艳婷.推拿联合小儿肺咳颗粒治疗小儿肺炎疗效及对红细胞沉降率、血浆纤维蛋白原、C 反应蛋白的影响[J].现代中西医结合杂志，2017，26(14)：1531

T

唐宏亮，庞军，甘炜，等.枢经活络按摩膏的毒理研究[J].按摩与康复医学，2017，8(18)：93

陶聪，李倩.推拿联合自拟补肺定喘汤治疗哮喘慢性持续期患儿的疗效及对外周血巨噬细胞中 Toll 样受体表达的影响[J].现代中西医结合杂志，2017，26(20)：2206

W

王成元.推拿治疗小儿咳嗽变异性哮喘的临床分析[J].中国医药指南，2016，14(31)：199

王静华，刘武岩，谢博多，等.推拿配合持续冰敷对全膝关节置换术后康复及预防下肢深静脉血栓形成的效果[J].世界中医药，2017，12(6)：1432

王婷婷.推拿联合常规方法治疗湿热型小儿轮状病毒性肠炎随机平行对照研究[J].实用中医内科杂志，2017，31(5)：65

吴致力，王钲，易锦，等.推拿对压力性尿失禁大鼠耻尾肌肌纤维的影响[J].中国中医急症，2017，26(7)：1215

X

徐星星，何小娟，胡忠荣，等.穴位按摩对原发性肺癌患者焦虑抑郁和功能状态的影响——附 30 例临床资料[J].江苏中医药，2017，49(5)：51

Y

Ye Kang. Observation on clinical effects of tuina Plus montelukast sodium tablets for children with cough variant asthma[J]. Journal of Acupuncture and Tuina Science, 2017，15(5)：349

闫冬，王继红，李欣同，等.不同频率一指禅推法对脾虚家兔胃肠黏膜形态学的影响[J].山东中医杂志，2017，36(8)：704

杨宇，陆学滨，曾燕，等.推拿结合五禽戏锻炼治疗肝气犯胃型胃脘痛疗效观察[J].广西中医药，2017，40(4)：34

叶晓，方莉.论小儿推拿腧穴名称纳入中医药国际术语标准体系的必要性及其建议[J].中国中医药信息杂志，2017，24(4)：13

于晓慧.推拿治疗小儿咳嗽变异性哮喘临床效果分析[J].中医临床研究，2017，9(12)：57

喻立炜，曹磊，苟海昕，等.一指禅推拿对氯苯丙氨酸致失眠模型大鼠神经递质的影响[J].按摩与康复医学，2017，8(6)：44

袁筱岩，陈志昌，单杰.推拿治疗小儿咳嗽变异性哮喘临床观察[J].中国中医急症，2015，24(2)：315

Z

赵祥，杨铁军，李华南，等.腹部推拿对肠动力障碍兔结肠组织中 ENS-ICC 网络结构的影响[J].中医外治杂志，2017，26(4)：7

仲崇文，曾培，陈邵涛，等.推拿手法对代谢综合征患者糖代谢的影响[J].吉林中医药，2017，37(1)：89

周翔，何嘉莹，高婷，等."平衡复位正骨推拿法"对兔颈源性突发性耳聋模型血液流变学指标及血浆 ET、CGRP 的影响[J].中国中医急症，2017，26(2)：219

周鑫，王平.三维动态牵伸回旋手法治疗冻结肩患者夜间痛伴睡眠障碍临床研究[J].国医论坛，2017，32(1)：32

朱博文，熊光轶，张骞，等.脊柱推拿干预脑瘫幼鼠生长发育及运动功能的时间量效实验研究[J].时珍国医国药，2017，28(9)：2274

（十二）气　　功

【概　述】

2017年，以中国知网（CNKI）为主检索平台，以“气功”为关键词，共检索出310篇相关文献，其中以“健身气功”为检索词，检索出313篇。与2016年比较，整体数量有所减少，但以“中医气功”为检索词的文献数量有所增加（增加了4篇）。文献贡献率较高的中医药研究机构分别是北京中医药大学、江西中医药大学、广州中医药大学、福建中医药大学。从学科分布上看，中医学仍是医学气功研究的主导学科。从文献研究层次分类看，基础研究（社科）所占比例最高，为122篇（42.4%），其次为工程技术（自科）59篇（20.5%），其他以此为基础与应用基础研究20篇（6.9%）、大众文化19篇（6.6%）、基础教育与中等职业教育18篇（6.3%）、行业指导（社科）16篇（5.6%）、大众科普13篇（4.5%）。可见，基础研究（社科）是本年度气功的主旋律，而去年具有文献数量优势的大众文化明显弱化（从第二位退居第四位）。这说明气功科研工作数量与质量已有显著提高。根据这几年情况看，气功的研究主要在经济相对发达地区开展，也说明随着经济条件改善，科研机构和人民群众对气功这种非药物、主动疗法的关注程度呈显著提升的态势。

文献研究方面，王卫卫等对《杂病源流犀烛》所载的积聚症导引法整理分析的基础上，通过对其原文中与功法操作有关的术语加以解析，并结合积聚的致病特点，以舒展经络之气、通达脏腑气血、改善心理状态为目标，除预备式外，共整理了3种导引法，分别为举按转腰法、意念破气法、叩齿屏息法，并探讨其操作机理，从气功身心同调的角度加强对肿瘤的防治。

脊柱平衡研究方面，吕嘉轩等进行了站桩对脊柱失衡的调节作用效应的研究。通过直接测量站桩功练习前后脊柱形态变化，观察脊柱胸椎段直立位和负重状态的稳定性和矢状面、冠状面的活动度，选择30名在校大学生为受试对象，经过站桩功操作培训后，应用脊柱测量仪检测实验组和对照组脊柱在直立位、负重位的胸椎椎体间夹角，矢状面的前屈位、后伸位和冠状面左侧弯、右侧弯胸椎椎体间夹角的变化。结果显示，脊柱胸椎段两体位的稳定性和两剖面的活动度比较，实验组与对照组比较差异均有统计学意义（$P<0.05$）；实验组冠状面的活动度在站桩功练习前后差异均有统计学意义（$P<0.001$），对照组同时点检测前后变化无差异。脊柱胸椎段的稳定性和活动度的差异说明站桩功对脊柱形态有调节作用，能够纠正脊柱失衡。

脑电效应研究方面，郭郁等为分析和探究八段锦诱发的“心”效应的性别特征，选择在校大学生为受试者，根据性别分成男性组和女性组，均接受八段锦培训，采用NT9200系列脑电图仪分别在训练前后进行脑电监测，统计分析比较训练前后2组的脑电β_1、β_2频带绝对功率的差异。结果显示，训练前，女性组两个频带的绝对功率均高于男性组（$P<0.01$）；训练后，男性组在两个频带的绝对功率高于训练前（$P<0.01$），女性组在两个频带的绝对功率与训练前相比均无统计学差异（$P>0.05$），男性组和女性组在两个频带的绝对功率无统计学差异（$P>0.05$）。空间比较，发现训练前两组的β_1、β_2频带分布存在明显区别，训练后β_1频带的空间分布趋势一致，而 β_2 频带空间分布上显示男性组呈全脑区同步增高的特征，女性组在大部分脑区则呈现减低的趋势。训练后两组左右脑功能区出现明显的协同效应。说明八段锦锻炼对不同性别人均能诱发“心”效应，这种应存在“脑区平衡”特性和性别差异，提示八段锦训练可能具有帮助不同性别人的心理活动趋化一致的特征。

值得一提的是，本年度气功文献在基金支持方面的数量又有所提高，共检出 26 篇，国家级基金支持 16 篇，占总数量的 61.5%，其中，国家自然科学基金 10 篇(38.5%)、国家社科基金 4 篇(15.4%)，省部级基金支持 9 篇，占总数量的 34.6%。可见，国家对气功研究的支持力度有所加大，文献的质量也有提高，这些基金支持发表的文献相对其他未得到基金支持的而言，在与其他学科交叉方面(如电生理学、分子生物学、生物力学等)有所深入，对机制机理及应用等方面的研究也更为深化和规范。

另外，本年度中国医学气功学会开展了第二次医学气功科研课题招标工作，收到全国 20 多个高等院校、科研院所 43 个项目申报书，目前项目评审已完成，并进行了网络公示。2017 年 12 月 2 日，由中国医学气功学会主办、北京中医药大学和中国中医药报社协办的“中医气功高峰论坛”在北京举行，来自全国各地的 100 多名气功研究者、实践者进行了展示和交流，受到国家中医药管理局领导及相关专家的高度评价。

通过对 2017 年度气功文献的梳理和分析，除与去年类似问题外，还有两个方面的问题值得思考、亟待解决：一是气功研究的战略布局不足，缺乏统一规划和顶层设计，研究内容和方案设计基本上按照研究者的兴趣和专业制定，许多研究仍有重复现象，这需要政府主管部门的督导和行业学会的引领，这与气功科研人才队伍的缺乏和专项基金的支持匮乏(如科技部重大专项的支持)有关。二是气功的临床基地贫瘠，纵观所有中医医院几乎没有气功科，因此气功科研缺乏“孵化器”，即便有一些基础性研究成果，但如果没有落地的正常医疗环境，也属纸上谈兵，更谈不上形成气功服务健康医疗的基础研究和应用研究两大布局。

(撰稿：魏玉龙　审阅：黄健)

【脑电图(EEG)技术在气功静功及冥想研究中的应用】

意境作业，指运用意识中的感知觉对思维主题操作、主动感知客观世界事物的思维运演，从而由“景”成“象”，再从“象”入“境”，并重新塑造的心理过程，是中医气功学中以调心为主的心身锻炼方法。

王卫卫等选取在校大学生为实验对象研究意境作业对睡眠质量影响的脑电效应。在实验中选取有睡眠障碍者和正常各 19 人，以意境作业为干预措施，应用 EEG 脑电同步检测所有受试者意境作业的操作过程，实时观察各训练阶段的脑电功率谱变化，分析脑电变化的空间特征。结果发现，意境作业能够改善睡眠的脑电效应体现在 δ、θ、α 频带在前额、顶区、枕颞区的高功率表现，由意境作业引发的认知或感觉效应可能与不同作业主题诱发的不同大脑功能区的反应相关，且随着训练时间的延长，在改善睡眠方面，意境作业对睡眠障碍者的敏感性较非睡眠障碍者更高。

李神奕等探寻意境作业的人格脑功能特异性。实验中以问卷形式收集 323 例大学生人格数据，分析大学生群体的不同人格特质的状况，从中筛选出外向、中间、内向各 10 名被试给予意境操作干预，并给予正向、负向、中性三种情绪刺激，同时使用 ERP 技术监测其晚正电位(LPP)，以探讨不同人格特质个体对情绪刺激的脑电反应的特点。结果发现，人格内向兼有高神经质人群比例较大，内向兼有低神经质人群比例偏小；ERP 脑电诱发电位中，晚正成分与人格的神经症维度密切相关，与人格的内外向维度不相关；意境作业的干预，能较大降低高神经质人群的脑电晚正成分波幅，使之与低神经质人群趋同。意境作业针对外向型人格个体，可能具有使其安静平稳的效果。

胡庆川等应用视觉事件相关电位（ERP）检测，观察经过2个阶段意境作业干预的13名有抑郁倾向的大学生的脑电活动，以研究意境作业调节抑郁倾向大学生情绪的ERP效应机制。结果发现，意境作业能够调节抑郁倾向大学生的情绪，且对负性情绪的调节效应与正性和中性相比更加明显，其主要调节区域为大脑前额叶皮质和顶叶皮质。意境作业对抑郁倾向大学生的情绪调节机制可能为：先降低躯体对强烈的负性或正性情绪的反应，再通过加强对负性情绪的处理以摆脱负性情绪的干扰；通过弱化对正性情绪的处理，减少其对认知资源的消耗。在面对中性刺激时，意境作业可能加强了抑郁倾向大学生对普通事物的观察并对其产生兴趣。

童辉杰等用脑电探究不同压力管理策略（坐忘、正念、冥想）对焦虑的干预效用及其脑机制差异。在研究中，实验者将60名经焦虑量表筛选出的高焦虑被试随机分入坐忘、正念、冥想和对照组，实施持续4周的干预之后用焦虑量表进行检测，再采用EEG比较脑电波差异。结果发现，坐忘、正念与冥想都能降低个体的状态焦虑，坐忘对降低特质焦虑作用更大（tTAI＝－3.14，$P<0.01$）；坐忘在额叶激活了更高的α波，正念在顶叶激活了更高的θ波，冥想组α波的均值高于对照组。

Schoenberg等收集30名经验丰富的冥想者在睁眼和闭眼状态下进行冥想时的脑电数据，以研究冥想过程中，大脑中与“不二”“空性”“明觉”“慈悲”等宗教心理相应的四种心理感受现象——“无时间”“平等/非二元/非概念”“光明及无限感”“主客体同一的同情心”，发生时的脑电活动。结果发现，在冥想过程中，大脑中负责自我指涉区域和执行—控制区域之间的电流活动明显降低，这一现象提示在上述心理状态中，大脑中负责自我指涉区域和执行—控制区域在功能上的解离。

Jirakittayakorn等令28名受试者聆听双拍音（用250赫兹音调给出的6赫兹节律），以研究大脑对该刺激的反应。结果发现，实验组受试在暴露于刺激的10 min内，全脑皮层的θ波活动明显增强。与对照组相比，实验组受试的额叶和顶叶中央区，及Fz电极位置也有明显的θ波活动，且左半脑的脑电活动显示出类似于冥想状态的特征，同时受试在实验前后的BRUMS量表得分也有类似于冥想的表现。表面聆听双拍音可以作为一种诱导进入冥想状态的手段。

Braboszcz等比较了练习三种不同流派的冥想练习者（内观、喜马拉雅瑜伽和艾莎瑜伽）在随意状态及冥想过程中脑电活动的异同。结果发现，相较于对照组，所有的冥想者在随意状态和冥想过程中顶枕叶的γ波波幅都更大，而与冥想者的内部心理体验正相关。同时，内观的练习者相较于其他受试在7～11 Hz的α波更为活跃，喜马拉雅瑜伽的练习者在冥想过程中10～11 Hz的脑电活动较少。研究者认为，γ波的变化与冥想有相关性。

Nair等则比较了长期和短期冥想者在不同的认知内容间切换的效率，研究练习冥想的时间与冥想者控制意识活动能力强弱的关系。通过对36名长期练习者（中位练习时间14 240 h）、25名短期练习者（中位练习时间1 095 h）25名空白对照在任务中的脑电活动的观察，发现无论在睁眼和闭眼状态下，长期练习者都能在冥想状态和认知任务间转换自如，而短期练习者只有在闭眼状态下才能进行转换，对照组则没有转换的能力。

Lutterveld等采集16名冥想新手和16名经验丰富的冥想者在进行冥想过程中后扣带回皮质的脑电活动情况进行比较，结果发现，两组受试者在冥想过程中后扣带回的脑电活动都有所降低，与冥想前相比，冥想后的里克特量表心理测评中的中位信心得分都得到提高。认为将客观的脑电活动监测与采集主观感受的量表相结合的研究方法具有可行性，并建议将这种范式的潜在效用作为冥想训练的辅助工具。

Jo HG 等利用脑电图技术研究了正念禅修者之所以能够高效解决认知冲突的神经学机制。通过包含 22 名经验丰富的禅修者与 23 名无禅修经验者的配对研究，研究者观测在神经认知活动中与控制认知冲突相关的内侧额叶皮质 θ 波神经网络的活动状态。研究发现，冥想者在认知冲突发生后具有更有效的认知控制、更少的错误反应与更短反应时间，这与该网络在受试响应冲突前的短暂活跃，特别是该网络与运动皮质区联系的活跃相关。这些结果表明正念禅修者所具有的较高的处理认知冲突的能力与他们的内侧额叶皮质 θ 波网络较高地参与控制运动皮质区相关。

Henz D 等研究了健身气功五禽戏与精神训练过程中，练习者大脑 α 波和 θ 波的活动特征。实验观察到，五禽戏和精神训练都能增强 α 波的活动，这与练习者的放松心态相关。中央区的 θ 波在睁眼状态下的精神训练后得到增强，而闭眼状态下前中央区的 θ 波则减弱，这一差异则提示训练中有不同的注意过程。在练习五禽戏的过程中，睁眼和闭眼静息状态下的 θ 波活跃程度无显著差异，而在精神训练中则需要高度的内部注意，此时眼的开阖状态与 θ 波的活动程度变化有关。

（撰稿：叶阳舸　审阅：魏玉龙）

【太极拳的机制与临床研究】

宋祺鹏等将 45 例老年女性分为太极组、快走组和无锻炼组，在高/低光照强度分别上下楼梯，试验过程使用 VICON 红外动作测试系统与 KISTLER 测力台系统采集运动学与动力学数据，其次观察太极拳对老年人在不同认知状态上、下楼梯时身体稳定性的影响。15 例长期、规律练习太极拳的老年受试者与 15 例年龄、性别匹配的对照组受试者，在正常状态与认知状态下分别上、下楼梯，试验过程使用 Vicon 三维动作捕捉系统采集上楼梯时的运动学数据，使用 Kistler 测力台采集动力学数据。结果发现，无论是低光照强度，还是同时执行的认知任务，都会降低老年人上、下楼梯时身体稳定性。无论是在正常条件下、低光照条件下，还是同时执行认知任务时，太极拳练习均能增强老年人楼梯行走时的身体稳定性。推荐老年人进行规律、长期的太极拳练习，来预防上、下楼梯时发生跌倒。

曾茜等将受试者分为太极拳组 25 例、交谊舞组 30 例和无锻炼组 31 例进行观察。结果①静态平衡能力方面，长期规律的太极拳、交谊舞锻炼均能改善老年女性静态平衡能力（$P<0.05$），太极拳可改善受试者双脚睁眼、双脚闭眼、单脚睁眼和单脚闭眼状态的静态平衡能力，交谊舞锻炼只能改善在单脚睁眼和单脚闭眼状态下的静态平衡能力。与交谊舞组相比，长期规律的太极拳锻炼能改善静态平衡能力（$P<0.05$），在改善程度上，太极拳效果优于交谊舞锻炼（$P<0.05$）。②动态平衡能力方面，长期规律的太极拳、交谊舞锻炼均能改善老年女性动态平衡能力（$P<0.01$）。太极拳能改善星形伸展平衡前内侧、内侧、和后内侧方向的动态平衡能力，交谊舞能改善前内侧和内侧方向的动态平衡能力。③平衡能力相关方面，太极拳锻炼能显著改善老年女性本体感觉，前庭感觉，能非常显著改善老年女性的下肢肌力。交谊舞锻炼能显著改善老年女性的本体感觉、下肢肌力，能非常显著改善老年女性的前庭感觉（$P<0.05$）。

夏晶等探讨了太极拳改善老年人平衡功能的生物力学机制，通过交叉对照设计方法，将 60 名健康老年人随机分为实验组和对照组各 30 例。实验分为两个阶段（1～12 周、13～24 周），第一阶段实验组习练杨氏 18 式太极拳，3 次/周，对照组同期观看太极拳教学视频。第二阶段两组交叉互换，对照组完成同频率同次数的太极拳练习。两组在干预前和干预后 12 周，以及对照组干预后 24 周，通过步态测试、直立平衡测试和起立—走（TUG）评估老年人平衡控制功能。结果,第一阶段实验组干预后较对照组,第二阶段对照组干预后较干预前,步行速度均有所提高,差异均有统计学意义($P<0.01$,$P<0.05$),完成TUG时间均有所降低,且两组干预后晃动复杂度相应增高。

李静雅等将60～70岁符合纳入标准的女性,分成太极拳练习组[其中低频组36例(1次/周)、中频组37例(3次/周)、高频组38例(6次/周)]和对照组37例。太极拳练习组由专业太极拳老师对受试者进行48周的24式简化太极拳教学和练习,前4周为学习期,后44周为巩固强化期,每次练习时间为60 min,另有10 min的热身和放松,锻炼时间安排在早上7:00～8:00。每隔4周由实验人员进行回访,期间不再进行其他形式的运动或服用影响骨密度(BMD)的药物。结果:①48周后组内比较,中频组和高频组腰椎2～4、股骨颈和大转子BMD增大,差异均有统计学意义($P<0.05$),高频组大转子BMD增大($P<0.01$)。②组间比较,中频组和高频组腰椎2～4、股骨颈和大转子BMD大于对照组($P<0.05$)。高频组腰椎L2～4、股骨颈和大转子BMD大于低频组($P<0.05$)。中频组股骨颈BMD大于低频组($P<0.05$)。

孙威等将76名老年女性分成太极组、快走组和对照组。太极组和快走组在专业教练指导下,分别进行16周的太极拳锻炼和快走锻炼,5次/周,1 h/次,两组受试者的运动强度控制在最大心率(心率=220－年龄)的55%～65%。每日锻炼后即刻由专业测试人员测量受试者腕部桡动脉的脉搏以监测受试者心率,监测其每天的锻炼强度。每日记录每位运动组受试者锻炼出勤情况以监测其参加锻炼的时间和频率。随后停止练习跟踪8周。对照组进行集体阅读报纸、观看录像和听取讲座等,禁止参加任何有规律的体育活动。24周试验期间,通过定期问卷调查和电话访问了解受试者日常活动、饮食和作息习惯。受试者每4周测试一次骨密度和骨代谢,共测试7次。结果发现,锻炼阶段,快走组的骨质指数、宽带超声衰减、超声速度、血清钙、血清磷和碱性磷酸酶在第12周出现改善,差异均有统计学意义($P<0.05$)。停练阶段,快走组和太极组各指标未出现显著衰退($P>0.05$);第20周快走组宽带超声衰减和超声速度高于太极组,差异均有统计学意义($P<0.05$)。提示锻炼阶段,太极拳和快走运动均能改善老年女性的骨密度和骨代谢;在停练阶段,快走对骨密度和骨代谢的维持效果要好于太极拳锻炼。

袁礼洪等观察太极拳结合常规药物治疗对老年慢性充血性心力衰竭患者心功能、生活质量、睡眠质量及焦虑抑郁症状的改善作用。将患者根据随机数字法随机将分为两组各30例。对照组给予常规药物治疗,治疗组在对照组基础上结合太极拳练习。12周后,在血浆脑钠肽(BNP)、左室射血分数(LVEF)、6 min步行试验(6MWD)、中医证候疗效、汉密尔顿抑郁量表(HAMD)、匹兹堡睡眠质量指数(PSQI)、明尼苏达心力衰竭生活质量问卷(MLHF)方面,治疗组与对照组都较治疗前均有改善,差异均有统计学意义($P<0.05$),且治疗组优于对照组$P<0.05$)。罗丽等为研究长期步行和太极拳锻炼对老年人情绪面孔识别和记忆的影响,招募63例受试者,分为4组:青年不运动对照组(青年对照组,$n=16$)、老年不运动对照组(老年对照组,$n=15$)、老年步行锻炼组(老年步行组,$n=16$)、老年太极拳锻炼组(老年太极组,$n=16$)。步行、太极拳锻炼组被试纳入标准:锻炼年限≥5年,锻炼时间≥1 h/d,锻炼频率≥5 d/周。不运动的判断标准:能正常生活学习,习惯久坐,偶尔散步,锻炼时间≤20 min/d,锻炼频率≤2 d/周。采用情绪面孔"学习—测验"范式,测定被试情绪(负性、中性)面孔识别和记忆能力。结果:①老年对照组情绪面孔识别的正确率小于青年对照组,差异有统计学意义($P<0.001$);老年步行组、老年太极组大于老年对照组($P<0.05$);老年步行组与老年太极组相比$P>0.05$。②老年对照组、老年步行组、老年太极组情绪面孔识别的反应时均大于青年对照组($P<0.01$, $P<0.05$);老年步行组、老年太极组与老年对照组相比 $P>0.05$;老年太极组与老年步行组相比 $P>0.05$。③老年对照组情绪面孔记忆的正确率小于青年对照组($P<0.01$);老年步行组正确率大于老年对照组($P<0.05$);老年太极组与老年对照组相比 $P>0.05$;老年步行组正确率大于老年太极组($P<0.05$)。④老年对照组、老年步行组、老年太极组情绪面孔记忆的反应时均大于青年对照组($P<0.01$),老年步行组、老年太极组与老年对照组相比 $P>0.05$。

李妍等将老年焦虑症治愈者分为两组各 30 例,观察组进行太极拳健身锻炼干预,对照组进行正常日常活动不参与任何专项干预治疗。36 周后发现,观察组焦虑症复发率低于对照组,组间比较 $P<0.05$;观察组焦虑症治愈者的身心状态和认知功能评分均高于对照组($P<0.05$)。

沈超等筛选轻度认知障碍患者 355 人(无运动习惯老年人,$n=149$,练习太极拳老年人,$n=206$)进行蒙特利尔认知评估量表(Mo CA 量表)检测,根据 Mo CA 量表的得分分为轻度认知障碍老年人($n=109$)和非轻度认知障碍老年人($n=246$)。109 名轻度认知障碍的老年人分为无运动组(M 组,$n=30$)和太极拳组(TM 组,$n=30$)。再从两组中配对抽选自愿参与事件相关电位测试的老年人($n=10$),组成无运动执行功能组(TNZ 组)和太极拳执行功能组(TMZ 组),进行改良 Flanker 范式的事件相关电位 P300 测试以及 2-Back 任务和 More-Odd Shifting 任务。结果显示,两组轻度认知障碍老年人的年龄、身高、体重以及 Mo CA 差异无统计学意义($P>0.05$)。练习太极拳的轻度认知障碍老年人的左、右手指频均高于无运动习惯轻度认知障碍老年人($P<0.05$);两组在行为学数据正确率和反应时上无显著性差异,但在 N2 潜伏期太极拳执行功能组低于无运动执行功能组($P<0.05$),P300 波幅显著高于无运动执行功能组($P<0.01$)。

朱明泽等招募符合要求的原发性帕金森病患者(PD)16 例,随机分为实验组和对照组各 8 例。实验组进行太极拳练习,对照组进行普通拉伸运动及步态练习,2 次/周,60 min/次。实验前后生活质量采用 PDQ-39 量表进行评分,运动功能采用 UPDRS 量表评价,抑郁及焦虑情况采用 HAMD 和 HAMA 量表评价,生化指标采用 5-羟色胺(5-HT)、5-羟基吲哚乙酸(5-HIAA)、去甲肾上腺素(NE)、高香草酸(HVA)、多巴胺(DA)、二羟基苯乙酸(DOPAC)进行评价,探讨太极拳对 PD 患者身心健康的作用及内在生化调节机制。24 周后,①实验组的日常生活质量较对照组明显提高,差异有统计学意义($P<0.05$)。②UPDRSⅠ在精神、行为和情绪评分上,实验组组内实验后低于实验前($P<0.05$);组间两组比较差异有统计学意义($P<0.05$)。UPDRSⅡ在日常生活活动能力评分上,组内实验组实验后低于实验前($P<0.05$),而对照组实验后评分略高于实验前;组间两组比较差异有统计学意义($P<0.05$)。UPDRSⅢ在运动功能评分上,实验组组内实验后低于实验前($P<0.05$);组间两组比较差异有统计学意义($P<0.05$)。③在 HAMA 得分上,实验组分值降低优于对照组($P<0.01$)。④在 HAMD 得分上,实验组分值降低优于对照组($P<0.05$)。⑤血清 5-HT 及其代谢物 5-HIAA 含量、血清 NE 及其代谢物 HVA 含量、血清 DA 及其代谢物 DOPAC 含量,实验组组内实验后高于实验前($P<0.05$);组间两组比较差异有统计学意义($P<0.05$)。提示太极拳练习对 PD 患者日常生活质量、情绪及身心整体功能具有改善作用;同时太极拳练习对 PD 患者外周血液中 5-HT、5HIAA、NE、HVA、DA、DOPAC 有改善,可能与 PD 伴发抑郁具有相互关系。

(撰稿:陆颖　审阅:魏玉龙)

[附] 参考文献

B

Braboszcz C, Cahn BR, Levy J, et al. Increased gamma brainwave amplitude compared to control in three different meditation traditions[J]. PLoS One, 2017, 12(1):e0170647

G

郭郁,魏泽仁,胡庆川,等.基于β频带脑电功率谱分析八段锦诱发的不同性别大学生"心"效应差异[J].北京中医药大学学报,2017, 40(8):653

H

Henz D, Schöllhorn WI. EEG brain activity in dynamic health qigong training: same effects for mental practice and physical training? [J]. Frontiers in Psychology, 2017, 8(180704):154

胡庆川.意境作业对抑郁倾向大学生情绪调节的 ERP 效应研究[D].北京中医药大学,2017

J

Jirakittayakorn N, Wongsawat Y. Brain responses to a 6-Hz binaural beat: effects on general theta rhythm and frontal midline theta activity[J]. Frontiers in Neuroscience, 2017, 11:365

Jo HG, Malinowski P, Schmidt S. Frontal theta dynamics during response conflict in long-term mindfulness meditators[J]. Frontiers in Human Neuroscience, 2017, 11:299

L

Lutterveld R, Houlihan SD, Pal P, et al. Source-space EEG neurofeedback links subjective experience with brain activity during effortless awareness meditation[J]. NeuroImage, 2017, 151:117

李妍,杨涛,周海涛,等.长期太极拳锻炼在老年焦虑症治愈者巩固治疗中的效果评价[J].中国老年学杂志,2017, 37(8):1992

罗丽,张晓斐,疏德明,等.长期步行和太极拳锻炼对老年人情绪面孔识别和记忆的影响[J].体育科学,2017, 37(8):37

李静雅,程亮.48 周不同频率太极拳练习对老年女性骨密度的影响[J].中国骨质疏松杂志,2017, 23(10):1309

李神奕.应用视觉诱发技术探寻意境作业对不同人格的 ERP 效应特异性[D].北京中医药大学,2017

吕嘉轩,魏泽仁,郭郁,等.基于胸椎三维度测量分析站桩调节脊柱平衡的效应[J].北京中医药大学学报,2017, 40(11):909

N

Nair AK, Sasidharan A, John JP, et al. Just a minute meditation: rapid voluntary conscious state shifts in long term meditators[J]. Consciousness and Cognition, 2017, 53:176

P

PLA S, Ruf A, Churchill J, et al. Mapping complex mind states: EEG neural substrates of meditative unified compassionate awareness[J]. Consciousness and Cognition, 2017, 57:41

S

沈超.太极拳运动对轻度认知障碍老年人神经心理的影响[D].上海体育学院,2017

孙威,王疆娜,杨春荣,等.太极拳和快走练习对老年女性骨密度和骨代谢影响的跟踪研究[J].中国骨质疏松杂志,2017, 23(8):1034

宋祺鹏.太极拳练习对老年人上下楼梯时身体稳定性的影响[D].上海体育学院,2017

T

童辉杰,李连连,刘丽,等.坐忘、正念、冥想治疗焦虑的心理与脑电变化研究[J].医学与哲学,2017, 38(18):84

W

王卫卫，于子凯，魏玉龙.基于《杂病源流犀烛》编创的"肿瘤调治功法"阐释[J].世界中西医结合杂志，2017，12(3)：309

王卫卫.应用 EEG 功率谱分析意境作业调节睡眠的效应研究[D].北京中医药大学，2017

X

夏晶，黄怡然，马莹，等.太极拳改善老年人平衡功能的生物力学机制研究[C].2017 国际数字医学会数字中医药分会论文集，2017：754

Y

袁礼洪.太极拳对老年慢性充血性心力衰竭稳定期患者的影响[D].南京中医药大学，2017

Z

曾茜.太极拳、交谊舞锻炼对老年女性平衡能力的影响及相关生理机制的研究[D].南京师范大学，2017

朱明泽.太极拳对帕金森病患者身心健康的影响及生化机制研究[D].上海体育学院，2017

（十三）护　理

【概　述】

2017年，中医护理研究注重理论研究、辩证施护、中医护理方案、中医护理技术以及康复护理等方面，将中西医结合护理、情志护理等融合其中，并将中医护理延伸至社区及家庭。继承、突出、发展了中医特色优势，体现了中医护理特色。

1. 理论研究

李付平等对《黄帝内经》中蕴含的中医护理理论进行了探讨，认为其奠定了中医护理学的理论基础；突出了中医护理学“整体观念”以及“辨证施护”的基本特点；蕴含了预防护理为主、扶正袪邪、护病求本、调整阴阳、三因制宜等中医护理学基本原则；包涵了生活起居护理、饮食护理、情志护理、用药护理等中医护理基本方法，以及艾灸、热熨、熏洗、穴位按摩、拔罐和刮痧等常用护理技术。

施慧等将《赤水玄珠》中所记载的中医护理技术整理归纳为：塞药法（塞鼻、塞耳、阴道栓剂塞入）、熏洗法（全身熏洗、眼部熏洗、四肢熏洗、会阴部熏洗、肛门坐浴等）、敷药法、药熨法、艾灸法（隔盐灸、隔蒜灸、隔姜灸等）、中药灌肠法、肛门栓剂通便法、口腔护理（含漱法、拭口法）。认为书中记载的中医护理技术内容丰富，对现今临床护理工作有重要的指导意义。

陈燕等针对我国人口老龄化问题，基于中医“治未病”“九种体质”“四季养生”“药食同源”等理论阐释了老年人群健康干预可及范围：“三调两保”，包括生活起居调理、饮食调理、情志调理、中医特色技术保健、中医运动保健。为老年人群健康干预管理提供思路、导向、可行方法以及实践指导。

中医药信息化历经40余年的发展，对中医发展的影响深远。刘梨等运用计算机数据库技术对《黄帝内经》《难经》《伤寒杂病论》《神农本草经》四大经典著作的中医护理条文进行收集存储、检索、分析、统计，并结合现代护理理念，联系临床实际应用，编写了《中医护理经典古籍条文》，制作了中医四大经典护理古籍条文数据库，为中医护理教育和科研提供理论参考。

2. 辨证施护

王桂英等将80例哺乳期的乳腺炎患者随机分为两组，均予正常的人工排乳等常规护理，对照组实施50%硫酸镁溶液湿敷患侧乳房，观察组根据不同分期实施辩证施护：淤乳期外敷自制芙蓉膏以清热解毒、消肿止痛；酿脓期外敷自制铁化膏以破瘀、消肿、解毒、软坚散结；破溃期停止哺乳并回乳，切开引流，伤口用自制红纱条换药以化腐生肌。结果，观察组治疗时间（3.23±0.92 d）短于对照组（6.98±1.46 d）（$P<0.05$），观察组乳腺脓肿发生率为5%（2/40），低于对照组的25%（10/40）（$P<0.05$）。

陈媛儿等对腰椎间盘突出症（LDH）中医辨证施护现状进行了综述，根据不同证型辨证施术（包括艾灸、拔罐、耳穴贴压、中药熏蒸、中药热熨、中药离子导入、中药穴位贴敷等），另予辨证施膳、辨证施康等。结果显示辨证施护能够有效减轻疼痛、改善患者的腰椎功能、提高临床疗效、降低复发率等，但文献质量尚待提高，且辨证施护的具体措施相对零散，未成系统，仍需改进。

罗艳等将124例风湿性心脏病患者随机分为两组，均予相同的西医治疗方法，对照组另予常规西医护理；观察组根据不同证型予情志护理、辩证择食、中药调护以及辩证施术，如中药熏洗、穴位贴敷、中药热奄包、耳穴压豆等中医护理操作。结果，两组护理后生理功能、角色限制、活力、社会功能、心理健康评分均高于同组护理前（均 $P<0.05$），且观察组改善优于对照组（均 $P<0.05$）。观察组总满意度 98.4%(61/62)高于对照组 79.0%(49/62)（$P<0.05$）；观察组总有效率 98.4%(61/62)高于对照组 88.7%(55/62)（$P<0.05$）。

左杏梅等将 80 例脑卒中偏瘫患者随机分为两组，对照组予常规神经内科康复护理，观察组实施中西医结合脑卒中康复护理模式，即给予辩证施护以及中医康复辩证施术的按摩（合谷、曲池、手三里、足三里、阳陵泉等）、针灸治疗（三阴交、人中、内关、尺泽、委中等）以及情志护理等。结果，两组的卒中量表评分均较治疗前显著下降，简化 Fugl-Meyer 运动量表（FMA）、脑卒中专用生活质量量表评分较治疗前显著提高，且观察组改善优于对照组（均 $P<0.05$）。

朱素云等将 60 例缺血性中风恢复期气虚血瘀症患者随机分为两组，均进行基础护理干预结合现代康复护理，包括肢体康复训练、语言康复护理等；治疗组加行穴位按摩（曲池、合谷、足三里、血海、三阴交等）、辨证施膳、生活起居养生等中医康复护理。2 个月后，两组 FMA 评分、改良 Barthel 指数较护理前显著增加，且治疗组改善更为明显（均 $P<0.05$）。

3. 中医护理方案

王孝萍等将 100 例消渴病（2 型糖尿病）患者随机分为两组，均予常规护理；观察组另实施消渴病（2 型糖尿病）中医护理方案。根据口干多饮、肢体麻木疼痛等常见症状开展中医药枕、中药泡洗等特色护理技术，并予饮食起居、运动康复、情志调理、自我检测以及并发症预防等健康宣教。结果，观察组患者尿量增多、口干多饮、多食易饥、倦怠乏力、肢体麻木、肢冷疼痛、视物模糊、皮肤瘙痒、腰膝酸软等症状均得到改善。

刘妍将 100 例脾胃气虚型胃脘痛患者随机分为两组，对照组实施常规护理，观察组予中医护理方案，包括辩证施护、情志护理、饮食护理以及艾灸（神阙、中脘）、穴位按摩（内关、中脘、手心处）、穴位贴敷（中脘、脾腧、胃腧、神阙、足三里等）。结果，观察组的生活质量、疼痛、焦虑、睡眠质量等较对照组明显改善（$P<0.05$）。

季英霞等回顾了近 5 年腰椎间盘突出症中医护理方案的实施现状及应用效果。该方案病例中应用的主要中医护理技术包括中药离子导入、拔火罐、中药熏蒸、中药热熨、骨盆牵引等，主要辨证施护方法包括评估疼痛、活动度、选择硬板床、体位护理、功能锻炼等。认为"腰椎间盘突出症中医护理方案"有良好的护理效果，但也存在评价指标不客观、实施无统一标准等问题，仍需通过不断优化完善改进。

陈燕云将 80 例项痹病患者随机分为两组，均予常规骨科护理，观察组实施中医护理方案，予体位指导、饮食指导、情志护理、生活起居等健康宣教，并结合中药熏蒸、塌渍、外敷、耳穴贴压、中药离子导入等治疗护理。结果，观察组总有效率 97.5%(39/40)明显高于对照组 72.5%(29/40)（$P<0.05$），观察组住院时间比对照组少，满意度高于对照组（均 $P<0.05$）。

4. 中医护理技术

何花等将 80 例血热证银屑病患者随机分为两组，均予基础、心理、皮肤、饮食、口腔、健康教育等常规护理，观察组加行刺络拔罐（交替取大椎、肺腧、灵台、委中、至阳中的 3 或 4 个穴位）。14 d 后，观察组生活质量量表评分高于对照组（$P<0.05$）；观察组和对照组有效率分别为 95.0%(38/40)、82.5%(34/40)（$P<0.05$）。

赵录利等将 96 例风寒型小儿腹泻患者随机分

为两组，均予饮食、宣教等常规护理，对照组口服双歧杆菌四联活菌片、蒙脱石散；治疗组采用推拿（揉外劳宫、足三里，推三关、上七节骨，揉鱼尾）联合脐部热敷（肉桂、丁香、吴茱萸、胡椒）序贯治疗。经治5 d，对照组和治疗组愈显率分别为 66.7(32/48)、87.5%(42/48)($P<0.05$)；治疗组大便次数、大便性状、腹痛、肛门、精神主要中医症状体征评分均低于对照组，满意度高于对照组，均 $P<0.05$。

刘方芳等综述近年来中医护理技术应用于视疲劳患者的应用现状，包括针刺法、中药熏蒸、耳穴贴压、穴位按摩、灸法、中药离子导入、刮痧、中药超声雾化眼浴、混合式中医护理技术等，认为各项中医护理技术具有经济安全、疗效明确、作用时间长、操作方便且无不良反应、患者易接受的优势。

马洪宇将 96 例急性缺血性脑卒中患者随机分为两组，均予饮食、生活、情志、康复训练等常规护理，观察组实施眼针治疗（选肝区、脾区、心区、肾区、上焦区等进行平刺或斜刺）及饮食、情志、针灸、推拿等中医辨证护理。经治 28 d，观察组和对照组总有效分别为 87.5%(42/48)、75.0%(36/48)($P<0.05$)，观察组血清白介素 1β、白介素 6 及肿瘤坏死因子 α 改善优于对照组($P<0.05$)。

张琼等将 84 例原发性面肌痉挛患者随机分为两组，均予肉毒素 A 治疗，治疗组再予散刺（阿是穴、阳白、攒竹、地仓、颊车等穴）联合中药热封包（白附子、白僵蚕、全蝎、黄芪、防风）。干预后 4 周、24 周，治疗组痉挛程度、强度以及生存质量各维度评分改善均优于同期对照组($P<0.05$)；治疗组和对照组满意率分别为 95.2%(40/42)和 76.2%(32/42)，组间比较 $P<0.05$。

5. 中医康复护理

张萍等将 60 例脾胃气虚型慢性萎缩性胃炎患者随机分为两组，均使用抑酸护胃、抗幽门螺旋杆菌药物（如胃复春片、香砂六君子汤等）常规治疗及护理，实验组另实施熊戏锻炼：包括起势调息、熊运和熊晃、引气归元三个部分，配合乐曲《春江花月夜》《高山流水》等音乐进行锻炼。结果，实验组干预 2 周、4 周后胃肠疾病中医症状得分、干预 12 周后健康状况调查问卷各因子得分、内镜报告有效率均优于对照组（均 $P<0.05$）。

高艳芳等将出院过渡期慢性阻塞性肺疾病(COPD)患者随机分为对照组 35 例和五禽戏组 36 例，两组均采用饮食、用药、锻炼、起居及健康宣教等常规的临床治疗及锻炼，五禽戏组患者加行虎戏、鹿戏、熊戏、猿戏及鸟戏的五禽戏锻炼。结果，五禽戏组的第 1 s 用力呼气容积、第 1 s 用力呼气容积/用力肺活量、第 1 s 用力呼气容积占预计值百分比明显高于同期对照组（均 $P<0.05$）；在运动耐量方面，干预后五禽戏组的 6 min 步行距离、达到无氧阈时的运动时间及最大摄氧量改善明显优于对照组（均 $P<0.05$）。

张万荣等将 104 例 LDH 患者随机分为两组，常规组采用牵引、理疗、推拿、血塞通注射液静脉滴注等腰痛病常规治疗和护理，干预组将患者分为气滞血瘀、寒湿痹阻、湿热痹阻、肝肾亏虚 4 型行辨证施护及中药湿热敷（伸筋草、透骨草、桑寄生、威灵仙、仙茅等）。结果，干预组总有效率 92.3%(48/52)高于常规组 80.8%(42/52)，不良反应及复发率明显低于常规组，且满意度 90.4%(47/52)高于常规组 69.2%(36/52)，均 $P<0.05$。

林桂红等将 100 例颈椎病患者随机分为两组，均采用常规物理治疗仪理疗和护理，观察组加行针灸配合理疗康复治疗护理：急性期予针刺风池、颈夹脊、肩外腧、风府、百会等；慢性期给予牵引治疗；另行推拿及物理治疗仪对颈部进行热疗。结果，观察组总有效率 94.0%(47/50)高于对照组 70.0%(35/50)($P<0.05$)，观察组治疗后颈部疼痛评分(0.7±0.8)低于对照组(1.9±0.5)，颈性眩晕症状与功能评估量表评分(24.1±4.6)高于对照组(16.4±4.3)（均 $P<0.05$）；观察组治疗后左侧椎动脉、右侧椎动脉、基底动脉收缩期平均血流速度明显

较对照组加快($P<0.05$);观察组治疗后躯体疼痛、生理职能、生理功能、社会功能、精神健康、精力、情感职能、整体健康状况评分高于对照组($P<0.05$)。

樊慧等将104例老年卒中后轻度认知障碍患者随机分为两组,均予健康宣讲、运动饮食指导、语言功能训练等常规康复干预,观察组另加中医调摄护理:足浴泡洗、耳穴埋籽、穴位按摩(百会、印堂、风池、翳风、四白等)。结果,观察组在语言和延迟回忆两个维度得分显著升高,且蒙特利尔认知评估量表(MoCA)总评分显著高于对照组($P<0.05$);观察组改良长谷川痴呆量表总评分以及日常生活能力量表改善均显著优于对照组(均$P<0.05$)。

(撰稿:董春玲　审阅:张雅丽)

【脾胃病护理】

张晓军等将140例溃疡性结肠炎患者随机分为两组,对照组常规药物治疗:口服柳氮磺胺吡啶以及由同一肠病专家(炎症性)拟定的药方,并将食物划分为切忌食用、轮替食用、放心食用等安全等级进饮食管理;试验组在常规药物治疗和饮食管理的基础上,试验开始1月后,确保药膳中的食物均为"放心食用"类型,并食用由同一专家诊疗并拟定的药膳方。结果,试验组腹泻、腹痛、脓血便的相关临床症状量化得分以及Southerland疾病活动指数评分均较对照组下降明显($P<0.05$),试验组总有效率85.7%(60/70)高于对照组71.4%(50/70)($P<0.05$),且体质指数得到提高($P<0.05$)。

杨艳等将胃肠道术后出现持续胃肠道功能紊乱、肛门排气延迟(排气时间>3 d)症状的患者随机分为对照组30例、中医干预①②组各32例。对照组行术后常规护理,包括检查伤口、生活护理、健康指导等;中医干预①组在对照组基础上另行温水足浴按摩;中医干预②组在对照组基础上予小茴香热敷(中脘、神阙)结合针灸(足三里、天枢穴、上巨虚)疗法。结果,中医干预组腹胀腹痛、恶心呕吐评分、肛门排气排便时间、胃动素、胃泌素、五羟色胺改善均优于干预前以及同期对照组(均$P<0.05$),但两治疗组之间无显著差异($P>0.05$);中医干预组视觉模拟疼痛(VAS)较对照组低,生活质量评分较对照组高(均$P<0.05$),且中医②组VAS较中医①组低($P<0.05$)。

谯建等将80例胃癌全切术后出院患者随机分为两组,均予出院常规护理,治疗组再予健脾益气方(黄芪、党参、白术、茯苓、灵芝等)灌肠及健康指导等延续护理。治疗12周,治疗组腹胀腹痛、恶心呕吐评分改善较对照组明显($P<0.05$);治疗组总蛋白、白蛋白、血红蛋白水平改善均优于同期对照组(均$P<0.05$);治疗组生活质量评分除疼痛外,其余项目改善均优于同期对照组(均$P<0.05$)。

罗明艳等将80例脾胃气虚型慢性胃炎病人随机分为两组,均按中医临床路径给予治疗及护理,观察组加用温通贴(肉桂、细辛、吴茱萸、干姜)治疗,选穴足三里、脾腧、中脘、上脘、关元等。结果,治疗3~10 d,两组VAS评分均有所改善($P<0.05$);10 d后,观察组症状总积分小于对照组($P<0.05$),观察组临床总有效率97.5%(39/40)高于对照组87.5(35/40)($P<0.05$)。

(撰稿:董春玲　审阅:张雅丽)

【疼痛护理】

杨达清等将84例胃癌晚期疼痛患者随机分为两组,均予相同化疗方案及常规西医护理,观察组再予中医辨证护理,根据癌性患者疼痛"不通、不平、不荣"的病机特点,予口服中药、穴位按摩(中脘、天枢、足三里、腹部等)、针刺、刮痧拔罐、艾灸、浴足、音乐疗法等。结果,观察组疼痛分级较前改善($P<0.05$),观察组97.7%(41/42)疼痛总有效率高于对照组80.9%(34/42)($P<0.05$),观察组97.7%(41/42)满意度高于对照组76.2%(32/42)($P<0.05$)。

邵海燕等将肱骨或尺桡骨骨折病人分为芳香中药鼻贴组48例及耳穴压豆组49例，均予自制的温阳活血洗足剂(艾叶、桂枝、红花、川芎、当归等)足疗法，鼻贴组用芳香中药鼻贴剂(没药、乳香)；耳穴组用耳穴贴压(心、神门、皮质下、交感髋压痛点等)。经治7 d，鼻贴组的VAS疼痛评分(2.45±1.03)低于耳穴组(4.48±1.76)，睡眠改善有效率87.5%(42/48)高于耳穴组53.1%(26/49)(均 $P<0.05$)。

廖菊等将96例行扁桃体摘除术患者随机分为两组，均予心理、疼痛、饮食干预等常规护理，观察组另予复方金不换含漱液(金不换、细辛、白芷、薄荷)联合耳穴压豆(神门、交感、内分泌、皮质下、扁桃体等穴)。7 d后，两组VAS评分均有所降低，且观察组改善优于对照组(均 $P<0.05$)，观察组总满意度97.9%(47/48)高于对照组81.2%(39/48)($P<0.05$)。

张媛等将72例肝癌疼痛患者随机分为两组，均按三阶段止痛方案按时给药及常规基础护理，治疗组另行疼痛部位的中药自拟方腾洗(红花、延胡索、乳香、甘遂、白芥子等)联合敷药(合谷、足三里、足临泣、内关、太溪等)。治疗2个月，治疗组止痛的总有效率为97.2%(35/36)高于对照组77.8%(28/36)($P<0.05$)，且疼痛缓解程度评分值改善优于对照组($P<0.05$)。

张琴等将100例疝气手术患儿随机分为两组，均予常规护理，研究组另施中医抚触及穴位按摩。患儿取仰卧位，抚触按摩顺序从头面部、胸腹部、四肢着手，然后对足踝三阴交进行捻、转、搗、动等手法的重点按摩，另按摩行间穴、大敦穴以及搓擦足心。结果，研究组首次下床活动时间与住院时间均明显短于对照组($P<0.05$)，研究组疼痛发生率6.0%(3/50)低于对照组22.0%(11/50)($P<0.05$)，且麻醉清醒后不同时段疼痛(FLACC)评分均明显低于对照组(均 $P<0.05$)，研究组患儿家属对护理满意率96.0%(48/50)高于对照组80.0%(40/50)($P<0.05$)。

(撰稿：董春玲　审阅：张雅丽)

【糖尿病护理】

赵如琴等将60例阳虚证糖尿病肾病下肢水肿患者随机分为两组，均采取控制蛋白尿、血糖、血压、降脂等基础治疗及常规饮食、活动指导等护理，以及中药协定方口服(党参、生黄芪、生地黄、山萸肉、茯苓等)，观察组另加用雷火灸，遵循“先灸上部，后灸下部，先灸阳部，后灸阴部”原则，选穴关元、阴交、神阙、水分、脾腧等。结果，观察组水肿程度积分、尿量、双踝周径改善显著优于对照组(均 $P<0.01$)。

王丽芹等采用自制中医健康管理需求调查问卷和家庭关怀度指数问卷(APGAR)，对265例2型糖尿病病人进行调查。结果，患者APGAR总分为(6.58±4.76)分，其中家庭功能有障碍者占39.6%(105/265)；中医健康管理需求总分为(51.77±12.85)分，2型糖尿病病人家庭功能与中医健康管理需求总分呈正相关($P<0.05$)。表明2型糖尿病病人对中医健康管理具有较高需求，家庭功能需进一步改善。

孙玉娇等对糖尿病中医辨证施护进行了总结，施护内容主要包括饮食护理、中药茶饮、情志护理、运动指导、生活护理。中医护理操作种类较多，根据不同的辨证分型选择不同的穴位，包括有艾灸(足三里、关元、肾腧、气海、三阴交等)、耳穴压豆(神门、心、枕、内分泌、皮质下等)、穴位敷贴(中府、列缺、肺腧、足三里、脾腧等)、穴位按摩(风池、风府、太阳、足二里、中脘等)等，认为中医辩证施护在缓解糖尿病病人临床症状，提高患者生活质量，增强患者保健意识等方面有着积极的效果，但文献质量以及护理人员理论水平需要进一步提高。

刘芯君等将120例糖尿病足患者随机分为两组，对照组行伤口定期换药、脓液挤压冲洗等常规护理；观察组采用“上下同治”中医特色护理：采取耳针(穴胰胆、内分泌、肾上腺、交感、三焦)、百会穴穴位敷贴(肉桂、牛膝、升麻、吴茱萸、川芎)作为上治法,中药鞋垫(桂枝、花椒、当归、地龙、乳香等)、内服中药药渣泡脚作为下治法。干预1～3个月后,观察组糖尿病足分级评分、溃疡面积改善均优于对照组(均 $P<0.05$)。

曹文艳等将100例早期糖尿病足患者随机分为两组,均采用常规内科治疗配合温水足浴及局部护理方法,观察组另加中药活血通络剂(黄芪、丹参、川芎、当归尾、红花等)足浴、红花油足部穴位按摩(足底反射区、太白、太溪、涌泉、三阴交等)、健康宣教以及心理护理等综合护理。结果,观察组治疗总有效率94.0%(47/50)高于对照组80.0%(40/50)($P<0.05$),观察组动脉血管内径、血流速度、踝肱指数、腓总神经和腓肠神经的运动神经传导速度、感觉传导速度改善均较对照组明显(均 $P<0.05$),且观察组遵医行为、饮食控制、生活习惯、自我护理能力等护理质量评分均明显高于对照组(均 $P<0.05$)。

(撰稿:董春玲　审阅:张雅丽)

【肺病护理】

吴利平等将60例COPD并开腹手术老年患者随机分为两组,均予健康教育和医院-社区合作式的延续护理模式,对照组进行常规缩唇腹式呼吸;治疗组根据国家体育总局颁布的“六字诀养生VCD”及《健身气功·六字诀》要求实施“六字诀”呼吸功能锻炼。6个月后,两组6 min步行实验较基线均有增加,治疗组提高优于对照组($P<0.05$),治疗组的慢性阻塞性肺疾病评估测试改善优于对照组($P<0.05$)。

尚巍等将100例COPD稳定期肺肾气虚证患者随机分为两组,均按患者病情给予化痰、解痉平喘等常规治疗,治疗组另加中药(白芥子、玄胡、甘遂、细辛)穴位贴敷(肾腧、肺腧、风门、膈腧)。结果,治疗组总有效率86.0%(43/50)高于对照组68.0%(34/50)($P<0.05$),且与对照组比较临床症状积分明显下降($P<0.01$)。

温敏将68例稳定期COPD患者随机分为两组,均予肺功能锻炼以及饮食、用药、吸氧等常规护理;观察组另加中药饮水及足浴:采用五味子、人参粉、紫河车粉以茶代饮,使用细辛、艾叶、桂枝、麻黄泡足;另外,咳嗽者予贴敷肺腧、定喘、天突、肾腧等穴,喘息气短者行大椎、肺腧、足三里、三阴交等穴艾灸,痰多者予天突、丰隆、足三里针灸。3个月后,两组患者的肺功能改善、生活质量SGRQ评分均有改善(均 $P<0.05$),且观察组改善优于对照组(均 $P<0.05$)。

周丽群等对550例肺癌患者实施辩证施护,除常规医院宣教、腹式呼吸放松训练法、拍背咳痰护理、生活及饮食指导、心理辅导干预外,根据患者体质特征并结合中医护理技术制定个性化护理方案。各中医护理技术应用情况为:耳穴贴压41.1%、穴位按摩23.5%、穴位贴敷20.7%、中药外敷7.5%、艾灸3.4%,再其次是中药泡洗、中药封包、穴位注射等。结果,患者对实施中医护理技术依从性佳且满意度高,尤其是耳穴贴压(99.7%,96.0%)和穴位贴敷(99.8%,96.2%)。

(撰稿:董春玲　审阅:张雅丽)

[附]　参考文献

C

曹文艳,平阳,张丽慧,等.中药活血通络剂足浴治疗早期糖尿病足的临床疗效及护理体会[J].广西医科大学学报,2017,34(5):798

陈燕,方森,洪净.基于中医理论对老年人群进行“三调两保”健康干预研究进展[J].护理研究,2017,31(30):3776

陈燕云.中医护理方案在项痹病住院患者中的应用探

讨[J].基层医学论坛,2017, 21(24):3239

陈媛儿,冯莺.腰椎间盘突出症患者中医辨证施护的研究进展[J].中华护理杂志,2017, 52(5):604

F

樊慧,张桂华,苟会君,等.中医调摄护理在老年卒中后轻度认知障碍患者康复干预中应用研究[J].四川中医,2017, 35(9):212

G

高艳芳,区燕云,陈妙媛.五禽戏锻炼对出院过渡期慢性阻塞性肺疾病患者肺功能及运动耐量的影响[J].临床与病理杂志,2017, 37(5):975

H

何花,董大立,蒋谷芬.刺络拔罐治疗血热证银屑病患者的护理观察[J].护士进修杂志,2017, 32(1):70

J

季英霞,胡雅玲,傅秀珍,等.腰椎间盘突出症中医护理方案临床应用分析[J].中医药导报,2017, 23(1):117

L

李付平,张秀芬,康立英,等.《黄帝内经》蕴含的中医护理理论探讨[J].河北中医药学报,2017, 32(2):21

廖菊,黄琼.复方金不换含漱液联合耳穴压豆对扁桃体摘除术后疼痛的影响[J].中医药导报,2017, 23(13):111

林桂红,许淑仙.针灸联合理疗康复在颈椎病治疗中的应用研究[J].护理研究,2017, 31(24):3010

刘梨,龚后武,张月娟,等.中医古籍四大经典中中医护理文献的整理与数据库的建立[J].护理研究,2017, 31(13):1608

刘妍.脾胃气虚型胃脘痛中医护理方案的效果评价[J].系统医学,2017, 2(2):147

刘方芳,阚丽君.中医护理技术应用于视疲劳患者的研究进展[J].护理学杂志,2017, 32(19):16

刘芯君,刘晓可,刘晓瑞,等."上下同治"特色护理应用于糖尿病足的疗效观察[J].河南中医,2017, 37(10):1866

罗艳,蒙晓霞.中医辨证个体化护理对风湿性心脏病患者疗效及生存质量的影响[J].中医药导报,2017, 23(15):120

罗明艳,邝宇香,李紫昕.温通贴治疗脾胃气虚型慢性胃炎的疗效观察[J].护理研究,2017, 31(9):1100

M

马洪宇,宓丹,王爱红.眼针联合中医护理干预对急性缺血性脑卒中患者血清 IL-1β、IL-6 及 TNF-α 的影响[J].西部中医药,2017, 30(2):110

Q

谯建,张利,张旭.健脾益气方灌肠延续护理对胃癌全切除术后肠功能及生活质量的影响[J].中医药导报,2017, 23(6):108

S

尚巍,周胜利.中药穴位贴敷联合护理干预治疗 COPD 稳定期肺肾气虚证患者的疗效观察[J].中医药导报,2017, 23(4):120

邵海燕,于香兰,于红霞,等.芳香中药鼻贴剂联合足浴法改善骨伤科病人疼痛和睡眠质量的效果观察[J].护理研究,2017, 31(29):3734

施慧,方正清,袁亚美,等.《赤水玄珠》中护理技术探微[J].时珍国医国药,2017, 28(1):163

孙玉娇,陈璇.糖尿病中医辨证施护的研究现状及展望[J].护士进修杂志,2017, 32(3):225

W

王桂英,林含,陈玮欣,等.中医辨证护理对哺乳期急性乳腺炎疗效的影响[J].北京中医药,2017, 36(5):464

王丽芹,陈茜.2 型糖尿病病人中医健康管理需求与家庭功能的现状及相关性[J].护理研究,2017, 31(21):2593

王孝萍,董彦平,关艳梅.消渴病(2 型糖尿病)中医护理方案在临床中的应用[J].新疆中医药,2017, 35(2):50

温敏.中医护理干预对稳定期 COPD 患者呼吸肌力、肺功能及生活质量的影响[J].蛇志,2017, 29(2):217

吴利平,谭玉婷,方雪梅,等.六字诀呼吸操在社区老年患者 COPD 并开腹术后延续护理的应用[J].中医药导报,2017, 23(5):111

Y

杨艳,朱姝,杨志林.胃肠外科术后肛门排气延迟患者

不同中医护理干预方法的效果比较[J].四川中医,2017,35(4):200

杨达清,柏茂树,蒋海兰,等.中医辨证治疗与护理对胃癌晚期疼痛的效果观察[J].中医药导报,2017,23(12):115

Z

张萍,徐中芹,陶婷,等.熊戏在脾胃气虚型慢性萎缩性胃炎患者中的应用研究[J].中华护理杂志,2017,52(8):967

张琴,程红霞.抚触及穴位按摩在疝气患儿术后疼痛护理中应用效果[J].辽宁中医药大学学报,2017,19(1):211

张琼,黄文君.散刺联合中药热封包对原发性面肌痉挛的疗效及护理体会[J].中医药导报,2017,23(8):118

张媛,黄莞.中医规范化疼痛管理对肝癌疼痛患者生命质量的影响[J].中医药导报,2017,23(11):76

张万荣,李敏.辨证施护配合中药湿热敷在腰椎间盘突出症患者康复中的应用[J].西部中医药,2017,30(9):133

张晓军,李玉锋.基于食物不耐受法的中医药膳对辅助治疗溃疡性结肠炎的效果研究[J].山西医药杂志,2017,46(15):1881

赵录利,孙艳萍.推拿联合中药热敷序贯护理风寒型小儿腹泻的疗效[J].中医药导报,2017,23(9):118

赵如琴,郭月月,薄祥敏,等.雷火灸辅助治疗阳虚证糖尿病肾病下肢水肿的效果观察[J].护理学杂志,2017,32(19):13

周丽群,凌云巧,陈莉莉,等.辨证施护全程管理对肺癌患者干预研究[J].辽宁中医药大学学报,2017,19(4):197

朱素云,王应军.中西医结合护理对缺血性中风恢复期气虚血瘀症的疗效观察[J].中医药导报,2017,23(13):121

左杏梅,区洁崧,冯婉芬,等.中西医结合卒中单元康复护理模式对脑卒中偏瘫恢复期患者的影响[J].海南医学,2017,28(3):510

三、中　　药

(一)中药资源

【概　述】

2017年,药用植物分子生物学的功能基因克隆、生物信息学分析研究及栽培技术研究等仍是中药资源研究的重点,对第四次全国中药资源普查相关内容及中药资源区划也有较多研究报道。

1. 资源调查

黄璐琦等从第四次全国中药资源普查工作总体进展、核心指标收集汇总、数据库软件系统研发、大数据支撑国家规划实施和单品种研究5个方面展示了普查中信息化工作的阶段性成果。截止到2017年8月,通过"全国中药资源普查信息管理系统"初步汇总整理到中药资源调查数据信息200余万条、照片500余万张、腊叶标本等实物20余万份,累计发现新物种40余种。试点工作期间初步形成了包括1个中心平台、28个省级中药原料质量监测技术服务中心、66个县级监测站的中药资源动态监测信息和技术服务体系,重点开展190种中药材的价格、流通量和种植面积等6大类信息服务,中药材质量、田间管理等10大类技术服务。在20个省(区、市)布局建设了28个中药材种子种苗繁育基地,对近160种中药材的种子种苗进行繁育生产,并在海南及四川建立了2个中药材种质资源库,保存中药资源普查工作中收集的种质资源实物。李海涛等借助各大植物数据库、物种名录和文献记录,明确了中国药用植物特有种为3 150种,分属于153科的785属,其中蕨类植物12科22属38种,裸子植物7科14属42种,被子植物134科749属3 070种;包含特有种数量前3位的是菊科(218种)、毛茛科(182种)、唇形科(151种);特有种总数前4位的省级行政单位是四川省(1808种)、云南省(1533种)、贵州省(955种)和湖北省(930种);在区域尺度上,特有种最丰富的是西南地区(2 465种),其次是华中地区(1 226种)和西北地区(949种)。王蕊等统计黑龙江省大型真菌共有546种,隶属于53科13目6纲2亚门,其中食用真菌320种,具有药用价值的真菌214种,毒菌88种,食毒不明的大型真菌67种。曾其国等根据资料和结合实际调查,分析了准噶尔北部地区植物的组成、地理分布、垂直区等情况,46种特色药用植物隶属于27科35属,均为国家和新疆不同保护级别的药用植物。朱寿东等基于遥感/地理信息系统(RS/GIS)技术、利用雪线高程、采收期(4~5月)的平均气温、降水量和日照时长等环境因子和虫草产量之间的关系,建立预测当年的虫草产量加权几何平均模型,精度可达82.16%以上。

2. 分子生物学在中药资源的应用

刘娟等发现吉林人参 *Panax ginseng* 及组培苗β-香树脂醇合成酶和β-香树素C-28位羟基化酶(CYP716A52v2)在根中表达高,与五环三萜皂苷分布相一致,与达玛烷型人参皂苷合成相关的细胞色素P450酶,β-香树素C-28位羟基化酶(CYP716A53v2)表达呈显著正相关,从分子水平证明了人参皂苷化学成分分布的差异主要由转运引起。杨瑞等从全国7省份21居群采集了240株甘草属植物，利用PCR扩增，在长度为616 bp的ITS序列找到4个变异位点，确定了2种ITS单倍型；在389 bp的psb A-trn H序列中找到3个变异位点，确定了4种psb A-trn H单倍型，结合ITS及psb A-trn H序列分析，确定了3种基原甘草的分子鉴定方案。胡添源等克隆得到1条雷公藤 *Tripterygium wilfordii* 单萜合酶基因TwMS，其完整开放阅读框为1 797 bp，编码579个氨基酸，相对分子质量为69.75 kD、理论等电点为5.37，生物信息学分析表明TwMS具有单萜合酶的特征结构域，属于萜类合酶TPSb亚家族，经茉莉酸甲酯诱导后相对表达量显著上调。陈媞颖等从黄芩 *Sculellaria baicalensis* 转录组中获得9个具有全长的ARF转录因子基因，100 μmol/L赤霉素处理后，ARF1、ARF3、ARF4、ARF8、ARF20、ARF24表达量升高，ARF6、ARF18表达量降低，ARF基因与黄芩中黄酮类合成及调控基因的表达具有一定的相关性。吴亚运等利用RT-PCR方法从珠子参 *Panax japonicus* 根状茎中克隆得到β-香树素合成酶基因全长2 655 bp，包含一个2 286 bp的完整开放阅读框，编码761个氨基酸，编码蛋白分子量为87.90 kD，理论等电点5.84，不含跨膜区，为非分泌蛋白，含有38处磷酸化位点，在花、叶、茎、根状茎中均有表达，在叶中表达量最高，根状茎中表达量最低。王健等从穿心莲 *Andrographis paniculata* 叶片中克隆了1个NAC家族的转录因子，完整编码区包含972 bp，编码1个323个氨基酸的多肽，相对分子质量为35.9 kD的核蛋白，等电点为6.14，主要在穿心莲的叶片里表达。杨瑾冬等从丹参 *Salvia miltiorrhiza* 基因组库中寻找到11条迷迭香酸合成酶编码基因，属于BAHD酰基转移酶家族，分子量在36～59 kD之间，多为酸性稳定蛋白，不含信号肽和导肽，主要特征是二级结构无规则卷曲和α-螺旋，可为今后深入研究酶的结构特征和功能提供参考。陈宜均等对9种唇形科植物的牻牛儿基牻牛儿基焦磷酸合酶(GGPS)进行研究，构建了GGPS蛋白家族的系统进化树。结果表明，它们的GGPS氨基酸序列理化性质基本一致，为GGPS的酶学特性及二萜类生物合成的分子机制研究提供理论参考。

董林林等采用DNA标记辅助育种结合系统选育技术，选育了首个三七 *Panax notoginseng* 抗病新品种“苗乡抗七1号”，该品种根腐病及锈腐病的发病率分别下降83.6%和71.8%。基于RAD-Seq技术，该品种包含12个与三七抗根腐病相关的特异SNP位点，可作为抗病品种的遗传标记。刘霞等收集75份麦冬 *Ophiopogon japonicus* 实验样本，川麦冬和浙麦冬的psbA-trnH序列在49位点处存在变异，川麦冬为碱基腺嘌呤(A)、浙麦冬为碱基鸟嘌呤(G)。

3. 中药资源生理生态学研究

汪涛等发现淹水胁迫对杭菊 *Chrysanthemum morifolium* 花色苷的合成及其相关酶和基因有显著影响，但不改变它们在杭菊头状花序开放过程中的变化规律，二氢黄酮醇4-还原酶为花色苷合成的关键酶，变化规律与花色苷一致，而查尔酮合酶基因和酶活性与花色苷的含量无显著相关性。靳雯棋等比较了野山参与园参在抗坏血酸—谷胱甘肽(AsA-GSH)循环中代谢相关酶活性。结果，野山参中超氧化物歧化酶(SOD)、过氧化氢酶(CAT)、抗坏血酸过氧化物酶(APX)、单脱氢抗坏血酸还原酶(MDHAR)、谷胱甘肽还原酶(GR)等抗氧化酶活性均高于园参，谷胱甘肽(GSH)、抗坏血酸(AsA)、脱氢抗坏血酸(DHA)等抗氧化物的量有高于园参的趋势，为野山参与园参功效差异研究提供了理论依据。陆奇杰等测定了茅苍术 *Atractylodes lancea* 中6个不同氮浓度下光合指标和抗氧化成分指标，表明11 g/m^{2}是茅苍术生长发育较为合适的氮浓度。黄文静等研究显示，3年生珠子

参 *Panax japonicus* 地上部分生长旺盛，叶绿素含量和保护酶活性高，对光能的捕获、有机物的同化、以及对环境的适应能力高于2年生和苗期珠子参，应根据栽培年限和生长阶段的不同采取相应的遮阴措施。付晓莹等通过·O_2 的载体 $Na_2S_2O_4$ 打破原有的活性氧平衡，模拟胁迫条件下黄芩 *Scutellaria baicalensis* 的生理过程，SOD、CAT、POD、APX和苯丙氨酸解氨酶(PAL)活性发生很大改变，人为构建逆境的新方法。罗鸣等对钩藤属不同种植物生长旺盛期的光合生理生态特征以及与药材产量相关性研究，净光合速率、叶片温度、气孔导度种因子与药材产量呈现极显著相关性，它们是影响钩藤生长的最主要因素。

戴道新等比较红光、蓝光、全光谱光和自然光对30 d龄蚂蟥 *Whitmania pigra* 生长和内在品质的影响，结果蓝光对蚂蟥的促生长作用最强，50 d后红光和白光组表现出消化酶活性最高，明显促进蚂蟥生长的优势。红光下蚂蟥特定生长率、增重率、消化酶活力均高于其他各组，白光下蚂蟥SOD、CAT、ALP酶等抗逆酶活性最高。卢昱希等研究表明，25 ℃时水蛭 *Hirudo nipponica* 特定增长率最大，但高于30 ℃时随着温度升高存活率急剧下降。水蛭的特定增长率随着密度的增大而减小，存活率随着密度增加而呈现显著下降趋势，投喂周期与特定增长率之间存在着显著负相关关系，经过研究推测30～120条/L为适合水蛭生长的密度，22～26 ℃为水蛭最适生长温度，投喂周期越短越好。

4. 中药材产地区划

吴杰等采用中国中医科学院中药研究所研发的药用植物全球生态适宜性分析系统(GMPGIS)详细分析了红豆杉、南方红豆杉、欧洲红豆杉、短叶红豆杉、喜马拉雅红豆杉、东北红豆杉、加拿大红豆杉、佛罗里达红豆杉、矮紫杉、密叶红豆杉、墨西哥红豆杉和南洋红豆杉等红豆杉属 *Taxus* 植物在全球的分布状况。吴晓俊等综合55项环境因子，分析影响党参药材分布的主要因素。结果显示，降水量和海拔等对党参3个种的分布均产生影响，其中党参 *Codonopsis pilosula* 主要集中在甘肃南部、陕西南部、山西南部、宁夏南部及吉林东南部；素花党参 *C. pilosula* var. *modesta* 主要集中在甘肃南部、贵州西北部、四川东北部；川党参 *C. tangshen* 主要集中在湖北西部、重庆东部、四川中部，为开展药材合理引种栽培提供了科学依据。李英等对河北省43个产地的北柴胡 *Bupleurum chinense* 中柴胡皂苷类成分含量与地形因子之间的关系进行研究，最适宜柴胡皂苷类成分积累的地形因素为海拔600 m以上4.00～5.50°的阳坡。武孔云等利用中药材产地适宜性分析系统(TCMGISⅡ)，分析贵州不同区域的生态因子值，贵州太子参 *Pseudostellaria heterophylla* 的适生区域的年均温度7.3～21.4 ℃，3月平均温度－6～12 ℃、湿度58.8%～82.1%、日照991～2 646 h/年、年降水量556～1 410 mm，7月平均温度8.9～27.1 ℃，1月平均温度－11～7.6 ℃，土壤为暗棕壤、紫色土、棕壤等，威宁、赫章两县为最适种植区。张小波等应用空间统计分析方法，对中国各地黄花蒿 *Artemisia annua* 中青蒿素含量空间分布特征进行分析。结果显示，各省青蒿素含量存在显著的、正的空间自相关，含量具有明显的空间聚集特征；青蒿素含量高的区域分布在西南地区，广西、重庆等9个省市的青蒿素含量属于高值聚集区。史婷婷等应用地理探测器模型分析了地理环境因子对中国各地黄花蒿中青蒿酸含量空间分布的影响。结果表明，青蒿酸含量的空间分布是多种因素综合作用的结果，土壤类型(0.233)＞年均辐射量(0.208)＞植被类型(0.192)＞高程(0.171)＞日照(0.170)＞年均气温(0.153)＞年均降水量(0.111)＞坡度(0.110)＞相对湿度，从而为黄花蒿的种植提供理论依据。

5. 中药材生产技术研究

(1) 品种与产地　张红瑞等对大洋菊(杭菊)、

贡菊、怀菊、黄金菊、野金菊、小洋菊(杭菊)6 种药菊 *Chrysanthemum morifolium* 栽培类型进行蒸青干燥,结果 6 种药菊中多种化学含量差异显著,但有效成分绿原酸、木犀草苷、3,5-*O*-二咖啡酰基奎宁酸含量均达到了《中国药典》(2015 年版)规定标准,表明不同栽培类型间有效成分含量的差异主要来自遗传差异,杭菊引种到河南后内在质量优势明显。宋玲珊等研究证明,百蕊草 *Thesium chinense* 产量随分支数量增加而增加,20 分枝以上百蕊草单株干质量是 1～3 分枝的 25.4 倍;百蕊草植株内总黄酮量和山柰酚量总体随分枝数量的增加而减少,1～3 分枝的质量分数最高。山柰酚与百蕊草根直径之间为显著负相关。蒲雅洁等研究显示,栽培远志 *Polygala tenuifolia* 糖酯类成分受产地因素影响较大,安国远志中远志蔗糖酯 B 与远志蔗糖酯 C 含量较高,汾阳远志中 3, 6'-二芥子酰基蔗糖、远志寡糖 S、远志寡糖 L 及远志寡糖 V 含量较高;生长年限对皂苷类成分影响较大。柴云峰等运用高分辨质谱全扫描和二级质谱快速鉴定了白菊样品中 22 个黄酮类化合物。结果显示,桐乡白菊中每类黄酮的含量由高到低为芹菜素＞木犀草素＞香叶木素＞金合欢素,其中含量最高的黄酮是芹菜素-7-*O*-6″-丙二酰基葡萄糖苷;射阳白菊中每类黄酮的含量由高到低为金合欢素＞木犀草素＞香叶木素＞芹菜素,其中含量最高的黄酮是金合欢素-7-*O*-6″-丙二酰基葡萄糖苷。差异成分可区分不同产地的白菊。

(2) 栽培模式　孟祥才等结合当前中药材栽培发展形势,以栽培药材的质量和产量为核心,通过栽培品种选育、产区合理区划、优质种子培育及加强药材质量形成规律的研究提出设想,确保中药材生产的健康发展。王恩军等采用栽培模式(平作和垄作)和覆膜方式(不覆膜、覆白膜和覆黑膜)二因素随机区组试验设计对河西走廊绿洲灌区菘蓝 *Isatis indigotica* 种植进行研究,垄作覆黑膜栽培延长快速生长持续期,根系最发达,单株根干重较高,产量最高(4 514 kg/hm^2),垄作覆白膜产量最低(3 116 kg/hm^2);(R, S)-告依春含量以垄作覆白膜最高(2.61 g/kg),垄作不覆膜最低(1.37 g/kg)。宁书菊等研究了不同密度处理对桔梗 *Platycodon grandiflorum* 产量相关的各项生理指标及总皂苷含量的影响,认为闽北、中部地区南桔梗的种植密度在 45～49 万株/hm^2 为宜。单成钢等比较了丹参 *S. miltiorrhiza* 种植方式,发现平原地块先起垄再种植和大垄双行种植均表现出较高的产量水平,分别比对照品高 17.9%、12.8%;丘陵地块大垄双行和平作方式均表现出较高的产量水平,同一种植模式在平原地块比山区地块分别高出 49%、42%。于凡等研究显示,直播种植丹参 *S. miltiorrhiza* 中丹酚酸 B 含量高于根植丹参,但丹参酮类成分降低。林弋凯等对铁皮石斛 *Dendrobium officinale* 品系在岩壁附生、梨树附生和设施盆栽 3 种栽培环境下性状和质量进行研究。结果显示,岩壁附生和梨树附生的铁皮石斛叶片稀少、颜色紫红、伸展角度减小、茎秆粗壮而短、根系发达,且岩壁附生铁皮石斛多糖和醇溶性浸出物含量最高,表明岩壁附生栽培环境更有利于铁皮石斛次生代谢产物的合成和积累。吴发明等研究显示,多效唑对麦冬 *Ophiopogonis japonicus* 药材质量影响不显著,对提高麦冬多糖和黄酮含量有一定作用,对麦冬皂苷含量有一定的降低作用。皮胜玲等对不同产地野生与栽培夏枯草 *Prunella vulgaris* 中 5 种活性成分进行测定。聚类分析结果显示,大部分产地野生与栽培夏枯草能被正确区分。

(3) 肥料　孙媛等研究发现,在 100 株/m^2 的密度条件下 120～480 kg/hm^2 有机无机复混肥对于老鸦瓣 *Tulipa edulis* 的生长和产量影响未体现显著性差异,120 kg/hm^2 配施 0.2%硫酸锌处理母鳞茎鲜重、鳞茎总鲜重及总干重、水溶性浸出物及多糖含量均高于单独施肥 120 kg/hm^2 处理,其中多糖含量比单独施肥 120 kg/hm^2 提高了 72.36%,显示复合施肥是最有效的。

(4) 加工　邱镇等在不同环境下发汗对丹参 *S. miltiorrhiza* 主要有效成分及其体外抗氧化活性的比较分析为依据,表明空旷光照环境下丹参发汗是一种良好的丹参产地药材发汗环境。王天媛等研究显示,不同加工方法处理的猪苓 *Polyporus umbellatus*,虽然药材性状差异较小,但有效成分含量存在显著性差异,40 ℃以上烘干处理获得的猪苓折干率较大,40 ℃和 50 ℃处理的猪苓麦角甾醇和总多糖含量较高。朱邵晴等研究了当归 *Angelica sinensis* 药材加工新方法,采用控温控湿、中短波红外及微波真空干燥法药材所含绿原酸、阿魏酸显著高于新鲜样品及产地传统干燥方法加工样品,其整体化学特征与产地传统干燥方法加工样品较为近似,可作为当归药材产地现代干燥加工的适宜方法。

(5) 其他　沈亮等制订了人参 *Panax ginseng* 无公害农田栽培技术体系,规范人参生态适宜性数值区划确定农田栽参栽培用地、无公害种植方法、田间管理、病虫害防治、采收加工及质量控制等内容,提出农田栽参土壤修复,建立病虫害综合防治平台,培育适宜农田栽培的抗逆新品种,建立人参无公害种植产地溯源系统等技术策略,以促进农田栽参种植产业的健康可持续发展。杨光等研究了三七茎叶、三七花的食用历史、营养成分和质量可控标准。结果,三七茎叶、三七花食用历史悠久,富含维生素、矿物质、蛋白质、氨基酸等多种营养成分,并且安全无毒、无明显脏器损伤。三七茎叶、三七花作为新食品原料在对其他中药材的非药用部位综合开发利用具有参考价值。

(撰稿:王喜军　孟祥才　审阅:陶建生)

【中药材产地生态适宜性研究】

中药材产地生态适宜性相关的指标通常可分为 5 大类,分别为气候因素、土壤因素、大气因素、生物因素和地形因素。道地药材品质很大程度上与生长地理环境密不可分,适宜的生态环境、优良的种质资源、历史悠久的生产加工养护技术等是道地药材形成和发展的基本要素。目前,中药材产地生态适宜性研究大多采用中国中医科学院中药研究所研发的《药用植物全球产地生态适宜性区划信息系统》(GMPGIS),如银杏、红豆杉、人参、何首乌等;亦采用中国医学科学院药用植物研究所研发的《中药材产地适宜性地理信息分析系统》(TCMGIS),如银柴胡等,或利用最大信息熵模型(MaxEnt)和 ArcGIS 空间分析技术,如滇重楼、山茱萸、中麻黄、红花龙胆等,上述研究为指导中药材引种栽培,进行合理生产布局或区划提供了科学依据。

银杏 *Ginkgo biloba*　徐江等以 612 个银杏采样点气候因子值和土壤类型为依据,采用 GMPGIS 预测银杏全球最大生态相似度区域。结果显示,银杏适宜生长的地区为亚洲东部、欧洲大部分地区、北美洲中部及南部、南美洲南部、非洲南部以及澳洲南部地区。世界范围内适宜银杏生长的面积约为 41 215.44×10^3 km^2,占地球总面积的 30.62%。适宜银杏生长的国家主要有美国、中国、俄罗斯、阿根廷、加拿大等;其中中国适宜银杏生长的省区为内蒙古、云南、四川、广西、浙江等。

红豆杉　目前世界上公认具有独特抗癌活性的紫杉醇主要来源于红豆杉属(*Taxus*)植物,该类植物在全球共有 12 种,均被所在国列为濒危树种保护。吴杰等根据红豆杉属植物生长的生态相似性原理,预测其在全球的适宜产地,采用 GMPGIS 详细分析了红豆杉属植物在全球范围内的潜在生态适宜分布区域。结果显示,红豆杉(*Taxus wallichiana* var. *chinensis*)、南方红豆杉(*T. wallichiana* var. *mairei*)、欧洲红豆杉(*T. baccata*)、短叶红豆杉(*T. brevifolia*)和喜马拉雅红豆杉(*T. wallichiana* Zucc.)生态阈值范围广,在南北半球均有较大的适生区;东北红豆杉(*T. cuspidata*)主要分布于北半球,南半球仅有零星分布;加拿大红豆杉(*T. cana-*

densis）、佛罗里达红豆杉（*T. floridana*）和矮紫杉（*T. cuspidata* var. *nana*）仅分布于北半球，且后两种预测产区相对较少；密叶红豆杉（*T. fauna*）、墨西哥红豆杉（*T. globosa*）和南洋红豆杉（*T. sumatrana*）生长环境要求相对苛刻，属于小生境物种，在全球范围内有零星分布，面积均较小。

人参 *Panax ginseng*　沈亮等以人参本草文献记载的道地产区、野生分布区及当前主产区人参生态因子数值为依据，采用 GMPGIS 分析了在全球变暖条件下人参未来生态适宜产区变化，显示气温升高将有助于人参适宜产区增加。结果，亚洲东部、北美洲中部及东部、欧洲中南部及大洋洲东部地区是当前人参全球范围内的主要适生区域。随着全球气候变暖，在温室气体排放相对较少的 A1b 模型和排放较多的 A2a 模型下，预测 2050 年人参潜在生态适宜产区面积约为 9 500×10^3 km^2，比当前产区适宜面积增加了 7.05%～7.12%，增长区域主要分布在亚洲东北部和欧洲北部地区；预测 2100 年人参适宜产区面积约为 10 800×10^3 km^2，比当前产区适宜面积增加了 22.89%～27.41%，增长区域主要分布在欧洲北部、亚洲中部及东部地区。

何首乌 *Polygonum multiflorum*　黄志海等搜集何首乌道地产区、主产区及野生产区的分布样点，应用 GMPGIS 对其进行 7 个生态因子的聚类分析，得到何首乌全球范围的生态适宜区和潜在人工栽培区。结果显示，何首乌的全球生态适宜性区域范围较广，总面积约为 780.7 万平方千米，分布 69 个国家或地区，主要国家有中国、美国、巴西、乌克兰、法国等；何首乌在中国的主要适宜区为云南、四川、广西、湖南、湖北、贵州等省；不同产区何首乌品质不同。该研究结果为何首乌全球人工栽培产区的选择提供了科学依据。

银柴胡 *Stellaria dichotoma*　马伟宝等通过文献查阅获得野生银柴胡分布记录有效标本 197 份，应用 TCMGIS 进行产地适宜性分析。结果，野生银柴胡生态相似度 100%的区域主要分布在 15 个省（区、市）的 463 个县（市），适宜面积总计为 786 437.37 km^2，其中适宜种植面积最大的为内蒙古自治区，其次为新疆维吾尔族自治区。野生银柴胡生态相似度 95%～100%的区域主要分布在 18 个省（区、市）的 961 个县（市），适宜面积总计为 1 901 687.76 km^2，其中适宜种植面积最大的是内蒙古自治区，其次为新疆维吾尔族自治区。野生银柴胡生态相似度 90%～95%的区域主要分布在 19 个省（市、区）的 642 个县（市），适宜面积总计为 1 414 635.68 km^2，其中适宜种植面积最大的为西藏自治区，其次为青海省；野生银柴胡适宜分布区与文献记录吻合，可作为银柴胡引种和科学区划的重要依据。

北柴胡 *Bupleurum chinense*　李英等在对河北省 43 个产地柴胡实地采样的基础上，应用统计分析方法全面分析了不同地形因子条件下柴胡中柴胡皂苷类成分含量的差异，考察海拔、坡度、坡向对柴胡皂苷类成分含量的影响，并依据柴胡皂苷类成分与地形因子之间的关系，应用 ArcGIS 进行了基于地形因子的河北省北柴胡生态适宜性区划。结果，最适宜柴胡皂苷类成分积累的地形因素为海拔 600 m 以上、坡度 4.00～5.500、坡向为阳坡。太行山、燕山等地形条件相似的山区地带为北柴胡最适宜种植区。

重楼 *Paris polyphylla*　《中国药典》(2015 年版）规定重楼药材为云南重楼（滇重楼）或七叶一枝花（华重楼）的干燥根茎。滇重楼是“云南白药”和“宫血宁”等著名中成药的主要原料之一，已被列为云南省 30 种稀缺濒危天然药物之一。石子为等在云南、四川、贵州 3 省 175 个滇重楼种植区进行实地调查的基础上，根据“中药资源空间信息网格数据库”提供的 1950～2000 年 1 km×1 km 空间分辨率的气候资料，基于全国区域和年尺度选取影响我国滇重楼分布的潜在气候因子，利用最大信息熵模型（MaxEnt）和 ArcGIS 空间分析技术，研究了影响我国滇重楼潜在种植分布的主导气候因子及其气候适宜性。结果，影响我国滇重楼潜在种植分布的主导气候因子是8月平均降雨量、最干季平均温、等温性、10月平均降雨量、季节降水量变异系数和7月平均温，累积贡献率达到了97.2%。利用所建模型给出的滇重楼在待预测地区的存在概率，将我国滇重楼潜在种植分布区划分成最适宜区（云南境内，包括昆明、普洱、楚雄、玉溪、红河等地）、较适宜区（云南全境、四川的中南部、贵州西部、广西西部，西藏南部、海南岛的部分地区）、次适宜区（西藏南部、四川中部、陕西南部与甘肃交界处、贵州中部、广西中南部、云南南部，及我国的华中地区和华东地区和华南地区）和气候不适宜区，并给出了各气候适宜区的气候特征。利用最大信息熵模型（MaxEnt）和ArcGIS软件空间分析功能，结合影响中国滇重楼潜在分布的地形、土壤因子，石氏等进一步对中国滇重楼进行基于地形土壤因子的生态适宜性等级划分。结果显示，影响中国滇重楼潜在分布的主导因子为海拔、有机碳含量、土壤阳离子交换能力、土壤含粘土量、土壤有效水含量等级、土壤质地分类，上述因子对滇重楼潜在分布的累积贡献率达到了潜在生态因子的97.1%，利用所建模型给出的滇重楼在待预测地区的存在概率，将中国滇重楼生态适宜性等级划分为不适宜区、次适宜区、较适宜区和最适宜区，并给出了中国滇重楼潜在分布区的地形、土壤因子阈值。程睿旸等以重楼药材基原物种云南重楼和七叶一枝花道地产区、主产区与野生分布区的采样点为依据，选取最冷季平均气温、最热季平均气温、年平均气温、年均降水量、年均相对湿度、年均日照强度和土壤类型7个生态指标作为主要参考因子，结合GMPGIS，经过生态相似性比对分析获得云南重楼与七叶一枝花在全球范围内的生态适宜性产区和潜在种植区。结果显示，云南重楼和七叶一枝花的最大生态相似度区域相似，在全球范围内主要分布在中国、巴西、美国、赞比亚、刚果等19个国家。其中，中国的最大生态适宜性产区为云南、四川、广西、湖南、湖北等16个省区。

山茱萸 *Cornus officinalis*　张飞等以山茱萸的14个产地89个采样点为分析基点，利用Maxent和ArcGIS对山茱萸进行生态适宜性研究，分析山茱萸生长地的相关生态因子如气候、地形等。结果，影响山茱萸生长的主要生态因子包括11月降水量、3月降水量、植被类型等9个生态因子，山茱萸生长最适宜区域分布在河南、陕西、浙江、重庆、湖北等地。

中麻黄 *Ephedra intermedia*　中麻黄的草质茎是麻黄药材的来源之一，由于长期处于野生状态，无序滥采滥挖，中麻黄野生资源遭到极大破坏，被列入第二批《国家重点保护野生药材物种名录》。马晓辉等对采集到38份中麻黄样本和从CVH中获得的116条中麻黄分布信息，结合气候因子数据、土壤数据和植被类型，运用ArcGIS技术分析，用最大熵MaxEnt模型并结合GIS空间分析技术对中麻黄在我国的生态适宜区进行分析。结果，中麻黄MaxEnt模型ROC曲线训练数据集和测试数据集的AUC依次分别是0.986，0.958，均大于0.9，趋近于1，表明MaxEnt模型对中麻黄在中国潜在分布区的预测效果非常好，由模型运算得出的中麻黄生境适宜度具有很高的准确度和可信度。中麻黄较高适宜度主要集中在甘肃西部、青海东部、新疆西北部、内蒙古中部和西藏东北部。

红花龙胆 *Gentiana rhodantha*　沈涛等应用最大熵模型（MaxEnt）和地理信息系统（GIS）预测红花龙胆在云南、贵州的潜在适生区，UPLC法建立红花龙胆不同部位指纹图谱，Pearson相关性分析和逐步回归分析研究化学成分含量变化与生态因子间的相互关系，探讨气候和土壤条件对药材特定和整体化学成分的影响作用。结果显示，MaxEnt模型训练集和测试集AUC值分别为0.919和0.915，表明模型预测结果准确，可信度高。分布区模拟结果显示，影响红花龙胆分布的主要生态因子为：年均温度变化范围（最适宜范围：16.0～27.0 ℃）、昼夜温差月均值（最适宜范围：8.5～11.6 ℃）、6月平均降水量（最适宜范围：200～400 mm）、9月平均降水量（最适宜范围：90～125 mm）、6月平均最高气温（最适宜范围：21.0～27.0 ℃）、温度季节性变化方差（最适宜范围：4 000～5 200）、10月平均降水量（最适宜范围：65～110 mm）、7月平均最低气温（最适宜范围：14.5～20.5 ℃、1月平均最高气温（最适宜范围：14.5～25.5 ℃）、土壤酸碱度（最适宜范围：pH＜5）、4月平均降水量（最适宜范围：14.5～25.5 mm）。相关性分析显示，地下与地上部位芒果苷含量、化学成分总含量、化学成分根茎比与植株生长期温度、降水及上层土壤理化特性相关性显著（$P<0.05$ 或 $P<0.01$），与生境适宜度值呈显著（$P<0.05$）或极显著（$P<0.01$）的负相关；6～8月的降水、温度变化及上层土壤酸碱度、阳离子交换量是影响药材有效成分积累的关键生态因子。云贵高原红花龙胆主要适应于中、低海拔，最适宜的生长区位于云南中部和滇西北、贵州黔东南和黔南地区。

白木香 *Aquilaria sinensis*　徐江等采用GMPGIS对搜集到的白木香道地产区、主产区及野生分布区共94个样点进行生态因子的聚类分析，获得沉香全球范围的生态适宜区和潜在种植区。结果，白木香在世界范围的生态适宜产区主要为中国，其次巴西、老挝、越南等国家；白木香在中国的主要适宜产区为广东、广西、海南、云南、福建等省区。

化橘红　化橘红药材为化州柚 *Citrus grandis* “Tomentosa”或柚 *Citrus grandis*（L.）Osbeck的未成熟或近成熟的干燥外层果皮。许翔翔等以化橘红主产区的95个样点为分析基点，结合气温、相对湿度、日照强度、年降水量、土壤类型等关键生态因子值，采用GMPGIS对化橘红在全球的生态适宜区域进行分析。结果，化橘红的最大生态相似度区域主要分布于中国、巴西、美国和越南等热带和亚热带区域，总面积约210万 km^2，其中中国占总面积的60％以上，中国的适宜区主要分布于广西、湖南、江西、云南和广东等省；巴西东南部（面积第2）和美国东部（面积第3）是潜在适宜产区。

广佛手 *Citrus medica* var. *sarcodactylis*　汪耀等基于广佛手野生分布区、主产区及道地产区的330个分布点数据，采用GMPGIS对广佛手的全球产地生态适宜性区域进行预测分析。结果表明，中国为广佛手全球产地生态适宜性区域最大的国家，适宜区面积约占全球产地生态适宜性区域的89.98％，主要分布于中国南部，如广西壮族自治区、湖南省、江西省、四川省、贵州省、广东省、云南省、福建省等。此外，巴西为广佛手全球产地生态适宜性区域的潜在拓展地区，其生态适宜性面积约占全球产地生态适宜性区域的5.87％。

石虎 *Euodia rutaecarpa* var. *officinalis*　石虎的干燥近成熟果实为吴茱萸药材的基原之一。种植于贵州铜仁、湖南新晃的吴茱萸药材品种以石虎为主，因历史上以水路集散于常德而名“常吴萸”，是有名的道地药材。徐菲等应用HPLC方法测定吴茱萸药材石虎品种果实有效成分的含量，考察不同产地、不同采收期对药材品质的影响，并应用TCMUIS-II对石虎的适宜生长区进行规划。结果显示，药材以贵州、湖南等道地产区有效成分含量较高，随成熟期不同，其生物碱含量呈升高趋势。区划系统能很好地区分适宜栽种区域，其中以贵州、重庆、湖南的适宜种植区较大。

连翘 *Forsythia suspensa*　张海龙等基于生态位模型和地理信息系统相关原理和方法，利用已知的69个连翘分布点位，结合24个与其生长和分布息息相关的环境因子，定量分析了连翘在我国的潜在分布。结果显示，连翘核心分布区主要位于我国中部和东部地区，基本上分布于105°～125°E，30°～40°N之间，总面积为1 013 959 km^2；影响连翘分布的主导环境因子是：最冷季平均温度、最干月降雨量、最干季平均温度、气温季节性变动、年降雨量；最适宜连翘生长的生态参数是：冬季最低0 ℃左右，最干月降雨量在10 mm左右，最干季平均温度在0 ℃左右，气温季节性变动小于14 ℃，年降雨量755 mm左右。

川西獐牙菜 *Swertia mussotii*　董永波等在文献查阅和分析川西獐牙菜分布适宜性的海拔、年降水、年均温等生态因子基础上，基于遥感与GIS技术，获取生态因子、叠加分析、结合GPS野外验证数据，研究分析了四川省川西獐牙菜的适宜性分布区域。结果显示，川西獐牙菜在四川省适宜分布面积为1 543.749 km^2，主要分布在德格县、日孜县、道孚县、康定县、马尔康市等县市，占该区县市总面积的7.25％。

广金钱草 *Desmodium styracifolium*　李丹等对华南和西南地区(广东、广西、海南和云南)的广金钱草实地调研，结合夏佛塔苷、多糖的含量，运用最大信息熵模型和地理信息技术，分别筛选影响广金钱草分布适宜性和品质适宜性的主导生态因子，再对广金钱草的分布和品质进行适宜性区划。分布区划表明，4月均温、最冷季节均温、土壤类型和寒冷指数4个生态因子对广金钱草分布适宜性的影响最大。品质区划表明，多糖含量与4月降水量呈显著性正相关；夏佛塔苷含量与4月均温、最冷季节均温呈显著性负相关，与10、11月降水量，4、5月日照时长呈极显著负相关，与4月降水量、温度季节性变化标准差呈显著性正相关，与2月、3月降水量呈极显著性正相关。以夏佛塔苷、多糖为品质指标，绘制出广金钱草的品质区划图，为广金钱草生产区划、种植基地选择和定向培育提供了科学选址依据。

铁皮石斛 *Dendrobium officinale*　刘德锋等根据云南省的气候资源特点及铁皮石斛对生长环境的要求，分析确定影响铁皮石斛生长分布的适宜性区划指标，选取年平均温度、年极端最低温度、年极端最高温度、全年≥10 ℃活动积温、年降水量、海拔、年平均相对湿度7个气象因子作为种植区划指标，利用云南省109个气象台站1981～2010年的气候资料及云南省地理信息数据，采用地理信息系统空间分析技术对区划指标进行细网格推算。结果得到云南省1 km×1 km网格化气候资源的空间分布情况，表明铁皮石斛的最适宜生长区主要集中在滇西南的瑞丽、陇川、盈江、潞西、梁河等地区；次适宜生长区在25°N以南的大部分地区、滇东北的部分地区以及滇西的极少数地区。

（撰稿：陈建伟　王江波　审阅：陶建生）

【中药新品种选育及其品种特性研究】

中药材质量的优劣和安全性直接影响中药系列产品的质量和疗效。而优良的药材品种又是药材质量稳定的基础，是中药材规范化生产的保证。目前我国有200余种中药材实现了人工栽培，但作为源头工程的良种选育却是薄弱环节。

药用植物传统育种主要依赖于植物的表型选择，一个优良品种的培育往往需要花费几年甚至十几年时间。育种学研究表明，基因型与环境间互作等多重因素会影响表型选择效率，近年来药用植物DNA标记辅助育种、太空诱变育种技术的应用，加快了药用植物育种进程，缩短了育种周期。

1. 系统育种技术应用

系统育种(line breeding)，系统育种就是采用单株选择法，优中选优。即从现有品种或引进品种的后代中选择优良的变异个体，通过鉴定、比较和繁殖从而培育成新品种，这种育种方法称为系统育种，是目前最常用的育种方法现。

太子参 *Pseudostellaria heterophylla*　太子参在黔东南地区有较大种植面积。由于产区随意引种和长期无性繁殖等致使太子参品质不稳定、抗逆性减弱、产量低。肖承鸿等以选育的太子参新品种“施太1号”与对照品种“黔太子参1号”、对照品系“SB-C”个品种(系)，4个种植区域的120份种质为研究对象，测量药材产量、商品性状、浸出物含量、多糖含量、太子参环肽B含量和氨基酸含量，运用SPSS 17.0软件进行多重比较和相关性分析。结果显示，与2个对照品种(系)“黔太子参1号”(品种)和“SB-C”(品系)比较，新品种“施太1号”的单株药材重、单个块根重、中上部直径和多糖含量显著高于对照品种(系)，50 g块根数少于对照品种(系)，药材商品等级优于对照品种(系)，I级和II级比例占总等级的57%以上；太子参环肽B含量与“SB-C”品系无显著差异，而显著高于“黔太子参1号”品种；浸出物含量与对照品种(系)间无显著差异；氨基酸含量略低于对照品种(系)；外观性状与内在质量间存在一定的相关性。新品种“施太1号”在贵州适宜生态区域有较大的推广和生产价值。

白术 *Atractylodes macrocephala* 白术为异花授粉植物，有性后代性状混杂，药农自繁自留往往导致种性退化严重。大田生产用种为多个生态类型、生物学特性各异的混合体，产量不高且品质不稳定。沈晓霞等采用系统育种方法从野生浙白术单株选育7年后获得优异株系，经区域试验后最终审定成为新品种“浙术1号”[浙(非)审药2014003]。两年区域试验表明，“浙术1号”与全国8省(市)20个产地白术相比较，综合性状表现突出，各项生产指标和品质指标均优于尚湖农家种对照和和原始群体，平均产量3 840 kg/hm²、生育期241～250 d，植株性状一致、抗性优良、成活率76.99%，单个根茎重达72 g，一级品率54.79%，挥发油含量2.67 ml/100 g，浸出物40%。可作为浙白术在产区推广种植。

温郁金 *Curcuma wenyujin* 任江剑等采用系统选择方法从“温郁金1号”变异植株中选育出优异新品种，经区域试验后最终审定成为新品种“温郁金2号”[浙(非)审字2015002]。两年区域试验显示，其各项生产指标和品质指标均优于对照，莪术、姜黄和郁金药材干品平均产量分别达4 387 kg/hm²、2 481 kg/hm²、945 kg/hm²，分别比对照增产12.03%、10.38%和21.29%；生育期220～233 d；株高192.5 cm；萌发数5、6个；莪术药材中挥发油含量5.5%(ml/g)，较对照高31.11%。该新品种综合性状表现优异，特别是莪术挥发油含量高，适宜在主产区推广种植。

杭白菊 *Chrysanthemum morifoliu* 沈学根等经过8年的系统选育，从杭白菊芽变单株中选育成黄酮含量高、始花期和终花期延后一周左右的杭白菊新品种。经区域试验后最终审定成为新品种“金菊3号”[浙(非)审字2013002]，其产量指标和品质指标均优于对照，干花平均产量为2 335.5 kg/hm²，平均总黄酮含量为6.81%。“金菊3号”综合性状表现突出，可作为杭菊花的优质种源。

薏苡 *Coix lacryma-jobi* 孙健等通过薏苡诱变育种、营养品质和食味品质分析，培育成有效成分含量高、农艺性状佳、食味品质较优的薏苡新品种“浙薏2号”[浙(非)审字2014004]。“浙薏2号”籽粒总淀粉、总蛋白、粗脂肪和三油酸甘油酯分别为64.3%、14.0%、8.4%和1.24%。而对照“浙薏1号”籽粒总淀粉、总蛋白、粗脂肪和三油酸甘油酯分别为62.8%，15.2%，8.5%，1.06%。“浙薏2号”的总淀粉比例显著提高，蛋白含量显著降低，脂肪含量差异不显著，三油酸甘油酯含量显著提高。食味品质与“浙薏1号”相比，“浙薏2号”的快速黏度分析(RVA)曲线具有明显崩解值，最大黏度较高，胶稠度较小，直链淀粉和糊化温度变化不显著。“浙薏2号”既保留了较高的有效成分和营养，又改善了食味品质。

益母草 *Leonurus japonicus* 徐建中等通过益母草多点品比试验，优选益母草新品种。在2012年和2013年，分别在浙江衢州、丽水和义乌3个地区开展了益母草新品系两年三茬区域试验，从品系的生育期、地上部性状特征、抗逆性、产量和药材品质等方面进行综合评价。“浙益1号”[浙(非)审药2015003]品系产量最高，鲜产量为20 157 kg/hm²；全生育期为329.8 d，较对照迟35.4 d，植株较高，有效成分水苏碱和益母草碱含量均最高；在试验期间，未发现明显病害，耐寒性稍差，但不影响来年抽薹。表明"浙益1号"益母草新品种具有遗传性状稳定一致、丰产性好、药材品质佳、适应性强等优良特性，可在浙江省内推广种植。

2. DNA标记辅助育种技术的应用

药用植物DNA标记辅助育种是以DNA多态性为基础，依据分子杂交、聚合酶链式反应、高通量测序等技术，筛选与高产、优质、抗逆等表型关联的DNA片段作为标记，辅助新品种的选育。随着测序成本的降低，中药转录组、全基因组测序信息提供了大量的SSR和SNP等分子标记，有利于高密度遗传图谱和物理图谱的构建，高密度图谱加速了分子标记与优良性状之间的连锁研究，为发掘植物抗逆及参与有效成分合成途径的新基因提供了许多线索和启示，提高了选育的效率。

三七 *Panax notoginseng*　三七为典型的生态脆弱型阴生植物，其分布区域较窄，连作障碍等问题严重。三七的人工栽培过程中病虫害比较严重，例如根结线虫病害显著抑制了三七块根的生长，抑制率高达30%以上；三七种植导致根际土壤微生物多样性及组成的变化，随着其种植年限增加根腐病致病菌(*Fusarum oxysporum*)的丰度显著增加。三七不同栽培品种的抗病性存在显著性差异，选育抗病性品种可获得性状优良、抗逆性强的三七群体植株，有效的减少农药的使用量。抗病新品种的选育是保障三七产业可持续发展的策略之一。董林林等采用DNA标记辅助育种结合系统选育的技术，选育首个三七抗病新品种"苗乡抗七1号"[云林园植新登第2016060号]。结果表明，基于RAD Seq技术检测出抗病品种包含12个特异SNP位点，经验证record_519688位点与三七抗根腐病相关，包含此位点的基因片段可作为抗病品种的遗传标记辅助三七系统选育；与常规栽培种相比，抗病品种种苗根腐病及锈腐病的发病率分别下降83.60%、71.80%；二年生及三年生三七根腐病的发病率分别下降43.60%、62.90%。此外，依据与抗病关联的SNP筛选三七潜在的抗病群体，该模式扩大目标群体并提高了选育效率。利用高通量测序技术检测抗病群体中的SNP位点，结合PCR技术筛选与三七抗病关联的DNA片段，以此基因片段作为标记辅助系统选育，并利用该关联基因片段筛选潜在的抗病群体。该模式对加快中药材新品种选育及推广提供了思路及策略。

紫苏 *Perilla frutescens*　沈奇等通过系统选育，结合分子标记辅助鉴定的方法进行紫苏新品种选育。通过全基因组测序，根据已有的基因集对检测到的变异进行注释，并与紫苏常见变异数据库比对分析，最后筛选出30个非同义突变SNPs标记作为"中研肥苏1号"[京品鉴药2016054号]特征性SNP标记，用于紫苏新品种的材料鉴选。最终选育形成具有叶籽两用，丰产，高抗，耐瘠等特性，可做绿肥使用的"中研肥苏1号"紫苏新品种，且一致性、稳定性及特异性均较强。

3. 太空诱变育种技术的应用

太空诱变育种(space mutation breeding)，又称航天诱变育种，是利用太空技术，通过高空气球、返回式卫星、飞船等航天器将作物的种子、组织、器官或生命个体等诱变材料搭载到200～400 km高空的宇宙空间，利用强辐射、微重力、高真空、弱磁场等宇宙空间特殊环境诱变因子的作用。使生物基因发生变异，再返回地面进行选育，培育新品种、新材料的作物育种新技术。

丹参 *Salvia miltiorrhiza*　丹参的连作障碍效应主要表现为植株矮小、成苗率低；根长势弱，根内部木质化，生长畸形，根腐病、线虫病等土传病害加重等，严重影响了丹参药材的产量和质量，致使药材商品率逐年降低。其连作障碍的主要原因包括土壤有害微生物的积累，土壤次生盐渍化和酸化，植物自毒作用等。杂交种品种选育是缓解丹参连作危害的有效途径。倪大鹏等通过对组配的50份丹参杂交种在丹参连续种植3年的基地进行杂交品系移栽，调查不同杂交种成活率、根粗、根长、根条数、鲜根重和病害等指标，筛选丹参抗病种质材料。评价50份丹参杂交品系在丹参连作5年的土壤中农艺性状状况。结果50份杂交新品系在丹参连作土壤生长过程中成活率和根部性状差异明显，结合根部性状鉴定，得到7份综合抗性较好、产量较高、耐重茬优良杂交新品系：ZJ20132008航天搭载单株四代自交(母本)与泰山单株四代自交(父本)：根粗，红，匀，无病；ZJ20132009航天搭载单株四代自交(母本)与泰山单株四代自交(父本)：根粗，红，匀，无病；ZJ20132032沂山野生单株四代自交(母本)与航天搭载单株四代自交(父本)：根红，大，多，无病害；ZJ20132034山东曲阜单株四代自交(母本)与沂山野生单株四代自交(父本)：色红，匀，粗；无病害；ZJ20132086航天搭载单株五代自交(母本)与蒙阴半野生单株五代自交(父本)：根多，大，无病害；ZJ20132113蒙阴半野生单株五代自交(母本)与山东平邑单株五代自交(父本)：根多，匀，无病害；ZJ20132130安徽亳州单株五代自交(母本)与航天搭载单株五代自交(父本)：根红，多细，无病害等。为克服丹参连作障碍提供品种支撑。

铁皮石斛 *Dendrobium officinale* 铁皮石斛自然繁殖率低，对环境要求较高，长期以来遭受人类过度采集，其野生资源匮乏。1987年国务院将铁皮石斛列入野生药材重点保护物种，禁止流通贸易，铁皮石斛因此成为具极高附加值的非主要农作物(中药材)种类。徐靖等以“仙斛1号”(父本)和“514号”(母本)杂交得到蒴果F1M514，经航天搭载得到航天诱变蒴果H-F1M514，经无菌播种、组织培养、人工筛选获得铁皮石斛新品种“仙斛3号”[浙(非)审药2015001]。“仙斛3号”具有适应性及抗逆性强、产量高，生长迅速等特点，与对照品种“新黑”、“仙斛1号”比较，其新鲜茎叶、茎产量以及浸出物含量均显著高于对照品种，多糖和甘露糖含量符合《中国药典》(2015年版)规定。SSR分子标记分析表明“仙斛3号”与石斛属其他品种(系)存在明显遗传差异。“仙斛3号”是继“仙斛2号”之后又一个铁皮石斛新品种，为铁皮石斛的合理开发利用与保护提供了依据。

赤芝 *Ganoderma lucidum* 李建森等采用ERIC-PCR扩增技术，经组织分离、航天诱变、品比及稳定性试验，结合系统育种方法，选育赤芝新品种。选育过程：先在“仙芝1号”种植区内，发现有一朵在33 ℃高温下生长良好，柄长、子实体芝盖更大的特殊“仙芝1号”。取其子实体进行组织分离，得20支试管种进行培养并编号(“仙芝1号-1”至“仙芝1号-20”)。经过菌丝培养观察，发现20支试管中有11支试管种菌丝生长旺盛、菌丝致密程度高，表现相对优秀。进而将这些试管种进行出芝试验观察，研究发现，菌株2号、5号、7号、15号、16号以17号试管菌株长势良好，具有抗逆性强的特点，而其他方面相对余下菌株无明显差异。然后，通过我国第二十一颗返回式科学与技术试验卫星将5号菌株(“仙芝1号-5”)和7号菌株(“仙芝1号-7”)进行航天诱变，其中“仙芝1号-5”转接成功至10支试管中培养(“SZ1号”至“SZ10号”)。其中1号、4号、6号、7号8号和10号菌丝生长较好，于同年将这6支菌株扩接为生产种。次年，对上述扩接的生产种进行初筛试验。根据埋地至出蕾天数、孢子套袋收集时间、采收时间、菌盖平均直径、菌盖平均厚度、菌柄长度、子实体产量、灵芝孢子总产量、平均生物学转化率等指标综合评价发现，“SZ1号”在上述6个灵芝菌株中表现最优，具有抗逆性强、孢子产量高、饱满度高等优良特性，经小区品比试验、区域性试验、大面积推广性试验后发现其均表现出明显的高产高抗特性，且生长发育优势稳定，正式定名为“仙芝2号”，具有良好的推广价值与市场前景。

(撰稿：陈建伟 张园娇　审阅：陶建生)

【中药资源普查】

据国家中医药管理局中药资源普查试点办公室《2017 中药资源普查年度报告》,自 2011 年 8 月起,国家中医药管理局中药资源普查试点办公室先期展开第四次全国中药资源普查试点工作,目前已覆盖 1 332 个县,占全国县级行政区划的近一半。截至 2017 年 12 月,全国中药资源普查信息管理系统已汇总到近 1.3 万多种野生药用资源、736 种栽培药材、1 888 种市场流通药材的种类和分布信息,可估算出《中国药典》(2015 年版)收载的 563 种药材的蕴藏量,并新发现 54 个新物种。在普查的同时,已在全国 20 个省区建设了 28 个中药材种子种苗繁育主基地和近 180 个子基地,目前已繁育中药材新品种逾 20 个,中药资源动态监测体系和种子种苗繁育体系已基本形成。部分县(市、区)级中药资源普查试点工作取得了初步成效,一些县(区)还发现了新记录科、属、种或新分布种。

1. 吉林省

白山地区　白山地区位于吉林省东南部的长白山西侧,东经 126°7′～128°18′,北纬 41°21′～42°48′,东与延边朝鲜族自治州相邻;西与通化市接壤;北与吉林市毗连;南与朝鲜隔鸭绿江相望。东西相距 180 km,南北相距 163 km,国境线长 454 km,幅员 17 485 km^2,市区面积 1 388 km^2。张强等采用样地、样方定点调查,并结合野外踏查方式,统计调查获得白山地区抚松县、靖宇县、八道江区、江源区 152 个样地、912 个样方、1 200 种野生中药材品种的相关数据信息,采集标本近 7 000 份,记录白山地区常用野生中药材资源 62 个科 158 种,其中以毛茛科、唇形科、五加科、伞形科、桔梗科、百合科、菊科、兰科为主的多种野生中药资源被广泛利用开发,而人参、五味子、刺五加等珍稀品种野生资源呈现不断减少趋势。

洮南市　包海鹰等采用全球定位系统(GPS)和样地调查相结合的方法,对吉林省洮南市药用植物资源及多样性进行了为期 2 年的实地调查研究。共采集鉴定出洮南市野生药用植物 49 科 170 种,药用真菌 9 科 18 种;7 种药用植物种子,质量达 237.81 g。增加了药用植物 63 种,并首次对洮南市的药用真菌种类进行了记录。

2. 辽宁省

新宾县　赵容等采用查阅文献,以代表区域—样地—样方套—样方的调查模式,对辽宁省新宾县 15 个乡镇的 36 个样地,包括 6 种代表区域,草丛、草甸、灌丛、针叶林、阔叶林及针阔混交林野生药用植物资源进行了实地调查,利用蕴藏量函数计算大宗药材的蕴藏量。共记录野生药用植物 100 科,536 种,其中菊科最多(达 76 种),重点药材 52 种,特色药材 31 种,以穿龙薯蓣(中药名穿山龙)药用资源最大;重点和特色药材以清热药与解表药居多;五味子,粗茎鳞毛蕨和辽细辛等大宗重点特色药材蕴藏量较大;发现 6 种辽宁省新记录,其中扇叶铁线蕨(*Adiuutum flubellulutum*)原本产在台湾地区,此次在辽宁省新宾被发现;灵芝、辽细辛、五味子等栽培基地已形成道地药材产区品牌效应。

凤城和宽甸　邢艳萍等以样方的方式对辽宁省凤城市和宽甸满族自治县中药资源进行了实地调查了。分别调查样方套 360 个,涉及药用植物分别为 843 和 831 种,其中重点品种分别为 46 和 56 种,特色品种分别为 34 和 36 种,采集药用植物标本分别为 1 200 份和 1 300 份、药材样品分别为 67 和 63 份,拍摄药用植物及生态环境照片分别为 18 865 和 20 181 张,收集种质资源分别为 55 和 52 种。

3. 甘肃省

和政县　程江船等通过 7 次野外全面的调查发现,和政县共有野生药用植物 188 种、隶属 53

科，超过 20 种的科有菊科、毛茛科和蔷薇科；中国沙棘（*Hippophae rhamnoides* var. *chinensis*）、蕨麻（*Potentilla anserina*）、素花党参（*Codonopsis pilosula* var. *modesta*）、甘肃黄芩（*Scutellaria rehderiana*）和玉竹（*Polygonatum odoratum*）的面积分布较大，超过 100 km^2；调查发行栽培药材 7 种，种植产量最高的 3 种药材为款冬花、当归、黄芪。

金塔县　崔治家等在甘肃金塔县区域内发现药用植物 141 种（含 2 变种），隶属于 46 科 101 属，其中野生药用植物 134 种（含 2 变种），栽培药用植物 7 种。

4. 陕西省

郭玲玲等通过对陕西境内的关中、陕南、陕北地区植物类中药材资源进行踏查、访问及调查，并查阅《秦岭植物志》《陕西中药志》《中国植物志》《中华本草》《全国中草药汇编》等有关资料，梳理出陕南地区分布的植物类中药材共 57 种，分属于 34 科，56 属。主要有杜仲、延胡索、猪苓、附子、黄精等，其中丹参、山茱萸、天麻、黄连等 4 个品种的规范化种植基地通过了国家 GAP 认证。商洛丹参，汉中附子、天麻、猪苓，平利绞股蓝，佛坪山茱萸 6 个中药材产品已获国家地理标志保护产品认证。关中地区分布的植物类中药材共 39 种，分属于 21 科，37 属。主要有秦艽、柴胡、连翘、远志、黄芩等。陕北分布植物类中药材共 29 种，分属于 19 科，29 属。主要有酸枣仁、黄芪、甘草等，其中酸枣仁、黄芪等品种，已获得国家地理标志保护产品认证。依据全国规划教材《中药鉴定学》中收载的中药品种，结合陕西省植物类中药材用药历史、生产规模、市场流通等因素适宜种植中药材品种的纳入标准，共筛选出陕西省适宜种植中药材资源 37 科，72 属，78 种。

华阴县　程虎印等在华阴市调查区域内发现药用植物 844 种，隶属于 136 科 485 属，分布在秦岭山地、渭河平原、黄土台塬和山前洪积扇区等多种环境中，有药用、食用、作土农药等多重价值。据文献记载华阴市分布重楼属药用植物 2 种 1 变种，即重楼组的北重楼（*Paris verticillata*）和南重楼组的七叶一枝花（*P. polyphylla*）《秦岭植物志（第一卷第一册）》（中国科学院西北植物研究所编，1976），以及缺瓣重楼（*P. polyphylla* var. *apetala*）《秦岭植物志增补・种子植物》（李思锋，黎斌，2013）。程氏等通过对华阴市主要区域重楼属药用植物的类群、自然分布、生态特点及资源状况专项调查、记录、整理分析，发现南重楼组还有 2 变种——宽叶重楼（*P. polyphylla* Sm. var. *latifolia* Wang et Chang）和狭叶重楼（*P. polyphylla* Sm. var. *stenophylla* Franch），为分布新纪录，根茎可作中药重楼用，自然资源处于濒危状态。本次调查在调查区域内共发现重楼属 2 种 2 变种，但未查找到亦未采集到缺瓣重楼的标本。

旬邑县　赵新礼等通过对陕西省旬邑县的野外调查、标本采集、鉴定与走访调查，共记录中草药 755 种，其中植物药 660 种，原植物隶属于 104 科 345 属 551 种，动物药 95 种，原动物隶属于 43 科 71 种。双子叶植物 464 种，占药用植物总数的 84.21%，最多的是菊科、豆科、蔷薇科等，以全草、根及根茎入药为多，植物生活习性以草本为主，药效以清热药为最多。

商南县　程敏等在陕西商南县域内共发现 152 种药用植物，属 75 科。草本约占所有植物的三分之二。这些药用植物的生境主要是在林下、草地，药用植物的海拔分布范围在 333～1 279 m。

5. 四川省

射洪县　陈玲等共完成射洪县 38 个样地，190 个套方，1 140 个样方的调查。普查药用植物 510 种，涉及 110 个科，285 个属，以菊科、豆科、蔷薇科、唇形科、蓼科等的品种较多；野外调查重点中药材 56 种，涉及原植物 44 种，以白茅、野葛、何首乌、商陆、垂序商陆等在射洪县境内分布广泛，蕴藏量较大。此外，刺楸、鸡矢藤、盾叶薯蓣、石海椒、白簕等在射洪县分布较广，资源丰富。

6. 重庆市

綦江区　陈玉菡等调查到綦江区有国家重点药材 102 种，涵盖 53 科 99 属。其中野生重点药材 82 种，栽培重点药材 20 种。其中白茅根、淡竹叶、杠板归、路路通、鸭跖草等蕴藏量较大，白及、川续断、吊石苣苔、钩藤、青牛胆等蕴藏量很小。綦江区药材市场销售量较大的有枳壳（约 10 000 kg/年）、金银花（约 1 000 kg/年）、栀子（约 1 000 kg/年）、淡竹叶（约 1 000 kg/年）、金樱子（约 200 kg/年）等。

7. 贵州省

黔灵山脉　黔灵山脉位于贵州省贵阳市中心区西北，具有高原亚热带气候特征。冬无严寒、夏无酷暑、热量充沛、生长期长，年均温 15.3 ℃，最高气温 33～34 ℃，最低气温 4～5 ℃，无霜期 270 d，海拔在 1 100～1 396 m。韩国营首次对贵州省黔灵山脉的药用苔鲜植物资源进行野外调查，共记录药用苔鲜 20 种，隶属于 15 科 19 属。其中苔类植物 3 种，隶属于 3 科 3 属（石地钱 *Reboulia hemisphaerica*；蛇苔 *Conocephalum conicum*、地钱 *Marchantia polymorpha*），均为叶状体；藓类 17 种，隶属于 12 科 16 属，占黔灵山脉药用苔藓种类的 85%，生境以土生为主。水生品种有泥炭藓、牛角藓；薄网藓和细叶小羽藓则为树基生或石生，小凤尾藓、小石藓、大羽藓、大灰藓和柱蒴绢藓既可土生也可石生。

8. 河南省

罗晓铮等在河南省的中药资源普查中发现，河南省植物新记录科 2 个，新记录属 16 个，新记录种 57 个，新记录亚种 1 个，新记录变种 15 个，新记录变型 4 个，凭证标本均存放于河南中医药大学药学院标本室。新记录中南方红豆杉（*Taxus wallichiana* var. *mairei*）、山鸡椒（*Litsea cubeba*）、北乌头（*Aconitum kusnezoffii*）、西伯利亚乌头（*Aconitum barbatum* var. *hispidum*）、珊瑚菜（*Gehnia littoralis*）、迷迭香（*Rosmarinus officinalis*）、高良姜（*Alpinia officinarum*）等具有药用价值。斑地锦（*Euphorbia maculata*）、野筒蒿（*Crassocephalum crepidioides*）、钻叶紫菀（*Aster subulatus*）、牛膝菊（*Galinsoga parviflora*）等属于外来入侵种。

9. 安徽省

牯牛降国家自然保护区　牯牛降国家自然保护区位于安徽南部的石台、祁门两县交界处，是黄山山脉向西延伸的主体，地理坐标为东经 117°15′～117°34′，北纬 29°59′～30°6′，总面积 67.13 km²。牯牛降主峰耸立在石台县南部边缘，海拔 1 727.6 m。南坡年平均气温 14.9 ℃，北坡年平均气温 12.4 ℃，平均年降水量 1 600～1 700 mm。罗汉等发现牯牛降有珍稀濒危药用植物 30 科 58 种，其中国家级保护植物 18 种，其他珍稀药用植物 40 种。在 58 种珍稀濒危药用植物中，28 种是常用中药材的正品来源，12 种是中国特有的第四纪以前孑遗植物。

休宁县　李欢欢等在安徽省休宁县采集到 1 个新分布种——华中婆婆纳（*Veronica henryi*），凭证标本现存放于安徽中医药大学标本中心（ACM）。

10. 江苏省

启东市　启东市地处万里长江入海口北侧，三面环水，形似半岛，是出江入海的重要门户。东段以江心为界，西段永隆沙与上海市崇明区接壤，东、北濒临黄海，西与海门市毗邻。属北亚热带湿润气候区，海洋性季风气候特征明显，四季分明，光照充足，气温温和，雨水充沛，无霜期长。属长江口沉积平原，境内地势平坦，西北略高，东南略低，沟河纵横，为沿海低平地区。张兴德等完成了启东市 38 个样地和样线的中药资源调查，记录药用植物 43 科 63 种，其中重点品种 12 种；实地生态调查表明，

38个样地中只有5个样地处于未被开发状态，人为活动影响较少，其余样地皆受人为活动影响较大，被人工开发为养殖区、农田、工业用地等。基于启东地区因工农业发达，土地开发利用程度高，药用植物分布稀疏现状，提出基于空间分层随机抽样的平原地区普查方案，依据启东基本农田保护区域分布区或城市总体规划图的比例尺，以500 m×500 m网格将整个调查区域划分为若干抽样单元，总计约4 400个网格，按照1%的取样量原则，进行抽样调查，共发现药用植物82科258种，其中重点品种71种。空间分层随机抽样法较为真实、全面的反映沿海经济较发达平原地区的中药资源分布概况，为平原地区及土地利用性质变化较大区域的中药资源普查提供了方法学参考。

11. 江西省

杜小浪等野外共调查了江西省16个县(区)，采集标本3万余份，在标本鉴定及照片整理工作中，发现了新记录属2个，分别为水茴草属(*Samolus* L.)、冠唇花属(*Microtoena* Prai)；新记录种6个，分别为水茴草(*Samoius valerandii*)、麻叶冠唇花(*Microtoena urticifolia*)、白垩铁线蕨(*Adiantum gravesii*)、南方香简草(*Keiskea australis*)、安徽羽叶报春(*Primula merrilliana*)、散斑竹根七(*Disporopsis aspersa*)，除水茴草外，其余均有用药记载。这些物种分别分布于分宜县、安福县、玉山县和万载县，标本保存于江西中医药大学标本馆。

12. 广西壮族自治区

雅长兰科植物国家级自然保护区　雅长兰科植物国家级自然保护区位于广西壮族自治区百色市乐业县境内，地处东经106°11′31″～106°27′04″，北纬24°44′16″～24°53′58″之间，总面积22 062公顷，是中国第一个以兰科植物为保护对象的国家级自然保护区，有兰科植物44属115种。陆昭岑等在广西西北部的广西雅长兰科植物国家级自然保护区发现石杉属一新记录种——南岭石杉(*Huperzia nanlingensis*)。该种茎上部及叶基部呈紫色；营养叶椭圆状披针形，较细长，革质，近轮生并分层；孢子叶钻形，反折下弯，全缘或具浅锯齿。该种的植株形态接近蛇足石杉，民间常与蛇足石杉混淆而被采挖药用。

13. 广东省

云安区　卢伟锋等发现广东省云浮市云安区西南部有中草药资源95科222属275种，以菊科和豆科所占种数最多，其中重点野生中草药资源有33科54属56种，栽培药用植物有9种，当地民间常用中草药有11种。

(撰稿：陈建伟　向燕茹　审阅：陶建生)

[附]　参考文献

B

包海鹰，高雪阳，赵岩，等.吉林省洮南市中药资源调查报告[J].吉林农业大学学报，2017，39(3)：299

C

曹婷婷，刘久石，高石曼，等.不同栽培措施对党参药材中游离态糖类成分的影响[J].中国中药杂志，2017，42(20)：3963

柴云峰，张颖彬，王国庆，等.高效液相色谱—高分辨质谱联用法快速鉴定白菊黄酮成分及其产地[J].农产品质量与安全，2017，(2)：27

陈玲，蒋桂华，卢先明，等.四川省射洪县中药资源普查[J].中药与临床，2017，8(5)：1

陈媞颖，刘娟，袁媛，等.黄芩ARF基因家族生物信息学及表达分析[J].药学学报，2017，52(11)：1770

陈宜均，荣齐仙，姜丹，等.唇形科植物毓牛儿基毓牛儿基焦磷酸合酶编码基因及其氨基酸序列的生物信息学分析[J].中国中药杂志，2017，42(3)：465

陈玉菡，慕泽泾，刘正宇，等.重庆綦江区重点中药资源调查分析及可持续利用建议[J].中国中医药信息杂志，2017，24(7)：1

程敏，文帅，何军，等.商南县重点药用植物资源的种类与分布概况[J].陕西中医药大学学报，2017，40(5)：105

程虎印，刘亮亮，程江雪，等.华阴市产重楼属药用植物生态特点及资源状况调查[J].中国现代应用药学，2017，34(5)：674

程虎印，岳明，程江雪，等.渭河下游典型区域药用植物资源多样性调查——以华阴市为例[J].现代中医药，2017，37(5)：95

程江船，甘肃省和政县中药资源现状研究[J].中兽医医药杂志，2017，36(4)：19.

程睿旸，吴明丽，沈亮，等.中药重楼全球产地生态适宜性分析[J].中国实验方剂学杂志，2017，23(14)：19

崔治家，吕培霖，晋玲，等.甘肃省金塔县药用植物资源调查研究(Ⅱ)——重要药用植物资源调查、资源现状评价及建议[J].甘肃中医药大学学报，2017，34(4)：42

D

戴道新，郭巧生，史红专，等.不同光质对蚂蟥生长和内在品质影响的研究[J].中国中药杂志，2017，42(20)：3886

董林林，陈中坚，王勇，等.药用植物DNA标记辅助育种(一)：三七抗病品种选育研究[J].中国中药杂志，2017，42(1)：56

董永波，罗瑶，祝聪，等.遥感和GIS在四川省中藏药川西獐牙菜适宜性分布研究中的应用[J].中国中药杂志，2017，42(22)：4387

杜小浪，曹岚，慕泽泾，等.江西省中药资源普查植物新记录[J].中国现代中药，2017，19(1)：40

F

付晓莹，郭慧敏，丛薇，等.外源性 $Na_2S_2O_4$ 和干旱逆境对黄芩抗氧化系统相关酶活性的影响[J].现代中药研究与实践，2017，31(5)：5

G

郭玲玲，颜永刚，王红艳，等.陕西地区适宜种植中药材资源调查及筛选报告[J].陕西中医药大学学报，2017，40(1)：98

H

韩国营.贵州省黔灵山脉药用苔藓中药资源调查[J].时珍国医国药，2017，28(3)：705

胡添源，苏平，张逸风，等.雷公藤单萜合酶基因TwMS的克隆及蛋白表达分析[J].中国中药杂志，2017，42(7)：1312

黄璐琦，张小波.全国中药资源普查的信息化工作[J].中国中药杂志，2017，42(22)：4251

黄璐琦，孙丽英，张小波，等.全国中药资源普查(试点)工作进展情况简介[J].中国中药杂志，2017，42(22)：4256

黄文静，王楠，李铂，等.不同栽培年限珠子参在不同生长期的光合特性及保护酶活性研究[J].中国现代中药，2017，19(10)：1415

黄志海，徐文，张靖，等.中药何首乌全球生态适宜性分析[J].世界中医药，2017，12(5)：982

J

靳雯棋，毕英飞，王晶，等.野山参与园参抗坏血酸—谷胱甘肽循环代谢差异的比较[J].中草药，2017，48(2)：373

L

李丹，唐晓敏，朱寿东，等.广金钱草分布和品质适宜性区划研究[J].中国中药杂志，2017，42(4)：649

李英，焦倩，张天天，等.基于地形因子的河北省北柴胡生态适宜性区划研究[J].中国中药杂志，2017，42(22)：4402

李海涛，孙辉，张小波，等.中国药用植物特有种分布格局及区域相似性分析[J].中国中药杂志，2017，42(22)：4329

李欢欢，陈龙梗，朱林，等.安徽省玄参科植物华中婆婆纳分布新记录[J].安徽中医药大学学报，2017，31(4)：83

李建森，徐靖，王秀娟，等.灵芝新品种“仙芝2号”的选育及特征特性研究[J].中国现代中药，2017，19(3)：342

林弋凯，朱玉球，斯金平，等.栽培环境对铁皮石斛生长与代谢成分的影响[J].中国中药杂志，2017，42(16)：3084

刘娟，纪瑞锋，陈同，等.人参皂苷生物合成基因组织表达特性的研究[J].中国中药杂志，2017，42(13)：2453

刘霞，林韵涵，谢彩香.道地药材川麦冬和浙麦冬的生态遗传分化[J].中国实验方剂学杂志，2017，23(17)：27

刘德锋，彭琳，郜鲁涛，等.基于地理信息系统(GIS)的云南省铁皮石斛种植适宜性区划[J].江苏农业科学，2017，45(4)：227

卢伟锋，林森，赵锦连，等.云安区西南部中草药资源调查与评价[J].现代中药研究与实践，2017，31(2)：22

卢昱希，程搏幸，郭巧生，等.温度、密度及投喂周期对水蛭生长和摄食的影响研究[J].中国中药杂志，2017，42(13)：2443

陆奇杰，巢建国，谷巍，等.不同氮素水平对茅苍术光合特性及生理指标的影响[J].植物生理学报，2017，53(9)：1673

陆昭岑，李述万，辛荣仕，等.广西石杉属药用植物新记录——南岭石杉[J].中国现代中药，2017，19(5)：615

罗汉，梅桂林，孙煜铮，等.牯牛降国家自然保护区珍稀濒危药用植物资源调查[J].安徽中医药大学学报，2017，31(4)：86

罗鸣，宋智琴，杨平飞，等.4种钩藤植物光合生理特性与药材产量相关性研究[J].中国中药杂志，2017，42(1)：94

罗婷婷，马云桐，裴瑾，等.黄连种子后熟过程中抗氧化酶活性动态变化的研究[J].中药与临床，2017，8(3)：1

罗晓铮，裴莉昕，陈随清，等.河南省中药资源普查植物新记录[J].河南科学，2017，35(3)：398

M

马伟宝，谢彩香，陈君，等.基于野生银柴胡的产地适宜性分析[J].中国现代中药，2017，19(5)：684

马晓辉，卢有媛，黄得栋，等.中麻黄生态适宜性区划研究[J].中国中药杂志，2017，42(11)：2086

孟祥才，郭慧敏，丛薇.中药材栽培生产存在的问题与发展策略[J].中药材，2017，40(4)：992

N

倪大鹏，朱彦威，薛静，等.丹参杂交新品系耐重茬性初步评价[J].现代中药研究与实践，2017，31(1)：20

宁书菊，韩娜，林文津，等.栽培密度对亳州桔梗生长生理特性的影响[J].中国农学通报，2017，33(28)：13

P

皮胜玲，张凯强，胡玉珍，等.野生与栽培夏枯草5种活性成分的HPLC测定[J].中草药，2017，48(8)：1666

蒲雅洁，王丹丹，闫艳，等.栽培远志中次级代谢物含量变化的影响因素分析[J].中国中药杂志，2017，42(16)：3167

Q

邱镇，于凡，李国转，等.不同环境发汗对发汗丹参有效成分含量及体外抗氧化活性的影响[J].天然产物研究与开发，2017，29(10)：1712

R

任江剑，俞旭平，王志安.温郁金新品种“温郁金2号”的选育及品种特性[J].中国现代中药，2017，9(3)：323

S

单成钢，倪大鹏，张锋，等.几种垄作栽培方式对丹参根系生长的影响[J].现代中药研究与实践，2017，31(3)：1

沈亮，李西文，徐江，等.人参无公害农田栽培技术体系及发展策略[J].中国中药杂志，2017，42(17)：3267

沈亮，徐江，董林林，等.基于GMPGIS全球变暖情景下人参未来生态适宜产区变化[J].世界中医药，2017，12(5)：974

沈奇，张栋，孙伟，等.药用植物DNA标记辅助育种(II)丰产紫苏新品种SNP辅助鉴定及育种研究[J].中国中药杂志，2017，42(9)：1168

沈涛，张霁，杨庆，等.云贵高原红花龙胆生态适宜性区划研究[J].中国药学杂志，2017，52(20)：1816

沈晓霞，沈宇峰，王志安，等.白术新品种“浙术1号”的选育及品种特性[J].中国现代中药，2017，19(3)：315

沈学根，沈宇峰，孙健，等.杭白菊新品种“金菊3号”的选育及品种特性[J].中国现代中药，2017，19(3)：320

石子为，康利平，彭华胜，等.我国滇重楼种植的气候适宜性研究[J].中国中药杂志，2017，42(18)：3435

石子为，杨少华，张丽霞，等.基于地形土壤因子的滇重楼生态适宜性区划研究[J].西南农业学报，2017，30(8)：1904

史婷婷，张小波，郭兰萍，等.地理环境因子对黄花蒿中青蒿酸含量空间分布影响的探测分析[J].中国中药杂志，2017，42(22)：4282

宋玲珊，张晓明，郭巧生，等.百蕊草地上茎分枝数量对

其药材品质的影响[J].中草药,2017, 48(7):1420

孙健,沈晓霞,沈宇峰,等.薏苡新品种“浙薏 2 号”的选育和品质分析[J].中国现代中药,2017, 19(3):332

孙媛,郭巧生,朱再标,等.有机无机复混肥对光慈姑产量和品质的影响[J].中药材,2017, 40(5):1031

T

屠李婵,张逸风,苏平,等.雷公藤牻牛儿基焦磷酸合酶基因 TwGPPS 克隆与表达分析[J].中国中药杂志,2017, 42(2):220

W

汪涛,陈璐,郭巧生,等.淹水胁迫对杭菊花色苷及合成相关酶和基因的影响[J].中国中药杂志,2017, 42(10):1847

汪耀,吴明丽,李西文,等.广佛手全球产地生态适宜性分析[J].世界中医药,2017, 12(5):996

王健,齐梦蝶,郭娟,等.穿心莲转录因子 ApNAC1 的克隆、亚细胞定位及原核表达[J].中国中药杂志,2017, 42(5):890

王蕊,李佳宾,王振月.黑龙江省药用大型真菌资源概况及综合利用[J].中国中药杂志,2017, 42(7):1277

王恩军,陈垣,韩多红,等.栽培方式对菘蓝农艺性状及产量和品质的影响[J].中国生态农业学报,2017, 25(11):1661

王天媛,张飞飞,任跃英,等.不同加工方法对猪苓药材质量的影响[J].中国实验方剂学杂志,2017, 23(18):31

吴发明,杨瑞山,陶玲,等.基于药材安全性和有效性的综合评价探讨多效唑在麦冬中的应用[J].中国药学杂志,2017, 52(1):20

吴杰,汤欢,黄林芳,等.红豆杉属植物全球生态适宜性分析研究[J].药学学报,2017, 52(7):1186

吴晓俊,张小波,郭兰萍,等.党参药材分布区划研究[J].中国中药杂志,2017, 42(22):4368

吴亚运,赵小龙,陈平,等.珠子参 β-香树素合成酶基因的克隆和生物信息学分析[J].生物技术通报,2017, 33(2):109

武孔云,谢彩香,黄林芳,等.贵州省太子参适生地等级划分的研究[J].中国农业资源与区划,2017, 38(10):81

X

肖承鸿,周涛,江维克,等.太子参新品种“施太 1 号”区域试验稳定性评价[J].中国中药杂志,2017, 42(5):882

邢艳萍,许亮,王冰,等.辽宁省凤城和宽甸第四次中药资源普查试点研究[J].中华中医药学刊,2017, 35(1):41

徐菲,成雨竹,曹亮,等.吴茱萸药材石虎变种不同产地含量分析及适宜产区规划[J].亚太传统医药,2017, 13(5):21

徐江,沈亮,汪耀,等.基于 GMPGIS 银杏全球生态适宜产区分析[J].世界中医药,2017, 12(5):969

徐江,汪鹏,谭瑞湘,等.基于 GMPGIS 的沉香全球产地适宜性分析[J].世界中医药,2017, 12(5):979

徐靖,王晓彤,胡凌娟,等.铁皮石斛新品种“仙斛 3 号”的选育及特征特性研究[J].中国现代中药,2017, 19(3):337

徐建中,孙乙铭,俞旭平,等.益母草新品种“浙益 1 号”的选育及品种特性[J].中国现代中药,2017, 19(3):327

许翔翔,刘淼,李西文.南药化橘红全球产地适宜性分析[J].世界中医药,2017, 12(5):992

Y

杨光,崔秀明,陈敏,等.三七茎叶、三七花新食品原料研究[J].中国药学杂志,2017, 52(7):543

杨瑞,李文东,马永生,等.不同基原甘草的分子鉴定及市售甘草药材的质量评价[J].药学学报,2017, 52(2):318

杨瑾冬,马金洋,李卿,等.基于丹参基因组的迷迭香酸合成酶的生物信息学分析[J].基因组学与应用生物学,2017, 36(4):1611

于凡,李国转,陈卫东,等.种植与根植栽培丹参含量比较研究[J].云南中医学院学报,2017, 40(2):81

Z

曾其国,李波,毕旭,等.准噶尔北部特色药用植物资源特征研究[J].中药材,2017, 40(5):1051

张飞,陈随清,王利丽,等.基于 Maxent 和 ArcGIS 的山茱萸生态适宜性区划研究[J].中国中药杂志,2017, 42(16):3078

张礼,伍燕华,付绍兵,等.栽培密度和施肥对川贝母生长和产量的影响[J].江苏农业科学,2017, 45(3):119

张强，汪娟，王英哲，等.吉林省白山地区中药资源普查报告[J].世界科学技术(中医药现代化)，2017，19(4)：717

张海龙，陈乐.基于生态位模型的连翘产地适宜性定量分析[J].山西农业科学，2017，45(8)：1321

张红瑞，扶胜兰，李贺敏，等.不同采收时间和加工方法对小洋菊品质的影响[J].河南农业大学学报，2017，51(1)：13

张红瑞，黄勇，周艳，等.河南6个栽培类型药菊内在质量的研究[J].中药材，2017，40(7)：1507

张小波，郭兰萍，邱智东，等.中国黄花蒿中青蒿素含量空间分布特征分析[J].中国中药杂志，2017，42(22)：4277

张兴德，陈建伟，吴健，等.基于空间分层随机抽样的平原地区(江苏省启东市)中药资源普查[J].中国现代中药，2017，19(11)：1582

赵容，尹海波，刘振亮，等.新宾县资源普查品种整理[J].中国实验方剂学杂志，2017，23(13)：54

赵姝婷，施明毅，温川飙.基于GIS四川省中药资源信息系统构建及应用研究[J].成都中医药大学学报，2017，40(2)：9

赵新礼，杨文娟.陕西省旬邑县中药资源调查研究[J].安徽农业科学，2017，45(28)：14

朱邵晴，郭盛，钱大玮，等.基于多元功效成分的当归药材产地现代干燥加工方法研究[J].中国中药杂志，2017，42(2)：264

朱寿东，黄璐琦，郭兰萍，等.气候环境变化对冬虫夏草产量的影响与虫草产量预测模型研究[J].中国中药杂志，2017，42(7)：1281

（二）中药质量评价

【概　述】

2017 年，中药质量评价研究在真实性、溯源性、整体有效性等方面取得了一定的进展，特别是动物药 DNA 分子鉴定，中药质量追溯系统，中药质量安全控制“iVarious”标准体系，中药制剂质量控制与评价新思路、新技术、新方法，基于化学表征及生物效价的中药材质量评价，中药质量均一性评价等。中药质量是中药产业的生命线，中药质量研究上存在的问题，在一定程度上制约了中药产业的健康发展。

1. 动物药 DNA 分子鉴定研究

刘旭朝等基于十二烷基硫酸钠法（SDS 法）DNA 提取原理，通过比较裂解液中不同 EDTA 浓度（0.025、0.25、0.5 mol/L）、考察了含 NaCl 和 Triton X-100 等因素对不同用药部位动物药材 DNA 提取质量的影响，筛选得到最佳裂解液配方；使用优化的裂解液配方提取 121 份市售动物药材 DNA，进行基原物种鉴定。结果表明，裂解液配方为 1% SDS、0.03 mol/L Tris-HCl、0.25 mol/L EDTA、0.2 mol/L NaCl，对不同用药部位动物药材 DNA 提取效果最佳，并可实现对蝉蜕等提取困难样本 DNA 的提取；优化的裂解液配方可用于除壳类、分泌物类、加工品外不同用药部位动物药材的 DNA 提取，为动物药材分子鉴定提供了技术支持。尹艳等以 4 种基原穿山甲 24 份鳞片和筋膜为研究对象，基于 COI 序列的引物 COI-S10/A5 实现了中华穿山甲（*Manis pentadactyla*）与伪品印度穿山甲（*M. crassicaudata*）、马来穿山甲（*M. javanica*）、非洲树穿山甲（*M. tricuspis*）的准确鉴别。

2. 基于中药质量标志物的中药质量追溯系统建设

刘昌孝从中药质量是影响产业发展和民生需求的重大问题、关注影响中药质量的因素、中药质量标志物研究、中药产品制备过程中的质量标志物的传递性和溯源性研究设计以及质量管理风险 5 方面，论述了基于中药质量标志物的中药产品质量追溯系统建设的一些关键问题。重申从植物次生代谢物中发现中药质量标志物的重要性、中药质量标志物确定的方法和技术。根据影响质量的因素，确定质量标志物，进行综合信息分析和风险评估，确定并控制影响产品质量所有因素。

3. “iVarious”标准体系对中药质量安全控制的整体策略

Chen A 等为解决中药质量控制面临的挑战和问题，提出了一个名为“iVarious”，具有信息化、全面性、系统性和简单性的全新质量控制标准体系。该系统包含八个模块格式的元素：i，v，a，r，i，o，u 和 s 分别代表信息（information）、品种（variety）、替代方法（alternative）、快速检测技术（rapidity）、离子质谱（ion mass spectrometry）、整体性（overall）、均一性（uniformity）、替代对照品（substitute）和安全性（safety）。“i”是质量标准的数字形式，涉及“数字化”“人工智能”和“互联网”的信息元素。其他七个研究要素分别代表样本采集（sample collection，V），项目组合（the set of items，a），方法选择（the choice of methods，r，u 和 i），整体质量评估（holistic quality evaluation， o 和 s)以及安全性(safety, s)测试。七个研究元素不是独立的,但可以彼此相互结合。研究基于"iVarious"系统,以乳香研究过程为例,具体说明了每个元素的意义。该体系强调了中药质量安全控制标准的有效性、安全性、完整性和系统化的整体策略。"iVarious"的建立融合了多学科技术和标准建设的先进方法、基础要素和要点。该系统为中药质量标准的制定提供了一种新思路和技术论证。

4. 中药制剂质量控制与评价新思路、新技术、新方法

周秀娟等基于中药质量标志物(Q-Marker)理念,以 50%甲醇作为提取液制备供试液,使用 UHPLC-Q Exactive 四级杆静电场轨道阱高分辨液质联用技术,对清热灵颗粒主要化学成分进行快速识别和鉴定,采用 Autodck vina 软件,以 H_5N_1 禽流感病毒为神经氨酸酶受体,利用 Autodck Tools 1.5.6 程序确定靶蛋白的活性口袋,对所选标志物进行分子对接,建立了清热灵颗粒的潜在 Q-Marker 库。并将筛选出能代表清热灵颗粒制剂的 11 个专属性成分黄芩苷、连翘酯苷、甘草苷、异甘草苷、黄芩素等作为清热灵颗粒的 Q-Marker。董玲等提出建立基于中药形性指标、化学指标、生物指标为核心的综合质量指标体系、中药材和饮片的质量标准和规范体系、中药质量追溯体系、中药全程质量控制数据监控系统和中药全程质量管理体系等 5 个相互关联的体系,通过"顶层设计-分步实施-系统整合"的工作流程实现中药产业链的全过程系统科学研究。其中"形性指标"是在传统形性指标基础上再进行数据化和量化;"化学指标"是在《中国药典》(2015 年版)要求的基础上,聚焦检测与功能主治对应的生物活性相关指标成分。"生物指标"主要包括种植生物指标和质控生物指标。张铁军等基于中药属性和作用特点的中药质量标志物,在系统分析和论述中药的基本属性和临床作用特点的基础上,提出以质量标志物核心概念为统领,结合研究实践,从质量要素的传递与溯源、化学成分与"药性"及"药效"两方面传统功效的关联关系、基于植物亲缘学及生源途径的成分特有性分析等角度,建立中药质量评价与控制的新的集成模式。Yang W 等基于中医的基本理论和 Q-marker 的概念,提出了以"性质-效应-成分"为理论的中药质量标准的 Q-marker 方法,该方法融合了多标记技术、多学科技术,如天然产物化学、分析化学、仿生学、化学计量学、药理学、系统生物学、药效学等。基于 Q-marker 的指纹图谱及成分测定将有助于建立更科学的中药质量控制体系。巩丹丹等通过建立大黄、黄芩、黄连的 HPLC 组方指纹图谱,确定其融合模型,观察组方融合指纹图谱(CSF)与一清片(黄芩、大黄、黄连 3 味中药)复方样品指纹图谱的一致性,从而以 CSF 代替复方整体来智能预测复方制剂质量。用二极管阵列检测器同时测定黄芩、大黄、黄连和一清片在 268 nm 波长下的 HPLC 指纹图谱,并使用系统指纹定量法进行定性、定量评价。结果显示,CSF 涵盖各单味药主要色谱峰信息,即 CSF 共有峰(55 个)涵盖一清片样品共有峰(50 个)的主要指纹图谱信息。15 批样品的质量除 YQT-S01 为 5 级外,其他质量均为 3 级及以上。各组合模式 CSF 质量除 CSF-2 为 6 级外,其余均为 2 级或 1 级。该法提出的通过组方融合指纹图谱所代表复方制剂的整体指纹图谱,实现智能预测中药成方制剂质量的新模式具有一定的示范性。

5. 基于化学表征及生物效价的中药材质量评价研究

刘振杰等通过化学分析和生物活性评价,考察丹参的品质差异,探讨丹参抗血小板聚集生物活性的主要贡献成分。在建立丹参 HPLC 指纹图谱基础上,以抗血小板聚集相对效价作为指标,评价不同产地不同批次丹参的品质差异,构建基于化学表征及生物效价测定的评价模式。结果表明,不同批

次丹参的 HPLC 指纹图谱相似度很高(相似度 0.930～0.998),而其抗血小板聚集相对效价相差 10 倍,提示化学指纹图谱难以反映丹参的活性和质量差异。通过化学指纹图谱与抗血小板聚集生物效价进行谱效相关分析,筛选出与生物活性相关系数大于 0.5 的 6 个色谱峰:二氢丹参酮Ⅰ、隐丹参酮、丹参酮Ⅰ、丹参酮ⅡA 及 2 种未知化合物。对上述 4 种已知化合物单体进行活性验证发现,隐丹参酮的抗血小板聚集活性最强,而其他 3 种丹参酮类化合物几乎没有体外抗血小板聚集活性。进一步比较丹参中高含量成分丹酚酸 B 与低含量成分隐丹参酮的活性贡献,表明两者的活性贡献基本相当,说明隐丹参酮是丹参中低含量高活性成分,对评价丹参质量具有重要贡献度。谭鹏等采用 UHPLC 法同时测定大黄配方颗粒中芦荟大黄素-8-*O*-*β*-D-葡萄糖苷等 10 种蒽醌类化学成分的含量;在复方地芬诺酯片致小鼠便秘模型上,测定不同批次大黄配方颗粒致泻生物效价;在体外抗大鼠血小板聚集模型基础上,测定不同批次大黄配方颗粒的活血生物效价;采用 SPSS 统计软件对测定的 10 种蒽醌类化学成分与致泻、活血生物效价之间的相关性进行统计学分析。多指标化学含量测定结果显示,10 个批次间大黄配方颗粒的化学表征差异较大,与此同时,致泻、活血生物效价均存在一定的差异性;相关性分析结果显示,大黄配方颗粒的致泻生物效价强弱与其含有的结合型蒽醌糖苷类成分的含量有显著相关性($P<0.01$),活血生物效价的强弱与其含有的游离型蒽醌成分的含量有显著相关性($P<0.01$)。采用多组分化学表征和生物效价检测联用的模式可以客观量化、更全面的反映不同批次大黄配方颗粒的整体质量差异。

6. 基于^{1}H-NMR 指纹图谱技术的中药材均一性评价

李爱平等建立了基于黄芪次生代谢物的核磁指纹图谱的均一性进行评价方法。以 50%甲醇为提取溶剂,乙酸乙酯萃取进行核磁测定,获得不同黄芪的^{1}H-NMR 指纹图谱,并进行重复性、精密度及稳定性考察。通过对照品比对,二维谱辅助解析获得黄芪次级代谢物的特征峰共有模式,以各指标成分(皂苷类和黄酮类)的特征峰加和与各样品^{1}H-NMR 谱峰的总面积比值,作为各指标成分的相对含量,利用 Aitchison 距离法分别对其均 性进行评价,并与传统指纹图谱相似度评价方法进行比较。结果表明,不同产地山西黄芪和甘肃黄芪中皂苷类成分的相似性较好,黄酮类成分差异相对较大;且山西黄芪黄酮类成分的变异较甘肃黄芪大。王亚男等采用核磁共振^{1}H-NMR 指纹图谱技术,结合多元统计分析方法,研究 4 种市售桑白皮药材与标准药材的化学成分差异性并评价其质量。以氘代甲醇—氘代重水(体积比 1∶1)混合溶剂提取药材,在温度 298 K,观测频率 600.25 MHz 条件下,采集^{1}H-NMR 谱,NMR 数据经分段积分处理后,分别进行相似度分析、层序聚类分析和 OPLS-DA 分析。结果表明,桑皮苷 A、桑根皮醇、桑辛素、albanin A、grateloupinmaide、胆碱、蔗糖、乙酸、天门冬酰胺、葡萄糖、赖氨酸、氨基葡萄糖、精氨酸、丙氨酸、*N*-乙酰葡糖和柠檬酸是 4 种市售桑白皮药材与标准药材中有显著性差异的化学成分,桑皮苷 A 作为桑白皮的活性成分,在 4 种市售药材中含量远低于标准药材,显示 4 种市售药材质量与标准药材存在较大差距。

此外,马文苑等基于细胞膜色谱法,研究了以细胞膜色谱为代表的生物色谱技术(发现)与中药多维多息指纹图谱(整体表征)和多指标成分含量测定(局部刻画)结合,以中药活性成分的定性定量表征为指标评价中药质量的策略和思路。张波等基于免疫检测技术具有灵敏度高、特异性强、操作简单、检测快速、检测成本低、仪器依赖性低、易于现场化等优点,研究了 ELISA(酶联免疫检测吸附试验)和 GICA(免疫胶体金试纸条技术)应用于中药有效成分的定量检测、中药有害物质检测、中药外源性污染物检测等。

（撰稿：陈建伟　审阅：倪力强）

【中药材真伪优劣快速鉴别技术与应用】

随着现代科学技术的不断进步，分子生物PCR快速检测试剂盒、近红外光谱技术、光谱成像技术、X射线衍射技术、光谱成像技术、直喷离子化质谱技术、TG-DTA热分析技术、超快速气相电子鼻等及多技术的结合应用于中药材真伪优劣快速鉴定，甚至产地、加工质量的判别和有害物质的控制，为中药材多元化快速鉴定技术与方法的发展提供了依据。

1. 物种特异性PCR方法

冬虫夏草　冬虫夏草（冬虫夏草菌 *Ophiocordyceps sinensis* 寄生在蝙蝠蛾科昆虫幼虫上的子座和幼虫尸体的干燥复合体）为传统名贵中药材。全世界冬虫夏草的近缘物种有近300种，部分形态与冬虫夏草相似度极高，常规形态鉴别方法难以区分，粉末、饮片等加工品更是难以鉴别，导致市售冬虫夏草掺伪掺假现象频发，亟需建立快速有效的鉴别方法。侯飞侠等基于前期已建立的冬虫夏草快速鉴定物种特异性PCR方法，研发出冬虫夏草PCR快速鉴定试剂盒，其中的Primer premix为1对冬虫夏草特异引物（SI-F6：5′-TTGGTGAACCAGCG-GAGGGATCATT-3′，SI-R6：5′-GCTTGCTTCTTGACT-GAGAGGTGCC-3′），是根据其rDNA ITS序列的特异性位点设计而来，扩增片段大小为174 bp。以冬虫夏草基因组DNA为阳性对照，无菌dd H_2O 为阴性对照。试剂盒经特异性、检测限、重复性及保存期4项性能评价，检测结果显示，冬虫夏草质量占混合物质量的1/200（质量分数0.5%以上）以上时可被成功检测。试剂盒对冬虫夏草及其伪品（凉山虫草 *Metacordyceps liangshanensis*、古尼虫草 *Cordyceps gunnii*、蛹虫草 *C. militaris*、金针虫虫草 *C. agriota*、蝉花 *Isaria cicadae*）的检测结果显示，仅有冬虫夏草可被成功扩增，并在紫外下显示绿色荧光。该试剂盒具有良好的批内及批间重复性，4 ℃保存1年内稳定有效。此外，本法采用SYBR Green Ⅰ荧光检视代替琼脂糖凝胶电泳，无需使用电泳仪及凝胶成像系统等大型仪器，节约了时间，使冬虫夏草的现场快速检测成为可能。

2. 高分辨率熔解曲线

高分辨率熔解曲线是一种基于双链DNA熔解温度不同而形成不同形态熔解曲线的基因分型技术。DNA序列长度不同，排列差异均会造成熔解曲线峰形（melting curve shapes）及熔解温度（melting temperature，Tm）的差异。由于高分辨率熔解曲线技术具有很高的灵敏性，已成功用于物种鉴别、SSR检测、甲基化分析乃至SNP分型。由于其操作简单，结果容易判读，并能同时检测正伪品及其混杂品，在中药分子鉴定中具有很好的应用前景。

人参属中药材　陈康等采集75份不同产地的人参属中药材人参（*Panax ginseng*）、西洋参（*P. quinquefolium*）、三七（*P. notoginseng*）以及市场上常见混伪品竹节参（*P. japonicus*）、珠子参（*P. japonicus* var. *major*）、羽叶三七（*P. psuedogiseng* var. *bipinnatifidus*）样品。所有样品提取总DNA，筛选合适的引物，构建人参属正品中药材熔解曲线，建立基于高分辨率熔解曲线鉴别人参属中药材的方法，并进行了灵敏性与特异性、重复性、稳健性、检出限等系统性方法学考察。同时对不同比例混合样品进行了鉴别。结果表明，选择psbA-F/trnH-R引物，在模板质量浓度1.6～200 ng/μl，退火温度为54～60 ℃，引物浓度为0.1～0.3 μmol/L范围内，对人参属中药材进行高分辨熔解曲线分析，人参、西洋参、三七、羽叶三七、竹节参、珠子参等均获得正确稳定的分析结果。该法依据分型分析可以区分人参属中药材，并可对其混伪品进行检测。

3. X射线衍射法

冬虫夏草　路大勇等采用粉末XRD技术，获得1种西藏冬虫夏草（藏草）（*Cordyceps sinensis*）和3种市售廉价的冬虫夏草（廉价虫草）的虫体部位和真菌子座的X射线衍射谱及特征标记峰。运用有机分子晶体的X射线衍射谱模拟方法，鉴别藏草和廉价虫草中X射线衍射峰的成分来源。结果表明，藏草的X射线衍射谱由一系列清晰而分立的尖峰构成，被证实起源于α-D-甘露醇和δ-D-甘露醇，与人工合成的甘露醇结晶相截然不同；且虫体部位甘露醇含量为真菌子座的3倍。廉价虫草X射线衍射峰主要起源于衣康酸和少量的甘露醇（比藏草低31%）。在廉价虫草的全部真菌子座和一种虫体中没有甘露醇存在。X射线衍射技术用于藏草真伪识别是一种快速、准确而有效的工具。

4. 近红外光谱法

近红外光谱是介于可见光（Vis）和中红外（MIR）之间的电磁辐射波，美国材料检测协会（ASTM）将近红外光谱区定义为780～2 526 nm的区域，为非可见光区。近红外光谱区与有机分子中含氢基团（O-H、N-H、C-H）振动的合频和各级倍频的吸收区一致，通过扫描样品的近红外光谱，可以得到样品中有机分子含氢基团的特征信息，而且利用近红外光谱技术分析样品具有方便、快速、高效、准确和成本较低，不破坏样品，不消耗化学试剂，不污染环境等优点。

枸杞子　庾秋云以208份枸杞子（*Lycium barbarum* 的干燥成熟果实）样品（其中宁夏中宁枸杞130份，宁夏非中宁枸杞38份，非宁夏枸杞40份）为对象，采用近红外光谱法结合化学计量鉴别枸杞的产地，通过对光谱的S-GD预处理和载重法选择，在7 400～4 000 cm^{-1}的波段中建立了主元分析PCA模型。通过分析模型可以发现，不同种类的枸杞在模型中具有分散性，宁夏中宁、非宁夏和宁夏非中宁的枸杞可以分为3类产品，而宁夏中宁枸杞与非中宁枸杞相对较为接近，在模型上的空间距离较小，主要原因是两者的地理位置相对较为接近；非宁夏枸杞分布较为分散，来自于各地，产品差异相对较大。在PCA分析的基础上，采用统计分析SIMCA模型处理，经过分析发现，该产地鉴别方式的准确率高达90%。合理应用PCA法和SIMCA法，可以提升中药材产地的鉴别效率。

5. 红外光谱-HPLC法

红外光谱的指纹性如同单一组分一样，光谱中的峰位、峰形、峰强度代表着体系中所含相应各种基团的谱峰，它反映的是混合体系中各种成分的叠加谱，不同混合体系其相应的化学组成不同，会引起分子光谱整体谱图的变化，因此便构成谱图的整体宏观“指纹”性。

生地黄　地黄（*Rehmannia glutinosa* 的新鲜或干燥块根）产地加工的方法技术和工艺水平是影响其内在质量的一个重要因素，而单用指标成分梓醇或毛蕊花糖苷无法客观整体评价生地黄的质量品质。樊克锋等采用IR-HPLC对生地黄进行较为全面的整体分析，把生地黄生态、形态、化学及药学等特征和变化规律作了整体相关性讨论和量化分析，对生地黄整体质量评价具有重要意义。生地黄主体成分特征峰分析：其一，从宏观整体出发分析，生地黄主体红外特征峰（1 051 cm^{-1}）为单强峰，形似“菩萨身”，显示生地黄是以水苏糖为主成分的低聚糖类中药，其经典红外光谱主成分峰具“菩萨身”典型特征。通过图谱选点（1 632 cm^{-1}）归一化处理，发现野生和栽培生地黄主成分“菩萨身”单强峰（1 051 cm^{-1}）相对强度有差异，能够明显分辨。其二，特征峰（1 710 cm^{-1}）有明显差异，即野生地黄有明显的1 710 cm^{-1}特征峰，而栽培生地黄略显特征，由此判断野生地黄较栽培含有较高油脂类成分。结合其醚提物含量测定:野生地黄 1.2%、栽培生地 0.4%,符合红外光谱 1 710 cm^{-1}特征峰表征。其三,自然阴干(自然态,梓醇含量 3.98%)、微波加热(轻加工,梓醇含量 3.06%)、蒸气烘干(深加工,梓醇含量 2.49%)不同加工方法三样品相比较,加工程度加深,粉末颜色也由"灰白→淡黄→棕黄"加深,"菩萨"身段也由"瘦高→微胖→肥胖",三因素呈正相关。而梓醇含量是由高到低,与前因素呈负相关。利用这种正负相关性多因素综合评价生地黄质量比用单一指标成分(梓醇)评价更加客观。

6. 傅里叶变换红外光谱-聚类分析法

肉苁蓉　王夏等采用带有全反射衰减附件(ATR)的红外光谱仪,在 400～650 cm^{-1}波段内检测 3 种整株加工和 5 种不同切片加工方式处理的 180 个肉苁蓉(*Cistanche deserticola*)样品粉末,得到红外光谱图,图谱通过 ATR 校正及预处理后,应用 Assure ID 软件进行聚类分析。以识别率和拒绝率为指标判断聚类结果,对不同加工方式肉苁蓉的宏观差异进行分析。结果表明,整株加工的肉苁蓉样品中,3 种加工方式的识别率和拒绝率最高值均达到 100%,最低值为 76%;切片加工的肉苁蓉样品中,识别率最高达 100%,拒绝率最低为 72%。利用傅里叶变换红外光谱结合聚类分析不仅能有效区分不同加工方式的肉苁蓉样品,而且能佐证产地加工对药材成分变化的影响,为名贵濒危肉苁蓉加工炮制药材的快速鉴别和质量控制提供了方法。

7. 光谱成像技术-聚类分析

龙齿　秦海燕等应用电可控液晶滤光光谱成像装置,测定 14 种不同市售来源的龙齿,光谱分辨率为 2 nm,光谱覆盖范围为 400～900 nm,空间分辨率为 4 000×4 000。从成像光谱立方体中提取特征光谱,构建其指纹图谱,并采用标准欧氏距离等聚类分析方法解析其指纹图谱。表明龙齿的光谱成像指纹图谱用于其品种和质量的鉴定,结果与性状、理化及紫外鉴定结果相吻合。

8. 直喷离子化质谱

关木通与木通、川木通　张朝辉等采用直喷离子化质谱技术,通过对关木通(*Aristolochia manshuriensis* 藤茎)的敞开式质谱轮廓进行分析,提出了将木兰花碱作为关木通标志性成分(内标)进行鉴别的方法,对关木通中的木兰花碱含量进行了半定量测定。通过对关木通的敞开式质谱轮廓分析,对关木通和其他两种木通(木通、川木通)进行了快速鉴别,建立了关木通中木兰花碱的快速测定方法。结果表明,可以利用标志性成分木兰花碱对马兜铃科关木通进行鉴别。同时,在正离子模式下,以荷叶碱为内标,木兰花碱与内标的信号强度比与木兰花碱标准溶液的浓度,在 0.50～20.00 mg/L 范围内线性关系良好,相关系数为 0.998 9,检出限为 0.1 mg/L。

9. 电喷雾离子迁移谱

电喷雾离子迁移是以电喷雾软电离方式为电离源,对化学物质进行分析的一项表征技术,具备样品用量少、分析速度快等多种优点。

党参　张正勇等针对党参[党参 *Codonopsis pilosula*(Franch.) Nannf.、素花党参 *Codonopsis pilosula* Nannf. var. *modesta*(Nannf.) L. T. Shen 或川党参 *Codonopsis tangshen* Oliv.的干燥根]为代表的中药材复杂样品体系,通过甲醇提取多批次党参化学活性成分,获取其电喷雾离子迁移谱图,从二维离子迁移谱数据分析、质量波动控制图分析、二维相关图分析三个不同方面构建党参质量控制新体系。分析显示,党参二维离子迁移谱在 9.5 ms 与 10 ms 处有典型谱峰;党参质量波动均值控制图围绕中心线 0.781 1,上限 1.284,下限 0.278 3

范围内正态分布；党参二维相关离子迁移谱图，在三维空间中表现党参特征信息。

10. 超快速气相电子鼻

超快速气相电子鼻是基于气相原理的快速气味分析技术，不同于普通气相，它具有双色谱柱，双FID检测器，内部还含有吸附冷阱；一次进样，双柱分析，检测灵敏，分析时间超短，内附 Kovats 保留指数定性库，可以对气味成分定性。可应用于硫熏中药材的快速鉴别。

麦冬　由于麦冬多糖成分含量较多，为了防虫防腐，产地普遍用硫磺熏蒸法加工。卢一等采用 Heracles II 超快速气相电子鼻对硫熏与未硫熏麦冬（*Ophiopogon japonicus* 的干燥块根）样品进行气味分析，根据获取的气味色谱信息，结合 Kovat、保留指数及 Arochembase 数据库内容，对两类样品的差异化合物进行定性分析；同时建立的化学计量学模型实现了对硫熏与未硫熏麦冬的快速鉴别。通过 Arochemba、数据库对比分析，硫熏麦冬硫化物明显比未硫熏麦冬多，气味特征差异大；应用 PCA 模型可明显区分硫熏麦冬与未硫熏麦冬；运用 SIMCA 模型能够实现对硫熏麦冬的快速鉴别。

（撰稿：陈建伟　李祥　审阅：倪力强）

【中药材色谱指纹图谱鉴定研究】

中药材色谱指纹图谱分析是中药鉴别技术的循序发展和延伸，是中药质量控制的重要组成部分。近年来色谱指纹图谱已经渗透到中药质量控制体系的各个方面，包括中药材的真实性鉴定（化学指纹图谱）、有效性评价（谱效学、生物指纹图谱、代谢指纹图谱）和安全性评价等。将指纹图谱与化学计量学结合进行评价、鉴定，提高了实用性，为监管中药材市场秩序，保障临床用药的有效性、安全性提供了技术支撑。

1. 真实性鉴定

（1）艾纳香及其伪品假东风草　冯华等对采自贵州贞丰、望谟等地区的 16 批艾纳香（*Blumea balsamifera*）和 5 批假东风草（*B. riparia*）进行了 HPLC 指纹图谱分析。以槲皮素为参照物，采用《中药色谱指纹图谱相似度评价系统》进行共有峰指认和相似度分析。结果表明，艾纳香的相似度为 0.931～0.995，并有共有峰 61 个；5 批假东风草相似度均≤0.697，共有峰少于 57 个，可用于艾纳香鉴别和质量评价。

（2）桃儿七　张丽等建立了 6 个省区产 19 批桃儿七药材（桃儿七 *Sinopodophyllum hexandrum* 的根及根茎）的 HPLC 指纹图谱，确定了 17 个共有峰，指认了 8 个共有峰。经相似度评价，19 批桃儿七药材指纹图谱与共有模式比较的相似度均在 0.9 以上，整体相似度较好，聚类分析结果与相似度评价结果基本一致。

（3）葛根　王钰乐等建立了葛根（*Pueraria lobata*）UPLC-MS/MS 指纹图谱的共有模式，以相对保留时间和相对峰面积为依据，确定了 14 个共有峰，对 5 省 12 批不同产地和品种的葛根相似度进行了考察，其相似度为 0.874～0.998。聚类分析表明，当分类距离为 5 时，12 批药材样品可以分为 4 类，说明药材之间相似与差异（产地气候、土壤等因素）共存。

（4）天麻及其伪品　肖佳佳等对冬天麻、春天麻、天麻饮片、天麻粉等不同性状的 48 份天麻样品和 9 种 10 份天麻伪品（双舌蟹甲草、美人蕉、黄精的根茎，大丽菊、红薯、栝楼的块根、蕉芋、洋芋的块茎，芋球茎）进行 LC-DAD-MS 分析。经指纹图谱相似度分析，结果，天麻样品共有峰 11 个，鉴定特征峰 6 个（天麻素、对羟基苯甲醇、巴利森苷 A、巴利森苷 B、巴利森苷 C、巴利森苷 E，均为天麻的药效成分）；10 批天麻伪品与天麻 HPLC 指纹图谱明显不同，相似度低于 0.042，能区分天麻及其伪品；

以天麻HPLC图中11个共有峰面积为变量建立的Fisher非标准化判别函数和线性判别函数均能100%判别冬天麻和春天麻。

(5) 桑类4种药材　赵婷婷等建立了桑(*Morus alba*)的不同药用部位的HPLC指纹图谱及其共有模式图,桑白皮共有峰10个,桑枝共有峰11个,桑叶共有峰12个,桑葚共有峰8个;基于对照品比对和UPLC-Q-TOF/MS技术指认了10个特征峰,桑白皮、桑枝均含桑皮苷A、氧化白藜芦醇、桑酮G和桑辛素;桑叶、桑葚均含芦丁和异槲皮苷。

(6) 救必应及其伪品米碎木　马玉翠等对9批救必应(铁冬青*Ilex rotunda*的树皮)与7批伪品米碎木(*I. Godajam*的树皮)样品进行了HPLC指纹图谱分析,以及主成分分析和聚类分析。结果表明,救必应与米碎木指纹图谱轮廓特征明显不同,救必应有31个共有峰,米碎木有28个共有峰。主成分分析和聚类分析均可将样品分为2类。

(7) 滁菊与杭菊　于士军等以HPLC指纹图谱结合聚类分析和主成分分析,对菊(*Chrysanthemum morifolium*)进行分析研究,包括12批滁菊及1批杭菊,建立了滁菊的HPLC指纹图谱。发现12批滁菊有27个共有峰,有较高的相似度,而杭菊与所有滁菊样品之间的相似度均较低;聚类分析将13个菊花样品分为2大类群,12个滁菊样品分为1大类群,杭菊样品独自成群;主成分分析提取得到3个主成分累积贡献率为97.78%。

(8) 地肤子　肖作奇等对10批次的地肤子(地肤*Kochia scoparia*的干燥成熟果实)进行相似度分析,并对19个共有峰的相对峰面积进行聚类分析。10批地肤子与对照图谱相似度均>0.95,聚类分析显示,地肤子药材可归为3类,相同产地为一类,说明不同产地的地肤子中成分的含量有明显区别。

(9) 决明与小决明　陈鸿平等建立了20批双基原药材决明子(决明*Cassia obtusifolia*、小决明*C. tora*)样品UPLC指纹图谱共有模式,运用相似度评价软件标定了20个共有峰,结合保留时间和紫外光谱分析,指认了7个共有峰;20批决明子药材相似度均大于0.9。主成分分析和聚类分析表明,20批决明子样品可分为4类。通过拟合归纳第一主成分的载荷因子模型,筛选出红链霉素-6-*O*-*β*-龙胆二糖苷等评价决明子质量优劣的特征峰。

(10) 山姜属的五味中药　秦华珍等建立了山姜属的5味中药(广西产高良姜*Alpinia officinarum*、大高良姜*A. galangal*、草豆蔻*A. katsumadai*、红豆蔻*A. galangal*和海南产益智*A. oxyphylla*)乙酸乙酯部位HPLC指纹图谱,确定了9个共有峰,6个强峰,其指纹图谱相似度分析分别为0.955、0.805、0.794、0.371、0.345。结果表明,高良姜、大高良姜、草豆蔻的相似性较大,红豆蔻、益智的相似性较小,高良姜、大高良姜含有5个共有峰,高良姜和草豆蔻含有3个共有峰,大高良姜和红豆蔻含有2个共有峰,高良姜和益智含有3个共有峰。山姜属中药化学组成的差异对药性理论研究具有一定意义。

(11) 獐牙菜属药材　狄准等采用UPLC技术结合定量分析、系统聚类分析(HCA)和主成分分析(PCA)法,对采自重庆彭水和贵州兴义獐牙菜属川东獐牙菜(*Swertia davidii*)、狭叶獐牙菜(*S. angustifolia*)和紫红獐牙菜(*S. punicea*)等27株药用植物样品进行了评价与鉴定。结果表明,不同物种獐牙菜植物中指示化合物(獐牙菜苦苷、龙胆苦苷、当药苷、芒果苷)的量差异较大,同一物种不同个体中指示化合物量差异亦明显。PCA得分图可以区分3种獐牙菜,而HCA树状图分类准确率为85.20%。

(12) 香薷　杨玲等建立了10批不同产地香薷(石香薷*Mosla chinensis*或江香薷*M. chinensis* "jiangxiangru"的干燥地上部分)药材水煎液的HPLC指纹图谱。标定了14个共有峰,以咖啡酸峰为参照峰,采用中位数法生成对照图谱,10批不同产地药材的相似度均达到 0.90 以上，由共有峰的相对峰面积结果分析，不同产地香薷药材的质量存在较小差异。

2. 有效性评价

(1) 高乌头　张立军等对甘肃、西藏、青海三省区 10 批不同产地的高乌头(*Aconitum sinomontanum* 的根)进行了 HPLC 指纹图谱分析，标定了 11 个共有峰，并对其中的 2 种主要生物碱进行含量测定。聚类分析发现，所有批次高乌头分为 4 类，主成分分析筛选出决定高乌头药材质量 5 种化学成分(分别为高乌甲素、冉乌头碱和未知的 11 号峰、7 号峰、5 号峰)，可用于高乌头的药材质量评价。

(2) 黄连　王钰乐等建立了黄连(黄连 *Coptis chinensis*、三角叶黄连 *Coptis deltoidea* 或云连 *Coptis teeta* 的干燥根茎)LC-MS 指纹图谱的共有模式，确定了能表征黄连特征的 13 个共有峰。以湿热型溃疡性结肠癌大鼠模型血清 IL-4 的含量作为不同批黄连抗炎药效的评价指标，经谱效关系研究明确了黄连的抗炎药效物质为盐酸小檗碱、盐酸药根碱和黄连碱等，为黄连抗炎药效的有效性提供了质控参照。

(3) 丹参　张玉静等采用 HPLC 法，采集 30 批河南产丹参(*Salvia miltiorrhiza*)在 270、280、290、326 nm 的指纹图谱和在线 DAD190～400 nm 数据，采用系统指纹定量法(SQFM)评价各批次丹参药材质量，并基于 S_m、P_m 和 α 参数评价丹参药材质量一致性。采用 UV 法测定 30 批丹参样品的 IC_{50} 数据，用 IC_{50} 倒数值与 290 nm 指纹峰面积进行相关分析。建立了 30 批河南产丹参四波长 HPLC 指纹图谱和四波长串联指纹图谱，结合 9 个 Markers 定量分析和抗氧化活性研究评价丹参药材质量的一致性。30 批丹参药材质量依次分为 6 级为极好(6 批)、很好(8 批)、好(13 批)、良好(1 批)、中(1 批)、一般(1 批)。定量测定到 9 个 Markers 为原儿茶酸、丹参素钠、迷迭香酸、紫草酸、丹参酮 IIA、丹酚酸 B、丹酚酸 A、原儿茶醛和咖啡酸，表明前 7 种具有很强的抗氧化能力。

(4) 生姜　马开等对生姜(*Zingiber officinales*) HPLC 指纹图谱进行了优化，标定了 15 个共有指纹特征峰，指认了 6-姜酚、8-姜酚、香兰素 3 个色谱峰，建立 9 省 10 个批次的生姜 HPLC-DAD 色谱指纹图谱，相似度在 0.874～0.995 之间。结果表明，样品中成分含量有差异，但其色谱概貌一致，表明不同产地的生姜药材中含有的主要成分种类相似。浙江丽水、贵州兴仁、四川犍为生姜中主要成分含量较高，这可能与生姜的生长环境等因素有关，一定程度上说明道地药材的质量。

(5) 吴茱萸　《中国药典》(1997—2015 年版)均以 3 种基原作吴茱萸(*Euodia rutaecarpa*)用，即芸香科植物吴茱萸，石虎或疏毛吴茱萸的干燥近成熟果实。梁彩霞等对 10 个省份的 37 批吴茱萸药材进行了 UPLC 指纹图谱分析，标定了 34 个共有峰，指认出 17 个共有峰；37 批样品的相似度在 0.703～0.973，不同来源的吴茱萸药材指纹图谱轮廓基本一致，化学成分的相对含量在较大范围内波动；化学成分的相对含量与药材品种、产地没有明显的相关性，而与药材的千粒重在一定程度上相关；吴茱萸次碱、吴茱萸碱、新绿原酸、绿原酸、吴茱萸卡品碱、柠檬苦素是差异较大的 6 种成分；发现控制吴茱萸质量的关键是把控“近成熟”这一采收时间环节。

(6) 灯盏细辛　伍珊娜等通过灯盏细辛(短葶飞蓬 *Erigeron breviscapus* 的干燥全草)UPLC-UV 化学指纹图谱与抗血小板聚集生物效价的谱效相关分析，筛选并鉴定出与生物活性相关系数大于 0.5 的 5 个色谱峰，分别鉴定为绿原酸、咖啡酸、野黄芩苷、异绿原酸 A、异绿原酸 C。体外实验表明 5 个化合物在相同质量浓度下均有不同程度的抗血小板聚集作用(抑制率 16.50%～85.50%)，相对活性强度顺序：野黄芩苷＞异绿原酸 C＞咖啡酸>异绿原酸 A>绿原酸;相对活性贡献度显示,野黄芩苷和异绿原酸 C 是灯盏细辛体外抗血小板聚集的主要活性成分。

(7) 丁香茄子　范卫锋等利用 HPLC 指纹图谱,对10批广西地区的丁香茄子(*Ipomoea turbinata* 的种子)的质量进行了评价,确认了 14 个共有峰,较为全面地反映丁香茄子药材生物碱的化学成分信息;10 批广西地区的丁香茄子的指纹图谱相似度在 0.70 以上,表明广西不同产地丁香茄子的质量差异较大,通过聚类分析、主成分分析、偏最小二乘判别分析,丁香茄子分成三类,显示产地和采集时间与药材的质量相关,质量较佳的是玉林和桂林产的丁香茄子。

(8) 虎耳草　熊丹丹等对 21 批不同产地的虎耳草药材(*Saxifraga stolonifera* 的全草)建立 HPLC 指纹图谱,确定了 11 个共有峰,指认 5 个色谱峰,分别为原儿茶酸、没食子酸、岩白菜素、槲皮素-5-*O*-*β*-D-葡萄糖苷和槲皮苷,并建立多指标测定方法。21 批药材中 5 种成分的质量分数分别在 0.07～0.40、0.19～4.36、1.42～5.98、0.42～6.86、0.11～1.51 mg/g,可作为虎耳草药材质量控制方法。

3. 安全性评价

(1) 藜芦与阿格希日嘎　《湖南省中药材标准》等收录的中药藜芦与《中华本草·蒙药》收录的阿格希日嘎均为百合科植物藜芦 *Veratrum nigrum* 的干燥根及根茎,但由于产地及采挖时间的差异。前者具有涌吐风痰,杀虫功效,用于中风痰壅、癫痫、疟疾、疥癣、恶疮,内服 0.3～0.6 g;后者具有泻下、催吐之功效,用于治疗各种"希拉"病、消化不良、铁垢巴达干、剑突痞、痧症、虫症、疫热等,内服 1～2 g。郭晶晶等以 8 批蒙药阿格希日嘎(内蒙古赤峰等地野外采制)和 6 批中药藜芦(采购于安国药材市场、药材公司和医院药房)建立了 HPLC 指纹图谱,并进行急性毒性评价。选取藜芦特征峰 48 个(包括甾体生物碱类 32 个和芪类 16 个)进行聚类分析,蒙药阿格希日嘎聚为一类,与中药藜芦明显分离。蒙药阿格希日嘎急性毒性大于中药藜芦,LD_{50}分别为 0.503 0 g/kg 和 17.934 3 g/kg。表明蒙药阿格希日嘎与中药藜芦在功效主治、产地、化学成分和毒性方面具有很大差异,应区分入药。

(2) 吴茱萸　王亮等基于指纹图谱和肝毒性的体外评价建立了吴茱萸的毒性质量标志物(Q-Marker)辨别技术。通过运用指纹图谱和质谱技术对吴茱萸水煎液的成分进行了表征,并以正常人肝细胞(L02)的生长抑制率和乳酸脱氢酶等指标用于体外肝毒性评价,通过基于灰色关联的"谱-毒"相关分析,最终确定咖啡酰葡萄糖酸异构体为吴茱萸水煎液的肝毒性 Q-Marker,揭示了吴茱萸"久煎"和"汤洗"的科学内涵,建立了基于吴茱萸传统用法的肝毒性 Q-Marker 辨识技术。

(撰稿:马程遥　陈建伟　审阅:倪力强)

【三七药材质量评价研究】

三七为五加科植物三七 *Panax notoginseng* 的干燥根和根茎。秋季花开前采挖,洗净,分开主根、支根及根茎,并干燥。支根习称"筋条",根茎习称"剪口"。主产于云南文山州,故名"文山三七"。三七化学成分十分丰富,有超过 200 种化学成分被发现,包括皂苷类、黄酮类、糖类等。三七是目前临床使用频率较高的传统中药之一,其质量优劣备受关注。新近研究表明,三七基因组进化决定了三七生物化学成分的多样性和独特的药用特性与药材质量;三七商品等级、产地、药材部位、贮藏方式、辐射灭菌条件等均会影响其质量优劣;光谱、色谱及多技术结合应用为三七的质量控制提供了技术支撑。

1. 全基因测序分析

Zhang D 等首次获得了三七较高质量的参考

基因组序列后发现，三七在经历了一系列基因组进化事件后造就了其独特的药用特性，大约 2 600 万年前发生了近期多倍化事件并形成了众多基因簇。基于比较基因组学、转录组学和植物化学分析后进一步证实，快速的基因组功能变异与进化决定了与三七药效息息相关的生物化学成分的多样性，获得的编码可能与人参皂苷生物合成有关酶的基因相关的新见解，为了解三七体内的生物化学多样性和药材质量奠定了坚实的基础。研究还发现与三七中的有效活性成分“三七皂苷”生物合成相关的大多数基因主要集中在花和叶内表达与合成，然后才转运并储存在根部。这一发现校正了学术界一直认为三七皂苷在根内合成的观点。

2. 三七萜类化合物的生物合成

Chen W 等对高重复性且复杂的三七基因组进行了测序、组装和注释，发现三七在约 9 120 万年前就开始与茄科家族基因不同，且三七与同科物种人参、西洋参在世系进化中亦存在不同。研究还发现，在 30 种三七萜类化合物合成酶基因中，有 12 种基因可以翻译出长达 500 个氨基酸长度的蛋白，且其中 10 种基因可能与单萜及倍半萜的合成有关。通过分析三七 6 个组织部位基因数据、IPP/DMAPP 的生物合成途径、萜类合成酶基因及糖基转移酶基因，不仅为三七中已知萜类化合物的合成分析奠定基础，而且能够为近缘物种中新的候选药物提供遗传鉴定。

3. 多指标决策分析

李运等采用 HPLC 法测定云南省 12 个栽培居群 3 年生三七样品中三七皂苷 R_1、人参皂苷 Rg_1、人参皂苷 Re、人参皂苷 Rb_1 的量，UV 法测定三七总黄酮及三七总多糖量。结合逼近理想解排序法(TOPSIS)对三七质量进行综合评价，建立整体质量评价模型，同时基于有效成分量对三七进行优质种源筛选。结果表明，云南不同产地三七的整体质量较为接近，道地产区文山与红河、玉溪、昆明和曲靖等产地三七的整体质量差别较小。

4. 紫外-可见(UV-VIS)指纹图谱-多元统计法

钟贵等通过采集越南产野三七的根部与叶部、云南产野三七的根部，提取其有效成分，并利用 UV-VIS 指纹图谱结合多元统计方法(主成分分析法 PCA 和偏最小二乘法判别分析法 PLS-DA)对其进行鉴别分析。结果表明，越南产野三七根部与叶部、云南产野三七根部的 UV-VIS 指纹图谱特征吸收峰存在明显的差异，分别在 206～310 nm、206～800 nm、206～400 nm。提示 UV-VIS 指纹图谱结合多元统计方法能够有效鉴别不同产地和部位的野三七，为药材三七的质量评价提供了新的研究方法。

5. HPLC 指纹图谱与特征图谱

张迅杰等建立了 10 个批次三七药材的 HPLC 指纹图谱，标定了 39 个共有峰，指认了其中 6 个共有峰(三七皂苷 R_1、Rg_1、Re、Rf、Rb_1、Rd)，10 个批次三七药材的相似度在 0.755～0.963 之间。张氏等建立了 10 批吉林人参与 10 批云南三七的 HPLC 特征图谱及共有模式，人参和三七分别标定了 9 和 23 个特征峰，16 个共有峰，并指认了其中的人参皂苷 Rg_1、Re、Rf、Rb_1、Rd 5 个共有峰；人参中的特征峰为 1～9，三七中的特征峰为 10～32，特征峰可以作为鉴别两者的依据；人参的相似度值在 0.941～0.992，三七的相似度值在 0.755～0.963，说明不同批次间的三七图谱间存在一定差异；主成分分析和聚类分析将人参与三七药材分为两大类。该分析方法可以快速简便地区别人参和三七药材粉末。

6. 一测多评法

黎江华等以人参皂苷 Rg_1 为内参物，建立一测多评法同步测定熟三七中7种皂苷类成分含量，建立了其与三七皂苷 R_1、人参皂苷 Re、Rb_1、Rd、Rk_3 及 Rh_4 的相对校正因子，再根据校正因子分别计算各皂苷成分的含量，实现一测多评。与外标法比较测定表明，10批熟三七中7种皂苷类成分测定结果无显著差异。

7. 在线二维多中心切割液相色谱法

张艳海等基于一法多用策略，采用加压溶剂萃取法，分部采用三氯甲烷和水饱和正丁醇的2步溶剂提取，分别采用 Phenyl-x 和 C_{18} 柱作为一维和二维色谱柱，根据各目标物在一维色谱柱上的出峰时间，设置切割时间窗口，将各组分分别转移至6个定量环中，交替储存目标物馏分。第二维分离采用 2.6 μm 颗粒的核—壳柱实现了8次的快速循环分离，完成8种目标物的测定，建立了在线二维多中心切割液相色谱同时测定药材三七8种人参皂苷 Rg_1、Re、Rf、Rb_1、Rb_2、Rb_3、Rc、Rd 的方法。结果显示，8种人参皂苷均可实现较好的分离和定量，线性相关系数 $r>0.999$，连续进样的精密度 RSD 在 0.52%～1.53%，方法回收率在 94.57%～103.47%，检出限在 0.041～0.18 μg/ml。该法可对三七及其相关产品进行质量评价。

8. 红外光谱法

李运等采集5个区域12个产地117个三七样本，利用傅里叶变换红外光谱，结合化学计量学建立快速鉴别三七产地及测定三七中4种主要皂苷的方法。李氏等采集云南省12个产地96个三七样品，通过 UV-VIS 分光光度法测定三七总黄酮含量，利用傅里叶变换红外光谱结合化学计量学建立三七总黄酮含量快速预测模型。结果，道地产区文山州3个产地以及曲靖市罗平、昆明市石林等产地三七总黄酮含量较高，平均含量高于 7 mg/g。傅里叶变换红外光谱结合正交信号校正偏最小二乘回归(OSC-PLSR)模型，能够对12个产地三七中总黄酮含量进行快速准确的预测。朱捷强等建立了1种基于近红外光谱快速测定三七药材中5种主要皂苷类药效成分含量的方法。通过取173批不同部位、不同产地、不同大小规格的三七药材，采用 HPLC 定量分析方法测定三七皂苷 R_1、人参皂苷 Rg_1、Re、Rb_1 和 Rd 的含量作为参考值，并在 4 000～10 000 cm^{-1} 波数范围内对粉碎后的药材进行光谱采集，采用偏最小二乘回归算法建立近红外光谱与三七药材中5种主要药效成分含量 HPLC 分析结果之间的多元校正模型。结果，三七皂苷 R_1、人参皂苷 Rg_1、Re、Rb_1 和 Rd 在校正模型中的预测相关系数(r)均>0.9。

9. HPLC-电子鼻技术

汪萌等通过 HPLC 法测定云南"春七"各等级中人参皂苷 Rg_1、Rb_1、三七皂苷 R_1 的含量，并用电子鼻对云南三七各等级进行气味测定，分析含量、气味、等级之间的相关性。结果，云南"春七"一等品～九等品指标成分总量维持在 11.08%～19.07%，一等品的总量最高，达到 19.07%，十等品～十三等品的总量均<5%；电子鼻将云南"春七"一等～六等、七等～九等、十等～十三等划归为不同的三大类，每类各等级间指标成分总量接近。表明三七气味与等级具有相关性，且等级越高，含量越高，质量越好。

此外，王炳艳等考察了常温存放于文山、昆明、广州、安徽亳州、吉林通化5个地点，贮藏2年时间三七药材中皂苷的含量变化。结果表明，常温条件下，5个地点三七药材随着贮藏时间的增加所含皂苷含量逐渐降低；贮藏24个月，吉林通化贮藏的三七药材皂苷含量下降最快，达 12.05%，安徽亳州三七皂苷含量下降的最少，为 9.70%，说明三七不宜在常温条件下长时间贮藏，也不宜在气温偏低的地区贮藏。游强秦等考察了 ^{60}Co-γ 辐照灭菌对三七等中药材质量的影响。结果表明，药材经 8 kGy 辐照灭菌后需氧菌总数、霉菌和酵母菌总数及控制菌均达标准要求，粉末显微特征和薄层色谱的斑点未见变化，但三七中人参皂苷 Rg_1、Rb_1、三七皂苷 R_1 总含量灭菌后有显著变化（$P<0.05$），总量下降16.27%～35.38%，提示 8 kGy 的辐照剂量对三七药材质量影响较大。

（撰稿：邱海龙　陈建伟　审阅：倪力强）

【西洋参药材质量评价研究】

西洋参为五加科植物西洋参 *Panax quinquefolium* 的干燥根。原产于美国和加拿大，目前在我国东北三省、北京和山东等地有引种栽培。

1. 液相色谱法

闵春艳等采用 UPLC 法，建立了硫黄熏蒸前后西洋参中人参皂苷 Rg_1、Re 和 Rb_1 的含量测定方法，评价硫黄熏蒸对西洋参皂苷类成分的影响。发现当 SO_2 残留量不大于 150 mg/kg 时，人参皂苷 Rg_1、Re 和 Rb_1 的含量及其总量基本不受影响，但当硫黄熏蒸致 SO_2 残留量大于 400 mg/kg 时，人参皂苷 Rg_1、Re 和 Rb_1 的含量及其总量显著降低，说明硫黄过度熏蒸对西洋参中皂苷类成分的含量有显著影响。

王秋等采用微波消解法水解西洋参粉得到氨基酸，并以异硫氰酸苯酯（PITC）为柱前衍生试剂，采用 HPLC 法建立了西洋参氨基酸的含量测定方法，探讨了不同生长年限、不同部位中氨基酸含量差异。结果，3 年生西洋参较其他年份西洋参中氨基酸含量少，3 年后西洋参中各氨基酸含量逐年增加，不同年限西洋参中氨基酸呈“V”字形增长；须根的氨基酸含量最多，主根的氨基酸含量最少。

李乐等采用 UPLC 法，进行了不同生长年限、不同果期的西洋参根中 Rg_1、Re、Rb_1、Rb_2 四种人参皂苷的含量研究。结果，3 年生红果期西洋参皂苷 Rg_1、Rb_1 含量均低于 3 年生绿果期，皂苷 Re、Rb_2 含量均高于 3 年生绿果期，皂苷 Rg_1、Rb_1、Rb_2 含量均高于 2 年生红果期西洋参。

张丹等采用 HPLC 法，测定了辽宁产和加拿大产西洋参茎叶、芦头、主根、须根和参节不同部位中人参皂苷 Rg_1、Re、Rb_1、Rc、Rb_2、Rb_3 和 Rd 的含量，分析比较了国产和进口西洋参不同部位的品质差异。结果表明，国产与进口西洋参不同部位的品质不具有显著性差异，西洋参茎叶中人参皂苷 Rb_3 的含量较其他部位高，但西洋参不同部位人参皂苷的含量不具有显著性差异。

2. LC-MS 法

黄鑫等将西洋红参总皂苷经 D101 型大孔吸附树脂分离纯化制备，得到组分Ⅰ和组分Ⅱ，采用超高效液相色谱-线性离子阱质谱法（UPLC-LIT-MS）测定组分中皂苷单体的组成，并采用超高效液相色谱-三重四级杆质谱法（UPLC-TQ-MS）测定大鼠大脑皮层及海马中 17 种神经化学物质含量的变化情况，从而考察了西洋红参皂苷组分Ⅰ和Ⅱ对大鼠大脑皮层及海马中 17 种神经化学物质水平的影响。结果，组分Ⅰ可提高大脑皮层及海马中兴奋性神经化学物质谷氨酸、天冬氨酸、牛磺酸、乙酰胆碱、络氨酸、多巴胺和去加肾上腺的含量，组分Ⅱ可提高大鼠大脑皮层及海马中抑制性神经化学物质 γ-氨基丁酸、色氨酸、5-羟色胺、5-羟吲哚乙酸、褪黑素、丝氨酸、甘氨酸和组胺的含量。表明西洋红参中皂苷组分具有神经活性，皂苷类成分的极性与其对兴奋性和抑制性神经化学物质的影响具有相关性。

张勇等采用超高效液相色谱-四级杆静电场轨道阱高分辨质谱（UPLC Orbitrap HRMS）技术，建立了西洋参蒸参弃液浓缩物中 15 种人参皂苷单体成分的定量分析方法，并发现不同蒸制温度和蒸制时间对此 15 种人参皂苷单体成分的含量有影响，原人参二醇型人参皂苷 Rb_1、Rb_2、Rc、Rd、F_2 的含量随着蒸制温度的升高和蒸制时间的延长而降低，人参皂苷 Rg_3、Rh_2、Rk_1、Rd 的含量则呈现先增加后降低，或先降低后增加的趋势。原人参三醇型人参皂苷 Re 和 Rg_1 随着蒸制温度的升高和蒸制时间的延长，可水解为人参皂苷 Rg_2 和 Rh_1，人参皂苷 Rg_2 和 Rh_1 亦可进一步水解、失水生成分子质量更小的不饱和人参皂苷。伪人参皂苷 F_{11} 和人参皂苷 Ro 在蒸制过程中也发生了糖苷键断裂，生成相对分子质量较小的皂苷而导致其含量降低。说明长时间高温蒸制对稀有人参皂苷的生成具有促进作用。

赵瑛等建立了超高效液相色谱串联三重四级杆质谱法(UHPLC-MS/MS)同时测定西洋参中人参皂苷 Rb_1、Rb_2、Rb_3、Re、Rc、Rd、Rg_1 和拟人参皂苷 F_{11} 8 种人参皂苷类成分的定量分析方法，为综合评价西洋参的质量提供参考。Shi XJ 等通过 UHPLC-Orbitrap MS/MS 仪器采用基于非目标预定代谢组学的分析方法，定性定量分析了人参、西洋参和三七中具有潜在抗糖尿病活性的丙二酰基人参皂苷类成分。该分析方法的关键步骤为中性离子丢失数据的采集和全扫描图谱中目标母离子的有效过滤。共有 101 种丙二酰基人参皂苷类化合物被检测和鉴定，其中 69 种存在于人参中，52 种存在于西洋参中，44 种存在于三七中。对 45 批参类样品中 81 种经鉴定的丙二酰基人参皂苷类化合物进行统计分析，发现 10 种潜在的标志物可用于区分鉴定 3 种参类药材。

Chen YJ 等采用 UHPLC-QTOF-MS 法，对 23 份人参和 22 份西洋参样品中人参皂苷 Rg_1、20(*S*)-Rg_2、Re、20(*S*)-Rh_1、Rb_1、Rb_2 和 Rd 7 种人参皂苷类成分同时进行了含量测定。并分析出对于人参来说，根茎越长、支根越多的人参中人参皂苷类成分含量越高。对于西洋参来讲，有两种趋势：对于泡参，主根越细，人参皂苷类成分含量越高；而对于泡面参，主根越粗，人参皂苷类成分含量越高。

3. 比色法

马永龙等建立了固相萃取—比色法测定西洋参为原料的保健食品中总皂苷的定量分析方法。该方法可用于以西洋参为代表的保健食品中总皂苷含量的测定和产品质量控制。

高晖富等采用 HPLC 和比色法，建立了西洋参中人参皂苷 Rg_1、Re、Rb_1 及其总量的含量测定方法，比较了不同产地西洋参中人参皂苷的含量。结果发现，我国文登、抚松和靖宇所产的西洋参与美国、加拿大所产西洋参中人参皂苷的含量相近，表明我国国产西洋参的质量不比进口西洋参差。

4. 气相色谱法

刘云明等建立了 1 种固相萃取-气相色谱 GC 同时测定含西洋参保健食品中 18 种有机氯农药的方法，该方法可以满足含西洋参保健食品中有机氯农药残留量的检测和确证要求，为食品安全检查提供了有效方法。

李荣等利用固相萃取—双柱双检测器-GC 法，建立了西洋参中有机氯农药残留量的定性和定量分析方法。该方法采用了双柱双电子捕获检测器，对西洋参中繁杂的色谱峰进行定性，结果比传统单柱单检测器更加准确，可以有效地减少假阳性结果的出现。Cui SQ 等应用电子鼻和 GC-MS 法分析了人参和西洋参药材中挥发性成分。采用 GC-MS 分析出人参和西洋参中 69 种芳香性化合物。联合主成分分析，电子鼻和 GC-MS 法均可以较好地区分人参和西洋参，且 GC-MS 法优于电子鼻。

5. 非线性化学指纹图谱法

王芳斌等采用非线性化学指纹图谱技术，建立了一种西洋参掺伪鉴别和西洋参产地溯源的新方法。非线性化学指纹图谱技术是一种基于样本整体成分参与的一系列的非线性化学反应过程中电位随着时间的变化曲线。通过非线性化学指纹图谱，可直观区分西洋参和其他药材图谱；系统相似度模式识别亦可鉴别不同产地西洋参。

李金花等利用非线性化学指纹图谱技术研究西洋参和人参。经收集加拿大、吉林、陕西3个不同产地西洋参和吉林人参样品，利用硫酸、硫酸锰、丙酮、溴酸钠和样品产生的非线性化学反应建立指纹图谱，结合图谱直观特征和系统相似度对不同种药材及不同产地西洋参进行鉴别评价。并采用HPLC法测定西洋参中7种人参皂苷的含量，评价不同产地西洋参的品质差异。结果表明，西洋参和人参的非线性化学指纹图谱特征有显著差异，可直观区分；系统相似度模式识别可方便地将西洋参和人参，以及不同产地的西洋参进行鉴定；不同产地西洋参中人参皂苷的含量存在差异，道地产地加拿大的西洋参中7种主要人参皂苷含量明显优于国产西洋参。

6. 红外光谱法

贾婵等采用傅里叶红外光谱法，测定了国内外7个产地的36批西洋参样品的红外光谱，提取每份样品含量最高的15个峰作为指标，进行主成分分析。结果表明，陕西与美国西洋参药材质量最为相近，黑龙江、吉林、山东和北京西洋参药材质量相近。

7. 荧光光谱法

陈家伟等采用凝视式荧光光谱成像装置，应用荧光光谱成像技术对不同市售的西洋参饮片及其伪品进行检测，结合全光谱偏最小二乘判别(PLS-DA)与联合区间偏最小二乘判别(siPLS-DA)对西洋参、人参和桔梗3种药材的光谱数据进行建模分析，建立了西洋参饮片快速无损的定性鉴别方法。此外，陈氏等采用荧光光谱法结合Fisher判别分析，对西洋参、人参和桔梗各30份样品进行了实验，建立了具有较高可信度与准确度的快速鉴别西洋参及其伪品饮片的分析方法。

8. 其他方法

陈康等采集不同产地的人参属药材人参、西洋参、三七以及市场上常见混伪品竹节参、珠子参、羽叶三七，建立了基于高分辨率熔解曲线(HRM)鉴别人参属中药材的方法，并进行系统性方法学考察。所有样品提取总DNA，筛选合适的引物，构建人参属正品中药材熔解曲线。该方法依据分型分析可以区分人参属中药材，为人参属中药真实性鉴别提供了一种简单快捷的分子鉴定方法。

张喜红基于BP神经网络，采用经验法与枚举实验法相结合，构建了参数合理的西洋参等级分类模型，其以西洋参外观图像为基础数据源，从形状、颜色、纹理3个方面入手提取表征等级差异显著的特征向量，构造输入数据集。在深入研究传统BP神经网络算法的基础上，从收敛标准、学习步长、权值修正3方面进行了改进，为推进西洋参等级划分的数字化、客观化、自动化提供了参考依据。

(撰稿：张红梅　审阅：倪力强)

[附] 参考文献

C

Chen A, Sun L, Yuan H, et al. A holistic strategy for quality and safety control of traditional Chinese medicines by the "iVarious" standard system[J]. Journal of Pharmaceutical Analysis, 2017, 7(5):271

Chen W, Kui L, Zhang G, et al. Whole-genome sequencing and analysis of the Chinese herbal plant *Panax notoginseng*[J]. Molecular Plant, 2017, 10(6):899

Chen YJ, Zhao ZZ, Chen HB, et al. Determination of ginsenosides in Asian and American ginsengs by liquid chromatographyequadrupole/time-of-flight MS: assessing variations based on morphological characteristics [J]. Journal of Ginseng Research, 2017, 41(1):10

Cui SQ, Wu JF, Wang J, et al. Discrimination of American ginseng and Asian ginseng using electronic nose and gas chromatographyemass spectrometry coupled with chemometrics[J]. Journal of Ginseng Research, 2017, 41(1):85

陈康,蒋超,金艳,等.人参属中药材高分辨率熔解曲线鉴定及其方法学考察[J].药物分析杂志,2017, 37(1):64

陈鸿平,刘飞,郭换,等.两基原中药决明子 UPLC 指纹图谱研究[J].中草药,2017, 48(18):3826

陈家伟,胡翠英,马骥.光谱成像结合偏最小二乘判别法快速鉴别西洋参[J].中国医院药学杂志,2017, 37(9):847

陈家伟,胡翠英,马骥.荧光光谱法结合 Fisher 判别分析在西洋参鉴别中的应用[J].光谱学与光谱分析,2017, 37(4):1157

D

狄准,张霁,赵艳丽,等.3 种獐牙菜属民族药 UPLC 指纹图谱研究[J].中草药,2017, 48(9):1860

董玲,孙裕,裴纹萱,等.基于全程质量控制理念的中药标准化体系研究思路探讨[J].中国中药杂志,2017, 42(23):4481

F

樊克锋,汤法银,赵建平,等.红外光谱技术对生地黄整体评价[J].中国兽药杂志,2017, 51(3):55

范卫锋,郑兆广,胡琴,等.丁香茄子的 HPLC 指纹图谱分析[J].中国实验方剂学杂志,2017, 23(20):66

冯华,杨烨,王祥培,等.艾纳香及其伪品假东风草的 HPLC 指纹图谱研究[J].中国药房,2017, 28(9):1257

G

高晖富,姜丽萍,姜志辉,等.不同方法测定不同产地西洋参中人参皂苷含量[J].人参研究,2017, 29(4):6

巩丹丹,董嘉俊,孙国祥,等.用高效液相色谱组方指纹图谱智能预测中药质量的新模式[J].色谱,2017, 35(6):643

郭晶晶,包温根其其格,哈斯娜布琪,等.中药藜芦与蒙药阿格希日嘎的指纹图谱评价及其急性毒性比较[J].中草药,2017, 48,(15):3175

H

侯飞侠,曹静,王沙沙,等.冬虫夏草 PCR 快速检测试剂盒的研制与效果评价[J].中国中药杂志,2017, 42(6):1125

黄鑫,李帅坪,张勇,等.UPLC-MS 考察西洋红参皂苷类成分对大鼠脑内神经化学物质的影响[J].中国实验方剂学杂志,2017, 23(19):111

J

贾婵,陈小芳,吴晓莹,等.基于红外光谱法的不同产地西洋参品质评价[J].中医药导报,2017, 23(14):68

L

黎江华,刘玉杰,黄永亮,等.一测多评法测定熟三七中 7 种皂苷类成分的含量[J].时珍国医国药,2017, 28(10):2363

李乐,张春阁,李小沛,等.不同时期人参、西洋参根中单体皂苷 Rg_1、Re、Rb_1、Rb_2 含量的比较[J].特产研究,2017, 39(2):38

李荣,艾芸,张荻悦,等.固相萃取—双柱双检测器—气相色谱法测定西洋参中有机氯农药残留量[J].中南药学,2017, 15(6):823

李运,徐福荣,张金渝,等.FTIR 结合化学计量学对三七产地鉴别及皂苷含量预测研究[J].光谱学与光谱分析,2017, 37(8):2418

李运,张霁,徐福荣,等.多指标决策分析 TOPSIS 对三七的质量评价研究[J].中草药,2017, 48(22):4764

李运,张霁,徐福荣,等.红外光谱结合化学计量学对三七总黄酮含量的快速预测研究[J].光谱学与光谱分析,2017, 37(1):70

李爱平,陈佳佳,李震宇,等.基于核磁指纹图谱黄芪药材均一性评价研究[J].中药材,2017, 40(9):2107

李金花,陈春楠,谷彩梅,等.基于非线性化学指纹图谱技术鉴别西洋参和人参及西洋参产地[J].药学学报,2017, 52(7):1150

梁彩霞,杨岚,张东,等.吴茱萸 UPLC 指纹图谱的建立及质量评价[J].中国实验方剂学杂志,2017, 23(14):38

刘昌孝.基于中药质量标志物的中药质量追溯系统建设[J].中草药,2017,48(18):3669

刘旭朝,刘金欣,孙伟,等.动物药材DNA提取方法优化和市售药材DNA条形码鉴定研究[J].世界科学技术(中医药现代化),2017,19(4):102

刘运明,李放.固相萃取—气相色谱同时测定含西洋参保健食品中18种有机氯农药残留[J].江苏预防医学,2017,28(6):706

刘振杰,史志龙,王伽伯,等.基于化学指纹图谱和抗血小板聚集效价的丹参质量评价[J].分析化学,2017,48(5):693

卢一,解达帅,吴纯洁.基于Heracles超快速气相电子鼻的硫熏麦冬快速鉴别研究[J].中药材,2017,40(5):1070

路大勇,王阳,周文,等.西藏冬虫夏草的X射线衍射鉴定及质量控制探讨[J].中药材,2017,40(12):2785

M

马开,田萍,张迪文,等.生姜HPLC-DAD指纹图谱的优化研究[J].时珍国医国药,2017,28(9):2051

马文苑,谢媛媛,王义明,等.细胞膜色谱技术在中药质量评价中的应用与思考[J].药学学报,2017,52(12):1827

马永龙,周勇,赵允,等.固相萃取-比色法测定西洋参中总皂苷[J].食品工业,2017,38(1):273

马玉翠,王淳,王蔚,等.基于HPLC指纹图谱对救必应与其伪品的鉴别研究[J].中国中医药信息杂志,2017,24(8):89

闵春艳,游本刚,吴杨,等.UPLC法评价硫磺熏蒸对西洋参皂苷类成分的影响[J].中国药事,2017,31(11):1297

Q

秦海燕,孟庆霞,张春椿,等.光谱成像技术快速鉴别真伪龙齿的研究[J].中华中医药杂志,2017,32(6):2689

秦华珍,李明芳,谭喜梅,等.高良姜等五味山姜属中药乙酸乙酯部位的HPLC指纹图谱[J].广西植物,2017,37(8):1060

S

Shi XJ, Yang WZ, Qiu S, et al. An in-source multiple collision-neutral loss filtering based nontargeted metabolomics approach for the comprehensive analysis of malonyl-ginsenosides from *Panax ginseng*, *P. quinquefolius*, and *P. notoginseng*[J]. Analytica Chimica Acta, 2017, 952:59

T

谭鹏,张海珠,张定堃,等.基于化学表征和生物效价检测的大黄配方颗粒质量评价研究[J].中国中药杂志,2017,42(14):2683

W

汪萌,闫永红,朱广伟,等.高效液相色谱法与电子鼻仿生技术在三七等级评价中的综合应用[J].中华中医药杂志,2016,31(8):3324

王亮,窦立雯,郭威,等.基于中药传统用法的毒性Q-Marker发现:以吴茱萸为例[J].中草药,2017,48(6):1159

王秋,刘莉,何慧楠,等.不同生长年限西洋参不同部位氨基酸含量比较研究[J].中华中医药杂志,2017,32(8):3692

王夏,孙素琴,徐荣,等.红外光谱结合聚类分析法快速鉴别不同加工方式肉苁蓉[J].中国现代中药,2017,19(5):657

王炳艳,王朝梁,杨莉,等.三七药材贮藏期间有效成分含量变化的初步研究[J].人参研究,2017,29(5):8

王芳斌,周彬彬,方宣启,等.非线性化学指纹图谱法在西洋参鉴别中的应用[J].食品安全质量检测学报,2017,8(10):3974

王亚男,孙伟,贺文义,等.基于^{1}H-NMR指纹图谱的四批市售桑白皮药材质量分析[J].沈阳药科大学学报,2017,48(1):62

王钰乐,刘文,杨道斌,等.葛根UPLC-MS/MS指纹图谱研究[J].时珍国医国药,2017,28(7):1541

王钰乐,刘文,杨道斌,等.基于灰色关联分析的黄连谱效关系研究[J].中华中医药杂志,2017,32(12):5583

伍珊娜,刘振杰,章从恩,等.基于谱效关系的灯盏细辛体外抗血小板聚集活性成分研究[J].中草药,2017,48(24):5179

X

肖佳佳,黄红,雷有成,等.天麻HPLC指纹图谱建立及判别分析[J].中国中药杂志,2017,42(13):2524

肖作奇,欧阳波,潘涛,等.地肤子高效液相色谱指纹图

谱及聚类分析研究[J].中医药导报,2017, 23(13):37

熊丹丹,张宝,姚成芬,等.苗药虎耳草的 HPLC 指纹图谱及 5 种成分的测定研究[J].中草药,2017, 48(22):4772

Y

Yang W, Zhang Y, Wu W, et al. Approaches to establish Q-markers for the quality standards of traditional Chinese medicines[J]. Acta Pharmaceutica Sinica B, 2017, 7(4):439

杨玲,孙耀志,高松,等.香薷水煎液 HPLC 指纹图谱[J].中国实验方剂学杂志,2017, 23(24):96

尹艳,刘逊,王兵,等.中药穿山甲的 DNA 分子鉴定研究[J].中国中药杂志,2017, 42(11):2078

游强蓁,李雪松,贺云杰,等.人参等中药材辐照灭菌前后质量对比研究[J].天津药学,2017, 29(5):15

于士军,王伟,孙辉,等.滁菊的 HPLC 指纹图谱制作及其化学计量学分析[J].生物资源,2017, 39(3):185

庾秋云.近红外光谱技术的枸杞产地鉴别及品质快速检测[J].食品安全导刊,2017, (6):60

Z

Zhang D, Li W, Xia EH, et al. The medicinal herb *Panax notoginseng* genome provides insights into ginsenoside biosynthesis and genome evolution[J]. Molecular Plant, 2017, 10(6):903

张波,南铁贵,孙晴,等.免疫检测技术在中药质量快速评价中的应用[J].中国中药杂志,2017, 42(3):420

张丹,郑开颜,王乾,等.国产和进口西洋参不同器官的品质差异研究[J].中国现代中药,2017, 19(6):833

张丽,王薇,王菲,等.桃儿七 HPLC 指纹图谱研究[J].中草药,2017, 48(13):2752

张勇,黄鑫,李帅坪,等.UPLC Orbitrap HRMS 法分析西洋参燕参弃液浓缩物中皂苷类成分[J].质谱学报,2017, 38(1):52

张朝辉,谷陟欣,刘婧靖,等.直喷离子化质谱简单快速鉴别关木通[J].分析化学,2017, 45(8):1143

张立军,戴海蓉,樊秦,等.不同产地高乌头药材 HPLC 指纹图谱及 2 种生物碱成分含量测定[J].中国实验方剂学杂志,2017, 23(17):41

张铁军,王杰,陈常青,等.基于中药属性和作用特点的中药质量标志物研究与质量评价路径[J].中草药,2017, 48(6):1051

张喜红.基于 BP 神经网络的西洋参等级分类方法研究[J].云南民族大学学报(自然科学版),2017, 26(4):322

张迅杰,赫军,柳芳,等.人参和三七 HPLC 特征图谱研究[J].山东中医药大学学报,2017, 41(4):372

张迅杰,赫军,柳芳,等.三七药材高效液相色谱指纹图谱的研究[J].中国医院用药评价与分析,2017, 17(6):725

张艳海,金燕,王峥涛.在线二维多中心切割液相色谱法测定三七、人参及其相关产品中 8 种人参皂苷[J].中草药,2017, 48(5):894

张玉静,孙万阳,孙国祥,等.丹参四波长串联定量指纹图谱与抗氧化活性谱相关研究[J].中南药学,2017, 15(6):723

张正勇,沙敏,宋超,等.基于电喷雾离子迁移谱的党参质量控制鉴别技术研究[J].山东中医杂志,2017, 36(7):601

赵瑛,谢海龙,王冬雪,等.西洋参中 8 种人参皂苷类成分的 UPLC-MS/MS 定量分析[J].天然产物研究与开发,2017, 29(9):1529

赵婷婷,魏华,陈两绵,等.桑不同药用部位 HPLC 指纹图谱比较研究[J].中国药学杂志,2017, 52(7):560

钟贵,胡健,张雱,等.野三七紫外可见指纹图谱结合多元统计方法的鉴别分析[J].南昌大学学报(医学版),2017, 57(2):11

周秀娟,李燕芳,陈莹,等.基于 UPLC-Q Exactive 四级杆—轨道阱液质联用法快速建立清热灵颗粒中潜在中药质量标志物(Q-Marker)成分库[J].中草药,2017, 48(1):67

朱捷强,杨振中.三七主要皂苷类药效成分含量的近红外光谱测定法[J].中国现代应用药学,2017, 34(7):1007

（三）中药化学

【概　述】

2017年，中药及天然药物化学成分研究方面的相关论文以常用中药、民族药为主，包括单味中药、中药复方、中药提取物、药用菌类、藻类等，主要围绕着化学成分的提取、分离及结构鉴定开展研究。

有关新化合物的报道，主要发表在SCI期刊上。本年度在 *Organic Letters*、*Journal of Natural Products*、*Phytochemistry*、*Phytochemistry Letters*、*Planta Medica*、*Natural Product Research*、*Tetrahedron*、*Tetrahedron letters*、*Fitoterapia*、*Journal of Asian Natural Products Research*、*Helvetica Chimica Acta*、*Chemistry of Natural Compounds*、*Chinese Chemistry Letters*、*Phytomedicine*、*Chemical and Pharmaceatical Bulletin* 等杂志上报道的新化合物有2 700余种（包括50种新骨架），涉及中药、天然药物近900种。新化合物的结构类型主要有萜类、生物碱类、黄酮类、苯丙素类、脂肪酸、醌类及甾体类。

1. 萜类化合物的研究

萜类化合物约1 100种（约占40%），其中有37种新骨架。萜类化合物分布极为广泛，主要存在于藻类、菌类、地衣类、苔藓、蕨类、裸子植物及被子植物。而单萜主要来源于伞形科、樟科、唇形科等。Fan YY等从海南叶下珠 *Phyllanthus hainanensis* 植物中发现了 phainanolide A，phainanoids G-I 4种新的三萜类化合物，其中 phainanolide A 是融合了6/9/6杂环系统和高度氧化的5，5-螺环酮内酯的新型碳骨架。Zhou JF 等在羊踯躅 *Rhododendron molle* 中分离得到 rhodomollanol A 和 rhodomollein XXXI，其中 rhodomollanol A 是1种新颖的顺式/反式/反式/顺式/顺式融合3/5/7/5/5/5六环系统的碳骨架，代表了1种罕见的以7-氧杂环辛烷[4.2.1]为核心的双萜类化合物。Zhou JF 等也从羊踯躅 *Rhododendron molle* 中发现了另外的3种新的双萜类化合物 rhodomollacetals A-C，它们具有顺式/顺式/顺式/顺式-6/6/6/6/5五环系统，rhodomollacetal A 具有前所未有的11，13，18-三氧杂环已烷-五环[8.7.1.1.0.0]十九烷骨架，而 rhodomollacetal B 和 C 的结构中有一部分是罕见的4-氧杂三环[7.2.1.0]十二烷结构和2，3-二氢-4*H*-吡喃-4-1结构。具有五环7/5/5/6/5体系和四环7/5/6/5体系的贝壳杉烷型二萜骨架 pierisketolide A，pierisketones B 和 C 在美丽马醉木 *Pieris formosa* 植物中被 Niu CS 等发现。Pocahemiketals A 和 B 是在广藿香 *Pogostemon cablin* 中发现的新骨架。Hitoyols A 和 B 是 Otaka J 等从 *Coprinopsis cinerea* 中分离得到的新骨架，并且提出了1种从 lagopodin B 到 hitoyols A 和 B 的生物合成途径。Gaditanone 是 Eugenia FG 等从 *Euphorbia gaditana* 中发现的1种由假白榄烷型二萜[2+2]环加成组成的新骨架。Ye F 等从 *Sinularia polydactyla* 中分离得到新骨架 xishacorene A，并且提出了1种新的生物合成途径。Phylanes A 和 B 是在 *Phyllanthus acidus* 中被发现的由卡萨烷型二萜前体生成的新的二萜骨架。Euphodraculoates A 和 B 是在 *Euphorbia dracunuloides* 中发现的1种新的二萜骨架，并且可以由巴豆烷萜前体生物合成。Zhu H 等从 *Sophora avescens* 中分离得到sophopterocarpan A，并且发现一种从medicarpin到 sophopterocarpan A 的生物合成途径。

Walrobsins A 和 B 是 An FL 等从割舌树 *Walsura robusta* 中分离得到的柠檬苦素类化合物，它们具有5-氧杂三环[5.4.11]十一烷环体系，并且walrobsins A具有明显的抗炎作用。Zhou B等从丝穗金粟兰 *Chloranthus fortunei* 中分离得到的fortunoids A-C是具有重排的乌药烷型二聚倍半萜骨架的化合物。Commiphoranes A-D 是 Dong L 等从 *Resina Commiphora* 植物中分离得到的具有新的碳骨架的芳香型萜类化合物，commiphoranes A和B是具有典型的6/6/6/6环体系的萜类化合物，而commiphoranes C和D是具有5/6/7骨架的倍半萜。Lou HY等从夏枯草 *Prunella vulgaris* 中发现了3种新的二萜化合物vulgarisins B-D，这些二萜化合物具有罕见的5/6/4/5四环骨架，而且vulgarisins B和C对人肺癌A549细胞系具有一定的细胞毒性。Zhang CG等在唇形科植物荔枝草 *Salvia plebeian* 中发现新骨架 plebein A。Zhuo ZG等在银线草 *Chloranthus japonicus* 中发现新骨架 chlorajapodiolide。

对新化合物进行了生物活性筛选，表明萜类化合物分别在抗炎、抗菌和抗肿瘤等方面具有一定的活性。Lomchid P等从滇赤才 *Lepisanthes senegalensis* 中发现新化合物 28-*O*-acetyl-3*β*-*O*-trans-caffeoylbetulin 和 3*α*-*O*-trans-caffeoyl-22-hydroxyhopane，对人肺癌细胞NCI-H187有较为显著的细胞毒性。Zhang L等从 *Tabebuia avellanedae* 中分离得到8种新化合物 avelladoids A-H，其中 avelladoids A, B和C存在较强的抗炎活性。Wu HF等从黄三七 *Souliea vaginata* 中分离得到 soulieoside Q，表现出一定的抗癌活性。

2. 黄酮类化合物的研究

黄酮类新化合物有300余种(约占11%)，其中1种新骨架。黄酮类化合物最集中分布于被子植物。Zhang LJ 等从 *Caesalpina enneaphylla* 中分离得到4种新化合物 caesalpinflavan A 和 caesalpinflavans A-C，其中 caesalpinflavan A 具有1种少见的[5.3.3.0]十三烷桥接系统存在于黄烷—查尔酮体系中。并且 caesalpinflavan A 对人肿瘤细胞系(HL-60、SMMC-7721、A-549、MCF-7、SW-480)具有显著的细胞毒活性，其 IC_{50} 值为0.54～0.87 μM。

Ito C等从黄牛木 *Cratoxylum cochinchinense* 中分离得到4种新化合物 cratoxanthone A-D，其中 cratoxanthone A 和 B 具有较显著的抗增殖作用。Li YP 等从长圆叶山蚂蝗 *Desmodium oblongum* 中发现3种新化合物 4′-hydroxy-8-isobutyryl-7-methoxy-6-methyl-flavone、4′, 7-dimethoxy-8-isobutyryl-6-methyl-flavone 和 4′, 7-dimethoxy-8-isobutyryl-flavone，此3种化合物表现出显著的抗癌活性。Wu HY等从獐牙菜 *Swertia bimaculata* 中分离得到的3种新化合物，对5α还原酶有一定的抑制作用。Fu Q等在 *Ziziphus jujube* 植物中发现了两种具有一定的抑制COX-1和COX-2酶作用的新黄酮。Hoang L等从柘树 *Cudrania tricuspidata* 中分离得到1种新的异黄酮 cudraisoflavone L，对NO的产生具有一定的抑制作用，并且对HL-60具有较为显著的细胞毒作用。Thalassiolin D是Hawas U等在 *Thalassia hemprichii* 中发现的具有显著抗病毒HCV作用的新化合物。

3. 生物碱类化合物的研究

生物碱类新化合物有270余种(约占10%)，其中9种新骨架。Chen QB等从腺毛黑种草 *Nigella glandulifera* 中分离得到2种新的生物碱 nigellisoquinomine 和 nigellapyrrolidine，nigellisoquinomine 具有新颖的吡咯-异喹啉骨架，并显示了有效的酪氨酸磷酸酶1B(PTP1B)抑制活性，其

IC_{50}值为 3.65±0.08 mM，nigellapyrrolidine 具有罕见的糖基化吡咯烷结构。Zhang W 等从钩吻 *Gelsemium elegans* 中分离得到 1 对阻旋异构体双吲哚类生物碱 gelsekoumidines A 和 B，gelsekoumidine B 表现出一定的抑制 NO 产生的作用。Tabercorymines A 和 B 是 Yuan YX 等从 *Tabernaemontana corymbosa* 中发现的 vobasinyl-ibogan 型双吲哚生物碱，具有未见的 C-7/C-20 键的笼状异戊环系统，且这两种生物碱对几种人类癌症细胞系，都显示了有效的抗增殖活性。Zeng J 等从催吐萝芙木 *Rauvolfia vomitoria* 中分离得到 2 种不同寻常的去甲基单萜吲哚类生物碱 rauvomine A 和 rauvomine B，其中 rauvomine B 具有环丙烷的 6/5/6/6/3/5 六环重排系统取代的去甲基单萜吲哚类生物碱，且表现出有效的抗炎活性。Zhang YB 等从苦豆子 *Sophora alopecuroides* 中分离得到 4 种以苦参碱为基础的新型生物碱 sophalines A-D，sophalines A 和 B 分别具有未曾报道过的 6/6/6/4 和 6/5/6/6 四环体系，sophalines C 和 D 是 1 对具有苦参碱—苯乙酮骨架的立体异构体。

Pereira M 等从 *Aristolochia cordigera* 中分离得到 2 种新的吲哚生物碱 3，4-di-hydro-hyrtiosulawesine 和 6-*O*-(*β*-glucopyranosyl) hyrtiosulawesine，其中 6-*O*-(*β*-glucopyranosyl) hyrtiosulawesine 表现出有效的抗恶性疟原虫活性，其 IC_{50} 值为 5 μM。Yan TL 等从羊角棉 *Alstonia Mairei* 中发现 3 种新的单萜吲哚生物碱 alstomairines A-C，alstomairines B 和 C 对肿瘤细胞系具有显著的细胞毒性。Liu QL 等从乌檀 *Nauclea officinalis* 中发现新的吲哚生物碱 17-*O*-methyl-19-(*Z*)-naucline，具有显著的抗炎活性，其 IC_{50} 值为 3.6 μM。Strychnuxin 是在山马钱 *Strychnos nuxblanda* 中被 Sichaem J 等分离得到的具有抑制 α 葡萄糖苷酶和乙酰胆碱酯酶作用的新型吡咯生物碱。

4. 苯丙素类化合物的研究

苯丙素类新化合物有 247 种(约占 9%)，其中 1 种新骨架，主要分布在豆科、菊科、瑞香科、木兰科等植物。Zhou X 等从天麻 *Gastrodia elata* 中分离得到 1 种新骨架化合物 gastradefurphenol，该化合物是由 2 种不同的对羟苄基取代的 9，9′-新木质素。

Atiya A 等从蒌叶 *Piper betle* 中分离得到 bis-chavicol dodecanoyl ester 和 bis-hydroxychavicol dodecanoyl ester，以抗坏血酸药(IC_{50} 为 6.60 μg/mL)为对照，这 2 种化合物均表现出优良的清除 DPPH 自由基的抗氧化作用(IC_{50} 分别为 12.67 μg/ml 和 1.08 μg/ml)，同时也表现出较强的抗肿瘤活性。Zeng W 等从江南卷柏 *Selaginella moellendorffii* 中分离得到的新化合物 selamoellenin A 对高糖诱导的人脐静脉内皮细胞(HUVECs)在体外的损伤有一定的保护作用。Bai M 等从风车子 *Combretum alfredii* 中发现的 2，3-dimethyl-4-(4-methoxyphenyl)-6，7-dihydroxynaphthalene 对 6 种致病菌都具有一定的抗菌活性。

5. 甾体类化合物的研究

甾体类有 110 余种新化合物(约占 4%)，这些新化合物主要来自夹竹桃科、百合科、卫矛科、萝藦科等。Liu XJ 等从苦绳 *Dregea sinensis* 中分离得到 6 种新的 C-21 甾苷，都具有不同程度的抗肿瘤活性。Liu X 等在黑果菝葜 *Smilax glaucochina* 中发现 6 种甾体皂苷 glauco-chinaosides A-F，其中 glauco-chinaosides A，B，E 对人胃癌细胞 SGC-7901 有较好的抑制活性，其 IC_{50} 值分别为 2.7、11.5、6.8 μM。Yu MY 等从假酸浆 *Nicandra physalodes* 中分离得到 13 种醉茄内酯 nicanlodes A-M。Qian XC 等从牛皮消 *Cynanchum auriculatum* 中分离得到 23 种未曾报道过的 C21 甾体苷 saccatols D-K，cynsaccatols I-W，除 saccatols D-F，J 和 cynsaccatol V 之外，其他化合物都对 H_2O_2 诱导的 PC12 细胞损伤产生了显著的活性，表明这些化合物具有较好的神经保护作用。Wang L 等从麦

冬 *Ophiopogon japonicus* 中发现了 5 种甾体皂苷 ophiojaponin A-E。Gao F 等从思茅藤 *Epigynum auritum* 中发现 3 种新颖的孕甾烷苷 epigynosides E-G，这 3 种化合物对伴刀豆球蛋白 A(Con A)刺激小鼠脾细胞增殖有显著的免疫抑制活性，并且接近于阳性对照(地塞米松)的疗效。

6. 醌类化合物的研究

醌类有 40 余种新化合物(约占 1.4%)，其中包括 1 种新骨架。Tian J 等从腺毛黑种草 *Nigella glandulifera* 中分离得到 3 种百里香醌二聚体 nigegladines A-C，其中 nigegladine A 具有独特的三环[5.4.0.1]十二烷碳骨架的外消旋体，(+)-nigegladine A 和(−)-nigegladine A 对缺氧/复氧诱导的 H9c2 心肌细胞损伤都具有显著的保护效应。

Dong M 等对清紫草 *Onosma paniculatum* 进行研究，发现 4 种新的萘醌化合物，shikometabolin G，naphthofuranins A-C，并对其进行了抑制小鼠巨噬细胞 RAW 264.7 产生 NO 的活性筛选。结果显示，naphthofuranin A 和 B 对 NO 的产生有较好的抑制作用($IC_{50}=0.4\sim16.5\ \mu M$)，表明 naphthofuranin A 和 B 有潜在的抗炎活性。Zhou M 等从腊肠树 *Cassia fistula* 分离得到 3 种未报道过的蒽醌类化合物 fistulaquinones A-C，这些化合物对人肿瘤细胞系都有一定的细胞毒活性，其中 fistulaquinone C 对抗烟草花叶病毒(抗 tmv)有显著的活性。Luo Y 等从 *Spermacoce latifolia* 中发现 1 种新的萘醌 1，2，6-trihydroxy-5-methoxy-9，10-anthraquinone 和 1 种新的蒽醌(2*R*)-6-hydroxy-7-methoxy-dehydroiso-α-lapachone，这 2 种化合物对枯草芽孢杆菌都有显著的抑制作用，同时 1，2，6-trihydroxy-5-methoxy-9，10-anthraquinone 对 α 葡萄糖苷酶也有良好的体外抑制作用，其 IC_{50} 值为 0.653 mM。

7. 其他类化合物的研究

除以上 6 类化合物外，还有 600 余种其他类新化合物(约占 24%)，其中 1 种新骨架。主要为酚酸、聚乙炔及芳香族类化合物。pestaloficin A 是 Zheng YJ 等从 *Pestalotiopsis fici* 中分离得到的 1 种新型的二聚环己酮衍生物，它通过 1 种前所未有的五环螺旋环来连接。

Wang F 等从辣木 *Moringa oleifera* 中分离得到 1 种新的酚类化合物 *N*，*N'*-bis{4-[(α-l-rhamnosyloxy)benzyl]}thiourea，研究发现，该化合物能够促进胰岛素抵抗细胞的葡萄糖消耗，并且能降低 STZ 诱导小鼠的血糖水平，表明该化合物具有潜在的降血糖作用。Zeng JF 等从肉桂 *Cinnamomum cassia* 中分离得到 2 种苯乙酸香叶酯糖苷 cinnacassides F 和 G，其中 cinnacasside F 对小鼠淋巴细胞有一定的抑制活性。Tian LW 等从小叶买麻藤 *Gnetum parvifolium* 中分离得到的二聚苯乙烯 gnetifolin P 能够抑制 LPS 诱导 THP-1 细胞 IL-1β 的表达，表明该化合物存在潜在的抗炎活性。Zhou YY 等在胡桃楸 *Juglans mandshurica* 中发现的 2 种糖苷 hexyl-1-*O*-α-d-arabinofuranosyl-(1→6)-β-d-glucopyranoside 和 4-hydroxypropiophenone-4-*O*-β-d-glucopyranosyl(1→6)-β-d-glucopyranoside 对肿瘤细胞(BGC-823、HepG-2、MCF-7)具有较强的抑制活性。

有关“2017 年中草药中发现的新化合物和新骨架”有专条(详见光盘)。

(撰稿：华腊　郭美丽　陈毅　俞桂新　审阅：陶建生)

【54 种中草药中挥发油成分的研究】

1. 根及根茎类

(1) 黄姜花　周露等采用 GC-MS 法，对生长于云南西双版纳的黄姜花 *Hedychium flavum* 根茎挥发性成分进行了研究。检出 56 种化学成分，鉴定了其中 51 种，包括 α-蒎烯(9.14%)、β-蒎烯(20.29%)、1，8-桉叶素(8.40%)、柠檬烯(19.60%)、芳樟醇(10.04%)等。郭伟伟等采用 SD 法，提取鲜品夜寒苏(黄姜花 *Hedychium flavum* 根茎)的挥发油,通过GC-MS法鉴定出52种成分,占总量的95.51%。含量较高的挥发性成分是β-蒎烯(26.25%)、芳樟醇(22.99%)和1,8-桉叶素(12.60%)。

(2) 姜　龙全江等分别对来自湖北来凤和浙江临海2个产地的生姜 *Zingiber officinale* 采用鲜切法制备干姜片,并用GC-MS法测定其中的挥发油成分。结果2个产地生姜经鲜切法制成干姜片后,挥发油含量分别提高了33.30%和40.00%。从中共鉴定出21种成分,异龙脑、(*Z*)-3,7-二甲基-2,6-辛二烯醛等成分制成干姜片后相对含量均增加,5-(1,5-二甲基-4-已烯)-2-甲基-[*S*-(*R**,*S**)]-1,3-环已二烯、β-倍半水芹烯等成分相对含量均减少;制成干姜片后新增的成分有1-甲基-4-(1-甲基乙基)-3-环已烯醇、榄香醇等,消失的成分有(—)-β-甜没药烯。

(3) 郁金　张军等利用GC-MS,对4种不同药材来源的郁金饮片(温郁金 *Curcuma wenyujin*,姜黄 *C. longa*,广西莪术 *C. kwangsinensis* 及蓬莪术 *C. phaeocaulis*)挥发油成分进行测定,均检测出了50种成分,其中共有成分4种,交互存在的挥发油成分达31种。其中吉马酮可作为温郁金、桂郁金、绿丝郁金的含量测定指标成分;姜黄素、姜黄酮、芳姜黄酮等可作为黄丝郁金的含量测定指标成分。康显杰等采用SD法,提取片姜黄(温郁金 *C. wenyujin*)中的挥发油,GC-MS法进行分析鉴定。从晒干品、鼓风干燥品、微波干燥品挥发油中分别鉴定出26、29、28种成分。3种干燥品中莪术二酮相对含量均最高,并以晒干品更明显,但其不含新莪术二酮。鼓风干燥品挥发油含特异性成分最多,为萜二醇-4-醇苯(0.33%)、长链马鞭烯酮(0.32%)、雪松烯-1-氧化物(2.18%)、6-甲氧基-2-(1-丁烯-3-基)-萘(0.60%),其次是微波干燥,含有1种特异成分β-愈创木烯(0.32%),而晒干品无特异成分。

(4) 柴胡　韩晓伟等采用GC-MS技术,从河北产北柴胡 *Bupleurum chinense* 药材挥发油中共鉴定出55种化合物,其中含量较高的成分有L-抗坏血酸-2,6-二棕榈酸酯(23.85%)、2,4-癸二烯醛(7.02%)、炔醇(9.55%)、顺,顺-9,12-十八碳二烯-1-醇(5.63%)等。

(5) 三七姜　曾立威等采用GC-MS法,分析三七姜(姜叶三七 *stahlianthus involucratus*)的挥发油成分,初步鉴定了58种成分,其中含9类化合物为单萜类、单萜氧化物类、倍半萜类、倍半萜氧化物类、酯类、芳烃类、醛类、醇类和烷烃类化合物。含量最高的是3,6,7,8-四氢化-3,3,6,6-四甲基环戊二烯并[*E*]茚-1(2*H*)-酮(25.75%)、莰烯(13.54%)、1,7,7-三甲基-二环[2.2.1]庚-2-莰酮(11.93%)。

(6) 玛咖　谈利红等采用SD法,提取四川引种玛咖 *Lepidium meyenii*,运用GC-MS法对玛咖挥发油成分进行分析。鉴定出22种挥发性成分(98.85%),主要为吲哚(69.16%)、异硫氰酸苄酯(13.90%)和3-甲氧基苯乙腈(8.80%)。

(7) 甘草　周倩等采用SD法,从甘草 *Glycyrrhiza uralensis* 中提取挥发油,利用GC-MS从生甘草中鉴定出36种成分,蜜炙甘草中鉴定出20种成分。其中有4种为二者的共有组分,分别为乙苯、环已酮、邻苯二甲酸丁基2-戊基酯和6,6-二甲基富烯。甘草蜜炙后,4种共有组分的相对含量均有明显变化,分别由0.03%、0.12%、0.14%、0.12%提高到3.37%、13.24%、7.57%、10.84%。

(8) 少花海桐　赵惠等采用SD法,提取少花海桐 *Pittosporum pauciflorum* 茎皮中的挥发油。运用GC-MS鉴定出29种化合物,主要为月桂醇酯(41.82%)、月桂醛(12.8%)、肉豆蔻醛(14.64%)、豆蔻醇(13.5%)、乙酸十四酯(4.54%)等。

(9) 羌活　乔荣荣等通过SD法,提取羌活 *Notopterygium incisum* 中的挥发油,用GC-MS进行分析鉴定。共鉴别出195种化学成分,占挥发油总量的65.57%。其中含量高于1%成分的有15个,以(1*R*)-(+)-α-蒎烯含量最高(8.90%),其他依次是

β-蒎烯(7.16%)、(+)-柠檬烯(5.27%)、4-萜烯醇(4.09%)、D, L-异龙旁酯乙酸酯(3.53%)等。

(10) 瓜馥木　伍艳婷等分别采用 SFE-CO_2 法与 SD 法,提取瓜馥木 *Fissistigma oldhamii* 挥发油。SFE-CO_2 提取的挥发油中,从解析釜Ⅰ提取物中共鉴定出 49 种化学成分,占总量的 84.30%,主要成分为β-石竹烯(34.03%);从解析釜Ⅱ提取物中共鉴定 21 种化学成分,占总量的 87.54%,主要成分为肉豆蔻酸(37.07%);从 SD 法提取的挥发油中共鉴定出 41 种化学成分,占总量的 25.09%,其主要成分为烃类。

(11) 铁棒锤　杨长花等用微波和超声波 2 种不同方法,提取铁棒锤 *Radix Aconiti pendulum* 挥发油成分,采用 GC-MS 进行分析和鉴定,分别鉴定出 30 种、33 种化合物。微波提取的主要成分有 2-乙氧基丙烷、2, 2-二羟基丙二酸、十六烷酸和 9, 12-十八碳二烯酸等;超声波提取的主要成分有甲苯、1, 1-二乙氧基乙烷、十六烷酸和 8-环十五烯内酯等,相同成分为十六烷酸。

(12) 宁前胡　岳婧怡等以安徽省宁国市中溪镇野生和栽培宁前胡、宁国市万家乡镇栽培宁前胡、宁国市栽培宁前胡为样品,采用 GC-MS 分析不同生长条件下宁前胡 *Peucedanum praeruptorum* 中的挥发油成分。结果表明,宁国市中溪镇野生宁前胡总挥发油含量为 98.58%,栽培宁前胡总挥发油含量为 93.48%,万家乡镇栽培宁前胡总挥发油含量为 99.50%,宁国市栽培宁前胡(统货)总挥发油含量为 95.89%。宁前胡挥发油中共鉴定出 78 个成分,烯烃类为主要成分,含量分别为野生宁前胡 65.26%、中溪镇栽培宁前胡 89.88%、万家乡镇栽培宁前胡 62.08%、栽培宁前胡(统货)66.11%,其中 α-蒎烯的含量均最高。

(13) 延胡索　王媚等采用 GC-MS 法,分离出延胡索 *Corydalis yanhusuo* 挥发油 31 种主要成分,鉴别出 24 种化学成分,主要含有高级烷烃类、烯类、醇和酮类等。其中 8 种主要成分共占总成分的 74.77%~80.06%,分别为 2-羟基-4-甲氧基苯乙酮、姜黄烯、亚麻醇、正二十烷、二十一烷、L-香芹醇、2, 6-十六烷基-1(+)-抗坏血酸、八氢化-2, 5-甲-氢-茚-7, 8-二醇。

(14) 斜叶黄檀　赵维波等采用 SD 法,提取斜叶黄檀 *Dalbergia pinnata* 香材挥发油,并应用 GC-MS 分离鉴定出 33 种组分,主要为榄香素(89.74%)、甲基丁香酚(2.67%)及去氢白菖烯(2.12%)等。

2. 叶类

(1) 四方木　杨世萍等采用 GC-MS 法,对四方木(无忧花 *Saraca chinensis*)叶挥发油成分进行分析,共鉴定出 49 个化合物,占挥发油总成分的 81.38%,其中主要成分为叶绿醇(12.75%)、2, 6, 10-三甲基-2, 6, 10-十五碳三烯-14-酮(9.58%)、6, 10, 14-三甲基-2-十五酮(5.70%)、1-(3-羟基苯基)-乙酮(5.41%)、(*E*)-4-(2, 6, 6-三甲基-1-环己烯-1-基)-3-丁烯-2-酮(5.26%)等。

(2) 苍耳　徐鹏翔等采用 SFE-CO_2 法,对苍耳 *Xanthium sibiricum* 叶进行挥发油提取,产物通过 GC-MS 技术分析成分。从苍耳叶挥发油中鉴定出包括 2, 6-二甲基-3, 7-辛二烯-2, 6-二醇、2-甲氧基-3-烯丙基苯酚、十六烷酸及亚油酸类的聚合物等共 44 种化学成分。

(3) 山姜叶　刘丹等采用 SD 法提取四川山姜 *Alpinia sichuanensis* 叶挥发油,并用 GC-MS 联用技术对成分进行分析。共分离出 54 个峰,鉴定了 39 种化合物,其主要成分为桉叶油素(41.86%),并含有 α-蒎烯(8.55%)、香芹醇(8.51%)、樟脑(5.13%)、喇叭烯氧化物Ⅱ(2.48%)等多种萜类化合物。

(4) 蕲艾　许俊洁等采用 SD 法,提取蕲艾 *Artemisia argyi* 挥发油,运用 GC-MS 技术分析化学成分。检测到 40 种化学成分,初步鉴定了 27 种化合物,占总挥发性成分 89.12%。其化学成分主要为侧柏酮(25.17%)、桉油精(23.42%)、樟脑(8.58%)、α-柏酮(7.76%)和4-萜品醇(4.7%)等。

(5) 薄荷叶　孙亚栋等对新疆昆仑山地区薄荷 *Mentha haplocalyx* 叶中挥发性成分进行了研究,采用GC-MS技术鉴定了26种成分,其中(1*R*,2*S*,5*R*)-2-异丙基-5-甲基环己醇为薄荷叶挥发油的主要成分。

(6) 窄叶鲜卑花叶　陈叶等采用SD法,提取窄叶鲜卑花叶挥发油,通过GS-MS技术对其化合物成分进行分析。共鉴定出50种化合物,主要成分为亚油酸(12.85%)、植酮(11.4%)、二十八烷(10.81%)、棕榈酸(9.22%)、正二十三烷(7.58%)等。

3. 全草

(1) 鹅不食草　吕琦等采用SD法提取市售湖南、江苏、浙江三个不同产地的鹅不食草 *Centipeda minima* 挥发油,通过GC-MS对各个色谱峰定性。湖南产鹅不食草检测出77种化合物,其中主要成分有2,6,6-三甲基-二环[3.1.1]庚-2-烯-4-乙酸乙酯(35.05%)、2-甲基-2,3-醋酸酯-5-甲基-苯丙酸酯(16.52%)、(*S*)-2-甲基丁酸橙花酯(6.86%)、异丁酸香叶酯(5.77%);江苏产检测出28种化合物,其中主要成分为2,6,6-三甲基二环[3.1.1]庚-2-烯-4-乙酸乙酯(48.40%)、4a-甲基十氢化萘-1-醇-乙酸酯(14.98%)、百里香酚(11.02%)、(*E*)-丁酸-3,7-二甲基-2,7-辛二烯酯(6.04%);浙江产检测出77种化合物,其中主要成分有2,3-二甲基苯(23.47%)、9,12,15-十八碳三烯酸(16.85%)、(*Z*,*Z*)-9,12-十八二烯酸(15.91%)、2-[(9*Z*,12*Z*)-9,12-十八碳二烯氧基]乙醇(6.44%)、(*R*)-(—)-(*Z*)-14-甲基-8-十六烯-1-醇(5.42%)。

(2) 鸡骨草　肖晓等采用GC-MS技术,对鸡骨草(广州相思子 *Abrus cantoniensis*)和毛鸡骨草(毛相思子 *Abrus mollis*)的挥发油进行比较分析。在鸡骨草与毛鸡骨草挥发油中分别鉴别出42和33种化合物,各占总挥发油的56.76%和63.45%。鸡骨草挥发油的主要成分有(±)-α-乙酸松油酯(24.30%)、丁香酚甲醚(22.22%)、茴香脑(14.08%)、邻乙酰苯酚(3.07%)、棕榈酸(2.44%)。毛鸡骨草挥发油的主要成分有α-乙基-己酸(25.84%)、(±)-α-乙酸松油酯(20.07%)、荜澄茄醇(4.66%)、甘香烯(4.06%)、六氢法尼基丙酮(4.04%)。其中(±)-α-乙酸松油酯为两者共有的主要成分。

(3) 痰火草　陈新颖等采用SD法,从痰火草(大苞水竹叶 *Murdannia bracteata*)中提取挥发油,利用GC-MS对其化学成分进行分析。共分离鉴定出39种化学成分,占挥发油总量的83.48%,主要成分为正十六烷酸(17.57%)、荜澄茄油烯醇(10.62%)、2-十五烷酮(8.50%)和1,1,10三甲基-2-羟基-6,9-环二氧萘烷(6.57%)等。

4. 地上部分

(1) 丹参　陈燕文等采用GC-MS法,分析丹参 *Salvia miltiorrhiza* 地上部分挥发油成分组成。共检出104种成分,鉴定出59种,其中4,4,6a,6b,8a,11,12,14b-八甲基-十八氢-2*H*-亚环庚-3-烯-3-酮(8.950%)、4,4,6a,6b,8a,12,12,14b-八甲基-十八氢-2*H*-亚环庚-3-烯-3-酮(3.847%)、齐墩果酸(1.909%)、鲨烯(1.695%)和Ursa-9(11),12-dien-3-one(1.622%)为首次从丹参挥发性成分中检出。

(2) 灰毛莸　牟林云等采用GC-MS联用法研究灰毛莸 *Caryopteris forrestii* 挥发油的化学成分,共分离并鉴定出70种化学成分。主要成分为反-(—)-2(10)-蒎烯-3-醇乙酸酯、(+)-柠檬烯、L-香芹醇、异香芹醇、左旋-β-蒎烯、β-蒎烯、桃金娘烯醇、L-香芹酮,占挥发油总质量的80.88%。

5. 树皮

厚朴　夏新中等采用GC-MS法,分析厚朴

Magnolia officinalis 炮制前后的挥发油化学成分。从厚朴生品及炮制品中分别鉴定了 55 种和 49 种成分，其中相对含量在 0.1%以上的分别为 36 种和 39 种。炮制后龙脑、L-乙酸龙脑酯等部分萜类成分含量有所增加，α-桉叶醇、β-桉叶醇等成分含量减少，还有少量新产生成分或消失成分。董佳悦等采用《中国药典》(2015 年版)挥发油甲法，测定四川不同产地厚朴中挥发油含量，并运用 GC-MS 法鉴别挥发油组成分析。从 10 个产地厚朴挥发油中共鉴定出 93 种化学成分，其中共有成分为 β-石竹烯、α-石竹烯、氧化石竹烯、棕榈酸、12-oxabicyclo[9.1.0]dodeca-3, 7-diene, 1, 5, 5, 8-tetramethyl 等。

6. 花

(1) 罗布麻　王丽丽等采用石油醚浸提罗布麻花中的脂溶性成分，采用 GC-MS 鉴定出 20 种成分，占色谱总流出峰面积的 78.74%。其主要成分为 b-monolinolein(22.00%)、油醛(16.79%)、亚油酸(11.11%)、*Z*, *Z*-10, 12-hexadecadien-1-ol acetate (10.52%)和(*Z*)-9, 17-十八二烯醛(3.68%)。

(2) 鸡嗉子　孙晶等采用 SD 法，提取鸡嗉子 *Dendrobenthamia capitata* 花的挥发性成分，利用 GC-MS 技术鉴定出 72 种化学成分，占挥发油总质量的 92.42%。主要成分为 3-丁基-2-甲基-6, 7-二氢-5*H*-环戊烷[b]吡啶-4-胺(13.114%)、二十一烷(8.148%)、异植物醇(6.663%)、邻苯二甲酸-1-丁酯-2-异丁酯(5.008%)、1-辛烯-3-醇(3.957%)等。

(3) 灰毡毛忍冬　丁刚等研究了不同发育阶段灰毡毛忍冬 *Lonicera macranthoides* 花部的挥发油含量和品质，使用 GC-MS 进行成分分析鉴定。发现开花型在大白期挥发油含量最高，挥发油成分种类最多，闭蕾型在黄白期挥发油含量最高。根据挥发油含量及其成分变化，确定灰毡毛忍冬花部适宜采收期，开花型为大白期，闭蕾型为黄白期。两品种各时期均含有棕榈酸、二氢芳樟醇、芳樟醇、二十五烷和青叶醛。棕榈酸含量最高，分别占 18.34%(开花型大白期)及 19.54%(闭蕾型黄白期)。开花型大白期含有较多的芳樟醇(15.66%)、苯乙腈(7.41%)、二氢芳樟醇(5.22%)、5-十八碳炔(4.50%)、三十五烷(3.36%)，闭蕾型黄白期含有较多的青叶醇(11.36%)、青叶醛(10.66%)、α-亚麻酸(3.09%)、亚油酸(2.24%)和己醛(2.03%)。

(4) 黄花蒿　肖伟洪等分析江西永修野生黄花蒿 *Artemisia annua* 花挥发油的化学成分，并用 GC-MS 法分析。共分离出 63 种组分，其中含量高于 1%的有 14 种成分，占挥发油总量的 79.11%。主要成分为桉油精(18.86%)、樟脑(16.55%)、α-愈创木烯(6.82%)、大根香叶烯(6.74%)、石竹烯(5.97%)等。

(5) 斑唇马先蒿　王劼等研究斑唇马先蒿 *Pedicularis longiflora var. tubiformis* 挥发油的最优 SFE 萃取条件及其化学组成，共鉴定出 127 种化合物。脂肪酸类化合物占绝对优势，总含量为 62.70%；其中亚麻酸(18.50%)的相对含量最高，其次为正十六烷酸(15.70%)和亚油酸(7.29%)。

(6) 蓝侧金盏花　钱帅等采用 SD 法，获得藏药蓝侧金盏花 *Adonis coerulea* 的挥发油，对其进行 GC-MS 分析。得到 34 种匹配度均在 85%以上的化学成分，占总离子峰相对含量的 64.17%，其主要成分包括菖烯(9.70%)、α-蒎烯(5.70%)和红没药醇(4.82%)。

(7) 胡椒花　穆晗雪等采用 SD 法、石油醚提取法提取胡椒 *Piper nigrum* 花的挥发油，用 GC-MS 法进行对比分析，共鉴定出 51 种化学成分，共有成分有 11 种，含量最高的均为环已烷。石油醚提取挥发油成分单一，SD 法所得挥发油成分多样，以多种结构倍半萜烯为主。

(8) 红花　王媚等用 SD 法，提取红花 *Carthamus tinctorius* 挥发油，采用 GC-MS 技术进行分析，分离出 26 种化合物，鉴定了 20 种化学成分，主要含有醛酮类、烷烃类、醇和烯萜类等，其中 7 种特征成分共约占挥发油总成分的 78.83%～80.09%，棕榈酸占 16.29%～16.40%。

7. 果实

(1) 小茴香 郑甜田等选用 SFE 法，萃取 10 个不同产地小茴香 *Foeniculum vulgare* 果实中的挥发油，通过 GC-MS 法进行分析。鉴定出化学成分 68 种，其中共有相同成分 9 种、不同成分 59 种。主要成分都是反式茴香脑、胡椒酚甲醚、4-甲氧基-苯甲醛，占总成分的 80%以上。

(2) 花椒 Liu SM 等从花椒人工引种栽培出发，通过 GC-MS 分析了 6 个不同花椒 *Zanthoxylum bungeanum* 栽培种的挥发油组分，占挥发油 99.07%～99.78%的 71 种化合物得以鉴定，其中 29 种成分为 6 个栽培种共有。有 6 种主要化合物相同，为 *β*-月桂烯、(*E*)-*β*-罗勒烯、(*Z*)-*β*-罗勒烯、枞油烯、桉树脑和 4-羟基松油醇，占挥发油总量的 53.46%～70.42%。

杨序成利用 SPME-GC-MS 法，对日本花椒 *Z. Japonica* 挥发油成分进行了研究。共鉴定出 65 种成分，占挥发油总成分的 99.88%。

(3) 紫穗槐 陈月华等采用 SD 法，从紫穗槐 *Amorpha fruticosa* 果实中提取挥发油，利用 GC-MS 对其化学组分进行分析，共分离到 41 种组分，鉴定了其中的 36 种，占挥发油总量的 94.58%。主要组分是 *γ*-古云烯(18.57%)、*γ*-杜松烯(9.35%)、(1*α*, 4a*α*, 8a*α*)-1, 2, 3, 4, 4a, 5, 6, 8a-八氢-7-甲基-4-亚甲基-1-(1-甲基乙基)-萘(7.87%)、芳樟醇(6.67%)、*γ*-芹子烯(5.91%)等。

(4) 艳山姜 吴林菁等采用 GC-MS 法，分析艳山姜 *Alpinia zerumbet* 干燥成熟果实的挥发油，其中 *α*-蒎烯、莰烯、*β*-蒎烯及 1, 8-桉叶油醇的平均含量分别为 4.29%、3.97%、9.70%、27.17%。

(5) 山刺玫 李丽敏等采用 SD 法和超声辅助法，提取山刺玫 *Rosa davurica* 果实的挥发油化学成分，并利用 GC-MS 进行分离分析。采用 SD 法提取挥发油得率为 0.32%，鉴定成分 42 种；超声辅助提取法提取挥发油得率为 0.48%，鉴定成分 45 种。二者共同成分 25 种，主要有烯烃、醛、醇、酯及亚麻酸、棕榈酸、棕榈油酸、月桂酸等。

(6) 槟榔 胡延喜等采用 SD 法提取槟榔 *Areca catechu* 果皮中的挥发油，采用 GC-MS 法鉴定化学成分。共鉴定出 8 种化合物，其含量占挥发油总含量的 70.35%，其主要成分为正十六烷酸(45.43%)、十六烷酸乙酯(8.29%)、辛酸(5.57%)、(*E*, *E*)-2, 4-癸二烯醛(4.43%)，以酸类和酯类化合物为主。

(7) 榅桲 哈及尼沙等利用 HS-SPME 法提取榅桲 *Cydonia oblonga* 果实中的挥发性成分，采用 GC-MS 分离分析挥发性成分。鉴定出 27 种化合物，占相对总含量的 99.85%，其主要成分有金合欢烯(38.92%)、辛酸乙酯(19.44%)、己酸乙酯(6.52%)、顺 3-乙酸叶醇酯(6.45%)和茶螺烷(6.02%)等。

(8) 艳山姜 张旭等采用 SD 法，提取艳山姜 *Alpinia zerumbet* 果实挥发油。共分离出 29 种化合物，其中相对含量较高的组分有 *α*-松油烯(24.89%)、1, 8-萜二烯(15.53%)、*α*-蒎烯(6.98%)。

(9) 鸦胆子 谢焕山等采用 GC-MS 法，分析鸦胆子 *Brucea javanica* 挥发油的化学成分，鉴定出其中 28 种成分。相对含量较高的组分有苯乙醛(5.66%)、辛醇(2.29%)、8-异丙烯基-1, 5-二甲基-1, 5-环辛二烯(1.25%)、苯甲醛(1.79%)、1-丙氧基庚烷(1.30%)等。

(10) 山苍子 刘政等建立了山苍子 *Listea cubeba* 挥发油的 GC-MS 分析方法，共检出 29 种挥发性成分，其中 *α*-柠檬醛、*β*-柠檬醛和 D-柠檬烯 3 种主要成分含量占 65.95%，其他成分有 *β*-月桂烯、芳樟醇、石竹烯等。

8. 种子

(1) 王不留行 付起凤等采用 SD 法，提取王

不留行 *Vaccaria segetalis* 的挥发油，GC-MS 鉴定出 45 种成分，相对含量占挥发油总量的 61.84%。其中主要成分为豆蔻酸(6.30%)、亚油酸(4.01%)、油酸酰胺(3.38%)、2, 2′-亚甲基双-(4-甲基-6-叔丁基苯酚)(3.34%)、5-甲基-2-糠基呋喃(3.20%)。

(2) 康定独活　郑立等用 GC-MS 法，分析康定独活 *Heracleum souliei* 种子挥发油的化学成分，检出 134 个色谱峰，鉴定出 47 种化合物，占挥发油总量的 76.03%。主要成分为醇类、酯类化合物，其中 1-辛醇(41.99%)、丁酸辛酯(14.86%)、醋酸辛酯(4.03%)、异丁酸辛酯(1.59%)等，占总挥发油量 62.47%。

9. 不同药用部位

(1) 通城虎　冀晓雯等采用 SD 法，提取通城虎 *Aristolochia fordiana* 根、茎和叶的挥发油，用 GC-MS 法分别鉴定出 40、39 和 44 种化学成分，分别占挥发油含量的 92.664%、94.467%和 96.052%。3 个部位共鉴定出化合物 65 种，其中共有成分 20 种。根部挥发油的主要成分为白菖烯(31.16%)，茎和叶挥发油的主要成分为长叶烯醛，相对含量分别为 12.68%、19.13%。

(2) 茖葱　才燕等采用顶空 SPME 法，提取长白山茖葱 *Album victorialis* 不同部位的挥发油，通过 GC-MS 法从茖葱根挥发油中得到 37 个色谱峰，共鉴定出 33 种化合物，其中 2, 3-去氢-1, 8-桉叶素(50.62%)、甲基-2-烯丙基二硫醚(19.04%)含量相对较高。鳞茎挥发油中得到 21 个色谱峰，共鉴定出 19 种化合物，其中硫化丙烯(28.46%)、二烯丙基二硫(27.77%)含量较高。叶片挥发油中得到 24 个色谱峰，共鉴定出 22 种化合物，其中(*Z*)乙酸叶醇酯(55.91%)、乙酸反-2-己烯酯(9.18%)2 种化合物含量较高。

(3) 山黄皮　覃振师等采用 SD 法，提取山黄皮 *Clausena anisumolena* 果实和叶片挥发油，通过 GC-MS 对山黄皮不同部位挥发油化学成分进行分析。从山黄皮果实和叶片中共鉴定出 55 种化合物，其中萜烯类 28 种、醇类 4 种、醛类 6 种、酮类 2 种、酯类 4 种、碳氢化合物类 6 种、醚类 5 种。从山黄皮果肉、果皮及叶片挥发油中分别鉴定出 20、31 和 34 种化合物，其相对含量占各自挥发油总量的 76.97%、95.11%和 83.85%。山黄皮果肉、果皮及叶片挥发油的主要成分分别为单萜类化合物 β-蒎烯、月桂烯和萜品油烯。

(4) 舞花姜　李洪德等用 GC-MS 法，分析舞花姜 *Globba racemosa* 根、茎、叶的挥发油化学成分。共鉴定出 59 种挥发油成分，其中根中鉴定出 32 种化合物，占挥发油总量的 96.73%，主要成分是 β-蒎烯(14.26%)、芳樟醇(14.06%)、γ-松油烯(12.64%)、莰烯(11.67%)。茎中鉴定出 26 种化合物，占挥发油总量的 69.26%，主要成分是植醇(14.96%)、6, 10, 14-三甲基-2-十五烷酮(12.93%)、龙涎酮(12.00%)、橙花叔醇(7.67%)。叶中鉴定出 27 种化合物，占挥发油总量的 74.15%，主要成分是(－)-β-榄香烯(25.83%)、α-法尼烯(13.37%)、橙花叔醇(10.89%)；根、茎、叶共有成分为 6 种。

(5) 串钱柳　单体江等用 GC-MS 法，研究串钱柳 *Callistemon viminalis* 叶片和果实挥发油的化学组成。叶片和果实中挥发油的得率分别为 0.87%和 0.16%，分别鉴定出 14 种和 17 种成分，占二者挥发油总量的 93.34%和 90.29%。叶片挥发油中的主要成分为桉叶油醇(52.89%)、(1*R*)-(＋)-α-蒎烯(17.28%)和 α-松油醇(10.70%)；果实挥发油的主要成分为桉叶油醇(38.53%)、(1*R*)-(＋)-α-蒎烯(29.90%)和 2-莰烯(8.02%)。叶片中挥发油的含量高于其果实，叶片和果实挥发油的主要成分均为桉叶油醇和(1*R*)-(＋)-α-蒎烯。

(6) 薤白　韩成花等采用超声波辅助和 SD 法，提取炮制前后薤白 *Allium macrostemon* 的鳞茎和叶子的挥发油，通过 GC-MS 技术对其化学成分和相对含量进行比较和分析鉴定。从鲜品薤白的鳞茎和叶中分别鉴定出 13 种和 20 种化合物，分别占总量的 62.5%和 59.63%；从炮制后的干品薤白鳞茎和叶中分别鉴定出 9 种和 13 种化合物，分别占总量的 74.89%和 87.66%。其中共有成分 6 种，分别为 2，3-二甲基二硫醚、3，4-二甲基噻吩、甲基烯丙基二硫醚、二甲基三硫醚、丙硫醇、*Z*-甲硫基丙烯。

(7) 白花前胡　梁利香等用 GC-MS 法分析白花前胡 *Peucedanum praeruptorum* 地上各部位挥发油的化学成分。结果，花中含量较高的成分为氧化石竹烯(26.59%)、2，6，6-三甲基双环[3.1.1]-2-烯(13.61%)；果中含量较高的成分为石竹烯(34.59%)、1*R*-α-蒎烯(14.44%)；叶柄中含量较高的成分为(1α，4aα，8aα)-1，2，3，4，4a，5，6，8a-八氢-7-甲基-4-亚甲基-1-(1-异丙基)-萘(33.67%)、[*S*-(*E*，*E*)]-1-甲基-5-亚甲基-8-(1-异丙基)-1，6-环己烯(22.47%%)、1*R*-α-蒎烯(11.48%)；茎中为1*R*-α-蒎烯(15.54%)、[*S*-(*E*，*E*)]-1-甲基-5-亚甲基-8-(1-异丙基)-1，6-环己烯(14.21%)、石竹烯(11.55%)。

(8) 三叶鬼针草　惠阳等采用 SD 法，分别提取海南地区三叶鬼针草 *Bidens pilosa* 花、叶和地上部位挥发油，通过 GC-MS 对挥发油化学成分进行分离分析。从海南三叶鬼针草花、叶和地上部位挥发油中分别鉴定出 21 种(84.89%)、15 种(91.21%)、36 种成分(91.74%)。3 个部位共鉴定出化合物 45 种，其中共有成分 7 种。化合物苯基-1，3，5-庚三炔为 3 个部位的主要成分，相对含量分别为 51.84%、62.16%和 55.82%。

(撰稿：谭红胜　审阅：陶建生)

[附]　参考文献

A

Abbes B, Abdulmagid AM, Amira L, et al. Isolation and characterisation of cytotoxic compounds from *Euphorbia clementei* boiss.[J]. Natural Product Research, 2017, 31(18):2091

Abdjul DB, Yamazaki H, Maarisit W, et al. Eudesmanolide sesquiterpenes and protein tyrosine phosphatase 1B inhibitory ent-kaurene diterpenes from aerial parts of Indonesian *Wedelia prostrata* [J]. Phytochemistry Letters, 2017, 20:191

Abdoua JP, Momenic J, Adhikari A, et al. New coumestan and coumaronochromone derivatives from *Dalbergia boehmii* Taub. (Fabaceae)[J]. Phytochemistry Letters, 2017, 21:98

Abdullah SA, Jamil S, Basar N, et al. Flavonoids from the leaves and heartwoods of *Artocarpus lowii* king and their bioactivities[J]. Natural Product Research, 2017, 31(10):1113

Adekenov SM, Shaimerdenova ZR, Gatilov YV, et al. Two new sesquiterpene lactones from *Artemisia halophila* [J]. Chemistry of Natural Compounds, 2017, 53(2):284

Agnihotri S, Wakode S, Ali M. Chemical constituents isolated from *Zanthoxylum armatum* stem bark[J]. Chemistry of Natural Compounds, 2017, 53(5):880

Akhtar A, Barij NS, Uma RL. Bioactive phenylpropanoid analogues from *Piper betle* L. var. *birkoli* leaves[J]. Natural Product Research, 2017, 31(22):2604

Alaniya MD, Kavtaradze NS, Skhirtladze AV, et al. Cyclotanoside, a new cycloartane glycoside from flowers of *Astragalus tanae* [J]. Chemistry of Natural Compounds, 2017, 53(4):682

Al-Barham MB, Al-Jaber HI, Al-Qudah MA, et al. New aristolochic acid and other chemical constituents of *Aristolochia maurorum* growing wild in Jordan[J]. Natural Product Research, 2017, 31(3):245

Aldhaher A, Langat M, Ndunda B, et al. Diterpenoids from the roots of *Croton dichogamus* pax[J]. Phytochemistry, 2017, 144:1

Ali L, Tousif MI, Riaz N, et al. Nitrophenyl dihydropyridine-derivatives from *Seriphidium oliverianum* [J]. Phytochemistry Letters, 2017, 21:226

Alipieva K, Simova S, Zahmanov G, et al. New tetraacetylated iridoid glycosides from *Sambucus ebulus* L. leaves[J]. Phytochemistry Letters, 2017, 20:429

Al-Khdhairawi AAQ, Krishnan P, Mai CW, et al. A bis-benzopyrroloisoquinoline alkaloid incorporating a cyclobutane core and a chlorophenanthroindolizidine alkaloid with cytotoxic activity from *Ficus fistulosa* var. *tengerensis* [J]. Journal of Natural Products, 2017, 80(10):2734

Al-Qudah MA, Otoom NK, Al-Jaber HI, et al. New flavonol glycoside from *Scabiosa prolifera* L. aerial parts with in vitro antioxidant and cytotoxic activities[J]. Natural Product Research, 2017, 31(24):2865

Al-Rehaily AJ, Ahmad MS, Yousaf M, et al. Chemical constituents of *Cleome rupicola*, growing in Saudi Arabia [J]. Chemistry of Natural Compounds, 2017, 53(4):670

Amel A, Séverine D, Kamel M, et al. Two new triterpenoid saponins from the leaves of *Bupleurum lancifolium* (Apiaceae) [J]. Natural Product Research, 2017, 31(19):2286

Amila AD, Baram AHA, Muraleedharan GN. Lipid peroxidation and cyclooxygenase enzyme inhibitory compounds from *Prangos haussknechtii*[J]. Journal of Natural Products, 2017, 80(9):2472

An FL, Sun DM, Li RJ, et al. Walrobsins A and B, two anti-inflammatory limonoids from root barks of *Walsura robusta*[J]. Organic Letters, 2017, 19(17):4568

Anh HLT, Tuan DT, Trang DT, et al. Prenylated isoflavones from *Cudrania tricuspidata* inhibit no production in RAW 264.7 macrophages and suppress HL-60 cells proliferation[J]. Journal of Asian Natural Products Research, 2017, 19(5):510

Arraki K, Totoson P, Decendit A, et al. Cyperaceae species are potential sources of natural mammalian arginase inhibitors with positive effects on vascular function [J]. Journal of Natural Products, 2017, 80(9):2432

Aslanipour B, Gülcemal D, Nalbantsoy A, et al. Cycloartane-type glycosides from *Astragalus brachycalyx* fischer and their effects on cytokine release and hemolysis[J]. Phytochemistry Letters, 2017, 21:66

Aslanipour B, Gülcemal D, Nalbantsoy A, et al. Secondary metabolites from *Astragalus karjaginii* boriss and the evaluation of their effects on cytokine release and hemolysis[J]. Fitoterapia, 2017, 122:26

Atiya A, Sinha BN, Lal UR. Bioactive phenylpropanoid analogues from *Piper betle* L. var. *birkoli* leaves [J]. Natural Product Research, 2017, 31(22):2604

Atiya A. A novel resorcinol derivative from the leaves of *Piper betle*[J]. Chemistry of Natural Compounds, 2017, 53(4):611

Auranwiwat C, Wongsomboon P, Thaima T, et al. 2-Phenylnaphthalenes and a polyoxygenated cyclohexene from the stem and root extracts of *Uvaria cherrevensis* (Annonaceae)[J]. Fitoterapia, 2017, 120:103

B

Badral D, Odonbayar B, Murata T, et al. Flavonoid and galloyl glycosides isolated from *Saxifraga spinulosa* and their antioxidative and inhibitory activities against species that cause piroplasmosis [J]. Journal of Natural Products, 2017, 80(9):2416

Bai M, Liu SF, Wang W, et al. Two new lactones from whole herbs of *Patrinia villosa* Juss[J]. Phytochemistry Letters, 2017, 22:145

Bai M, Wu LJ, Cai Y, et al. One new lignan derivative from the *Combretum alfredii* Hance[J]. Natural Product Research, 2017, 31(9):1022

Bao MF, Zeng CX, Liu YP, et al. Indole alkaloids from *Hunteria zeylanica*[J]. Journal of Natural Products, 2017, 80(4):790

Bechlem H, Mencherini T, Bouheroum M, et al. New constituents from *Gymnocarpos decander* [J]. Planta Medica, 2017, 83(14):1368

Bedane KG, Kusari S, Bullach A, et al. Chemical constituents of the root bark of *Erythrina droogmansiana*[J]. Phytochemistry Letters, 2017, 20:84

Benedetta F, Giulia B, Vijay PS, et al. Phenylpropennoids from *Bupleurum fruticosum* as anti-human rhinovirus species a selective capsid binders[J]. Journal of Natural Products, 2017, 80(10):2799

Benmerache A, Benteldjoune M, Magid AA, et al. Chemical composition, antioxidant and antibacterial activities of *Tamarix balansae* J. Gay aerial parts[J]. Natural Product Research, 2017, 31(24):2828

Bi D, Xia G, Liang X, et al. New cassane diterpenes from the fruits of *Caesalpinia mimosoides* Lam[J]. Phytochemistry Letters, 2017, 21:283

Bıçak K, Gülcemal D, Demirtaş İbrahim, et al. Novel saponins from *Nigella arvensis* var. *involucrata*[J]. Phytochemistry Letters, 2017, 21:128

Bisio A, Mieri MD, Milella L, et al. Antibacterial and hypoglycemic diterpenoids from *Salvia chamaedryoides*[J]. Journal of Natural Products, 2017, 80(2):503

Bozicevic A, Mieri MD, Benedetto AD, et al. Dammarane-type saponins from leaves of *Ziziphus spina-christi*[J]. Phytochemistry, 2017, 138:134

Bringmann G, Seupel R, Feineis D, et al. Antileukemic ancistrobenomine B and related 5, 1′-coupled naphthylisoquinoline alkaloids from the Chinese liana *Ancistrocladus tectorius*[J]. Fitoterapia, 2017, 121:76

C

Cai CC, Zhang Y, Yang DQ, et al. Two new kaurane-type diterpenoids from *Wedelia chinensis* (Osbeck.) Merr[J]. Natural Product Research, 2017, 31(21):2531

Callies O, Núnez MJ, Perestelo NR, et al. Distinct sesquiterpene pyridine alkaloids from in Salvadoran and Peruvian celastraceae species[J]. Phytochemistry Letters, 2017, 142:21

Cao JX, An R, Tang Y, et al. Three new iridoid glycosides isolated from the traditional herb *Siphonostegia chinensis* with NF-κB inhibitory activity[J]. Phytochemistry Letters, 2017, 22:261

Carmen F, Carmina S, Daniela R, et al. Antiproliferative activity against leukemia cells of sesquiterpene lactones from the Turkish endemic plant *Centaurea drabifolia* subsp. detonsa[J]. Fitoterapia, 2017, 120:98

Chang CI, Chen CC, Wang SY, et al. Three new abietane-type diterpenes from the bark of *Cryptomeria japonica*[J]. Phytochemistry Letters, 2017, 19:46

Chang CI, Wang SY, Wu MD, et al. Two new sesquarterpenoids from the bark of *Cryptomeria japonica*[J]. Phytochemistry Letters, 2017, 22:56

Chang H, Wang YW, Gao X, et al. Lignans from the root of *Wikstroemia indica* and their cytotoxic activity against PANC-1 human pancreatic cancer cells[J]. Fitoterapia, 2017, 121:31

Chang YX, Zhang P, Jurhiin J, et al. Aethusifolins A-D: four new components from a traditional Mongolian medicinal herb *Clematis aethusifolia* Turcz[J]. Phytochemistry Letters, 2017, 22:87

Charles OO, Sylvia AO, Edward WM, et al. Cyclooxygenase inhibitory compounds from *Gymnosporia heterophylla* aerial parts[J]. Fitoterapia, 2017, 119:168

Chen A, Liu QL, Ma YL, et al. A new monoterpenoid indole alkaloid from *Ochrosia elliptica*[J]. Natural Product Research, 2017, 31(13):1490

Chen BS, Tian J, Zhang JJ, et al. Triterpenes and meroterpenes from *Ganoderma lucidum* with inhibitory activity against HMGs reductase, aldose reductase and α-glucosidase[J]. Fitoterapia, 2017, 120:6

Chen CH, Hwang TL, Chen LC, et al. Isoflavones and anti-inflammatory constituents from the fruits of *Psoralea corylifolia*[J]. Phytochemistry Letters, 2017, 143:186

Chen H, Li YJ, Sun YJ, et al. Lignanamides with potent antihyperlipidemic activities from the root bark of *Lycium chinense*[J]. Fitoterapia, 2017, 122:119

Chen J, Xu XQ, Kang XD, et al. Three new phenolic compounds from *Eucommia ulmoides*[J]. Chemistry of Natural Compounds, 2017, 53(2):254

Chen J, Zhao CC, Shao JH, et al. A new insecticidal lignan glucoside from *Galium verum*[J]. Chemistry of Natural Compounds, 2017, 53(4):626

Chen JJ, Cheng MJ, Shu CW, et al. A new chalcone and antioxidant constituents of *Glycyrrhiza glabra*[J]. Chemistry of Natural Compounds, 2017, 53(4):632

Chen JJ, Liao HR, Chen KS, et al. A new 2 *H*-pyran-

2-one derivative and anti-inflammatory constituents of *Alpinia zerumbet* [J]. Chemistry of Natural Compounds, 2017, 53(1):40

Chen JJ, Wang SW, Chen CL, et al. A new amide and antioxidant constituents of *Piper taiwanense*[J]. Chemistry of Natural Compounds, 2017, 53(6):1117

Chen KK, Xie ZJ, Dai W, et al. A new oleanolic-type triterpene glycoside from *Anchusa italica* [J]. Natural Product Research, 2017, 31(8):959

Chen L, Li ZH, Yao JN, et al. Isoindolinone-containing meroterpenoids with α-glucosidase inhibitory activity from mushroom *Hericium caput-medusae*[J]. Fitoterapia, 2017, 122:107

Chen L, Shan LH, Xu WL, et al. A new C20-diterpenoid alkaloid from *Aconitum soongaricum* var. *pubescens* [J]. Natural Product Research, 2017, 31(5):523

Chen LC, Wen ZH, Sung PJ, et al. New labdane-type diterpenoid and cytotoxic constituents of *Hedychium coronarium*[J]. Chemistry of Natural Compounds, 2017, 53(1):72

Chen LG, Su PJ, Tsai PW, et al. Intermedin A, a new labdane diterpene isolated from *Alpinia intermedia*, prolonged the survival time of P-388D1 tumor-bearing CDF1 mice[J]. Planta Medica, 2017, 83(1):151

Chen QB, Aisa HA. Alkaloid constituents from *Viola tianschanica*[J]. Phytochemistry Letters, 2017, 144:233

Chen QB, Xin XL, Aisa HA. Pyrrolo-isoquinoline and glycosylated pyrrolidine alkaloids from *Nigella glandulifera*, and their anti-PTP1B activity[J]. Phytochemistry Letters, 2017, 19:168

Chen X, Zuo AX, Deng ZT, et al. New phenolic glycosides from *Curculigo orchioides* and their xanthine oxidase inhibitory activities[J]. Fitoterapia, 2017, 122:144

Chen XJ, Ni L, Bao MF, et al. Abietane diterpenoids from *Cephalotaxus lanceolata* [J]. Natural Product Research, 2017, 31(21):2473

Chen XQ, Chen LX, Li SP, et al. A new nortriterpenoid and an ergostane-type steroid from the fruiting bodies of the fungus *Ganoderma resinaceum*[J]. Journal of Asian Natural Products Research, 2017, 19(12):1239

Chen Y, Zhao JP, Qiu YX, et al. Prenylated flavonoids from the stems and roots of *Tripterygium wilfordii* [J]. Fitoterapia, 2017, 119:64

Cheng LY, Liao HR, Chen LC, et al. Naphthofuranone derivatives and other constituents from *Pachira aquatica* with inhibitory activity on superoxide anion generation by neutrophils[J]. Fitoterapia, 2017, 117:16

Chi TM, Taeyong E, Eunji C, et al. Aquilanols A and B, macrocyclic humulene-type sesquiterpenoids from the agarwood of *Aquilaria malaccensis*[J]. Journal of Natural Products, 2017, 80(11):3043

Chien SC, Chen CC, Wang SY, et al. Two new flavonoids from *Derris laxiflora*, benth[J]. Phytochemistry Letters, 2017, 21:29

Chloranth HNW, Zhang YB, Chen NH, et al. Sesquiterpene lactones from *Elephantopus mollis* and their antiinflammatory activities [J]. Phytochemistry Letters, 2017, 137:81

Cong V, Sun B. Inhibitory effects of phloroglucinols from the roots of *Dryopteris crassirhizoma* on melanogenesis[J]. Phytochemistry Letters, 2017, 21:51

才燕,王克凤,董然,等.长白山茗葱挥发油成分分析[J].北方园艺,2017(21):140

陈叶,石秀云,李海亮,等.窄叶鲜卑花叶挥发油成分分析[J].食品工业科技,2017, 38(12):31

陈新颖,许良葵,杨燕军,等.豨火草挥发油成分及抗肿瘤活性研究[J].天然产物研究与开发,2017, 29(2):264

陈燕文,李玉娟,胡晶红,等.超声辅助提取丹参地上部分挥发油成分 GC-MS 分析[J].当代化工,2017, 46(7):1307

陈月华,智亚楠,陈利军,等.紫穗槐果实挥发油化学组分 GC-MS 分析[J].化学研究与应用,2017, 29(9):1402

D

Dai LM, Huang RZ, Zhang B, et al. Cytotoxic triterpenoid saponins from *Lysimachia foenum-graecum* [J]. Phytochemistry Letters, 2017, 136:165

Dai LM, Huang RZ, Zhang B, et al. Three new triterpenoid saponins from the aerial parts of *Lysimachia foenum-graecum*[J]. Phytochemistry Letters, 2017, 22:133

Dai YG, Wu J, Krishna PP, et al. Sundarbanxylogranins A-E, five new limonoids from the Sundarban Mangrove, *Xylocarpus granatum*[J]. Fitoterapia, 2017, 122:85

Dang J, Zhao JQ, Tao YD, et al. A new diarylheptanoid from *Saxifraga tangutica*[J]. Chemistry of Natural Compounds, 2017, 53(1):48

Dang PH, Nguyen HX, Nguyen HHT, et al. Lignans from the roots of *Taxus wallichiana* and their α-glucosidase inhibitory activities[J]. Journal of Natural Products, 2017, 80(6):1876

Dang PH, Le TH, Phan PKT, et al. Two acridones and two coumarins from the roots of *Paramignya trimera* [J]. Tetrahedron Letters, 2017, 58(16):1553

Dang TT, Huong DTM, Huu GT, et al. Two new sesquiterpenes from the fruits of *Fissistigma villosissimum* [J]. Journal of Asian Natural Products Research, 2017, 19 (3):235

Dary C, Bun SS, Herbette G, et al. Chemical profiling of the tuber of *Stephania cambodica* Gagnep.(Menispermaceae) and analytical control by UHPLC-DAD [J]. Natural Product Research, 2017, 31(7):802

Das N, Atanasov AG, Deb PK, et al. Hepatoprotective naphthalene diglucoside from *Neanotis wightiana* aerial parts[J]. Phytomedicine Letters, 2017, 33:14

Daus M, Chaithada P, Phongpaichit S, et al. New prenylated dihydrochalcones from the leaves of *Artocarpus elasticus*[J]. Phytochemistry Letters, 2017, 19:226

David P, Mustafa L, Malika AB, et al. Triterpenoid saponins from the roots of *Spergularia marginata* [J]. Phytochemistry Letters, 2017, 139:81

De Leo M, Peruzzi L, Granchi C, et al. Constituents of polygala flavescens ssp. flavescens and their activity as inhibitors of human lactate dehydrogenase[J]. Journal of Natural Products, 2017, 80(7):2077

Deng AJ, Zhang D, Li Q, et al. Sugar-free pregnane-type steroids from the roots of *Cynanchum stauntonii* [J]. Journal of Asian Natural Products Research, 2017, 19 (6):557

Deng AJ, Zhang HJ, Li Q, et al. Six scalemic mixtures of 6-monosubstituted dihydrobenzophenanthridine alkaloids from *Chelidonium majus* and optically active structures of enantiomers [J]. Phytochemistry Letters, 2017, 144:159

Deng Y, Zhao JQ, Mei LJ, et al. Two new monoterpenes from *Sibiraea laevigata*[J]. Journal of Asian Natural Products Research, 2017, 19(9):877

Dewa GK, Kindi F, Vidia AN, et al. Cytotoxic constituents from the bark of *Chisocheton cumingianus*(Meliaceae) [J]. Journal of Asian Natural Products Research, 2017, 19(2):194

Deyou T, Marco M, Heydenreich M, et al. Isoflavones and rotenoids from the leaves of *Millettia oblata* ssp. teitensis[J]. Journal of Natural Products, 2017, 80(7):2060

Diana J, Chi PN, Christoph C, et al. Isolation and structural characterization of echinocystic acid triterpenoid saponins from the australian medicinal and food plant *Acacia ligulata*[J]. Journal of Natural Product Research, 2017, 80(10):2692

Dimmer SJA, Númez Montoya SC, Mendoza CS, et al. Photosensitizing anthraquinones from *Heterophyllaea lycioides* (Rubiaceae) [J]. Phytochemistry Letters, 2017, 137:94

Ding LQ, Zuo QF, Li DD, et al. A new phenone from the roots of *Paeonia suffruticosa* Andrews[J]. Natural Product Research, 2017, 31(3):253

Dissanayake AA, Ameen BAH, Nair MG. Lipid peroxidation and cyclooxygenase enzyme inhibitory compounds from *Prangos haussknechtii* [J]. Journal of Natural Products, 2017, 80(9):2472

Dong HJ, Xue ZZ, Geng YL, et al. Lanostane triterpenes isolated from epidermis of *Poria cocos*[J]. Phytochemistry Letters, 2017, 22:102

Dong JL, Yang ZD, Zhou SY, et al. Two Stemona, alkaloids from *Stemona sessilifolia*(Miq.) Miq[J]. Phytochemistry Letters, 2017, 19:259

Dong L, Cheng LZ, Yan YM, et al. Commiphoranes A-D, carbon skeletal terpenoids from *Resina Commiphora* [J]. Organic Letters, 2017, 19(1):286

Dong L, Luo Q, Cheng LZ, et al. New terpenoids from *Resina commiphora*[J]. Fitoterapia, 2017, 117:147

Dong LM, Jia XC, Luo QW, et al. Four new ent-kaurene diterpene glucosides from *Mikania micrantha* [J]. Phytochemistry Letters, 2017, 20:155

Dong M, Liu D, Li YH, et al. Naphthoquinones from *Onosma paniculatum* with potential anti-inflammatory activity[J]. Planta Medica, 2017, 83(7):631

Dong M, Quan LQ, Dai WF, et al. Anti-inflammatory and anti-HIV compounds from *Swertia bimaculata* [J]. Planta Medica, 2017, 83(17):1368

Dong SJ, Li BC, Dai WF, et al. Sesqui- and diterpenoids from the radix of *Curcuma aromatica*[J]. Journal of Natural Products, 2017, 80(12):3093

Du QZ, Zhao YC, Liu HC, et al. Isolation and structure characterization of cytotoxic phorbol esters from the seeds of *Croton tiglium* [J]. Planta Medica, 2017, 83 (17):1361

Du SZ, Wang ZC, Liu Y, et al. Diarylpropanes and lignans from *Horsfieldia tetratepala*[J]. Phytochemistry Letters, 2017, 19:98

Dudek MK, Michalak B, Woźniak M, et al. Hydroxycinnamoyl derivatives and secoiridoid glycoside derivatives from *Syringa vulgaris* flowers and their effects on the pro-inflammatory responses of human neutrophils[J]. Fitoterapia, 2017, 121:194

Dudek MK, Michalak B, Woźniak M, et al. Hydroxycinnamoyl derivatives and secoiridoid glycoside derivatives from *Syringa vulgaris* flowers and their effects on the pro-inflammatory responses of human neutrophils[J]. Fitoterapia, 2017, 121:194

Duong TH, Bui XH, Pogam PL, et al. Two novel diterpenes from the roots of *Phyllanthus acidus*(L.) Skeel [J]. Tetrahedron Letters, 2017, 73(38):5634

Duong TTT, Do TNV, Hai XN, et al. Glucosidase inhibitors from the stem of *Mangifera reba*[J]. Tetrahedron Letters, 2017, 58(23):2280

丁刚,张应,徐进,等.不同发育阶段的灰毡毛忍冬花部挥发油成分变化研究[J].时珍国医国药,2017, 28(11):2756

董佳悦,刘美琳,任波,等.四川不同产地厚朴中挥发油及多糖含量分析[J].中药与临床,2017, 8(2):22

E

Elda MMM, David ASM, Ernesto TL, et al. Stereochemistry of a second riolozane and other diterpenoids from *Jatropha dioica*[J]. Journal of Natural Products, 2017, 80 (8):2252

El-Gamal AA, Al-Massarani SM, Abdel-Mageed WM, et al. Prenylated flavonoids from *Commiphora opobalsamum* stem bark [J]. Phytochemistry Letters, 2017, 141:80

Elihú B, Naytzé OP, Guillermo PP, et al. Neo-clerodane diterpenoids from *Salvia polystachya* stimulate the expression of extracellular matrix components in human dermal fibroblasts[J]. Journal of Natural Products, 2017, 80(11):3003

Elnur G, Gaëtan H, Carole DG, et al. New sesquiterpene acid and inositol derivatives from *Inula montana* L. [J]. Fitoterapia, 2017, 120:79

Eshbakova KA, Komilov BD, Turgunov KK, et al. New caurene-type diterpenoid diglycoside from *Pulicaria uliginosa*[J]. Chemistry of Natural Compounds, 2017, 53 (2):299

Esposito M, Nothias LF, Retailleau P, et al. Isolation of premyrsinane, myrsinane, and tigliane diterpenoids from *Euphorbia pithyusa* using a chikungunya virus cell-based assay and analogue annotation by molecular networking[J]. Journal of Natural Products, 2017, 80(7):2051

Essoung FRE, Mba'ning BM, Mohamed SA, et al. Welwitschianalol A and B, two cyclohexene derivatives and other insecticidal constituents of *Caesalpinia welwitschiana* (Oliv.) Brenan[J]. Phytochemistry Letters, 2017, 22:81

F

Fajriah S, Darmawan A, Megawatib, et al. New cytotoxic compounds from *Myristica fatua* Houtt leaves against MCF-7 cell lines[J]. Phytochemistry Letters, 2017, 20:36

Fan M, Bao Y, Zhang ZJ, et al. New neo-clerodane diterpenoids with neurotrophic activity from the aerial parts of *Salvia tiliifolia*[J]. Fitoterapia, 2017, 123:44

Fan YY, Gan YS, Liu HC, et al. Phainanolide A, highly modified and oxygenated triterpenoid from *Phyllanthus hainanensis*[J]. Organic Letters, 2017, 19(17):4580

Fan YY, Xu JB, Liu HC, et al. Cephanolides A-J, cephalotane-type diterpenoids from *Cephalotaxus sinensis*[J]. Journal of Natural Products, 2017, 80(12):3159

Fang X, Xu XK, Wang GW, et al. Guaianolide sesquiterpenoids from *Ainsliaea yunnanensis*[J]. Phytochemistry Letters, 2017, 139:47

Fang YS, Liu SX, Ma YC, et al. A new phenylpropanoid glucoside and a chain compound from the roots of *Allium tuberosum*[J]. Natural Product Research, 2017, 31(1):70

Farabi K, Harneti D, Nurlelasari N, et al. New cytotoxic protolimonoids from the stem bark of *Aglaia argentea* (Meliaceae)[J]. Phytochemistry Letters, 2017, 21:211

Fatima M, Siddiqui BS, Begum S. New neolignan glucoside and new biphenyl ether lignan from the fruits of *Cordia latifolia*[J]. Chemistry of Natural Compounds, 2017, 53(3):432

Fei Y, Wang J, Peng B, et al. Phenolic constituents from *Rheum nobile* and their antioxidant activity[J]. Natural Product Research, 2017, 31(24):2842

Feng SX, Yi B, Zhang M, et al. Iridoid glycosides from *Callicarpa nudiflora* hook[J]. Natural Product Research, 2017, 31(2):181

Feng T, Li XM, He J, et al. Nicotabin A, a sesquiterpenoid derivative from *Nicotiana tabacum*[J]. Organic Letters, 2017, 19(19):5201

Feng ZL, Li D, Liu QY, et al. Anti-inflammatory abietane diterpenoids from the seeds of *Podocarpus nagi*[J]. Phytochemistry Letters, 2017, 21:260

Feng ZL, Zhang LL, Zheng YD, et al. Norditerpenoids and dinorditerpenoids from the seeds of *Podocarpus nagi* as cytotoxic agents and autophagy inducers[J]. Journal of Natural Products, 2017, 80(7):2110

Floresgiubi ME, Duránpeña MJ, Botubolares JM, et al. Gaditanone, a diterpenoid based on an unprecedented carbon skeleton isolated from *Euphorbia gaditana*[J]. Journal of Natural Products, 2017, 80(7):2161

Fois B, Bianco G, Sonar VP, et al. Phenylpropenoids from *Bupleurum fruticosum* as anti-human rhinovirus species a selective capsid binders[J]. Journal of Natural Products, 2017, 80(10):2799

Fouokeng Y, Akak CM, Tala MF, et al. The structure of antrocarine E, an ergostane isolated from *Antrocaryon klaineanum* Pierre(Anacardiaceae)[J]. Fitoterapia, 2017, 117:61

Fraga BM, Terrero D, Bolaños P, et al. Diterpenes with new isoryanodane derived skeletons from *Persea indica*[J]. Tetrahedron Letters, 2017, 58(23):2261

Fu Q, Ma Y, Chen J, et al. Two new C-glucosyl flavonoids from *Ziziphus jujube* and their anti-inflammatory activity[J]. Journal of Asian Natural Products Research, 2017, 19(5):462

Fu Q, Qiu L, Yuan HM, et al. Triterpenoid saponins from *Clematis chinensis* and their inhibitory activities on no production[J]. Phytochemistry Letters, 2017, 21:206

Fu Q, Zhou C, Ma Y, et al. Lipoxygenase-inhibiting lignans from *Clematis mandshurica*[J]. Journal of Asian Natural Products Research, 2017, 19(9):884

付起凤,吴丽红,孟凡佳,等.GC-MS法分析王不留行中的挥发油成分[J].化学工程师,2017, 31(5):34

G

Gabbasov TM, Tsyrlina EM, Anatov DM, et al. Flexiosine, a new C20-diterpene alkaloid from roots of *Delphinium flexuosum*[J]. Chemistry of Natural Compounds, 2017, 53(1):105

Gao C, Lou LL, Wang D, et al. Chemical constituents from the roots of *Tripterygium wilfordii* and their cytotoxic activity[J]. Journal of Asian Natural Products Research, 2017, 19(7):725

Gao E, Ren FF, Zou J, et al. Chiral resolution, absolute configuration, and bioactivity of a new racemic asarone derivative from the rhizome of *Acorus tatarinowii*[J]. Fitoterapia, 2017, 122:7

Gao E, Zhou EQ, Zou J, et al. Bioactive asarone-derived phenylpropanoids from the rhizome of *Acorus tatari-*

nowii Schott[J]. Journal of Natural Products, 2017, 80(11):2923

Gao F, Yao YC, Cai SB, et al. Novel immunosuppressive pregnane glycosides from the leaves of *Epigynum auritum*[J]. Fitoterapia, 2017, 118:107

Gao F, Yao YC, Wan Z, et al. Seco-pregnane glycosides from the stems of *Epigynum auritum* [J]. Natural Product Research, 2017, 31(9):1102

Gao J, Haji AA. Terpenoids from *Euphorbia soongarica* and their multidrug resistance reversal activity[J]. Journal of Natural Products, 2017, 80(6):1767

Gao Q, Sun J, Xun H, et al. A new azadirachta from the crude extracts of neem(*Azadirachta indica* A. Juss) seeds[J]. Natural Product Research, 2017, 31(15):1739

Gao SY, Xia GY, Wang LQ, et al. Sesquiterpenes from *Curcuma wenyujin* with their inhibitory activities on nitric oxide production in RAW 264.7 cells[J]. Natural Product Research, 2017, 31(5):548

Gao X, Juan He, Wu XD, et al. Sauruchinenols A and B, unprecedented monocyclic diterpenes with new carbon skeleton from the aerial parts of *Saururus chinensis*[J]. Fitoterapia, 2017, 116:116

Gao YP, Liang J, Zhong GY, et al. Triterpenoids from *Coluria longifolia* [J]. Natural Product Research, 2017, 31(3):294

Gao YY, Zeng P, Jia CL, et al. Two new phenols from *Lysimachia patungensis*[J]. Journal of Asian Natural Products Research, 2017, 19(1):28

Garayev E, Herbette G, Giorgio CD, et al. New sesquiterpene acid and inositol derivatives from *Inula montana* L.[J]. Fitoterapia, 2017, 120:79

Ge YC, Cheng YC, Wang KW, et al. Unusual 28, 29-nor-9, 19 cycloartane triterpenoids from Chinese medical plant *Streptocaulon griffithii* hook[J]. Phytochemistry Letters, 2017, 22:185

Geanne AAC, Natalia G, Carlos RF, et al. Terpenoids from leaves of *Guarea macrophylla* display *in vitro* cytotoxic activity and induce apoptosis In melanoma cells[J]. Planta Medica, 2017, 83(16):1289

Gendaram O, Lai D, Erdenetsogt P, et al. Pancreatic lipase inhibitory and antioxidative constituents from the aerial parts of *Paeonia lactiflora* Pall.(Ranunculaceae)[J]. Phytochemistry Letters, 2017, 21:240

Geny C, Abou AS, Retailleau P, et al. (+)-And(−)-ecarlottones, uncommon chalconoids from *Fissistigma latifolium* with pro-apoptotic activity[J]. Journal of Natural Products, 2017, 80(12):3179

George S, Venkataraman R, Baby S. Melicodenine I, a new quinolinone alkaloid from *Melicope denhamii* leaves [J]. Natural Product Research, 2017, 31(8):890

Ghaly NS, Nabil M, Grace MH, et al. Pendulaosides A and B, two acylated triterpenoid saponins from *Harpullia pendula*, seed extract[J]. Phytochemistry Letters, 2017, 21:278

Gobu FR, Chen JJ, Zeng J, et al. Isolation, structure elucidition, and immunosuppressive activity of diterpenoids from *Ligularia fischeri*[J]. Journal of Natural Products, 2017, 80(8):2263

Gu XY, Wu ZW, Wang L, et al. C21 steroidal glycosides and oligosaccharides from the root bark of *Periploca sepium*[J]. Fitoterapia, 2017, 118:6

Guo K, He XF, Lu DX, et al. Cycloartane-type triterpenoids from *Astragalus hoantchy* Franch[J]. Natural Product Research, 2017, 31(3):314

Guo L, Yang X, Sun X, et al. Isoflavonoids and norneolignan from *Caragana changduensis*[J]. Phytochemistry Letters, 2017, 20:32

Guo LL, Yuan YX, He HP, et al. Melohenryines A and B, two new indole alkaloids from *Melodinus henryi*[J]. Phytochemistry Letters, 2017, 21:179

Guo T, Dai LP, Tang XF, et al. Two new phenolic glycosides from the stem of *Zanthoxylum armatum* DC. [J]. Natural Product Research, 2017, 31(20):2335

Guo T, Tang XF, Chang J, et al. A new lignan glycoside from the stems of *Zanthoxylum armatum* DC[J]. Natural Product Research, 2017, 31(1):16

Guo TT, Zhang JC, Zhang H, et al. Bioactive spirans and other constituents from the leaves of *Cannabis sativa* f. *sativa*[J]. Journal of Asian Natural Products Research, 2017, 19(8):793

Guo WH, Li XM, Huang SS, et al. Three new alkaloids from the seeds of *Nigella glandulifera*[J]. Journal of Asian Natural Products Research, 2017, 19(1):9

Guo Y, Zhang N, Chen C, et al. Tricyclic polyprenylated acylphloroglucinols from St John's Wort, *Hypericum perforatum*[J]. Journal of Natural Products, 2017, 80(5):1493

Guo Y, Zhu S, Wu G, et al. Four new phenylpropanoid glycosides from *Clausena dunniana* var. robusta and their antiinflammatory activities[J]. Phytochemistry Letters, 2017, 22:138

Gupta MR, Kumar A, Khare NK. Isolation and identification of two novel compounds from *Marsdenia roylei* and their quantum chemical calculations[J]. Natural Product Research, 2017, 31(7):749

Gvazava LN, Skhirtladze AV. Steroidal saponin from *Allium porrum*[J]. Chemistry of Natural Compounds, 2017, 53(6):1093

郭伟伟,周曦曦,王进喜,等.苗药夜寒苏挥发油化学成分的GC-MS分析[J].中药材,2017, 40(10):2354

H

Han F, Lee I. A new flavonol glycoside from the aerial parts of *Epimedium koreanum* nakai[J]. Natural Product Research, 2017, 31(3):320

Han QH, Qian Y, Wang XD, et al. Cytotoxic oleanane triterpenoid saponins from *Albizia julibrissin*[J]. Fitoterapia, 2017, 121:183

Harauchi Y, Kajimoto T, Ohta E, et al. Prenylated purine alkaloids from seeds of *Gleditsia japonica*[J]. Phytochemistry Letters, 2017, 143:145

Hawas UW, El-Kassem LTA. Thalassiolin D: a new flavone *O*-glucoside sulphate from the seagrass *Thalassia hemprichii*[J]. Natural Product Research, 2017, 31(20):2369

Hayasida W, Oliveira LM, Ferreira AG, et al. Ergostane Steroids, tirucallane and apotirucallane triterpenes from *Guarea convergens*[J]. Chemistry of Natural Compounds, 2017, 53(2):312

He J, Ye XS, Wang XX, et al. Four new iridoid glucosides containing the furan ring from the fruit of *Cornus officinalis*[J]. Fitoterapia, 2017, 120:136

He JB, Luan J, Lv XM, et al. Navicularines A-C: new diterpenoid alkaloids from *Aconitum naviculare* and their cytotoxic activities[J]. Fitoterapia, 2017, 120:142

He P, Yang PS, Tang SY, et al. Three new isobenzofurans from the roots of *Nicotiana tabacum* and their bioactivities[J]. Natural Product Research, 2017, 31(23):2730

He RJ, Zhang YJ, Wu LD, et al. Benzofuran glycosides and coumarins from the bark of *Streblus indicus* (Bur.)Corner[J]. Phytochemistry Letters, 2017, 138:170

He W, Jiang Y, Zhao MB, et al. Ruticarpsides A-C, three new ester glycosides from the fruits of *Tetradium ruticarpum*[J]. Journal of Asian Natural Products Research, 2017, 19(7):659

He Z, Lian W, Liu J, et al. Isolation, structural characterization and neuraminidase inhibitory activities of polyphenolic constituents from *Flos caryophylli*[J]. Phytochemistry Letters, 2017, 19:160

Hegazy MEF, Hamed AR, El-Kashoury ESA, et al. Stachaegyptin A-C: neo-clerodane diterpenes from *Stachys aegyptiaca*[J]. Phytochemistry Letters, 2017, 21:151

Hil RA, Sutherland A. Hot off the press[J]. Natural Product Reports, 2017, 34(10):1180

Hiranrat W, Hiranrat A, Mahabusarakam W. Rhodomyrtosones G and H, minor phloroglucinols from the leaves of *Rhodomyrtus tomentosa*[J]. Phytochemistry Letters, 2017, 21:25

Hong MJ, Kim JW. Determination of the absolute configuration of khellactone esters from *Peucedanum japonicum* roots[J]. Journal of Natural Products, 2017, 80(5):1354

Hou J, Guo C, Zhao JJ, et al. Anti-inflammatory meroterpenoids from *Baeckea frutescens*[J]. Journal of Natural Products, 2017, 80(8):2204

Hou SQ, Li YH, Huang ZX, et al. Polyol monoterpenes isolated from *Chenopodium ambrosioides*[J]. Natural Product Research, 2017, 31(21):2467

Hu CL, Xiong J, Wang PP, et al. Diterpenoids from the needles and twigs of the cultivated endangered pine

Pinus kwangtungensis and their PTP1B inhibitory effects [J]. Phytochemistry Letters, 2017, 20:239

Hu J, Mao X, Shi X, et al. Chemical constituents of the barks of *Litsea rubescens* [J]. Chemistry of Natural Compounds, 2017, 53(4):694

Hu QF, Wang YD, Yu ZH, et al. Anti-tobacco mosaic virus chromones from the twigs of *Cassia fistula* [J]. Chemistry of Natural Compounds, 2017, 53(3):453

Hu XR, Chou GX, Zhang CG. Flavonoids, alkaloids from the seeds of *Crotalaria pallida* and their cytotoxicity and anti-inflammatory activities[J]. Phytochemistry, 2017, 143:64

Hu YX, Zhang W, Zhang W, et al. Oleanane triterpene saponins with cardioprotective activity from *Clinopodium polycephalum* [J]. Journal of Asian Natural Products Research, 2017, 19(7):697

Hu ZX, Li XN, Shi YM, et al. Lanostane-type triterpenoids from *Kadsura coccinea* [J]. Tetrahedron Letters, 2017, 73(20):2931

Huang HJ, Ling TJ, Wang HM, et al. One new flavonoid from *Solanum rostratum* [J]. Natural Product Research, 2017, 31(15):1831

Huang QH, Lei C, Wang PP, et al. Isoprenylated phenolic compounds with PTP1B inhibition from *Morus alba* [J]. Fitoterapia, 2017, 122:138

Huang R, Liu R, Zhao LL, et al. A new flavonoid from *Sophora flavescens* ait[J]. Natural Product Research, 2017, 31(19):2228

Huang SZ, Ma QY, Kong FD, et al. Daphnauranins A and B, two new antifeedants isolated from *Daphne aurantiaca* roots[J]. Fitoterapia, 2017, 122:11

Huang WJ, Li C, Wang YH, et al. Anti-inflammatory lignanamides and monoindoles from *Alocasia macrorrhiza* [J]. Fitoterapia, 2017, 117:126

Huang WJ, Yi XM, Feng JY, et al. Piperidine alkaloids from *Alocasia macrorrhiza* [J]. Phytochemistry Letters, 2017, 143:81

Huang XH, Tao LX, Ke CQ, et al. Taxodikaloids A and B, two dimeric abietane-type diterpenoids from *Taxodium ascendens* possessing an oxazoline ring linkage [J]. Organic Letters, 2017, 19(3):556

Huang YL, Shen CC, Shen YC, et al. Anti-inflammatory and antiosteoporosis flavonoids from the rhizomes of *Helminthostachys zeylanica* [J]. Journal of Natural Products, 2017, 80(2):246

Huh J, Ha TKQ, Kang KB, et al. C-Methylated flavonoid glycosides from *Pentarhizidium orientale* rhizomes and their inhibitory effects on the H1N1 influenza virus[J]. Journal of Natural Products, 2017, 80(10):2818

Huo HX, Gu YF, Sun H, et al. Anti-inflammatory 2-(2-phenylethyl) chromone derivatives from *Chinese agarwood* [J]. Fitoterapia, 2017, 118:49

Hussain N, Adhikari A, Ahmad MS, et al. Two new prenylated flavonoids from the roots of *Berberis thunbergii* DC.[J]. Natural Product Research, 2017, 31(7):785

哈及尼沙,古丽巴哈尔·卡吾力,阿米乃木·买买提,等.HS-SPME/GC-MS法分析榅桲果实中的挥发性成分[J].西北药学杂志,2017, 32(3):263

韩成花,高赛男,白玉华,等.薤白炮制前后鳞茎和叶挥发油的气相色谱—质谱联用分析[J].时珍国医国药,2017, 28(1):111

韩晓伟,严玉平,王乾,等.河北产北柴胡挥发油化学成分的GS-MS分析[J].天津农业科学,2017, 23(10):31

胡延喜,徐亮,王志萍,等.槟榔果皮挥发油成分的GC-MS分析[J].时珍国医国药,2017, 28(5):1055

惠阳,刘园,林婧,等.三叶鬼针草不同部位挥发油成分的GC-MS分析[J].化学研究与应用,2017, 29(1):19

I

Ibrahim SRM, Mohamed GA. Thiotagetin A, a new cytotoxic thiophene from *Tagetes minuta* [J]. Natural Product Research, 2017, 31(5):543

In SJ, Seo KH, Kim HG, et al. New iridoid from the stems of *Viburnum erosum* [J]. Chemistry of Natural Compounds, 2017, 53(2):265

Isaka M, Yangchum A, Wongkanoun S, et al. Marasmane and normarasumane sesquiterpenenoids from the edible mushroom *Russula nigricans* [J]. Phytochemistry Letters, 2017, 21:174

Ito C, Matsui T, Niimi A, et al. Four new xanthones

from *Cratoxylum cochinchinense* and their in vitro antiproliferative effects[J]. Planta Medica, 2017, 83(9):812

Ito C, Matsui T, Tokuda H, et al. Cancer chemopreventive constituents from *Melicope lunu-ankenda*[J]. Phytochemistry Letters, 2017, 20:172

Ito T, Ito H, Iinuma M. Absolute configuration of resveratrol oligomer glucosides isolated from the leaves of *Upuna borneensis*[J]. Phytochemistry Letters, 2017, 20:26

Ito T, Nisa K, Rakainsa SK, et al. New phloroglucinol derivatives from indonesian *Baeckea frutescens*[J]. Tetrahedron, 2017, 73(8):1177

J

Jang HJ, Lee SY, Lee SJ, et al. Anti-inflammatory activity of eudesmane-type sesquiterpenoids from *Salvia plebeia*[J]. Journal of Natural Products, 2017, 80(2):2666

Jeon JS, Um BH, Kim CY. A new geranyl phenylpropanoid from *Heracleum moellendorffii* leaves [J]. Chemistry of Natural Compounds, 2017, 53(1):56

Jeong W, Ahn EK, Oh JS, et al. Caragasinin C:a new oligostilbene from the roots of *Caragana sinica*[J]. Journal of Asian Natural Products Research, 2017, 19(11):1143

Ji BK, Gao XM, Cui D, et al. Two new biphenyls from the stems of *Garcinia tetralata*[J]. Natural Product Research, 2017, 31(13):1544

Jian C, Wang C, Huo XK, et al. Sesquiterpenes and triterpenoids from the rhizomes of *Alisma orientalis*, and their pancreatic lipase inhibitory activities[J]. Phytochemistry Letters, 2017, 19:83

Jiang H, Yang L, Ma GX, et al. New phenylpropanoid derivatives from the fruits of *Xanthium sibiricum* and their anti-inflammatory activity[J]. Fitoterapia, 2017, 117:11

Jiang H, Zhang GJ, Liu YF, et al. Clerodane diterpenoid glucosides from the stems of *Tinospora sinensis*[J]. Journal of Natural Products, 2017, 80(4):975

Jiang HY, Wang WG, Tang JW, et al. Structurally diverse diterpenoids from *Isodon scoparius* and their bioactivity[J]. Journal of Natural Products, 2017, 80(7):2026

Jiang L, Zhang YB, Jiang SQ, et al. Phorbol ester-type diterpenoids from the twigs and leaves of *Croton tiglium*[J]. Journal of Asian Natural Products Research, 2017, 19(12):1191

Jiang W, Fei Y, Du XL, et al. Saxifraganoids A and B, two novel cucurbitane triterpenoid glycosides from *Saxifraga umbellulata* var. *pectinata*[J]. Tetrahedron Letters, 2017, 58(36):3541

Jianga ZH, Chai L, Liu YP, et al. Bioactive lignans from the stems of *Mappianthus iodoides*[J]. Phytochemistry Letters, 2017, 22:194

Jin H, Yang S, Dong JX, et al. New lignan glycosides from *Justicia procumbens*[J]. Journal of Asian Natural Products Research, 2017, 19(1):1

Jing Y, Zhang YF, Shang MY, et al. Phenanthrene derivatives from roots and rhizomes of *Asarum heterotropoides* var. *mandshuricum*[J]. Fitoterapia, 2017, 117:101

Jittra S, Yordhathai T, Chavi Y. A new furanocoumarin from the fruits of *Scaevola taccada* and antifungal activity against *Pythium insidiosum*[J]. Natural Product Research, 2017, 31(4):453

Jutatip B, Chulabhorn M, Pornsuda C, et al. Roscotanes and roscoranes: oxygenated abietane and pimarane diterpenoids from *Kaempferia roscoeana*[J]. Phytochemistry Letters, 2017, 143:36

冀晓雯,陈乾平,胡营,等.通城虎不同部位挥发油成分的GC-MS分析[J].中药材,2017, 40(12):2873

K

Kamoldinov KS, Eshbakova KA, Bobakulov KM, et al. A new hydroxyphenylethyl hentriacontanoate from *Fraxinus syriaca*[J]. Chemistry of Natural Compounds, 2017, 53(4):618

Kang KB, Park EJ, Kim J, et al. Berchemiosides A-C, 2acetoxy-ω-phenylpentaene fatty acid triglycosides from the unripe fruits of *Berchemia berchemiifolia*[J]. Journal of Natural Products, 2017, 80(10):2778

Karimov AM, Slobodyanyuk TN, Botirov EK. New flavonoid glucuronides from the aerial part of *Scutellaria intermedia*[J]. Chemistry of Natural Compounds, 2017, 53(4):638

Kemertelidze EP, Skhirtladze AV, Ganzera M.

Steroidal and triterpenoid glycosides from roots of *Digitalis ciliata*[J]. Chemistry of Natural Compounds, 2017, 53(3):492

Khang PV, Phuong DM, Ma L. New steroids from *Anemarrhena asphodeloides* rhizome and their α-glucosidase inhibitory activity[J]. Journal of Asian Natural Products Research, 2017, 19(5):468

Kil YS, Kim SM, Kang U, et al. Peroxynitrite-scavenging glycosides from the stem bark of *Catalpa ovata*[J]. Journal of Natural Products, 2017, 80(8):2240

Kim CS, Bae M, Oh J, et al. Anti-neurodegenerative biflavonoid glycosides from *Impatiens balsamina*[J]. Journal of Natural Products, 2017, 80(2):471

Kima CS, Oh J, Suhc WS, et al. Investigation of chemical constituents from *Spiraea prunifolia* var. simpliciflora and their biological activities[J]. Phytochemistry Letters, 2017, 22:255

Kong FD, Ma QY, Huang SZ, et al. Tetracyclic indole alkaloids with antinematode activity from *Uncaria rhynchophylla*[J]. Natural Product Research, 2017, 31(12):1403

Kroll-Moller P, Pedersen KD, Gousiadou C, et al. Iridoid glucosides in the genus *Veronica* (*Plantaginaceae*) from New Zealand[J]. Phytochemistry Letters, 2017, 140:174

Kuo PC, Hung HY, Nian CW, et al. Chemical constituents and anti-inflammatory principles from the fruits of *Forsythia suspensa*[J]. Journal of Natural Products, 2017, 80(4):1055

Kuok CF, Zhang J, Fan CL, et al. Meloslines A and B, two novel indole alkaloids from *Alstonia scholaris*[J]. Tetrahedron Letters, 2017, 58(32):2740

Kyo BK, Hyun WK, Jung WK, et al. Catechin-bound ceanothane-type triterpenoid derivatives from the roots of *Zizyphus jujuba*[J]. Journal of Natural Products, 2017, 80(4):1048

Kyo BK, Jin BJ, Jung WK, et al. Ceanothane- and lupane-type triterpene esters from the roots of *Hovenia dulcis* and their antiproliferative activity on HSC-T6 cells[J]. Phytochemistry Letters, 2017, 142:60

康显杰,杜伟锋,凌珏,等.3种干燥方法对片姜黄挥发油的影响[J].中成药,2017, 39(9):1900

L

Lakshma RE, Suryachandra RR, Machi RG, et al. Four new sesquiterpenoids from *Sphaeranthus indicus*[J]. Natural Product Research, 2017, 31(21):2497

Lamberto T, Mauro S, Antonio V, et al. A new iridoid diglucoside from *Antirrhinum siculum*[J]. Natural Product Research, 2017, 31(14):1594

Lan NN, Ma QY, Kong FD, et al. Two new nortriterpenoids from the fruiting bodies of *Ganoderma daqingshanense*[J]. Phytochemistry Letters, 2017, 22:210

Latayada FS, Uy MM, Akihara Y, et al. Ficusnotins A-F: rare diarylbutanoids from the leaves of *Ficus nota*[J]. Phytochemistry Letters, 2017, 141:91

Latayada FS, Uy MM, Akihara Y, et al. Two new C11-terpenes with an octahydrobenzofuran skeleton isolated from the leaves of *Ficus nota*[J]. Phytochemistry Letters, 2017, 19:137

Ledoux A, St-Gelais A, Cieckiewicz E, et al. Antimalarial activities of alkyl cyclohexenone derivatives isolated from the leaves of *Poupartia borbonica*[J]. Journal of Natural Products, 2017, 80(6):1750

Lee IS, Kim YJ, Jung SH, et al. Flavonoids from *Litsea japonica* inhibit AGEs formation and rat lense aldose reductase *in vitro* and vessel dilation in zebrafish[J]. Planta Medica, 2017, 83(3):318

Lee SR, Moon E, Kim KH. Neolignan and monoterpene glycoside from the seeds of *Pharbitis nil*[J]. Phytochemistry Letters, 2017, 20:98

Lee SW, Hung WJ, Chen ZT. A new flavonol from the kino of *Eucalyptus citriodora*[J]. Natural Product Research, 2017, 31(1):37

Lei JP, Wei GQ, Yuan JJ, et al. A new phenolic glycoside from *Lindera nacusua*[J]. Natural Product Research, 2017, 31(8):896

Lei QS, Zuo YH, Lai CZ, et al. New C-21 steroidal glycosides from the roots of *Cynanchum stauntonii* and their protective effects on hypoxia/reoxygenation induced cardiomyocyte injury[J]. Chinese Chemical Letters, 2017, 28(8):1716

Leo MD, Peruzzi L, Granchi C, et al. Constituents of *Polygala flavescens* ssp. flavescens and their activity as inhibitors of human lactate dehydrogenase[J]. Journal of Natural Products, 2017, 80(7):2077

Leyte-Lugo M, Britton ER, Foil DH, et al. Secondary metabolites from the leaves of the medicinal plant goldenseal(*Hydrastis canadensis*)[J]. Phytochemistry Letters, 2017, 20:54

Li B, Ali Z, Chan M, et al. Chemical constituents of *Pholidota cantonensis*[J]. Phytochemistry Letters, 2017, 137:132

Li BB, Li JL, Li N, et al. Three new compounds isolated from *Eleutherococcus senticosus* (Rupt. & Maxim.) Maxim[J]. Phytochemistry Letters, 2017, 20:123

Li C, Liu HX, Zhao LY, et al. Antibacterial neolignans from the leaves of *Melaleuca bracteata*[J]. Fitoterapia, 2017, 120:171

Li CB, Li NX, Yue JR, et al. Two new lignans from *Saururus chinensis*[J]. Natural Product Research, 2017, 31(14):1598

Li CJ, Chen S, Sun C, et al. Cytotoxic monoterpenoid indole alkaloids from *Alstonia yunnanensis* Diels[J]. Fitoterapia, 2017, 117:79

Li DH, Li JY, Xue CM, et al. Antiproliferative dimeric aporphinoid alkaloids from the roots of *Thalictrum cultratum*[J]. Journal of Natural Products, 2017, 80(11):2893

Li DQ, Wang D, Zhou L, et al. Antioxidant and cytotoxic lignans from the roots of *Bupleurum chinense*[J]. Journal of Asian Natural Products Research, 2017, 19(5):519

Li HB, Yu Y, Mei YD, et al. A new hetero dimeric terpenoid derivative, japonicaside C, from the flower buds of *Lonicera japonica*[J]. Natural Product Research, 2017, 31(2):143

Li HT, Kao CL, Tsai CR, et al. Isoquinoline alkaloids from *Michelia fuscata*[J]. Chemistry of Natural Compounds, 2017, 53(3):504

Li J, Seupel R, Bruhn T, et al. Jozilebomines A and B, naphthylisoquinoline dimers from the congolese liana *Ancistrocladus ileboensis*, with antiausterity activities against the PANC-1 human pancreatic cancer cell line[J]. Journal of Natural Products, 2017, 80(10):2807

Li J, Wang XL, Li G, et al. Two new isobenzofuranone derivatives from the fruiting bodies of *Hericium erinaceus*[J]. Journal of Asian Natural Products Research, 2017, 19(11):1108

Li J, Xu KP, Zou ZX, et al. Two new compounds from the green peel of *Juglans mandshurica*[J]. Journal of Asian Natural Products Research, 2017, 19(11):1087

Li J, Xu PS, Tan LH, et al. Neolignans and serratane triterpenoids with inhibitory effects on xanthine oxidase from *Palhinhaea cernua*[J]. Fitoterapia, 2017, 119:45

Li J, Xu PS, Zou ZX, et al. Three new compounds from the roots of *Juglans mandshurica* maxim[J]. Phytochemistry Letters, 2017, 20:40

Li JC, Yuan XR, Liu YL, et al. Two new diterpenoids from *Aleuritopteris argentea*[J]. Phytochemistry Letters, 2017, 20:22

Li JJ, Chen GD, Fan HX, et al. Houttuynoid M, an anti-HSV Active houttuynoid from *Houttuynia cordata* featuring a bis-houttuynin chain tethered to a flavonoid core[J]. Journal of Natural Products, 2017, 80(11):3010

Li K, Ji S, Song W, et al. Glycybridins A-K, Bioactive phenolic compounds from *Glycyrrhiza glabra*[J]. Journal of Natural Products, 2017, 80(2):334

Li L, Liu H, Tang C, et al. Cytotoxic sesquiterpene lactones from *Artemisia anomala*[J]. Phytochemistry Letters, 2017, 20:177

Li M, Liu F, Jin YR, et al. Five new triterpenoid saponins from the rhizomes of *Panacis majoris* and their antiplatelet aggregation activity[J]. Planta Medica, 2017, 8(3):351

Li M, Wang X, Zhang Z, et al. Three new alkaloids and a new iridoid glycoside from the roots of *Rehmannia glutinosa*[J]. Phytochemistry Letters, 2017, 21:157

Li PF, Zhu NL, Hu MG, et al. New cucurbitane triterpenoids with cytotoxic activities from *Hemsleya penx-*

ianensis[J]. Fitoterapia, 2017, 120:158

Li Q, Deng AJ, Li L, et al. Azacyclo-indoles and phenolics from the flowers of *Juglans regia* [J]. Journal of Natural Products, 2017, 80(8):2189

Li RX, Cheng JT, Jiao MJ, et al. New phenylpropanoid-substituted flavan-3-ols and flavonols from the leaves of *Uncaria rhynchophylla* [J]. Fitoterapia, 2017, 116:17

Li W, Huang C, Liu QB, et al. Bistinospinosides A and B, dimeric clerodane diterpene glycosides from *Tinospora sagittata*[J]. Journal of Natural Products, 2017, 80(9):2478

Li XH, Li XH, Yao Q, et al. Phlolosides A-F, iridoids from *Phlomis likiangensis*, with a carbonate ester substituent[J]. Tetrahedron Letters, 2017, 58(32):3112

Li XH, Lu LH, Li XH, et al. Iridoid glycosides from *Phlomis likiangensis*, with free-radical scavenging activity [J]. Tetrahedron Letters, 2017, 58(46):4395

Li XJ, Dong JW, Cai L, et al. Illigerones A and B, two new long-chain secobutanolides from *Illigera henryi* W. W. Sm[J]. Phytochemistry Letters, 2017, 19:181

Li XM, Cai JL, Wang L, et al. Two new phenolic compounds and antitumor activities of asparinin A from *Asparagus officinalis*[J]. Journal of Asian Natural Products Research, 2017, 19(2):164

Li XQ, Li Y, Luo JG, et al. New phloroglucinol derivatives from the whole plant of *Hypericum uralum*[J]. Fitoterapia, 2017, 123:59

Li Y, Dai M, Peng D. New bisesquiterpenoid lactone from the wild rhizome of *Atractylodes macrocephala* Koidz grown in Qimen[J]. Natural Product Research, 2017, 31(20):2381

Li Y, Wu ZH, Zeng KW, et al. A new prenylated flavone from *Pleione bulbocodioides*[J]. Journal of Asian Natural Products Research, 2017, 19(7):738

Li Y, Yili A, Muhamat A, et al. A new alkaloid with tracheal relaxant effect from the bulbs of *Fritillaria pallidiflora*[J]. Chemistry of Natural Compounds, 2017, 53(5):926

Li YP, Hu QF, Rao GX, et al. Three new C-alkylated flavonoids from *Desmodium oblongum*[J]. Journal of Asian Natural Products Research, 2017, 19(10):954

Li YT, Li MM, Sun J, et al. Furofuran lignan glucosides from the leaves of *Vitex negundo* var. *cannabifolia* [J]. Natural Product Research, 2017, 31(8):918

Li YZ, Cheng H, Yue R, et al. New neolignan glycoside from the root of *Aralia echinocaulis* Hand.-Mazz[J]. Natural Product Research, 2017, 31(9):1047

Li Z, Cai Z, Qian S, et al. A new lactone from the twigs of *Cinnamomum cassia* [J]. Chemistry of Natural Compounds, 2017, 53(2):234

Li Z, Zhao H, Ouyang H, et al. New compounds with anti-inflammatory potential from *Disporum cantoniense*[J]. Phytochemistry Letters, 2017, 22:92

Li ZF, Wang Q, Chen G, et al. A new sesquiterpenoid from *Acanthopanax senticosus* [J]. Chemistry of Natural Compounds, 2017, 53(2):273

Lian C, Wu Y, Chen T, et al. Identification of new trace triterpenoids from the fungus *Ganoderma duripora* [J]. Phytochemistry Letters, 2017, 21:137

Liang S, Luo JG, Wang Z, et al. New tetranorlabdane diterpenoids from the fruits of *Elettaria cardamomum* maton[J]. Phytochemistry Letters, 2017, 20:295

Liao G, Mei WL, Kong FD, et al. 5, 6, 7, 8-Tetrahydro-2-(2-phenylethyl) chromones from artificial agarwood of *Aquilaria sinensis* and their inhibitory activity against acetylcholinesterase [J]. Phytochemistry Letters, 2017, 139:98

Liao M, Pedpradab P, Wu J. Thaixylogranins A-H: eight new limonoids from the Thai mangrove, *Xylocarpus granatum*[J]. Phytochemistry Letters, 2017, 19:126

Lin PC, Yao J, Wu J, et al. A new ureido-substituted amino acid from the tubers of *Gymnadenia conopsea* [J]. Chinese Chemical Letters, 2017, 28(2):257

Lin S, Fu P, Chen T, et al. Three minor valepotriate isomers from *Valeriana jatamansi* and their cytotoxicity [J]. Journal of Asian Natural Products Research, 2017, 19(1):15

Liu CY, Xie DN, An LL, et al. Structural elucidation of a new flavolignan acylglycoside from fallen needles of *Pi-*

nus banksiana[J]. Chemistry of Natural Compounds, 2017, 53(6):1020

Liu HC, Xiang ZB, Wang Q, et al. Monomeric and dimeric ent-kauranoid-type diterpenoids from *Rabdosia japonica* and their cytotoxicity and anti-HBV activities[J]. Fitoterapia, 2017, 118:94

Liu J, Gao ZH, Wu JC, et al. A new 5(6→7)abeo-sterol from *Podocarpus fleuryi*[J]. Journal of Asian Natural Products Research, 2017, 19(10):1022

Liu J, Wang D, He L, et al. A new lignan and a new terpenoid from *Achillea millefolium* L[J]. Phytochemistry Letters, 2017, 22:247

Liu J, Yang CQ, Zhang JJ, et al. A new 5(6→7) abeo-sterol from the twigs of *Podocarpus fleuryi* [J]. Natural Product Research, 2017, 31(2):175

Liu JQ, Wu QS, Shu JC, et al. Three new abietane-type diterpene glycosides from the roots of *Tripterygium wilfordii*[J]. Fitoterapia, 2017, 120:126

Liu LL, TKim QH, Wei H, et al. Sesquiterpenoids with various carbocyclic skeletons from the flowers of *Chrysanthemum indicum*[J]. Journal of Natural Products, 2017, 80(2):298

Liu LY, Yan Z, Kang J, et al. Three new triterpenoids from *Ganoderma theaecolum*[J]. Journal of Asian Natural Products Research, 2017, 19(9):847

Liu P, Li XF, Gao JY, et al. Two new resveratrol trimers with antibacterial activities from seed cake of *Paeonia rockii*[J]. Chemistry of Natural Compounds, 2017, 53(1):51

Liu Q, Li B, Zhao JP, et al. A new sucrosephenylpropanoid ester from *Polygonum pubescens* Blume[J]. Natural Product Research, 2017, 31(15):1725

Liu QL, Chen AH, Tang JY, et al. A new indole alkaloid with anti-inflammatory activity from *Nauclea officinalis*[J]. Natural Product Research, 2017, 31(18):2107

Liu RD, Su YL, Yang JB, et al. Polyprenylated acylphloroglucinols from *Hypericum scabrum*[J]. Phytochemistry Ltters, 2017, 142:38

Liu SM, Wang SJ, Song SY, et al. Characteristic differences in essential oil composition of six *Zanthoxylum bungeanum* Maxim.(Rutaceae) cultivars and their biological significance[J]. Journal of Zhejiang University-Science B (Biomedicine & Biotechnology), 2017, 18(10):917

Liu T, Liang Q, Xiong NN, et al. A new ent-kaurane diterpene from *Euphorbia stracheyi* boiss[J]. Natural Product Research, 2017, 31(2):233

Liu X, Liang J, Pan LL, et al. Six new furostanol glycosides from *Smilax glaucochina* and their cytotoxic activity[J]. Journal of Asian Natural Products Research, 2017, 19(8):754

Liu X, Simone L, Atanas GA, et al. *Bupleurum chinense* roots: a bioactivity-guided approach toward saponin-type NF-κB inhibitors[J]. Planta Medica, 2017, 83(14-15):1242

Liu XJ, Shi Y, Jia SH, et al. Six new C-21 steroidal glycosides from *Dregea sinensis* Hemsl[J]. Journal of Asian Natural Products Research, 2017, 19(8):745

Liu XQ, Yuan WK, Yuan QY, et al. A new biphenanthrene glucoside with cytotoxic activity from *Cremastra appendiculata*[J]. Chemistry of Natural Compounds, 2017, 53(2):211

Liu Y, Tian T, Yu HY, et al. Nortriterpenoids from the stems and leaves of *Schisandra viridis*[J]. Fitoterapia, 2017, 118:38

Liu Y, Wang YM, Wu WM, et al. Triterpenoids and lignans from the fruit of *Schisandra sphenanthera* Jian Song, Han-Li Ruan[J]. Fitoterapia, 2017, 116:10

Liu Y, Yu HY, Wang YM, et al. Neuroprotective lignans from the fruits of *Schisandra bicolor* var. tuberculata [J]. Journal of Natural Products, 2017, 80(4):1117

Liu YH, Wu PQ, Hu QL, et al. Cytotoxic and antibacterial activities of iridoids and sesquiterpenoids from *Valeriana jatamansi*[J]. Fitoterapia, 2017, 123:73

Liu ZH, Ma RJ, Yang L, et al. Triterpenoids and iridoids from *Patrinia scabiosaefolia*[J]. Fitoterapia, 2017, 119:130

Loc TV, Lieu NT, Thao TTP, et al. The alkaloidal constituents of *Cephalotaxus mannii*, collected in Lam Dong province, Vietnam[J]. Chemistry of Natural Compounds, 2017, 53(6):1122

Lomchid P, Nasomjai P, Kanokmedhakul S, et al. Bioactive lupane and hopane triterpenes from *Lepisanthes senegalensis*[J]. Planta Medica, 2017, 83(3):334

Lou HY, Jin L, Huang T, et al. Vulgarisins B-D, three novel diterpenoids with a rare skeleton isolated from *Prunella vulgaris* Linn[J]. Tetrahedron Letters, 2017, 58(5):401

Lou LL, Liu S, Yan ZY, et al. Tetrahydro-β-carboline alkaloids from *Carthamus tinctorius* L. with tyrosinase inhibitory activity[J]. Phytochemistry Letters, 2017, 22:107

Lu HX, Wu FY, Jiang MX, et al. Tzumin A and B, two new lignan derivatives from the barks of *Sassafras tzumu*[J]. Natural Product Research, 2017, 31(7):829

Lu XJ, Feng BM, Chen SF, et al. Three new amino acid derivatives from edible mushroom *Pleurotus ostreatus*[J]. Journal of Asian Natural Products Research, 2017, 19(12):1160

Luis DF, Doris J, Sherley P, et al. Triterpene saponins from *Billia rosea*[J]. Phytochemistry Letters, 2017, 141:105

Luo P, Yu Q, Liu SN, et al. Diterpenoids with diverse scaffolds from *Vitex trifolia* as potential topoisomerase I inhibitor[J]. Fitoterapia, 2017, 120:108

Luo XL, Dan HL, Li N, et al. A new catechin derivative from the fruits of *Rosa sterilis* S. D. Shi[J]. Natural Product Research, 2017, 31(19):2239

Luo Y, Cheng LZ, Luo Q, et al. New ursane-type triterpenoids from *Clerodendranthus spicatus*[J]. Fitoterapia, 2017, 119:69

Luo Y, Shen HY, Shen QX, et al. A new anthraquinone and a new naphthoquinone from the whole plant of *Spermacoce latifolia*[J]. Journal of Asian Natural Products Research, 2017, 19(9):869

Luo YQ, Liu M, Wen J, et al. Dibenzocyclooctadiene lignans from *Kadsura heteroclita*[J]. Fitoterapia, 2017, 119:150

LuoP, Xia WJ, Susan LMN, et al. Vitepyrroloids A-D, 2cyanopyrrole-containing labdane diterpenoid alkaloids from the leaves of *Vitex trifolia*[J]. Journal of Natural Products, 2017, 80(5):1679

Lv XJ, Li Y, Ma SG, et al. Isopimarane and nor-diterpene glucosides from the twigs and leaves of *Lyonia ovalifolia*[J]. Tetrahedron Letters, 2017, 73(6):776

李丽敏,许志娇,訾伟伟,等.SD法与超声辅助提取法提取山刺玫果实挥发油的比较研究[J].吉林农业科技学院学报,2017, 26(2):8

梁利香,叶兆伟,陈利军,等.白花前胡地上部分挥发性成分对比[J].河南中医,2017, 37(2):363

刘丹,陈新,罗焱,等.四川山姜叶挥发油化学成分GC-MS分析及其抑菌活性研究[J].中华中医药杂志,2017, 32(3):1255

刘政,刘秀斌,郑亚杰,等.湖南怀化产山苍子挥发油的GC-MS分析[J].安徽农业科学,2017, 45(1):130

龙全江,金欣,李文涛,等.生姜鲜切法制备干姜片前后挥发油成分气相色谱—质谱比较[J].甘肃中医药大学学报,2017, 34(6):35

吕琦,黄星雨,杨琼梁,等.市售不同产地鹅不食草挥发油成分分析[J].中国当代医药,2017, 24(36):4

M

Ma CY, Wang QW, Shi YY, et al. Three new antitumor annonaceous acetogenins from the seeds of *Annona squamosa*[J]. Natural Product Research, 2017, 31(18):2085

Ma HY, Liu LX, Yang GR, et al. Anthraquinones from the barks of *Cassia alata* and their anti-tobacco mosaic virus activity[J]. Chemistry of Natural Compounds, 2017, 53(5):852

Ma J, Li CJ, Yang JZ, et al. Three new coumarin glycosides from the stems of *Hydrangea paniculata*[J]. Journal of Asian Natural Products Research, 2017, 19(4):320

Ma J, Sun H, Li CJ, et al. Chemical constituents from the stems of *Hydrangea paniculata*[J]. Journal of Asian Natural Products Research, 2017, 19(6):564

Ma XH, Yang J, Deng SH, et al. Two new megastigmanes from Chinese traditional medicinal plant *Sedum sarmentosum*[J]. Natural Product Research, 2017, 31(13):1473

Ma YQ, Zhai YM, Deng Y, et al. Stilbeno-phenylpropanoids from *Gnetum montanum* Markgr[J]. Phytochemistry

Letters, 2017, 21:42

Macabeo APG, Letada AG, Budde S, et al. Antitubercular and cytotoxic chlorinated seco-cyclohexenes from *Uvaria alba*[J]. Journal of Natural Products, 2017, 80(12):3319

Magid AA, Abdellah A, Pecher V, et al. Flavonol glycosides and lignans from the leaves of *Opilia amentacea*[J]. Phytochemistry Letters, 2017, 21:84

Mai NT, Cuc NT, Anh HLT, et al. Two new guaiane sesquiterpenes from *Datura metel* L. with anti-inflammatory activity[J]. Phytochemistry Letters, 2017, 19:231

Maihesuti L, Lan P, Imerhasan M, et al. A new spiro compound from *Caragana acanthophylla*[J]. Chemistry of Natural Compounds, 2017, 53(4):646

Maimaiti Z, Turak A, Aisa HA. Two new compounds from the seeds of *Vernonia anthelmintica*[J]. Journal of Asian Natural Products Research, 2017, 19(9):862

Makkar F, Chakraborty K. Unprecedented antioxidative cyclic ether from the red seaweed *Kappaphycus alvarezii* with anti-cyclooxygenase and lipoxidase activities[J]. Natural Product Research, 2017, 31(10):1131

Mamoon UR, Muhammad A, Saqib A, et al. A new irregular monoterpene acetate along with eight known compounds with antifungal potential from the aerial parts of *Artemisia incisa* Pamp(Asteraceae)[J]. Natural Product Research, 2017, 31(4):428

Marco M, Deyou T, Gruhonjic A, et al. Pterocarpans and isoflavones from the root bark of *Millettia micans* and of *Millettia dura*[J]. Phytochemistry Letters, 2017, 21:216

Mari A, Ciocarlan A, Aiello N, et al. Research survey on iridoid and phenylethanoid glycosides among even populations of *Euphrasia rostkoviana* Hayne from the Alps[J]. Phytochemistry, 2017, 137:72

Maria DM, Giannicola M, Isidor I, et al. Antiprotozoal activity-based profiling of a dichloromethane extract from *Anthemis nobilis* Flowers[J]. Journal of Natural Products, 2017, 80(2):459

Maria HV, Dilamara RS, Andersson B, et al. Further chemical constituents from *Sinningia canescens* and *S. leucotricha*(Gesneriaceae)[J]. Phytochemistry Letters, 2017, 22:205

María YR, Víctor NM, Ángeles RC, et al. Sulfur-containing aristoloxazines and other constituents of the roots of *Aristolochia orbicularis*[J]. Journal of Natural Products, 2017, 80(12):3112

Marín C, Díaz JG, Maiques DI, et al. Antitrypanosomatid activity of flavonoid glycosides isolated from *Delphinium gracile*, *D. staphisagria*, *Consolida oliveriana*, and from *Aconitum napellus*, subsp. *lusitanicum*[J]. Phytochemistry Letters, 2017, 19:196

Marinella DL, Lorenzo P, Carlotta G, et al. Constituents of *Polygala flavescens* ssp. flavescens and their activity as inhibitors of human lactate dehydrogenase[J]. Journal of Natural Products, 2017, 80(7):2077

Masahiko I, Panida C, Sermsiri M, et al. Lanostane triterpenoids from cultivated fruiting bodies of the Basidiomycete *ganoderma orbiforme*[J]. Phytochemistry Letters, 2017, 21:251

Masi M, Westhuyzen AE, Tabanca N, et al. Sarniensine, a mesembrine-type alkaloid isolated from *Nerine sarniensis*, an indigenous South African Amaryllidaceae, with larvicidal and adulticidal activities against Aedes aegypti[J]. Fitoterapia, 2017, 116:34

Maya BM, Abedini A, Gangloff SC, et al. A new δ-tocotrienolic acid derivative and other constituents from the cones of *Cedrus atlantica* and their in vitro antimicrobial activity[J]. Phytochemistry Letters, 2017, 20:252

Mayra RC, Anne-Claire MO, Tomofumi M, et al. Oleanane-type glycosides from *Pittosporum tenuifolium* "variegatum" and *P. tenuifolium* "gold star"[J]. Phytochemistry Letters, 2017, 140:166

Mei SX, Li XH, Yang LG, et al. Chemical constituents from the roots of *Ampelopsis delavayana* and their antibacterial activities[J]. Natural Product Research, 2017, 31(2):190

Meng CW, He YL, Peng C, et al. Picrotoxane sesquiterpenoids from the stems of *Dendrobium nobile* and their absolute configurations and angiogenesis effect[J]. Fitoterapia, 2017, 121:206

Meng LJ, Guo QL, Xu CB, et al. Diglycosidic indole alkaloid derivatives from an aqueous extract of *Isatis indigotica* roots[J]. Journal of Asian Natural Products Research, 2017, 19(6):529

Meng Y, Qin M, Qi B, et al. Four new C-glycosylflavones from the leaves of *Iris lactea*, Pall. var. *chinensis*, (Fisch.) Koidz[J]. Phytochemistry Letters, 2017, 22:33

Meryem L, Abdulmagid AM, Ahmed K, et al. Oleanane-type triterpene saponins from *Calendula stellata*[J]. Phytochemistry Letters, 2017, 144:33

Mezrag A, Malafronte N, Bouheroum M, et al. Phytochemical and antioxidant activity studies on *Ononis angustissima* L. aerial parts: isolation of two new flavonoids[J]. Natural Product Research, 2017, 31(5):507

Mieri MD, Monteleone G, Ismajili I, et al. Antiprotozoal activity-based profiling of a dichloromethane extract from *Anthemis nobilis* flowers[J]. Journal of Natural Products, 2017, 80(2):459

Minju J, Kajal C. First report of two new antioxidative meroterpeno 2*H*-pyranoids from short-necked yellow-foot clam *Paphia malabarica* (family: Veneridae) with bioactivity against pro-inflammatory cyclooxygenases and lipoxygenase[J]. Natural Product Research, 2017, 31(6):615

Mishra D, Joshi S, Mishra S, et al. New xanthone from the roots of *Swertia cordata* (G. Don) Clarke[J]. Natural Product Research, 2017, 31(2):155

Mohammed MMD, El-Sharkawy ER. Cytotoxic new furoquinoline alkaloid isolated from *Ammi majus* L. growing in Egypt[J]. Natural Product Research, 2017, 31(6):645

Mosad RR, Ali MH, Ibrahim MT, et al. New cytotoxic steroidal saponins from *Cestrum parqui*[J]. Phytochemistry Letters, 2017, 22:167

Mukul RG, Alok K, Naveen KK. Isolation and identification of two novel compounds from *Marsdenia roylei* and their quantum chemical calculations[J]. Natural Product Research, 2017, 31(7):749

牟林云,王明锋,段焰青,等.灰毛莸挥发油化学成分的研究[J].云南化工,2017, 44(4):13

穆晗雪,惠阳,林婧,等.不同方法提取胡椒花挥发油气质联用成分分析[J].广州化工,2017, 45(3):72

N

Na Z, Fan QF, Song QS, et al. Three new flavonoids from *Millettia pachyloba*[J]. Phytochemistry Letters, 2017, 19:215

Nayab Kl, Achyut A, Abdul H, et al. Isolation and characterization of non-sulfated and sulfated triterpenoid saponins from *Fagonia indica*[J]. Phytochemistry Letters, 2017, 143:151

Ndongo JT, Mbing JN, Tala MF, et al. Indoline alkaloids from *Tabernaemontana* contorta with cancer chemopreventive activity[J]. Phytochemistry Letters, 2017, 144:189

Ngo TN, Phan NM, Bui TD, et al. Cytotoxic cycloartane triterpenoids from the leaves of *Markhamia stipulata* var. *canaense*[J]. Phytochemistry Letters, 2017, 22:251

Nguekeu TMM, Awouafack MD, Tane P, et al. A kaempferol triglycoside from *Tephrosia preussii* Taub. (Fabaceae)[J]. Natural Product Research, 2017, 31(21):2520

Nguyen LTT, Vo HKT, Dang SV, et al. Labdane and norlabdane diterpenoids from the aerial parts of *Leonurus japonicus*[J]. Phytochemistry Letters, 2017, 22:174

Nguyen MTT, Le TH, Nguyen HX, et al. Artocarmins G-M, prenylated 4 chromenones from the stems of *Artocarpus rigida* and their tyrosinase inhibitory activities[J]. Journal of Natural Products, 2017, 80(12):3172

Nguyen NYT, Nguyen TH, Dang PH, et al. Three terpenoid glycosides of *Centipeda minima*[J]. Phytochemistry Letters, 2017, 21:21

Nguyen PD, Sayagh C, Borie N, et al. Anti-radical flavonol glycosides from the aerial parts of *Cleome chelidonii* L.f.[J]. Phytochemistry Letters, 2017, 142:30

Nguyen QT, Lee DH, Joonseok O, et al. Inhibition of proliferation of vascular smooth muscle cells by cucurbitanes from *Momordica charantia*[J]. Journal of

Natural Products, 2017, 80(7):2018

Nguyen TP, Nhat PM, Trong BD, et al. Limonoid from the rhizomes of *Luvunga scandens* (Roxb.) Buch. Ham[J]. Natural Product Research, 2017, 31(19):2281

Ngwoke KG, Orame N, Liu S, et al. A new benzophenone glycoside from the leaves of *Mitracarpus villosus* [J]. Natural Product Research, 2017, 31(20):2354

Niu CS, Li Y, Liu YB, et al. Pierisketolide A and pierisketones B and C, three diterpenes with an unusual carbon skeleton from the roots of *Pieris formosa* [J]. Organic Letters, 2017, 19(4):906

Niwa K, Tanaka N, Kashiwada Y. Frondhyperins A-D, short ketide-phenylketide conjugates from *Hypericum frondosum* cv. Sunburst[J]. Tetrahedron Letters, 2017, 58(15):1495

Noman L, Oke-Altuntas F, Zellagui A, et al. A novel benzimidazole and other constituents with antiproliferative and antioxidant properties from *Thymelaea microphylla* Coss. Et Dur [J]. Natural Product Research, 2017, 31 (17):1995

Norbert MNII, Bikobo DSN, Zintchem AAA, et al. A new procyanidin B from *Campylospermum zenkeri* (Ochnaceae) and antiplasmodial activity of two derivatives of(±)-serotobenine[J]. Natural Product Research, 2017, 31(24):2875

Nualkaew S, Thongpraditchote S, Wongkrajang Y, et al. Isolation of a new compound, 2-butanone 4-glucopyranoside 6′-*O*-gallate and other 8 compounds from the anti-inflammatory leave extracts of *Memecylon edule* Roxb[J]. Natural Product Research, 2017, 31(12):1370

Nurlelasari, Katja DG, Harneti D, et al. Limonoids from the seeds of *Chisocheton macrophyllus*[J]. Chemistry of Natural Compounds, 2017, 53(1):83

Nwet NW, Takuya I, Hla N, et al. Labdane diterpenoids from *Curcuma amada* rhizomes collected in Myanmar and their antiproliferative activities[J]. Fitoterapia, 2017, 122:34

Nyandoro SS, Munissi JJE, Kombo M, et al. Flavonoids from *Erythrina schliebenii* [J]. Journal of Natural Products, 2017, 80(2):377

O

Ochieng CO, Opiyo SA, Mureka EW, et al. Cyclooxygenase inhibitory compounds from *Gymnosporia heterophylla* aerial parts[J]. Fitoterapia, 2017, 119:168

Ogihara T, Amano N, Mitsui Y, et al. Determination of the absolute configuration of a monoglyceride antibolting compound and isolation of related compounds from Radish leaves(*Raphanus sativus*)[J]. Journal of Natural Products, 2017, 80(4):872

Ohta T, Nakamura S, Nakashima S, et al. Stimulators of acylated ghrelin secretion from *Moringa oleifera* leaves[J]. Phytochemistry Letters, 2017, 21:1

Olennikov DN, Chirikova NK. Phlotuberosides I and II, new iridoid glycosides from *Phlomoides tuberosa* [J]. Chemistry of Natural Compounds, 2017, 53(2):269

Olennikov DN, Kashchenko NI. Spireasalicin, a New acylated quercetin glycoside from *Spiraea salicifolia* [J]. Chemistry of Natural Compounds, 2017, 53(6):1038

Omar MMS, Douglas EG, Frederick AV, et al. Cytotoxic halogenated monoterpenes from *Plocamium cartilagineum*[J]. Natural Product Research, 2017, 31(3):261

Ono M, Kanemaru Y, Yasuda S, et al. A new resin glycoside from *Calystegia soldanella* and its antiviral activity towards herpes [J]. Natural Product Research, 2017, 31(22):2660

Onozawa T, Kitajima M, Kogure N, et al. A cyclopeptide and a tetrahydroisoquinoline alkaloid from *Ophiorrhiza nutans* [J]. Journal of Natural Products, 2017, 80 (7):2156

Osei-Safo D, Dziwornu GA, Salgado A. Bi- and bisbibenzyls from the roots of *Dichapetalum heudelotii* and their antiproliferative activities [J]. Fitoterapia, 2017, 122:95

P

Pailee P, Kruahong T, Hongthong S, et al. Cytotoxic, anti-HIV-1 and anti-inflammatory activities of lanostanes from fruits of *Garcinia speciosa*[J]. Phytochemistry Letters, 2017, 20:111

Pan HQ, Yang WZ, Zhao D, et al. New monoterpenoid oxindole alkaloid derivatives from the stems of *Uncaria hirsuta* Havil. and their cytotoxicity and tandem mass spectrometric fragmentation[J]. Fitoterapia, 2017, 116:85

Pang XY, Li YX, Gong Y, et al. Sesquiterpenes from the whole plants of *Parasenecio roborowskii* [J]. Fitoterapia, 2017, 116:24

Parinuch C, Theera S. Antimalarial and cytotoxic quassinoids from the roots of *Brucea javanica*[J]. Journal of Asian Natural Products Research, 2017, 19(3):247

Park SJ, Kim N, Yoo G, et al. Phenolics and neolignans isolated from the fruits of *Juglans mandshurica* Maxim. and their effects on lipolysis in adipocytes[J]. Phytochemistry Letters, 2017, 137:87

Peng SY, Li H, Yang DP, et al. Solanerioside A, an unusual 14, 15-dinor-cyclophytane glucoside from the leaves of *Solanum erianthum* [J]. Natural Product Research, 2017, 31(7):810

Peng WW, Wang ZQ, Ji MY, et al. Tyrosinase inhibitory activity of three new glycosides from *Breynia fruticosa* [J]. Phytochemistry Letters, 2017, 22:1

Peng Y, Jian YQ, Ali Zr, et al. Two new sesquiterpene lactone glycosides from *Cnicus benedictus*[J]. Natural Product Research, 2017, 31(19):2211

Peng Y, Ni SJ, Li J, et al. Three new dolabrane diterpenes from the Chinese mangrove plant of *Ceriops tagal* [J]. Phytochemistry Letters, 2017, 21:38

Peng Y, Zheng C, Wang YN, et al. Novel labdane diterpenoids from the aerial parts of *Leonurus japonicus* [J]. Phytochemistry Letters, 2017, 20:45

Pereira MDP, Silva T, Aguiar ACC, et al. Chemical composition, antiprotozoal and cytotoxic activities of indole alkaloids and benzofuran neolignan of *Aristolochia cordigera*[J]. Planta Medica, 2017, 83(11):912

Peresse T, Jezequel G, Allard PM, et al. Cytotoxic prenylated stilbenes isolated from *Macaranga tanarius*[J]. Journal of Natural Products, 2017, 80(10):2684

Peyker K, Suheyla K. Isolation and identification of a new saponin from *Cephalaria aytachii*[J]. Natural Product Research, 2017, 31(1):50

Phu HD, Hai XN, Truc TTD, et al. α-Glucosidase inhibitory and cytotoxic taxane diterpenoids from the stem bark of *Taxus wallichiana*[J]. Journal of Natural Products, 2017, 80(4):1087

Pollastro F, Petrocellis LD, Schiano-Moriello A, et al. Amorfrutin-type phytocannabinoids from *Helichrysum umbraculigerum*[J]. Fitoterapia, 2017, 123:13

Ponnapalli MG, Dangeti N, Sura MB, et al. Self gelating isoracemosol A, new racemosaceramide A, and racemosol E from *Barringtonia racemosa* [J]. Natural Product Research, 2017, 31(1):63

Ponomarenko LP, Ermolaeva SD, Doudkin RV, et al. Eremophilane-type glucosides from the leaves of *Ligularia calthifolia* Maxim [J]. Phytochemistry Letters, 2017, 21:264

Pornwimon L, Pitak N, Somdej K, et al. Bioactive lupane and hopane triterpenes from *Lepisanthes senegalensis* [J]. Planta Medica, 2017, 83(3):334

Praphakorn K, Ratchanaporn C, Samran P, et al. Terpenoids with potent antimycobacterial activity against mycobacterium tuberculosis from *Trigonostemon reidioides* roots[J]. Thtrahedron Letters, 2017, 73(12):1594

Pu DB, Zheng X, Gao JB, et al. Highly oxygenated lanostane-type triterpenoids and their bioactivity from the fruiting body of *Ganoderma gibbosum* [J]. Fitoterapia, 2017, 119:1

Q

Qi CL, Wang E, Jin LQ, et al. Ent-kaurene diterpenoids and lignan from *Leontopodium leontopodioides* and their inhibitory activities against cyclooxygenases-1 and 2 [J]. Phytochemistry Letters, 2017, 21:94

Qi WY, Shen Y, Wu Y, et al. Deheiculatins A-L, 20-oxygenated cembranoids from *Macaranga deheiculata* [J]. Phytochemistry Letters, 2017, 136:101

Qian XC, Li BC, Li P, et al. C-21 steroidal glycosides from *Cynanchum auriculatum* and their neuroprotective effects against H_2O_2-induced damage in PC12 cells [J]. Phytochemistry Letters, 2017, 140:1

Qin JJ, Mao YY, Li JL, et al. Aromatic

monoterpenoid glycosides from the seeds of *Paeonia ostii* [J]. Journal of Asian Natural Products Research, 2017, 19 (12):1149

Qin NB, Jia CC, Xu J, et al. New amides from seeds of *Silybum marianum* with potential antioxidant and antidiabetic activities[J]. Fitoterapia, 2017, 119:83

Qin XD, Yang S, Zhao Y, et al. A new aporphine alkaloid from *Aconitum carmichaelii*[J]. Chemistry of Natural Compounds, 2017, 53(3):501

Qing ZX, Yang P, Yu K, et al. Mass spectrometry-guided isolation of two new dihydrobenzophenanthridine alkaloids from *Macleaya cordata* [J]. Natural Product Research, 2017, 31(14):1633

Qiu S, Yang WZ, Yao CL, et al. Malonylginsenosides with potential antidiabetic activities from the flower buds of *Panax ginseng*[J]. Journal of Natural Products, 2017, 80 (4):899

Qu L, Ruan JY, Jin LJ, et al. Xanthine oxidase inhibitory effects of the constituents of *Chrysanthemum morifolium* stems[J]. Phytochemistry Letters, 2017, 19:39

Quan L, Zhang J, Wu Y. One novel 2-(2-phenylethyl) chromone glycoside from *Aquilaria sinensis*[J]. Chemistry of Natural Compounds, 2017, 53(4):635

钱帅,包婷雯,南杰东智,等.藏药蓝侧金盏花的挥发油成分分析及其抑菌活性研究[J].上海农业学报,2017, 33 (2):109

乔荣荣,严国俊,田荣,等.羌活挥发性成分的气相色谱/质谱分析[J].海峡药学,2017, 29(4):52

R

Rajeev R, Bharat IF, Veena G, et al. Cuspidate A, new anti-fungal triterpenoid saponin from *Lepidagathis cuspidata*[J]. Natural Product Research, 2017, 31(7):773

Ramos AC, El-Kassem RROA. A new alkaloid and flavonoids isolated from *Solanum cernuum* leaves by high-performance countercurrent chromatography [J]. Natural Product Research, 2017, 31(20):2405

Raziq N, Saeed M, Ali M, et al. A new glycosidic antioxidant from *Ranunculus muricatus* L. (Ranunculaceae) exhibited lipoxygenasae and xanthine oxidase inhibition properties [J]. Natural Product Research, 2017, 31 (11):1251

Refaey MS, Hassanein AMM, Mostafa MAH, et al. Two new iridoid glycosides from *Odontonema cuspidatum*, and their bioactivities[J]. Phytochemistry Letters, 2017, 22:27

Rehman NU, Ahmad N, Hussain J, et al. One new phthalate derivative from *Nepeta kurramensis*[J]. Chemistry of Natural Compounds, 2017, 53(3):426

Ren H, Xu QL, Zhang M, et al. Bioactive caffeic acid derivatives from *Wedelia trilobata*[J]. Phytochemistry Letters, 2017, 19:18

Ren J, Fan C, Guo YG, et al. New biphenantherene and nervogenic acid derivatives from *Liparis regnieri* Finet and their inhibitory activities against NF-kB activation[J]. Tetrahedron Letters, 2017, 73(12):1611

Ren J, Xie YG, Huang YY, et al. Seven new lignan glycosides from the branches of *Alangium kurzii* Craib var. *laxifolium*[J]. Fitoterapia, 2017, 121:152

Ren YM, Ke CQ, Tang C, et al. Divaccinosides A-D, four rare iridoid glucosidic truxillate esters from the leaves of *Vaccinium bracteatum* [J]. Tetrahedron Letters, 2017, 58(24):2385

Rios MY, Navarro V, Ramírez-Cisneros MA, et al. Sulfur-containing aristoloxazines and other constituents of the roots of *Aristolochia orbicularis*[J]. Journal of Natural Products, 2017, 80(12):3112

Rita CLL, Simone MG, Johannes Van S, et al. Advancing HPLC-PDA-HRMS-SPE-NMR analysis of coumarins in *Coleonema album* by use of orthogonal reversed-phase C18 and pentafluorophenyl separations[J]. Journal of Natural Products, 2017, 80(4):1020

Robert AH, Andrew S. Hot off the Press[J]. Natural Product Reports, 2017, 34(10):1180

Robertson LP, Duffy S, Wang Y, et al. Pimentelamines A-C, indole alkaloids isolated from the leaves of the Australian tree *Flindersia pimenteliana* [J]. Journal of Natural Products, 2017, 80(12):3211

Rui DY, Chen XQ, Li Z, et al. Chemical constituents of *Hypericum petiolulatum* [J]. Chemistry of Natural

Compounds, 2017, 53(3):457

Rushangul R, Nurmuhammat K, Gao J, et al. Two new triterpenes from *Euphorbia alatavica* [J]. Journal of Asian Natural Products Research, 2017, 19(10):966

Ryu HW, Park YJ, Lee SU, et al. Potential anti-inflammatory effects of the fruits of *Paulownia tomentosa* [J]. Journal of Natural Products, 2017, 80(10):2659

S

Sahakitpichan P, Chadmuk P, Chimnoi N, et al. 2-Carboxy-dihydrostilbene and flavan glycosides from *Desmodium heterocarpon* [J]. Phytochemistry Letters, 2017, 19:94

Sahakitpichan P, Chimnoi Nitirat, et al. Phenylethanoid glycosides from the leaves of *Magnolia hodgsonii* [J]. Phytochemistry Letters, 2017, 21:269

Sahakitpichan P, Disadee W, Buntawong R, et al. A furan-2-carbonyl C-glucoside and an alkyl glucoside from the parasitic plant *Dendrophthoe pentandra* [J]. Phytochemistry Letters, 2017, 21:90

Sahar MT, Peyman S, Mahdi MF, et al. A nor-diterpene from *Salvia sahendica* leaves[J]. Natural Product Research, 2017, 31(15):1758

Saito Y, Hidaka M, Fukuda A, et al. Intra-specific diversity of the chemical composition of *Ligularia lamarum* in the Hengduan Mountains, China: the structures of four new eremophilanes and a new seco-eremophilane[J]. Phytochemistry Letters, 2017, 20:139

Saraphon C, Boonloh K, Kukongviriyapan V, et al. Cytotoxic flavonoids from the fruits of *Derris indica* [J]. Journal of Asian Natural Products Research, 2017, 19(12):1198

Schwindl S, Kraus B, Heilmann J. Phytochemical study of *Juglans regia* L. leaves[J]. Phytochemistry Letters, 2017, 144:58

Seeka C, Prabpai S, Kongsaeree P, et al. Anti-inflammatory 12, 20-epoxypregnane and 11, 12-seco-pregnane glycosides from the stems of *Hoya kerrii* [J]. Journal of Natural Products, 2017, 80(6):1714

Seindé T, Charlotte N, Michael F, et al. Aedes aegypti larvicidal sesquiterpene alkaloids from *Maytenus oblongata*[J]. Journal of Natural Products, 2017, 80(2):384

Sendker J, Böker I, Lengers I, et al. Phytochemical characterization of low molecular weight constituents from Marshmallow roots (*Althaea officinalis*) and inhibiting effects of the aqueous extract on human hyaluronidase-1[J]. Journal of Natural Products, 2017, 80(2):290

Seo C, Ahn EK, Kang JS, et al. Excavasides A and B, two new flavonoid glycosides from *Clausena excavata* Burm. f. (Rutaceae) [J]. Phytochemistry Letters, 2017, 20:93

Seo KH, Lee DY, Lee YG, et al. Dineolignans of 3-*O*-4' diphenyl ether-type from fruits of *Magnolia obovata* [J]. Phytochemistry Letters, 2017, 136:133

Shang YY, Qin Q, Li MS, et al. Flavonol glycosides from the leaves of *Elaeagnus pungens* [J]. Natural Product Research, 2017, 31(9):1066

Shao F, Wang DQ, Xiong W, et al. A new pyridine alkaloid from *Zingiberis rhizoma* [J]. Natural Product Research, 2017, 31(13):1486

Shao H, Kong FD, Wang H, et al. Qinanmer, a new compound from Chinese agarwood 'Qi-Nan' originating from *Aquilaria sinensis*[J]. Journal of Asian Natural Products Research, 2017, 19(9):935

Shao JH, Zhang XW, Dong ZL, et al. A new lignan glucoside from *Cyclea racemosa* [J]. Chemistry of Natural Compounds, 2017, 53(6):1025

Shao SY, Feng ZM, Yang YN, et al. Eight new phenylethanoid glycoside derivatives possessing potential hepatoprotective activities from the fruits of *Forsythia suspensa* [J]. Fitoterapia, 2017, 122:132

Shao SY, Zhang F, Feng ZM, et al. Neuroprotective phenylethanoid glycosides with dioxane units from the fruits of *Forsythia suspensa* [J]. Tetrahedron Letters, 2017, 73(44):6262

Shen CP, Luo JG, Yang MH, Sesquiterpene dimers from the roots of *Chloranthus holostegius* with moderate anti-inflammatory activity [J]. Phytochemistry Letters, 2017, 137:117

Shen XY, Yu Y, Chen GD, et al. Six new sesquiterpenoids from *Nardostachys chinensis* batal[J]. Fitoterapia, 2017, 119:75

Sherif SE, Aya NT, Rola ML, et al. Cytotoxic labdane diterpenes and bisflavonoid atropisomers from leaves of *Araucaria bidwillii* [J]. Tetrahedron Letters, 2017, 73(21):3048

Shi GR, Wang X, Liu YF, et al. Bioactive flavonoid glycosides from whole plants of *Iris japonica* [J]. Phytochemistry Letters, 2017, 19:141

Shi JL, Tang SY, Liu CB, et al. Three new benzolactones from *Lavandula angustifolia* and their bioactivities [J]. Journal of Asian Natural Products Research, 2017, 19(8):766

Shi YS, Zhang Y, Hu WZ, et al. Cytotoxic diterpenoids from *Pteris ensiformis* [J]. Journal of Asian Natural Products Research, 2017, 19(2):188

Shu J, Zhu G, Huang G, et al. New steroidal saponins with l-arabinose moiety from the rhizomes of *Smilax scobinicaulis*[J]. Phytochemistry Letters, 2017, 21:194

Shu JC, Cui HQ, Huang YZ, et al. A novel phloroglucinol and two new phenolic glycosides from *Psidium littorale* [J]. Journal of Asian Natural Products Research, 2017, 19(9):854

Shu JC, Liang F, Zhu GH, et al. Lignan glycosides from the rhizomes of *Smilax trinervula* and their biological activities[J]. Phytochemistry Letters, 2017, 20:1

Si CL, Xie DN, Sun B, et al. A new isoflavone triglycoside from green husks of *Juglans sigillata*[J]. Chemistry of Natural Compounds, 2017, 53(5):866

Si JG, Sun HL, Zhang T, et al. Two new unsaturated fatty acids from the whole plant of *Pothos chinensis* [J]. Journal of Asian Natural Products Research, 2017, 19(11):1102

Sichaem J, Ingkaninan K, Tip-pyang S. A novel pyrrole alkaloid from the fruit peels of *Strychnos nux-blanda*[J]. Natural Product Research, 2017, 31(2):149

Silchenko AS, Ponomarenko LP, Kalinovsky AI, et al. Structures of minor glucosides from the Far Eastern high-mountain endemic plant *Ligularia alticola* Worosch. Screening of bioactivity for some glycosides from *L. alticola*[J]. Phytochemistry Letters, 2017, 20:234

Simmler C, Lankin DC, Nikolić D, Isolation and structural characterization of dihydrobenzofuran congeners of licochalcone A[J]. Fitoterapia, 2017, 121:6

Siva B, Venkanna A, Poornima B, et al. New seco-limonoids from *Cipadessa baccifera*: isolation, structure determination, synthesis and their antiproliferative activities [J]. Fitoterapia, 2017, 117:34

Skhirtladze AV, Kopaliani TA, Nebieridze VG, et al. New steroidal glycosides from pericarp of *Digitalis ferruginea* [J]. Chemistry of Natural Compounds, 2017, 53(6):1083

Snene A, Sirignano C, Rigano D, et al. Antiproliferative metabolites from the northern African endemic plant *Daucus virgatus* (Apiaceae) [J]. Phytochemistry, 2017, 143:194

Soares AS, Barbosa FL, Rüdiger AL, et al. Naphthoquinones of *Sinningia reitzii* and anti-inflammatory/antinociceptive activities of 8 hydroxydehydrodunnione[J]. Journal of Natural Products, 2017, 80(6):1837

Song JL, Li BL, Yuan Y, et al. Yangonindimers A-C, three new kavalactone dimers from *Piper methysticum* (kava)[J]. Natural Product Research, 2017, 31(21):2459

Song JL, Yuan Y, Tan HB, et al. Anti-inflammatory and antimicrobial coumarins from the stems of *Eurya chinensis*[J]. Journal of Asian Natural Products Research, 2017, 19(3):222

Song JT, Liu XY, Li AL, et al. Cytotoxic abietane-type diterpenoids from twigs and leaves of *Croton laevigatus*[J]. Phytochemistry Letters, 2017, 22:241

Song Y, Yang CJ, Wang ZB, et al. Chemical constituents of *Eleutherococcus sessiliflorus* extract and its sedative-hypnotic effect [J]. Natural Product Research, 2017, 31(17):1995

Sousa GFD, Aguilar MGD, Dias DF, et al. Anti-inflammatory, antimicrobial and acetylcholinesterase inhibitory activities of friedelanes from *Maytenus robusta*, branches and isolation of further triterpenoids[J]. Phytochemistry Letters, 2017, 21:61

Sousa GFD, Aguilar MGD, Takahashi JA, et al. Flavonol triglycosides of leaves from *Maytenus robusta*, with acetylcholinesterase inhibition[J]. Phytochemistry Letters, 2017, 19:34

Souza Santos CC, Masullo M, Cerulli A, et al. Isolation of antioxidant phenolics from *Schinopsis brasiliensis* based on a preliminary LC-MS profiling[J]. Phytochemistry Letters, 2017, 140:45

Sriyatep T, Andersen RJ, Patrick BO, et al. Scalemic caged xanthones isolated from the stem bark extract of *Garcinia propinqua*[J]. Journal of Natural Products, 2017, 80(5):1658

Stark TD, Lösch S, Balemba OB, et al. Two new benzoyl glucuronosyl glycerols from the leaves of *Garcinia buchananii* Baker [J]. Phytochemistry Letters, 2017, 19:187

Sudanich S, Tiyaworanant S, Yenjai C. Cytotoxicity of flavonoids and isoflavonoids from *Crotalaria bracteata*[J]. Natural Product Research, 2017, 31(22):2641

Sudarat K, Chonticha S, Thitima L, et al. Cytotoxic cardiac glycoside constituents of *Vallaris glabra* leaves[J]. Journal of Natural Products, 2017, 80(11):2987

Sun CP, Nie XF, Kang N, et al. A new phenol glycoside from *Physalis angulata*[J]. Natural Product Research, 2017, 31(9):1059

Sun J, Gao Q, Li XB, et al. Antiproliferative constituents from *Aphananthe aspera* leaves[J]. Phytochemistry Letters, 2017, 21:247

Sun JF, Jin M, Zhou W, et al. A new ribonucleotide from *Cordyceps militaris*[J]. Natural Product Research, 2017, 31(21):2537

Sun RF, Zhu CC, Yang Y, et al. Novel secolignans from *Peperomia dindygulensis* and their inhibitory activities on JAK-STAT signaling pathways[J]. Fitoterapia, 2017, 122:84

Suyama Y, Tanaka N, Kawazoe K, et al. Rigenolides B and C, conjugates of norsecoiridoid and secoiridoid glucoside from *Gentiana rigescens* Franch[J]. Tetrahedron Letters, 2017, 58(15):1459

Suzuki A, Miyake K, Saito Y, et al. Phenylethylchromones with *in vitro* antitumor promoting activity from *Aquilaria filaria*[J]. Planta Medica, 2017, 83(3):300

Syed AS, Jeon JS, Kim CY. A new diacetylated flavonol triglycoside from the aerial parts of *Actinidia polygama*[J]. Natural Product Research, 2017, 31(13):1501

单体江,冯皓,祝一鸣,等.串钱柳挥发油化学成分及其抗细菌活性[J].南京林业大学学报(自然科学版),2017, 41(2):117

孙晶,张国英,李桂香.云南野生鸡嗉子花挥发油成分的GC-MS分析[J].曲靖师范学院学报,2017, 36(6):28

孙亚栋,阿布力米提·阿布都卡德尔.薄荷叶挥发油成分的GC-MS分析[J].新疆大学学报(自然科学版),2017, 34(1):61

T

Tadrent W, Magid AA, Kabouche A, et al. A new sulfonylated flavonoid and other bioactive compounds isolated from the aerial parts of *Cotula anthemoides* L.[J]. Natural Product Research, 2017, 31(12):1437

Tagousop CN, Ngnokam D, Harakat D, et al. Three new flavonoid glycosides from the aerial parts of *Graptophyllum grandulosum* turril(Acanthaceae)[J]. Phytochemistry Letters, 2017, 19:172

Takashi K, Charles SV. Non-halogenated new sesquiterpenes from Bornean *Laurencia snackeyi* [J]. Natural Product Research, 2017, 31(3):333

Tameko JEM, Chouna JR, Nkeng-Efouet-Alango P, et al. Furan derivatives from *Lannea kerstingii*[J]. Phytochemistry Letters, 2017, 20:282

Tan BX, Yang L, Huang YY, et al. Bioactive triterpenoids from the leaves of *Eriobotrya japonica* as the natural PDE4 inhibitors[J]. Natural Product Research, 2017, 31(24):2836

Tan CJ, Liu LN, Zhao BY. A new quinolizidine alkaloid from *Oxytropis ochrocephala* [J]. Chemistry of Natural Compounds, 2017, 53(2):322

Tan CY, Inagaki M, Chai HB, et al. Phytochemical and cytotoxic investigations of pinguisanoids from liverwort *Porella cordaeana* [J]. Phytochemistry Letters, 2017, 19:77

Tan QL, Qiu MS, Cao D, et al. Triterpenoids with

antiplatelet aggregation activity from the roots of *Ilex pubescens*[J]. Planta Medica, 2017, 83(9):797

Tan Z, Zhao JL, Liu JM, et al. Sesquiterpenoids from the cultured mycelia of *Ganoderma capense*[J]. Fitoterapia, 2017, 118:73

Tang B, Tu H, Long HA, et al. A new *N*-methoxylcarbonyl benzylisoquinoline from *Litsea cubeba*[J]. Journal of Asian Natural Products Research, 2017, 19(9):941

Tang BQ, Huang SS, Liang YE, et al. Two new flavans from the roots of *Dianella ensifolia* (L.) DC[J]. Natural Product Research, 2017, 31(13):1561

Tang BQ, Li CW, Sun JB, et al. A new cycloartane-type triterpenoid from the roots of *Dianella ensifolia* (L.) DC[J]. Natural Product Research, 2017, 31(8):966

Tang L, Fu LL, Lu CH, et al. New cytotoxic phloroglucinol derivatives from *Agrimonia pilosa*[J]. Fitoterapia, 2017, 118:69

Tang SN, Zhang J, Liu D, et al. Three new areca alkaloids from the nuts of *Areca catechu*[J]. Journal of Asian Natural Products Research, 2017, 19(12):1155

Tang SY, Shi JL, Liu CB, et al. Three new phenylpropanoids from *Lavandula angustifolia* and their bioactivities[J]. Natural Product Research, 2017, 31(12):1351

Tang Y, Xiong J, Zou YK, et al. Annotinolide F and lycoannotines AeI, further Lycopodium alkaloids from *Lycopodium annotinum*[J]. Phytochemistry Letters, 2017, 143:1

Tanjung M, Hakim EH, Syah YM. Prenylated dihydrostilbenes from *Macaranga rubiginosa*[J]. Chemistry of Natural Compounds, 2017, 53(2):215

Tarik AM, Mohamed EFH, Abeer AAE, et al. Antimicrobial sesquiterpene lactones from *Artemisia sieberi*[J]. Journal of Asian Natural Products Research, 2017, 19(11):1093

Tatsuzawa F, Tanikawa N, Nakayama M. Red-purple flower color and delphinidin-type pigments in the flowers of *Pueraria lobata* (Leguminosae)[J]. Phytochemistry Letters, 2017, 137:52

Taynara SM, Ana KOS, Amanda LQ, et al. Neuroinhibitory meroterpenoid compounds from *Cordia oncocalyx*[J]. Fitoterapia, 2017, 123:65

Tchoupang EN, Reder C, Ateba SB, et al. Acetylated furostene glycosides from *Solanum gilo* fruits[J]. Planta Medica, 2017, 83(14):1227

Thao NP, Luyen BTT, Lee JS, et al. Inhibition potential of cycloartane-type glycosides from the roots of *Cimicifuga dahurica* against soluble epoxide hydrolase[J]. Journal of Natural Products, 2017, 80(6):1867

Thepthong P, Phongpaichit S, Carroll AR, et al. Prenylated xanthones from the stem bark of *Garcinia dulcis*[J]. Phytochemistry Letters, 2017, 21:32

Thi Ngo QM, Lee HS, Nguyen VT, et al. Chemical constituents from the fruits of *Ligustrum japonicum* and their inhibitory effects on T cell activation[J]. Phytochemistry Letters, 2017, 141:147

Thien TVN, Huynh VHT, Vo LKT, et al. Two new compounds and alpha-glucosidase inhibitors from the leaves of *Bidens pilosa* L.[J]. Phytochemistry Letters, 2017, 20:119

Ti HH, Wu P, Xu LX, et al. Anti-inflammatory neolignans from *Epimedium pseudowushanese*[J]. Natural Product Research, 2017, 31(22):2621

Tian DS, Gu W, Wang LP, et al. Cytotoxic and antioxidant biphenyl derivatives from the leaves and twigs of *Garcinia multiflora*[J]. Phytochemistry Letters, 2017, 19:132

Tian J, Han C, Guo WH, et al. Nigegladines A-C, three thymoquinone dimers from *Nigella glandulifera*[J]. Organic Letters, 2017, 19(23):6348

Tian LW, Lv JJ, Liu Y, et al. A new dimeric stilbene from the lianas of *Gnetum parvifolium*[J]. Natural Product Research, 2017, 31(13):1495

Tong ZB, Cui XH, Wang J, et al. Constituents from solid-cultured *Antrodia camphorata*[J]. Natural Product Research, 2017, 31(21):2564

Tóth B, Kúsz N, Forgo P, et al. Abietane diterpenoids from *Sideritis montana* L. and their antiproliferative activity[J]. Fitoterapia, 2017, 122:90

Toure S, Nirma C, Falkow M, et al. Aedes aegypti larvicidal sesquiterpene alkaloids from *Maytenus oblongata*

[J]. Journal of Natural Products, 2017, 80(2):384

Tran HNK, Nguyen VT, Kim JA, et al. Anti-inflammatory activities of compounds from twigs of *Morus alba* [J]. Fitoterapia, 2017, 120:17

Trendafilova A, Ivanova V, Todorova M, et al. New sesquiterpene lactones from *Inula oculus-christi* L[J]. Phytochemistry Letters, 2017, 21:221

Trinh BTD, Quach TTT, Bui DN, et al. Xanthones from the twigs of *Garcinia oblongifolia* and theirantidiabetic activity[J]. Fitoterapia, 2017, 118:126

Trinh PTN, Luan NQ, Tri MD, et al. New naphthalene derivative from the leaves of *Cassia grandis* L.[J]. Natural Product Research, 2017, 31(15):1733

Tuan Anh HL, Tuan DT, Trang DT, et al. Prenylated isoflavones from *Cudrania tricuspidata* inhibit no production in RAW 264.7 macrophages and suppress HL-60 cells proliferation[J]. Journal of Asian Natural Products Research, 2017, 19(5):510

Tuenter E, Foubert K, Staerk D, et al. Isolation and structure elucidation of cyclopeptide alkaloids from *Ziziphus nummularia* and *Ziziphus spina-christi* by HPLC-DAD-MS and HPLC-PDA-(HRMS)-SPE-NMR[J]. Phytochemistry Letters, 2017, 138:163

Turak A, Maimaiti Z, Ma HR, et al. Pseudo-disesquiterpenoids from seeds of *Vernonia anthelmintica* and their biological activities[J]. Phytochemistry Letters, 2017, 21:163

谈利红,冉海琳,王江瑞.玛咖挥发油及脂溶性化学成分对比研究[J].世界科学技术(中医药现代化),2017, 19(7):1234

覃振师,贺鹏,王文林,等.山黄皮果实和叶片挥发油成分分析[J].南方农业学报,2017, 48(9):1665

U

Umeokoli BO, Onyegbule FA, Okoye FBC, et al. New amide and dioxopiperazine derivatives from leaves of *Breynia nivosa*[J]. Fitoterapia, 2017, 122:16

V

Valencia-Chan LS, García-Camara I, Torres-Tapia LW, et al. Lupane-type triterpenes of *Phoradendron vernicosum*[J]. Journal of Natural Products, 2017, 80(11):3038

Vamshi KR, Kajal C. Two rare antioxidative prenylated terpenoids from loop-root Asiatic mangrove *Rhizophora mucronata* (Family Rhizophoraceae) and their activity against pro-inflammatory cyclooxygenases and lipoxidase[J]. Natural Product Research, 2017, 31(4):418

Vásquez-Ocmín P, Haddad M, Gadea A, et al. A new phthalide derivative from *Peperomia nivalis*[J]. Natural Product Research, 2017, 31(2):138

Verdan MH, Scharf DR, Barison A, et al. Further chemical constituents from *Sinningia canescens* and *S. leucotricha* (Gesneriaceae)[J]. Phytochemistry Letters, 2017, 22:205

Versiani MA, Kanwal A, Faizi S, et al. Cytotoxic cardiac glycoside from the parasitic plant *Cuscuta reflexa*[J]. Chemistry of Natural Compounds, 2017, 53(5):915

Vila-Luna SE, Moo-Puc RE, Torres-Tapia LW, et al. New metabolites with cytotoxic and antiproliferative activities isolated from *Bonellia macrocarpa*[J]. Phytochemistry Letters, 2017, 19:121

W

Wan NN, Wan O, Yasodha, et al. Alkaloids from *Cryptocarya densiflora* Blume (Lauraceae) and their cholinesterase inhibitory activity[J]. Phytochemistry Letters, 2017, 21:230

Wan Z, Yao YC, Gao F, et al. A new immunosuppressive pregnane glycoside from aqueous fraction of *Epigynum cochinchinensis*[J]. Natural Product Research, 2017, 31(24):2893

Wang AH, Huo XK, Feng L, et al. Phenolic glycosides and monoterpenoids from the roots of *Euphorbia ebracteolata* and their bioactivities[J]. Fitoterapia, 2017, 121:175

Wang CJ, Yan QL, Ma YF, et al. Ent-abietane and tigliane diterpenoids from the roots of *Euphorbia fischeriana* and their inhibitory effects against mycobacterium smegmatis[J]. Journal of Natural Products, 2017, 80(5):1248

Wang CY, Song ZM, He CL, et al. A constituent of *Alpinia katsumadai*, suppresses allergic airway inflammation[J]. Phytochemistry Letters, 2017, 22:149

Wang D, Su D, Yu B, et al. Novel anti-tumour barringenol-like triterpenoids from the husks of *Xanthoceras sorbifolia* bunge and their three dimensional quantitative structure activity relationships analysis[J]. Fitoterapia, 2017, 116:51

Wang EJ, Chen HM, Yang F, et al. Iridoids from the roots of *Valeriana jatamansi* Jones[J]. Phytochemistry Letters, 2017, 141:156

Wang F, Zhong HH, Chen WK, et al. Potential hypoglycaemic activity phenolic glycosides from *Moringa oleifera* seeds[J]. Natural Product Research, 2017, 31(16):1869

Wang GK, Cai BX, Sun YP, et al. New pterocarpon flavonoids from *Wisteria sinensis* tumor[J]. Phytochemistry Letters, 2017, 22:159

Wang GK, Yu Y, Wang Z, et al. Two new terpenoids from *Kalimeris indica* [J]. Natural Product Research, 2017, 31(20):2348

Wang GW, Deng LQ, Luo YP, et al. Hepatoprotective triterpenoids and lignans from the stems of *Schisandra pubescens* [J]. Natural Product Research, 2017, 31(16):1855

Wang GW, Lv C, Shen YH, et al. Isolation, structure elucidation, and induction of hepatoma cell apoptosis of abietane diterpenoids from *Abies faxoniana* [J]. Journal of Asian Natural Products Research, 2017, 19(5):448

Wang GW, Lv C, Shen YH, et al. Triterpenoids from *Abies faxoniana* and their cytotoxic activities[J]. Natural Product Research, 2017, 31(11):1263

Wang H, Jiang HM, Li FX, et al. Flavonoids from artificially induced dragon's blood of *Dracaena cambodiana* [J]. Fitoterapia, 2017, 121:1

Wang J, Liu Y, Kelsang N, et al. Rhamnocitrin glycosides from *Oxytropis chiliophylla*[J]. Phytochemistry Letters, 2017, 19:50

Wang JB, Duan HQ, Wang Y, et al. Ent-strobane and ent-pimarane diterpenoids from *Siegesbeckia pubescens*[J]. Journal of Natural Products, 2017, 80(1):19

Wang JC, Li GZ, Lv N, et al. Cryptoporic acid S, a new drimane-type sesquiterpene ether of isocitric acid from the fruiting bodies of *Cryptoporus volvatus*[J]. Journal of Asian Natural Products Research, 2017, 19(7):719

Wang KB, Li DH, Bao Y, et al. Structurally diverse alkaloids from the seeds of *Peganum harmala*[J]. Journal of Natural Products, 2017, 80(2):551

Wang L, Jiang XL, Zhang WM, et al. Homo-aro-cholestane, furostane and spirostane saponins from the tubers of *Ophiopogon japonicus* [J]. Phytochemistry Letters, 2017, 136:125

Wang L, Wang JF, Mao X, et al. Gelsedine-type oxindole alkaloids from *Gelsemium elegans* and the evaluation of their cytotoxic activity[J]. Fitoterapia, 2017, 120:131

Wang L, Yan YS, Cui HH, et al. Three new resin glycosides compounds from *Argyreia acuta* and their α-glucosidase inhibitory activity[J]. Natural Product Research, 2017, 31(5):537

Wang LL, Zhou ZB, Zhu XL, et al. Lycocasuarines A-C, lycopodium alkaloids from *Lycopodiastrum casuarinoides*[J]. Tetrahedron Letters, 2017, 58(52):4827

Wang LN, He YZ, Zhao QD, et al. Phenolic compounds from *Bletilla striata*[J]. Journal of Asian Natural Products Research, 2017, 19(10):981

Wang LY, Chen MH, Wu J, et al. Bioactive glycosides from the twigs of *Litsea cubeba*[J]. Journal of Natural Products, 2017, 80(6):1808

Wang MY, Zhai YS, Liang CH. Two new guaiane-type sesquiterpenoids from *Valeriana hardwickii* and their cytotoxicity [J]. Journal of Asian Natural Products Research, 2017, 19(10):987

Wang PX, Liu F, Yang XY, et al. Clerodane diterpenoids from *Scutellaria formosana* with inhibitory effects on no production and interactions with iNOS protein[J]. Phytochemistry Letters, 2017, 144:151

Wang QH, Bai CL, Han JJ, et al. A new triterpenoid from *Ixeris chinensis* [J]. Chemistry of Natural Compounds, 2017, 53(6):1080

Wang QH, Han JJ, Bao B, et al. Structure elucidation

and NMR assignments of an alkaloid from *Ixeris chinensis* Nakai[J]. Natural Product Research, 2017, 31(2):159

Wang X, Li L, Zhu RX, et al. Bibenzyl-based merot-erpenoid enantiomers from the Chinese liverwort *Radula sumatrana* [J]. Journal of Natural Products, 2017, 80 (12):3143

Wang X, Shi GR, Liu YF, et al. Aristolochic acid derivatives from the rhizome of *Arisolochia championii* [J]. Fitoterapia, 2017, 118:63

Wang X, Shi GR, Liu YF, et al. Four new compounds from the rhizome of *Aristolochia championii* [J]. Journal of Asian Natural Products Research, 2017, 19(2):114

Wang X, Zhang J, Li YQ, et al. Nortirucallane A, a new tirucallane-type nortriterpenoid isolated from *Lonicerae japonicae* flos[J]. Natural Product Research, 2017, 31(19):2250

Wang XL, Di XX, Shen T, et al. New phenolic compounds from the leaves of *Artocarpus heterophyllus* [J]. Chinese Chemical Letters, 2017, 28(1):37

Wang XL, Gao X, Li J, et al. Three new isobenzofuranone derivatives from the fruiting bodies of *Hericium erinaceus*[J]. Journal of Asian Natural Products Research, 2017, 19(2):134

Wang Y, Guo Q, Cheng Z, et al. New saikosaponins from the roots of *Bupleurum chinense*[J]. Phytochemistry Letters, 2017, 21:183

Wang Y, Liu CB, Shen QP, et al. Isocoumarins from the leaves of *Nicotiana tabacum*, and their anti-tobacco mosaic virus activities[J] Chemistry of Natural Compounds, 2017, 53(3):440

Wang YA, Xue J, Jia XH, et al. New antioxidant C-geranylated flavonoids from the fruit peels of *Paulownia catalpifolia* T. Gong ex D. Y. Hong[J]. Phytochemistry Letters, 2017, 21:169

Wang YB, Su SS, Chen SF, et al. C 21 steroidal glycosides with cytotoxic activity from *Cynanchum taihangense*[J]. Phytochemistry Letters, 2017, 20:218

Wang YM, Zhao JQ, Yang JL, et al. Separation of antioxidant and α-glucosidase inhibitory flavonoids from the aerial parts of *Asterothamnus centraliasiaticus* [J]. Natural Product Research, 2017, 31(12):1365

Wang YS, Li BT, Liu SX, et al. Anisucoumaramide, a bioactive coumarin from *Clausena anisum-olens* [J]. Journal of Natural Products, 2017, 80(4):798

Wang Z, Zha H, Yang X, et al. Two new hemiterpene glycosides and one new phenolic glycoside from the roots of *Securidaca inappendiculata* Hassk [J]. Phytochemistry Letters, 2017, 21:74

Wang ZH, Huang J, Niu C, et al. Isopimarane-type diterpenoids from *Callicarpa macrophylla* vahl[J]. Phytochemistry Letters, 2017, 22:224

Wang ZW, Shi XJ, Mu Y, et al. Three novel indole alkaloids from *Kopsia officinalis* [J]. Fitoterapia, 2017, 119:8

Wei JC, Huo XK, Yu ZL, et al. Phenolic acids from *Balanophora involucrata* and their bioactivities[J]. Fitoterapia, 2017, 121:129

Wei W, Xu W, Yang XW. Two new phthalide dimers from the rhizomes of *Ligusticum chuanxiong*[J]. Journal of Asian Natural Products Research, 2017, 19(7):704

Won SS, Chung SK, Lalita S, et al. Iridoid glycosides from the twigs of *Sambucus williamsii* var. *coreana* and their biological activities[J]. Journal of Natural Products, 2017, 80(9):2502

Wong KW, Ee GCL, Ismail IS, et al. A new pyranoxanthone from *Garcinia nervosa* [J]. Natural Product Research, 2017, 31(21):2513

Woo KW, Park KJ, Sang ZC, et al. A New ent-kaurane diterpene glycoside from seeds of *Pharbitis nil*[J]. Chemistry of Natural Compounds, 2017, 53(3):468

Wu DW, Liang QL, Zhang XL, et al. New isocoumarin and stilbenoid derivatives from the tubers of *Sparganium stoloniferum* (Buch.-Ham.) [J]. Natural Product Research, 2017, 31(2):131

Wu HF, Li PF, Zhu YD, et al. Soulieoside O, a new cyclolanostane triterpenoid glycoside from *Souliea vaginata* [J]. Journal of Asian Natural Products Research, 2017, 19 (12):1177

Wu HF, Liu X, Zhu YD, et al. A new cycloartane triterpenoid glycoside from *Souliea vaginata* [J]. Natural

Product Research, 2017, 31(21):2484

Wu HY, Kan XQ, Sheng Y, et al. Two new phenylpropanoids from*Swertia atroviolacea* and their anti-5α-reductase activity[J]. Natural Product Research, 2017, 31(12):1431

Wu HY, Sheng Y, Kan XQ, et al. Three new xanthones from *Swertia bimaculata* and their anti-5α-reductase activity[J]. Journal of Asian Natural Products Research, 2017, 19(8):774

Wu JJ, Li HL, Huang GL, et al. A new cyclopeptide and a new lignan from *Podocarpus neriifolius*[J]. Natural Product Research, 2017, 31(2):239

Wu JW, Tang CP, Cai YY, et al. Cytotoxic germacrane-type sesquiterpene lactones from the whole plant of *Inula cappa*[J]. Chinese Chemical Letters, 2017(5):927

Wu L, Zhang YL, Wang XB, et al. Acylphloroglucinols from the fruits of *Callistemon viminalis*[J]. Phytochemistry Letters, 2017, 20:61

Wu X, Chen NH, Zhang YB, et al. A new steroid saponin from the rhizomes of *Paris polyphylla* var. *yunnanensis*[J]. Chemistry of Natural Compounds, 2017, 53(1):93

Wu XD, Zhong WW, Ding LF, et al. Sesquiterpenoids from the twigs and leaves of *Fokienia hodginsii*[J]. Journal of Asian Natural Products Research, 2017, 19(7):666

Wu Y, Jin Y, Dong L, et al. New lignan glycosides from the root barks of *Litsea glutinosa*[J]. Phytochemistry Letters, 2017, 20:259

Wu Y, Wang L, Wei X, et al. Granaxylocartin A, new limonoid from the seeds of *Xylocarpus granatum*[J]. Chemistry of Natural Compounds, 2017, 53(5):901

Wu YB, Wang YZ, Ni ZY, et al. Xylomexicanins I and J: limonoids with unusual B/C rings from *Xylocarpus granatum*[J]. Journal of Natural Products, 2017, 80(9):2254

Wu YP, Liu WJ, Zhong WJ, et al. Phenolic compounds from the stems of *Flickingeria fimbriata*[J]. Natural Product Research, 2017, 31(13):1518

Wu ZF, Bao H, Zhou FY, et al. Cytotoxic cassane diterpenoids from the seeds of *Caesalpinia sappan*[J]. Chinese Chemical Letters, 2017, 28(8):1711

Wu ZF, Meng FC, Cao LJ, et al. Triterpenoids from *Cyclocarya paliurus* and their inhibitory effect on the secretion of apoliprotein B48 in Caco-2 cells[J]. Phytochemistry Letters, 2017, 142:76

王劼,陈保业,晁玉龙,等.斑唇马先蒿挥发油的超临界萃取及 GC-MS 分析[J].甘肃农业大学学报,2017, 52(2):100

王媚,史亚军,郭东艳,等.延胡索挥发油的红外光谱法与气相色谱—质谱分析[J].中南药学,2017, 15(1):99

王媚,吴建华,史亚军,等.红花挥发油的红外光谱鉴定与气相色谱—质谱分析[J].化学与生物工程,2017, 34(3):66

王丽丽,赵晨,何楠,等.罗布麻花脂溶性成分分析[J].河南大学学报(医学版),2017, 36(4):260

吴林菁,肖瑞瑶,李晨,等.艳山姜果实的生药学及气相色谱研究[J].广西植物,2017, 37(8):1043

伍艳婷,傅春燕,刘永辉,等.瓜馥木挥发油化学成分的GC-MS分析[J].中药材,2017, 40(2):364

X

Xi FM, Liu YB, Qu J, et al. Bioactive sesquiterpenoids from the roots of *Artabotrys hexapetalus*[J]. Tetrahedron Letters, 2017, 73(5):571

Xia GY, Huang YY, Xia MJ, et al. A new eremophilane glycoside from the fruits of *Physalis pubescens* and its cytotoxic activity[J]. Natural Product Research, 2017, 31(23):2737

Xiao K, Han QT, Zhang L, et al. Two new flavanone glycosides from *Scutellaria galericulata* with anti-inflammatory activities [J]. Phytochemistry Letters, 2017, 20:151

Xiao S, Yuan FM, Zhang MS, et al. Three new 1-(p-hydroxybenzyl) phenanthrenes from *Bletilla striata* [J]. Journal of Asian Natural Products Research, 2017, 19(2):140

Xiao SJ, Guo DL, Zhang MS, et al. Chemical constituents of the aerial parts of *Schnabelia oligophylla* [J]. Chemistry of Natural Compounds, 2017, 53(3):478

Xiao SJ, Zhang MS, Guo DL, et al. Two new neolignans from *Gymnotheca involucrata*[J]. Chinese Chemical Letters, 2017, 28(5):1049

Xie MP, Li L, Sun H, et al. Hepatoprotective hemiterpene glycosides from the rhizome of *Cibotium barometz* (L.) J. Sm[J]. Phytochemistry Letters, 2017, 138:128

Xin XL, Yu ZL, Tian XG, et al. Phenylpropanoid amides from *Alisma orientalis* and their protective effects against H_2O_2-induced damage in SH-SY5Y cells[J]. Phytochemistry Letters, 2017, 21:46

Xing HH, Xiang NJ, Liu LX, et al. Two new xanthones from *Swertia atroviolacea*, and their anti-5α-reductase activity[J]. Chemistry of Natural Compounds, 2017, 53(6):1052

Xiong J, Wan J, Ding J, et al. Camellianols A-G, barrigenol-like triterpenoids with PTP1B inhibitory effects from the endangered ornamental plant *Camellia crapnelliana*[J]. Journal of Natural Products, 2017, 80(11):2874

Xu F, Xiao C, Lv X, et al. Two new dimmeric xanthanolides isolated from *Xanthium mogolium* Kitag. plant [J]. Tetrahedron Letters, 2017, 58(13):1312

Xu FQ, Fan WW, Zi CT, et al. Four new glycosides from the stems of *Dendrobium fimbriatum* Hook.[J]. Natural Product Research, 2017, 31(7):797

Xu K, Feng ZM, Jiang JS, et al. Sesquiterpenoid and C14-polyacetylene glycosides from the rhizomes of *Atractylodes lancea*[J]. Chinese Chemical Letters, 2017, 28(3):597

Xu K, Feng ZM, Yang YN, et al. Four new C10-polyacetylene glycosides from the rhizomes of *Atractylodes lancea*[J]. Journal of Asian Natural Products Research, 2017, 19(2):121

Xu L, Ying ZM, Wei WJ, et al. A novel alkaloid from *Portulaca oleracea* L.[J]. Natural Product Research, 2017, 31(8):902

Xu W, Zhang JH, Liu X, et al. Two new dammarane-type triterpenoid saponins from *ginseng* medicinal fungal substance[J]. Natural Product Research, 2017, 31(10):1107

Xu WG, Xu JJ, Wang J, et al. Axinellin A and B: two new pyrrolactam alkaloids from *Axinella*, sp[J]. Chemistry of Natural Compounds, 2017, 53(2):325

Xu XM, Shi JL, Li C, et al. Two new 2-arylbenzofurans from the stems of *Nicotiana tabacum* and their bioactivities[J]. Chemistry of Natural Compounds, 2017, 53(5):883

Xu XQ, Huang XH, Chen J, et al. A new flavonoid glycoside from *Viburnum macrocephalum*, f. keteleeri[J]. Chemistry of Natural Compounds, 2017, 53(6):1035

夏新中,肖静,夏庭君.川厚朴及其炮制品中单萜和倍半萜类成分研究[J].时珍国医国药,2017, 28(9):2109

肖晓,许重远,杨德俊,等.鸡骨草与毛鸡骨草挥发油及脂肪酸成分的比较分析[J].药学实践杂志,2017, 35(1):39

肖伟洪,丁海新,利冬元,等.江西永修黄花蒿挥发油化学成分的GC-MS分析[J].江西化工,2017(2):50

谢焕山,张俊鹏,范景皓,等.鸦胆子挥发油化学成分的GC-MS分析[J].亚太传统医药,2017, 13(8):29

徐鹏翔,王乃馨,李超,等.苍耳叶挥发油的GC-MS分析及抑菌性研究[J].中国食品添加剂,2017(10):49

许俊洁,卢金清,郭胜男.蕲艾挥发油的化学成分及其体外抗氧化活性研究[J].中国医院药学杂志,2017, 37(1):76

Y

Yan H, Han LR, Zhang X, et al. Two new Anti-TMV active chalconoid analogues from the root of *Phyllanthus emblica*[J]. Natural Product Research, 2017, 31(18):2143

Yan H, Zhang GH. Cytotoxic coumaronochromones from the inflorescences of *Celosia cristata*[J]. Natural Product Research, 2017, 31(16):1886

Yan JK, Ding LQ, Shi XL, et al. Megastigmane glycosides from leaves of *Eucommia ulmoides* Oliver with ACE inhibitory activity[J]. Fitoterapia, 2017, 116:121

Yan RJ, Li MY, Zhou HF, et al. Two new biflavonones from *Coreopsis tinctoria*[J]. Journal of Asian Natural Products Research, 2017, 19(10):960

Yan TL, Han DX, Hu J, et al. Monoterpenoid indole alkaloids from *Alstonia mairei* and their cytotoxicity[J]. Journal of Asian Natural Products Research, 2017, 19(6):550

Yan XJ, Wen J, Xiang Z, et al. Two new phenolic acids from the fruits of *Forsythia suspense*[J]. Journal of Asian Natural Products Research, 2017, 19(3):254

Yang BY, Liu Y, Jiang HB, et al. Phenylpropanoids from the fruits of *Nicandra physaloides* and their anti-inflammatory activities[J]. Natural Product Research, 2017, 31(22):2634

Yang BY, Shi YM, Luo JG, et al. Two new arylalkenyl α, β-unsaturated δ-lactones with cytotoxic activity from the leaves and twigs of *Cryptocarya concinna*[J]. Natural Product Research, 2017, 31(12):1409

Yang GC, Liang C, Li SG, et al. Neoclerodane diterpenoids from aerial parts of *Scutellaria barbata*[J]. Phytochemistry Letters, 2017, 19:1

Yang JB, Tian JY, Dai Z, et al. A-glucosidase inhibitors extracted from the roots of *Polygonum multiflorum* thunb[J]. Fitoterapia, 2017, 117:65

Yang L, Wu ZN, Zhang YB, et al. Three new diterpenoids from *Croton laui* Merr. et Metc[J]. Natural Product Research, 2017, 31(9):1028

Yang L, Zhang YB, Zhuang L, et al. Diterpenoid alkaloids from *Delphinium ajacis* and their anti-RSV activities[J]. Planta Medica, 2017, 83(1):111

Yang NN, Ma QY, Huang SZ, et al. Chemical study of the fungus *Psilocybe merdaria*[J]. Journal of Asian Natural Products Research, 2017, 19(4):333

Yang PF, Feng ZM, Yang YN, et al. Neuroprotective caffeoylquinic acid derivatives from the flowers of *Chrysanthemum morifolium*[J]. Journal of Natural Products, 2017, 80(4):1028

Yang WQ, Zhu ZX, Song YL, et al. Dimeric furanocoumarins from the roots of *Angelica dahurica*[J]. Natural Product Research, 2017, 31(8):870

Yang XW, Wang H, Ma WG, et al. Homo-adamantane type polyprenylated acylphloroglucinols from *Hypericum pseudohenryi*[J]. Tetrahedron Letters, 2017, 73(5):566

Yang Y, Jiang H, Yan ML, et al. A new phytoecdysteroid from the roots of *Achyranthes bidentata* Bl.[J]. Natural Product Research, 2017, 31(9):1073

Yang Y, Mei WL, Kong FD, et al. Four new bi-2-(2-phenylethyl)chromone derivatives of agarwood from *Aquilaria crassna*[J]. Fitoterapia, 2017, 119:20

Yang Y, Shang SZ, Zhao W, et al. Two new alkaloids from the seeds of *Cassia alata*, and their anti-tobacco mosaic virus activity[J]. Chemistry of Natural Compounds, 2017, 53(6):1127

Yao F, Chen Y, Zou Y, et al. Two new pyrrole derivatives isolated from *Salacia amplifolia* Merr[J]. Phytochemistry Letters, 2017, 19:263

Yao GD, Cheng ZY, Shang XY, et al. Coumarins from the bark of *Juglans mandshurica* exhibited anti-hepatoma activities via inducing apoptosis[J]. Journal of Asian Natural Products Research, 2017, 19(11):1134

Yao JE, Shen MR, Yi XX, et al. A new 8-hydroxyquercetagetin glycoside from the hypocotyls of mangrove *Bruguiera gymnorrhiza*[J]. Chemistry of Natural Compounds, 2017, 53(1):33

Yao ZZ, Liu HD, Chen XT, et al. Three new monoterpene glucosides and one new sorbitol ester identified from *Sibiraea angustata*, with hypolipidemic activities in HepG2 cells[J]. Phytochemistry Letters, 2017, 21:118

Ye J, Yin P, Xiao MT. New aromatic compounds from the rhizomes of *Homalomena occulta*[J]. Phytochemistry Letters, 2017, 21:57

Ye XS, He J, Cheng YC, et al. Cornusides A-O, bioactive iridoid glucoside dimers from the fruit of *Cornus officinalis*[J]. Journal of Natural Products, 2017, 80(12):3103

Yi B, Nguyen MC, Won MH, et al. Arginase inhibitor 2, 3, 5, 4′-tetrahydroxystilbene-2-*O*-β-D-glucoside activates endothelial nitric oxide synthase and improves vascular function[J]. Planta Medica, 2017, 83(3):210

Yi L, Zhang H, Tian X, et al. Four new limonoids from the seeds of *Chukrasia tabularis* A. Juss.[J]. Phytochemistry Letters, 2017, 19:12

Yildiz I, Sen O, Erenler R, et al. Bioactivity-guided isolation of flavonoids from *Cynanchum acutum* L. subsp. sibiricum(willd.) Rech. f. and investigation of their antiproliferative activity[J]. Natural Product Research, 2017, 31(22):2629

Yokosuka A, Suzuki N, Mimaki Y. Chemical constituents of the bulbs of *Haemanthus multiflorus*[J]. Phytochemistry Letters, 2017, 21:6

Youn IS, Han AR, Choi JS, et al. A new naphthalenic lactone glycoside from the seeds of *Cassia obtusifolia*[J]. Chemistry of Natural Compounds, 2017, 53(3):426

Yu J, Yin TP, Wang JP, et al. A new C20-diterpenoid alkaloid from the lateral roots of *Aconitum carmichaeli*[J]. Natural Product Research, 2017, 31(2):228

Yu JQ, Song XY, Wang GJ, et al. Five new chromone glycosides from *Scindapsus officinalis* (Roxb.) Schott[J]. Fitoterapia, 2017, 123:101

Yu JQ, Xian YX, Li G, et al. One new flavanocoumarin from the thorns of *Gleditsia sinensis*[J]. Natural Product Research, 2017, 31(3):275

Yu K, Peng Y, Qing Z, et al. Two pairs of new dihydrobenzophenanthridine alkaloid isolated from the root of *Macleaya cordata*[J]. Phytochemistry Letters, 2017, 22:9

Yu KY, Wu W, Li SZ, et al. A new compound, methylbergenin along with eight known compounds with cytotoxicity and anti-inflammatory activity from *Ardisia japonica* [J]. Natural Product Research, 2017, 31(22):2581

Yu MY, Qin XJ, Peng XR, et al. Macathiohydantoins B-K, novel thiohydantoin derivatives from *Lepidium meyenii*[J]. Tetrahedron Letters, 2017, 73(30):4392

Yu MY, Zhao GT, Liu JQ, et al. Withanolides from aerial parts of *Nicandra physalodes*[J]. Phytochemistry Letters, 2017, 137:148

Yu XQ, Zhang QQ, Yan WH, et al. Three new terpenoids from the *Eupatorium chinense*[J]. Phytochemistry Letters, 2017, 20:224

Yu Y, Wang YR, Dong ZH, et al. New phenolic acids from *Salvia yunnanensis* C. H. Wright[J]. Natural Product Research, 2017, 31(21):2505

Yu ZX, Niu ZG, Li XB, et al. New phenylpropanoid and 6*H*-dibenzo[b, d]pyran-6-one derivatives from the stems of *Dasymaschalon rostratum*[J]. Fitoterapia, 2017, 118:27

Yu ZX, Zhuo MY, Li XB, et al. A new norsesquiterpene from the roots of *Polyalthia laui*[J]. Natural Product Research, 2017, 31(14):1687

Yuan H, Zhao JP, Wang M, et al. Benzophenone glycosides from the flower buds of *Aquilaria sinensis*[J]. Fitoterapia, 2017, 121:170

Yuan L T, Kao C L, Chen C T, et al. A new lignan from *Cinnamomum burmanii* [J]. Chemistry of Natural Compounds, 2017, 53(4):623

Yuan QQ, Song WB, Wang WB, et al. Scubatines A-F, new cytotoxic neo-clerodane diterpenoids from *Scutellaria barbata* D. Don[J]. Fitoterapia, 2017, 119:40

Yuan QQ, Song WB, Wang WQ, et al. A new patchoulane-type sesquiterpenoid glycoside from the roots of *Croton crassifolius*[J]. Natural Product Research, 2017, 31(3):289

Yuan QQ, Song WB, Wang WQ, et al. New ent-kaurane and ent-pimarane diterpenoids from *Siegesbeckia pubescens*[J]. Phytochemistry Letters, 2017, 21:273

Yuan QQ, Tang S, Song WB, et al. Crassins A-H, diterpenoids from the roots of *Croton crassifolius* [J]. Journal of Natural Products, 2017, 80(2):254

Yuan WZ, Yuan JB, Peng JB. Flavonoids from the roots of *Artocarpus heterophyllus*[J]. Fitoterapia, 2017, 117:133

Yuan YX, Zhang Y, Guo LL, et al. Tabercorymines A and B, two vobasinyl-ibogan-type bisindole alkaloids from *Tabernaemontana corymbosa* [J]. Organic Letters, 2017, 19(18):4964

Yue SJ, Qu C, Wu L, et al. A new ceramide from the florets of *Carthamus tinctorius*[J]. Chemistry of Natural Compounds, 2017, 53(2):318

Yue Z, Xie P, Qin H, et al. Phenylpropanoid glycosides from the roots of *Jasminum giraldii*[J]. Phytochemistry Letters, 2017, 21:146

Yuta E, Taku K, Kenicni H, et al. Sucupiranins A-L, furanocassane diterpenoids from the seeds of *Bowdichia virgilioides* [J]. Journal of Natural Products, 2017, 80(12):3120

杨世萍,李斌.四方木叶挥发油成分 GC-MS 分析[J].亚太传统医药,2017, 13(19):17

杨序成,侯娜.顶空固相微萃取—气质联用法测定日本花椒挥发油成分分析[J].贵州科学,2017, 35(1):94

杨长花,李华,王西芳.微波法与超声波法比较研究铁棒锤的挥发油[J].西北药学杂志,2017, 32(2):142

岳婧怡,张玲,邱晓霞,等.气相色谱—质谱联用法测定野生和栽培宁前胡中挥发油成分[J].安徽中医药大学学报,2017, 36(1):67

Z

Zarev Y, Foubert K, Almeida YL, et al. Antigenotoxic prenylated flavonoids from stem bark of *Erythrina latissima*[J]. Phytochemistry Letters, 2017, 141:140

Zarev Y, Foubert K, Ionkova I, et al. Isolation and structure elucidation of glucosylated colchicinoids from the seeds of *Gloriosa superba* by LC-DAD-SPE-NMR[J]. Journal of Natural Products, 2017, 80(4):1187

Zeng J, Zhang DB, Zhou PP, et al. Rauvomines A and B, Two monoterpenoid indole alkaloids from *Rauvolfia vomitoria*[J]. Organic Letters, 2017, 19(15):3998

Zeng JF, Zhu HC, Lu JW, et al. Two new geranylphenylacetate glycosides from the barks of *Cinnamomum cassia*[J]. Natural Product Research, 2017, 31(15):1812

Zeng T, Wu XY, Yang SX, et al. Monoterpenoid indole alkaloids from *Kopsia officinalis* and the Immunosuppressive activity of rhazinilam[J]. Journal of Natural Products, 2017, 80(4):864

Zeng W, Yao CP, Xu PS, et al. A new neolignan from *Selaginella moellendorffii* Hieron[J]. Natural Product Research, 2017, 31(19):2223

Zhan GQ, Zhou JF, Liu JJ, et al. Acetylcholinesterase inhibitory alkaloids from the whole plants of *Zephyranthes carinata*[J]. Journal of Natural Products, 2017, 80(9):2462

Zhang BY, Yin HX, Zhang DJ. Two new ent-labdane diterpenes from the roots of *Euphorbia yinshanica*[J]. Chemistry of Natural Compounds, 2017, 53(2):295

Zhang C, Liu SJ, Yang L, et al. Sesquiterpene amino ether and cytotoxic phenols from *Dendrobium wardianum* warner[J]. Fitoterapia, 2017, 122:76

Zhang CG, Jin MR, Chou GX, et al. Plebeins A-F, sesquiterpenoids and diterpenoids from *Salvia plebeian*[J]. Phytochemistry Letters, 2017, 19:254

Zhang CL, Chen J, Zhao F, et al. Iritectol G, a novel iridal-type triterpenoid from *Iris tectorum* displays antiepileptic activity *in vitro* through inhibition of sodium channels[J]. Fitoterapia, 2017, 122:20

Zhang CL, Shi GR, Liu YF, et al. Apocynin derivatives from *Iris tectorum*[J]. Journal of Asian Natural Products Research, 2017, 19(2):128

Zhang G, Zhang N, Xu L, et al. A new piperidine alkaloid from the leaves of *Microcos paniculata* L.[J]. Natural Product Research, 2017, 31(2):169

Zhang H, Mi J, Peng YJ, et al. A new semiterpenoid glycoside and a new benzofuran derivative glycoside from the roots of *Heracleum dissectum*[J]. Phytochemistry Letters, 2017, 21:256

Zhang HJ, Emily RB, Guan YF, et al. Anti-HIV diphyllin glycosides from *Justicia gendarussa*[J]. Phytochemistry Letters, 2017, 136:94

Zhang J, Ip FCF, Liang Y, et al. A new iridoid glycoside and a new cinnamoyl glycoside from *Scrophularia ningpoensis* Hemsl[J]. Natural Product Research, 2017, 31(20):2361

Zhang JF, Chen L, Huang S, et al. Diterpenoid Alkaloids from two aconitum species with antifeedant activity against *Spodoptera exigua*[J]. Journal of Natural Products, 2017, 80:3136

Zhang JQ, Jin QH, Deng YP, et al. New depsides from the roots of *Salvia miltiorrhiza* and their radicalscavenging capacity and protective effects against H_2O_2-induced H9c2 cells[J]. Fitoterapia, 2017, 121:46

Zhang JS, Huang JL, Zou YH, et al. Novel degraded polycyclic polyprenylated acylphloroglucinol and new polyprenylated benzophenone from *Hypericum sampsonii*[J]. Phytochemistry Letters, 2017, 21:190

Zhang JS, Tang YQ, Huang JL, et al. Bioactive diterpenoids from *Croton laevigatus*[J]. Phytochemistry Letters, 2017, 144:151

Zhang L, Hasegawa I, Ohta T, et al. Iridoid esters

from *Tabebuia avellanedae* and their in vitro anti-inflammatory activities[J]. Planta Medica.2017, 83(1):164

Zhang L, Li BB, Li HZ, et al. Four new neolignans isolated from *Eleutherococcus senticosus* and their protein tyrosine phosphatase 1B inhibitory activity(PTP1B)[J]. Fitoterapia, 2017, 121:58

Zhang LJ, Bi DW, Hu JM, et al. Four hybrid flavan-chalcones, caesalpinnone A possessing a 10, 11-dioxatricyclic[5.3.3.0] tridecane-bridged system and caesalpinflavans A-C from *Caesalpinia enneaphylla*[J]. Organic Letters, 2017, 19(16):4315

Zhang M, Zhao CX, Dai WF, et al. Anti-inflammatory ent-kaurenoic acids and their glycosides from *Gochnatia decora*[J]. Phytochemistry, 2017, 137:174

Zhang N, Liu C, Sun TM, et al. Two new compounds from *Atractylodes macrocephala* with neuroprotective activity[J]. Journal of Asian Natural Products Research, 2017, 19(1):35

Zhang Q, Tan JJ, Chen XQ, et al. Two novel C18-diterpenoid alkaloids, sinomontadine with an unprecedented seven-membered ring A and chloride-containing sinomontanine N from *Aconitum sinomontanum*[J]. Tetrahedron Letters, 2017, 58(18):1717

Zhang RF, Feng X, Su GZ, et al. Noralashinol B, a norlignan with cytotoxicity from stem barks of *Syringa pinnatifolia* [J]. Journal of Asian Natural Products Research, 2017, 19(4):416

Zhang W, Xu W, Wang GY, et al. Gelsekoumidines A and B: two pairs of atropisomeric bisindole alkaloids from the roots of *Gelsemium elegans*[J]. Organic Letters, 2017, 19(19):5194

Zhang W, Zhang SY, Wang GY, et al. Five new koumine-type alkaloids from the roots of *Gelsemium elegans* [J]. Fitoterapia, 2017, 118:112

Zhang XS, Shi GH, Sun YY, et al. Triterpenes derived from hydrolyzate of total *Gynostemma pentaphyllum* saponins with anti-hepatic fibrosis and protective activity against H_2O_2-induced injury [J]. Phytochemistry Letters, 2017, 144:226

Zhang Y, An FL, Huang SS, et al. Diverse tritepenoids from the fruits of *Walsura robusta* and their reversal of multidrug resistance phenotype in human breast cancer cells[J]. Phytochemistry Letters, 2017, 136:108

Zhang Y, Ruan J, Li J, et al. Bioactive diarylheptanoids and stilbenes from the rhizomes of *Dioscorea septemloba* Thunb[J]. Fitoterapia, 2017, 117:28

Zhang Y, Zhao XC, Xie YG, et al. Eight new γ-lactam alkaloids from the roots of the *Hemerocallis minor* Mill[J]. Fitoterapia, 2017, 118:80

Zhang YB, Zhang XL, Chen NH, et al. Commiphoranes A-D, carbon skeletal terpenoids from *Resina Commiphora*[J]. Organic Letters, 2017, 19(1):286

Zhang YB, Zhang XL, Chen NH, et al. Four matrine-based alkaloids with antiviral activities against HBV from the seeds of *Sophora alopecuroides* [J]. Organic Letters, 2017, 19(2):424

Zhang YW, Zhao YF, Wang YR, et al. Steroidal saponins with cytotoxic activities from the rhizomes of *Anemarrhena asphodeloids* Bge[J]. Phytochemistry Letters, 2017, 20:102

Zhang YY, Jiang HY, Liu M, et al. Bioactive ent-kaurane diterpenoids from *Isodon rubescens* [J]. Phytochemistry Letters, 2017, 143:199

Zhao DK, Shi XQ, Zhang LM, et al. Four new diterpenoid alkaloids with antitumor effect from *Aconitum nagarum* var. heterotrichum[J]. Chinese Chemical Letters, 2017, 28(2):358

Zhao HM, Li HL, Huang GL, et al. A new abietane mono-norditerpenoid from *Podocarpus nagi* [J]. Natural Product Research, 2017, 31(7):844

Zhao HX, Bai H, Jing YC, et al. A pair of taxifolin-3-*O*-arabinofuranoside isomers from *Juglans regia* L. [J]. Natural Product Research, 2017, 31(8):945

Zhao JQ, Wang YM, Wang QL, et al. Three new monoterpene glycosides from *Sibiraea laevigata* (L.) Maxim[J]. Phytochemistry Letters, 2017, 19:176

Zhao JX, Fan YY, Xu JB, et al. Diterpenoids and lignans from *Cephalotaxus fortunei* [J]. Journal of Natural Products, 2017, 80(2):356

Zhao L, Zhang P, Su XJ, et al. Cytotoxic pregnane

steroids from the seeds of *Cipadessa baccifera* (Roth.) Miq. [J]. Fitoterapia, 2017, 117:96

Zhao M, Da-Wa ZM, Gu YC, et al. Three new chlorinated phenolic glycosides from *Przewalskia tangutica* [J]. Phytochemistry Letters, 2017, 20:168

Zhao M, Guo DL, Yuan LY, et al. Three new labdane diterpenes from *Loxocalyx urticifolius* [J]. Phytochemistry Letters, 2017, 19:55

Zhao X, Guo Y, Zhang Y, et al. Monoterpene derivatives from the flowers of the *Hemerocallis minor*, Mill [J]. Phytochemistry Letters, 2017, 21:134

Zhao YY, Guo L, Cao LJ, et al. A new iridoid glycoside from the fruits of *Vitex rotundifolia* [J]. Natural Product Research, 2017, 31(21):2491

Zhen S, Zhou, Ping C, et al. Three new dimeric diterpenes from *Rhododendron molle* [J]. Chinese Chemical Letters, 2017(6):1205

Zheng YJ, Ma K, Lyu H, et al. Genetic manipulation of the COP9 signalosome subunit PfCsnE leads to the discovery of pestaloficins in *Pestalotiopsis fici* [J]. Organic Leters, 2017, 19(17):4700

Zhong XH, Bao MF, Zeng CX, et al. Polycyclic monoterpenoid indole alkaloids from *Alstonia rostrata* and their reticulate derivation [J]. Phytochemistry Letters, 2017, 20:77

Zhou B, Liu QF, Seema D, et al. Fortunoids A-C, three sesquiterpenoid dimers with different carbon skeletons from *Chloranthus fortunei* [J]. Organic Letters, 2017, 19(3):734

Zhou CX, Zhang LS, Chen FF, et al. Terpenoids from *Curcuma wenyujin* increased glucose consumption on HepG2 cells [J]. Fitoterapia, 2017, 121:141

Zhou G, Wu H, Wang T, et al. C-glycosylflavone with rotational isomers from *Vaccaria hispanica* (Miller) Rauschert seeds [J]. Phytochemistry Letters, 2017, 19:241

Zhou H, Yang X, Li F, et al. A new diketopiperazine of nocardiopsis alba, isolated from *Anthogorgia caerulea* [J]. Chemistry of Natural Compounds, 2017, 53(2):338

Zhou HC, Yang L, Gu RZ, et al. Phenolic acid derivatives with neuroprotective effect from the aqueous extract of *Clerodendranthus spicatus* [J]. Journal of Asian Natural Products Research, 2017, 19(10):974

Zhou J, Wei XH, Chen FY, et al. Anti-inflammatory pentacyclic triterpenes from the stems of *Euonymus carnosus* [J]. Fitoterapia, 2017, 118:21

Zhou JF, Sun N, Zhang HQ, et al. Rhodomollacetals A-C, PTP1B inhibitory diterpenoids with a 2, 3:5, 6-di-seco-grayanane skeleton from the leaves of *Rhododendron molle* [J]. Organic Letters, 2017, 19(19):5352

Zhou JF, Zhan GQ, Zhang HQ, et al. Rhodomollanol A, a highly oxygenated diterpenoid with a 5/7/5/5 tetracyclic carbon skeleton from the leaves of *Rhododendron molle* [J]. Organic Letters, 2017, 19(14):3935

Zhou M, Xing HH, Yang Y, et al. Three new anthraquinones from the twigs of *Cassia fistula* and their bioactivities [J]. Journal of Asian Natural Products Research, 2017, 19(11):1073

Zhou SY, Wang GW, Zou YL, et al. A new diphenyl ether derivative from *Mirabilis himalaica* [J]. Natural Product Research, 2017, 31(9):1034

Zhou X, Guo QL, Zhu CG, et al. Gastradefurphenol, a minor 9, 9′-neolignan with a new carbon skeleton substituted by two p-hydroxybenzyls from an aqueous extract of "tian ma" [J]. Chinese Chemical Letters, 2017, 28(6):1185

Zhou XM, Zheng CJ, Wu JT, et al. A new phenolic glycoside from the stem of *Dendrobium nobile* [J]. Natural Product Research, 2017, 31(9):1042

Zhou XM, Zheng CJ, Zhang YQ, et al. Guaiane-type sesquiterpenoids from *Fissistigma oldhamii* inhibit the proliferation of synoviocytes [J]. Planta Medica, 2017, 83(3):217

Zhou Y, Li LY, Ren HC, et al. Chemical constituents from the whole plants of *Pilea cavaleriei* Levl subsp. *cavaleriei* [J]. Fitoterapia, 2017, 119:100

Zhou YY, Liu QY, Yang BY, et al. Two new cytotoxic glycosides isolated from the green walnut husks of *Juglans mandshurica* Maxim. [J]. Natural Product Research, 2017, 31(11):1237

Zhu H, Zhou QM, Peng C, et al. Pocahemiketals A and B, two new hemiketals with unprecedented sesquiterpenoid skeletons from *Pogostemon cablin*[J]. Fitoterapia, 2017, 120:67

Zhu HC, Chen CM, Zhang JW, et al. Hyperisampsins N and O, two new benzoylated phloroglucinol derivatives from *Hypericum sampsonii*[J]. Chinese Chemical Letters, 2017, 28(5):986

Zhu JY, Zhang CY, Dai JJ, et al. Diterpenoids with thioredoxin reductase inhibitory activities from *Jatropha multifida* [J]. Natural Product Research, 2017, 31(23):2753

Zhu LH, Bao DH, Deng Y, et al. Constituents from *Apium graveolens* and their anti-inflammatory effects[J]. Journal of Asian Natural Products Research, 2017, 19(11):1079

Zhu NL, Xu XD, Hu MG, et al. Bioactive cassane diterpenoids from the seeds of *Caesalpinia sappan* [J]. Phytochemistry Letters, 2017, 22:113

Zhuo ZG, Cheng ZY, Ye J, et al. Two new sesquiterpenoids and a new lindenane sesquiterpenoid dimer from *Chloranthus japonicus*[J]. Phytochemistry Letters, 2017, 20:133

Zhuo ZG, Wu GZ, Fang X, et al. Chlorajaponols A-F, sesquiterpenoids from *Chloranthus japonicus* and their *in vitro* anti-inflammatory and anti-tumor activities[J]. Fitoterapia, 2017, 119:90

Zong XX, Yan G, Wu JL, et al. New C19-diterpenoid alkaloids from the parent roots of *Aconitum carmichaelii* [J]. Tetrahedron Letters, 2017, 58(16):1622

Zou YH, Liu WT, Zhang JX, et al. Triterpenoids from the bark of *Dysoxylum hainanense* and their antiinflammatory and radical scavenging activity[J]. Fitoterapia, 2017, 121:159

Zou ZX, Tan GS, Zhang GG, et al. New cytotoxic apigenin derivatives from *Selaginella doederleinii*[J]. Chinese Chemical Letters, 2017, 28(5):931

Zou ZX, Xu KP, Xu PS, et al. Seladoeflavones A-F, six novel flavonoids from *Selaginella doederleinii*[J]. Fitoterapia, 2017, 116:66

Zulfiqar F, Khan SI, Ross SA, et al. Prenylated flavonol glycosides from *Epimedium grandiflorum*: cytotoxicity and evaluation against inflammation and metabolic disorder [J]. Phytochemistry Letters, 2017, 20:160

曾立威,唐春燕,徐勤.三七姜挥发油成分的GC-MS分析与体外抗肿瘤活性研究[J].华夏医学,2017, 30(4):33

张军,王亮,石典花,等.4种不同药材来源郁金饮片中挥发油成分的GC-MS分析[J].中国实验方剂学杂志,2017, 23(13):1

张旭,何明辉,郑伟耀,等.艳山姜果实挥发油的提取工艺优化及其化学成分分析[J].中国民族民间医药,2017, 26(8):14

赵惠,柴玲,卢覃培,等.瑶药少花海桐茎皮挥发油化学成分研究[J].广西科学院学报,2017, 33(2):143

赵维波,张丹雁,徐展翅,等.斜叶黄檀香材挥发油成分及抗氧化活性研究[J].中药新药与临床药理,2017, 28(5):659

郑立,高必兴,兰志琼,等.康定独活种子挥发油化学成分的研究[J].中药与临床,2016, 7(5):10

郑甜田,陶永生,张敏,等.10种产地小茴香果实挥发油成分分析[J].昆明医科大学学报,2017, 38(11):19

周露,练强,谢文申.黄姜花根茎的挥发性成分研究[J].香料香精化妆品,2017(4):11

周倩,王亮,戴衍朋,等.基于GC-MS分析蜜炙对甘草中挥发性成分的影响[J].中国实验方剂学杂志,2017, 23(17):87

（四）中药药剂

【概　述】

2017年，有2 500余篇文献在各类专业杂志上报道了中药药剂领域的研究成果，有基础研究，也有应用研究，内容主要包括中药制药技术的研究应用和中药新制剂、新剂型的研究创制，涉及面广，贴近中药制药研究的重点与热点，客观呈现了中药药剂学发展的实际需要与现状，反映了中药药剂学未来的发展趋势。

1. 中药制药技术的研究与应用

中药制药技术的研究与应用，包括中药制药的前处理技术与中药制剂技术，比较集中关注中药的提取、分离与纯化、干燥与超微粉碎、制粒、包合物制备、固体分散体制备、脂质体制备等方面。

（1）提取　①浸渍：刘莹等研究浸泡与否及浸泡时间长短对小建中汤煎药机提取药液中有效成分溶出量和得膏率的影响。结果，芍药苷含量在浸泡20、40、60 min与不浸泡相比没有显著性差异，浸泡120 min与不浸泡相比有显著性差异。不同浸泡时间的得膏率没有显著性差异。霍利民等研究表明，半夏泻心汤浸出物中黄芩苷含量与中药汤剂浸泡时间有关，而出膏率与浸泡时间无显著相关。②超声提取：张露月等研究应用离子液体超声微波协同萃取金钗石斛总黄酮和石斛碱并优化工艺条件。结果最佳条件为1.0 mol/L 1-丁基-3-甲基咪唑四氟硼酸为萃取溶剂，微波功率328 W，提取时间185 s，料液比1∶22，测得金钗石斛总黄酮得率为0.49%，石斛碱得率为0.22%；与加热回流提取相比，金钗石斛总黄酮和石斛碱的得率均有所提高，提取时间从90 min缩短到185 s。马东来等以样品的多糖量作为考察指标，采用Box-Behnken设计结合响应面分析法优选补肾温阳化瘀颗粒超声提取工艺。结果最佳工艺条件为浸提时间2.33 h，超声温度为78.7 ℃，超声时间7.11 min，浸提水量210.9 g。李玲等采用正交试验优化金蝉花中5种核苷超声提取工艺。结果，最佳条件为加10倍量蒸馏水提取2次，30 min/次，胞嘧啶、尿苷、肌苷、鸟苷、腺苷平均含量分别为0.50、0.87、0.16、0.47、0.54 mg/g。梁青青等研究优化野生铁皮石斛色素超声提取工艺为，提取时间10 min，料液比为10 ml，超声功率为120 W，提取温度为50 ℃。③微波提取：程玉鹏等采用正交试验确定龙胆中龙胆苦苷的最佳提取工艺。结果，最佳工艺条件为料液比1∶40、提取时间10 min、提取温度60 ℃和微波功率800 W，龙胆苦苷提取率为4.85%，比加热回流法提取率（2.57%）高。张文华等优选微波辅助提取秦艽中龙胆苦苷的工艺条件。结果最佳提取条件为乙醇溶液浓度74%、提取时间4.7 min、液料比27 ml/g。袁茹楠等采用响应面法优化超声-微波提取甘草渣总黄酮工艺。结果，最佳条件为微波功率125 W，提取时间32 min，液料比28.4∶1，超声功率300 W，乙醇体积分数79%，总黄酮提取率2.59%。金伟丽等以珊瑚菌三萜提取率为响应值，通过Box-Behnken响应面法确定最佳提取工艺。结果，最佳工艺条件为微波功率500 W、微波温度50 ℃、乙醇体积分数80%、微波时间150 s、料液比1∶30，在此条件下，三萜提取率为1.32%。④闪式提取：李岩等通过响应面分析确定闪式提取白蔹多糖的最优工艺。结果，最优工艺条件为料液比1∶25(g/ml)，电压220V，提取时间110 s，此条件下提取白蔹多糖的理论提取率为 10.14%，验证实验中白蔹多糖的提取率为 9.92%。瞿京红等以总正交试验优选淡竹叶颗粒的闪式提取工艺。结果，最佳提取工艺条件为 30 倍量 80%乙醇，提取 3 次，3 min/次。验证性实验测得总黄酮得率为 29.1 mg/g，浸膏得率为 23.6%。王海波等采用均匀设计，以提取液中去氢钩藤碱、异去氢钩藤碱含量及出膏率为指标，采用多指标综合评分法结合主成分分析，对闪式提取的影响因素进行考察。结果，最佳工艺为钩藤药材粉碎，加入 75%乙醇溶剂的料液比为 1∶50，提取时间 50 s，出膏率 10.1%，两种生物碱成分总量 0.53 mg/g。⑤超临界 CO_2 萃取：李绍林等以挥发油得率和β-细辛醚相对含有量为评价指标，采用星点设计-响应面法优化石菖蒲挥发油萃取工艺。结果，最佳工艺条件是以乙醇为夹带剂，用量 8%，萃取压力 22.5 MPa，萃取温度 43 ℃，萃取时间 126 min，CO_2 体积流量 16.0L/h，解析压力 4.0MPa，解析温度 25 ℃，挥发油得率 3.16%，β-细辛醚相对含有量 37.33%。王占一等采用 Box-Behnken 法优化石榴叶多糖亚临界水提取工艺。结果，最佳提取条件为反应压力 5 MPa，料液比 1∶27，提取时间 11 min，提取温度 155 ℃，多糖得率 1.81%。杨茂华等采用正交试验优选当归挥发油的超临界 CO_2 流体萃取工艺条件。结果，最佳萃取工艺为萃取温度 40 ℃，萃取压力 25 MPa，萃取时间 2 h。阿魏酸松柏酯和藁本内酯的平均提取量分别为 1.62、10.28 mg/g。谢维友等采用正交试验优化确定超临界 CO_2 萃取臭灵丹二醇工艺参数。结果，最佳萃取工艺条件为萃取压力 25 MPa、时间 3 h、温度为 50 ℃，在最佳萃取条件下，臭灵丹超临界萃取物得率为 4%，臭灵丹二醇含量达 12%。

(2) 分离纯化　①絮凝澄清：王学军等以总黄酮保留率和浊度为评价指标，正交试验优化杜仲叶水提液絮凝除杂工艺。结果，最佳工艺条件为壳聚糖加入量 0.7 g/L，絮凝温度 40 ℃，药材-药液比 40∶1，总黄酮保留率 89.89%。该工艺能保证成分有较高保留率，同时提高药液澄清度和稳定性。崔思娇等以溶液澄清度和阿魏酸含量为指标，采用正交试验法优化工艺。结果，最佳条件为壳聚糖加入量 0.15%，药液 pH 值 4.5，絮凝温度 40 ℃，溶液澄清度良好，阿魏酸含量 0.025 mg/ml。豆欣欣等以脱蛋白率和多糖保留率为评价指标，研究并比较壳聚糖和 ZTC1+1Ⅱ型絮凝剂对猴头菇总多糖提取液的纯化工艺，确定两种絮凝剂纯化的最佳工艺。结果，壳聚糖絮凝效果优于 ZTC1+1Ⅱ型絮凝剂，当絮凝温度为 50 ℃、壳聚糖用量为 0.8 ml/g、絮凝时间为 2 h 时，脱蛋白率为 38.52%，多糖保留率为 94.65%。②醇沉：金司仪等以绿原酸、栀子苷、丹酚酸 B 含量和浸膏收率为指标，优选利胆排毒方的醇沉工艺条件。结果，最佳醇沉工艺为药液相对密度 1.09，加入 95%乙醇至表观醇沉浓度为 70%，25 ℃静置 36 h。李永祝等以浸膏得率、绿原酸提取量为评价指标，采用 Box-Behnken 设计-效应面法优化清咽爽喉颗粒醇沉工艺条件。结果最佳醇沉工艺为，浓缩液 1.15(60 ℃测)，加入乙醇使含醇量达到 70%，放置时间 24 h。还有报道，张欣等研究多指标优选蛭丹化瘀组方的水提醇沉工艺等。③大孔树脂纯化：宋晓黎等采用响应面法优选大孔树脂纯化淫羊藿苷的工艺条件。结果，确定最优纯化工艺为，以 AB-8 大孔树脂，上样液浓度 0.67 mg/ml、洗脱剂浓度 87%、洗脱剂用量 3.41 BV，淫羊藿苷百分含量为 89.12%。舒祝明等研究胡柚皮总黄酮的大孔树脂纯化工艺。结果 HPD-300 型大孔树脂对胡柚皮总黄酮有较好的吸附和洗脱效果，其最佳分离纯化条件为 pH4.0，3.83 mg/ml 上样液，上样量为 5 ml/g，上样体积流量为 2.0 BV/h，依次用 2 BV 的水洗脱，4 BV 70%乙醇洗脱，洗脱剂的流速为 2 BV/h。经 HPD-300 树脂处理后的总黄酮质量分数达 76.21%，收率为 93.94%。陈晓宇等通过静态和动态实验对 5 种大孔树脂进行筛选，以吸附、解析数据为指标优选大孔树脂纯化工艺。结果确定AB-8型树脂最优,最佳工艺条件为五味子总提取物上样浓度为1.5 mg/ml,流速为1 BV/h;最终用50%乙醇(低浓度洗脱剂)和70%乙醇(高浓度洗脱剂)进行洗脱。五味子总木脂素的含量从11.68%提高到41.48%。还有报道,汤如莹等研究D101型大孔吸附树脂分离纯化沙苑子总黄酮工艺,胡华萍等研究优化大孔树脂富集纯化腺梗豨莶草总萜工艺,陈晓怡等采用大孔树脂富集青龙衣中多酚类成分,何春喜等研究竹节参总皂苷的大孔吸附树脂纯化与离子交换树脂脱色工艺等。④膜分离:李存玉等以绿原酸截留率为指标,采用Box-Behnken中心组合设计建立数学模型,优化对金银花的纳滤浓缩工艺条件。结果,最佳工艺为纳滤膜截留分子量450 Da, pH5.70,药液浓度59.98 μg/ml,绿原酸理论截留率为98.70%,实测截留率为96.74%。李存玉等以纳滤膜截留阿魏酸截留率为评价指标,采用Box-Behnken响应面法优化川芎水提液纳滤工艺条件。结果,最佳条件为纳滤膜截留分子量100 Da,提取液质量浓度20.58 μg/mL, pH值7.69,阿魏酸截留率达93.00%,与实测值(91.23%)接近。陈亚军等采用纳滤-超滤联用技术优化新生化口服液制备工艺。以羟基红花黄色素A、阿魏酸、甘草酸、盐酸水苏碱为指标,考察不同孔径纳滤膜与超滤膜中各成分转移情况,并比较其含量变化。结果,相对于常压浓缩,截留分子量150 Da的纳滤膜浓缩后4种成分转移率提高4%~30%; 50 kDa的超滤膜相对于醇沉处理,保留率提高10%~16%。朱应怀等以甘草苷的提取率为指标,采用正交试验确定最佳提取条件;并以甘草苷的保留率和除杂率为指标,通过正交试验优选最佳超滤工艺参数。结果,最佳提取条件为0.75%氨水24倍,提取3次,60 min/次,甘草苷平均提取率为72.3%。最佳超滤工艺参数为10 nm无机陶瓷膜,压力0.12 MPa,温度25 ℃,甘草苷平均保留率为98.9%,平均除杂率为23.3%。另有报道,宋道等研究膜分离技术应用于柴黄口服液的纯化分离工艺等。

(3) 干燥与粉碎　①干燥:陈燕文等分别采用硅胶阴干法、烘房烘干法、杀青干燥法、自然晒干法和冷冻干燥方法进行干燥,比较不同干燥方法对金银花多糖含量的影响。结果,杀青干燥品金银花多糖含量最高(14.57%),冷冻干燥品金银花多糖含量次之(13.31%),硅胶阴干品金银花多糖含量最低(11.29%)。周冰谦等采用鼓风干燥箱对白花丹参进行变温干制,设计多种变温干制工艺,研究比较其有效成分含量的变化。另有报道,齐娅汝等研究干燥对中药丸剂品质形成的影响及调控,李远辉等基于粉体学性质研究分析浸膏干燥工艺与中药配方颗粒制粒质量的相关性等。②超微粉碎:梁慧等以超微粉收率为评价指标,并对比分析考察微粉化对粉体学性质(休止角、松密度、振实密度、压缩度)、有效成分的含量(挥发油、乙酸辛酯及11-羰基-β-乙酰乳香酸)与溶出情况等的影响。结果,优选得到乳香超微粉工艺为粉碎至细粉,冷冻4 h,辅药比1∶5、超微粉碎15 min。随粉碎度增加,乳香粉体休止角增大,松密度与振实密度减小,压缩度有增加的趋势;乳香挥发油中有效成分乙酸辛酯的量呈先增后降的趋势。溶出实验表明,经优化工艺制备得到的超微粉中乙酸辛酯的量最高,11-羰基-β-乙酰乳香酸的累积溶出率明显比普通粉大。谢向良等比较研究超微神安颗粒与普通神安颗粒的体外溶出和生物利用度。结果,超微神安颗粒溶化后肉眼未见颗粒,而普通神安颗粒肉眼可见悬浮的颗粒;超微神安颗粒水溶出物量是普通神安颗粒的1.11倍,超微神安颗粒相对普通神安颗粒的生物利用度为1.199 6。超微粉碎技术可以提高神安颗粒的生物利用度。另有报道,蒋且英等研究超微粉碎对血竭-红花混合粉体稳定性的影响,任桂林等采用振动式低温超微粉碎机研究香墨低温超微粉碎规律等。

(4) 制粒　周恩丽等以颗粒一次成型率、脆碎度和制粒过程质量评分为指标,优化哮喘颗粒干法制粒工艺参数。结果，确定最佳辅料为糊精，最佳干法制粒工艺参数为轧轮压力为 7 MPa，轧轮转速为 10 r/min，送料速度为 18 r/min。谈华明等以杏苏止咳颗粒合格率为指标，采用 Plackett-Burman 设计筛选杏苏止咳颗粒流化床制粒的主要影响因素；并以颗粒的合格率和休止角为评价指标，采用 Box-Beheken 设计对影响流化床制粒工艺的主要因素进一步优化最佳工艺。结果，杏苏止咳颗粒流化床制粒的最佳工艺条件为进风温度为 75 ℃，进料速度为 47 r/min，浸膏相对密度为 1.14(60 ℃)，物料温度为 60 ℃，风机频率为 35 Hz，雾化压力为 0.4 MPa。王继龙等优选黄芪百合颗粒干法制粒工艺条件。结果，最佳制粒工艺条件为送料变频 9 Hz、压片变频 13 Hz、制粒变频 10 Hz、干膏粉含水量 2.0%。崔向龙等、徐冰等发表系列文章，探讨质量源于设计在银杏叶片制粒工艺中的应用，内容涉及颗粒粉体学性质综合评价、颗粒关键质量属性辨识、基于设计空间的过程控制策略等。

(5) 包合物　郭波红等通过对比研磨法、酸碱中和搅拌法和超声法，筛选芒柄花素 2-羟丙基-β-环糊精包合物的制备方法。结果，选用酸碱中和搅拌法，在芒柄花素与 2-羟丙基-β-环糊精物质的量之比为 1∶1、温度 50 ℃、2-羟丙基-β-环糊精质量浓度为 5 g/L 的条件下制备包合物，其载药量达 (9.42±0.25)%。苏梦等以包合物含油率和挥发油包合率作为指标，研究石菖蒲挥发油 β-环糊精、羟丙基-β-环糊精包合物的制备及稳定性。结果，石菖蒲挥发油与 β-环糊精、羟丙基-β-环糊精的最佳包合工艺均为以 1∶10 的比例在 30 ℃下搅拌 1.5 h 包合，挥发油包合后稳定性显著增加。王帅等以 β-环糊精为包合材料，采用超声波法包合丹皮酚，以包合率为评价指标，星点设计优化制备工艺条件。结果，丹皮酚-β-环糊精包合物最佳包合工艺为 β-环糊精与丹皮酚的主客分子投料比为 8∶1，包合温度为 38 ℃，包合时间为 42 min。张壮丽等分别采用搅拌法、研磨法和超声法，以包合率和载药量为评价指标，正交试验优化鱼腥草挥发油羟丙基-β-环糊精包合物的制备工艺条件。结果，搅拌法所得包合物的产率、包合率、载药量均最高。最佳条件为挥发油与羟丙基-β-环糊精比例 1∶25，包合温度 50 ℃，搅拌速度 420 r/min，包合时间 80 min，包合率 77.35%，载药量 4.48%。所得包合物为白色粉末，质地疏松，溶解度显著增加，体外累计释放度达 80.05%。其在高温(60 ℃)、强光照(3 000 lx)下稳定性良好，而在相对湿度大于 75% 时潮解结块，包合率和载药量明显降低。王庆玲等采用正交试验，以挥发油包合率为指标，研究优化饱和水溶液法包合 β-环糊精桂芍子喘颗粒混合挥发油的最佳工艺条件。结果，挥发油包合工艺为挥发油与 β-环糊精的配比为 1∶10，40 ℃的包合温度，进行 3 h 包合；在热、湿因素影响下，桂芍子喘颗粒混合挥发油 β-环糊精包合物与物理混合物进行比较，前者的稳定性有显著提高。兰杨等采用饱和水溶液法，以包合率和包合物收率的综合评分为指标，采用 Box-Behnken 设计-效应面法优选九味蒲芍胶囊中挥发油-β-环糊精包合物的制备工艺，并对其稳定性进行考察。结果，最佳包合工艺为 β-环糊精 6.2 g 与挥发油 1 ml，在 53 ℃条件下包合 4.2 h；挥发油经包合后稳定性得到明显加强。

(6) 固体分散体　王宁等研究优化制备芦丁胶态二氧化硅固体分散体工艺条件。结果，制备工艺条件为载体胶态二氧化硅，药物芦丁与载体质量比 1∶2，方法为溶剂旋蒸法。制成的固体分散体，芦丁平衡溶解度(198.73 mg/L)是原料药(72.69 mg/L)的 2.7 倍，无定形状态存在，5 min 的累积溶出率即达到(82.01±1.04)%。单冬媛等将穿心莲内酯和 PVP K30 以 1∶9 比例混合，置于高压反应釜中，采用 Box-Behnken 法优化制备穿心莲内酯固体分散体工艺条件。结果，穿心莲内酯完全分散在固体分散体中，呈无定形态，其晶体衍射峰的形成受到抑制。最佳条件为压力 21.26 MPa，温度 40.76 ℃，反应时间 1.13 h，体外溶出度 85.49%。徐艳等以丙烯酸树脂为载体，采用热熔挤出技术制备虎杖提取物速释固体分散体，以提高其有效成分的体外溶出度，并探索热熔挤出技术在中药提取物固体分散体的制备适用性。结果，最佳制备工艺为螺杆转速120 r/min，机筒温度为160 ℃，冷却方法为液氮冷却。在优化条件下制备的虎杖提取物速释固体分散体中白藜芦醇和大黄素的溶出度均有显著提高。另有报道，成伟业等研究白藜芦醇苷固体分散体的制备及体内外评价，罗兰等研究脑得生固体分散体的制备工艺及固体分散体胶囊的质量控制，赵国巍等研究穿心莲内酯-聚乙二醇固体分散体的制备及体外评价等。

(7) 脂质体　许丹翘等采用薄膜分散法制备叶酸修饰的蟾酥提取物脂质体，测定脂质体的包封率。结果，叶酸修饰的蟾酥提取物脂质体中蟾毒灵、华蟾毒配基、酯蟾毒配基的包封率分别为90.62%、91.90%、95.23%，形态为粒径均匀的球形和类球形，粒径为(161±15)nm。张玉燕等采用复乳法制备硫酸黄连素多囊脂质体，采用正交试验优选处方并考察体外释放及缓释效能。结果，正交设计优选药脂质量比为1∶8，卵磷脂与胆固醇质量比为2∶1，中性磷脂三油酸甘油酯的浓度为70 mmol/L，海藻酸钠的浓度为0.5%，按优选处方制得硫酸黄连素多囊脂质体，包封率为85.88%，具有良好缓释效能，72 h累积释放度为83.28%，释放曲线符合Weibull模型方程。王小宁等采用冷冻干燥法制备水飞蓟宾(SLB)前体脂质体，以包封率和载药量为评价指标，采用单因素考察和正交试验法，优化SLB前体脂质体处方及制备工艺。结果，最优处方及制备工艺为药脂比1∶12，磷脂胆固醇比4∶1，水合介质pH值为7.4，制备温度为45 ℃；最优冻干保护剂为甘露醇；所形成的前体脂质体复水水合后粒径为(251.40±2.14)nm，包封率为(88.92±5.86)%，贮存期间(30 d)稳定性较好。另有报道，郭波红等研究靶向叶酸受体的蟾酥提取物长循环脂质体的制备及其体外抗肿瘤活性，游杨杨等研究RP-HPLC法测定紫杉醇脂质体的药物包封率，吴培云等研究藤黄酸B聚乙二醇单甲醚化脂质体的制备及大鼠体内药动学等。

2. 中药新制剂、新剂型的研究

中药新制剂、新剂型的研究创制，包括中药常用制剂和中药新型递药系统的制备，比较集中关注的有片剂、注射剂、滴丸剂、纳米混悬剂、纳米粒、微丸、微乳、微球、凝胶、胶束、贴剂等。

(1) 片剂　李美云等以感官评分为指标，采用星点设计-效应面法优化芦笋总酚酸口含片的处方。结果，芦笋总酚酸口含片的最优处方为药物与填充剂乳糖比例为1∶1.8，枸橼酸用量为0.82%，润滑剂用量为3.39%。马旻新等以含片口感、硬度、崩解时限为因变量，采用Box-Behnken效应面法优选川贝清咽含片辅料。结果，优选的最佳工艺条件为蛋白质粉(大豆分离蛋白∶乳清蛋白＝4∶1，m/m)为3.81 g/16片，阿斯巴甜为68.77 mg/16片，薄荷脑为6.82 mg/16片。苑广信等采用正交试验，以外观、硬度、口感为指标，优选复方北冬虫夏草咀嚼片的处方。结果，最佳处方为北冬虫夏草超微粉20%、西洋参总皂苷4.8%、枸杞黄芪多糖15%、β-环糊精10%、微晶纤维素14.2%、甘露醇20%、聚维酮k30 5%、果糖5%、硬脂酸镁4%、滑石粉2%。秦梅颂等研究罗布麻叶分散片的制备及溶出度测定，采用星点设计-效应面法优化处方工艺。结果，处方为罗布麻叶浸膏粉用量40%，微晶纤维素用量26%，低取代羟丙基纤维素用量6%，淀粉用量12%，硫酸钙用量15.1%，以60%乙醇为润湿剂制软材，硬脂酸镁用量0.9%。所得分散片崩解时间小于3 min，分散均匀性良好，在20 min时的溶出度达90%以上。张惠玲等以HPMC为基本骨架材料，制备灯盏乙素亲水凝胶骨架片，并考察其体外释放行为。结果，灯盏乙素亲水凝胶骨架片的体外释放接近Higuchi释放特征。王金凤等湿法制粒压片，以体外漂浮性能和体外释放性能为考察指标，采用正交实验设计对鸢尾苷元胃内漂浮型缓释片处方进行筛选与优化。结果。优化的处方为鸢尾苷元 33.3%、HPMC K15M 16.7%、PVPP 20.0%、十八醇 13.3%、碳酸氢钠 5%、预胶化淀粉 10.7%。制得的片剂在人工胃液中 10 s 内起漂，体外持续漂浮时间超过 12 h；10 h 累积释放度在 70%以上。该缓释片有药物扩散和骨架溶蚀双重作用。

(2) 注射剂　姜国志等考察舒血宁注射液超滤的工艺参数。结果，根据综合评价得分，药液温度、密度和进出口压差 3 个因素对总黄酮醇苷、银杏内酯 A、B、C 的透过率、总固体的降低率无显著影响，而超滤膜孔径对其有显著的影响($P<0.01$)，舒血宁注射液可选用 10 k 超滤膜，生产工艺适用性好。张玉娟等采用高效液相色谱-三重四极杆线性离子肼质谱联用技术鉴定杂质的结构，并归属杂质来源，明确杂质与生产及储存的关系，研究天麻素注射液的杂质谱。结果，麻素注射液中共检测到 3 种杂质，其中杂质 1 为 4-醛基苯基-β-D-吡喃葡萄糖苷是合成工艺杂质也是氧化降解杂质，检出量最大，在所有制剂的样品及原料药样品中均检出，其校正因子为 1.04；杂质 2 为对羟基苯甲醇是酸碱降解杂质，在部分样品中检出；杂质 3 为 4-羟甲基苯基-二元糖苷，是一种原料药生产工艺的特有杂质，在该工艺的原料药及部分制剂的样品中检出。伍蕊嗣等采用物理化学的思路和方法对热毒宁注射液进行质量研究，构建由 8 个指标(酸碱度、电导率、浊度、折光率、渗透压摩尔浓度、表面张力、相对密度、运动黏度)组成的对照物理指纹谱，以雷达图直观展现，并对 12 批样品进行验证。结果发现，3 批效期内的热毒宁注射液，其物理指纹谱符合要求，相似度高于 0.999；另外过期的 9 批样品，其物理指纹谱不满足要求。王磊等以热毒宁注射液的金银花提取浓缩工段为研究对象，使用过程性能指数(PPI)评价金银花提取浓缩中间体质量的可靠性和批间质量一致性。李响明等分别使用泊洛沙姆 188、聚氧乙烯氢化蓖麻油、15-羟基硬脂酸聚乙二醇酯 3 种辅料制备冠心宁注射液，比较 3 种增溶剂对冠心宁注射液中有关物质蛋白质检测的影响。结果表明，泊洛沙姆 188、聚氧乙烯氢化蓖麻油对冠心宁注射液蛋白质检测无影响，而含 15-羟基硬脂酸聚乙二醇酯辅料的冠心宁注射液检测蛋白质时易出现假阳性。胡晓妹等基于超高效液相色谱，建立清开灵注射液多波长多指标成分定量指纹图谱分析方法，同时测定清开灵注射液中尿苷、鸟苷、腺苷、色氨酸、绿原酸、栀子苷、京尼平龙胆二糖苷和咖啡酸等成分含量。另有报道注射剂的质量控制方法研究，赵祎等研究比较心脉隆注射液热原检测方法，葛雯等采用 UPLC-QqQ-MS/MS 法，研究同时测定热毒宁注射液中 6 个活性成分，陈莹等采用 HPLC 柱前衍生法测定舒血宁注射液中 4 种氨酸的含量，尚婵等采用 LC-MS/MS 法研究同时测定痛安注射液中 13 个成分的含量，李欢等研究基于 Microtox 技术的银杏内酯注射液质量控制等。

(3) 滴丸　张丽军等以重量差异、溶散时限、成品率为考察指标，采用正交试验优选肉桂油滴丸最佳成型工艺参数。结果，最佳成型工艺为药物与基质配比为 1∶5；滴制温度 80 ℃、冷却温度 9 ℃、滴制压力 0.03 MPa。陈柔姬等采用滴制法制备心脑苏滴丸，采用正交试验筛选制备心脑苏滴丸的最佳制备工艺。结果，最佳工艺为以 PEG4000∶PEG6000＝4∶1 为基质，二甲基硅油为冷凝液，药物与基质比为 1∶5，15% Poloxamer188 为表面活性剂，滴制温度为 85 ℃，冷凝温度为(20±2)℃，冷凝液高度为 40 cm，滴距为 5 cm，滴速为 15～20 滴/min。李永盛等以 PEG4000 和硬脂酸为基质，利用熔融法制备复方蟾酥缓释滴丸。采用正交试验优化复方蟾酥缓释滴丸的制备工艺。结果，最佳制备工艺为药物∶基质(1∶2)，PEG4000∶硬脂酸(5∶1)，熔融温度 80 ℃，滴距 8 cm，冷凝液管口温度 50～5 ℃；缓释滴丸在体外释放达 12 h，符合 Ritger-Peppas 方程模型。另有报道，龙厚宁等研究建立银黄含化滴丸 UPLC 指纹图谱，罗宏稳等采用 HPLC 研究建立同时测定复方参芎滴丸中 4 种成分含量的方法，季正超等以多波长指纹图谱和同时测定 8 组分含量综合评价复方丹参滴丸质量等。

(4) 纳米混悬剂　吴浩天等以莪术醇为主药，采用沉淀法和高压均质法联合制备纳米混悬剂，并以药物粒径为考察指标，优化最佳处方，制备成稳定的莪术醇纳米混悬剂冻干粉。结果，最佳制备工艺为低温(0～3 ℃)下搅拌分散、高速剪切 4 min、莪术醇：聚乙烯吡咯烷酮：卵磷脂＝2：1：1、均质压力为 13.6×10^7 Pa、均质次数为 15 次、冻干保护剂为质量分数为 10%的葡萄糖溶液。莪术醇纳米混悬液平均粒径为 110.4 nm，多分散系数为 0.24，冻干粉复溶后粒径略微增大，平均粒径为 134.7 nm，多分散系数为 0.25。常金花等采用介质研磨法制备薯蓣皂苷元纳米混悬液，并优化筛选制备和固化工艺。结果，最佳条件为薯蓣皂苷元与普朗尼克 F127(稳定剂Ⅰ)比例 6：1，与十二烷基硫酸钠(稳定剂Ⅱ)比例 50：1，初混悬液体积与研磨珠质量比例 1：4，研磨时间 120 min，以 8% PEG6000 和 2%甘露醇为冻干保护剂。纳米混悬液平均粒径和多分散指数分别为(348.1±14.2)nm 和(0.24±0.06)，均低于冻干粉。陈哲等采用反溶剂沉淀法制备紫檀芪纳米混悬剂，采用 Box-Behnken 效应面法优化紫檀芪纳米混悬剂的处方。结果，最佳处方为紫檀芪的浓度为 36 g/L，pluronic F68 浓度为 2.2 g/L，牛磺胆酸钠的浓度为 3.0 g/L。紫檀芪纳米混悬剂粒径为(134.6±2.5)nm，多分散指数(PDI)为(0.097±0.006)。体外溶出表明紫檀芪的纳米化促进了其溶出速度。吴超群等采用沉淀-高压均质法制备甘草黄酮纳米混悬剂，以平均粒径与 PDI 为评价指标，采用星点设计-效应面法优化制备工艺。结果，最佳条件为黄酮质量浓度 10.00 mg/ml，PVP K30、PEG400 质量浓度 2.30 mg/mL，平均粒径(172.3±1.2)nm，PDI (0.175±0.004)。最佳冻干保护剂为 5%甘露醇-乳糖(3：2)，复溶后平均粒径为(239.7±2.1)nm，PDI 为 0.193±0.032。冻干粉在 60 min 内的体外溶出率达 87.7%，明显高于物理混合物(低于 30%)。

(5) 纳米粒　郭静一等研究薄膜-超声法制备双烟酸姜黄素酯纳米粒的辅料配比。结果，最佳处方辅料配比为硬脂酸 80 mg，卵磷脂 150 mg，聚山梨酯-80(0.6%)20 ml，所得烟酸姜黄素固体脂质纳米粒包封率达 65%，平均粒径为 190 nm。赵庭等构建载葛根素(Pur)聚乙烯亚胺/海藻酸钠(PEI/ALG)自组装纳米粒(Pur-PEI/ALG-NPs)，并考察其制备工艺与体外释放行为。结果，优化后的处方 PEI 质量浓度为 3.2 mg/ml，ALG 质量浓度为 1.3 mg/ml，PEI-ALG 质量比为 3.75：1，平均粒径为(118.0±0.4)nm，包封率为(24.13±1.78)%，载药量为(11.17±0.71)%；体外释放结果表明 Pur-PEI/ALG-NPs 加快了 Pur 的释放速率。冯子奇等通过反溶剂法制备叶黄素酯纳米粒，优化制备工艺。结果，最优制备条件为沉积时间 10 min，叶黄素酯质量浓度 50 mg/ml，溶剂反溶剂体积比为 1：7，泊洛沙姆 188 质量分数 0.5%，搅拌速率 950 r/min，沉积温度 25 ℃；所得纳米粒为球形，平均粒径为 164 nm，其中四氢呋喃残留量为 344.3 μg/g，在人工胃液环境中的饱和溶解度和溶出速率分别是原药的 2.91 倍和 9.65 倍。田茜等采用乳化蒸发-低温固化法制备水蜈蚣总黄酮固体脂质纳米粒。以包封率和平均粒径为评价指标，优化处方并考察其体外释药性。结果，最佳处方为总黄酮含量 7%，泊洛沙姆 188 用量 6.73%，单硬脂酸甘油酯用量 3.49%，包封率 99.30%，平均粒径 76.5 nm。固体脂质纳米粒 8 h 时累积释放度为 53.83%，24 h 时达 90.41%，与 Ritger-Peppas 模型拟合度最高，为药物扩散和脂质载体材料溶蚀的协同过程。王婴等采用纳米沉淀法制备青藤碱聚乳酸-羟基乙酸共聚物(PLGA)纳米粒，优化处方及制备工艺。结果，青藤碱 PLGA 纳米粒的最佳处方和工艺条件为青藤碱与PLGA的质量比1.4∶10；有机相与水相的体积比为2.2∶10，表面活性剂RH40的浓度为0.7%。制备的纳米粒平均粒径为113 nm，平均包封率为81.53%，平均载药量为7.65%。另有报道，陈丹飞等研究大黄酸PEG-PCL-PEI纳米粒的制备及体外评价，李然等研究基于新型树枝状大分子的黄素纳米粒的制备及体外释放，李素珍等研究甲斑蝥素立方液晶纳米粒制备及体外释放度等。

(6) 微丸　陈正君等对制取的具pH依赖型和酶触依赖型的微丸进行模拟体内环境试验，以判断制备复方湿生扁蕾结肠靶向微丸的可行性。结果，复方湿生扁蕾微丸中木犀草素在模拟胃液和小肠液中2 h后均未见释放；在模拟结肠液中1 h后释放度为85.3%，2 h后达95.3%。罗开沛等采用流化床喷雾干燥技术制备水飞蓟素纳米结晶微丸。结果，水飞蓟素纳米结晶微丸再分散后平均粒径(251.6±3.8)nm，PDI(0.18±0.02)，分析显示药物以无定型或分子状态分散于载体中；分别在60 ℃、相对湿度75%和照度(4 500±500)Lux的条件下，水飞蓟素纳米结晶微丸外观性状、再分散性能、水飞蓟素含量及溶出度均未发生明显变化。刘丹等根据银杏黄酮生物药剂学性质及其临床释药行为的特点，构建银杏黄酮组分自微乳-微丸释药系统。结果，油相、乳化剂和助乳化剂分别为肉豆蔻酸异丙酯、聚山梨酯-80和无水乙醇；Km值为3∶1；聚山梨酯-80和无水乙醇总质量与IPM质量比为9∶1，银杏黄酮加药量0.20 g，制得的自微乳粒径均小于30 nm；自微乳中银杏黄酮的量为13.32 mg/ml，以自微乳作为自黏合剂制备载药量为25%的自微乳-微丸释药系统，显著提高了银杏黄酮的溶出。何亚丽等采用挤出滚圆法，以壳聚糖为骨架黏附材料，十八醇为漂浮材料，制备菠萝叶提取物黏附漂浮微丸。结果，制备的黏附漂浮微丸体外黏附性达(73.2±3.4)%，在人工胃液中可立即起漂，持续漂浮时间在12 h以上；黏附漂浮微丸在大鼠胃内6 h时滞留率达40%以上，而普通参比微丸胃滞留率低于15%，两者相比，滞留效果具有显著性差异($P<0.01$)；药物体外释放时间可达6 h以上，体外释药机制符合Higuchi方程。张永强等采用挤出-滚圆法制备甘草次酸素丸，利用流化床包衣技术对甘草次酸素丸进行包衣，研究确定甘草次酸结肠靶向微丸的制剂处方。结果，采用微晶纤维素和甘草次酸，同时加入黏合剂羧甲基纤维素钠，经过充分搅拌混合，以30%的乙醇作为润湿剂，通过挤出-滚圆制得甘草次酸素丸。以尤特奇S100为膜控材料，加入适量柠檬酸三乙酯与滑石粉配制包衣液，对甘草次酸素丸进行包衣，制得甘草次酸包衣微丸。释放度实验表明甘草次酸素丸在其增重20%时，在0.1 mol/L的盐酸溶液中不释放，在pH6.8的磷酸缓冲液条件下6 h内其释放率不到20%。而在pH7.4的磷酸缓冲液条件下2 h内释放率达到80%以上。另有报道，李闻涛等研究促进靶向结肠微丸体外药物释放，探讨何首乌抗性淀粉作为靶向结肠微丸材料的可行性，俞建东等研究银杏酮酯缓释微丸多成分体内吸收动力学与体外释药动力学的相关性，郑亚平等研究基于挤出物质构特性的挤出工艺对微丸成型质量的影响等。

(7) 微乳　祁利平等筛选复方痛痹舒自微乳释药系统(SMEDDS)的基质组成并确定配方比例。结果，复方痛痹舒SMEDDS基质组成为油相肉豆蔻酸异丙酯(IPM)，乳化剂RH40/聚山梨酯-80(1∶1)，助乳化剂甘油；各相系占SMEDDS基质组成的比例范围按质量分数计油相9.96%～40.49%，乳化剂23.31%～59.97%，助乳化剂19.83%～60.02%，制成的复方痛痹舒SMEDDS基质，分散相粒径可以达到10～100 nm。黄瑞雪等选择Capryol90为油相，Cremophor RH40为表面活性剂，Transcutol HP为助表面活性剂，通过单因素试验优化处方，制备姜黄素-槲皮素复方自微乳。结果，制备的自微乳为澄明液体，稳定性良好，遇水可自发形成 O/W 型微乳，平均粒径（6.90±0.09）nm，姜黄素、槲皮素的包封率和载药量分别为 95.97%±0.50%、（25.82±0.15）mg/g，95.51%±2.52%、（1.80±0.05）mg/g。徐铃燕等采用饱和溶解度法，筛选表面活性剂、助表面活性剂及油相，并以蛇床子素、川芎嗪、阿魏酸、葛根素及京尼平苷为模型药代表中药复杂成分，以外观、粒径及 PDI 为评价指标，优化和验证最佳处方组成。结果，优化得到的最佳处方为油酸-Labrasol-丙二醇-水（5.30∶29.34∶7.33∶58.03），所形成的微乳外观澄清透明，流动性好，平均粒径为（118.77±3.37）nm，PDI 为（0.28±0.02），稳定性良好。另有报道，桂瓒等采用正交设计法优化去甲斑蝥素固体自微乳制备工艺，张岁玲等采用高压均质法研究制备高载药量鼻用丹参酮 II_A 亚微乳，郭梦斐等研究转铁蛋白/叶酸双重修饰的薏苡仁油-雷公藤红素微乳制备及其体外靶向抗肿瘤作用。

（8）微球 薛雨晨等采用 S/O/W 型乳化溶剂挥发法制备灯盏花乙素微球，以载药量、包封率及收率的综合评分为指标，优选处方和制备工艺。结果，最佳制备工艺为投药量 25 mg，聚乳酸-羟基乙酸共聚物 200 mg，聚乙烯醇质量分数 1%，二氯甲烷-丙酮（1.7∶0.3），搅拌转速 1 000 r/min。灯盏花乙素微球载药量（6.18±0.11）%，包封率（50.79±2.01）%，收率（91.18±2.19）%，释放 30% 药物所需时间不低于 600 h，粒径（126.0±2.1）μm。薛雨晨等又采用 W/O/O 型乳化溶剂挥发法制备丹参素钠-PLGA 微球。结果选取内水相体积 300 μL，PLGA 质量浓度 125 g/L，二氯甲烷-丙酮（3∶7），外油相为液体石蜡 200 mL，加入正己烷 6 mL，0.25%司盘 80 为乳化剂，1 400 r/min 搅拌 4 h。丹参素钠-PLGA 微球平均载药量（20.71±1.42）%，平均包封率（63.27±1.70）%，平均收率（99.10±0.83）%，体外累积释放率达 98%需要 120 h。平均粒径（71.72±1.71）μm。郭莹等采用乳化-溶剂挥发法制备葛根素生物黏附微球。结果，最佳条件为葛根素加入量 200 mg，乙基纤维素黏度 45 mPa·s，乙基纤维素与卡波姆 934P 比例 2∶1，搅拌速度 1 200 r/min，载药量 59.7%，包封率 90.8%。所得微球呈球形或类球形，可在体外持续释放药物 9 h，生物黏附性良好，在大鼠胃黏膜的滞留率达 92.6%。何晋浙等以聚乳酸-羟基乙酸共聚物为载体，采用乳化溶剂挥发法制备猴头菌素缓释微球，以包封率为评价指标，采用响应面试验法优化最佳工艺条件，并对其体外药物释放行为进行考察。结果，最佳工艺为芯壁比（猴头菌素与 PLGA 质量比）1∶1.64、PLGA 质量分数 15%、搅拌速率 1 200 r/min。最佳条件制备的猴头菌素微球表面光滑圆整，包封率为 99.66%，微球体外 384 h 累计释放率达 84.30%。

（9）凝胶 王锐等采用正交试验优化蛇床子素微囊-温敏凝胶的制备工艺。结果，优化蛇床子素微囊-温敏凝胶制备工艺参数为 P407-P188-丙二醇=18%∶1%∶15%。蛇床子素微囊-温敏凝胶中蛇床子素含量应不低于 31.77 μg/ml，胶凝温度应在 36～37 ℃。陈昳冰等通过反相乳化法制备载槲皮素-粉防己碱纳米凝胶。结果，该纳米凝胶平均粒径为（38.86±1.81）nm，槲皮素和粉防己碱的载药率分别为（0.98±0.04）%和（2.75±0.07）%，包封率分别为（96.80±1.10）%和（94.80±0.90）%。纳米凝胶的抗氧化性明显优于槲皮素单体。连薇薇等以正交试验优化 α-细辛脑原位凝胶的处方设计。结果，最佳处方为聚乳酸-羟基乙酸共聚物（PLGA）25%，PEG400 10%，N-甲基-2-吡咯烷酮（NMP）56%，α-细辛脑 9%。该制剂的累计释放度与 Weibull 分布模型和一级释放模型的相关性较好。白洁等比较研究芍药苷凝胶剂与醇质体凝胶剂透皮性能。结果，芍药苷醇质体凝胶剂中芍药苷的累计透过量（361.67±69.98）$\mu g/cm^2$，14 h 累计透过率（17.42±3.34）%，分别为芍药苷凝胶剂的 1.76 倍和 2.03 倍。何爱萍等采用改良 Franz 扩散池装置，研究活血止痛微乳凝胶的体外释放和透皮吸收特性。结果，活血止痛微乳凝胶中丹皮酚、丁香酚和水杨酸甲酯在 6 h 内的累积释放率分别为 70.35%、59.40%、54.64%，释放速率分别为 1.138、11.57、73.54 $\mu g \cdot cm^{-2} \cdot h^{-1}$；外透皮试验 6 h 累积透过率分别为 40.34%、36.34%、41.44%，透过速率分别为 0.657、7.127、56.04 $\mu g \cdot cm^{-2} \cdot h^{-1}$。另有报道，温思菁等研究制备马钱子总碱脂质体凝胶和体外透皮特点，曹娇娇等研究青藤碱液晶凝胶的制备及体外评价等。

(10) 胶束　郭阳丽等以载药量、包封率、粒径为考察指标，确定优化载紫杉醇的羧甲基壳聚糖-大黄酸聚合物胶束制备工艺。结果，最佳载药工艺以乙醇(30 mg/ml)作为紫杉醇溶剂，载体 CR 浓度为 7 mg/ml，药载比 1∶1.4。马晓星等以 mPEG-PCL 为载体材料，采用薄膜分散法制备葛根素聚合物胶束；以包封率为评价指标，优化确定胶束的最佳工艺。结果，最佳工艺为聚合物与药物比例 100∶1，水相体积 25 ml，水化温度 50 ℃。三批样品平均包封率为(35.5±2.12)%。姚海璐等以共聚物材料聚乙二醇-聚乳酸为载体，以穿心莲内酯为模型药物，用溶剂挥发法制备载穿心莲内酯 mPEG-PLA 聚合物胶束并优化处方。结果，最优处方为聚乙二醇-聚乳酸 40 mg，有机相甲醇 2 ml，穿心莲内酯 6.68 mg，水相 44.14 ml，包封率为(85.19±3.28)%，载药量为(12.38±0.80)%。胶束平均粒径为(147.96±21.79)nm。另有报道，王琳等研究碳酸酐酶Ⅸ抗体修饰去甲斑蝥素纳米胶束的肺靶向性，侯健等研究以羊脂油制备淫羊藿黄酮自组装胶束对其生物利用度的增效作用等。

(11) 贴剂　谢加庭等优选鸦胆子凝胶贴膏的配方工艺。结果，优选的最佳鸦胆子凝胶贴膏配方为药材细粉 10 g，聚丙烯酸钠 1.5 g，明胶 3 g，$AlCl_3$ 0.4 g，聚乙烯醇 3.5 g，甘油 30 g，微粉硅胶 15 g。姚瑶等采用改进的 Franz 扩散池法进行体外透皮试验，评价 3 种活血止痛凝胶贴膏的经皮渗透效果。结果，凝胶贴膏、微乳凝胶贴膏和醇质体凝胶贴膏丹皮酚 24 h 累计透过率分别为 65.30%、61.30%、60.20%，丁香酚 24 h 累计透过率分别为 51.08%、54.71%、55.66%，水杨酸甲酯 24 h 累计透过率分别为 49.20%、65.17%、72.15%。表明基于微乳/醇质体技术的复合型纳米载体可使活血止痛凝胶贴膏中有效成分透过皮肤屏障的能力更优。王友凤等优选消喘贴敷膏剂的促渗剂，选择并确定促渗剂用量。结果，氮酮和丙二醇联用的促渗效果明显优于其他几种促渗剂，确定丙二醇与氮酮的用量比为 2∶1，总质量分数为 5%。芥子碱硫氰酸盐 24 h 单位面积累计渗透量为 369.59 $\mu g/cm^2$，透皮速率常数 14.19 $\mu g \cdot cm^{-2} \cdot h^{-1}$，增渗倍数 3.19。另有报道，曾照亿等研究挥发油 3 种加入方式对止痛凝胶贴膏剂基质及体外释放度的影响，左亚杰等研究小儿健脾温通贴的质量标准，朱红霞等研究葎椒凝胶贴膏剂制备工艺及质量标准等。

(撰稿：陶建生　孙晓燕　审阅：蔡宝昌)

【中药酶法提取工艺的研究】

中药酶法提取工艺是指根据物质中成分的特性和差异性，利用不同种类的专一性酶，有目的性地对某些特征物质进行酶反应，得到目标提取物或目标成分。常用的酶类有纤维素酶、半纤维素酶、果胶酶、中性蛋白酶以及复合酶等。

针对药物不同的性质，选用特异性的一种酶，可用于中药有效成分的提取。如高建德等采用星点设计-效应面法优化果胶酶酶解提取枸杞总黄酮的工艺。确定最佳的工艺条件为，果胶酶用量 0.22%、时间 1.2 h、温度 43 ℃，枸杞总黄酮平均得率为 2.38%。薛天乐等采用单因素方差分析和正交试验相结合，优选纤维素酶法提取响铃草总黄酮的最佳工艺条件为，乙醇体积分数 50%、酶质量浓度 2.0 mg/ml、pH4.0、温度 55 ℃、液料比 30∶1(ml/g)、时间 120 min。结果响铃草总黄酮提取率可达 2.18%，比水煎法和乙醇回流法分别提高了87.9%和33.7%。李军等通过单因素和正交试验优化纤维素酶法提取苦豆草生物碱，确定的最佳工艺条件为，酶用量1 mg/g、温度50 ℃、时间4 h、缓冲液pH6，提取率比传统酸提取法提高了37%。刘同帅等优化了中性蛋白酶酶解林蛙皮的工艺，确定最佳工艺为，料液比1∶15，pH6.5，中性蛋白酶加入量3 000 U/g，45 ℃下水浴2 h，90 ℃灭酶10 min，离心可得林蛙皮酶解液。赵丽莉等优选确定Alcalase AF 2.4L碱性蛋白酶水解马鹿茸多肽的工艺为，温度60 ℃，pH7.5，加酶量4%，酶解1.5 h后多肽获得率最高。谢立亚等比较了胃蛋白酶、胰蛋白酶和胃、胰双酶酶解北冬虫夏草多肽的制备工艺。结果显示，胃蛋白酶单酶酶解效果最好，酶解工艺为水解时间5 h，加酶量2.5%，底物浓度12%。

采用复合酶提取中药皂苷、多酚、黄酮及多糖类等物质的研究也逐渐增加。Zhou ZH等采用复合酶(纤维素酶-果胶酶-*β*-葡萄糖苷酶)提取榆树皮中的总多酚物质。响应面法优化的最佳提取条件为，pH4.63、温度52.6 ℃、时间62 min。与超声辅助提取和常规热提取相比，复合酶法提高了提取率，所得的总多酚具有更高的抗氧化能力。Wang L等研究发现，复合酶(纤维素酶-木聚糖酶-*β*-葡糖苷酶)辅助提取法能将番石榴叶中的可溶性酚类物质、黄酮的提取率分别提高103.2%和81.6%，其中活性较高的槲皮素和山柰酚含量分别提高了3.5倍和2.2倍，并且抗氧化能力指标$ABTS^{+}$、DPPH自由基和FRAP也分别提高了104.4%、126.5%和90.3%。秦梅颂等优化凤尾草中木犀草素的复合酶(纤维素酶∶果胶酶∶木瓜蛋白酶=1∶1∶1)提取工艺。结果最佳条件为，酶量0.3%(占药材质量)、pH5.6、温度48.6 ℃、时间1.76 h，木犀草素提取率可达2.75 mg/g。姚海燕等优选确定复合酶提取凤尾草多糖的最佳工艺条件为，缓冲溶液量为凤尾草质量的21.81倍，pH4.71，时间2.0 h，温度48.88 ℃，纤维素酶、果胶酶、木瓜蛋白酶的用量分别为凤尾草质量的0.30%、0.40%、0.30%，结果提取物中凤尾草多糖含量为10.43%。

酶法提取还可与离子液体、乙醇或超声工艺结合，进一步提高提取效率。Sun Y等将离子液体和酶结合提取金银花中的绿原酸。最佳组合是果胶酶与[C6 mim] Br水溶液，最优条件为提取时间40 min、温度40 ℃、pH4.0、酶量1 mg/ml、离子液体浓度0.75 mol/L。扫描电镜结果表明，果胶酶和离子液体均是通过破坏细胞壁结构促进提取，圆二色光谱表明果胶酶活性增强是由于离子液体改变了其二级结构。杨全等研究纤维素酶-乙醇协同提取龙须藤总黄酮的提取工艺。结果最佳工艺条件为，酶用量9.13 mg/g、时间2.06 h、温度51.03 ℃。在优化条件下，提取率平均值为19.24%，与预测值19.02%接近。郑平平等采用遗传算法优选确定红腺忍冬叶中绿原酸的酶解超声工艺提取的最佳条件为，纤维素酶用量为红腺忍冬叶药材的0.29%、时间20 min、温度68 ℃、pH5.35，超声时间20 min、温度40 ℃，绿原酸含量为2.23%。张丹丹等采用单因素和正交试验优化超声波-酶法提取积雪草中积雪草总苷的工艺。结果最优工艺为，纤维素酶用量12 mg/g，以10倍液料比加入60%乙醇，60 ℃酶解60 min，超声提取50 min，积雪草总苷平均提取率为1.92%。

植物内生的酶类对其自身成分具有更佳的提取效果。Zhang XG等从当归内生真菌中提取得到活性更强的纤维素酶，与普通纤维素酶和市售纤维素酶相比，当归中藁本内酯的产率提高了2倍。扫描电镜结果表明，从内生菌中提取的纤维素酶能够增强细胞壁多糖的降解，具有更好的特异性。某些菌酶还能将其他成分转化为目标成分，如富盈昕等筛选得到A.sp.y39菌酶，并将其应用于淫羊藿苷的提取工艺。结果该霉菌可将淫羊藿废渣中的朝藿定A、B、C混合黄酮转化为淫羊藿苷，最终提取率由传统的20.3%提高到31.4%。

(撰稿：杨思彤 沈佩亚 钱帅 审阅：陶建生)

【中药喷雾干燥工艺的研究】

喷雾干燥技术是将溶液、乳浊液或悬浊液通过雾化器分散成微小的雾状液滴，并在干燥热气流的作用下进行热交换，使雾状液滴中的溶剂迅速蒸发，得到粉末状或细颗粒状成品或半成品的干燥技术。

喷雾干燥法可以制备中药有效成分的新型脂质体、自分散体、微囊、微球及微粉等制剂。许巧巧等研究喷雾干燥法制备莪术油微囊的最佳处方及工艺。结果最佳处方为，阿拉伯胶-明胶(1.0∶1.0)、芯材-囊材(0.30∶1.0)、附加剂 PEG6000 用量 2%、干物质用量 20%；最佳工艺为，乳化速度 10 600 r/min、时间 9 min、进风温度 160 ℃、进料功率 6%，所得微囊粒径分布均匀，包埋率可达 75.4%。吕琳等采用优选喷雾干燥法制备斑蝥素壳聚糖生物黏附微球的工艺。结果最佳处方为，斑蝥素和壳聚糖重量比 19.83%、壳聚糖醋酸溶液浓度 0.77%、蠕动泵流速 9.225 ml/min，所得微球的包封率可达 90.14%。罗超杰等优选斑蝥黄微胶囊的最佳喷雾干燥工艺为，乳液黏度 750 cP、进风温度 120 ℃、雾化器频率 40 Hz、乳液、淀粉流量比 1/3，收率高达 97.2%。付红军等优化喷雾干燥法制备山苍子油(LCO)微胶囊的工艺，结果以羟丙基-β-环糊精/阿拉伯胶(HP-β-CD/AG)为壁材最佳，$W_{HP\text{-}\beta\text{-}CD/AG}$∶$W_{LCO}$＝6.0，进料流量 3.10 ml/min，进风温度 171.0 ℃，包埋率可达 83.80%。周扬等优化纳米喷雾干燥法制备生地黄低聚糖微粉的制备工艺。结果最佳工艺为，进风口温度 110 ℃、喷雾干燥效率 50%、药液质量分数为 1.0%，可得到载药量 30%、收率 89%、吸湿性良好的生地黄低聚糖微粉。林泽君等对自制葛陈扶醉方提取液进行喷雾干燥工艺优化，最佳工艺条件为干燥温度 180 ℃，流浸膏相对密度 1.15，进料速度 50 r/min。马萍等优化黄芪甲苷干浸膏喷雾干燥工艺。结果最佳工艺条件为，药液相对密度 1.10～1.15，进风口温度 160 ℃，出风口温度 80 ℃。

喷雾干燥技术还可用于中药复方颗粒剂、胶囊剂等的生产。张俊鸿等运用中心点复合设计试验优化关键工艺参数。结果确定进料速度和雾化压力的最佳范围分别为 11%～14%和 41.3～45.0 mmHg。李洁优化柴芩退热颗粒的喷雾干燥工艺。结果最佳工艺为，物料相对密度 1.10±0.02，糊精用量 5%，进料液温度(45±5)℃，进料速度 10 ml/min，进风温度(180±5)℃，出风温度(85±5)℃，平均干燥物得率达 72.11%。张尧等采用全因子实验设计及中心复合-响应面法优化仙草方提取液的喷雾干燥工艺。结果最佳喷雾干燥工艺参数为，进风温度 170 ℃、压缩空气比 84%、进料速度为 17%，喷雾干燥得粉率可达 89.25%。张松亮等优化木香健胃颗粒浓缩液的喷雾干燥工艺。结果最佳工艺为，浓缩液相对密度 1.08(25 ℃)，进液速度 20 ml/min、进风口温度 170 ℃，出粉率可达 79.02%，木香烃内酯和去氢木香内酯的总含量可达 18.97 mg/g。向红等采用喷雾干燥法制备乙肝扶正胶囊。结果最优工艺为，进风温度 174 ℃，进液速度 7 ml/min，出风温度 97 ℃。

此外，喷雾干燥技术还可用于中药多糖、菌丝体等物料的干燥。Hu SJ 等不同干燥工艺对太平洋牡蛎多糖物理化学性质和抗氧化活性的影响。结果表明，喷雾干燥法所制备的多糖亮度高、颜色变化小，可最大限度地保留其抗氧化活性。陈晓光等采用 Box-Behnken 试验设计和响应面分析法优化冬虫夏草菌 CS.SYSU-Ⅱ菌丝体的喷雾干燥工艺。结果最佳工艺为，进料速率 490 ml/h，进风温度 118 ℃，雾化压力 0.32 MPa，固形物含量 20.5%，出粉率可达到 87.30%。

（撰稿：杨思彤　沈佩亚　钱帅　审阅：陶建生）

【中药经皮给药制剂的研究】

中药经皮给药制剂是以中医药理论为指导，结合现代药物经皮吸收技术及方法，将中药制成供皮肤外用的药物剂型。该剂型中的药物以一定的速率通过皮肤，经毛细血管吸收进入体循环或作用于皮肤局部、或通过经穴效应发挥药效，达到相应的治疗目的。

为提高药物的经皮吸收速度及程度，通常会在制剂中加入安全有效的渗透促进剂。Wang JY 等通过傅里叶变换红外光谱探讨了单环单萜促渗剂（如薄荷醇、薄荷酮等）对盐酸川芎嗪透皮吸收的增强作用及其机制。结果表明，红外光谱中 C-H 伸缩振动峰峰面积减小，促渗剂对角质层产生了提取作用，有利于药物的渗透；与薄荷酮的羰基相比，薄荷醇的羟基更易与角质层中的酰胺键形成氢键作用，使角质层的结构松散，进一步提高药物的渗透量。晏菲等研究表明，含有 3%草果挥发油作为促渗剂的磷酸川芎嗪贴剂，可明显延长大鼠的凝血时间，并且对大鼠急性心肌缺血具有保护作用。任丽君等研究复方骆驼蓬子水凝胶贴剂中的透皮吸收促进剂。结果表明，丙二醇-氮酮二元透皮吸收促进剂的促渗作用比单一促进剂更好。郑梦梦等比较了以不同浓度的氮酮、丙二醇、油酸作为透皮促进剂的岩藻黄质软膏剂。结果表明，以 2%氮酮的透皮促进效果最佳，较不加任何促渗剂的贴剂，岩藻黄质的吸收速率提高了 2.14 倍。

除传统的涂膜剂和巴布剂等，众多新型给药系统如自微乳、纳米乳、纳米混悬剂、凝胶剂、传递体等也应用于经皮给药制剂。苏菊等以薄荷油为油相、聚山梨酯-80 为乳化剂、无水乙醇为助乳化剂（各组分比例为 2∶6∶2），制备丹皮酚自微乳给药系统，最大载药量可达 100 mg/g，12 h 的释放量分别为丹皮酚饱和水溶液和丹皮酚软膏的 2.25 倍和 1.37 倍。王小宁等以牡丹籽油为油相，聚氧乙烯氢化蓖麻油为表面活性剂，PEG400 为助表面活性剂，采用高速剪切乳匀法制得牡丹籽油纳米乳，以卡波姆-980、甘油为基质制得牡丹油纳米乳凝胶，体外透皮实验表明纳米乳凝胶能改善牡丹籽油的透皮性能。钦富华等采用反溶剂沉淀联合高压均质法制备熊果酸纳米混悬剂，再以卡波姆 940 为基质制成凝胶剂，体外透皮实验表明，纳米混悬凝胶剂在 24 h 药物的累积透过量和皮肤的滞留量分别是熊果酸凝胶剂的 3.66 倍和 1.96 倍。赖滢滢等采用薄膜分散法制备蛇床子素脂质体，再以卡波姆-940 为基质制备脂质体凝胶剂，其渗透行为符合 Higuchi 方程，具有长效缓释作用。孙爱珍等采用薄膜分散法制备芒果苷传递体，发现经皮渗透量和皮内滞留量显著增加，并且其高剂量组可达到与复方地塞米松组相当的抗炎效果。柯瑾等采用正交试验优选丹参祛痘涂膜剂制备工艺，结果涂膜剂基质最优组方为聚乙烯醇∶甘油∶西黄蓍胶＝1.0 g∶2.5 ml∶1.0 g，抗炎作用显著。

经皮给药制剂中药物渗透机理的研究也逐渐深入。张琳等采用改进型的 Franz 扩散池，以 HPLC-MS 法测定白芷提取液的经皮渗透液中欧前胡素和异欧前胡素的含量，阐明了欧前胡素的体外经皮渗透基本吻合 Higuchi 模型，遵循扩散控制机理。唐万和等以离体大鼠皮肤为屏障，采用 HPLC 法分别测定殃芪巴布剂中野黄芩苷、党参炔苷和延胡索乙素的透皮累积量。结果表明，殃芪巴布剂的大鼠体外经皮渗透是被动扩散行为。穆启运等研究了川芎和细辛挥发油 β-环糊精包合物及其凝胶膏剂的经皮渗透性能。结果显示，经 β-环糊精包合后，成分无明显改变，包合物凝胶膏剂的经皮渗透性能优于包合物。陈丽华等研究马钱子总碱-白芍总苷凝胶剂配伍前后对马钱子碱和士的宁体外经皮吸收的影响。结果表明，随着白芍总苷比例的增加，渗透速率及皮肤滞留率逐渐降低，最佳比例为 1∶6。张鹰等研究跌打万花巴布剂的体外经皮渗透特征。结果表明，载药量对指标成分（蛇床子素、水杨酸甲酯和丁香酚）的经皮渗透行为影响显著，而皮肤限速作用对各成分的影响又各不相同。黄茜等研究发现蜜蜂蜂毒涂膜剂对大鼠动静脉旁路血栓的抑制率分别为 21.15%（湿重）和

20.49%(干重),且呈一定的剂量依赖性。

(撰稿:杨思彤 沈佩亚 钱帅 审阅:陶建生)

【中药制剂掩味技术的研究】

中药制剂掩味技术,可有效改善中药口服制剂的口感,提高患者用药的依从性。中药制剂掩味技术的应用主要有添加矫味剂和改变药物与味蕾的接触。

1. 添加矫味剂

常用的矫味剂包括甜味剂、芳香剂、增稠剂、味蕾麻痹剂和苦味阻滞剂。多种矫味剂经常复合使用。

添加甜味剂是最常用的掩味手段。邓姗姗在参附口腔崩解片的制备研究中考察了对甜味剂阿斯巴甜的用量,发现当阿斯巴甜用量为4%时,能明显改善口感。陈伟枝等对草石蚕口服液的制备工艺和处方进行筛选。结果表明,柠檬酸、阿斯巴甜两种矫味剂的加入量均为0.5%时口感最优。张爱丽等制备橘红痰咳口腔崩解片,阿斯巴甜和柠檬酸合用,片剂口感酸甜适宜。李丹丹等研究无糖型半夏泻心颗粒的制备工艺,结果选择1.5%的甜味素为矫味剂,最佳的辅料比例为浸膏粉∶糊精∶可溶性淀粉∶甜味剂=1∶0.6∶0.2∶0.015。阙金花等研究复方熊胆茵陈颗粒的制备工艺。结果,熊胆粉∶蔗糖∶糊精(1∶1.5∶1.5)混合以及加入0.3%环拉酸钠制粒,成型性好,口感佳。吴旖等制备百部新碱口腔崩解片,优化处方为微晶纤维素∶甘露醇(1∶1)50%、交联聚乙烯吡咯烷酮20%、微粉硅胶2%、阿司帕坦∶甜菊素(10∶1)7%,所制3批片剂表面光滑,口感良好。康冰亚研究3种口味的中药伴侣(咖啡味中药伴侣、甜橙味中药伴侣、巧克力味中药伴侣)与β-环糊精对复方中药汤剂“清热化滞汤”的掩味效果,结果认为中药伴侣可改善中药汤剂的不良口感。

加入芳香剂可以有效改善气味,协同味道的改善。祝洪艳等优选了复方板蓝根口服液的矫味配方,最佳配方为每1L口服液中加三氯蔗糖1.5 g和桔子香精0.5 g。康倩等利用模糊数学综合评价法筛选复方双花口服液最佳矫味配方,结果提取液中添加3 mg/ml安赛蜜、3 mg/ml阿斯巴甜、5 mg/ml柠檬酸和5 mg/ml水蜜桃粉末香精。农毅清等优化蓝参降脂咀嚼片的处方工艺,结果每10 g浸膏粉加入乳糖8 g、罗汉果甜苷1 g、甘露醇10 g、薄荷脑0.2 g和桔子香精0.1 g。牟婵等研究复方淫羊藿咀嚼片的成型工艺,结果以0.15%三氯蔗糖为甜味剂和0.05%天然薄荷脑为矫味剂,咀嚼片口感较佳。张义智等研究安儿宁含片的制备工艺,结果以2%阿斯巴甜和0.25%薄荷脑为矫味剂,口感适中有清凉感。

苦味阻滞剂通过竞争性的与苦味受体结合,减少苦味分子与受体的接触而达到掩味的效果。李学林等对比了三氯蔗糖、阿魏酸钠和β-环糊精单独或联合应用对黄柏水煎液的掩味效果。结果表明,3种掩味剂对黄柏水煎液均具有较好的抑苦作用,且掩味前后对黄柏中化学成分的总量无显著影响。

2. 改变药物与味蕾的接触

包衣、包合、制备微囊微球、形成复合物、固体分散体等方式是常见的手段。

熊魏等以丙烯酸树脂Ⅱ号∶PEG6000∶滑石粉(70∶15∶15)作为包衣液处方,对添加了淀粉、乳糖、微晶纤维素等辅料的黄连提取物颗粒进行包衣处理,掩味效果良好。任树龙等研究掩味小儿清降干混悬剂处方系统,将药物与掩味材料(尤特奇E100∶磷脂=20∶1)混合经喷雾干燥处理后,掩味材料薄膜能连续包覆于粉体,有效隔离药物与口腔味蕾的接触。何华山采用包合法对复方瓜子金含片的苦味来源野菊花矫味,其最佳包合工艺条件为β-环糊精与浸膏粉的比例为8∶1(g/g),包合时间60 min,包合法能够有效改善复方瓜子金含片口感。贺凤成等优化小儿消积止咳口服液制剂的剂矫味工艺,确定β-环糊精∶木糖醇∶三氯蔗糖∶薄荷脑的配比为3∶10∶0.05∶0.05,有效改善了口感,显著提高了患者用药的依从性。向志芸等等以液中干燥法制备龙胆总苷掩味微囊,星点设计-效应面法优选最优微囊成型工艺为,药物与乙基纤维素的比例为0.6∶1,油水相比例为3∶1,表面活性剂的用量为1.5%,乙基纤维素溶液的浓度为2%,滑石粉与药物的比例为1∶1。

王家龙等制备黄连总生物碱载药树脂药物复合物,工艺为黄连水溶液浓度1.5 mg/ml,交换温度为45 ℃,药液pH5.0,离子交换树脂与药物质量比为1∶1.7,充分搅拌下交换6 h。黄连总生物碱载药树脂在水中释放量小,在人工胃液、人工肠液中释放度均大于75%,可起到缓释与矫味的双重作用。向志芸等以Amberlite IRA-400阴离子交换树脂为龙胆总苷提取物的掩味载体,最佳制备条件为,溶液质量浓度8 mg/ml,树脂与药物的比例1.5∶1,反应温度45 ℃,制得复合物能有效掩盖龙胆总苷的苦味。余楚钦筛选了以山嵛酸甘油酯为掩味材料,采用熔融骤冷法制备丹皮酚共融物颗粒。结果,最佳处方工艺为丹皮酚-山嵛酸甘油酯(1∶3.5),PEG6000的用量占丹皮酚与山嵛酸甘油酯总量的13%,颗粒大小80～100目。丹皮酚共融物颗粒的大小对掩味效果及溶出度具有显著性影响,60 min丹皮酚溶出度大于70%。

(撰稿:吴飞　审阅:陶建生)

[附]　参 考 文 献

B

白洁,冯健男,杨畅,等.芍药苷凝胶剂与醇质体凝胶剂透皮性能比较[J].中国实验方剂学杂志,2017, 23(4):12

C

曹娇娇,李争光,李倩,等.青藤碱液晶凝胶的制备及体外评价[J].中国药学杂志,2017, 52(19):1691

常金花,薛禾菲,刘沛,等.薯蓣皂苷元纳米混悬液的制备[J].中成药,2017, 39(9):1819

陈莹,李晋,曹君,等.HPLC柱前衍生法测定舒血宁注射液中四种氨酸的含量[J].天津中医药大学学报,2017, 36(4):295

陈哲,路娟,彭纪铭,等.Box-Behnken设计-效应面法优化紫檀芪纳米混悬剂处方[J].中医药信息,2017, 34(6):14

陈丹飞,朱永琴,张源,等.大黄酸PEG-PCL-PEI纳米粒的制备及体外评价[J].中国中药杂志,2017, 42(16):3121

陈丽华,陈家乐,温思菁,等.马钱子总碱-白芍总苷配伍凝胶剂的制备及其经皮吸收性能的考察[J].中国药学杂志,2016, 51(22):1953

陈柔娅,邓彩云,叶珍珍,等.心脑苏滴丸制备工艺研究[J].亚太传统医药,2017, 13(12):18

陈伟枝,巫苑怡,易延逵,等.草石蚕口服液的提取工艺研究及配方筛选[J].中医药导报,2015, 21(1):55

陈晓光,盛嘉俊,王会宾,等.响应面法优化冬虫夏草菌CS.SYSU-Ⅱ喷雾干燥工艺[J].食品工业,2017, 38(8):117

陈晓怡,王炎,赵怡程,等.大孔吸附树脂富集青龙衣总多酚的工艺研究[J].中医药学报,2017, 45(3):95

陈晓宇,田振坤,高翔,等.大孔树脂纯化五味子总木脂素及其体外还原能力研究[J].辽宁中医药大学学报,2017, 19(4):39

陈亚军,姜苏,辛晓娜,等.纳滤-超滤联用技术优化新生化口服液制备工艺[J].中成药,2017, 39(6):1297

陈燕文,王玲娜,梁从莲,等.干燥方法对金银花多糖含量的影响[J].中国现代中药,2017, 19(1):88

陈昳冰,崔元璐.载槲皮素-粉防己碱纳米凝胶的制备、表征与体外评价[J].天津中医药,2017, 34(11):770

陈正君,卢年华,赵慧巧,等.反相高效液相色谱法测定

复方湿生扁蕾结肠靶向微丸的体外释放度[J].甘肃中医药大学学报,2017, 34(4):19

成伟业,陈怡,张彩云,等.白藜芦醇苷固体分散体的制备及体内外评价[J].中草药,2017, 48(3):468

程玉鹏,马爱萍,陈琦,等.微波法提取龙胆中龙胆苦苷工艺研究[J].辽宁中医药大学学报,2017, 19(3):38

崔思娇,杨光照,于士龙,等.软肝缩脾合剂澄清工艺的优化[J].中成药,2017, 39(3):629

崔向龙,徐冰,张毅,等.质量源于设计在银杏叶片制粒工艺中的应用(I):颗粒粉体学性质综合评价[J].中国中药杂志,2017, 42(6):1037

崔向龙,徐冰,孙飞,等.质量源于设计在银杏叶片制粒工艺中的应用(III):基于设计空间的过程控制策略[J].中国中药杂志,2017, 42(6):1048

D

邓姗姗.参附口腔崩解片的制备及质量研究[D].广州中医药大学,2015

豆欣欣,韩伟.两种絮凝剂纯化猴头菇总多糖工艺的对比[J].南京工业大学学报(自然科学版),2017, 39(1):64

F

冯子奇,刘佳莹,桑梅,等.反溶剂法制备叶黄素酯纳米粒[J].中草药,2017, 48(14):2870

付红军,彭湘莲,钟海雁.喷雾干燥法制备山苍子油微胶囊的研究[J].食品与机械,2016, 32(11):187

富盈昕,刘春莹,郭美娟,等.酶转化在淫羊藿苷提取中的应用[J].食品工业科技,2017, 38(8):167

G

高建德,朱晓玉,宋开蓉,等.星点设计-效应面法优化果胶酶酶解提取枸杞总黄酮的工艺[J].中药材,2017, 40(2):421

葛雯,李海波,何亮伟,等.UPLC-QqQ-MS/MS同时测定热毒宁注射液中6个活性成分[J].中草药,2017, 48(11):2225

桂贇,胡容峰,王斌,等.去甲斑蝥素固体自微乳制备及稳定性考察[J].安徽中医药大学学报,2017, 31(2):76

郭莹,严礼辉,王华,等.葛根素生物黏附微球的制备及评价[J].中成药,2017, 39(6):1175

郭波红,廖灿城,吴秀君,等.芒柄花素2-羟丙基-β-环糊精包合物的制备及其包合行为探讨[J].中草药,2017, 48(14):2877

郭波红,廖灿城,许丹翘,等.靶向叶酸受体的蟾酥提取物长循环脂质体的制备及其体外抗肿瘤活性[J].广东药科大学学报,2017, 33(5):569

郭静一,汪鹏,胡曼,等.薄膜—超声法制备双烟酸姜黄素酯纳米粒的辅料配比研究[J].中国药学杂志,2017, 52(6):462

郭梦斐,瞿鼎,王理想,等.转铁蛋白/叶酸双重修饰的薏苡仁油-雷公藤红素微乳制备及其体外靶向抗肿瘤研究[J].中草药,2017, 48(9):1748

郭阳丽,邱梁桢,林翔,等.载紫杉醇的羧甲基壳聚糖-大黄酸聚合物胶束制备工艺[J].福建中医药,2017, 48(1):16

H

Hu SJ, Zhao GH, Zheng YX, et al. Effect of drying procedures on the physicochemical properties and antioxidant activities of polysaccharides from *Crassostrea gigas*[J]. Plos One, 2017, 12(11):e0188536

何爱萍,易红,冯伟红,等.活血止痛微乳凝胶剂的体外释放和透皮吸收评价[J].中国实验方剂学杂志,2017, 23(5):17

何春喜,余泽义,何毓敏,等.竹节参总皂苷的大孔吸附树脂纯化与离子交换树脂脱色工艺研究[J].中草药,2017, 48(6):1146

何华山,刘旭海,余银芳.复方瓜子金苦味物质矫味研究[J].江西中医药,2015, 46(6):67

何晋浙,姚丽娜,孙培龙.响应面试验优化猴头菌素-PLGA微球制备工艺及其体外释[J].食品科学,2017, 38(6):242

何亚丽,黎迎,杨丹丹,等.菠萝叶提取物黏附漂浮微丸的制备及评价[J].中国中药杂志,2017, 42(1):107

贺凤成,董金平,王永刚,等.基于电子舌评价的小儿消积止咳口服液矫味技术研究[J].中国现代中药,2017, 19(6):853

侯健,李杰,孙娥,等.以羊脂油制备淫羊藿黄酮自组装胶束对其生物利用度的增效作用研究[J].中国药学杂志,2017, 52(9):726

胡华萍，许凤清，梁静静，等.大孔树脂富集纯化腺梗豨莶草总萜工艺[J].现代中药研究与实践，2017，31(4)：53

胡晓姝，谢媛媛，刘明颖，等.基于超高效液相色谱的清开灵注射液多指标成分定量指纹图谱研究[J].中药与临床，2017，8(3)：25

黄茜，胡园，张成桂，等.蜜蜂蜂毒涂膜剂对SD大鼠动静脉旁路血栓形成的影响[J].中国民族民间医药，2017，26(20)：45

黄瑞雪，茅玉炜，黎翊君，等.姜黄素-槲皮素复方自微乳制备与评价研究[J].辽宁中医药大学学报，2017，19(10)：33

霍利民，黄春赋，刘莹.不同浸泡时间对半夏泻心汤出膏率和有效成分含量的影响[J].山西中医，2017，33(5)：54

J

季正超，孙国祥.以多波长指纹图谱和同时测定8组分含量综合评价复方丹参滴丸质量[J].沈阳药科大学学报，2017，34(6)：495

冀恬，董琦，谭亮，等.亚临界水萃取康定鼠尾草中丹参酮类成分工艺的优化[J].中成药，2017，39(10)：2190

姜国志，丁艳谱，赵玉欣，等.舒血宁注射液超滤工艺的优化研究[J].中医药学报，2017，45(2)：89

蒋且英，赵国巍，张守德，等.超微粉碎对血竭-红花混合粉体稳定性的影响[J].江西中医药大学学报，2017，29(5)：65

金司仪，崔瑞勤，张凡，等.基于指标成分和药效学优选利胆排毒方醇沉工艺[J].中南药学，2017，15(9)：1233

金伟丽，杨丽聪，许海霞，等.珊瑚菌三萜的微波辅助提取工艺研究[J].西北农林科技大学学报(自然科学版)，2017，45(5)：197

K

康倩，张庆，李辉，等.模糊数学在复方双花口服液矫味工艺中的应用[J].世界科学技术(中医药现代化)，2015，17(1)：192

康冰亚，刘瑞新，孟祥乐，等.基于ISEM及FSEM综合评价中药伴侣的掩味效果[J].中国新药杂志，2016，25(12)：1385

柯瑾，姚鹏，李伦宇，等.丹参祛痘涂膜剂制备工艺及其抗炎作用[J].中南药学，2017，15(12)：1704

L

赖滢滢，周若鹏，张英丰，等.蛇床子素脂质体凝胶剂的制备及其体外透皮试验的初步研究[J].广东药学院学报，2016，32(1)：5

兰杨，韩丽，吕珊姗，等.九味蒲芎胶囊挥发油包合工艺及包合物稳定性研究[J].现代中药研究与实践，2017，31(5)：60

李欢，鄢良春，李浩然，等.基于Microtox技术的银杏内酯注射液质量控制初步研究[J].中药药理与临床，2017，33(4)：45

李洁.正交优选柴芩退热颗粒喷雾干燥工艺[J].江西中医药大学学报，2017，29(4)：63

李军，郝彩琴，冷晓红.苦豆草生物碱的酶法提取工艺优选[J].中国民族民间医药，2017，26(6)：20

李玲，梁瀚文，王玉芹，等.金蝉花中5种核苷超声提取工艺的优化[J].中成药，2017，39(8)：1612

李然，赵燕娜，王婷，等.基于新型树枝状大分子姜黄素纳米粒的制备及体外释放[J].医药导报，36(5)：538

李岩，赵宏，王宇亮，等.响应面法优化白蔹多糖的闪式提取工艺[J].中华中医药学刊，2017，35(1)：246

李存玉，马赟，刘奕洲，等.Box-Behnken响应面法优化川芎水提液纳滤工艺[J].中成药，2017，39(2)：296

李存玉，马赟，吴晨曦，等.响应面分析法优化金银花的纳滤浓缩工艺[J].中药材，2017，40(6)：1389

李丹丹，杨玲玲，奉建芳，等.无糖型半夏泻心颗粒制备工艺的研究[J].湖南中医药大学学报，2016，36(6)：56

李美云，雷小小，苏艳莹，等.芦笋总酚酸口含片处方工艺的星点设计-效应面法优化[J].时珍国医国药，2017，28(6)：1344

李绍林，王光明，颜仁梁，等.石菖蒲挥发油SFE-CO_2萃取工艺的优化[J].中成药，2017，39(7)：1518

李素珍，刘为萍，朱静，等.去甲斑蝥素立方液晶纳米粒制备及体外释放度研究[J].中华中医药杂志，2017，32(12)：5566

李闻涛，万科，杨莹，等.何首乌抗性淀粉促进靶向结肠微丸体外药物释放研究[J].中国药业，2017，26(17)：6

李响明，张浩军，冯玉康，等.三种增溶剂对冠心宁注射液中蛋白质检测的影响[J].中国现代中药，2017，19(4)：564

李学林.3种掩味剂单独或联合应用对黄柏的掩味作用探究及掩味前后化学成分的比较[J].中国实验方剂学杂志,2017, 23(2):7

李永盛,吴梅佳,蒋杉杉,等.复方蟾酥缓释滴丸的制备及其体外释放性能考察[J].中国实验方剂学杂志,2017, 23(8):7

李永祝,文远大,余俊,等.Box-Behnken设计-效应面法优选清咽爽喉颗粒醇沉工艺研究[J].湖南中医杂志,2017, 33(6):165

李远辉,伍振峰,李延年,等.基于粉体学性质分析浸膏干燥工艺与中药配方颗粒制粒质量的相关性[J].中草药,2017, 48(10):1930

梁慧,倪兆成,颜美秋,等.乳香超微粉的制备工艺及理化性质研究[J].中草药,2017, 48(7):1321

梁青青,李锡明,黄月圆,等.野生铁皮石斛色素超声提取工艺的优选[J].微量元素与健康研究,2017, 34(1):30

刘丹,张露,张振海,等.银杏黄酮组分自微乳-微丸释药系统的构建[J].中草药,2017, 48(16):3377

刘莹,邹爱英.不同浸泡时间对小建中汤煎煮有效成分溶出量和得膏率的影响[J].山西中医,2017, 33(3):56

刘同帅,李兴月,邱德亮,等.林蛙皮的酶解工艺及抗氧化作用[J].长春中医药大学学报,2017, 33(5):717

龙厚宁,王洪凤,张硕,等.银黄含化滴丸UPLC指纹图谱研究[J].中药材,2017, 40(7):1628

罗兰,李明丽,康家珍,等.脑得生固体分散体胶囊的质量控制研究[J].时珍国医国药,2017, 28(7):1551

罗兰,李明丽,梁生旺.脑得生固体分散体的制备工艺研究[J].时珍国医国药,2017, 28(3):597

罗超杰,黄丽君,盛亚玲,等.微胶囊化斑蝥黄微粒喷雾干燥条件的研究[J].中国食品添加剂,2016, (12):127

罗宏稳,谢淑桐,毋福海,等.HPLC法同时测定复方参芎滴丸中4种成分的含量[J].广东药科大学学报,2017, 33(2):191

罗开沛,李小芳,罗佳,等.水飞蓟素纳米结晶微丸的表征及稳定性考察[J].中国实验方剂学杂志,2017, 23(4):7

吕琳,何晓明,曹德英,等.喷雾干燥法制备斑蝥素壳聚糖生物黏附微球的处方工艺研究[J].中国药师,2017, 20(8):1344

M

马萍,李志韧,雷宁,等.喷雾干燥法制备黄芪甲苷干浸膏及排氚片[J].解放军药学学报,2016, 32(3):219

马东来,杜会茹,蒋翠岚,等.补肾温阳化瘀颗粒超声提取工艺研究的Box-Behnken设计-响应面法优化[J].时珍国医国药,2017, 28(2):351

马旻新,吴诗惠,韩丽,等.Box-Behnken效应面法优选川贝清咽含片辅料[J].四川中医,2017, 35(3):60

马晓星,韩翠艳,刘畅,等.正交试验优化葛根素聚合物胶束的制备工艺[J].中国中医药现代远程教育,2017, 15(10):141

牟婵,周若鹏,邓晓君,等.复方淫羊藿咀嚼片成型工艺研究[J].亚太传统医药,2016, 12(6):37

穆启运,阮新民.川芎与细辛挥发油β-环糊精包合物成分分析及经皮渗透实验[J].医药导报,2016, 35(7):718

N

农毅清,许梦寒,刘源焕,等.D-最优混料设计优化保健食品蓝参降脂咀嚼片处方工艺[J].食品与生物技术学报,2015, 34(3):316

Q

齐娅汝,李远辉,韩丽,等.干燥对中药丸剂品质形成的影响及调控[J].中国中药杂志,2017, 42(11):2208

祁利平,董艳艳,张景姣,等.复方痛痹舒自微乳释药系统基质组成的研究[J].中草药,2017, 48(16):3359

钦富华,俞佳丹,计竹娃,等.熊果酸纳米混悬凝胶剂的制备及其体外透皮研究[J].广东药科大学学报,2017, 33(3):285

秦梅颂,周国梁,徐从轩,等.罗布麻叶分散片的制备及溶出度测定[J].中成药,2017, 39(10):2055

秦梅颂,周国梁,张丽娟,等.响应面法优化凤尾草中木犀草素的酶法提取工艺[J].中成药,2017, 39(12):2622

瞿京红,李志浩,王正军,等.正交试验优选淡竹叶颗粒的闪式提取工艺[J].国际中医中药杂志,2017, 39(2):148

阙金花,李煌,黄鸣清,等.复方熊胆茵陈颗粒的制备工艺研究[J].中药与临床,2016, 7(1):40

R

任桂林,韩丽,马旻新,等.香墨低温超微粉碎规律研究[J].时珍国医国药,2017, 28(3):605

任丽君,李岩,孙婷,等.复方骆驼蓬子水凝胶贴剂透皮

吸收促进剂的筛选[J].中国药师,2016,19(10):1834

任树龙,王亚静,邓新焕,等.掩味小儿清降干混悬剂处方系统的研究[J].时珍国医国药,2015,26(6):1380

S

Sun Y, Ding S, Huang H, et al. Ionic liquid-based enzyme-assisted extraction of chlorogenic acid from *Flos Lonicera Japonicae*[J]. Bioresources and Bioprocessing, 2017, 4:45

单冬媛,裴英,孟晴,等.穿心莲内酯固体分散体的制备[J].中成药,2017,39(4):719

尚婵,李孟璇,李海波,等.LC-MS/MS同时测定痛安注射液中13个成分的含量[J].中国中药杂志,2017,42(10):1901

舒祝明,蒋剑平,王建平,等.大孔树脂纯化胡柚皮总黄酮的工艺研究[J].中国现代应用药学,2017,34(5):649

宋逍,段玺,赵鹏,等.膜分离技术应用于柴黄口服液的纯化分离工艺研究[J].吉林中医药,2017,37(2):183

宋晓黎,刘爽,肖瑶,等.淫羊藿苷大孔树脂纯化工艺的星点设计—效应面法优化[J].时珍国医国药,2017,28(3):517

苏菊,吴朝花,姜丰,等.丹皮酚自微乳经皮给药系统的处方优选及药剂学性质评价[J].中国实验方剂学杂志,2017,23(17):11

苏梦,许汉林,胡奎,等.石菖蒲挥发油β-环糊精、羟丙基-β-环糊精包合物的制备及稳定性[J].湖北中医药大学学报,2017,19(3):25

孙爱珍,郑银,王亚静,等.芒果苷传递体的制备及其经皮给药特性的研究[J].中国药学杂志,2016,51(9):727

T

谈华明,罗莉,徐瑞超,等.Plackett-Burman联合Box-Behnken设计法优选杏苏止咳颗粒流化床制粒工艺研究[J].亚太传统医药,2017,13(12):25

汤如莹,王玉杰,李伟,等.D101型大孔吸附树脂分离纯化沙苑子总黄酮工艺研究[J].中草药,2017,48(16):3342

唐万和,肖柳,杨全伟.殃芪巴布剂的不同成分离体大鼠经皮渗透行为研究[J].时珍国医国药,2017,28(5):1116

田茜,贺敬霞,何晨,等.水蜈蚣总黄酮固体脂质纳米粒处方的优化[J].中成药,2017,39(6):1170

W

Wang JY, Dong CL, Song Z, et al. Monocyclic monoterpenes as penetration enhancers of ligustrazine hydrochloride for dermal delivery[J]. Pharmaceutical Development and Technology, 2016, 22(4):571

Wang L, Wu YN, Liu Y, et al. Complex enzyme assisted extraction releases antioxidative phenolic compositions from Guava leaves[J]. Molecules, 2017, 22(10):1648

王磊,杨越,李页瑞,等.热毒宁注射液金银花提取浓缩工段过程性能指数研究[J].中草药,2017,48(14):2864

王琳,张雅娟,杨智钧,等.碳酸酐酶Ⅸ抗体修饰去甲斑蝥素纳米胶束的肺靶向性研究[J].中药药理与临床,2017,33(1):52

王宁,蒋燕平,牛丽娜,等.芦丁胶态二氧化硅固体分散体的制备及其生物利用度研究[J].中草药,2017,48(6):1139

王锐,殷悦,曲炳楠,等.蛇床子素微囊-温敏凝胶的制备与质量分析研究[J].中国药学杂志,2017,52(12):1044

王帅,李超英,董婉.星点设计-效应面法优选丹皮酚-β-环糊精包合物制备工艺[J].吉林中医药,2017,37(3):307

王婴,李木生,吴瑞婵,等.星点设计-效应面法优化青藤碱聚乳酸—羟基乙酸纳米粒的制备工艺[J].中药新药与临床药理,2017,28(2):232

王海波,邸学,谭超元.钩藤生物碱闪式提取工艺研究[J].辽宁中医药大学学报,2017,19(6):51

王继龙,魏舒畅,刘永琦,等.黄芪百合颗粒干法制粒工艺研究[J].中药材,2017,40(3):670

王家龙,张秋燕,金良,等.黄连总生物碱药物树脂复合物的质量分析[J].时珍国医国药,2015,26(11):2665

王金凤,王芳,赵楠,等.鸢尾苷元胃内漂浮型缓释片的制备及体外释放的研究[J].中国中药杂志,2017,42(2):298

王庆玲,倪健,张欣,等.桂芍子喘颗粒中挥发油包合工艺及稳定性研究[J].现代中药研究与实践,2017,31(5):48

王小宁,曹斌,张存劳,等.牡丹籽油纳米乳凝胶的制备及体外透皮特性研究[J].化工科技,2017,25(6):42

王小宁，贾慧婷，李伟泽，等.水飞蓟宾前体脂质体的制备及其质量评价[J].中草药，2017，48(7)：1314

王学军，程敏，梁旭华，等.正交试验优化杜仲叶水提液絮凝除杂工艺[J].中成药，2017，39(4)：842

王友凤，王冰，曹云飞，等.消喘贴敷膏剂促渗剂优选[J].医药导报，2017，36(11)：1306

王占一，孔德营，戴博，等.石榴叶多糖亚临界水提取工艺的优化及其体外抗氧化活性[J].中成药，2017，39(10)：2039

温思菁，陈家乐，管咏梅，等.马钱子总碱脂质体凝胶的制备及其体外透皮作用[J].中国医院药学杂志，2017，37(1)：36

吴旖，谢敏.百部新碱口腔崩解片的制备[J].中国药房，2016，27(16)：2268

吴超群，李小芳，严敏嘉，等.甘草黄酮纳米混悬剂的制备及其体外溶出率[J].中成药，2017，39(11)：2279

吴浩天，赵京华，贾德超，等.莪术醇纳米混悬剂的制备和体外释药研究[J].沈阳药科大学学报，2017，34(8)：623

吴培云，李国转，姚亮，等.藤黄酸B聚乙二醇单甲醚化脂质体的制备及大鼠体内药动学的研究[J].中草药，2017，48(8)：1553

伍蕊嗣，刘涛，覃盼盼，等.热毒宁注射液物理指纹谱研究及应用[J].中国中药杂志，2017，42(3)：505

X

向红，王立，吴元碧，等.乙肝扶正胶囊喷雾干燥工艺研究[J].内蒙古中医药，2016，35(5)：128

向志芸，李小芳，李培培，等.液中干燥法制备龙胆总苷掩味微囊研究[J].亚太传统医药，2015，11(23)：18

向志芸，李小芳，朱宁，等.龙胆总苷提取物掩味树脂复合物的制备[J].中成药，2016，38(4)：785

谢加庭，吴燕红，杨凡，等.鸦胆子凝胶贴膏配方工艺的研究[J].现代中药研究与实践，2017，31(4)：46

谢立亚，安丽萍，杜培革，等.北冬虫夏草活性多肽的制备工艺研究[J].时珍国医国药，2017，28(5)：1123

谢维友，于浩飞，张兰春，等.中药臭灵丹有效成分的超临界 CO_2 萃取工艺[J].昆明医科大学学报，2017，38(5)：5

谢向良，易延逵，邓婉莹，等.超微神安颗粒与普通神安颗粒的体外溶出和生物利用度的比较研究[J].湖南中医杂志，2017，33(6)：171

熊魏，李青，吴华强，等.黄连提取物掩味技术的初步研究[J].广州化工，2015，43(17)：61

徐冰，崔向龙，杨婵，等.质量源于设计在银杏叶片制粒工艺中的应用(II)：颗粒关键质量属性辨识[J].中国中药杂志，2017，42(6)：1043

徐艳，张心怡，狄留庆，等.基于热熔挤出技术的虎杖提取物速释固体分散体制备研究[J].中草药，2017，48(23)：4865

徐铃燕，谢远平，康倩，等.单纯形网格法优化外用中药不同油水分配系数多成分微乳制剂处方[J].中草药，2017，48(19)：3961

许丹翘，刘晓红，孙树铭，等.叶酸修饰的蟾酥提取物脂质体的制备及包封率的测定[J].时珍国医国药，2017，28(3)：600

许巧巧，张海娜，林静静，等.喷雾干燥法制备莪术油微囊研究[J].中草药，2017，48(15)：3071

薛天乐，王庆，丁锐.纤维素酶法提取响铃草总黄酮的工艺研究[J].甘肃中医药大学学报，2017，34(3)：28

薛雨晨，苏菊，姜丰，等.灯盏花乙素缓释微球的制备及药剂学性能考察[J].中国实验方剂学杂志，2017，23(6)：7

薛雨晨，严俊丽，王益，等.丹参素钠-PLGA缓释微球的制备及药剂学性能评价[J].中国实验方剂学杂志，2017，23(21)：18

Y

晏菲，马云淑，张惠玲.草果挥发油作促渗剂的磷酸川芎嗪贴剂对大鼠心肌缺血的影响[J].华西药学杂志，2017，32(4)：378

杨全，周毅生，李嘉俊，等.纤维素酶-乙醇协同提取龙须藤总黄酮的工艺研究[J].广东药科大学学报，2017，33(1)：28

杨茂华，张涛，于猛，等.正交试验优选当归挥发油的超临界 CO_2 流体萃取工艺[J].中国实验方剂学杂志，2017，23(4)：34

姚瑶，冯伟红，王岚，等.活血止痛纳米凝胶贴膏经皮渗透特性及药效评价[J].中国中医药信息杂志，2017，24(2)：70

姚海璐，王震，邵晓婷，等.载穿心莲内酯mPEG-PLA聚合物胶束制备工艺研究[J].河南大学学报，2017，36(1)：14

姚海燕，袁杰，周国梁，等.复合酶提取凤尾草多糖的工艺优化研究[J].安徽科技学院学报，2017，31(1)：65

游杨杨，索绪斌，岳静静，等.RP-HPLC 法测定紫杉醇脂质体的药物包封率[J].药物分析杂志，2017，37(3)：535

余楚钦，许丹翘，王远苹，等.颗粒剂中丹皮酚掩味技术探索[J].中国实验方剂学杂志，2016，22(2)：10

俞建东，陈芝，唐超园，等.银杏酮酯缓释微丸多成分体内吸收动力学与体外释药动力学的相关性研究[J].中草药，2017，48(14)：2850

袁茹楠，胡浩斌，韩舜禹，等.响应面法优化超声—微波提取甘草渣总黄酮工艺[J].中成药，2017，39(3)：504

苑广信，张濛川，赵南晰，等.复方北冬虫夏草咀嚼片的制备[J].时珍国医国药，2017，28(1)：113

Z

Zhang XG，Lu Y，Wang WN，et al. A novel enzyme-assisted approach for efficient extraction of Z-ligustilide from *Angelica sinensis* plants[J]. Scientific Reports，2017，7(1)：9783

Zhou ZH，Shao HG，Han X，et al. The extraction efficiency enhancement of polyphenols from *Ulmus pumila* L. barks by trienzyme-assisted extraction[J]. Industrial Crops and Products，2017，97：401

连薇薇，张永萍，徐剑，等.α-细辛脑原位凝胶处方设计及体外释放研究[J].中华中医药杂志，2017，32(7)：3209

曾照亿，刘佳，肖芳，等.挥发油 3 种加入方式对止痛凝胶贴膏剂基质及体外释放度的影响[J].中国实验方剂学杂志，2017，23(15)：20

张琳，皮子凤，孙云霞，等.中药白芷中欧前胡素、异欧前胡素体外经皮渗透特性的串联质谱研究[J].质谱学报，2017，38(1)：37

张欣，倪健，张玲玲，等.多指标优选蛭丹化瘀组方的水提醇沉工艺[J].现代中药研究与实践，2017，31(1)：44

张尧，龚明，吴双双，等.DOE 全因子实验设计在仙草方提取液喷雾干燥的应用[J].江西中医药，2017，48(11)：67

张鹰，刘新国，熊鑫，等.跌打万花巴布剂的经皮渗透研究[J].中国医院药学杂志，2016，36(9)：723

张爱丽，邵杰，张庆芬.橘红痰咳口腔崩解片的制备[J].中成药，2015，37(7)：1462

张丹丹，聂绪强，张涵，等.超声波-酶法提取积雪草中积雪草总苷的工艺研究[J].中国药房，2017，28(13)：1816

张惠玲，刘石磊，汤秀梅，等.灯盏乙素缓释片的制备及其体外释放度的考察[J].云南中医学院学报，2017，40(3)：83

张俊鸿，何雁，许燕，等.基于质量源于设计理念的风咳颗粒喷雾干燥工艺研究[J].中草药，2017，48(10)：2061

张丽军，肖志强，朱爱华，等.肉桂油滴丸制备工艺研究[J].内蒙古中医药，2017，36(13)：122

张露月，娄在祥，寇兴然，等.离子液体超声微波协同萃取金钗石斛总黄酮和石斛碱的研究[J].中药材，2017，40(1)：152

张松亮，于天杰，张玲昂，等.木香健胃颗粒喷雾干燥工艺优选[J].解放军药学学报，2016，32(6)：529

张岁玲，郭琳，史亚军，等.高载药量鼻用丹参酮Ⅱ$_A$亚微乳制备工艺研究[J].陕西中医，2017，38(9)：1298

张文华，徐力生，张霞.响应曲面法优化秦艽微波辅助提取工艺研究[J].药学研究，2017，36(7)：396

张义智，李怀平，姬涛.安儿宁含片制备工艺研究[J].中医药导报，2016，22(19)：70

张永强，刘新友，唐志书，等.甘草次酸结肠靶向微丸的研制[J].现代生物医学进展，2017，17(3)：425

张玉娟，张晓明，常琦，等.天麻素注射液的杂质谱研究[J].药物分析杂志，2017，37(9)：1687

张玉燕，何黎黎，顾健，等.硫酸黄连素多囊脂质体的制备及体外释放考察[J].时珍国医国药，2017，28(7)：1631

张壮丽，王亚飞，荣晓哲，等.鱼腥草挥发油羟丙基-β 环糊精包合物的制备[J].中成药，2017，39(5)：926

赵庭，贾运涛，张良珂.载葛根素聚乙烯亚胺/海藻酸钠自组装纳米粒的制备及性能研究[J].中草药，2017，48(17)：3523

赵祎，张红宇，王莉，等.心脉隆注射液热原检测方法的比较[J].中成药，2017，39(8)：1629

赵国巍，张守德，梁新丽，等.穿心莲内酯-聚乙二醇固体分散体的制备及体外评价[J].中国医药工业杂志，2017，48(2)：200

赵丽莉，李峰，张振秋.马鹿茸酶解工艺优选[J].辽宁中医药大学学报，2017，19(4)：50

郑梦梦，燕继永，傅旎旎，等.岩藻黄质软膏剂的制备与体外透皮研究[J].时珍国医国药，2017，28(11)：2639

郑平平，何昱，金湛，等.遗传算法优化红腺忍冬叶中绿原酸的酶解提取工艺[J].中华中医药学刊，2017，35(3)：721

郑亚平，张雪，鲜洁晨，等.基于挤出物质构特性的挤出工艺对微丸成型质量的影响研究[J].中草药，2017，48(16)：3288

周扬，刘力，徐德生，等.纳米喷雾干燥技术用于生地黄低聚糖微粉的制备工艺研究[J].中草药，2016，47(1)：65

周冰谦，吕海花，杨帆，等.变温干制对白花丹参有效成分的二次提升研究[J].中国中药杂志，2017，42(10)：1883

周恩丽，康小东，付娟，等.基于制剂原料物理特性的哮喘颗粒干法制粒工艺优选[J].中草药，2017，48(4)：681

朱红霞，姚佳玉，曾云芳，等.葎椒凝胶贴膏剂制备工艺及质量标准研究[J].辽宁中医药大学学报，2017，19(1)：75

朱应怀，刘晓霞，王继龙，等.氨水提取联合陶瓷膜超滤技术纯化甘草苷工艺研究[J].中国中医药信息杂志，2017，24(6)：71

祝洪艳，张秋梅，王国丽，等.复方板蓝根口服液矫味的模糊数学综合评价[J].中国实验方剂学杂志，2015，21(7)：8

左亚杰，文敏，王璐，等.小儿健脾温通贴的质量标准研究[J].湖南中医杂志，2017，33(7)：172

（五）中 药 炮 制

【概 述】

2017年，中药炮制研究领域发表论文300余篇，除炮制历史沿革、饮片鉴别、贮存和临床应用综述等论文外，实验研究论文200余篇，以优化炮制工艺、炮制前后成分含量的比较、毒性药效比较和饮片质量标准等研究为主，新技术、新方法在炮制研究中的运用有明显增加。

1. 中药炮制工艺研究

（1）产地加工一体化炮制　葛秀允等以外观、水分、浸出物、黄芩苷含量为指标，比较了烘制法、鲜切法、自然干燥至一定程度切制、传统切制方法对黄芩饮片质量的影响，结果以烘制法制备的黄芩饮片中有效成分的含量最高，传统"二次加工"方法制备的黄芩饮片含量最低。梁君等研究发现，半夏炮制后鸟苷、尿苷和腺苷的含量均降低，其中清半夏和姜半夏下降明显，产地加工炮制一体化新工艺可保留有效成分。王玉等以鞣质、没食子酸、地榆皂苷Ⅰ含量及折干率为评价指标，优化地榆加工炮制工艺为鲜品切厚片，干燥温度为70 ℃，干燥时间9 h。孙冬月等以香荆芥酚、麝香草酚、挥发油含量为综合评价指标，优化香薷产地加工炮制一体化工艺为，趁鲜切制1.0 cm，50～60 ℃干燥36 h，结果成分含量高于传统切制工艺。赵丹等采用环磷酰胺和盐酸苯肼结合法建立血虚模型，比较传统酒炖和产地加工饮片炮制一体化熟地黄的补血作用，结果一体化组略优于传统酒炖组。岳琳等研究表明，传统加工和一体化加工苦参饮片水提物均可降低小鼠耳肿胀度，后者作用更为显著，其解热作用也较好。一体化加工苦参饮片中槐果碱、苦参碱、氧化槐果碱、槐定碱及氧化苦参碱等5种主要有效成分的含量均高于传统方式加工品。

（2）饮片性状客观化研究　采用色差仪等技术研究炮制过程颜色变化与炮制程度、成分含量变化的关系。赵丹等研究表明，随着酒炖炮制时间的增加，熟地黄外观、口感且色泽参数L^*（亮度）值减小，与感官评价结果相一致。黄潇等研究发现，栀子微波炮制过程中，京尼平苷含量与颜色量化参数L呈正相关；西红花苷-Ⅰ含量与颜色量化参数a、b呈正相关。胥敏等采用机器视觉技术和电子鼻技术分析建曲发酵过程的最佳"火候"。胡婷婷等采用电子鼻，分析牛膝生品、黄酒炙牛膝、白酒炙牛膝、盐水炙牛膝、清水炙牛膝的气味。结果发现，盐水炙与生品气味的相对距离最近，白酒炙与生品气味的相对距离最远；可根据气味的相对距离判断牛膝炮制品的工艺是否相同。

（3）多指标正交试验优化炮制工艺　郝宁等以齐墩果酸、常春藤皂苷元、总皂苷含量为指标，使用模糊概率法进行多指标综合评价，优化酒威灵仙的炮制工艺为切短段（10～15 mm）、闷润30 min、每100 g药材使用30 ml 56%的白酒、0.070 MPa高压蒸制30 min。张栋健等以4个色谱特征峰的峰面积和样品霉变性状为指标，优化的枳壳发酵工艺为发酵温度30 ℃、发酵湿度70%、发酵时间7 d。容艳芬等以半夏多糖、有机酸、白矾残留量及小鼠PGE_2含量为指标，优选姜半夏的炮制工艺为，每100 g半夏用生姜25 g、白矾12.5 g，煮制6 h。彭璐等以没食子酸、鞣花酸的含量、抑菌圈大小为指标，采用多指标综合加权评分法优选醋五倍子最佳工艺为，用醋量20%，醋浸润14 h，蒸制3 h。

(4) 响应面法优选炮制工艺　梁清光等采用滚筒式炒药机，以色差值、pH值、槟榔次碱含量、去甲槟榔次碱含量、槟榔碱含量、去甲槟榔碱含量的总评“归一值”为评价指标，用效应面法筛选最佳炮制工艺为，206 ℃加热6 min，炒药机转速45 r/min。郑凯旋等采用Box-Behnken响应面设计并通过人工神经网络模型优化蜜炙川芎工艺为，加蜜量25%、160 ℃、加热15 min、闷润时间2.5 h。

2. 炮制对物质基础的影响研究

(1) 炮制前后成分含量比较研究　高天慧等研究发现，醋制蓬莪术中双去甲氧基姜黄素、去甲氧基姜黄素、姜黄素等3种姜黄素类成分含量均增加，而挥发油类成分有不同程度地降低。贾敏等根据《中国药典》(2015年版)重金属检测方法，采用石墨炉原子吸收法测定铅、镉含量，火焰原子吸收法测定铜含量，氢化物发生法测定砷含量，冷蒸气吸收法测定汞含量。结果发现，在醋制、酒制、蜜制、蒸制五味子中铅含量均降低，而汞含量均升高，镉含量仅在酒制品中升高，砷仅在酒制品中被检测到，铜含量无明显变化，均未超出标准限度。在醋制品和酒制品中，铅的赋存形态主要以离子交换态和有机结合态存在，在蜜制品中主要以铁锰氧化结合态和有机结合态存在，在蒸制品中主要以碳酸盐结合态和铁锰氧化结合态存在；汞、铜、镉的赋存形态在4种炮制品中均分别主要以离子交换态和碳酸盐结合态、离子交换态和有机结合态、碳酸盐结合态存在。张寒等研究发现，盐炙杜仲中铅、镉、汞、铜、砷等重金属的含量增加，清炒品和烘制品中的重金属含量降低；赋存形态无显著差异。存在形态：铅以有机结合态为主，汞以可交换态与碳酸盐结合态为主，铜以碳酸盐结合态和有机结合态存在，砷以残渣态为主，镉以碳酸盐结合态为主。

(2) 化学成分动态变化规律研究　赵梦杰等比较了不同炮制时间的何首乌和市售制首乌中16种成分的含量，聚类分析方法将22个制首乌和生首乌样品基本按成分变化特征聚为4类。潘欢欢等采用GC-MS研究发现在白术麸炒4～8 min时蜜麸中挥发性成分在组成和含量上均发生明显变化，8～20 min之间变化不明显，20 min后又出现明显变化。于文娜等采用HPLC比较鲜地黄及其炮制品中异毛蕊花糖苷的含量变化，证明异毛蕊花糖苷的产生部分由毛蕊花糖苷转化而来。伍清芳等采用HPLC-ELSD检测白术和蜜麸样品中糖的含量，结果随炮制时间延长，果糖、葡萄糖和蔗糖含量逐渐降低，当饮片温度达到150～160 ℃时，葡萄糖含量突然降为0；温度达到170～190 ℃时，果糖和蔗糖含量突然降为0；生品麦麸中不能检测出果糖、葡萄糖和蔗糖，蜜麸中果糖、葡萄糖和蔗糖含量在2 min之前急剧增加、之后开始下降，但始终比炮制前高；白术在炮制过程中会有甘露糖、半乳糖、阿拉伯糖色谱峰的增加。何美菁等采用模式函数法中的单个扫描速率的不定温法(Coats-Redfern模型与Achar模型)推断大黄、地榆、牡丹皮3味中药炒炭过程中热解反应的机理函数，证明3味中药炒炭的热解反应机制均属于反应扩散，转化率理论值与实验值存在一定的差异。

(3) 质谱联用等技术鉴定成分　陈毅等研究表明，茜草炒炭前后有差异成分鉴定为光泽汀、异茜草素、1，3，6-三羟基-2-甲基蒽醌，且炒炭后异茜草素、1，3，6-三羟基-2-甲基蒽醌含量显著增加，光泽汀含量明显减少，可作为化学标记物区分生品和炭品。戴雨霖等鉴定了黄泥煨人参的31种人参皂苷，同时检测到F_2、Rg_3等稀有人参皂苷。袁娟娟等研究发现穿山甲经炮制后，新增丝-酪环二肽及苯丙-脯环二肽等4种成分。陶益等鉴定了牛膝10种主要化学成分，牛膝经酒炙后苄基葡萄糖苷、苄基葡萄糖苷异构体、水龙骨素B、β-蜕皮甾酮和人参皂苷Ro的含量显著升高，而姜状三七苷R_1、牛膝皂苷Ⅰ和竹节参皂苷Ⅳ的含量则显著减低；盐炙后苄基葡萄糖苷、苄基葡萄糖苷异构体、牛膝甾酮

A、水龙骨素 B、β-蜕皮甾酮和牛膝甾酮含量显著升高，而姜状三七苷 R_1、人参皂苷 Ro、牛膝皂苷Ⅰ和竹节参皂苷Ⅳ的含量则显著降低。

3. 炮制前后药效毒性比较研究

(1) 不同炮制品药理作用比较研究　龚鹏飞等研究表明，米泔水漂苍术与其麸炒品、生品都对湿盛困脾脾虚大鼠有一定药效作用，且麸炒品和米泔水制品显著优于生品，且均具有良好的健脾和胃、调节胃肠道功能与分泌的作用。赵幻希等研究发现，120 ℃炮制红参的中性多糖及其组分Ⅱ的抗氧化活性最强。蒋晓煌等研究表明，胶艾汤对家兔子宫收缩作用、对大鼠凝血酶原时间与纤维蛋白溶解活性强弱顺序是全方炮制 b＞全方炮制 a＞部分炮制＞全方生品。张海珠等研究显示，酒大黄的活血效价高于生大黄，大黄炭活血效价显著降低。

(2) 成分变化与毒效关系研究　邹利等研究发现，米炒党参多糖的含量显著低于党参饮片($P<0.05$)，5-HMF 的量显著高于党参饮片($P<0.01$)。米炒党参能兴奋离体胃肠平滑肌，缓解新斯的明、$BaCl_2$ 引起的强直性收缩，对抗肾上腺素引起的肠管松弛，与党参饮片比较 $P<0.05$。

4. 炮制品质量控制的研究

焦涛等建立了川续断生品、盐炙品及酒炙品的 HPLC-ELSD 指纹图谱。熊瑞等采用 HPLC 法分别建立补骨脂炮制前后纳入复方二神丸的提取物指纹图谱。马恩耀等建立了广东传统炮制醋马钱子的 HPLC 指纹图谱，醋马钱子炮制品及其生品各相似度均大于 0.97，相对保留时间的重现性好，炮制品和生品共有峰均达 16 个，炮制后生品中 5 号和 12 号峰消失，成品中增加了 3 号和 4 号峰。张容华等采用 UPLC 法建立牡丹皮及其炮制品的 UPLC 指纹图谱，同时对 8 种成分进行测定；二者结合可直观地反映生丹皮、炒丹皮及丹皮炭 3 种药材之间成分的差异。谢建锋等采用 X-射线衍射技术建立赤石脂 X-射线衍射指纹图谱，11 批样品指纹图谱中有 13 个共有峰，炮制前其相似度均大于 95%，炮制后均大于 90%。钟永翠等以 96 批栀子不同炮制品为研究对象，利用近红外光谱法建立栀子不同炮制品栀子苷定量校正模型。杨春雨等优化了姜汁冷冻干燥的条件，建立了姜汁和复溶姜汁中 6-姜酚、8-姜酚、10-姜酚、6-姜烯酚含量测定方法。

5. 模拟炮制研究

张学兰等采用 LC-TOF/MS 法分析女贞子 4 种环烯醚萜苷类化合物(oleopolynuzhenide A、oleonuezhenide、女贞苷 G_{13}、女贞次苷)模拟清蒸品的化学成分。结果 4 种环烯醚萜苷类化合物模拟清蒸品中均检出了橄榄酸，oleonuezhenide 模拟清蒸品中还检出了特女贞苷、红景天苷和特女贞苷异构体，女贞次苷模拟清蒸品中还检出了红景天苷和女贞次苷异构体。与 oleonu-ezhenide 模拟清蒸品成分比较，女贞苷 G_{13} 模拟清蒸品的成分增加了女贞次苷和女贞次苷异构体，oleopolynuzhenide A 模拟清蒸品的成分增加了 oleonuezhenide、女贞苷 G_{13}、女贞次苷和女贞次苷异构体。王倩等从黄精中分离薯蓣皂苷，用水合反应釜模拟炮制过程对单体进行转化，确定薯蓣皂苷转化为延龄草苷和薯蓣皂苷元。

6. 其他炮制研究

吴志生等采用傅里叶变换红外光谱技术揭示附子在炮制过程中发生的 2 个过程时序段，分别为 2～3 h 和 8～9 h。罗江燕等研究表明，山茱萸在炮制的过程发生了化学变化，红外光谱与二维相关光谱结合可以快速地鉴别山茱萸生品和清蒸品。马莉等采用双向电泳分析水蛭酒炙前后差异蛋白表达，酒炙前后蛋白含有量有显著性差异($P<0.01$)，共发现 19 个差异蛋白点，其中下调蛋白 8 个，上调蛋白 11 个。朱海针等运用 PCR-DGGE 技术研究表明，淡豆豉发酵至“黄衣上遍”过程中细菌种类丰

富，真菌以曲霉菌为主；再闷过程中细菌以乳杆菌为主，真菌以隐球菌为主。胡梦等应用经典微生物分离纯化方法，结合形态学考察和 16 S rDNA 或 18 S rDNA 基因序列分析，对炮天雄传统炮制过程中样品进行微生物的分离及菌种初步分类鉴定，共分离获得细菌 14 株、酵母菌 11 株、丝状真菌 2 株。吴育等研究发现，大黄酒制能明显改变芦荟大黄素、大黄酸和大黄素在大鼠体内的分布，其中各成分在心与肺组织中的分布增加，在肝和肾中的分布与生品组相比变化不大，而在脑中没有检测到 3 种成分。大黄酒制后，芦荟大黄素和大黄素在大鼠体内的 T_{max} 均有不同程度的延长，C_{max} 均较生品组高，AUC_{0-t} 也有不同程度的增加，但两者的半衰期 $T_{1/2}$ 均有所减少。

（撰稿：谭鹏　李飞　审阅：蔡宝昌）

【18 种中药炮制工艺的研究】

1. 鱼鳔胶

李楠等选用 $L_9(3^4)$ 正交表设计试验，以粉碎率、蛋白质含量为指标，以膨胀率、浸出物为参考指标，筛选滑石粉炒鱼鳔胶炮制工艺。结果最佳工艺为，选择药物 2 倍量的 200 目滑石粉，190 ℃ 翻炒 3 min。

2. 大黄

肖井雷等以芦荟大黄素、大黄酸、大黄素、大黄酚、大黄素甲醚和总蒽醌的含量为指标优选熟大黄的最佳炮制工艺，并采用色差计量化炮制品的颜色值。结果最佳工艺为，大黄加 30%黄酒闷润 3.5 h，100 ℃蒸制 1.5 h。色度 L(4 mm)、a(4 mm、8 mm)、b(4 mm)值与大黄酚、大黄素甲醚、大黄素、芦荟大黄素、总蒽醌的量呈(极)显著性正(负)相关，可以科学地判定炮制终点。

3. 柴胡

廖念等以柴胡皂苷 a、d 含量为考察指标，通过 $L_9(3^4)$ 正交试验优选柴胡最佳麸炒工艺为，10%的麦麸用量，预热锅温 290 ℃，麸炒时间 80 s。叶耀辉等以 HPLC 测得的主要药效成分柴胡皂苷 a、d 之和为响应指标，优选鳖血柴胡的最佳炮制工艺为，鳖血用量 15%（每 100 g 柴胡拌入 15 g 鳖血），110 ℃炒制 15 min。

4. 菊花

苏靖等以愈创木酚为底物，采用 UV 法测定菊花过氧化物酶的酶学特性，比较 4 种炮制工艺下菊花过氧化物酶学特性及总黄酮含量。结果 4 种工艺炮制品过氧化物酶的抑制效果为，100 ℃水蒸气蒸制 30 s＞微波干燥＞80 ℃热风干燥＞自然阴干；分光光度计法测定样品总黄酮含量为，蒸制干燥＞微波干燥＞80 ℃热风干燥＞自然阴干。因此认为菊花的炮制工艺可通过闪速高温灭酶来抑制菊花酶促褐变。

5. 麦芽

何晶等以麦芽中总生物碱含量、大麦芽碱含量及淀粉酶活力为指标，在单因素试验基础上结合正交试验优选麦芽最佳发芽工艺。结果最佳工艺为，水浸泡 5 h，发芽温度 25 ℃，湿度 70%，每日洒水量与大麦重量比为 1∶1。

6. 枳实和枳壳

林桂梅等以休止角、浸出物、辛弗林、柚皮苷、橙皮苷、新橙皮苷含量为评价指标，优化枳实、枳壳微型饮片切制工艺。结果枳实微型饮片切制的最佳条件为，饮片粒径 3～4 mm，厚度 2 mm，润制时间 6 h，阴干法干燥；枳壳微型饮片切制的最佳条件为，饮片粒径 1～2 mm，厚度 4 mm，润制时间 2 h，烘干法干燥。祝婧等以柚皮苷、橙皮苷、新橙皮苷质量分数及血浆胃动素质量浓度的综合评分为指标，通过正交试验考察切制厚度、干燥温度、干燥时间对枳壳趁鲜切制工艺的影响。结果枳壳一体化饮片的最佳炮制工艺为，切制厚度 3 cm，干燥温度 50 ℃，干燥时间 4 h。

7. 漆树膏

包勒朝鲁等根据蒙医药文献记载，通过正交试验优化漆树膏的炮制方法，并对没食子酸为活性成分总酚进行定量分析。结果漆树膏的最佳的炮制方法为黄油制，其最佳工艺条件为药材和黄油比例 1∶3，黄油表面温度为 200 ℃，浸泡时间为 20 min。

8. 九香虫

梁清光等采用滚筒式炒药机以镇痛率、多巴胺二聚体含量和醇溶性浸出物得率为考察指标，在单因素试验基础上通过正交试验优选九香虫的炒制工艺。结果最佳工艺为，炒制温度 170 ℃，炒制时间 5 min，炒药机转速 50 r/min。利用最佳工艺对 10 个不同批次的九香虫进行炒制，并测定其总灰分和醇溶性浸出物的含量，建议炒九香虫的总灰分定为不超过 5.2%，醇溶性浸出物不得少于 16.8%。

9. 熟地黄

屠万倩等以梓醇、地黄苷 D、毛蕊花糖苷、异毛蕊花糖苷和多糖的转移率为指标进行综合评分，采用 $L_9(3^4)$ 正交试验优化熟地黄的炮制工艺并进行验证试验。结果最优炮制工艺为，在蒸制温度 125 ℃、蒸制压力 150 kPa 下蒸制 2 次，每次 2 h；验证试验中 3 批样品的综合评分分别为 0.698 5、0.675 5、0.701 6，各指标的 RSD 均小于 5%($n=3$)。

10. 雪胆

李艺丹等以雪胆素甲质量分数为指标，采用正交试验考察闷润时间、烘干温度、烘干时间对甘草制雪胆炮制工艺的影响；进一步采用星点设计-效应面法考察闷润时间和烘干时间对该炮制工艺的影响。结果正交试验确定的甘草制雪胆最佳炮制工艺为闷润 7 h，80 ℃烘干 12 h；星点设计-效应面法确定最佳炮制工艺为，闷润时间 7.48～8.56 h，烘干时间 12.06～13.12 h。

11. 瓦楞子

陶明宝等以性状、饮片得率、水溶性浸出物含量、水煎液 Ca^{2+} 含量和水浸液 pH 的综合评分为指标，通过单因素试验和正交试验优选瓦楞子煅制工艺和煅醋淬工艺，并与其煅制后盐水淬工艺、水淬工艺进行比较。结果瓦楞子最佳煅制工艺条件为，煅制温度 750 ℃，煅制时间 30 min；最佳煅醋淬工艺条件为，煅制温度 850 ℃，煅制 90 min 后立即投入 0.3 倍量醋浓度为 9% 的米醋中进行醋淬，至醋吸净为度；不同炮制工艺多指标综合评分的排序为煅醋淬品＞煅制品＞煅盐水淬品＞煅水淬品。

12. 栀子

黄潇等以京尼平苷及鞣质含量为指标，采用 CRITIC 法计算权重系数，结合 Box-Behnken 响应面法，优化栀子炭微波炮制工艺。结果最佳工艺为，微波功率 600 W，加热 6 min，样品质量 120 g；药效实验表明，微波炮制与传统炒制栀子炭均能够缩短小鼠的出血时间和凝血时间。

13. 红芪

李越峰等采用 $L_9(3^4)$ 正交设计法，以毛蕊异黄酮和芒柄花素含量的平均值为综合评价指标，优选红芪蜜炙烘制炮制工艺和最佳微波炮制工艺。结果最佳微波条件为，温度低火，时间 5 min，厚度 2 cm；最佳烘制炮制工艺为，烘制温度 70 ℃，烘制时间 2.5 h，厚度 3 cm。

14. 天南星

朱舟等通过菌种活化、种子培养、固体发酵培养方法及正交试验考察了种子培养基、底物量、转化温度、转化时间 4 种因素的影响，优选白僵菌转化天南星固体发酵的最佳条件。结果白僵菌菌株BT1为优选出的最适宜试验菌株，其最佳培养条件为，在YPD液体培养基中以28 ℃、200 r/min转速条件培养3 d作为种子；采用固体发酵方式，以中药天南星为底物，10%的接种量，28 ℃培养20 d为白僵菌的最佳转化条件；培养基组成为天南星粗粉-鲜豆渣-米粉(1∶1∶1)，含水量为50%时，能获得毒性较低、抗惊厥活性较高的炮制品。

15. 白术

黄小方等采用星点设计-效应面法进行米泔水漂白术炮制工艺设计，采用HPLC法测定白术内酯Ⅰ、Ⅱ、Ⅲ等成分含量，进行加权综合评分计算OD值(归一化值)，优选其最佳工艺并进行验证。结果最佳炮制工艺漂洗条件为，米泔水用量为9倍、漂洗时间55 h、漂洗温度26 ℃。

16. 纹党参

强思思等对采收期的纹党参鲜药材分别采用3种加工方法炮制，采用HPLC测定各样品中党参炔苷和苍术内酯Ⅲ，苯酚-硫酸法和比色法分别测定多糖及总黄酮含量，并同时测定醇浸出物、水浸出物含量。结果优选的工艺为，80 ℃烘至含水量50%，切片，干燥，其醇浸出物(55.36%)、水浸出物(54.91%)和苍术内酯Ⅲ含量(10.95 μg/g)均高于其他饮片。

17. 牛膝

张振凌等采用HPLC测定β-蜕皮甾酮、25R-牛膝甾酮和25S-牛膝甾酮的含量，考察2种盐制方法对牛膝中指标成分含量的影响。结果盐水炙样品中以每100 g牛膝加食盐1 g，在150～180 ℃下炒制15 min的含量最高，盐粒拌炒样品以每100 g牛膝加食盐2 g，150～180 ℃炒制4 min的含量最高。盐粒拌炒牛膝的样品中3种甾酮类成分的含量均大于生品和盐水炙牛膝的样品，2种不同盐制方法对牛膝中有效成分均有影响。

18. 沙苑子

康丽等用盐水、黄酒、米醋三种辅料，按照烘、炒、蒸三种不同工艺，炮制得到9种不同规格沙苑子炮制品，采用HPLC法测定不同规格沙苑子中沙苑子苷A的含量。结果，盐水、黄酒或米醋三种辅料闷润炒干和闷润烘干可导致沙苑子中沙苑子苷A含量下降，而辅料闷润蒸后烘干则使得沙苑子苷A含量增加，尤以米醋闷润蒸后烘干品中沙苑子苷A含量最高。

(撰稿：李伟东　审阅：蔡宝昌)

【13种中药炮制前后成分的比较】

1. 白芍

段文娟等采用低场核磁成像技术(MRI)和弛豫时间(T_2)研究了白芍炮制过程中的水分传递过程，监测水分的含量及状态变化。结果显示，白芍鲜品中主要是自由水，煮制过程中，结合水的含量下降而自由水的含量增加，煮制过程结束时，药材中自由水的含量达90%以上。干燥过程中，T_2向左移动，水分流动性降低。MRI图像显示白芍炮制过程中水分的增加和减少均是由外而内的过程，干燥结束时，剩余水主要存在于白芍药材内部。

2. 槟榔

李凯悦等采用固态反应模型模拟槟榔炮制过程，采用离子交换HPLC法和ESI-MS法测定槟榔碱在美拉德反应时的转化差异，研究槟榔炮制过程中槟榔碱转化途径及美拉德反应对其影响。结果发现，槟榔碱在炮制过程中具有两种转化路径：一是槟榔碱的去甲基化和甲基化，二是槟榔碱的缩合反应。在美拉德反应存在时，前者的转化率明显下降，可能因其反应产物具有捕获亲电子中间体和自由基清除能力，导致槟榔碱中间体在含美拉德反应的体系中很难生成，对槟榔碱去甲基化和甲基化的转化过程具有抑制作用，可使槟榔碱的含量维持在适当水平，保证槟榔炮制品的药理活性。

3. 补骨脂

李凯等探讨了炒制时间对盐补骨脂中补骨脂素、异补骨脂素、补骨脂定、补骨脂二氢黄酮甲醚、异补骨脂二氢黄酮、补骨脂二氢黄酮、异补骨脂查耳酮、补骨脂宁、新补骨脂异黄酮和补骨脂酚等 10 种化学成分含量的影响。随炒制时间的延长，香豆素类成分呈现先降后升再降趋势，黄酮类、补骨脂酚及 10 种成分总量有降低趋势。如仅从化学成分含量考虑，补骨脂“文火炒干”即可，时间太短含水量较高，太长成分损失较大。这与以炙法炮制药物一般要求“文火炒干”，以利于储存和保存药效的观点一致。

4. 穿山甲

袁娟娟等采用主成分分析法对飞行时间质谱联用技术所提供的穿山甲炮制前后质谱数据进行分析。结果发现，穿山甲经砂烫炮制后，环二肽等亲水性成分含量显著增加，新增丝-酪环二肽及苯丙-脯环二肽等 4 种成分。这可能由于在砂烫高热处理过程中，角质层和釉质层产生了不同程度的破坏，使大量高酪氨酸角蛋白降解为各种多肽及其他产物，形成丝-酪环二肽等极性较大的亲水性物质，有利于炮甲片中此类有效成分的煎出。

5. 当归

陶益等研究发现，与生当归比较，酒当归中邻苯二甲酸、阿魏酸及肉桂酸等酚酸类成分含量显著降低 20%～25%，洋川芎内酯Ⅰ和(*Z*)-藁本内酯的含量降幅最大，降低 30%。(*Z*)-藁本内酯、新当归内酯及欧当归内酯 A 等挥发油含量在酒当归土炒当归、当归炭中降低幅度最大，约为 40%～50%。与生当归相比，当归炭中除了邻苯二甲酸和洋川芎内酯 A 含量变化不大，欧当归内酯 A 下降 45%，(*Z*)-藁本内酯下降 25%，阿魏酸、肉桂酸、洋川芎内酯Ⅰ、(*E*)-藁本内酯及新当归内酯含量下降 10% 左右。与生当归相比，土炒当归中除了邻苯二甲酸、阿魏酸及肉桂酸的含量变化不大外，欧当归内酯 A 含量下降最多，降低 50%，其次为(*Z*)-藁本内酯，含量降低 37%，(*E*)-藁本内酯和新当归内酯分别降低 17%和 21%，洋川芎内酯Ⅰ和洋川芎内酯 A 降低 7%。表明当归中酚酸类成分稳定性差，在加热过程中容易被破坏，挥发油类成分在炮制加热过程中容易挥发而散失，致使含量下降。

6. 何首乌

孙立丽等通过建立 UPLC 指纹图谱，获取峰面积、保留时间，采用主成分分析建立无监督模式识别模型，根据其结果设置了 4 种有监督模式识别模型，并采用对偶传播人工神经网络获取的权重值分析炮制前后化学成分变化。其中，以偏最小二乘法-判别分析、支持向量机-判别分析、对偶传播人工神经网络模型对生品和炮制品的鉴别预测成功率均达到了 100%，灵敏度、专属性均达到了 1.00，可用于生首乌和制首乌的识别和预测；而簇类独立软模式法预测结果较差。研究还显示，何首乌炮制后二苯乙烯苷、结合型蒽醌苷类权重降低，而游离蒽醌权重值升高。

7. 麻黄

李晗芸等研究表明，与生品麻黄相比，蜜炙、醋制、酒制、炒炭炮制品中生物碱类成分均有所下降，以酒制和炒炭炮制品下降最多；不同于麻黄碱、伪麻黄碱等有机胺类生物碱，具有抗炎药效的噁唑酮类生物碱，麻黄噁唑酮的含量在蜜炙和醋制两种炮制品中显著增加，佐证了蜜炙和醋制后麻黄抗炎作用更强。此外，在上述加热炮制的 4 种炮制品中，生物碱类成分在蜜炙麻黄中相对含量最大，这可能是其作为临床主流品种，发汗平喘作用最强的原因之一。醋制麻黄中的黄酮类成分含量下降明显，酒制、炒炭麻黄中黄酮类成分几乎消失，但蜜炙品中该类成分显著增加，其中具有调节糖类与脂肪代谢作用的牡荆素和异牡荆素-2″-*O*-α-L-鼠李糖苷含量大幅度上升，具有神经调节活性的草棉黄素-7-*O*-β-D-葡萄糖苷含量相对增加。

8. 麦麸

李力等研究发现，麦麸的生品、炒黄品、炒焦品、过焦品、蜜炙品中阿魏酸的含量分别为 2.07、2.33、1.68、1.11、0.83 μg/g，总黄酮含量分别为 5.96、7.15、9.73、13.61、9.42 mg/g。根据炒制程度的提高，麦麸中阿魏酸含量呈下降趋势，总黄酮含量呈增加趋势。炒黄品中阿魏酸含量最大，长时间的炒制对阿魏酸含量减少影响较大；蜜炙品中阿魏酸含量最低，可能与加入炼蜜后质量变大有关。

9. 秦皮

王景媛等研究发现，传统方法炮制的秦皮饮片中的秦皮甲素含量为 1.83%，秦皮乙素的含量为 0.12%，总量为 1.95%，水浸提物为 23.52%；而采用一体化得到的秦皮炮制品种秦皮甲素的含量为 2.97%，秦皮乙素的含量为 0.14%，总量为 3.11%，水浸提物的含量为 39.67%。与传统方法相比，一体化得到的秦皮炮制品中秦皮甲素的含量上升了 1.14%，秦皮乙素的含量上升了 0.02%，总量上升了 1.16%，水浸提物含量上升了 16.15%。表明一体化加工炮制方法能有效保留秦皮中有效成分，减少损失，而传统加工由于是将初加工和饮片炮制分开进行，饮片炮制前需用水润透才能切片，因秦皮甲素等有效成分溶于水，直接导致了部分有效成分的流失。

10. 瑞香狼毒

王芦笛考察了炮制对瑞香狼毒化学成分的影响。共从生品、醋制品、酒制品、奶制品中分离得 29 种差异化合物。相对于生品，酒制品中有 16 种化合物含量增加（黄酮类 8 种、香豆素 4 种、氨基酸 2 种、其他类 2 种）；醋制品中 12 种化合物含量降低（黄酮类 7 种、香豆素 1 种、氨基酸 1 种、其他类 2 种）；奶制品中 19 种化合物含量降低（黄酮类 9 种、香豆素 6 种、氨基酸 2 种、其他类 2 种）。其中奶制品中包含所有醋制品降低的成分，且降低的程度大于醋制品，推断奶制品的减毒作用强于醋制品的。与生品比较，有 5 种化合物且均为黄酮类成分，在酒制品中降低，同时在醋制和奶制品中增加，推断二氢黄酮类成分可能是狼毒的主要毒性物质。

11. 山楂

张洪坤等研究了山楂在炮制过程中性状和药效物质成分的变化规律。山楂炒制过程的颜色变化有以下规律：表面，鲜红色→深红色→暗红色→红棕色→暗红棕色→棕褐色→焦褐色→黑褐色→黑色；果肉，黄白色→浅黄色→浅黄棕色→黄棕色→黄褐色→浅棕褐色→棕褐色→焦褐色；断面，黄白色→浅黄色→浅黄棕色→黄棕色→黄褐色→浅棕褐色→棕褐色→焦褐色。随着炮制时间的延长，有机酸、绿原酸、表儿茶素、金丝桃苷整体呈下降趋势，而齐墩果酸和熊果酸相对稳定。综合性状和成分变化规律，可以看出山楂炒制过程中出现了 3 个关键时间点，分别为 14、19 和 22 min。炒制 14 min 时，有机酸类含量上升或保持着一个较高的平台期；炒制 19 min 时，有机酸类含量降至第二个平台期，酸性减弱，同时表儿茶素含量极低，可能是受热聚合成鞣质等，增加了苦味成分；炒制 22 min，有机酸类含量下降幅度增大，但仍保存一定的有机酸含量，表儿茶素含量极微，已低于检测限。

12. 山茱萸

杨光明等研究山茱萸炮制过程中参与美拉德

反应的底物游离氨基酸和还原糖质量分数的变化规律。山茱萸中共检测出15种游离氨基酸，随着炮制时间的延长，各游离氨基酸的质量分数及游离氨基酸总质量分数逐渐降低，炮制前期的12 h下降速率较快，12～24 h速率较慢，24 h后趋于平稳。还原糖质量分数在炮制中趋势不同于氨基酸，炮制24 h时还原糖质量分数由6.61%降低到5.65%。24 h后还原糖质量分数有所上升，36 h后其质量分数变化趋于稳定。美拉德反应消耗了氨基酸和还原糖，反应0～24 h游离氨基酸和还原糖质量分数降低，24 h之后质量分数稳定，提示山茱萸酒蒸24 h后，美拉德反应趋于平衡，其反应产物性质和质量分数均比较稳定。

13. 栀子

刘婧等以中火在0～30 min内炒制栀子，研究栀子炮制过程中的饮片颜色及京尼平-1-*β*-D-龙胆双糖苷、栀子苷、西红花苷-Ⅰ、西红花苷-Ⅱ、西红花苷-Ⅲ含量的动态变化。以相机拍照、Adobe Photoshop软件获取炮制品色度值，HPLC检测活性成分含量，回归分析和偏最小二乘法考察炮制品颜色与成分含有量之间的相关性。随着炮制时间延长，外果皮和种子团的色度值均呈降低趋势，以前者更明显；环烯醚萜苷类成分京尼平-1-*β*-D-龙胆双糖苷、栀子苷含有量变化趋势较缓慢，总体上前者先提高后降低，后者降低；西红花苷类成分西红花苷-Ⅰ、西红花苷-Ⅱ含量呈下降趋势，西红花苷-Ⅲ含量呈先提高后降低趋势，炮制20 min时该类成分低于检测限。外果皮和种子团各色度值与所测成分含有量均有一定相关性，与西红花苷-Ⅰ含有量呈显著相关性，关联程度依次为西红花苷-Ⅰ＞西红花苷-Ⅱ＞栀子苷＞西红花苷-Ⅲ＞京尼平-1-*β*-D-龙胆双糖苷。颜色和西红花苷-Ⅰ可考虑分别作为栀子炮制过程中的控制和监测指标。

（撰稿：张永太　审阅：蔡宝昌）

【12种中药炮制前后药理作用的比较】

1. 钩吻

吴水生等采用烘烤箱高温加热法炮制钩吻，发现钩吻在190～230 ℃温度下，经过10～60 min加热炮制，口服给药对小鼠的急性毒性明显降低。各炮制品对醋酸所致小鼠扭体反应均有一定的抑制作用，但随炮制时间的延长，镇痛效应明显下降。以镇痛药效、急性毒性为评价指标，采用星点设计-响应面法优选钩吻炮制工艺，发现在210 ℃下烘制15 min所得饮片质量较好，对醋酸致小鼠扭体反应的镇痛率为46.32%，急性毒性实验显示小鼠内脏组织均未见异常。

2. 附子

熊秋韵等比较附子不同炮制品（黑顺片、刨附片、蒸附片、炒附片、淡附片）的抗炎、镇痛及提高免疫功能的药理作用。与模型组相比，各药对于二甲苯引起的小鼠耳廓肿胀均有显著抑制作用；除蒸附片组外，各药物组大鼠的鸡蛋清致足肿胀度与空白组相比均显著下降；炒附片、黑顺片、淡附片和蒸附片能显著延长冰醋酸致小鼠扭体反应潜伏期，炒附片能显著减少扭体次数；与免疫低下小鼠比较，黑顺片组可提高脾脏系数，蒸附片、淡附片组短时间内可显著提高外周血红细胞、血红蛋白、血小板数。

3. 何首乌

郜丹等以何首乌生品及黑豆汁蒸制不同时间的炮制品为研究对象，初步发现反式二苯乙烯苷、大黄素甲醚、大黄素-8-*O*-*β*-D-葡萄糖苷、顺式二苯乙烯苷、儿茶素等成分对正常人肝细胞（L02细胞系）抑制率较大，其中大黄素甲醚与顺式二苯乙烯苷对肝细胞抑制率最大，提示与何首乌肝毒性有一定相关性。故认为何首乌高压黑豆汁蒸至36 h后才能达到减毒的效果。

4. 黄连

王婷婷等研究生、干姜汁和不同姜汁炮制黄连在胃肠动力和止泻作用方面差异。结果表明，生黄连与模型组相比，腹泻指数有了极显著的降低($P<0.01$)，说明生黄连具有较强的止泻作用，而生姜黄连与干姜黄连的止泻作用比生黄连稍弱，但与模型组相比，仍有极显著的差异($P<0.01$)；在胃肠动力方面，生黄连会显著抑制小鼠的小肠推进和胃排空，造成胃肠动力障碍，而姜汁则可以促进胃肠运动，采用姜汁炮制生黄连后，可以缓解生黄连引起的胃肠动力障碍；而生姜汁与干姜汁相比，生姜汁调节胃肠动力的效果更好。

5. 狼毒大戟

李佟拉嘎等比较了蒙古族狼毒(狼毒大戟)炮制前后药效的变化。以蒙古族狼毒生品及奶、酒、诃子汤制品药粉水混悬液灌胃给药，小鼠半数致死量分别为2.69、3.64、3.46、4.31 g/kg。药物粉末给药剂量为0.53、0.13 g/kg时，生品及其各炮制品均能明显提高小鼠小肠墨汁推进率。推测蒙古族药狼毒不同方法炮制后可能会降低部分刺激性成分含量或使其转化为毒性较小成分，从而降低了其毒性。

6. 肉苁蓉

范亚楠等比较了肉苁蓉生品和酒制品对衰老模型大鼠的延缓衰老及免疫功能影响。结果表明，与模型组比较，酒肉苁蓉与生品给药组血清MDA、NO均显著降低($P<0.01$，$P<0.05$)，SOD有上升的趋势($P>0.05$)；酒苁蓉和生品组均能提高脾脏指数、胸腺指数，改善脾脏的病理损伤，且制品组优于生品组。肉苁蓉生品和酒制品均能通过提高机体免疫功能来延缓衰老。

7. 石膏

李妍研究表明，在进行煅制时，石膏的热转变温度在300～350 ℃，从半水石膏转变为可溶性硬石膏。在该温度条件下煅制石膏，成品结构最为疏松，继续加热晶体结构反而变致密。煅成的可溶性硬石膏完全失水，微量元素含量较高，粉末及水煎液中钙离子溶出较多。生石膏高、中、低剂量组对酵母致发热大鼠模型均有一定的解热作用，与模型组相比，具有显著性差异。生石膏各组从7 h开始发挥解热作用，煅石膏基本无解热作用。煅石膏对金黄色葡萄球群、大肠杆菌、痢疾杆菌均具有一定的抑菌作用，以300、350 ℃煅制品效果最好。

8. 西洋参

李生斌等采用隔水蒸与冷冻干燥相结合的工艺炮制西洋参，比较了不同蒸制时间所得炮制品对免疫力低下小鼠免疫功能的影响。结果表明，西洋参生品及炮制品均可提高免疫低下小鼠的脾脏及胸腺指数、廓清指数、吞噬指数、脾淋巴细胞增殖反应、CD_4^+ 及 CD_8^+ 细胞数，且可升高 CD_4^+/CD_8^+ 细胞比值。在各炮制组中，2 h炮制的西洋红参水提物对环磷酰胺诱导的小鼠免疫低下模型的免疫改善作用最强。

9. 栀子

潘玲玲等考察栀子炒炭前后的主要化学成分变化及其对干酵母致血热复合出血模型大鼠的凉血止血作用。结果表明，栀子炒炭后，栀子苷及西红花苷类成分含量急剧下降，总鞣质含量上升；与模型组比较，生栀子能够极显著性降低大鼠的肛温($P<0.01$)，且能不同程度地降低全血黏度($P<0.05$，$P<0.01$)，但对凝血指标无影响；栀子炭只能在0～4 h极显著性降低大鼠肛温($P<0.01$)及全血低切黏度($P<0.05$)，但可显著缩短凝血酶时间、活化部分凝血活酶时间和，凝血酶原时间($P<0.05$，$P<0.01$)，且能明显降低及纤维蛋白原水平($P<0.05$)。病理组织学观察发现，栀子炭能够缓解血热出血大鼠肺损伤的症状。

10. 仙茅

艾雪等比较了仙茅生品、酒炙品、姜炙品、吴茱萸炙品、盐炙品对小鼠单核巨噬细胞 RAW264.7 免疫活性的影响。结果发现,除姜仙茅外,其他炮制品中仙茅苷含有量均高于生品,以酒仙茅为最高;除盐仙茅外其他炮制品中苔黑酚葡萄糖苷含有量均高于生品,以姜仙茅为最高。即酒仙茅、吴茱萸炙仙茅均能同时提高仙茅中仙茅苷和苔黑酚葡萄糖苷的含量,并以酒仙茅最为显著。以仙茅各炮制品的水提液与 RAW264.7 共孵育,测定其细胞增殖率与中性红吞噬率、培养液中活性氧簇(ROS)、NO、TNF-α 的分泌水平,发现各给药组均能提高 RAW264.7 细胞的增殖及吞噬活性,促进其分泌 NO、TNF-α 并且拮抗 ROS 的释放,以盐仙茅效果较为显著。盐仙茅能有效提高 RAW264.7 细胞的免疫活性,苔黑酚葡萄糖苷可能是仙茅中增强 RAW264.7 细胞免疫活性的有效物质。

11. 续断散

金叶等研究显示,续断散具有修复阿尔兹海默病细胞损伤模型($A\beta_{25-35}$ 诱导的 PC12 细胞损伤)的活性,且盐续断-生牛膝配伍组成的续断散作用最佳。汪靖媛等采用 MC3T3-E1 成骨细胞模型测定续断与牛膝以不同炮制品配伍组成的续断散的成骨细胞增殖率及碱性磷酸酶活力。与空白组相比,终浓度为 1 mg 生药/ml 时,除酒续断-生牛膝、酒续断-酒牛膝外,其余各种炮制品配伍的续断散在促进成骨细胞增殖方面分别具有显著性和极显著性差异($P<0.05$, $P<0.01$),终浓度为 0.25~1.00 mg 生药/ml 的盐续断-酒牛膝在增强成骨细胞 ALP 活力方面分别具有显著性和极显著性差异($P<0.05$, $P<0.01$)。不同炮制品配伍的续断散具有不同程度地促进骨生长的活性作用,且盐续断与酒牛膝为续断散的最佳配伍。

12. 淫羊藿

杨晓旭等研究淫羊藿炮制前后对实验动物基础和能量代谢影响。小鼠基础代谢实验表明,与空白组比较,炮制组小鼠的体质量和耳温均有所升高,生品组的自主活动系数明显下降($P<0.05$),炮制组小鼠产热量显著升高($P<0.05$),生品组小鼠氧气吸入量与二氧化碳呼出量均显著降低($P<0.01$)。大鼠能量代谢实验表明,生品组可显著降低甲状腺素与促甲状腺激素的水平($P<0.01$),对三碘甲状腺氨酸含量无影响,炮制组对三碘甲状腺氨酸、甲状腺素、促甲状腺激素含量均有显著性升高($P<0.01$)。此外,生品组和炮制组对总抗氧化能力、琥珀酸脱氢酶、ATP 酶含量均有显著性差异($P<0.01$)。故淫羊藿炮制后对实验动物的基础代谢与能量代谢均有促进作用,且炮制淫羊藿的药性由寒性转为温性可能是由于炮制所致。

(撰稿:张永太 审阅:王树荣)

【5 种中药炮制品的理化改变和鉴别研究】

1. 半夏

王晖等通过检测半夏和法半夏中所含淀粉的溶解度、润胀度、水结合能力、晶体结构、微观形态,评价炮制对半夏淀粉影响。法半夏淀粉的溶解度、润胀度、水结合能力与半夏淀粉相比显著降低,分别从 30.80%、17.22% 和 10.56 降低至 13.93%、10.13% 和 7.82;法半夏和半夏中的淀粉在微观形态上无明显差异,而结晶度明显提高,半夏淀粉的结晶度 31.77%,法半夏淀粉的结晶度 55.11%。

2. 大黄

张正勇使用电喷雾离子迁移谱技术,获取了生大黄、熟大黄、酒大黄的正、负离子模式下的典型谱图,以二阶导数谱提高实验样品谱图表观分辨率,结合相关系数法，通过进一步正、负离子模式与融合模式分析比较，发现负离子模式、融合模式可实现大黄及其炮制品的高效区分，从而实现了基于离子迁移谱技术量化鉴别大黄及熟大黄、酒大黄的饮片的方法。

3. 何首乌

张语凡等采用测色仪测定何首乌生炮饮片的色差值，分析炮制程度与色差检测结果的相关性。结果显示，随炮制时间延长，饮片颜色逐渐由棕黄色、浅棕色、深棕色、棕褐色直至变为棕黑色，测得的总色值 E 也由 61.11 逐渐降至 30.45，可较好地显示何首乌的炮制程度。通过聚类分析可区分生何首乌与制何首乌，且可鉴别不同炮制程度的制何首乌粉末颜色变化。

4. 豨莶草

付智慧等通过电子舌测量豨莶草炮制前后味道的变化情况，发现蜂蜜黄酒蒸制后药材苦、咸味下降，可能与加入的辅料蜂蜜、黄酒以及炮制过程有关；酸、涩、甜没有明显变化，可能是甜味成分用来抑制了豨莶草的“苦”之性，而自身的味觉值却没有上升。通过主成分分析可以区分生品与制品豨莶草；通过线性判别因子分析可以建立生品、制品味道判别模型，并进行交叉验证，正确率达到100%，可以用于豨莶草生、制品的鉴别。

5. 瓜蒌

宗倩妮等研究表明，瓜蒌炮制前后化学成分类别变化不大，一阶导数 IR 图谱较为相似，但二阶导数 IR 图谱指纹性较强，可用于瓜蒌及其炮制品的鉴别。炮制前后全瓜蒌二阶导数谱中，峰形和峰强度变化是最显著的，仅在 701 cm^{-1} 和 1 658 cm^{-1} 两处存在共有吸收峰；在 1 103～713 cm^{-1} 存在较多的尖锐中强峰，其中炮制后在 759 cm^{-1} 处有一个尖锐的强峰；炮制前 1 465 cm^{-1} 处存在一个尖锐峰，炮制后该尖锐峰消失，在 1 467 cm^{-1} 和 1 454 cm^{-1} 处出现两个强度稍弱的尖峰；炮制前 1 382 cm^{-1} 处存在一个弱峰，炮制后此处出现一个尖锐的强峰。炮制前后瓜蒌皮二阶导数谱变化情况仅次于瓜蒌实，仅在 1 743、1 513、1 037 和 707 cm^{-1} 处存在共有吸收峰，但强度和峰形均发生明显变化。炮制前后瓜蒌子二阶导数谱，在 1 513、1 467、1 380、1 155、1 079 和 890 cm^{-1} 处存在共有吸收峰，但强度和峰形明显不同。

（撰稿：张永太　审阅：蔡宝昌）

[附] 参考文献

A

艾雪，鞠成国，贾坤静，等.仙茅不同炮制品对巨噬细胞免疫活性的影响[J].中成药，2017，39(3)：616

B

包勒朝鲁，吴・斯琴毕力格，那生桑，等.蒙药漆树膏的炮制工艺及质量标准研究[J].中国现代中药，2017，19(10)：1454

C

陈毅，单鸣秋，王海丽，等.UPLC-Q-TOF-MS 分析茜草炒炭前后的化学成分变化[J].中国中药杂志，2017，42(5)：923

D

戴雨霖，庞博，阎琪，等.黄泥煨制人参中皂苷成分的RRLC-Q-TOF MS分析[J].质谱学报，2017，38(1)：61

段文娟，李月，崔莉，等.低场核磁共振及成像技术分析

白芍炮制过程中水分变化规律[J].中国中药杂志，2017，42(11)：2092

F

范亚楠，黄玉秋，贾天柱，等.肉苁蓉炮制前后对衰老模型大鼠抗衰老及免疫功能的影响[J].中华中医药学刊，2017，35(11)：2882

付智慧，李淑军，胡慧华，等.基于电子舌技术的豨莶草炮制前后滋味比较[J].中草药，2017，48(4)：673

G

高天慧，廖婉，傅超美，等.基于pH值动态变化的川产道地药材蓬莪术醋制前后化学成分差异研究[J].中草药，2017，48(24)：5174

郜丹，李晓菲，尹萍，等.基于炮制减毒思想的何首乌肝毒性物质基础初步研究[J].中草药，2017，48(10)：2044

葛秀允，朱建光.不同加工方法对黄芩饮片质量影响的综合评价研究[J].时珍国医国药，2017，28(3)：603

龚鹏飞，于欢，翟莹莹，等.多指标评价米泔水漂苍术对湿盛困脾脾虚大鼠的药效作用[J].中国实验方剂学杂志，2017，23(24)：36

H

郝宁，朴钟云，李松花，等.多指标正交优选加压酒制威灵仙炮制工艺[J].中华中医药杂志，2017，32(9)：4255

何晶，施偲，陈永刚，等.正交试验法优选麦芽最佳炮制工艺[J].中国医院药学杂志，2017，37(2)：130

何美菁，孟祥龙，王明芳，等.大黄、地榆、牡丹皮炒炭过程中热解反应机制的分析[J].中国实验方剂学杂志，2017，23(22)：1

胡梦，杜杰，贾丹丹，等.炮天雄传统炮制过程中微生物的分离与初步鉴定[J].中国现代中药，2017，19(5)：65

胡婷婷，张振凌，张娟，等.电子鼻区分牛膝及其不同炮制品气味的初步研究[J].中国药房，2017，28(3)：384

黄潇，刘婧，付小梅，等.栀子微波炮制过程中指标成分及粉末颜色变化的关联性分析[J].中国实验方剂学杂志，2017，23(10)：1

黄潇，刘婧，付小梅，等.基于CRITIC法计算权重系数的Box-Behnken响应面法优化栀子炭微波炮制工艺研究[J].中草药，2017，48(6)：1133

黄小方，鄢庆祥，龚鹏飞，等.星点设计-效应面法优选米泔水漂白术炮制工艺[J].中草药，2017，48(1)：109

J

贾敏，张寒，魏月霞，等.五味子4种炮制品中5种元素测定及其赋存形态[J].中成药，2017，39(10)：2118

蒋晓煌，蒋孟良，贺卫和，等.胶艾汤不同炮制组方对动物子宫收缩、凝血酶原时间与纤溶活性的影响[J].中国医院药学杂志，2017，37(9)：835

焦涛，吴春蕾.对续断炮制前后HPLC-ELSD指纹图谱比较研究[J].时珍国医国药，2017，28(8)：1895

金叶，杨小林，沈金阳，等.续断散对阿尔兹海默病细胞损伤模型的修复作用[J].海峡药学，2017，29(3)：35

K

康丽，邱仁杰，王秀丽.沙苑子不同规格炮制品中沙苑子苷A的含量比较研究[J].环球中医药，2017，10(6)：578

L

李凯，许梦莹，周宁，等.炮制时间对盐补骨脂中10种化学成分的影响[J].中草药，2017，48(4)：710

李力，杨柳，张义生，等.不同炮制方法对麦麸中化学成分的影响[J].中国药师，2017，20(7)：1214

李楠，谭裕君，王念明，等.滑石粉炒鱼鳔胶炮制工艺优选[J].中国药业，2017，26(13)：5

李妍.煅制温度对石膏理化性质及药理作用的影响研究[D].北京中医药大学，2017

李晗芸，苏丹，郜爱贤，等.UPLC-Q TOF MS^E与镜像对比分析四种麻黄炮制过程的成分变化[J].质谱学报，2017，38(6)：630

李凯悦，王伟英，严新宇，等.美拉德反应对槟榔炮制过程中槟榔碱转化的影响[J].华西药学杂志，2017，32(2)：150

李生斌，赵峥，万娇，等.不同炮制时间下的西洋红参对免疫力低下小鼠免疫功能的影响[J].世界中医药，2017，12(3)：623

李艺丹，张婷婷，熊瑞，等.正交设计联用星点设计-效应面法优化雪胆炮制工艺[J].中草药，2017，48(5)：913

李越峰，牛江涛，曹瑞，等.正交设计法优选红芪最佳蜜炙烘制工艺[J].北京中医药大学学报，2017，40(2)：166

李越峰，牛江涛，曹瑞，等.正交试验法优选红芪的最佳微波炮制工艺[J].中国医院药学杂志，2017，37(15)：1475

李佟拉嘎，于欢，龚千锋，等.不同炮制方法对蒙古族药狼毒毒效的影响[J].中国实验方剂学杂志，2017，23(22)：27

梁君，王桁杰，张振凌.产地加工炮制一体化新工艺对半夏生物碱类成分的影响[J].时珍国医国药，2017，28(2)：357

梁清光，王盈，孙萌，等.基于星点设计-效应面法焦槟榔的炮制工艺优选[J].中药材，2017，40(3)：580

梁清光，严冬慧，赵斌，等.炒九香虫的炮制工艺优化及其质量标准的建立[J].中国实验方剂学杂志，2017，23(17)：22

廖念，庞雪，周逸群，等.正交试验法优选北柴胡麸炒工艺[J].中国药师，2017，20(4)：738

林桂梅，张天连，贾天柱.枳实、枳壳微型饮片切制工艺优化[J].中成药，2017，39(11)：2396

刘婧，黄潇，付小梅，等.栀子炮制过程中颜色及5种成分的动态变化[J].中成药，2017，39(11)：2350

罗江燕，朱雪梅，吴敏.基于红外光谱结合二维相关光谱法的山茱萸蒸制前后化学变化分析[J].中华中医药杂志，2017，32(8)：3756

M

马莉，马琳，欧阳罗丹，等.双向电泳分析水蛭酒炙前后差异蛋白表达[J].中成药，2017，39(2)：360

马恩耀，高明，蒋丽芸，等.岭南特色饮片醋马钱子炮制前后HPLC指纹图谱研究[J].中药材，2017，40(1)：77

P

潘欢欢，刘飞，陈鸿平，等.白术麸炒过程中辅料蜜麸的挥发性成分动态变化研究[J].药物分析杂志，2017，37(3)：386

潘玲玲，刘婧，黄潇，等.栀子炭的凉血止血作用及其炮制机制分析[J].中国实验方剂学杂志，2017，23(23)：1

彭璐，张志杰，龚千锋，等.多指标加权法优选醋五倍子炮制工艺[J].药物分析杂志，2017，37(9)：1733

Q

强思思，高霞，马玉玲，等.基于纹党参鲜药材的产地加工炮制一体化技术研究[J].中国中医药信息杂志，2017，24(1)：71

R

容艳芬，刘先琼，刘艳菊.多指标综合加权评分研究姜半夏炮制工艺[J].湖北中医药大学学报，2017，19(2)：31

S

苏靖，刘守金，朱晶晶，等.中药菊花过氧化物酶酶学特性及炮制工艺的研究[J].湖南中医药大学学报，2017，37(3)：259

孙冬月，王晓婷，王馨雅，等.香薷传统切制与产地加工炮制一体化比较研究[J].中国中医药信息杂志，2017，24(12)：72

孙立丽，任晓亮，张慧杰，等.基于超高效液相色谱指纹图谱和化学计量学相结合的何首乌炮制研究[J].中华中医药杂志，2017，32(5)：2194

T

陶益，陈西，李伟东，等.当归炮制品9种化学成分的比较研究[J].中药新药与临床药理，2017，28(1)：88

陶益，杜映姗，黄苏润，等.牛膝不同炮制品中化学成分的UPLC-Q-TOF/MS分析[J].中国实验方剂学杂志，2017，23(12)：1

陶明宝，鄢玉芬，陈林，等.瓦楞子的炮制工艺优选[J].中国实验方剂学杂志，2017，23(21)：24

屠万倩，周志敏，张留记，等.多指标综合评分正交试验法优化熟地黄的炮制工艺[J].中国药房，2017，28(22)：3121

W

汪靖媛，杨小林，郭常润，等.不同炮制品配伍的续断散促进骨生长的比较研究[J].海峡药学，2017，29(4)：43

王晖，马慧芬，徐赟晟，等.炮制对半夏淀粉基础物理化学性质的影响[J].中国实验方剂学杂志，2017，23(22)：32

王蕾，张语凡，王鑫，等.生川乌片炮制过程中5-HMF含量随炮制时间的变化规律研究[J].中医药信息，2017，34(3)：17

王倩，刘星，许敏，等.黄精炮制过程中甾体皂苷的变化研究[J].云南中医中药杂志，2017，38(5)：72

王玉,刘怀伟,张帅杰.基于过程控制的地榆产地加工与炮制一体化关键技术研究[J].亚太传统医药,2017, 13(10):14

王景媛,翟思程,王昌利,等.秦皮产地加工与炮制一体化技术研究[J].陕西中医药大学学报,2017, 40(5):79

王芦笛.基于液质联用技术的瑞香狼毒化学成分及药代动力学研究[D].河北大学,2017

王婷婷,钟凌云,徐婷.不同姜汁炮制黄连对小鼠止泻作用及胃肠动力的影响[J].时珍国医国药,2017, 28(8):1876

吴育,彭晓清,姜晓燕,等.酒制对大黄中游离蒽醌在大鼠体内组织分布的影响[J].中国中药杂志,2017, 42(8):1603

吴育,张永鑫,蒋晟昰,等.酒制大黄对大鼠体内药动学的影响[J].药学与临床研究,2017, 25(5):392

吴水生,李德森,许豪然,等.基于谱效关系的钩吻炮制减毒存效的实验研究[J].中医药学报,2017, 45(5):80

吴志生,刘晓娜,谭鹏,等.基于2D-COS红外光谱的附子炮制过程时序段解析研究[J].光谱学与光谱分析,2017, 37(6):1745

伍清芳,王智磊,鄢玉芬,等.白术麸炒过程中单糖和二糖组成及含量变化规律研究[J].成都中医药大学学报,2017, 40(4):7

X

肖井雷,刘玉翠,刘媛媛,等.熟大黄炮制工艺优选及判定标准量化研究[J].中草药,2017, 48(8):1571

谢建锋,李颖晨,王颖,等.赤石脂X-射线衍射指纹图谱[J].中成药,2017, 39(3):648

熊瑞,李艺丹,张婷婷,等.补骨脂炮制前后纳入复方二神丸的提取物HPLC指纹图谱的建立及多种模式识别分析[J].中草药,2017, 48(19):3977

熊秋韵,李梦婷,缪璐琳,等.附子不同炮制品抗炎、镇痛和提高免疫功能作用的比较研究[J].中药药理与临床,2017, 33(1):123

胥敏,刘玉洁,解达帅,等.建曲发酵过程的最佳"火候"[J].中成药,2017, 39(1):136

Y

杨春雨,郭凤倩,藏琛,等.中药炮制用辅料姜汁的冻干工艺优化及冻干粉稳定性考察[J].中国中药杂志,2017, 42(3):520

杨光明,张玉玲,李萌,等.山茱萸炮制过程中美拉德反应底物的含量变化[J].食品与生物技术学报,2017, 36(8):884

杨晓旭,韩贞爱,王宇,等.炮制前后淫羊藿对实验动物基础和能量代谢的影响[J].中医药信息,2017, 34(3):1

叶耀辉,郑红梅,张博文,等.Box-Behnken响应面法优化鳖血柴胡炮制工艺[J].中药材,2017, 40(2):334

于文娜,张振凌,张颖,等.地黄炮制过程中异毛蕊花糖苷含量的动态变化[J].中国实验方剂学杂志,2017, 23(18):22

袁娟娟,刘逊.基于TOF MS-IDA-MS/MS分析穿山甲炮制前后的成分变化[J].陕西中医,2017, 38(6):810

岳琳,王岚,刘颖,等.产地加工与饮片炮制一体化对苦参饮片主要功效的影响[J].中国实验方剂学杂志,2017, 23(12):23

Z

张寒,张婷盼,张彦,等.不同炮制方法对杜仲中重金属含量及其赋存形态的影响[J].国际药学研究杂志,2017, 44(5):437

张栋健,李薇,梁之桃,等.枳壳发酵炮制前后的成分变化及工艺优化[J].中国药房,2017, 28(7):971

张海珠,谭鹏,刘振杰,等.基于活血生物效价和化学指纹图谱的大黄品质评价研究[J].药学学报,2017, 52(3):436

张洪坤,郭长达,黄玉瑶,等.山楂炮制过程中药效物质成分的变化规律研究[J].中药材,2017, 40(4):811

张容华,王锐,高雯,等.牡丹皮不同炮制品UPLC指纹图谱及多成分含量测定研究[J].广东药科大学学报,2017, 33(3):336

张学兰,宋梦晗,姜秋,等.女贞子炮制前后环烯醚萜苷类成分转化机制研究[J].辽宁中医杂志,2017, 44(12):2602

张语凡,相乐康,王鑫,等.结合传统性状客观化分析何首乌不同炮制方式与炮制程度的色彩色差[J].中国实验方剂学杂志,2017, 23(20):1

张振凌,胡婷婷,田双双,等.不同盐制方法对牛膝中有效成分含量的影响[J].中国实验方剂学杂志,2017, 23(3):10

张正勇，沙敏，刘军，等.基于离子迁移谱的大黄及其炮制品的鉴别分析研究[J].湖南中医杂志，2017，33(6)：168

赵丹，张振凌，韩宁宁，等.酒炖炮制时间对熟地黄质量的影响[J].中医学报，2017，32(7)：1231

赵丹，张振凌，王胜超，等.不同方法炮制的熟地黄的补血作用比较[J].中国实验方剂学杂志，2017，23(19)：46

赵幻希，修洋，焦丽丽，等.生晒参、红参中中性多糖的分级及体外抗氧化活性研究[J].中国药房，2017，28(7)：943

赵梦杰，龚小红，党珏，等.炮制时间对何首乌16个成分含量变化影响的研究[J].中国中药杂志，2017，42(7)：1344

郑凯旋，赵永峰，李文兵，等.Box-Behnken响应面法结合人工神经网络优选蜜炙川芎炮制工艺[J].中药材，2017，40(9)：2055

钟永翠，杨立伟，邱蕴绮，等.NIRS法对栀子不同炮制品栀子苷含量的快速检测[J].光谱学与光谱分析，2017，37(6)：1771

朱舟，伍朝君，陈玲.天南星双向发酵炮制工艺研究[J].中国药业，2017，26(10)：7

朱海针，谢卫华，龙凯，等.PCR-DGGE技术研究淡豆豉炮制过程中微生物菌群的动态变化[J].中草药，2017，48(9)：1757

祝婧，钟凌云，张金莲，等.枳壳产地加工与炮制生产一体化工艺研究[J].江西中医药，2017，48(9)：58

宗倩妮，王静，徐启祥，等.瓜蒌及其炮制品红外光谱分析[J].大理大学学报，2017，2(2)：24

邹利，邱炳勋，刘珂，等.党参米炒前后党参多糖与5-羟甲基糠醛的变化及其对胃肠平滑肌运动的影响[J].中草药，2017，48(1)：149

(六) 中 药 药 理

【概 述】

2017年,国内医药学刊公开报道的中药药理研究文献5 000余篇,主要集中在抗肿瘤、中枢神经系统、心血管系统以及消化系统的研究方面,大多是对中药有效成分(有效部位)的研究,有效地揭示了中药的作用机制。

1. 对呼吸系统作用的研究

殷玉婷等报道,苜蓿素对哮喘小鼠气道炎症有抑制作用,其机制可能与干预Toll样受体4(TLR4)/My D88/NF-κB通路有关。李厚忠等报道,川贝母可以改善哮喘模型小鼠气道重塑状态,其机制可能与其降低基质金属蛋白酶-2(MMP-2)、MMP-9和基质金属蛋白酶抑制剂-1(TIMP-1)有关。房丽君等报道,蛇床子素可以浓度依赖性地抑制转化生长因子-β_1(TGF-β_1)诱导的肺成纤维细胞的增殖、胶原蛋白合成和表型分化,其机制可能与抑制Rac-1表达、活性氧(ROS)生成有关。徐昌君等报道,黄芪甲苷通过抑制肺组织炎性反应、下调TGF-β_1表达,抑制PI3K/Akt/mTOR信号增强肺组织细胞自噬活性,阻止上皮间质转分化过程。张彦伟等报道,雷公藤内酯醇可通过抑制TGF β_1/ERK/Smad3通路,减少肺部照射后肌成纤维细胞活化,从而抑制放射性肺纤维化进展。

2. 对心血管系统作用的研究

高晨盈等报道,人参皂苷Re可通过抑制TGF-β_1/Smads通路发挥抑制血管内膜增殖的作用。孟宪卿等报道,刺蒺藜通过调控瘦素介导的JAK2/STAT3通路,改善瘦素抵抗,治疗肥胖性高血压。张志鑫等报道,黄芪甲苷抑制动脉粥样硬化斑块的形成机制与调控PI3K/Akt/mTOR信号通路、抑制炎症反应有关。刘杨等报道,青兰总黄酮具有减缓小鼠动脉粥样硬化形成的作用,其作用机制可能与干预TGF-β_1/Smad信号转导有关。吴雨婷等报道,淫羊藿次苷Ⅱ可减轻自发性高血压大鼠左心室心肌细胞凋亡,其机制与其降低血压和抑制线粒体凋亡途径相关。王小兰等报道,南葶苈子对野百合碱诱导的慢性肺源性心脏病具有改善功效,其作用途径可能是上调水通道蛋白1(AQP_1)的表达,改善甲状腺分泌。杨李强等报道,氧化苦参碱对醛固酮诱导的心肌细胞损伤具有保护作用,其机制与抑制JNK蛋白磷酸化密切相关。万嘉洋等报道,甘草次酸、甘草苷配伍次乌头碱可下调左心室射血分数、左心室短轴缩短分数及血清B型钠尿肽(BNP)的水平及促凋亡蛋白表达,上调抑制凋亡蛋白表达,这可能是甘草配伍附子对慢性心衰的抗凋亡作用机制之一。金智生等报道,红芪多糖对db/db小鼠心肌纤维化具有保护作用,其机制可能是通过抑制TGF-β_1的异常表达而降低Ⅰ型胶原蛋白降解实现的。李梦非等报道,黄芪甲苷对脂多糖(LPS)引起的心肌炎症具有明显的抑制作用,可能是通过TLR4/p38 MAPK信号通路起作用,并有效改善LPS导致的心肌损伤。秦袖平等报道,丹参多酚酸具有心肌保护作用,能明显减轻心肌细胞损伤,减少心肌组织炎性细胞浸润,这可能与降低肿瘤坏死因子-α(TNF-α)、髓过氧化物酶(MPO)等炎性介质水平有关。朴颖等报道,紫苏叶提取物通过抑制脂肪生成转录因子过氧化物酶体增殖物激活受体-γ(PPAR-γ)、CAAT/增强子结合蛋白α

(C/EBPα)和脂肪合成转录因子 SREBP-1 及其靶基因的表达来降低脂肪和体质量,调节脂肪组织脂质代谢。董婧婧等报道,三七粉具有调血脂、保护肝脏的作用,这可能与三七粉上调 SIRT1、下调肝 X 受体 α 亚型基因表达,进而下调 SCAP/SREBP-2 信号通路抑制胆固醇合成,以及上调低密度脂蛋白受体的基因表达提高肝脏对血液循环中低密度脂蛋白-胆固醇(LDL-C)的摄取有关。杨佩磊等报道,胡柚皮黄酮通过有效地积极调控与脂肪分解代谢有关的 PPAR-α 的基因表达及 PPAR-α、Lpl、Lipc 的蛋白表达,并提高机体的抗氧化能力,降低氧化应激水平,实现对脂代谢的积极调控。孙乐等报道,粗壮女贞总苷能有效降低高脂血症金黄地鼠的血脂和肝脂水平,其机制可能是粗壮女贞总苷促进肝脏中 LKB1 磷酸化以激活腺苷酸活化蛋白激酶(AMPK),从而调控机体脂质代谢。许光远等提出青钱柳总皂苷能够显著降低体外游离脂肪酸诱导肝细胞脂质沉积,可能是通过上调 AMPK、游离脂肪酸蛋白磷酸化水平,下调胆固醇应答元件结合蛋白 1、脂肪酸合成酶(FAS)mRNA 表达而发挥作用。

3. 对消化系统作用的研究

邓志燕等报道,黄芩苷可通过抗炎、促增殖并抗凋亡减轻幽门螺旋杆菌诱导的人胃黏膜上皮 GES-1 细胞损伤,其机制可能与抑制 p38 分裂原激活蛋白激酶(p38 MAPK)通路有关。伍婷婷等报道,白术多糖修复胃肠黏膜损伤的作用机制与提高细胞钙离子水平以促进细胞迁移和 E-钙黏蛋白表达有关。何蓓晖等报道,山楂叶总黄酮可调节非酒精性脂肪性肝病(NAFLD)大鼠肝脏的脂质代谢,改善炎性反应状态,其机制可能与调控 FXR 相关基因有关。楼招欢等报道,荷叶对实验性 NAFLD 的良好拮抗作用与抗脂质过氧化及调节 TXB_2/6-keto-$PGF_{1\alpha}$平衡有关。汪蕾等报道,印尼姜黄对刀豆蛋白 A 诱导的小鼠肝损伤具有显著保护作用,通过多位点影响肝组织 TGF-β_1/Smad 通路可能是其阻断肝损伤进程的机制。蒽博婷等报道,杠板归总黄酮可保护异烟肼和利福平联用导致的肝损伤小鼠,其机制可能与抑制 Fas 通路和抗炎作用有关。白慧媛等报道,五味子乙素能通过激活 Nrf2/ARE 通路,在一定剂量范围内减轻氯氮平所致小鼠肝损伤。安祯祥等报道,石斛多糖具有下调 TGF-β_1、TIMP-1 mRNA 表达,上调 MMP-13 mRNA 表达,可能是其抗肝纤维化的作用机理之一。熊莎等报道,鳖甲提取物相对分子质量 6 kDa 肽段能抑制 TGF-β 诱导的 HSC-T6 细胞的活化增殖,减少细胞外基质生成,促进其降解,发挥抗肝纤维化作用。刘伟等报道,波棱瓜子总木脂素能有效减轻 CCl_4 致大鼠肝纤维化程度,其机制可能与抑制 TGF-β_1 表达有关。冯藜枥等报道,莪术含药血清可通过抑制瘦素诱导活化的 HSCs 细胞中 Shh、Gli1 的表达,参与 Hh 信号通路抑制 HSCs 细胞的活化,发挥抗肝纤维化的作用。李小勇等报道,人参皂苷 Rd 可能通过降低 CD_{36} 及 Smad4 蛋白表达减少细胞外胶原蛋白的合成,进而发挥抗肝纤维化作用。周至品等报道,三叶香茶菜对 CCl_4 致大鼠肝纤维化具有一定的抑制作用,机制之一是下调 TLR4 信号通路的活化。罗爽等报道,大黄酸具有治疗葡聚糖硫酸钠(DSS)诱导的小鼠溃疡性结肠炎的作用,其机制可能与影响 TLR5/NF-κB 信号通路有关。李阳等报道,黄连素预防 DSS 诱导结肠炎症状及结肠组织炎性反应损伤程度,可能是通过抑制白细胞介素-6(IL-6)/STAT3 信号通路而起作用。朱磊等报道,黄芩苷对溃疡性结肠炎模型大鼠能够抑制肠道免疫反应,减少肠上皮细胞凋亡,其机制可能与 PI3K/AKT 信号通路有关。张汉超等报道,美洲大蠊提取物 Ento-A 灌肠能有效缓解噁唑酮诱导的大鼠溃疡性结肠炎,其机制可能与下调诱导型一氧化氮合酶(iNOS)和 MPO 水平,上调 IL-4、IL-10 及表皮生长因子水平有关。杜丽东等报道,当归对血虚便秘模型小鼠具有一定的治疗作用,其机制可能与调节结肠 PLC-IP3-CaM 信号通路从而下调结肠 AQP_4 和 AQP_4 mRNA 的表达，减少结肠水分重吸收有关。郑媛嘉等报道，黄芪能够改善利血平致脾虚证大鼠小肠对葡萄糖的吸收功能，其机制可能与调节钠依赖葡萄糖转运蛋白/2 型葡萄糖转运蛋白表达有关。

4. 对泌尿生殖系统作用的研究

南丽红等报道，筋骨草总黄酮的肾脏保护作用可能与调控 p38 MAPK/NF-κB 信号通路，继而减弱下游炎性因子 IL-1β、TNF-α 的表达有关。李亚妤等报道，雷公藤甲素能上调血清及肾组织中 Synaptopodin 的表达，下调血清及肾组织中的尿激酶型纤溶酶原激活物受体和 $β_3$ 整合素的表达，延缓肾脏病变程度。张利英等报道，当归多糖对 X 射线辐射大鼠所致的肾脏氧化应激损伤具有防护作用，可能和 Nrf 蛋白表达有关。王文文等报道，一定剂量桑叶总黄酮能减轻 1 型糖尿病小鼠肾间质纤维化水平，其机制可能与抑制 PI3K/Akt/mTOR 信号通路的激活有关。郑慧颖等报道，黄连素对多囊卵巢综合征大鼠有治疗作用，它不仅能改善胰岛素抵抗，还能通过降低卵泡膜细胞的细胞膜上 StAR 密度降低血清睾酮值，治疗高雄激素血症。付惠惠等报道，九香虫对染锰大鼠睾丸组织的修复机制可能是通过调节凋亡相关基因 Bcl-2 和 Bax 的表达，进而阻抑凋亡发生。谢拉等报道，白藜芦醇能抑制镉诱导大鼠前列腺氧化损伤和上皮-间质转化，其机制与调控前列腺 TGF-$β_1$ 和 Nrf-2 通路有关。

5. 对血液系统作用的研究

李娴等报道，生地炭通过影响内、外源性凝血途径、降低纤维蛋白原含量，降低全血高切、中切、低切黏度及血浆黏度，共同发挥了凉血止血的作用。赵菲菲等报道，白及非多糖组分可通过促进血小板发生活化、形变、聚集，增加血液黏度而发挥止血作用。崔国祯等报道，丹参素具有抗凝血酶诱导血小板聚集的作用，其机制与调控血小板 ERp57 和 αⅡbβ3 蛋白质的相互作用以及凝血因子 7 有关。

6. 对中枢神经系统作用的研究

杨擎等报道，五味子乙素能靶向与 β-淀粉样蛋白(Aβ)配体亲和并有效促进 Aβ 寡聚体解聚，抑制神经元的凋亡，其机制可能与靶向亲和 Aβ 配体使其寡聚体解聚并下调神经元 Aβ 的表达，抑制 Tau 蛋白高度磷酸化，进而下调 NF-κB/TNF-α 通路有关。高健等报道，人参皂苷促进体外氧糖剥夺/再灌注神经干细胞的缺氧诱导因子-1α(HIF-1α)蛋白和血管内皮生长因子(VEGF)蛋白含量增加，通过促进神经干细胞的增殖与分化而促进脑损伤结构和功能的修复。侯倩伶等报道，三七皂苷 R_1 在缺血缺氧情况下对神经元具有保护性作用，该作用可能是三七皂苷 R_1 通过雌激素受体调控 ATF6/Akt 信号通路实现的。孙有利等研究丹参酮 $Ⅱ_A$ 可能通过抑制 ATP 介导的 P2X7R 活化炎症介质释放和自由基累积，进而减少细胞凋亡和脑水肿，起到保护放射性脑损伤所致的神经损害作用。张红艳等报道，胡黄连苷Ⅱ抑制缺血/再灌注损伤大脑神经凋亡的机制可能与下调 cyto C/caspase-9/caspase-3 信号通路蛋白有关。韩军等报道，杜鹃花总黄酮促使脑血管内皮激活，促进内皮细胞生成和释放内皮衍生性超极化因子增多，继而激活 TRPV4，引发 Ca^{2+} 内流，导致血管平滑肌细胞膜超极化，产生血管舒张效应。张小琴等报道，红景天苷能改善局灶性脑缺血/再灌注大鼠的神经功能缺损，此作用可能与促进 Akt、GSK-3β 的磷酸化，抑制 CRMP-2 的磷酸化，进而促进轴突再生有关。

刘明等报道，蓝布正提取物改善血管性痴呆大鼠的学习记忆能力，其机制可能与促进海马 CA1 区 NT-3、BDNF 的表达，抑制神经细胞凋亡有关。史华等报道，天麻多糖可以增强脑瘫幼鼠记忆力，其机制与增加大脑皮层及海马中 NO、去甲肾上腺素和 5-羟色胺(5-HT)含量,降低乙酰胆碱酯酶水平,增加内皮型一氧化氮合酶(eNOS)表达的作用有关。杨倩等报道,松果菊苷可能通过上调血管性痴呆大鼠海马区 BDNF、TrkB、Akt、NMDAR 表达,减轻血管性痴呆大鼠神经元缺血损伤,改善学习记忆能力。武燕等报道,肉苁蓉多糖对衰老模型小鼠的学习记忆能力具有明显的改善作用,其机制可能与上调 cAMP/PKA/CREB/BDNF 信号通路,适度提高兴奋性神经递质有关。罗洪斌等报道,板桥党参可有效改善 GSK-3β 活性升高所诱导的大鼠认知功能障碍,其可能机制与下调 GSK-3β 活性,进而抑制 Tau 蛋白过度磷酸化、促进神经元发育有关。

田红林等报道,阿纳其(罗马除虫菊)根提取物对慢性抑郁大鼠和药物诱导的抑郁小鼠有一定的抗抑郁作用,其机制可能与降低皮质酮和促进 5-HT 神经功能有关。刘富群等报道,银杏酮酯可以改善 CUMS 诱导的大鼠的抑郁样行为,而其作用机制与调控 TLR4/NF-κB 信号通路,抑制 NLRP3 炎症小体激活有关。张伟等报道,蒺藜皂苷能明显改善动物行为学,具有抗抑郁作用,其作用可能与提高血液中 5-HT 水平,下调色氨酸前体代谢酶吲哚胺 2, 3-双加氧酶(IDO)、IL-1β 基因表达和降低 IDO 蛋白表达水平有关。张笑笑等报道,淫羊藿苷对产前应激子代大鼠具有明显的抗抑郁作用,其作用机制可能与对脑内Ⅰ族 mGluRs 的调制作用相关。

7. 抗炎和对免疫系统作用的研究

王璐等报道,萆薢总皂苷对大鼠急性痛风性关节炎具有防治作用,机制可能是抑制 NALP3 炎性体装配和激活,以及抑制炎性细胞因子的表达。田沂凡等报道,赤雹根总皂苷可以治疗牛Ⅱ型胶原诱导性关节炎大鼠,可能与抑制血液和滑膜组织中 IL-15、IL-34、IL-7 的表达有关。缪成贵等报道,王枣子中总黄酮对佐剂性关节炎具有一定的治疗作用,该作用可能通过上调 miR-152 的表达,抑制 DNMT1 表达,上调 SFRP4 表达,抑制经典 Wnt 信号关节基因 β-catenin、C-myc、ccnd1 表达,抑制类风湿性关节炎基因 fibronectin 表达。王凤等报道,薄荷酮对内毒素致炎症模型小鼠有保护作用,能抑制血清多种炎性细胞因子的释放而减轻肺部炎性损伤,该作用可能与干扰 NLRP3 炎症小体的激活有关。崔鹤蓉等报道,五味子甲素在一定浓度范围内通过阻断 caspase-1 活化,抑制 caspase-1 对 pro-IL-1β 的剪切活化,进而抑制 NLRP3 炎性小体的活性,减轻免疫炎症反应。牛非等报道,雷公藤甲素衍生物 LB-1 能够抑制 IMQ 诱导的小鼠银屑病样炎症,其免疫调节机制可能与改变脾脏中 CD_4^+ T、CD_8^+ T 细胞的百分比构成有关。罗晓平等报道,黄芩素可减轻 2, 4, 6-三硝基苯磺酸诱导的小鼠实验性肠炎的症状,机制可能与抑制 PI3K/Akt/NF-κB 通路的激活从而抑制炎症介质的表达和减少炎症因子释放有关。王彦芳等报道,薏苡仁多糖不同组分能改善脾虚水湿不化大鼠免疫功能,其中多糖 40%部位醇沉组分作用显著,其机制可能与恢复 Th1/Th2 平衡,提高免疫球蛋白等的水平,降低血清血管活性肠肽(VIP)、抗利尿激素、醛固酮水平有关。任广聪等报道,贵州产光叶菝葜乙酸乙酯部位对 T 介导的细胞免疫有抑制作用,而对体液免疫和非特异性免疫无明显抑制作用。蔡琨等报道,仙茅提取物可能通过影响巨噬细胞膜表面部分模式识别受体的表达使 TNF-α 和 NO 的分泌量增多,诱导巨噬细胞活化,具有潜在的免疫调节价值。

8. 防治糖尿病的研究

毛竹君等报道,黄芪多糖小檗碱能显著促进胰岛素抵抗 INS-1 细胞的胰岛素分泌;miR-126-3p 过表达能促使 INS-1 细胞胰岛素抵抗。黄芪多糖小檗碱可能通过下调胰岛素抵抗 INS-1 细胞 miR-126-3p 的表达,从而增加胰岛素受体底物 1(IRS1) mRNA 水平及其蛋白的表达，改善胰岛素抵抗。邓振德等报道，柿叶黄酮对 KKAy 小鼠糖尿病视网膜病变具有保护作用，其机制可能与调节视网膜内结缔组织生长因子(CTGF)、VEGF 和 HIF-1α 的表达有关。吴莉娟等报道，积雪草醇提物能有效改善 2 型糖尿病 ZDF 大鼠肝脏胰岛素抵抗，其机制可能与胰岛素信号传导通路中 IRS2、3-磷酸肌醇依赖性蛋白激酶 1(PDK1)的表达及葡萄糖转运中葡萄糖转运体 2(GLUT2)的表达相关。舒畅等报道，昆仑雪菊提取物可降低 2 型糖尿病大鼠血糖，促进胰岛素分泌，提高大鼠骨骼肌 IRS1、PI3K、GLUT4 的表达，改善胰岛素抵抗。黄雅薇等报道，翻白草含药血清可以抑制高糖培养的肾小管上皮细胞增殖、抑制肾小管上皮细胞转分化，可能与肾小管上皮细胞小 G 蛋白/Rho 蛋白激酶(RhoA/ROCK)信号通路有关。南娜等报道，银杏叶提取物能通过 JNK 通路，抑制细胞凋亡，改善糖尿病视网膜病变。徐小惠等报道，杨桃根总提取物可减轻糖尿病小鼠血清中肌酐(Cr)和尿素氮(BUN)的水平，降低肾脏组织中丙二醛(MDA)、ROS 含量，以及提高组织中抗氧化因子超氧化物歧化酶(SOD)、谷胱甘肽过氧化物酶(GSH-Px)活性及过氧化氢酶(CAT)的活性，下调肾组织中 Cyto-C、AIF、caspase-3 的蛋白表达，缓解氧化应激对肾组织所造成的损伤。

9. 抗肿瘤作用的研究

于思等报道，重楼皂苷Ⅰ会导致人结肠癌 HCT116 细胞阻滞在 G_2/M 期，其机制与干扰细胞内微管结构有关。郑蕾等报道，木鳖子乙酸乙酯提取部位可通过抑制表皮生长因子蛋白及相关通路蛋白活性，显著抑制肿瘤的生长。戴应和等报道，松花粉对过氧化氢诱导人肝癌 HepG2 细胞应激性氧化损伤的保护机制可能与调节 SOD、GSH-Px 活性和 ROS、乳酸脱氢酶(LDH)、丙二醛(MDA)水平有关，同时与调控抗氧化通路中关键基因 Nrf2、Kelch 样环氧氯丙烷相关蛋白 1、HO-1、谷氨酸半胱氨酸连接酶蛋白的表达水平有关。崔涛等报道，薏苡仁油对人前列腺癌 PC-3 细胞的荷瘤裸鼠模型有明显的抑瘤作用，该作用可能与下调 FAS mRNA 的表达和降低 FAS 的活性有关。谭希等报道，知母皂苷 AⅢ部分通过干预 MAPK 及 Wnt/β-Catenin 信号通路而抑制脑胶质瘤 U87MG 的增殖。张慧瑛等报道，葡萄籽原花青素抑制 B16 黑色素瘤细胞的增殖及黑色素的合成，其机制可能是通过抑制 TYR、TRP-1、TRP-2 的表达，进而抑制酪氨酸酶活性实现的。郝钦等报道，漏芦能抑制胃癌相关成纤维细胞对 TGF-β_1 和 IL-6 的分泌而逆转其促癌作用。徐治中等报道，黄芩苷通过促使肿瘤细胞 G_2/M 期阻滞，诱导肿瘤细胞凋亡，从而抑制错配修复基因 hml H1 缺失的 HCT-116 结肠细胞裸鼠原位移植瘤生长，其机制可能与调节错配修复基因 hmlH1、hMSH2 和 PCNA 基因表达相关。朱道琦等报道，姜黄素通过调控 GADD45 g、CDK4、BRCA1 基因的表达，改变 CNE-2R 的细胞周期和影响 DNA 损伤修复，发生 G_2 期阻滞，从而增加了抗拒株的放射敏感性。李洪霖等报道，荜茇明碱可以抑制 TGF-β_1/ERK 信号通路上蛋白表达，同时降低 VEGF 的表达起到抗肿瘤血管生成和迁移的作用。赵益等报道，铁皮石斛提取物通过调节内源性代谢产物 S1P 以及相关 VEGF、SPHK1、S1PR1 的基因表达，抑制血管生成，从而预防胃癌发生。周临娜等报道，莪术油可以抑制对阿霉素诱导耐药的人甲状腺未分化癌细胞株 HTh74Rdox 的生长并改善其耐药作用，其机制可能分别与提高 Bax/Bcl-2 比值和降低 MDR1、ABCG2 mRNA 表达有关。肖玉洁等报道，黄芩苷能抑制乳腺癌细胞的增殖及侵袭转移，其机制可能与上调 miR-126 的表达有关。王燕秋等报道，千金藤素能逆转 CNE2/ADM 细胞对阿霉素的耐药性，其逆转耐药的机制可能与抑制 CNE2/ADM 细胞中 P-gp 的功能和表达有关。李沐涵等报道，没食子酸可有效抑制胃癌 MGC-803 细胞侵袭能力，其机制可能是与通过调控 PI3K/Akt 信号通路，抑制 MMP-2 和 MMP-9 的表达有关。陈杰等报道，去甲斑蝥素能显著抑制 A431 细胞的生长增殖、侵袭、黏附、迁移能力，其机制可能与其能下调 VEGF、MMP-2、MMP-9 蛋白表达水平相关。李娜等报道，虫草素通过调控 Akt 信号通路抑制肝癌细胞 MHCC97H 生长及转移。李晓娟等报道，丹参二萜醌可触发肺癌 PC9 细胞内质网应激，其诱导细胞凋亡的机制与激活 PERK/EIF2α 通路密切相关。金凤等报道，南蛇藤提取物能够抑制人食管鳞癌 TE-8 细胞的增殖，促进其凋亡，其机制可能与南蛇藤提取物抑制 MAPK 信号通路的表达有关。杨鹏等报道，苦参碱能够诱导人结肠癌 SW480 细胞凋亡，该药理作用可能与苦参碱对 Akt 信号通路的抑制有关。欧瑞明等报道，青蒿琥酯可抑制人骨髓瘤 NCI-H929BR 的增殖，促进细胞凋亡，逆转其对硼替佐米的耐药性，下调 NF-κB p65、p-p65、P-gp 以及 Bcl-2 的表达，上调 Bax 的表达可能为其逆转肿瘤细胞耐药的作用机制。阎力君等报道，黄芪多糖对结肠癌细胞 SW620 具有显著的抑制增殖和诱导凋亡作用，其诱导凋亡机制可能是通过线粒体凋亡通路实现的。刘小霞等报道，人参皂苷 Rh_2 可能通过激活 MAPK、Akt、ERK 信号通路，诱导细胞自噬途径，从而抑制人白血病细胞 KG1-α 细胞增殖和促进其凋亡。陈明等报道，半枝莲总黄酮具有抑制体内黑色素瘤生长的作用，其机制可能与抑制 PI3K/AKT/mTOR 通路，诱导肿瘤细胞自噬及凋亡有关。任毅等报道，金丝桃苷通过 Caspase-3 级联凋亡途径、NF-κB 因子调控途径和提升 ROS 水平的共同诱导了眼睑鳞状癌细胞凋亡。罗焱等报道，高良姜素对 MCF-7 细胞增殖有明显的抑制作用，通过线粒体途径调节凋亡相关蛋白的表达水平诱导 MCF-7 细胞凋亡。胡超等报道，白头翁皂苷 D 对 MCF-7 细胞有显著抑制作用，其机制可能是通过下调 PI3K/Akt/mTOR 信号传导通路诱导细胞凋亡。任文艳等报道，汉防己甲素能抑制结肠癌细胞增殖和促进凋亡，机制可能与其促进 TGF-β_1 表达，抑制 Akt1/2/3 磷酸化有关。刘建兵等报道，虫草素不仅有效抑制胰腺癌干细胞增殖和诱导凋亡，还能明显减弱其迁移能力，并提示其机制可能与激活 p53 信号通路与逆转肿瘤细胞 EMT 有关。

10. 抗病原微生物作用的研究

李玲等报道，五倍子含药血清能抑制呼吸道合胞病毒的复制，同时通过抑制 NF-κB 发生核转位，抑制 RSV 诱导的人支气管上皮细胞的凋亡。于卓男等报道，川芎嗪可抑制流感病毒感染后炎性细胞因子 IL-1β、IL-10、干扰素-γ（IFN-γ）和 TNF-α mRNA 表达及蛋白分泌，减轻炎性反应。侯宪邦等报道，呼吸道合胞病毒能够诱导 TLR3 信号转导通路的激活从而促进 IFN-β 的表达，而板蓝根含药血清通过下调 TLR3 信号通路关键信号分子 TLR3、TBK1、p-IRF3 使 IFN-β 适度表达。唐爱存等报道，葫芦茶苷体外具有显著的抗乙型肝炎病毒作用，其机制可能是通过激活 JAK/STAT 信号转导通路而发挥抗病毒作用。管敏等报道，白毛夏枯草对金黄色葡萄球菌有抑制作用，通过破坏细胞壁和细胞膜的完整性发挥作用。朱健铭等报道，黄芩水煎剂能够抑制尿道致病性大肠埃希菌，其靶位是糖酵解、三羧酸循环、脂肪酸的生物合成途径和蛋白质的翻译。黄德斌等报道，马桑水提取物具有抑制耐药金黄色葡萄球菌（MRSA）作用，与 β-内酰胺类抗生素合用具有协同作用，其机制与调控 ribA、PBPs、lytM 等相关靶基因的表达与转录，影响药物主动外排、细菌自溶及代谢等多种因素有关。叶晖等报道，土荆芥具有根除幽门螺杆菌的作用，其对胃黏膜组织 NF-κB 入核过程可能有一定程度的抑制作用。连大卫等报道，广藿香醇在酸性条件和中性条件下均可以抑制幽门螺杆菌脲酶的活性，可能与降低细菌脲酶相关的基因表达有关。

11. 中药药代动力学研究

李丹等报道，LC-MS/MS 法可用于芒果苷血浆蛋白结合率的测定，芒果苷与糖尿病大鼠的血浆蛋白结合率属于高度结合(80%)，具有非浓度依赖性，且明显高于正常大鼠。叶合等报道，当归和黄芪提取物对人参皂苷的吸收有一定的促进作用。张敏等报道，一定浓度范围内甘草提取物能明显降低马钱子碱的峰浓度和半衰期，这可能是甘草缓解马钱子碱毒性的重要机制。赵凡凡等研究甘草水提物对 D-半乳糖致衰老大鼠的影响，肝脏组织代谢组学分析结果共找到 13 个潜在的生物标志物，主要涉及 4 个代谢通路。古月瑜等报道，苦参碱对 CYP3A4 的诱导可能与人孕烷 X 受体通路有关，与其他药物联合使用时有可能干扰其他药物的代谢。

12. 中药毒理学研究

赵盼盼等报道，一定剂量的氯仿和乙酸乙酯萃取物具有与大黄水提物相类似的毒性作用，是大黄主要的生殖毒性萃取物。唐大轩等报道，甲基斑蝥胺具有一定的肾毒性，肾脏损伤分子-1、N-乙酰-β-D-氨基葡萄糖苷酶、丙氨酸氨肽酶等可以做为评价大鼠肾毒性的生物标志物。刘德明等报道，大黄素对人正常肝细胞 L02 的毒性作用以及潜在的毒性作用机制，是通过激活线体 caspase-8 通路诱导 L02 细胞凋亡。吴春红等报道，少棘蜈蚣最细粉小鼠 LD_{50} 为 8.82 g/kg，属于微毒级别，大鼠 3 个月慢性毒性实验主要表现一定溶血毒性，且毒性靶器官可能为肾脏、肝脏、肺和睾丸。贺兰芝等报道，何首乌免疫性特异质肝损伤的发生与 PPAR-γ 通路异常抑制和相关炎症因子过表达有关，PPAR-γ 激动剂可逆转何首乌特异质肝损伤。任思嘉等报道，麦冬皂苷 D′对 H9c2 心肌细胞有明显的细胞毒性作用，该作用可能与其激活细胞凋亡通路有关。陈颖等报道，补骨脂醇提物较水煎液促骨骼发育活性强，且毒性更大，提示脂溶性特征性成分可能是起效或致毒的关键成分。

（撰稿：荀丽英 王树荣　审阅：寇俊萍）

【中药改善脓毒症的机制研究】

脓毒症是感染的宿主免疫应答紊乱导致致命性多器官功能障碍综合征(MODS)。若感染未能有效控制，可发展为脓毒症休克和多器官功能衰竭(MOF)，病死率高达 20%以上。临床目前尚无确切有效的特异性药物投入使用，而中医药的整体观和辨证论治的思想为治疗脓毒症带来了新思路。

1. 抑制炎症改善脓毒症

郭阿茹等通过预给大黄灌胃后盲肠结扎穿孔术复制大鼠脓毒症模型，研究表明，大黄可以通过抑制 NF-κB 信号通路激活，降低脓毒症脑组织中 IL-6、TNF-α 的表达，改善脓毒症脑功能障碍，延长生存期。朱丽华等通过腹腔注射 LPS 复制脓毒症小鼠急性肾损伤模型，研究表明，积雪草酸预处理可以激活 Notch 信号通路，抑制脓毒症小鼠肾脏中 IL-1β、IL-6、TNF-α mRNA 的表达，改善内皮细胞肿胀程度，从而改善肾损伤。王金平等研究发现，羟基红花黄色素 A 可以增加脓毒症小鼠外周血中白细胞数和血小板水平，降低 IL-6、IL-10、TNF-α 含量及 mRNA 表达水平，减少细菌入血，改善脓毒症进程中炎症反应导致的损伤。郑福奎等研究表明，清瘟败毒饮可以通过抑制 TLR4 通路，抑制血清中白细胞数和脑组织中 IL-6、TNF-α、LTB4 表达水平的升高，减轻脓毒症大鼠脑功能障碍，提高神经学评分。Xu DQ 等研究发现，黄连解毒汤可以通过增强胆碱能通路，抑制高 HMGB1、TLR4、NF-κB 信号通路，从而减轻脓毒症大鼠组织损伤，改善代谢紊乱。钱风华等研究表明，升降散可以通过下调脓毒症大鼠早期心肌 p-p38 水平，降低 TNF-α 和 iNOS mRNA 表达，减少 caspase-3 水平，抑制炎症反应和细胞凋亡，从而改善脓毒症大鼠心肌损伤。

2. 调节氧化应激反应改善脓毒症

王玲等研究表明，白杨素可以通过抑制环氧化酶-2(COX-2)和一氧化氮合酶(NOS)的表达，改善脓毒症大鼠肺泡通透性，减轻脓毒症引起的急性肺损伤。王薇等研究表明，血必净注射液可以降低脓毒症早期肺组织中内皮素-1(ET-1)、iNOS、MMP-9、TIMP-1 的表达，减轻血管内皮细胞损伤，维持内皮系统平衡和基质稳定性，从而改善脓毒症导致的急性肺损伤和肾损伤。汤鲁明等研究表明，萝卜硫素可以提升肺组织中 SOD、GSH 表达，上调脱嘌呤脱嘧啶核酸内切酶 1，改善脓毒症大鼠的急性肺损伤。

3. 调节免疫功能改善脓毒症

付瑜等研究发现，黄龙汤可以提高脓毒症大鼠回肠黏膜淋巴细胞中 CD_4^+ T 细胞数目，改善肠源性脓毒症中肠道屏障功能，对抗脓毒症免疫抑制，提高脓毒症模型大鼠生存率。袁保红等研究表明，黄芪甲苷可以调节中性粒细胞趋化因子受体 CXCR2 表达，增加中性粒细胞抗菌功能，降低脓毒症小鼠腹腔液、血液及肝、肺、肾等脏器中细菌负荷量，从而对脓毒症小鼠发挥免疫保护作用。Gc 球蛋白通过部分去糖化，改变其化学结构与功能，转化为巨噬细胞激活因子，参与免疫应答。蒋朱秀等研究表明，加味大承气汤可以通过上调 Gc 球蛋白水平，降低大鼠内毒素水平，改善脓毒症大鼠肺部损伤。奚小土等研究表明，参麦注射液和参附注射液可以通过抑制 CRP78 和 CHOP 蛋白和 mRNA 表达水平，抑制内质网应激途径，减轻脓毒症大鼠淋巴细胞凋亡。

4. 调节细胞凋亡与增殖改善脓毒症

脓毒症时机体的免疫系统处于大量的免疫细胞凋亡和广泛的免疫麻痹为特征的免疫混乱状态。孙雪东等研究表明，血必净可以在脓毒症早期减少肌球蛋白磷酸酶肌球蛋白结合亚基 1 的磷酸化、阻止 Rho 激酶的过度表达，同时还可以使 Caspase-3 表达降低，改善肾功能，减轻肾脏组织的形态学改变，减轻脓毒症导致的急性肾损伤。王虑等研究表明，大黄单体可以促进黏膜细胞增殖，阻止肠黏膜细胞凋亡，减弱肠黏膜损伤，起到保护肠道屏障的作用，从而遏制脓毒症的发生发展。彭玥等研究表明，大蒜素可以通过抑制过度炎症和氧化应激来减轻脓毒症导致的急性肺损伤，同时可以降低肺组织中的膜型微管相关蛋白 1 轻链 3 和 Beclin-1 表达，增强自噬水平，减轻脓毒症导致的急性肺损伤。Li YJ 等研究发现，人参皂苷 Rg_1 可以通过调节脑部炎症并通过 beclin 1 途径调节自噬，改善脓毒症导致的认知功能障碍，提高脓毒症小鼠存活率。Xing W 等研究表明，人参皂苷 Rg_3 可以降低耗氧率、ROS 水平，维持 GSH 水平，激活 AMPK 信号通路调节线粒体自噬，改善线粒体功能障碍，改善脓毒症引起的细胞核器官损伤。

5. 其他

脓毒症可以破坏血管屏障功能，增加血管通透性，引起毛细血管渗漏，造成凝血功能障碍，微血栓形成。血管内皮表面的多糖包被是维持血管通透性和凝血功能的主要结构。郝浩等研究发现，参附注射液可以通过抑制血管内皮多糖包被降解，降低脓毒症大鼠血管通透性，改善肺的换气功能。

（撰稿：薛漓轩　周钱留　张媛媛　寇俊萍　审阅：王树荣）

【中药防治急性肝损伤的实验研究】

急性肝损伤是指病毒感染、肝毒性药物、有毒物质和肝缺血再灌注等因素导致的急性肝脏功能异常，是临床上多种急性肝病共同的病理基础，严重或持续的损伤最终可导致肝硬化甚至肝功能衰竭。

1. 防治急性四氯化碳(CCl_4)性肝损伤

Qin G 等研究表明，叶下珠可以逆转 CCl_4 诱导的 ALT、AST、ALP 的增加，减轻大鼠肝脏病理改变，其减轻 CCl_4 肝毒性的作用可能部分归因于调节左旋肉碱、牛磺胆酸和氨基酸代谢，可能成为治疗肝毒性的新靶点。南彩云等研究表明，滇结香花 30%乙醇提取部位及 60%醇提取部位具有保护肝组织的作用，缓解 CCl_4 造成的肝损伤，其机制可能是通过阻断脂质过氧化反应，清除体内过量的自由基，保护细胞的正常代谢，维持细胞的稳定性。王跃峰等研究表明，拳卷地钱总黄酮显著抑制肝组织中 IL-6、TNF-α 及 IL-1β 表达水平，改善肝组织病理变化，其机制可能与抑制脂质过氧化、抗炎作用有关。王凯等研究表明，霍山石斛、铁皮石斛(霍山)、铁皮石斛(云南)、铜皮石斛和河南石斛均能通过降低肝组织中 MDA 含量，升高 SOD 活性，减轻 CCl_4 对肝脏的病理损伤；霍山石斛还可显著下调肝组织中 IL-1β、IL-6 和 TNF-α 的 mRNA 表达水平，减轻肝组织炎性反应。冯霞等研究表明，巴莲莲子生物碱提取物可显著下调 IL-6 和 TNF-α 等炎性因子水平，减轻肝组织炎性反应，对 CCl_4 引发的肝损伤有较好的预防作用。陈玉胜等研究表明，灵芝多糖可显著降低血清 ALT 和 AST 活力及 IL-1β、IL-6、TNF-α 水平，改善肝组织炎性损伤，其机制可能与抑制自由基脂质过氧化、抑制炎性因子活化及 NOS 活性有关。Zhao JY 等研究表明，片仔癀肝宝能有效预防 CCl_4 引起的急性肝损伤、氧化应激、促炎细胞因子的表达和 NF-κB 的活化，具有很好的保肝作用。邱勇等研究表明，头顶一颗珠能明显降低 Caspase-3、Bax mRNA 的表达，增强 Bcl-2 mRNA 的表达，降低肝细胞凋亡，呈现对肝组织的保护作用。黄小强等研究表明，泽泻多糖能够明显降低 AST、LT、TBIL 活性，并能明显升高肝组织中 SOD 活性和明显降低 MDA 含量，改善肝组织的氧化损伤。刘斯琪等研究表明，茵陈蒿汤可显著降低肝组织 MDA 水平、升高 SOD 活性，减轻肝组织的氧化损伤，对 CCl_4 致小鼠急性肝损具保护作用。

2. 防治急性酒精性肝损伤

史亚夫等研究表明，短穗兔耳草和短管兔耳草可显著降低血清中 ALT、AST、TC、TG 水平，升高肝中 SOD、GSH 水平，降低 MDA 含量，降低 TNF-α、NF-κB 的含量，具有抗急性酒精肝损伤作用。徐琳等研究表明，健脾活血方通过提高 24 h 急性酒精中毒大鼠肝脏 GSH 含量，降低 iNOS 水平，起到抗氧化应激损伤、保护肝脏的作用。乔靖怡等研究表明，金丝桃苷能降低血清中 ALT、AST、谷氨酰转肽酶和 TG 水平以及肝组织中 MDA 含量，同时升高 SOD 活性和 GSH 含量，表明其对小鼠急性酒精性肝损伤具有保护作用，其机制可能与抗氧化作用和抑制脂质过氧化损伤有关。吴道勋等研究表明，云南松松塔可显著降低急性酒精性肝损伤模型小鼠血清 AST 活性，升高肝组织 GSH 含量，显著降低肝组织 MDA 含量，其机制可能与增强机体抗氧化和清除自由基的能力有关。

3. 其他

赵亚飞等研究表明，蚯蚓活性组分通过抑制氧化应激和小鼠 ERS，减轻肝脏损伤，并可下调 ERS 标志性凋亡蛋白 CHOP 表达，抑制细胞凋亡，改善肝组织的损伤。陈芯等研究表明，当归水煎液能降低血清炎性细胞因子 IL-12、IL-6 和 IFN-γ 和肝脏 iNOS mRNA 表达水平，对 ConA 诱导急性肝损伤小鼠具有抗炎和保肝作用。江善青等研究发现，竹节参多糖能减轻 LPS/D-GalN 诱导的小鼠急性肝损伤，小鼠肝组织 SOD 活性、GSH 含量升高，MDA、TNF-α、IL-1β 和 IL-6 及血清 ALT、AST 水平均降低，其作用机制可能与降低氧化应激和缓解炎症反应有关。景婧等研究表明，啤酒花总黄酮对硫代乙酰胺所致的小鼠急性肝损伤具有直接的保护作用，可以降低肝组织中脂质过氧化物的含量，还能够升高 T-SOD 和 GSH-PX 的活力，抑制 NF-κB 受体阳性反应产物在肝细胞中的表达，抑制 Bax 蛋白的表达，提高 Bcl-2 蛋白的表达，表明其机制可能与抗炎症以及抗凋亡有关。

（撰稿：陈正东 张媛媛 寇俊萍 审阅：王树荣）

【中药防治高尿酸血症的实验研究】

高尿酸血症（HUA）是一组由嘌呤代谢紊乱及/或尿酸排泄减少所致的临床常见病、多发病。抑制尿酸生成或促进尿酸排泄已成为高尿酸血症、痛风等疾病的关键治疗途径，寻找抑制黄嘌呤氧化酶（XOD）活性药物和促进尿酸排泄药物是目前的研究热点之一。

1. 对 XOD 酶活性的调节

巢传琦等研究表明，东革阿里醇提物高、低剂量均能抑制氧嗪酸钾构建的 HUA 模型大鼠肝脏和血清中 XOD、腺苷脱氨酶的活性，减少尿酸的生成，减缓高尿酸血症的发生。朱发伟等研究表明，桑抹茶干预后 HUA 模型大鼠血清、肝组织 XOD 活性及血清尿酸（SUA）水平显著降低，起到降尿酸作用。汪锦飘等研究表明，泽泻乙醇提取物能降低 HUA 模型大鼠 SUA 与 SCr 的水平，同时抑制 XOD 酶的活性，从而发挥降尿酸的作用。朱创等研究表明，红茶提取物可以降低 HUA 模型小鼠的血尿酸、尿素氮、血肌酐及肝脏 XOD 水平，其作用机制可能与抑制肝脏 XOD 的活性有关。濮尊琴等研究表明，高良姜素能够通过抑制 XOD 活性减少尿酸生成，从而降低高尿酸血症小鼠尿酸水平，起到防治 HUA 作用。

2. 对肾功能的调节

黄元河等研究表明，赤苍藤醇提物能够显著降低高尿酸血症小鼠的 SUA、SCr 水平，通过提高小鼠的肾功能，增加尿酸排泄来降低小鼠体内尿酸水平。胡向阳等研究表明，积雪草给药后可以增加 HUA 模型大鼠 24 h 尿量，降低尿尿酸浓度和 24 h 尿酸总量，在降低血尿酸的同时增强了经由尿液排泄尿酸的肾脏处理能力。王雨等采用免疫组化法、逆转录实时荧光定量 PCR 法分别检测果糖转运体 9 在 HUA 大鼠肾脏的蛋白及基因的表达水平。结果表明，菊苣提取物能降低肾脏果糖转运体 9 的蛋白表达，从而促进肾脏尿酸排泄，发挥降尿酸作用。Yong TQ 等采用 RT-PCR、蛋白质印迹法等技术研究树舌灵芝对高尿酸血症小鼠的降尿酸作用。结果显示，树舌灵芝水提取物和乙醇提取物增加肾脏有机阴离子转运体的 mRNA 和蛋白质水平，通过促进尿酸转运增强尿酸排泄从而降低尿酸值。

3. 对 XOD 酶与肾功能的双重调控

樊克涛等研究表明，二妙丸不同配伍比例具有显著降低高尿酸血症大鼠尿素氮、XOD 水平，并促进肾脏尿酸排泄，对肾脏功能具有保护作用。吴晶金等研究表明，健脾渗湿方能降低高尿酸血症大鼠 UA、BUN、血清肌酐水平、XOD 活性，对肾脏功能具有保护作用。Meng XL 等研究表明，黄芩素能降低 HUA 小鼠血清 UA、XOD 酶活性，减轻肾纤维化，保护肾脏。许光辉等研究表明，金线莲水提取物对 XOD 酶具有抑制作用，能有效改善高尿酸血症小鼠的肾脏功能，可加速尿酸的排泄。陈刚等研究表明，茶多酚明显降低 HUA 小鼠血尿酸水平，其机制既与抑制 XOD 介导的尿酸产生有关，又与调控尿酸转运子介导的尿酸排泄密切相关。居海亮等研究表明，短穗兔耳草提取物能降低大鼠血清尿酸、XOD 含量，明显改善肾脏结构。其作用机制可能与调节肾脏尿酸转运体表达和抑制肝脏 XOD 活性有关。

4. 对炎症因子的影响

孙铭等研究表明，枸杞提取物对氧嗪酸钾联合酵母膏建立的慢性高尿酸血症模型有一定疗效，其作用机制可能与抑制炎症因子 TNF-α、IL-1β 有关。王陈芳等研究表明，泄浊益肾方能降低高尿酸血症肾损害大鼠 IL-1β 水平，抑制炎症反应，从而保护肾脏。谢华等研究表明，表没食子儿茶素没食子酸酯可以降低高尿酸血症大鼠的血尿酸水平，同时减少血管内皮炎症因子的表达。

5. 其他

吴丽等研究表明，利湿活血方能降低高尿酸血症大鼠 UA、MDA、ROS 含量，升高 SOD 活性和血清总抗氧化能力（T-AOC），提示其能降低血清尿酸，提升高尿酸血症大鼠的抗氧化和清除氧自由基的能力，减少脂质过氧化。

（撰稿：黄柳绿　寇俊萍　余伯阳　审阅：王树荣）

【中药防治深静脉血栓形成的作用研究】

深静脉血栓（DVT）是血液在深静脉腔内异常凝结，阻塞静脉管腔，导致静脉血液回流障碍。血管壁损伤、血流瘀滞及血液的高凝状态是深静脉血栓形成的三大主要因素。许多单味中药及中药复方都有抗血栓形成的作用。

1. 调节内皮细胞功能改善 DVT

血管壁的损伤是导致深静脉血栓形成的重要因素。潘德银等研究表明，消栓饮通过促进 VEGF 及 VEGFR-1 的表达，增加血管的通透性，达到防治下肢 DVT 形成的作用。李超等研究表明，钩藤碱能够通过增强自噬，降低 TNF-α 介导的人脐静脉内皮细胞（HUVECs）凝血相关因子 NF-κB、血管假性血友病因子（vWF）、纤溶酶原激活物抑制剂 1 蛋白的表达水平，抑制血管内皮炎性损伤时血栓前状态的发生，从而发挥抗 DVT 形成作用。Cao YM 等研究表明，川牛膝提取物能够抑制 TXA_2、ET、MDA、COX_2、eNOS、SOD 等炎性因子释放，从而保护内皮细胞、抑制 DVT 形成。

2. 调节凝血抑制 DVT

周成浩等报研究表明，水蛭结肠迟释微丸和普通微丸提取物都能延长兔凝血时间和剂量依赖性抑制大鼠动-静脉旁路血栓和下腔静脉血栓形成。吴鸿等研究表明，益气活血方可有效抑制凝血酶诱导内皮细胞促血栓因子 PAI-1、组织因子的表达，阻断外源性凝血途径启动从而发挥抗 DVT 形成作用。Zhai KF 等研究表明，麦冬皂苷 D39 通过干预 NMMHCIIA 与 TNF-α_2 的解离，抑制相关信号通路活化，下调内皮组织因子表达，从而抑制下腔静脉结扎诱导的 DVT 的形成。王阳阳等报道，芒果苷通过激活 PPAR-γ 而剂量依赖性抑制血管内皮细胞中组织因子的表达从而抑制 DVT 的形成。Wei ZC 等报道，茱萸总黄酮通过降低 TXB_2、vWF 和纤维蛋白原的表达，增加凝血酶原时间和活化部分凝血活酶时间，抑制血栓前状态的发生，从而对静脉血栓形成具有一定防治作用。Wang JM 等研究发现，黑莓种子多糖提取物对血瘀模型 TXB_2、6-keto-$PGF_{1\alpha}$、eNOS 和 ET-1、全血粘度、血浆粘度、红细胞压积、血沉、活化部分凝血活酶时间、血浆凝血酶时间，凝血酶原时间和纤维蛋白原等均有明显改善作用，其通过干预内皮细胞活性物质的释放，影响血液流变性和凝血时间，从而达到抑制静脉血栓形成作用。苏华等研究表明，大钻水提取物能够显著延长小鼠断尾出血时间，减轻卡拉胶诱发小鼠黑尾程度，并显著延长该模型小鼠的凝血时间，具有明显的抗静脉血栓形成作用。李婵娟等研究表明，金钗石斛的提取物能够明显延长凝血时间，具有显著的抗凝作用。

3. 调节血小板功能抑制静脉血栓形成

Shen Q 等报道，三七总皂苷通过 PPAR-γ 以及 PI3K/Akt/eNOS 信号通路的活化抑制凝血酶诱导的血小板聚集，从而发挥抗 DVT 形成的作用。

Wang X 等利用药效学模型和分子对接筛选出小檗碱具有好的凝血酶抑制作用，通过表面等离子体共振的直接结合研究表明，小檗碱直接与凝血酶相互作用，血小板凝集实验进一步验证了小檗碱具有抑制凝血酶诱导的血小板聚集的能力。韩淑娴等研究表明，血栓通胶囊可能通过抑制血管内皮细胞 VCAM-1 的表达及 TXA_2 的分泌，抑制血小板黏附于损伤的内皮细胞表面，从而防治血栓形成。Lien LM 等报道，甘草主要活性成分甘草查尔酮 A 通过抑制磷脂酶 C-γ2-蛋白激酶 C、Akt 和 MAPK 通路，有效抑制血小板活化和深静脉血栓形成。

4. 调节血液流变性抑制静脉血栓形成

陈晓军等研究表明，广西莪术大孔树脂 50% 乙醇洗脱部位可以调节大鼠 NO、ET-1、6-keto-$PGF_{1\alpha}$、TXB_2 水平和 NO/ET-1、6-keto-$PGF_{1\alpha}$/TXB_2 比值，抑制血小板聚集，从而抑制深静脉血栓形成作用。吴征杰等研究表明，通脉汤联用低分子量肝素可以显著降低大鼠股骨创伤骨折模型低切变率下全血黏度和高切变率下全血黏度，发挥抗静脉血栓形成作用，且抗血栓作用优于单独应用低分子肝素组。李宝芬等研究表明，竺黄醒脑胶囊可以显著降低角叉菜胶诱导的静脉血栓小鼠红细胞聚集指数和高、中、低切全血粘度，抑制血栓形成。

（撰稿：范瑞平　张媛媛　寇俊萍　审阅：王树荣）

【中药调控线粒体功能的研究】

线粒体是真核细胞内重要的细胞器，在细胞能量代谢、信号转导以及氧化应激、钙稳态、细胞凋亡和自噬调节过程中均发挥着重要的作用。线粒体为细胞的“能量工厂”，细胞损伤的自我修复、凋亡、肿瘤的发生、心脏损伤、神经退行性病变以及脑缺血损伤等多种病理生理过程都伴随着线粒体功能的调节。

1. 调控线粒体功能保护心肌

朱灵妍等报道，参蛤散能通过上调心脏线粒体复合体亚基（包括 COX_2、ATP6、ATP8）mRNA 表达水平，减少血清代谢产物堆积，从而保护心脏线粒体功能。李剑等报道，葛根素可能通过抑制再灌注期心肌线粒体膜通透性转换孔（mPTP）开放，减少心肌细胞过度凋亡和自噬。范宗静等报道，黄芪多糖可通过减轻钙超载，减少 ROS 产生，降低膜电位水平及抑制 mPTP 过度开放，从而减轻心肌缺血再灌注损伤对线粒体膜结构的破坏，保护线粒体功能，进而保护心脏舒缩功能。李璐等报道，黄芪甲苷可能通过调节葡萄糖调节蛋白（包括 GRP78、GRP94）、内质网转膜蛋白激酶抑制内质网应激，阻止 mPTP 开放，发挥心肌细胞线粒体保护作用。Yang YL 等报道，人参皂苷 Rg_5 通过激活 PKB 调节己糖激酶-Ⅱ和 Drp1 转位保护心肌细胞线粒体形态和功能的完整性，从而改善心肌缺血。Yang Y 等报道，生脉散提取物能够通过调节 Ca^{2+}-钙调磷酸酶介导的 Drp1 途径来调节钙离子稳态，并抑制线粒体介导的细胞凋亡，从而改善心肌缺血诱导的心衰。王金华等报道，醒脑静注射液可提高脓毒症大鼠心肌线粒体复合物Ⅰ、Ⅲ及Ⅳ活性，减轻脓毒症心肌损害。王梓等报道，血府逐瘀胶囊可以改善心肌线粒体超微结构，降低心肌胶原表达，从而对心肌缺血损伤具有保护作用。

2. 调控线粒体功能保护神经细胞

Xu YQ 等报道，益气复脉粉针剂在脑缺血再灌注和 H_2O_2 诱导的原代神经元氧化应激模型中能够抑制 ROS 产生，抑制蛋白激酶 Cδ 和 Drp1 的活化以及从细胞基质到线粒体的转位，从而抑制线粒体的过度分裂，通过抑制线粒体介导的 Caspase 依赖性细胞凋亡途径进而发挥抗脑缺血作用。楼烨亮等报道，哈巴苷可通过减少脑缺血导致的小鼠脑组织线粒体中 Cyt C 的释放，降低神经细胞凋亡率，从而对急性脑缺血起到保护作用。Li SS 等报道，黄芩苷可以促进 Drp1 磷酸化，调节 Drp1 和线粒体融合蛋白 2 在 PC12 细胞中的表达，防止线粒体过度分裂，从而对脑缺血再灌注损伤起到保护作用。路书彦等报道，姜黄素可能通过升高线粒体膜电位、降低胱天蛋白酶活性，抑制 $A\beta_{1-42}$ 诱导的人神经母细胞瘤 SH-SY5Y 细胞损伤和线粒体途径细胞凋亡。王南卜等研究表明，4 种开窍药或有效成分(β-细辛醚、冰片、苏合香挥发油、麝香酮)均可降低 PC12 细胞内 Ca^{2+} 水平及升高线粒体膜电位，升高 Beclin-1 蛋白的含量，从而发挥对 $A\beta_{1-42}$ 诱导的 PC12 细胞模型的保护作用。杜肖等报道，小续命汤有效成分能够明显减轻脑缺血再灌注早期导致的脑组织能量代谢紊乱，改善脑线粒体结构和功能损伤，表明其对脑线粒体的保护作用可能是其发挥神经保护的作用机制之一。史华伟等报道，慢性应激导致抑郁的发生中，海马与骨骼肌均会出现线粒体结构的损伤，这可能是抑郁症极度疲劳和多系统症状的关键因素之一；醒脾解郁方能够改善大鼠抑郁行为学以及线粒体结构的损伤。

3. 调控线粒体功能影响肝脏

刘红杰等报道，艾叶挥发油使肝组织线粒体呈现不同程度的肿胀和空泡样变性，降低线粒体膜电位、肿胀敏感性、ATP 酶(Na^+-K^+-ATPase、Ca^{2+}-ATPase、Ca^{2+}-Mg^{2+}-ATPase)活力，表明其可通过诱导肝组织中线粒体结构和功能障碍导致急性肝损伤。张渐轩等报道，脂肝方能改善肝细胞能量代谢，防止线粒体损伤，激活 AMPK，促进线粒体自噬降解的快速完成，以减缓或阻止肝细胞炎症坏死的发生和加重。

4. 调控线粒体功能保护肾脏

吕建珍等报道，复方仙草颗粒抑制人肾足细胞内 Caspase 剪切小体(cleaved Caspase-3、cleaved Caspase-9)、cleaved PARP、Bax、Bid 的表达，增强 Caspase 前体蛋白(Pro-Caspase-3、Pro-Caspase-9)、Bcl-2、Bcl-XL 的表达，抑制 Cyt C 向细胞浆的外漏现象，提示其保护人肾足细胞可能通过线粒体凋亡途径实现。周金玲等报道，三七总皂苷明显升高肾组织自噬蛋白 LC3、HIF-1α、BNIP3 及 Beclin1 蛋白表达水平，减轻肾上皮细胞线粒体的损伤，提示其可能通过 HIF-1α/BNIP3 途径增强肾组织的线粒体自噬水平以对顺铂所致肾损伤起保护作用。陈飞等报道，蛇床子素能明显增高大鼠肾缺血再灌注模型中线粒体膜电位，提示其对肾脏缺血再灌注损伤的保护作用可能与抑制线粒体介导的凋亡途径有关。

5. 调控线粒体功能抗肿瘤

陈晓红等报道，镰形棘豆总黄酮可以降低线粒体膜电位，提示其可能通过线粒体途径诱导 SMMC-7721 人肝癌细胞凋亡。Wang HB 等报道，南蛇藤提取物通过改变线粒体超微结构，降低线粒体膜电位，抑制 BGC-823 和 GC AGS 细胞增殖和诱导细胞凋亡，具有潜在的抗恶性肿瘤作用。刘玲等报道，齐墩果酸能明显降低 Cyt C 在线粒体中的表达，其抑制肝癌细胞的生长和诱导细胞凋亡的机制可能与影响线粒体功能和能量代谢有关。闫文娟等报道，小半夏加茯苓汤醇提物能够减小胃癌细胞 BGC-823 内 Bcl-2/Bax 基因表达比例，增强 Cyt C 基因表达，提示其抑制 BGC-823 细胞活力和诱导细胞凋亡的机制可能与以线粒体为核心的凋亡通路相关。

6. 其他

Tao SJ 等报道，丹酚酸 B 可以通过减少 ROS 生成、升高线粒体膜电位和调节 Bcl-2 家族蛋白的表达，抑制间歇性高糖诱导的 INS-1 细胞凋亡。毛秋娴等报道，黄连素能显著降低 LPS 诱导 RAW264.7 细胞 COX-2、iNOS mRNA 表达水平，降低炎症因子 PGE_2 及 NO 含量，并显著提高其线粒体生物合成相关基因 TRAM、Cytb mRNA 表达，表明黄连素通过改善线粒体生物合成功能，抑制 LPS 诱导 RAW264.7 细胞炎症反应。胡齐等报道，四君子汤升高脾虚模型大鼠骨骼肌线粒体 SOD、GSH-Px、Na^{+}-K^{+}-ATPase、Ca^{2+}-Mg^{2+}-ATPase 活性，降低 MDA 含量，明显升高肝、脾组织线粒体膜电位，表明四君子汤可减轻线粒体氧化损伤，调节机体能量代谢。

（撰稿：张玉　刘玥灵　寇俊萍　审阅：王树荣）

【中药调控 TLR4 信号通路的研究】

Toll 样受体(TLRs)为Ⅰ型跨膜蛋白，属于模式识别受体(PRRs)家族。当组织损伤微生物突破机体屏障时，TLRs 能够识别它们激活细胞产生免疫应答。TLR4 是目前 TLRs 家族发现最早、研究最多的 TLRs，其配体主要为 LPS。

1. 调节 TLR4 信号通路抑制炎症

史梦琪等研究表明，藁本内酯具有抑制神经炎症反应和神经保护作用，其主要是通过调节 PPAR-γ 依赖的 TLR4/NF-κB 信号通路以对 LPS 诱导的神经炎症起到抑制作用。金少举等研究表明，槐果碱对坐骨神经分支保留性损伤致神经病理性疼痛有较好的缓解作用，其机制可能与其下调 TLR4、p38 MAPK、IL-1β 及 TNF-α 表达水平有关。雷升萍等研究表明，黄精多糖能够明显提高缺氧/复氧损伤后心肌细胞的存活率，减轻炎性因子渗出，其机制可能与抑制 TLR4-MyD88-NF-κB 信号通路有关。袁晓等研究表明，加味四妙丸能够通过抑制 TLR4/NF-κB 信号通路，从而抑制 IL-1β、TNF-α 的产生，起到治疗急性痛风性关节炎的作用。秦丽等研究表明，益气活血中药能够降低急性肺损伤大鼠肺泡灌洗液中 TNF-α、IL-1β、IL-6 的水平，减轻肺组织的病理损伤，其作用机制可能与抑制 TLR4 mRNA 的表达有关。

2. 调节 TLR4 信号通路抑制肿瘤

宋军等研究表明，参苓白术散含药血清能够通过调控 TLR4 信号通路，降低 LPS 诱导的肺腺癌细胞株 SPCA1 的增殖能力。周丽菁等研究表明，刺五加多糖能够显著上调 TLR4 信号通路中 TLR4、MyD88、TRAF6、NF-κB p65、AP-1 基因和蛋白在 Lewis 荷瘤小鼠脾脏中的表达，促进荷瘤小鼠外周血 TNF-α、IL-1β 和 IL-6 的分泌，降低荷瘤小鼠瘤重，显著提高抑瘤率及免疫器官指数。卢青等研究表明，荔枝核总黄酮能够通过降低 TLR4 mRNA 及 NF-κB、IL-1β mRNA 表达水平，抑制结直肠癌细胞株 HT29 的增殖，提示 TLR4/NF-κB 信号通路可能是荔枝核总黄酮抑制 HT29 细胞增殖的关键通路。Chang HS 等研究表明，蜂胶乙醇提取物及其主要成分咖啡酸苯乙基酯能够在炎性微环境中通过激活凋亡、自噬及抑制 TLR4 信号通路来抑制乳腺癌 MDA-MB-231 细胞增殖。魏海梁等研究表明，益脾养肝方能够改善二乙基亚硝胺诱导大鼠肝癌前病变的病理形态，降低 ALT、AST、ALP、TBIL 及肝组织匀浆中 TLR4、NF-κB 表达水平，提示其可能是通过调控 TLR4/NF-κB 信号通路抑制炎症反应来抑制大鼠肝癌前病变的进展。

3. 调节 TLR4 信号通路改善缺血再灌注损伤

宋娟等研究表明，白藜芦醇能够降低肝脏功能学指标 ALT、AST 及 AKP 浓度，同时下调肝组织 HMGBl、TLR4 蛋白及 mRNA 的表达，提示白藜芦醇可能是通过抑制 HMGB1-TLR4 信号通路发挥对肝脏缺血再灌注损伤的保护作用。常洁等研究表明，丹皮酚能够减小心肌缺血再灌注大鼠梗死心肌体积，减少心肌组织 TLR4 表达及血浆中 TNF-α 水平。祝美珍等研究表明，清热化瘀Ⅱ号方可以通过降低 TLR4、TRIF mRNA 的表达，以减少神经元的凋亡、炎性反应及脑组织受损程度进而改善脑内炎症环境，促进脑缺血再灌注损伤后的神经功能恢复。杨晶等研究表明，吴茱萸次碱能够明显降低心肌梗死面积和血清肌酸激酶活性，增加血浆降钙素基因相关肽浓度，降低 TLR4 mRNA 和蛋白表达以及 NF-κB 蛋白表达，提示其通过抑制 TLR4/NF-κB 信号通路保护心肌缺血再灌注损伤。

4. 调节 TLR4 信号通路改善动脉粥样硬化

Li H 等研究发现，芍药苷能够降低高脂饮食诱导的动脉粥样硬化大鼠血浆 TC、TG、LDL-C、HDL-C 浓度，降低 IL-1β、IL-6 和 TNF-α 等炎性因子水平，下调 TLR4、MyD88 蛋白表达以及 IκB 和 NF-κB 的磷酸化水平，提示其通过抑制 TLR4/MyD88/NF-κB 信号通路进而改善动脉粥样硬化。申定珠等研究表明，补肾通脉方对急性心肌梗死经皮冠状动脉介入治疗术后患者具有心肌保护作用，其机制可能与抑制 TLR4/NF-κB 炎性信号通路的激活，减少其下游炎症因子 TNF-α、IL-6 的表达有关。朱博冉等研究表明，加味补阳还五汤均能通过抑制载脂蛋白 E 基因敲除小鼠 TLR4 信号通路从而对动脉粥样硬化的发生发展有预防作用。

5. 其他

高菲等研究表明，姜黄素可以通过抑制脊髓内 TLR4 的表达而拮抗大鼠对吗啡镇痛的慢性耐受。沙媛媛等研究表明，升降散能够有效降低脓毒症模型组大鼠动脉血肌酐水平及肾组织 TLR4 mRNA 水平，以减轻脓毒血症大鼠肾损伤。杨清清等研究表明，温阳补肾方能够通过介导 BMDC-TLR2/TLR4 通路的信号转导，从而显著上调 Th1 型细胞因子分泌，下调 Th2 型细胞因子表达，进而调节 Th1/Th2 的免疫平衡，最终降低哮喘小鼠的气道阻力和减轻气道炎性反应。Jiang H 等报道，银杏叶提取物能够通过抑制 TLR4/NF-κB 信号通路进一步抑制肾素血管紧张素系统，发挥防治心肌重构的作用。

（撰稿：吴云皓 汪雨薇 张媛媛 寇俊萍 审阅：王树荣）

【中药调节 Wnt/β-catenin 信号通路作用研究】

Wnt 信号通路是广泛存在于多细胞真核生物中的一条高度保守的信号通路，包括至少三个不同的 Wnt 途径：经典途径、平面细胞极性的途径和 Wnt/Ca^{2+} 通路。近年来 Wnt/β-连环蛋白（Wnt/β-catenin）信号通路逐渐成为中医药领域的研究热点，通过调控 β-catenin 上下游基因，实现经典通路激活。

1. 防治骨质疏松的作用

喻琴云等报道，白藜芦醇可能通过上调 Runx2，促进 GSK-3β 磷酸化，进而促进胞内 β-catenin 的稳定、集聚、转入到胞核中，从而激活 Wnt/β-catenin 信号通路，提高去卵巢骨质疏松大鼠的骨密度值。杨军等报道，壮骨止痛方药物可以提升 Wnt/β-catenin 信号通路的表达，降低血清 Sclerostin 的水平，达到防治骨质疏松的作用。马勇等报道，姜黄素能促进 Wnt/β-catenin 信号通路中 Wnt2 及 β-catenin 蛋白表达量，促进正常软骨细胞增殖，对正常软骨细胞具有一定的保护作用。牛素生等报道，龟鹿二仙胶能促进骨髓基质干细胞的增殖，并且通过调控 Wnt/β-catenin 信号通路促进骨髓基质干细胞向成骨细胞分化。此外，张哲等报道老鹳草素、涂艳等报道淫羊藿苷、依香叫等报道刺老苞根皮含药血清和陈云刚等报道骨碎补含药血清等中药有效成分对成骨细胞成骨分化上均证实具有较好的促进作用，其机制可能是通过 Wnt/β-catenin 信号通路的激活发挥作用的。

2. 改善脑血管疾病的作用

脑组织中存在多种 Wnt 基因，wnt3a 作为 Wnt 信号通路的起始蛋白，其表达可使 Wnt 信号增强；Wnt5a 能够调节内皮细胞的存活、增殖和基因表达。β-catenin 在神经发育过程中能决定神经前体细胞的增殖和分化，是该信号通路的枢纽。邓勇等报道，脑络欣可能通过上调 Wnt3a、Wnt5a 以及 β-catenin 的表达，调节脑缺血后神经干细胞的增殖分化。史江峰等报道，升降散呈剂量依赖性促进慢性脑缺血血管性痴呆模型大鼠海马区的病理性损伤修复及 VEGF 和巢蛋白表达，并呈剂量依赖性上调海马组织 Wnt 信号通路关键蛋白如磷酸化低密度脂蛋白受体相关蛋白、p-GSK3β 和 β-catenin 蛋白水平。表明其改善血管性痴呆大鼠学习记忆和空间辨认的行为学能力可能是激活海马组织 Wnt 信号膜受体进而激活 Wnt 通路。

3. 防治肿瘤的作用

近年来研究发现，Wnt 信号通路与肿瘤的侵袭转移密切相关。冯媛媛等报道，补肾解毒散结方具有抑制人结肠癌 HCT-116 细胞增殖、侵袭和转移能力，其机制可能与其通过 Wnt/β-catenin 信号通路、下调 β-catenin 蛋白表达水平相关。Wei LH 等研究表明，半枝莲乙醇提取物能显著减缓直肠癌肿瘤生长，并抑制 HT-29 细胞的生存能力，其机制可能是抑制 Wnt/β-catenin 通路的激活。此外，Wang N 等报道华鼠尾草、刘伟等报道健脾化瘀解毒方、Pan JL 等报道左金丸和 Dai G 等报道黄芩素等中药及有效成分也可以通过调节 Wnt/β-catenin 通路抑制肿瘤细胞增殖和转移。

4. 防治糖尿病肾病(DN)的作用

白璐等报道，化瘀通络中药可减少 DN 大鼠尿蛋白，且能够抑制大鼠肾脏存在的 Wnt/β-catenin 通路高表达，该作用可能是其减少蛋白尿排泄的主要途径之一。任克军等报道，清肾颗粒可以改善单侧输尿管梗阻模型大鼠肾功能，减少 24 h 尿蛋白量，抑制 Wnt/β-catenin 信号通路的活化，从而延缓单侧输尿管梗阻模型大鼠肾间质纤维化。

5. 其他

唐铱等报道，龟板提取物可以通过激活毛囊干细胞中 Wnt/β-catenin 通路促进 SD 大鼠触须部创面修复。潘茂兴等报道，竹节参皂苷Ⅳa 可通过 Wnt/β-catenin 信号通路调控小肠干细胞微环境，改善其过度增殖分化状态和抑制小肠干细胞增多，调节小肠干细胞功能。王丽帆等报道，黄芪多糖可持续激活 Wnt 信号通路促进肌源性干细胞的增殖分化。戴琦等报道，益气活血利水汤可抑制 Necdin-Wnt/β-catenin 通路的活性，解除 Wnt/β-catenin 对 PPAR-γ 的抑制，从而抗肝纤维化。

（撰稿：王美娟 潘雪薇 张媛媛 寇俊萍 审阅：王树荣）

【中西药相互作用的研究】

中西药联合用药在临床广泛而普遍存在。中西药联合应用的研究，有利于临床精准定位，进而促进中成药产品和中药企业自我定位，立足合适的应用领域。

1. 中西药相互作用的定义和途径

金艺等认为，药物相互作用(DI)是指患者同时或相继服用两种或多种药物时，其中一种药物的性质、体内持续时间、作用大小受其他药物的影响而明显变化的现象。马利娟等则表述为 DI 是指患者同时或在一定时间内先后使用两种或两种以上药物后所产生的复合效应。张凤瑞等指出，中西药在体内吸收通常发生在用药后从胃幽门至肛门的消化管这一过程。大多数药物需要通过胃肠的跨膜转运才能够入血，不能直接进入细胞，之后经过肝脏代谢，最终代谢后废物从人体重要器官肾脏排泄。在体内代谢的重要器官是肝。肝微粒体酶中细胞色素 p450 附着于肝细胞的内质网，是药物代谢过程中的主要酶，其可促进多种药物代谢。

2. 中西药相互作用的结果

中成药和西药各有各的优点，随着医学的发展，两者同时使用的情况也在逐渐增多，但是由于两者的来源不同，其性能在某种程度上会有冲突。李雪白认为，中药与西药联合使用合理会降低药物的毒副作用，提高疗效、缩短疗程，起到事半功倍的效果。犹毅等认为，中西药物联合使用可相互协调，增强药效，发挥协同作用，进而降低其毒性和不良反应，也可以达到减少用药剂量，缩短疗程的目的。许雯等指出，药物相互作用信息不仅可以指导临床合理正确联合用药而起到关键作用，而且在一定程度上也可预防药物不良事件的发生。

3. 中西药相互作用的实验研究

雒志恒等探讨丹参酮 $Ⅱ_A$ 联合维生素 D_3 ($VitD_3$)对维甲酸诱导的雌性骨质疏松大鼠骨组织的影响。结果通过股骨干骺端组织形态计量学分析显示，联合用药组骨小梁厚度、骨小梁间距、骨小梁面积百分率均优于丹参酮 $Ⅱ_A$ 组，表明丹参酮 $Ⅱ_A$+$VitD_3$ 对维甲酸诱导骨质疏松大鼠骨组织的修复作用优于丹参酮 $Ⅱ_A$ 单独给药。陈佳佳等研究表明，蒿甲醚、依托泊苷单用以及联合使用均能有效抑制 H446 的增殖，且呈剂量依赖性，两药联用具有协同作用。蒿甲醚单用不能明显促进细胞凋亡，但与依托泊苷(300 nmol/L)联用 72 h 可以比较明显促进 H446 凋亡，具有统计学意义($P<0.05$)；蒿甲醚单用对 H446 的细胞周期没有显著影响，联合作用 48 h 细胞周期阻滞于 G_2 期，主要是依托泊苷的作用；单用蒿甲醚、依托泊苷以及二者联合使用都能显著抑制 H446 的侵袭能力。李园等该研究运用生物分子网络分析方法，预测注射用丹参多酚酸盐与阿司匹林联合用药治疗稳定型心绞痛的作用机制。结果表明，联合用药一方面在抗炎症反应和抑制动脉粥样硬化发展方面有疗效增强作用；另一方面注射用丹参多酚酸盐在阿司匹林抗血小板聚集的基础上能够保护血管内细胞和调节糖代谢，起到疗效相加作用。曹子丰等探讨中药扶正祛邪药对(黄芪、莪术)粗提物与奥沙利铂联合应用抑制鼠结肠癌 CT26.WT 细胞的转移，调控 CXCR3、CCR6 mRNA 及蛋白表达的作用。结果表明，联合用药能不同程度下调 CXCR3、CCR6 蛋白表达($P<0.05$, $P<0.01$)。表明黄芪、莪术联合化疗药抗肿瘤转移机制可能与下调 CXCR3、CCR6 mRNA 及蛋白相关。

4. 中西药相互作用的临床应用

马世堂等以抗血小板聚集效应物质人参皂苷 Rb_1 为对象，研究硫酸氢氯吡格雷片对血塞通分散片血浆蛋白结合率影响。分子模拟结果显示化合物均与健康受试者空白血清白蛋白存在不同程度的竞争结合效应，表明氯吡格雷对血塞通血浆蛋白结合率存在影响。张寅等对来自 22 家医院诊断为恶性肿瘤且使用复方苦参注射液治疗的 44 588 例患者电子医疗数据进行提取，基于关联规则 Apriori 算法对所记载的联用中西药物药理特征进行基于电子医疗数据的真实世界回顾分析。结果显示，真实世界与复方苦参注射液联用频率较高的中药包括清热解毒剂、益气扶正剂、通便剂、止血剂、回阳救逆剂、理血剂、活血化瘀剂、破血剂、健脾和胃剂、理气剂等，其中又以清热解毒剂、益气扶正剂、活血化瘀剂最为常用。探索真实世界复方苦参注射液联合用药特征，针对其治疗恶性肿瘤的临床联用中西药物药理作用关联规律进行分析，为临床合理用药、治法模式的探索及后续深入分析提供参考借鉴。王桂倩等分析真实世界参芎葡萄糖注射液的临床用药特征，结果表明，参芎葡萄糖注射液临床上常与抗血小板药和活血化瘀药联合应用，有助于增强抗血小板聚集和活血化瘀作用；常与抗生素联合应用，治疗肺源性心脏病，注意联合应用时的配伍禁忌，保证临床用药安全性的前提下二者联合用药达到药效增强的作用。王桂倩等又分析真实世界清开灵注射液治疗白细胞、C反应蛋白升高等炎症因子异常患者的联合用药特征。结果表明，清开灵注射液治疗C反应蛋白、白细胞等炎症指标升高的患者，多与抗生素类药物联合用药，达到药效协同的作用。田晓伟等研究表明，噻嗪类利尿药和中药利尿药结合治疗高血压，既可有效控制血压，又能更好地改善患者的症状，提高生活质量，前景广阔，值得从理论和实践上，不断地进行全方位的探索与研究，实现中西医的有机融合，发挥和扩展中西医结合治病的优势与范围，达到科学治疗之根本目的。

（撰稿：吕佳康　吕苑枫　审阅：寇俊萍）

［附］ 参考文献

A

安祯祥，何远利，王敏.金钗石斛多糖对肝纤维化大鼠转化生长因子及基质金属蛋白酶的影响[J].中华中医药学刊，2017，35(3)：530

B

白慧媛，倖珊.五味子乙素对氯氮平致小鼠肝损伤的保护作用[J].药学学报，2017，52(3)：390

白璐，霍贝贝，郭倩，等.Wnt/β-catenin通路在糖尿病肾病大鼠的表达及化瘀通络中药的干预作用[J].中草药，2017，48(5)：946

C

Cao YM, Gu CC, Zhao FL, et al. Therapeutic Effects of *Cyathula officinalis* Kuan and Its Active Fraction on Acute Blood Stasis Rat Model and Identification Constituents by HPLC-Q-TOF/MS/MS[J]. Pharmacognosy Magazine, 2017, 13(52): 693

Chang HS, Wang YH, Yin XS, et al. Ethanol extract of propolis and its constituent caffeic acid phenethyl ester inhibit breast cancer cells proliferation in inflammatory microenvironment by inhibiting TLR4 signal pathway and inducing apoptosis and autophagy[J]. BMC Complementary and Alternative Medicine, 2017, 17(1): 471

蔡琨，杨娟，杨翠萍，等.仙茅提取物对小鼠巨噬细胞RAW264.7的诱导活化作用[J].中药药理与临床，2017，33(5)：87

曹子丰，唐德才，时晓霞，等.黄芪、莪术配伍联合奥沙利铂对CT26.WT原位移植瘤小鼠中CXCR3、CCR6表达影响[J].北京中医药大学学报，2017，40(6)：477

常洁，夏中元，罗兴均.丹皮酚对心肌缺血再灌注损伤大鼠模型肿瘤坏死因子α和Toll样受体4表达的影响[J].中国老年学杂志，2017，37(21)：5222

巢传琦，雷雪萍，范春林，等.东革阿里乙醇提取物对氧嗪酸钾致高尿酸血症大鼠尿酸的影响[J].中药材，2017，40(3)：711

陈飞，王颖，李六生.蛇床子素通过线粒体途径减轻肾脏缺血再灌注损伤[J].解放军药学学报，2017，33(5)：409

陈刚，谭明亮.茶多酚对高尿酸血症小鼠尿酸产生与排泄的影响及机制研究[J].中国药理学通报，2017，33(2)：218

陈杰，陈百芳，刘新光，等.去甲斑蝥素对人皮肤鳞状细胞癌A431细胞侵袭转移能力的影响[J].中药新药与临床药理，2017，28(1)：27

陈明，王举涛，吴珍妮，等.半枝莲总黄酮通过PI3K/AKT/mTOR通路诱导肿瘤细胞自噬的体内实验研究[J].中国中药杂志，2017，42(7)：1358

陈芯，马雅銮，李蕊，等.当归水煎液对刀豆蛋白A诱导急性肝损伤小鼠的保护作用[J].中国中医基础医学杂志，2017，23(4)：492

陈颖，王茉，宋捷，等.补骨脂水煎液和醇提物对斑马鱼

骨骼发育的影响及其毒性作用[J].中国药理学与毒理学杂志,2017, 31(6):661

陈佳佳,贝云成,张冬梅,等.蒿甲醚联合依托泊苷对小细胞肺癌细胞株 H446 增殖及侵袭的抑制作用[J].中国药科大学学报,2017, 48(2):201

陈晓红,程海清,邓易,等.镰形棘豆对 SMMC-7721 细胞线粒体膜电位和凋亡相关蛋白表达的影响[J].南京中医药大学学报,2017, 33(1):54

陈晓军,蒋珍藕,韦洁,等.莪术 50%乙醇大孔树脂洗脱部位抗血栓作用及其机制研究[J].中药药理与临床,2017, 33(4):82

陈玉胜,陈全战.灵芝多糖对 CCl_4 诱导的急性肝损伤小鼠的抗炎和保肝活性[J].食品科学,2017, 38(17):210

陈云刚,谭国庆,任维龙,等.骨碎补含药血清经 wnt/β-catenin 信号通路对大鼠骨髓间充质干细胞成骨分化的影响[J].中国药理学通报,2017, 33(6):830

崔涛,高晶,曾勇,等.薏苡仁油对人前列腺癌 PC-3 细胞的抑制作用[J].中草药,2017, 48(21):4460

崔国祯,陈言,郭琳,等.丹参素抗血小板凝聚作用的靶点研究[J].中药新药与临床药理,2017, 28(4):450

崔鹤蓉,李朋彦,李雨萌,等.五味子甲素对 NLRP3 炎性小体活性的抑制作用及机制初步研究[J].药学学报,2017, 52(1):80

D

Dai G, Zheng D, Wang QL, et al. Baicalein inhibits progression of osteosarcoma cells through inactivation of the Wnt/β-catenin signaling pathway [J]. Oncotarget, 2017, 8(49):86098

戴琦,罗勇兵,李梦乔,等.益气活血利水汤对肝纤维化模型大鼠 Necdin-Wnt 信号通路的影响[J].中国实验方剂学杂志,2017, 23(7):134

戴应和,张丽梅,杨淑贤,等.松花粉对 H_2O_2 诱导 $HepG_2$ 细胞氧化损伤的保护作用[J].中国实验方剂学杂志,2017, 23(19):167

邓勇,王键,谭辉,等.脑络欣通对气虚血瘀型中脑动脉阻塞再灌注大鼠海马及额顶叶皮质 Wnt3a、Wnt5a 和 β-Catenin 表达的影响[J].安徽中医药大学学报,2017, 36(3):59

邓振德,黄勇志,潘丽莎,等.柿叶黄酮对 KKAy 小鼠视网膜病变 CTGF, VEGF, HIF-1α 的影响[J].中国实验方剂学杂志,2017, 23(2):115

邓志燕,万强.黄芩苷对幽门螺杆菌诱导人胃黏膜上皮 GES-1 细胞损伤的保护作用及机制[J].中国实验方剂学杂志,2017, 23(19):145

董婧婧,刘艳菊,涂济源,等.三七粉调血脂作用及机制研究[J].中草药,2017, 48(8):1597

杜肖,路畅,贺晓丽,等.小续命汤有效成分组对脑缺血/再灌注大鼠恢复早期脑线粒体的保护作用研究[J].中国中药杂志,2017, 42(11):2139

杜丽东,雒军,吴国泰,等.当归对血虚便秘模型小鼠结肠水通道蛋白 4 表达的影响[J].中药药理与临床,2017, 33(5):103

F

樊克涛,闫海峰,代向东,等.二妙丸不同配伍比例对大鼠高尿酸血症的影响[J].天津中医药大学学报,2017, 36(1):43

范宗静,谢连娣,董巧稚,等.黄芪多糖抗心肌缺血再灌注损伤的线粒体机制研究[J].中国中医基础医学杂志,2017, 23(4):484

房丽君,吕林懋,张伟.蛇床子素抑制 TGF-β_1 诱导的肺成纤维细胞增殖和胶原合成的机制研究[J].中华中医药杂志,2017, 32(5):1979

冯霞,孙鹏,易若琨,等.巴莲莲子生物碱提取物对 CCl_4 诱导小鼠肝损伤的预防效果[J].食品科学,2017, 38(17):216

冯藜枥,曹文富.莪术含药血清抑制 HSCs 中 Shh 和 Gli1 表达的机制研究[J].中国中药杂志,2017, 42(5):964

冯媛媛,孙筱婷,刘宣,等.补肾解毒散结方通过抑制 Wnt/β-catenin 信号通路抗大肠癌侵袭转移[J].上海中医药大学学报,2017, 31(1):43

付瑜,黄煜,姜树民.黄龙汤对脓毒症大鼠肠道黏膜免疫屏障保护作用[J].辽宁中医药大学学报,2017, 19(7):39

付惠惠,张莉,王凤月,等.九香虫对染锰大鼠睾丸组织损伤的修复机制[J].中成药,2017, 39(5):1071

G

高菲,郑少东,李轶聪,等.姜黄素对大鼠脊髓 Toll 样受

体4活化及吗啡镇痛耐受的影响[J].解放军医学杂志，2017，42(12)：1056

高健，白华静，万凤，等.人参皂苷对缺氧缺糖/再灌注神经干细胞增殖和分化的影响[J].中华中医药杂志，2017，32(5)：2291

高晨盈，王俊逸，罗云梅，等.人参皂苷Re对球囊损伤大鼠血管内膜增殖及TGF-β_1/Smads信号通路的影响[J].中草药，2017，48(1)：143

古月瑜，廖晓忠，刘嘉辉，等.苦参碱对人孕烷X受体介导的CYP3A4调节及药物相互作用分析[J].中药材，2017，40(3)：684

管敏，张力文，徐致远，等.白毛夏枯草对金黄色葡萄球菌的作用规律及抗菌机理[J].中成药，2017，39(11)：2393

郭阿茹，马莉，李杜鹏，等.大黄对脓毒症相关大鼠脑功能障碍的作用机制研究[J].中国急救医学，2017，37(10)：878

H

韩军，程小龙，胡坤媚，等.杜鹃花总黄酮对缺血/再灌注损伤模型大鼠脑基底动脉TRPV4的作用研究[J].中国药理学通报，2017，33(5)：685

韩淑娴，陈影，张倩，等.流动条件下血栓通胶囊抗血小板黏附的分子药理学机制研究[J].中国中药杂志，2017，42(2)：341

郝浩，孔立，韩宁，等.参附注射液腹腔注射对脓毒症大鼠肺血管通透性的影响[J].山东医药，2017，57(22)：26

郝钦，杨永雁，韩雅玲，等.漏芦逆转胃癌相关成纤维细胞促癌作用的研究[J].中药药理与临床，2017，33(1)：119

何蓓晖，陆永娟，李宝华，等.山楂叶总黄酮对FXR及其相关基因调控治疗NAFLD模型大鼠的机制研究[J].中华中医药杂志，2017，32(4)：1807

贺兰芝，尹萍，孟雅坤，等.PPAR-γ依赖的何首乌免疫性特异质肝损伤机制研究[J].药学学报，2017，52(7)：1027

侯倩伶，王岩，李英博，等.三七皂苷R_1通过雌激素受体调节ATF6/Akt信号通路减轻OGD/R所导致的神经元损伤[J].中国中药杂志，2017，42(6)：1167

侯宪邦，范方田，何立巍.板蓝根含药血清对病毒感染RAW264.7细胞的TLR3信号通路的影响[J].中国实验方剂学杂志，2017，23(9)：105

胡超，岳文华，彭翠平，等.白头翁皂苷D对乳腺癌MCF-7细胞的体内外抗肿瘤作用研究[J].中药新药与临床药理，2017，28(4)：418

胡齐，孙莹，宋雅芳，等.四君子汤对脾虚大鼠线粒体氧化损伤及能量代谢的影响[J].中华中医药学刊，2017，35(8)：1972

胡向阳，刘桃丽，林春淑，等.积雪草水提液对高尿酸血症模型大鼠尿酸代谢的影响[J].中医杂志，2017，58(1)：60

黄德斌，胡泽华，余昭芬，等.马桑水提取物抗耐甲氧西林金黄色葡萄球菌的作用机制研究[J].中草药，2017，48(9)：1802

黄小强，张雪，熊丽樱，等.泽泻多糖对四氯化碳致小鼠急性肝损伤的保护作用[J].时珍国医国药，2017，28(6)：1300

黄雅薇，赵宗江，苗永辉，等.翻白草含药血清对高糖培养肾小管上皮细胞增殖作用及其对RhoA/ROCK信号通路的影响[J].中国实验方剂学杂志，2017，23(17)：104

黄元河，黎星星，潘乔丹，等.赤苍藤醇提物的急性毒性及对小鼠高尿酸血症的影响[J].中国民族民间医药，2017，26(5)：52

J

Jiang H, Qu P. Effects of *Ginkgo biloba* leaf extract on local renin-angiotensin system through TLR4/NF-κB pathway in cardiac myocyte[J]. Exprimental and Therapeutic Medicine, 2017, 14(6)：5857

江善青，段欢，舒广文，等.竹节参多糖对LPS/D-GalN诱导小鼠急性肝损伤的保护作用[J].中药材，2017，40(5)：1170

蒋朱秀，蔡宛如，李敏静，等.加味大承气汤对脓毒症急性肺损伤大鼠血清中Gc球蛋白和内毒素的影响[J].浙江中医杂志，2017，52(10)：767

金凤，刘延庆，钱亚云，等.南蛇藤提取物对人食管鳞癌TE-8细胞凋亡的影响[J].中华中医药杂志，2017，32(8)：3474

金艺，夏玉凤.基于细胞色素P450酶的药物相互作用机制探讨[J].海峡药学，2017，29(2)：7

金少举，王蓉，李海龙，等.槐果碱对SNI致神经病理性疼痛小鼠脊髓组织TLR4/p38 MAPK的影响[J].中国药理学通报，2017，33(9)：1266

金智生，王东旭，和彩玲，等.红芪多糖对 db/db 小鼠糖尿病心肌病心肌组织 TGF-β_1 与Ⅰ型胶原蛋白表达的影响[J].中药药理与临床，2017，33(2)：74

景婧，王洪崑，王宇，等.啤酒花总黄酮对硫代乙酰胺所致小鼠急性肝损伤的保护作用[J].沈阳药科大学学报，2017，34(5)：409

居海亮，钱勇.短穗兔耳草提取物对高尿酸血症小鼠肾脏保护作用研究[J].药学研究，2017，36(7)：379

L

Li H，Jiao YB，Xie MG. Paeoniflorin Ameliorates Atherosclerosis by Suppressing TLR4-Mediated NF-κB Activation[J]. Inflammation，2017，40(6)：2042

Li SS，Sun XX，Xu LX，et al. Baicalin attenuates in *vivo* and in *vitro* hyperglycemia-exacerbated ischemia/reperfusion injury by regulating mitochondrial function in a manner dependent on AMPK [J]. European Journal of Pharmacology，2017，815：118

Li YJ，Wang F，Luo Y，et al. Ginsenoside Rg_1 protects against sepsis-associated encephalopathy through beclin 1-independent autophagy in mice[J]. Journal of Surgical Research，2017，207：181

Lien LM，Lin KH，Huang LT，et al. Licochalcone A Prevents Platelet Activation and Thrombus Formation through the Inhibition of PLCγ2-PKC，Akt，and MAPK Pathways[J]. International Journal of Molecular Sciences，2017，18(7)：1500

雷升萍，王靓，龙子江，等.黄精多糖通过 TLR4-MyD88-NF-κB 通路抑制缺氧/复氧 H9c2 心肌细胞炎性因子释放[J].中国药理学通报，2017，33(2)：255

李超，蔺琳，张蕾，等.钩藤碱增强自噬改善 TNF-α 介导的血管内皮细胞血栓前状态的研究[J].中草药，2017，48(24)：5224

李丹，邱全玉，孙振刚，等.芒果苷在糖尿病大鼠和正常大鼠血浆中蛋白结合率的比较[J].中药新药与临床药理，2017，28(3)：342

李剑，谢楠，许璨，等.葛根素抑制再灌注大鼠心肌线粒体通透性转换孔开放对心肌细胞凋亡和自噬的影响[J].时珍国医国药，2017，28(8)：1826

李玲，吴东升，刘璐，等.五倍子含药血清对呼吸合胞病毒感染人支气管上皮细胞损伤及 NF-κB 核转位和表达的影响[J].中华中医药杂志，2017，32(2)：790

李璐，蔡志亮，贺翼飞，等.内质网应激在黄芪甲苷诱导的心肌线粒体保护中的作用[J].中国药理学通报，2017，33(6)：854

李娜，单媛媛，武德珍，等.虫草素抑制肝癌转移及分子机制研究[J].药学学报，2017，52(7)：1117

李娴，卫向龙，秦卫卫.生地炭对外感热毒出血模型大鼠的影响[J].中华中医药学刊，2017，35(3)：534

李阳，郝艺照，傅熠俊，等.黄连素预防葡聚糖硫酸钠诱导溃疡性结肠炎的作用机制[J].中华中医药杂志，2017，32(8)：3431

李园，王连心，谢雁鸣.注射用丹参多酚酸盐联合阿司匹林治疗稳定型心绞痛机制的生物分子网络研究[J].中国中药杂志，2016，41(24)：4521

李宝芬，闫国强，董晶晶.竺黄醒脑胶囊抗血栓形成作用的实验研究[J].河北中医，2017，39(9)：1364

李婵娟.金钗石斛抗血栓作用研究[J].云南中医中药杂志，2017，38(9)：60

李洪霖，李雁.荜茇明碱调控 TGF-β_1/ERK 信号通路抗肺癌作用机制研究[J].中华中医药杂志，2017，32(5)：2149

李厚忠，高照渝，黄伟，等.中药川贝母对哮喘模型小鼠 MMP-2，MMP-9 和 TIMP-1 的影响[J].中国中药杂志，2017，42(21)：4180

李梦非，王洪新，鲁美丽，等.黄芪甲苷通过 TLR4/p38MAPK 信号通路抑制脂多糖诱导的小鼠心肌损伤[J].中药药理与临床，2017，33(5)：35

李沐涵，程海波，李黎，等.没食子酸通过 PI3K/AKT 信号通路抑制胃癌 MGC-803 细胞侵袭性的研究[J].中药新药与临床药理，2017，28(1)：23

李小勇，刘雅.人参皂苷 Rd 抑制肝星状细胞活化作用与机制研究[J].中药药理与临床，2017，33(2)：34

李晓娟，夏榕蔓，楼招欢，等.丹参二萜醌通过 PERK-EIF2α 通路诱导肺癌 PC9 细胞凋亡的机制研究[J].中华中医药杂志，2017，32(5)：1897

李雪白.浅谈中医急症用中成药与西药的配伍禁忌[J].内蒙古中医药，2017，36(10)：89

李亚妤，宋李桃，杜园园，等.雷公藤甲素对 5/6 肾切除

大鼠 uPAR 和 β_3 整合素表达的影响[J].中华中医药杂志,2017, 32(10):4675

李亚妤,宋李桃,郑洁,等.雷公藤甲素对 FSGS 大鼠临床疗效及肾组织 Synaptopodin 表达的影响[J].中华中医药杂志,2017, 32(11):5104

连大卫,许艺飞,任文康,等.广藿香醇抑制幽门螺杆菌脲酶活性及其机制[J].中国中药杂志,2017, 42(3):562

刘玲,黄紫乐.墩果酸经线粒体损伤诱导 SMMC-7721 细胞凋亡的作用[J].中国临床药理学杂志,2017, 33(2):144

刘明,刘杨,邓颖,等.蓝布正提取物对血管性痴呆大鼠学习记忆能力及海马 NT-3, BDNF 蛋白表达的影响[J].中国实验方剂学杂志,2017, 23(17):154

刘伟,符小红,黄思远,等.藏药波棱瓜子总木脂素对四氯化碳致大鼠肝纤维化的保护作用及机制探讨[J].中国中药杂志,2017, 42(3):567

刘伟,潘华峰,赵自明,等.健脾化瘀解毒方调控 Wnt/β-catenin/GSK3β 通路抑制胃癌前病变大鼠 $Lgr5^+$ 癌干细胞早期转移机制研究[J].中华中医药杂志,2017, 32(5):1952

刘杨,全翊宁,王新春,等.香青兰总黄酮对 $ApoE^{-/-}$ 小鼠动脉粥样硬化病变中 TGF-β_1/Smad 信号通路及基质金属蛋白酶表达的影响[J].中国中药杂志,2017, 42(14):2744

刘德明,周春燕,吴嘉思,等.大黄素通过激活线粒体 caspase-8 通路诱导 L02 细胞凋亡[J].中药药理与临床,2017, 33(5):23

刘富群,高崎,王丹丹,等.银杏酮酯(GBE50)抑制 NLRP3 炎症小体活性改善大鼠抑郁样行为[J].中药药理与临床,2017, 33(5):54

刘红杰,詹莎,李天昊,等.艾叶挥发油致急性肝损伤小鼠线粒体结构和功能的变化[J].中国临床药理学杂志,2017, 33(6):530

刘建兵,戚梦,李巧琪,等.虫草素抑制胰腺癌干细胞增殖及转移的机制研究[J].药学学报,2017, 52(9):1404

刘斯琪,赵永峰,高明阳,等.茵陈蒿汤复方配方颗粒、单味配方颗粒和传统汤剂对四氯化碳致小鼠肝损伤模型的比较[J].中国实验方剂学杂志,2017, 23(5):124

刘小霞,陈益,熊伟,等.人参皂苷 Rh_2 通过自噬途径对 KG1α 细胞增殖和凋亡的影响[J].中草药,2017, 48(2):305

楼烨亮,陈梦静,王可,等.哈巴苷对急性脑缺血及线粒体介导的 Caspase 依赖性细胞凋亡信号通路的影响[J].中国药理学通报,2017, 33(4):563

楼招欢,程斌,夏伯侯,等.荷叶对高糖高脂饮食诱导的实验性非酒精性脂肪肝的作用研究[J].中华中医药杂志,2017, 32(5):2169

卢青,成秋宸,范丽雯.荔枝核总黄酮对结肠癌细胞株 HT29 的抑制作用及相关机制[J].中国实验方剂学杂志,2017, 23(17):172

路书彦,杨丽,戴雪伶,等.姜黄素对 $A\beta_{1\text{-}42}$ 诱导的细胞损伤和线粒体途径细胞凋亡的抑制作用[J].中国药理学与毒理学杂志,2017, 31(2):138

罗爽,罗霞,刘琦,等.大黄酸对 DSS 诱导溃疡性结肠炎小鼠的治疗作用及机制探讨[J].中国实验方剂学杂志,2017, 23(11):109

罗焱,尤朋涛,杨敏,等.高良姜素诱导人乳腺癌细胞 MCF-7 凋亡的研究[J].中药新药与临床药理,2017, 28(2):151

罗洪斌,刘翔宇,牟南樵,等.板桥党参对激活 GSK-3β 诱导的 AD 模型大鼠认知功能障碍的保护作用及其机制[J].中国药理学通报,2017, 33(8):1060

罗晓平,于之伦,邓超,等.黄芩素对 2, 4, 6-三硝基苯磺酸诱导的小鼠实验性肠炎的作用和机制[J].中国药理学与毒理学杂志,2017, 31(6):541

雒志恒,祁珊珊,吴婕,等.丹参酮 $Ⅱ_A$ 联合维生素 D_3 对维甲酸诱导骨质疏松大鼠骨组织的影响[J].中药材,2017, 40(6):1457

吕建珍,淮国丽,黄国东,等.复方仙草颗粒通过线粒体途径抑制肾足细胞凋亡的研究[J].中华中医药杂志,2017, 32(6):2730

M

Meng XL, Mao Z, Li X, et al. Baicalein decreases uric acid and prevents hyperuricemic nephropathy in mice[J]. Oncotarget, 2017, 8(25):40305

马勇,王礼宁,郭杨,等.姜黄素通过调节 Wnt/β-catenin 信号通路促进软骨细胞增殖的研究[J].广州中医药大学学报,2017, 34(1):90

马利娟,赵琦,冯蕾心,等.医院合理用药理念下药物相

互作用认知度调查与分析[J].光明中医，2017，32(22):3205

马世堂，戴国梁，毕肖林，等.基于血浆蛋白结合率硫酸氢氯吡格雷片与血塞通分散片协同作用[J].中药材，2016，39(4):872

毛秋娴，龙启才.黄连素通过调控线粒体生物合成对LPS诱导小鼠RAW264.7细胞炎症因子的影响[J].中药材，2017，40(2):470

毛竹君，寿旦，柴可夫.黄芪多糖小檗碱下调IR-INS-1细胞miR-126-3p改善胰岛素抵抗[J].中华中医药杂志，2017，32(7):2961

孟宪卿，姜月华，吴赛，等.刺蒺藜通过瘦素介导的JAK2/STAT3通路对肥胖性高血压大鼠肾脏的影响[J].中草药，2017，48(3):539

缪成贵，时维静，魏伟，等.王枣子总黄酮影响佐剂性关节炎大鼠病理的分子机制研究[J].中国中药杂志，2017，42(17):3411

N

南娜，赵萍，张睿.银杏叶提取物对高糖诱导的人视网膜色素上皮细胞凋亡的影响[J].中国实验方剂学杂志，2017，23(18):168

南彩云，朱继孝，魏春华，等.滇结香花不同提取部位对四氯化碳诱导小鼠肝损伤的影响[J].中药新药与临床药理，2017，28(4):454

南丽红，彭卫华，黄枚，等.筋骨草总黄酮含药血清对肾小球系膜细胞p38 MAPK/NF-κB信号通路的影响[J].中华中医药杂志，2017，32(8):3764

牛非，金晶，周秦，等.雷公藤甲素衍生物LB-1对咪喹莫特诱导的银屑病小鼠炎症的影响[J].药学学报，2017，52(11):1692

牛素生，李楠，张燕，等.龟鹿二仙胶诱导大鼠骨髓基质干细胞成骨分化作用及对Wnt通路的影响[J].中国中西医结合杂志，2017，37(1):72

O

欧瑞明，谭友平，周长华，等.青蒿琥酯对硼替佐米耐药骨髓瘤细胞株的耐药逆转作用及机制[J].中国实验方剂学杂志，2017，23(9):139

P

Pan JL, Xu YX, Song HY, et al. Extracts of Zuo Jin Wan, a traditional Chinese medicine, phenocopies 5-HTR1D antagonist in attenuating Wnt/β-catenin signaling in colorectal cancer cells[J]. BMC Complementary and Alternative Medicine, 2017, 17(1):506

潘德银，王勇，李冬春，等.消栓饮对创伤性肢体深静脉血栓兔静脉VEGF及受体VEGFR-1的影响[J].云南中医学院学报，2017，40(4):21

潘茂兴，顿耀艳，陈静，等.竹节参皂苷Ⅳa对高脂饮食小鼠小肠干细胞及其微环境Wnt/β-catenin信号通路的影响[J].中药材，2017，40(6):1415

彭玥，蒋宇，欧好，等.自噬在大蒜素减轻脓毒症小鼠急性肺损伤中的作用[J].中南大学学报(医学版)，2017，42(8):899

濮尊琴，王启龙，徐希明，等.高良姜素的分离纯化及降尿酸作用[J].江苏大学学报(医学版)，2017，27(4):338

朴颖，费宏扬，权海燕.紫苏叶提取物对肥胖小鼠的影响及作用机制[J].中华中医药杂志，2017，32(9):3992

Q

Qin G, Zhang QQ, Chen JQi, et. al. Liver metabolomics study reveals protective function of Phyllanthus urinaria against CCl_4-induced liver injury[J]. Chinese Journal of Natural Medicines, 2017, 15(7):525

钱风华，赵雷，沈梦雯，等.升降散改善脓毒症大鼠心肌损伤的机制研究[J].辽宁中医杂志，2017，44(4):845

乔靖怡，汪保英，栗俞程，等.金丝桃苷对小鼠急性酒精性肝损伤的保护作用[J].中药药理与临床，2017，33(3):30

秦丽，李敏，王毓国，等.益气活血中药对急性肺损伤大鼠炎症因子及Toll样受体4 mRNA表达的影响[J].中国实验方剂学杂志，2017，23(1):114

秦袖平，许梦刁，郝荣荣，等.丹参多酚酸对心肌缺血大鼠血清及心脏组织炎症因子的保护作用[J].中国临床药理学杂志，2017，33(9):794

邱勇，李人鹏，刘粟，等.头顶一颗珠醇提物对CCl_4所致急性肝损伤的影响[J].中国医院药学杂志，2017，37(5):435

R

任毅，李平华，陈潇.金丝桃苷通过上调 Caspase-3、NF-κB 表达抑制眼睑鳞状癌细胞增殖和转移的影响[J].中药药理与临床，2017，33(1)：30

任广聪，农亨，陈香伶，等.光叶菝葜乙酸乙酯部位对免疫功能的影响[J].中药药理与临床，2017，33(2)：109

任克军，王东，王亿平，等.清肾颗粒对单侧输尿管梗阻致肾间质纤维化大鼠肾组织 Wnt/β-catenin 信号通路的干预作用[J].安徽中医药大学学报，2017，36(2)：60

任思嘉，徐焕华，李明，等.麦冬皂苷 D′对大鼠心肌细胞 H9c2 的细胞毒性[J].中国药理学与毒理学杂志，2017，31(4)：325

任文艳，陈前昭，周林云，等.汉防已甲素抑制人结肠癌细胞增殖与 TGF-β_1 的关联机制研究[J].中国药理学通报，2017，33(9)：1227

S

Shen Q，Li J，Zhang CX，et al. Panax notoginseng saponins reduce high-risk factors for thrombosis through peroxisome proliferator-activated receptor-γ pathway[J]. Biomedicine & pharmacotherapy，2017，96：1163

沙媛媛，包华枫，黄海，等.升降散对脓毒症大鼠肾组织 Toll 样受体 4 表达的影响[J].上海中医药大学学报，2017，31(6)：62

申定珠，邢三丽，陈川，等.基于 ApoE$^{-/-}$ 小鼠 TLR4、MCP-1、ICAM-1 表达探讨首参颗粒干预动脉粥样硬化的效应机制[J].中国中医急症，2017，26(2)：192

史华，何琦，娄元俊，等.天麻多糖对脑瘫幼鼠脑内神经递质的影响[J].中国实验方剂学杂志，2017，23(23)：140

史华伟，郭蓉娟，赵振武，等.醒脾解郁方对抑郁大鼠行为学及海马与骨骼肌线粒体超微结构的影响[J].北京中医药大学学报，2017，40(4)：284

史江峰，马健.升降散激活 Wnt 信号通路促进慢性脑缺血 VD 模型大鼠海马组织损伤修复[J].中国实验方剂学杂志，2017，23(6)：161

史梦琪，旷喜，刘晓娇，等.藁本内酯神经炎症抑制作用与 PPARγ 依赖的 TLR4/NF-κB 信号通路的相关性[J].天然产物研究与开发，2017，29(3)：387

史亚夫，李雪溦，文乐，等.短穗兔耳草和短管兔耳草抗急性酒精肝损伤小鼠作用机制的研究[J].中药新药与临床药理，2017，28(5)：600

舒畅，范强，杨丽霞，等.昆仑雪菊提取物对糖尿病大鼠胰岛素抵抗 IRS-1/PI3K/GLUT4 信号通路的影响[J].中国实验方剂学杂志，2017，23(11)：122

宋娟，田小霞，李宝红，等.白藜芦醇通过高迁移率族蛋白 B1 抗大鼠肝脏缺血再灌注损伤的作用及机制[J].中国临床药理学与治疗学，2017，22(11)：1215

宋军，王艳杰.参苓白术散含药血清对脂多糖诱导的 SPCA1 细胞 Toll 受体 4 表达影响[J].内蒙古中医药，2017，36(19)：119

苏华，何飞，韦桂宁，等.大钻水提物对小鼠凝血时间以及血栓形成的影响[J].药学研究，2017，36(10)：565

孙乐，贺震旦，杨润梅，等.粗壮女贞总苷降脂作用及其基于 AMPK 通路的降脂作用机制研究[J].中国药理学通报，2017，33(8)：1073

孙铭，刘春雨，傅文绮，等.枸杞提取物对慢性高尿酸血症的治疗作用及机制研究[J].中国民族民间医药，2017，26(24)：35

孙雪东，严一核，褚韦韦，等.血必净通过 Rho 激酶信号通路对脓毒症急性肾损伤后肾小管细胞的影响研究[J].中国全科医学，2017，20(23)：2868

孙有利，辛庆锋，李超彦，等.丹参酮 II_A 对放射性脑损伤小鼠的神经保护作用及机制研究[J].中药药理与临床，2017，33(1)：66

T

Tao SJ，Ren YN，Zheng HW，et al. Salvianolic acid B inhibits intermittent high glucose-induced INS-1 cell apoptosis through regulation of Bcl-2 proteins and mitochondrial membrane potential[J]. European Journal of Pharmacology，2017，814：56

谭希，潘会君，吴伟达，等.知母皂苷 AⅢ抑制人脑胶质瘤增殖生长的机制研究[J].中国中药杂志，2017，42(6)：1160

汤鲁明，王林霞，孙来芳，等.萝卜硫素对脓毒症急性肺损伤大鼠氧化损伤及脱嘌呤/脱嘧啶核酸内切酶 1 表达的影响[J].中华危重症医学杂志(电子版)，2017，10(4)：246

唐铱，李春，黎湘君，等.龟板提取物激活 wnt/β-catenin 通路促大鼠触须部皮肤创面修复[J].中药新药与临床药理，2017，28(3)：298

唐爱存，王明刚，卢秋玉，等.葫芦茶苷调控 JAK/STAT 信号通路抗乙肝病毒作用及其机制研究[J].中药药理与临床，2017，33(1)：74

唐大轩，张莉，刘亚欧，等.甲基斑蝥胺对肾毒性的影响[J].中药药理与临床，2017，33(3)：49

田露，孔旋，刘俊，等.黄芪丹参不同配伍对气虚血瘀模型大鼠血液流变学和血管内皮因子的影响[J].现代生物医学进展，2017，17(9)：1643

田红林，陈良，孙芸，等.阿纳其根提取物抗抑郁作用及其机制研究[J].中草药，2017，48(12)：2492

田晓伟，马闻.中药利尿药和西药利尿药在高血压中的应用研究[J].中国继续医学教育，2017，9(4)：201

田沂凡，佟继铭，马帅，等.赤雹根总皂苷对Ⅱ型胶原诱导性关节炎大鼠 IL-15，IL-34 表达的影响[J].中国实验方剂学杂志，2017，23(12)：126

田沂凡，佟继铭，马帅，等.赤雹根总皂苷对Ⅱ型胶原诱导性关节炎大鼠 IL-7 表达的影响[J].中药新药与临床药理，2017，28(4)：435

涂艳，熊莉娜，柳湘洁，等.淫羊藿苷对成骨细胞成骨分化的影响及 Wnt/β-catenin 信号系统的关系研究[J].中国中医急症，2017，26(3)：448

W

Wang HB, Tao LD, Ni TY, et al. Anticancer efficacy of the ethyl acetate extract from the traditional Chinese medicine herb *Celastrus orbiculatus* against human gastric cancer[J]. Journal of Ethnopharmacology, 2017, 205:147

Wang JM, Lian PL, Yu Q, et al. Antithrombotic mechanism of polysaccharides in Blackberry (Rubus spp.) seeds [J]. Food and Nutrition Research, 2017, 61 (1):1379862

Wang N, Tan HY, Chan YT, et al. Identification of WT1 as determinant of heptatocellular carcinoma and its inhibition by Chinese herbal medicine *Salvia chinensis* Benth and its active ingredient protocatechualdehyde[J]. Oncotarget, 2017, 8(62):105848

Wang X, Zhang YX, Yang Y, et al. Identification of berberine as a direct thrombin inhibitor from traditional Chinese medicine through structural, functional and binding studies[J]. Scientific Reports, 2017, 7:44040

Wei LH, Lin JM, Chu JF, et al. *Scutellaria barbata D.* Don inhibits colorectal cancer growth via suppression of Wnt/β-catenin signaling pathway[J]. Chinese Journal of Integrative Medicine, 2017, 23(11):858

Wei ZC, Zuo F, Wang WQ, et al. Protective Effects of Total Flavones of *Elaeagnus rhamnoides* (L.) A. Nelson against Vascular Endothelial Injury in Blood Stasis Model Rats[J]. Evidence-Based Complementray and Alternative Medicine, 2017, doi:10.1155/2017/8142562

万嘉洋，杨洁红，虞立，等.甘草次酸、甘草苷配伍次乌头碱对慢性心衰大鼠细胞凋亡通路的影响[J].中成药，2017，39(10)：2018

汪蕾，Nuriza Rahmadini，高天慧，等.印尼姜黄对刀豆球蛋白 A 所致小鼠肝损伤的保护作用及其影响 TGF-β_1/Smad 通路的机制探讨[J].中国实验方剂学杂志，2017，23(7)：127

汪锦飘，刘永茂，何志超，等.泽泻乙醇提取物对氧嗪酸钾盐致大鼠高尿酸血症模型的影响[J].中成药，2017，39(3)：605

王凤，温桃群，徐锋，等.薄荷酮对内毒素致炎症模型小鼠的保护作用研究[J].中国药理学通报，2017，33(2)：227

王凯，眭丹娟，王长锁，等.5 种石斛对四氯化碳致小鼠急性肝损伤的保护作用[J].中国中药杂志，2017，42(10)：1945

王玲，王春霞.白杨素对脓毒症急性肺损伤大鼠 COX-2 和 NOS 表达的影响[J].解剖科学进展，2017，23(6)：569

王璐，那莎，陈光亮.萆薢总皂苷对大鼠急性痛风性关节炎 NALP3 炎性体信号通路的影响[J].中国药理学通报，2017，33(3)：354

王虑，何超，瞿金龙，等.大黄单体对脓毒症大鼠肠黏膜上皮细胞凋亡和增殖的影响[J].中华急诊医学杂志，2017，26(2)：155

王薇，张玉想，李宏山，等.血必净对脓毒症早期大鼠急性肺损伤的作用及可能机制[J].现代生物医学进展，2017，17(25)：4820

王薇，张玉想，李宏山，等.血必净注射液对脓毒症所致急性肾损伤的内皮保护作用[J].解放军医学杂志，2017，42(3)：202

王雨，林志健，聂安政，等.菊苣提取物对高尿酸血症大鼠肾脏果糖转运体9表达的影响[J].中国中药杂志，2017，42(5)：958

王梓，杨欣莹，吕楠，等.血府逐瘀胶囊对大鼠急性心肌缺血及心肌线粒体超微结构的影响[J].中国中医基础医学杂志，2017，23(8)：1067

王陈芳，徐英英，瞿中洁，等.泄浊益肾方对高尿酸血症肾损害大鼠白介素-1β的影响[J].中国卫生标准管理，2017，8(6)：104

王桂倩，谢雁鸣，刘峘，等.真实世界的参芎葡萄糖注射液临床联合用药特征分析[J].中国中药杂志，2017，42(1)：175

王桂倩，谢雁鸣，王连心，等.真实世界清开灵注射液治疗炎症因子异常患者的联合用药特征分析[J].中国中药杂志，2017，42(10)：1984

王金华，车岘，陈东，等.醒脑静注射液对脓毒症大鼠心肌酶和线粒体呼吸链复合物的作用[J].中国临床药理学杂志，2017，33(7)：609

王金平，王平，陈润桦，等.羟基红花黄色素A对脓毒症小鼠外周血促炎/抗炎因子的影响[J].中山大学学报(医学科学版)，2017，38(5)：665

王丽帆，丁香，左涌丽，等.黄芪多糖对肌源性干细胞Wnt信号相关基因表达的影响[J].时珍国医国药，2017，28(7)：1562

王南卜，张芹欣，宁百乐，等.四种开窍药对$A\beta_{1-42}$诱导PC12细胞损伤线粒体及Beclin-1的影响[J].时珍国医国药，2017，28(3)：591

王文文，张赛，朱晓卉，等.桑叶总黄酮对1型糖尿病小鼠肾间质纤维化的防治作用及机制[J].中国药理学通报，2017，33(9)：1278

王小兰，袁培培，吴广操，等.南葶苈子对野百合碱诱导的肺源性心脏病大鼠内分泌系统与肺组织水通道蛋白1表达的影响[J].中华中医药杂志，2017，32(7)：3205

王彦芳，季旭明，韩晓春，等.薏苡仁多糖不同组分对脾虚水湿不化模型大鼠血清VIP、ADH、ALD的影响[J].中华中医药学刊，2017，35(5)：1119

王彦芳，季旭明，赵海军，等.薏苡仁多糖不同组分对脾虚水湿不化大鼠模型免疫功能的影响[J].中华中医药杂志，2017，32(3)：1303

王燕秋，张仲林，袁明勇，等.千金藤素对人鼻咽癌细胞CNE2/ADM耐药性的逆转作用及其机制研究[J].中药药理与临床，2017，33(5)：39

王阳阳，于惠玲，陈岩，等.芒果苷对血管内皮细胞中组织因子的影响及其机制[J].中国药理学通报，2017，33(7)：961

王跃峰，张可锋，周雨晴，等.拳卷地钱总黄酮对四氯化碳致急性肝损伤大鼠的保护作用及其作用机制[J].时珍国医国药，2017，28(2)：277

魏海梁，李京涛，闫曙光，等.基于TLR4/NF-κB信号通路研究益脾养肝方对大鼠肝癌前病变的影响[J].四川中医，2017，35(10)：54

吴鸿，王新洲，高水波，等.益气活血方对凝血酶诱导内皮细胞促血栓因子表达的影响[J].中医学报，2017，32(9)：1683

吴丽，王林元，刘畅，等.利湿活血方对高尿酸血症大鼠血尿酸及抗氧化能力的影响[J].世界中医药，2017，12(1)：134

吴春红，梁刚，张红，等.少棘蜈蚣最细粉小鼠急性毒性和大鼠3月慢性毒性研究[J].中药药理与临床，2017，33(5)：115

吴道勋，张娜，邵维莉，等.云南松松塔提取物对小鼠急性酒精性肝损伤的影响[J].中国中医药信息杂志，2017，24(8)：46

吴晶金，李玲玉，彭江云.健脾渗湿方对高尿酸血症大鼠肾保护作用的机制研究[J].中医药导报，2017，23(6)：25

吴莉娟，孙文，吴丽丽，等.积雪草醇提物对2型糖尿病ZDF大鼠肝脏胰岛素抵抗的影响[J].中国实验方剂学杂志，2017，23(10)：104

吴雨婷，付舒，岳云，等.淫羊藿次苷Ⅱ改善自发性高血压大鼠左心室心肌细胞凋亡[J].中国药理学通报，2017，33(12)：1744

吴征杰，李灿辉，杨宇，等.活血益气法对大鼠股骨骨折后高凝血状态的影响[J].广州中医药大学学报，2017，34(2)：231

伍婷婷，李茹柳，曾丹，等.白术多糖调控钙离子以促进

细胞迁移及E-钙黏蛋白表达的研究[J].中药新药与临床药理,2017, 28(2):145

武燕,张弘,布仁,等.肉苁蓉多糖对D-半乳糖所致急性衰老模型保护作用研究[J].中国药理学通报,2017, 33(7):927

X

Xing W, Yang L, Peng Y, et al. Ginsenoside Rg_3 attenuates sepsis-induced injury and mitochondrial dysfunction in liver via AMPK-mediated autophagy flux[J]. Bioscience Reports, 2017, 37(4):BSR20170934

Xu DQ, Lv Y, Wang JS, et al. Deciphering the mechanism of Huang-Lian-Jie-Du-Decoction on the treatment of sepsis by formula decomposition and metabolomics: enhancement of cholinergic pathways and inhibition of HMGB-1/TLR4/NF-κB signaling[J]. Pharmacological Research, 2017, 121:94

Xu YQ, Wang Y, Wang G, et al. YiQiFuMai Powder Injection Protects against Ischemic Stroke via Inhibiting Neuronal Apoptosis and PKCδ/Drp1-Mediated Excessive Mitochondrial Fission[J]. Oxidative Medicine and Cellular Longevity, 2017, (8):1

奚小土,刘云涛,曾瑞峰,等.益气温阳对脓毒症内质网应激途径淋巴细胞凋亡的作用[J].暨南大学学报(自然科学与医学版),2017, 38(6):475

葸博婷,朱梦琳,高雅,等.杠板归总黄酮对抗结核药物致肝损伤小鼠的保护作用及机制研究[J].中药药理与临床,2017, 33(5):51

肖玉洁,王婷,毛丹,等.黄芩苷通过影响miRNA的表达抑制乳腺癌细胞的侵袭转移[J].中药药理与临床,2017, 33(2):41

谢华,陈敏,易青,等.表没食子儿茶素没食子酸酯对高尿酸血症大鼠血管内皮炎症因子的作用[J].中国动脉硬化杂志,2017, 25(1):13

谢拉,陈镜楼,雷永芳,等.白藜芦醇对镉诱导大鼠前列腺损伤的保护作用[J].中药材,2017, 40(7):1695

熊莎,高建蓉,胡祖良,等.鳖甲提取物对抑制TGF-β诱导的大鼠肝星状细胞活化的影响[J].中国实验方剂学杂志,2017, 23(19):155

徐琳,冯琴,彭景华,等.健脾活血方对大鼠24 h急性酒精中毒的保肝效应及机制研究[J].世界中医药,2017, 12(7):1616

许雯,陶靓.51种外用药膏说明书标注项情况分析[J].中国药房,2017, 28(16):2286

徐昌君,王鹏飞,刘杨,等.黄芪甲苷对特发性肺纤维化自噬活性作用及PI3K/Akt/mTOR信号调控的影响[J].中国实验方剂学杂志,2017, 23(18):75

徐小惠,范氏泰和,韦晓洁,等.杨桃根总提取物对糖尿病小鼠肾功能及其抗氧化应激作用的研究[J].中国药理学通报,2017, 33(1):95

徐治中,竺平,周寄文,等.黄芩苷促使细胞G_2/M阻滞抑制错配修复基因缺失的结直肠癌裸鼠原位移植瘤生长[J].中药药理与临床,2017, 33(2):24

许光辉,赵淑飞,黄亦琦,等.金线莲提取物对黄嘌呤氧化酶活性及高尿酸血症小鼠的影响[J].海峡药学,2017, 29(7):12

许光远,孙文,郭璇,等.青钱柳总皂苷对游离脂肪酸诱导的H4-ⅡE细胞脂肪代谢的影响及作用机制[J].中国实验方剂学杂志,2017, 23(15):124

Y

Yang Y, Tian YS, Hu SY, et al. Extract of Sheng-Mai-San Ameliorates Myocardial Ischemia-Induced Heart Failure by Modulating Ca^{2+}-Calcineurin-Mediated Drp1 signaling pathways[J]. International Journal of Molecular Sciences, 2017, 18(9):1825

Yang YL, Li J, Liu K, et al. Ginsenoside Rg_5 increases cardiomyocyte resistance to ischemic injury through regulation of mitochondrial hexokinase-Ⅱ and dynamin-related protein 1[J]. Cell Death and Disease, 2017, 8(2):e2625

Yong TQ, Chen SD, Xie YZ, et al. Hypouricemic Effects of *Ganoderma applanatum* in Hyperuricemia Mice through OAT1 and GLUT9[J]. Frontiers in Pharmacology, 2017, 8:996

闫文娟,贾亚玲,陈丽丽,等.小半夏加茯苓汤醇提物对BGC-823细胞线粒体凋亡通路的影响[J].中国民族民间医

药,2017, 26(5):42

阎力君,洪涛,雒江菡,等.黄芪多糖对结肠癌 SW620 细胞增殖及凋亡作用的影响[J].中国实验方剂学杂志,2017, 23(22):97

杨晶,张晓坚,胡长平.吴茱萸次碱通过抑制 TLR4/NF-κB 信号通路保护大鼠心肌缺血/再灌注损伤[J].中国药理学通报,2017, 33(12):1707

杨军,莫新民.壮骨止痛方对骨质疏松大鼠 Wnt/β-catenin 信号通路、血清 Sclerostin 水平的影响[J].中医药通报,2017, 16(3):67

杨鹏,张松,郭舜,等.苦参碱抑制 Akt 信号通路诱导结肠癌 SW480 细胞凋亡[J].中国实验方剂学杂志,2017, 23(7):109

杨倩,孙蓉.松果菊苷对血管性痴呆大鼠学习记忆及海马组织 BDNF、TrkB 表达的影响[J].中药新药与临床药理,2017, 28(3):304

杨擎,李娜,隋欣,等.五味子乙素靶向调节 Aβ 及下游 NF-κB/TNF-α 信号通路保护受损神经元的分子机制[J].中华中医药杂志,2017, 32(5):2064

杨李强,孙爱华,徐旖旎,等.氧化苦参碱通过调控 MAPK 信息通路改善醛固酮诱导的心肌细胞损伤[J].中国实验方剂学杂志,2017, 23(15):130

杨佩磊,蒋剑平,李全清,等.胡柚皮黄酮对高脂血症大鼠的降血脂作用研究[J].中国中药杂志,2017, 42(5):936

杨清清,黄伟玲,董志毅,等.温阳补肾方对哮喘小鼠骨髓树突细胞 TLR 信号的调节作用[J].上海中医药杂志,2017, 51(11):84

叶合,吴景玲,吕圭源,等.当归和黄芪提取物对大鼠体内人参皂苷吸收的影响[J].中国临床药理学杂志,2017, 33(7):620

叶晖,于靖,张学智.土荆芥挥发油对小鼠体内幽门螺杆菌清除作用及对 NF-κB 表达的影响[J].中华中医药杂志,2017, 32(12):5346

依香叫,李金诚,王松月,等.刺老苞根皮含药血清对原代成骨细胞 Wnt/β-catenin 信号通路的影响[J].中国中药杂志,2017, 42(14):2749

殷玉婷,刘丽丽,刘利艳.苜蓿素对哮喘小鼠肺泡巨噬细胞 TLR4/MyD88/NF-κB 通路的抑制作用[J].中成药,2017, 39(3):450

犹毅,冯艳.试论中西药物临床联用的相互作用[J].中西医结合心血管病杂志,2017, 5(26):28

于思,曹治兴,杨雨婷,等.重楼皂苷Ⅰ诱导 G_2/M 期阻滞及干扰微管结构抗结肠癌 HCT116 细胞作用机制[J].中国实验方剂学杂志,2017, 23(6):149

于卓男,林树鹏,顾立刚,等.川芎嗪对甲型流感病毒 H_1N_1 诱导炎性细胞因子分泌作用的研究[J].中华中医药杂志,2017, 32(6):2680

喻琴云,苏孝共,包琦瑛,等.白藜芦醇对去卵巢骨质疏松大鼠 Wnt/β-catenin 通路的影响[J].中国临床药理学与治疗学,2017, 22(6):645

袁晓,范永升,谢冠群,等.基于"TLR4/NF-κB"信号通路研究"加味四妙丸"治疗急性痛风性关节炎大鼠的作用机制[J].浙江中医药大学学报,2017, 41(1):17

袁保红,黄萍,邓鑫梦,等.黄芪甲苷在盲肠末端结扎穿孔诱导脓毒症小鼠中的保护作用研究[J].中国药理学通报,2017, 33(10):1452

Z

Zhai KF, Zheng JR, Tang YM, et al. The saponin D39 blocks dissociation of non-muscular myosin heavy chain IIA from TNF receptor 2, suppressing tissue factor expression and venous thrombosis[J]. British Journal of Pharmacology, 2017, 174(17):2818

Zhao JY, Hu HX, Wan Y, et. al. Pien Tze Huang Gan Bao ameliorates carbon tetrachloride-induced hepaticinjury, oxidative stress and inflammation in rats[J]. Experimental and Therapeutic Medicine, 2017, 13(5):1820

张敏,王超,温菁,等.甘草提取物对中毒剂量马钱子碱的药代动力学影响[J].中国临床药理学杂志,2017, 33(22):2282

张庆,梁田,卢磊,等.补肾通脉方对急性心肌梗死经皮冠状动脉介入治疗术后患者血清 TLR4/NF-κB 炎性信号通路的影响[J].中医杂志,2017, 58(24):2115

张伟,俞仲毅,梅泰中,等.蒺藜皂苷抗抑郁作用及机制研究[J].中国药理学通报,2017, 33(3):343

张寅,谢雁鸣,陈岑,等.基于关联规则 Apriori 算法的真实世界复方苦参注射液治疗恶性肿瘤联合用药药理作用特征的回顾分析[J].中国中药杂志,2017, 42(2):378

张哲，徐秀娟，刘欣，等.老鹳草素通过 Wnt/β-catenin 信号通路影响小鼠骨髓基质干细胞的增殖和成骨分化[J].中华中医药学刊，2017，35(1)：215

张凤瑞，杨明慧，刘明欣，等.中西药配伍相互作用研究[J].亚太传统医药，2017，13(8)：70

张汉超，张成桂，耿福能，等.美洲大蠊提取物 Ento-A 对噁唑酮致大鼠溃疡性结肠炎的治疗作用研究[J].中药材，2017，40(6)：1420

张红艳，翟丽，王婷婷，等.胡黄连苷Ⅱ通过抑制 cyto C/caspase-9/caspase-3 通路发挥神经保护作用[J].中国药理学通报，2017，33(5)：668

张慧瑛，邢芙玲，罗光宏，等.葡萄籽原花青素抑制小鼠 B16-F0 黑色素瘤细胞黑色素生成的影响[J].中药药理与临床，2017，33(1)：63

张渐轩，陈雁，李柳梅，等.脂肝方对 NASH 肝细胞自噬、线粒体及其能量代谢的影响[J].广西中医药大学学报，2017，20(2)：1

张利英，卢志伟，许小敏，等.当归多糖对辐射大鼠肾脏氧化应激防护作用及 Nrf2 相关机制研究[J].中药药理与临床，2017，33(5)：63

张小琴，苗学燕，周丽英，等.红景天苷对局灶性脑缺血/再灌注大鼠轴突再生及 Akt/GSK-3β/CRMP-2 表达的影响[J].中国药理学通报，2017，33(9)：1320

张笑笑，林天炜，张君利，等.淫羊藿苷对产前应激子代大鼠抗抑郁作用研究[J].中国药理学通报，2017，33(7)：987

张彦伟，张志强，吴丽贤，等.雷公藤内酯醇减少放射性肺纤维化中肌成纤维细胞活化与抑制 TGF-β_1/ERK/Smad3 通路相关[J].中国药理学通报，2017，33(5)：630

张志鑫，李彦杰，秦合伟，等.基于 PI3K/Akt/mTOR 信号通路调控巨噬细胞自噬探讨黄芪甲苷抗动脉粥样硬化的作用机制[J].中草药，2017，48(17)：3575

赵凡凡，李肖，高丽，等.甘草水提物干预 D-半乳糖致衰老大鼠的肝脏代谢组学研究[J].中草药，2017，48(17)：3545

赵菲菲，蔺良才，杨馨，等.白及非多糖组分对大鼠血小板活化及血液流变学的影响[J].中成药，2017，39(2)：244

赵盼盼，佟继铭，马淑月，等.大黄不同萃取物对大鼠下丘脑和腺垂体超微结构及其 GnRH、GnRH-R 和 FSHβ 表达的影响[J].中药药理与临床，2017，33(2)：125

赵亚飞，高杨，吴欣芳，等.蚯蚓活性组分对四氯化碳诱导小鼠内质网应激所致急性肝损伤的保护作用[J].中国中药杂志，2017，42(6)：1183

赵益，张启云，刘燕，等.铁皮石斛提取物调节内源性代谢产物 S1P 及相关基因预防胃癌的机制研究[J].中华中医药杂志，2017，32(5)：1910

郑蕾，何昊，方怡，等.木鳖子抗肿瘤有效作用部位筛选及作用机制探讨[J].中国实验方剂学杂志，2017，23(9)：152

郑福奎，唐农，吴林，等.清瘟败毒饮对脓毒症相关性脑病大鼠脑组织与 TLR4 介导的炎性因子的影响[J].广西中医药，2017，40(2)：70

郑慧颖，李庆端，蔡雪红，等.黄连素对多囊卵巢综合征大鼠高雄激素状态及 StAR 蛋白表达的影响[J].中华中医药杂志，2017，32(9)：4230

郑媛嘉，张磊，郭文峰.黄芪对脾虚大鼠小肠葡萄糖吸收功能的影响及机制[J].中药新药与临床药理，2017，28(6)：703

周成浩，陈文培，张子扬，等.水蛭提取物结肠迟释微丸与普通微丸的抗血栓作用比较[J].中药新药与临床药理，2017，28(5)：568

周金玲，杨玉芳，黄振光，等.三七总皂苷通过 HIF-1α/BNIP3 途径增强线粒体自噬保护大鼠顺铂肾损伤[J].中国药学杂志，2017，52(3)：196

周丽菁，龙婷婷，周星，等.刺五加多糖对 Lewis 荷瘤小鼠抗肿瘤免疫调节作用及机制的研究[J].中国免疫学杂志，2017，33(6)：849

周临娜，曹萌，毛春芹，等.莪术油对阿霉素耐药的人甲状腺未分化癌细胞株 HTh74Rdox 的作用研究[J].中华中医药学刊，2017，35(4)：879

周至品，肖喜泉，王勤，等.三叶香茶菜对四氯化碳致肝纤维化大鼠 TLR4 信号通路的影响[J].中药新药与临床药理，2017，28(2)：183

朱创，刘增辉，赵永青，等.红茶提取物对高尿酸血症小鼠血尿酸的影响[J].茶叶科学，2017，37(2)：167

朱磊，沈洪，顾培青，等.黄芩苷对溃疡性结肠炎模型大鼠炎性反应、凋亡的影响及与 PI3K/AKT 通路的关系[J].中华中医药杂志，2017，32(9)：4001

朱博冉，吴佳菲，薛文达，等.加味补阳还五汤对防治动脉粥样硬化的 $ApoE^{-/-}$ 小鼠 Toll 样受体 4 及其下游主要元件的影响[J].中国实验方剂学杂志，2017，23(20)：150

朱道琦，黄沐，刘钊汝，等.姜黄素对鼻咽癌抗拒株的放射增敏作用及其机制研究[J].中国药理学通报，2017，33(8)：1086

朱发伟，楼招欢.桑抹茶对高尿酸血症模型大鼠血尿酸水平及肠道菌群的影响[J].中国现代应用药学，2017，34(8)：1084

朱健铭，翁幸鐾，姜如金，等.黄芩水煎剂对尿道致病性大肠埃希菌的转录组影响分析[J].中草药，2017，48(9)：1791

朱丽华，熊御云，夏琳，等.积雪草酸预处理对脓毒症小鼠急性肾损伤的影响及机制[J].山东医药，2017，57(30)：10

朱灵妍，魏易洪，赵雯奇，等.参蛤散对心力衰竭大鼠线粒体功能的影响[J].中医杂志，2017，58(8)：678

祝美珍，齐玉洁，刘泰，等.清热化瘀Ⅱ号方对大鼠脑缺血再灌注损伤 TLR4、TRIF mRNA 表达的影响[J].中华中医药杂志，2017，32(2)：529

（七）方剂研究

【概　述】

2017年，方剂研究内容涉及传统的文献整理、理论研究及现代的临床应用、实验研究等，方剂集中反映了中医辨证论治的精华，论文有1 000多篇，主要集中在方剂配伍的数据挖掘、组方规律、方证研究、方剂作用机制的研究等。

1. 文献整理

在大数据背景下的方剂文献整理，主要在于挖掘古今医家处方遣药的规律与经验。

(1) 治疗用药的数据挖掘　钟小雪等提取1985年9月～2015年7月国家专利数据库中治疗冠心病的中药复方专利263项，并挖掘其用药规律。结果提取出治疗冠心病常见的治则、最常见的单药、最常见的对药、最常见的角药、基于关联规则发现常见药物组合、基于复杂网络发现的核心药物及通过熵方法提取出的新方组合。刘超等提取《中国药典》(2015年版)一部及《中华人民共和国卫生部药品标准·中药成方制剂》中治疗眩晕的中成药329种并分析其组方规律。结果实证型眩晕涉及中成药147种，证型以肝阳上亢和瘀血阻络为主，药物以清热药、活血药和平肝潜阳药为主，药物组合为黄芩、黄连、黄柏、栀子，半夏、陈皮、茯苓、甘草、白术和天麻、川芎、丹参、葛根相配伍，得出针对实证病机的5个新方；虚证型眩晕共涉及中成药182种，证型主要是气血两虚和肝肾亏虚，药物以补肾药、补血药和补气药为主，药物组合为熟地黄、山药、茯苓、枸杞子、五味子，人参、麦冬、五味子、茯苓和当归、黄芪、白术、山药相配伍，得出针对虚证病机的3个新方。宋婷录入治疗颈动脉粥样硬化的方剂76首，运用熵方法与apriori算法对用药规律进行分析。结果用药频次在10以上的药物19味，常用药对及中药组合15个，通过无监督的熵层次聚类算法，得到10个核心组合及9个新处方；使用频次最高的药物前5位依次为丹参、黄芪、川芎、制何首乌、当归。王宪等应用数据挖掘方法分析和总结1980～2016年有关中医周期疗法治疗不孕症的分期用药规律。结果表明，“补肾”贯穿治疗始终，中医周期疗法治疗不孕症的分期治则治法为经后期益精养血，经间期活血化瘀、调畅血脉，经前期温肾助阳，月经期活血祛瘀生新。结合天癸相关理论，提出调肾中之天癸是中医周期疗法治疗不孕症的关键点。刘小发等通过中医传承辅助平台(V2.5)对李佃贵教授治疗慢性萎缩性胃炎伴肠上皮化生用药特点进行分析，共搜集有效病例276例，纳入处方625首，进行了5种证型的症候群及药-证分析。结果显示芳香苦寒药物合用、喜运脾不喜补脾、善用理气之药，临床在治疗该病时，除养阴活血的传统治疗外，还辨证采用化浊解毒、醒脾行气之法。郑小丰等采用聚类分析统计方法，分析国医大师王琦教授治疗失眠的用药规律，以自拟方“高枕无忧汤”为高频次方剂，强调主因主症、重调体质，治疗失眠善于从肝从瘀论治。

(2) 组方规律分析　胡雅凌等应用数据挖掘关联规则方法分析221种古籍的509首小柴胡汤类方古代医案中症与药之间的关系，揭示了与“发热”及“不欲饮食”关联的药物、与“呕”关联的药物、与“胸满”关联的药物、与“烦”关联的药物、与“咽干”关联的药物、与“胁痛”关联的药物、与“小便不利”关联的药物、与“发黄”关联的药物、与“经水适断"关联的药物及与"腹痛"关联的药物。耿亚等对《中医方剂大辞典》含生脉散(人参、麦冬、五味子)类方剂进行组方规律分析。共记录有关方剂 415 首,核心药物组合 25 个,常与生脉散配伍的中药 25 味,进行药物组合分析,显示生脉散类方虽变化复杂,但总体仍以益气养阴为主,随着配伍方药变化,治疗各有特点。

2. 理论研究

君臣佐使理论已经被公认为方剂学组方的基本原则,然而陈少丽等对此理论建立方解的局限性进行论述,提出了药群(即体现一定治法、针对某病或某证的药物集合)法建立方解的思路和可行性。杨聪聪等对按配伍原则组成的相互之间具有相互促进、相辅相成作用的三味药组的"角药"理论展开讨论,从角药的内涵、形成基础、历代医家的贡献、蕴含的配伍原则等方面,对"角药"理论进行探析,并概述其现代临床各系统的应用。这些讨论对丰富方剂配伍理论、指导方剂的临床运用、增强临床医师处方遣药的水平,均具有一定现实意义。

方与证的关联性研究,也是方剂学理论值得关注的内容。张亚星等对大青龙汤方证进行辨析,通过梳理古代医家对大青龙汤证的注解,阐释大青龙汤证的病机是"风寒两感"的传统观点,并在此基础上丰富了"风寒两感"的内涵,提出"风寒两感"指的是先中风后伤寒或者先伤寒后中风;且认为大青龙汤本质是麻黄汤和越婢汤的合方,此二方一以治寒一以治风。王敏等通过总结历代医家相关认识探讨脏躁的内涵,认为其病机为五脏功能失调,不能潜敛所藏之神,致脏神浮越、心神不安;根据"方-证要素对应"的组方原理,进一步解析甘麦大枣汤的组方用药规律及脏躁的病机特点。严志祎等以逍遥散与肝郁脾虚证方证研究中分子机制的研究为切入点,通过探讨方证相关性研究,从分子表达、信号通路或生物系统的改变以及细胞或组织形态变化的实验研究中探析了逍遥散与肝郁脾虚证方证研究的思路。王町囡等通过对具有通阳化气行水之功,用于治疗水气病的一类方剂即苓桂剂"方-证要素对应"解析,发现苓桂剂群中最基本的证候要素为水饮不化,其所对应方剂要素为茯苓、桂枝,最常见证候要素为心阳不振,其所对应方剂要素为桂枝、甘草,除此之外每一方剂均有其特有的方证对应关系。宋明等简析了方证辨证的三种境界。认为各家对方证辨证内涵理解不一的原因往往是对"证"理解的不同;以"证"内涵三种不同的理解作为着眼点,结合方证之间的相关性,分别从证是症状、证是证据、证是病机三个方面简析方证辨证的三种境界。

3. 临床应用

2017 年,临床应用的方剂论文,古代经典方与现代效验方的报道数量基本相等。

(1) 古代经典方　朴勇洙等将系统性硬化病患者 60 例随机分为当归四逆汤组(中药组)、D-青霉胺组(西药组)和当归四逆汤加 D-青霉胺组(中西医结合组)各 20 例。经治疗 90 d,抗核抗体治疗前后中药组及中西医结合与西药组对比 $P<0.05$,中药组与中西医结合组对比 $P>0.05$;抗 Scl-70 抗体治疗前后中药组及中西医结合组与西药组对比、中药组与中西医结合组对比,差异均 $P<0.05$。表明当归四逆汤对系统性硬化病患者的治疗作用比 D-青霉胺更具优势,二者结合使用效果更佳。张岩等将病情属轻-中度、中医辨证为寒性的部分控制哮喘儿童随机分为两组,对照组 82 例按照 GINA 方案中≥6 岁儿童哮喘分级治疗方法给予布地奈德雾化液吸入治疗,治疗组 82 例在原有哮喘治疗基础上加用小青龙汤颗粒剂。结果,治疗组和对照组完全控制率分别为 78.2%(61/78)和 71.4%(55/77),组间比较 $P>0.05$;治疗组在激素不加量的基础上能有效改善患儿咳嗽、咳痰、喘憋、鼻煽等临床表现($P<0.01$),且改善咳嗽、咳痰方面要优于 GINA 方案升级治疗对照组($P<0.01$)。故本方案

可以替代GINA方案的升级治疗，减少激素的使用剂量。王永成等将心律失常气阴两虚证患者随机分为治疗组47例和对照组43例，对照组给予西医常规治疗加用胺碘酮片，治疗组在对照组基础上辨证服用炙甘草汤加减。经治56 d，治疗组和对照组心律失常疗效总有效率分别为82.9%(39/47)和58.1%(25/43)，组间比较 $P<0.05$；中医症状疗效比较，治疗组和对照组总有效率分别为80.9%(38/47)和55.8%(24/43)，组间比较 $P<0.05$；两组治疗后均能改善中医证候积分，且优于对照组($P<0.01$)；治疗后两组心率指标均升高($P<0.05$，$P<0.01$)，白细胞介素-6(IL-6)、超敏C反应蛋(hs-CRP)水平均下降($P<0.05$，$P<0.01$)，治疗组心率变异率、IL-6、hs-CRP改善程度优于对照组($P<0.01$)。孙志欣等以参苓白术散联合抗生素治疗老年社区获得性肺炎肺脾气虚证患者，对照组给予抗生素治疗，治疗组在对照组的基础上给予参苓白术散治疗(咳嗽明显加款冬花，脘腹胀闷者加木香，纳差不食者加炒麦芽，寒热起伏者加生姜、大枣)，连续治疗10 d。结果，治疗组和对照组临床总有效率分别为96.6%(114/118)和89.8%(106/118)，组间比较 $P<0.05$，细菌清除率分别为93.8%(76/81)和83.5%(76/91)，组间比较 $P<0.05$；治疗组患者临床症状恢复时间低于对照组($P<0.05$)；治疗后治疗组患者血清IL-6、肿瘤坏死因子-α(TNF-α)、降钙素原、CRP水平降低，且明显低于对照组($P<0.05$)；治疗组治疗后血清免疫球蛋白A(IgA)、IgM、CD_4^+ 和 CD_4^+/CD_8^+ 水平上升，且高于对照组($P<0.05$)；两组患者治疗后 CD_8^+ 水平下降，且治疗组低于对照组($P<0.05$)。提示参苓白术散加减联合抗生素能够调节机体炎症反应，并提高机体免疫功能。

(2) 现代效验方　胡国恒等观察肾脑复元汤治疗缺血性中风患者96例，随机分为对照组(西医常规治疗)和治疗组(在常规治疗的基础上口服肾脑复元汤)。结果，治疗14、28 d后，治疗组CSS评分、中医证候积分、血液流变学参数均显著优于对照组($P<0.01$)；治疗14 d后，治疗组ADL评分升高，且明显高于对照组($P<0.05$)；治疗28 d后，治疗组ADL评分显著高于对照组($P<0.01$)。表明肾脑复元汤能显著改善缺血性中风患者神经功能，增强生活自理能力，提高临床疗效，同时降低血液黏度，增加血液流动性。

有些现代验方是在古方基础上的加减，如谢文英等选用二陈汤加味(炙麻黄6 g、陈皮10 g、党参10 g、白术10 g、葶苈子10 g、姜半夏10 g、苦杏仁10 g、山药10 g、地龙10 g、茯苓10 g、甘草5 g等)用于慢性阻塞性肺疾病(CPPD)患者。选取急性加重期(AECOPD)和稳定期(STCOPD)患者各120例，各期均分成对照组60例和治疗组各60例，各组均予西医常规治疗，治疗组加予二陈汤加味，对照组给予安慰剂，治疗14 d。结果，对于AECOPD患者，治疗组和对照组的总有效率分别为93%(56/60)和80%(48/60)，组间比较 $P<0.05$；对于STCOPD患者治疗组和对照组的总有效率分别为95%(57/60)和88%(53/60)，组间比较 $P<0.05$；表明二陈汤加味对COPD有抗氧化损伤、抗炎作用；其机制可能为增强Sirt1基因的表达，提高Sirt1活性，抑制缺氧诱导因子-1α(HIF-1α)mRNA表达，减少IL-1β、IL-6、TNF-α、CRP合成与释放，以保护肺组织、改善肺功能。尚立芝等对AECOPD患者200例随机分成对照组和治疗组，在西医常规治疗的基础上，对照组给予安慰剂，治疗组接受二陈汤加味治疗，治疗14 d。结果，治疗组和对照组总有效率分别为92%(92/100)和80%(80/100)，组间比较 $P<0.05$；治疗组血浆及呼气冷凝液中CRP、IL-17、克拉拉细胞蛋白(CC16)和肺表面活性蛋白D水平均明显降低($P<0.05$，$P<0.01$)，外周血单个核细胞中组蛋白乙酰基转移酶活性明显降低($P<0.05$)，组蛋白去乙酰基酶(HDAC)活性、HDAC2含量均明显增高($P<0.05$)。表明二陈汤加味可能调整HAT/HDAC的

平衡，发挥抗炎作用，保护气道和肺的结构与功能。陈四清等选取老年 AECOPD 患者 120 例，随机分为治疗组与对照组。两组均予常规治疗，治疗组加予二陈汤加味，治疗组给予安慰剂，治疗 14 d。结果，治疗组与对照组的总有效率分别为 93%(56/60)和 80%(48/60)，组间比较 $P<0.05$；二陈汤加味可调节 T 淋巴细胞亚群功能，增强细胞免疫，降低老年 AECOPD 患者血浆，EBC 中 CCL18、CC16、IL-8、sICAM-1 水平，对老年 AECOPD 有一定的抗炎作用。

4. 实验研究

(1) 方剂作用机制研究　方剂效用原理中蕴含着中医辨证论治的科学内涵，近年来围绕方剂作用机制展开的研究成为中医药实验研究的热点。

王烨等研究发现，与模型组比较，葛根芩连汤组自发型 2 型糖尿病(T2DM)肥胖模型大鼠体重、空腹血糖、甘油三酯(TG)、总胆固醇(TC)、CRP、空腹胰岛素、胰岛素抵抗指数、胰岛素敏感指数明显改善($P<0.05$)，显著降低 TNF-α、IL-6 相对表达($P<0.05$)。表明葛根芩连汤能有效改善 T2DM 大鼠胰岛素抵抗，其作用机制可能与相关低度炎症反应中细胞因子的表达有关。章常华等研究发现，葛根芩连汤组能显著降低小鼠血浆内 LPS 的量($P<0.05$)；葛根芩连汤组与模型组比较，能明显降低 TNF-α、IL-6 的含量($P<0.05$)；实验还发现葛根芩连汤可明显调节肠道菌群结构。葛根芩连汤抗 2 型糖尿病胰岛素抵抗作用可能与其改善 LPS、TNF-α、IL-6 等炎症因子及调节肠道菌群结构相关。伍文彬等研究发现，与模型组比较，黄连解毒汤可增加 STZ 诱导 T2DM 模型大鼠海马中葡萄糖转运蛋白 3(GLUT3)表达($P<0.01$)，增加 RL2 蛋白表达($P<0.05$，$P<0.01$)。故黄连解毒汤通过改善 T2DM 大鼠脑内葡萄糖摄入和代谢障碍，增加 tau 蛋白 *O*-GlcNAc 糖基化表达，进而降低 tau 蛋白磷酸化水平。余兰彬等报道，黄连解毒汤可显著降低动脉粥样硬化大鼠模型组的 TG、低密度脂胆固醇(LDL)，黄连解毒汤可显著降低动脉氧分压($P<0.05$)。表明黄连解毒汤对动脉粥样硬化大鼠可起到一定干预作用，推测其作用机制为改善大鼠的氧分压。叶玉枝等发现中药制剂一贯煎对雷公藤多苷灌胃引发的卵巢早衰实验模型大鼠卵巢组织形态有一定的改善作用。与正常对照组比较，模型对照组血清中雌二醇(E_2)、β-内啡肽(β-EP)水平明显降低($P<0.05$)，卵泡生成激素(FSH)的水平显著升高($P<0.05$)；与模型对照组比较，各干预药组上述指标均有不同程度的改变($P<0.05$)。提示一贯煎制剂防治卵巢早衰的作用机制与改变血清中 E_2、β-EP、FSH 水平有关。曾宁溪等研究二仙汤对卵巢切除大鼠肩胛区棕色脂肪中产热相关蛋白表达的影响。结果提示二仙汤可降低卵巢切除大鼠的体质量和腹腔内脂肪的质量并降低血清中总胆固醇的水平，这可能与其提高卵巢切除大鼠肩胛区棕色脂肪中产热相关蛋白 UCP-1 及 PGC-1α 的蛋白及其 mRNA 表达水平有关。冒湘琳等通过研究二仙汤对卵巢血供和卵泡颗粒细胞分泌 AMH、Inhibin 的影响。结果二仙汤和西药补佳乐治疗后与模型组比较卵巢血管增多，血清 AMH、Inhibin 升高($P<0.05$)。提示二仙汤治疗卵巢早衰的机制之一可能是改善卵巢血供，促进颗粒细胞 AMH 和 Inhibin 分泌，恢复卵泡正常募集和成熟，减少卵泡闭锁，从而改善卵巢储备功能。刘志文等研究发现，二仙汤能显著提高去卵巢大鼠股骨骨密度。二仙汤组与模型组相比较共发现 41 个与假手术组趋势一致的差异蛋白，主要包括生物氧化相关蛋白、信号转导通路相关蛋白、脂肪酸代谢相关蛋白、细胞骨架相关蛋白、能量代谢相关蛋白、糖代谢相关蛋白等。提示二仙汤防治骨质疏松症，碳酸酐酶 2、整合素 β_1 等相关差异蛋白质可能是其作用靶点。赵乐等研究发现，黄芪桂枝五物汤可以调节骨关节炎大鼠免疫低下状态，并通过调节血液中免疫相关细胞因子 IL-4 等，诱导 HIF-1α、iNOS 及关节

处 TGF-β_1 表达的变化，从而触发机体的信号转导因子调节关节软骨处蛋白多糖的含量，进一步抑制Ⅱ型胶原及软骨下骨的破坏，修复软骨细胞的凋亡，对骨关节炎发挥正向的调节作用。刘佳维等研究发现，黄芪桂枝五物汤能促进 RA 大鼠异常亢进的滑膜细胞的凋亡，可能与改善 Th1/Th2 的平衡相关，可抑制 Bcl-2，促进 Bax 的蛋白表达，调节 Bax/Bcl-2 来发挥对 RA 滑膜细胞的促凋亡作用，对类风湿性关节炎患者临床症状的缓解起促进作用。张文娓等研究发现 DPN 大鼠坐骨神经存在 Txnip 系统异常，黄芪桂枝五物汤治疗糖尿病周围神经病变，其作用机制与抑制 Txnip 表达，提高 Trx 表达有关。尚立芝等研究发现，二陈汤加味能有效抑制细支气管结构重塑作用，其机制可能是通过降低 Smad3，提高 Smad6 和 Smad7，协调 Smad4 基因表达，抑制细支气管及肺组织结构重塑。二陈汤加味对 COPD 大鼠信号转导蛋白 Smad3、4、6、7 基因表达的影响。陈四清等还观察了二陈汤加味对 COPD 大鼠肺组织中 TGF-β_1 及其受体基因表达，外周血单个核细胞(PBMCs)中 HDAC2 基因表达及活性的影响，发现二陈汤加味对 COPD 有抗炎作用。其机制可能与增强 PBMCs 中 HDAC2 基因表达，提高 HDAC2 活性，抑制 TGF-β_1 及其受体基因的表达有关。

(2) 方剂毒理与解毒机制研究　王雅乐等实验发现黄连解毒汤能有效降低营养性肥胖大鼠的体质量及脂肪指数，升高血清谷丙转氨酶(ALT)、谷氨酰转肽酶(GGT)、总胆红素(TBIL)、白蛋白(Alb)、总蛋白(TP)及细胞色素 p450($P<0.05$，$P<0.01$)，并与摄食量减少无明显相关性。高剂量黄连解毒汤可能对肝脏功能和代谢活性存在负面作用，且该作用随给药时间延长而增加。一部分中剂量组相关指标的改变也提示正常剂量的黄连解毒汤具有产生肝毒性的可能。表明黄连解毒汤可能对营养性肥胖大鼠产生肝、肾毒性并抑制代谢活性，其影响可能随给药时间延长而增加，临床应用时建议综合考虑其对机体的影响。此外也有对药源性损伤有保护作用的实验报道。

鉴于中医方剂的整体性和多靶点的作用机制，在揭示方剂配伍规律、作用机理研究方面的中医特色和创新性上还有待提高，方剂的安全性研究、药效物质基础的研究有待加强。

（撰稿：陈德兴　审阅：寇俊萍）

【基于数据挖掘的组方配伍研究】

1. 临床常见病用方的配伍研究

数据挖掘在临床常见病的方药分析主要涉及心悸、功能性消化不良、糖尿病、髋部骨折深静脉血栓、原发性骨质疏松、原发性痛经、产后身痛、儿童变应性鼻炎等。孙志新等对中国知网(CNKI)中发表的中医药治疗心悸的方剂 545 首进行分析。结果，有涉及的中药 247 味，用药频次居前 5 的为甘草、丹参、茯苓、酸枣仁、麦冬，核心用药组方为桂枝甘草龙骨牡蛎汤加减。苗嘉萌等对 CNKI 发表的中医药治疗功能性消化不良的方剂 161 首进行分析。结果，涉及中药 132 味，频次较高的为柴芍六君子汤基础方药物，核心药对为“白术-茯苓”“半夏-党参”“党参-白术”“陈皮-白术”“炙甘草-党参”。吕文英等收集 CNKI 发表的中医药治疗糖尿病的方剂 991 首进行分析。结果，高频药物为黄芪、当归、茯苓、丹参，药物组合频次前 3 的为“丹参-黄芪”“当归-黄芪”“山药-黄芪”，药物关联度较高的为六味地黄丸或桃红四物汤中的药物组合。潘建科等收集 CNKI、VIP、万方等数据库中防治髋部骨折深静脉血栓形成的处方 191 首进行分析。结果，共涉及 190 味中药，高频药物为补阳还五汤药物组成，高频药组前 3 位为“当归-赤芍”“当归-红花”“川芎-当归”。赖满香等收集 CNKI 中发表的中医药治疗原发性骨质疏松的方剂 82 首进行分析。结果，涉及中药 122 味，高频药物多归肝、肾、脾经。高频药组为“熟地黄-杜仲”“淫羊藿-骨碎补”“淫羊藿-杜仲”等，置信度最高的为“丹参-淫羊藿”。张浩洋等收集CNKI发表的中药复方治疗原发性痛经的处方74首进行分析。结果，共涉及中药76味，高频药物种类以活血化瘀、补血、理气、补气等为主；聚类分析发现该病主要集中在气血亏虚兼血瘀证、肝肾不足兼气滞血瘀证两种；关联规则分析发现以当归、白芍、川芎、延胡索4味中药两味或多味的组合最为常用。潘碧琦等收集CNKI、VIP、万方、中国生物医学文献数据库中治疗产后身痛的方剂131首进行分析。结果，共涉及中药233味，高频药物组合为“当归-黄芪”“甘草-当归”“川芎-当归”，网络视图显示黄芪桂枝五物汤合四物汤基本药物为该病常用药。田丽等收集CNKI、VIP及万方数据库中发表的治疗儿童变应性鼻炎的中药内服复方166首进行分析。结果，涉及中药187味，单味中药使用频次前5位的是甘草、辛夷、防风、白术、黄芪；中药功效分类分析中频次前2位为发散风寒药、补气药；药物联用置信度较高的为“黄芪-白术”“辛夷-白术-防风”。

2. 中医药典籍所载方剂的配伍研究

数据挖掘对中医药典籍方所载方剂的挖掘涉及《中医方剂大辞典》《中国药典》《中华人民共和国卫生部药品标准·中药成方制剂》(以下简称《中药成方制剂》)《中华医典》。钟泽明等收集《中医方剂大辞典》中关于呃逆的治疗方剂112首进行分析。结果，涉及中药142味，高频药物为陈皮、人参、丁香、甘草、生姜等，高频药物组合为“人参-白术”“丁香-柿蒂”，置信度最高组合为“白术、炙甘草配伍人参”。高嘉良等收集《中国药典》《中药成方制剂》中治疗气滞血瘀证的中成药79种进行分析。结果，79首中成药包括症状105个，其中痛经、胃痛、心悸、胸闷是气滞血瘀证常见症状；涉及中药221味，使用频率前3位的是川芎、丹参、当归；频次较高药物组合是“当归-川芎”“丹参-红花”“醋香附-当归”“川芎-红花”“赤芍-红花”。刘辉艳等整理《中华医典》中治疗妇科癥瘕的方剂108首进行分析。结果，涉及中药188味，核心药物为四物汤、桂枝茯苓丸加味。频次较高2味药组合为“当归-桂心”“赤芍-当归”“川芎-当归”，3味药组合为“川芎-当归-桂心”“延胡索-当归-桂心”“赤芍-当归-桂心”“赤芍-川芎-当归”。刘倩等收集《中华医典》(第五版)中治疗“胎萎不长”的方剂52首进行分析。结果，频数≥4次的方剂有11首，排在前3位的是八珍汤、黄芪散、白术散二(牡蛎、白术、川芎、花椒、酒)；共涉及中药84味，频数≥3次的药物有29味，高频药物为白术、甘草、当归、人参、茯苓；组方规律分析24组常用药物组合涉及药物8味，27组关联规则，频次前3位药组为“白术-甘草”“人参-甘草”“甘草-茯苓”。

3. 名老中医遣方用药经验研究

对名老中医遣方用药数据挖掘主要涉及薛伯寿、钟以泽、丁学屏、刘伟胜等教授。陈丽平等搜集以二陈汤为主方的62名全国名老中医临床经验和医案医话341例进行数据挖掘。结果表明，名老中医应用二陈汤时基本守用《太平惠民和剂局方》药物组合，主要治疗证型为痰浊阻肺证和脾虚湿困证；常与二陈汤配伍的药物有莱菔子、紫苏子、白芥子、桔梗、苦杏仁等化痰止咳平喘药，枳实等行气药，白术、山药等补气健脾药，干姜、细辛、麻黄等温性药；与二陈汤常配伍使用的方剂有三子养亲汤、六君子汤、麻杏石甘汤等。孔维莲等收集薛伯寿教授门诊处方9 684首进行分析。结果，涉及中药350味，频次在2 000次以上的中药15味；得到126个处方模块，4个中药模块，核心药物组合显示由小柴胡汤、银翘散、升降散、黄芪赤风汤加减构成。牛蔚露等收集钟以泽教授治疗银屑病的门诊处方104首进行统计分析。结果，涉及中药90味，药物类别30种；使用频率最高的前5味药物为白花蛇舌草、鸡血藤、女贞子、川芎、地黄；关联规则统计显示中药组方主要以清热凉血、清热解毒为治则，兼以补阴、活血祛瘀。陆施婷等整理丁学屏教授诊治糖尿病及其慢性并发症的医案64例进行分析。结果，39例糖尿病阴虚热盛证中高频药物组合有“桑叶-黄连”“桑白皮-黄连”“地黄-桑叶-黄连”等；29例糖尿病气阴两虚证中高频药物组合有“黄连-地骨皮”“地黄-地骨皮-黄连”“地骨皮-山药-黄连”等。黄俊廷等收集刘伟胜教授治疗肺癌的门诊处方290首进行分析。结果，涉及中药148味，使用频次高于65的中药共24味，使用频次最高的前5味药依次为半枝莲、白花蛇舌草、全蝎、桃仁、淫羊藿，使用频次最高的前5位药物组合依次为“白花蛇舌草-半枝莲”“全蝎-半枝莲”“白花蛇舌草-全蝎”“白花蛇舌草-全蝎-半枝莲”“桃仁-半枝莲”。

4. 含特定药物方剂的配伍研究

林妍燕等收集《中医方剂大辞典》中含香附的痛经复方71首进行配伍规律分析。结果，香附在经期腹痛的方剂中最多见，配伍出现频率较高的是“香附-当归”“香附-川芎”“香附-白芍”。经前腹痛的方剂中多用香附配伍延胡索等；经期腹痛的方剂中多用香附配伍木香等；经后腹痛的方剂中常用香附配伍艾叶等。张乙川等收集《方剂大辞典》中含有细辛的方剂913首进行数据分析。结果，方剂中常与细辛配伍使用的药类有解表药、化痰止咳平喘药、补虚药、温里药、清热药以及活血化瘀药；细辛常见的配伍结构有细辛配麻黄、细辛配荆芥、细辛配防风等。赵莹莹等统计《中药成方制剂》含蛇床子方剂46首进行分析。结果，涉及中药326种、疾病15种、证型9种，与蛇床子配伍的中药以甘味、温性、归肾经药为主；治疗肾系病证主要药对是“蛇床子-淫羊藿”，治疗瘙痒症状疾病的主要药对是“蛇床子-冰片”。

（撰稿：赵凡　瞿融　审阅：寇俊萍）

【补中益气制剂的临床应用与实验研究】

1. 临床应用

补中益气制剂常用于治疗与脾胃气虚及中气下陷等脾胃功能障碍有关的诸多病证。王静观察补中益气颗粒联合马来酸曲美布汀治疗脾胃虚弱证腹泻型肠易激综合征患者60例的临床疗效。结果，治疗组和对照组（单用曲美布汀）的总有效率分别为96.7%(29/30)和83.3%(25/30)，组间比较$P<0.05$；且治疗组患者腹泻、腹痛、腹胀症状的改善及情绪状况、精神状态的改善均更加明显，盖因补中益气汤能补脾和胃，升清降浊，使脾胃健运，气血生化有源，泄泻自止。何海填等观察补中益气汤治疗气虚型前列腺电切术后排尿无力的临床疗效。结果，治疗后最大尿流率、残余尿量及国际前列腺症状评分优于对照组（甲钴胺片）；此与本方健运脾气，恢复运化水谷精微及输布津液能力有关。此外，准确辨识其病机、随着地域、疾病的变化等化裁补中益气汤的方药配伍，可以扩大本方的适用范围，提升其治疗效果。附舰等取中医辨证为气虚血亏型癌性发热者60例，随机分为治疗组（内服补中益气汤）和对照组（外用吲哚美辛栓剂）。治疗21 d，治疗组和对照组的总有效率为90%(27/30)和66.7%(20/30)，组间比较$P<0.05$。周玉等将亚临床甲状腺功能减退症患者120例随机分为治疗组（补中益气汤加减）和对照组（优甲乐）。结果发现，补中益气汤治疗后，血清促甲状腺激素水平均显著降低($P<0.05$)；乏力、怕冷、颈部憋闷、手脚肿胀感、腹胀、甲状腺肿积分及总积分低于治疗前($P<0.05$)；随访12个月后，治疗组预后转归明显优于对照组($P<0.05$)。认为亚临床甲状腺功能减退症以气虚、脾虚为病机特点，补中益气汤对其具有良好的近期和远期疗效。郭洁等认为补中益气汤适用于气虚外泄、虚损突出的岭南之地，而且提出了化裁思路。

2. 实验研究

实验研究方面，补中益气汤不仅涉及抗肿瘤、提高免疫功能、调节胃肠功能及改善脑缺血等，其配伍理论研究也有进展。刘亚莉等研究发现，顺铂联合补中益气汤处理后A549移植瘤体积较单独使用顺铂更为显著缩小，说明补中益气汤可协同顺铂发挥抑制A549荷瘤生长的作用；其作用机制是通过下调肿瘤组织中抗凋亡因子Bad、NF-κB、survivin、mTOR等因子的蛋白与基因表达，并上调促凋亡因子的蛋白与基因表达，促进细胞凋亡实现的。周琳等观察TGF-β_1诱导A549细胞上皮间质化过程及补中益气汤含药血清的干预作用。结果发现，细胞中多药耐药相关蛋白(MRP1)在蛋白和基因水平的表达均降低；进一步研究发现补中益气汤含药血清可能通过干预非小细胞肺癌耐药细胞上皮间质转化，影响Fas/FasL信号通路促进细胞凋亡，改善其耐药性。

梁丽萍等研究发现，补中益气汤对采用限食＋力竭游泳＋番泻叶致泻＋注射LPS法复制的气虚发热大鼠模型。结果表明，补中益气汤具有明显降温作用；升高血清免疫球蛋白IgM、IgG水平；表明补中益气汤具有一定的提高气虚发热机体体液免疫功能的作用。梁一彪等采用同上方法研究发现，补中益气汤可以显著提高大鼠血清中CD_4^+细胞百分比与CD_4^+/CD_8^+比值，降低CD_8^+细胞百分比，淋巴细胞转化率也显著提高；提示补中益气汤具有提高气虚发热大鼠机体细胞免疫功能的作用。刘婷等采用游泳力竭法、大黄法、饥饿法等多因素复合伤脾的方法造成大鼠脾气虚模型的基础上，用卵清蛋白为过敏原使大鼠致敏的脾气虚型变应性鼻炎大鼠模型。研究发现，补中益气颗粒能通过调节Th2细胞因子IL-5的表达，纠正Th2细胞因子的失衡状态，最终对脾气虚型变应性鼻炎产生治疗效果。

在调整胃肠道功能作用方面，刘海涛等研究发现，补中益气汤可促进“大黄＋利血平＋控制饮食”的多因素法所致脾虚泄泻大鼠小肠黏膜损伤的修复，上调钠依赖性葡萄糖转运体、葡萄糖转运体2、钠氢交换体3mRNA表达，从而促进葡萄糖及水、钠的吸收；而且补中益气汤原方的效果优于其配伍方(补中益气汤去“升-柴”组和倍“升-柴”组)，提示补中益气汤补气升提的配伍科学性。李强等研究发现，对于“大黄法＋游泳力竭法＋饥饿法”3因素复合方法复制的大鼠脾虚胃肠动力障碍模型，补中益气汤、补中益气汤去升柴组、升麻柴胡组三组中补中益气汤具有良好的促胃肠动力作用，其机制为升高脾虚大鼠血浆中生长激素释放多肽，降低NO和血管活性肠肽含量；单纯升麻柴胡配伍对部分指标有改善作用，补中益气汤去升柴组效果最差。揭示了补中益气汤全方配伍的科学性，并提示升麻柴胡为补中益气汤的“要药”，其配伍也具有科学性。张文杰等研究发现，补中益气丸含药血清可通过调节肠上皮细胞NLRP3炎性体复合物蛋白及细胞因子分泌，减轻炎症刺激引起的肠上皮细胞损伤。杨倩等研究发现，对于糖尿病胃肠功能紊乱大鼠模型，补中益气颗粒可能通过提高大鼠血浆P物质水平，提高大鼠胃窦干细胞因子SCF蛋白表达，增强SCF/kit信号传导，增加胃排空率，改善大鼠胃肠蠕动功能，促进胃肠动力。

此外，韩明亮研究发现补中益气汤能明显改善脑缺血再灌注大鼠神经体征，可下调脑指数、降低脑组织梗死灶IL-1β、TNF-α含量，对脑缺血再灌注大鼠脑组织病理形态有较强的改善作用。

(撰稿：陈少丽　陈德兴　审阅：寇俊萍)

【左归、右归制剂的实验与临床研究】

左归丸是张景岳滋阴补肾，填精益髓，治疗真阴不足证的代表方；右归丸是张景岳温补肾阳，填精益髓，治疗肾阳不足、命门火衰证的代表方。两者均是临床常用的传统方剂，近年来有较多的报道。

1. 实验研究

(1) 左归制剂研究　刘立萍等观察左归丸含药血清对叔丁基过氧化氢(t-BHP)诱导的MC3T3-E1细胞凋亡的保护效应，发现左归丸含药血清能够抗t-BHP诱导的MC3T3-E1细胞凋亡，作用机制可能与其丁预线粒体途径有关。Li XY等探讨左归丸对单胺类神经递质与诱发的惊恐发作更年期大鼠性激素的影响，在旷场实验大鼠行为和高架迷宫后观察动物行为特征，测定大鼠和脑单胺类神经递质的水平和血浆性激素水平，认为本方可改善更年期大鼠惊恐发作的行为，可能是大脑中的5-HT和NE升高相关。梁琦等以高糖负荷的小鼠胚胎作为动物模型，发现左归丸含药血清可以增加因高糖负荷而降低的囊胚细胞数及囊胚细胞比率，纠正高糖负荷造成的胚胎培养液中某些代谢物的异常变化，增强三羧酸循环对糖的代谢能力，促进胚胎发育，提高糖的有氧氧化可能是其作用机制之一，为"肾主生殖发育"的中医理论提供了一定的现代药理学依据。钱康等研究左归丸联合温和灸治疗摘除双侧卵巢引起骨质疏松症模型的作用机制，通过测定大鼠股骨近端及第2腰椎骨密度，PCR法检测大鼠骨组织骨保护素(OPG)mRNA和NF-κB受体活化因子配体(RANKL)mRNA表达水平，研究发现左归丸联合温和灸能明显升高骨质疏松症大鼠的骨密度，上调OPG mRNA表达、下调RANKL mRNA表达，是其抗骨质疏松作用机制之一。杨绍杰等研究滋阴补肾方左归饮对D-半乳糖致亚急性衰老模型大鼠肝肾功能及自由基代谢水平的影响，结果显示左归饮给药组能够降低大鼠血清中ALT、AST、碱性磷酸酶(ALP)、肌酐、尿素氮(BUN)含量，提高大鼠肝、肾组织中SOD和总抗氧化能力(T-AOC)活性，降低MDA的含量，提示本方可能通过改善衰老大鼠的肝肾功能，影响肝肾自由基代谢水平而起到延缓衰老的作用。

(2) 右归制剂研究　刘浩龙等采用肌肉注射氢化可的松注射液方法建立大鼠肾阳虚模型，结果提示右归丸及其拆方对肾阳虚大鼠的体重、胸腺、肾上腺和脾重量有不同程度的改善作用，并且对大鼠下丘脑促肾上腺皮质激素释放激素(CRH)、血清促肾上腺皮质激素和皮质酮(Cort)的含量也有调节作用，而右归丸在调节CRH和Cort方面的作用优于滋阴方，可能与调节肾阳虚大鼠下丘脑-垂体-肾上腺轴有关，阐释右归丸"阴中求阳"理论的科学内涵。赵敏等肌注氢化可的松建立肾阳虚大鼠模型，Western blot法检测大鼠肺组织AngⅡ、AT1R的表达，观察右归胶囊对肾阳虚大鼠血管紧张素系统的影响，发现肾阳虚大鼠体内血液循环相关因子AngⅡ、AT1R受到影响，右归胶囊可以通过增加模型大鼠肺组织AngⅡ和AT1R的表达，缓解肾阳虚对"肺朝百脉"的影响。李健鹏等观察右归丸对去卵巢骨质疏松模型大鼠钙磷代谢和骨代谢的影响，检测股骨组织中的骨密度，股动脉采血检测血清的钙、磷、骨钙素(BGP)含量和抗酒石酸酸性磷酸酶含量，取材计算胸腺、脾脏及肾脏指数，检测生物力学指标断裂载荷和定伸长-位移，上述指标提高去卵巢骨质疏松大鼠骨密度和改善骨代谢达到防治骨质疏松的目的。

(3) 左归、右归制剂比较研究　佟雷等研究左归丸、右归丸对腹腔注射环磷酰胺型卵巢早衰小鼠卵巢功能及卵巢沉默调节蛋白(SIRTs)表达的影响，采用卵泡计数和血清黄体生成素(LH)、基础卵泡刺激素(FSH)、抗苗勒氏管激素(AMH)、基础抑制素B(INHB)评价卵巢功能。RT-PCR法和Western blot法测定卵巢组织SIRTs mRNA和蛋白的表达，结果提示右归丸组原始卵泡数显著高于左归丸组，两方具有显著的抗卵巢衰老作用，其作用机制与对卵巢SIRT1表达的上调作用有关。孙千惠等观察左、右归丸对去卵巢大鼠骨髓间充质干细胞(BMSCs)增殖及成骨、成脂分化后凋亡蛋白表达的影响，MTT法显示左、右归丸对BMSCs增殖有促进作用，左归丸效果更佳，Western blot法观察 Caspase-3 和 Bcl-2 的蛋白表达，发现左、右归丸均能抑制去卵巢大鼠 BMSCs 成骨、成脂分化后的凋亡，且左归丸有益于成骨分化，右归丸有益于成脂分化。刘立萍等基于 ER/ERK 信号通路研究左归丸、左归丸去补阳药含药血清对 MC3T3-E1 成骨细胞的影响。结果显示，左归丸含药血清可以促进成骨细胞增殖、分化和矿化，机制可能与其上调成骨细胞 ER 受体激活 ERK 信号通路调控转录因子 osterix 有关；全方效果较好，部分揭示左归丸“阳中求阴”配伍防治骨质疏松的作用机制可能与其影响成骨细胞增殖和部分影响成骨细胞分化和矿化功能相关。张添昊等探讨左归丸和右归丸治疗双侧卵巢切除手术建立绝经后骨质疏松症大鼠模型的机制，结果提示两方均能改善去卵巢大鼠骨髓微环境，其机制可能与抑制股骨脂肪分化和骨髓过氧化物酶增殖物激活受体 γ(PPARγ)、CCAAT-增强子结合蛋白 β(C/EBPβ)、C/EBPα 蛋白表达有关。

2. 临床研究

(1) 左归制剂　胡咏新等探讨左归丸对甲强龙脉冲治疗 Graves 眼病骨代谢的影响。结果显示，左归丸能明显改善患者腰膝酸软、潮热盗汗之症，检测血 β-CTX($P<0.05$)、ALP 水平明显降低，CAS 积分、充血、水肿、疼痛症状都有明显改善($P<0.01$)，还可改善肾阴虚证候，抑制破骨细胞活性，纠正高骨转换，对预防糖皮质激素导致的骨质疏松有一定疗效。魏圣青等观察左归丸联合阿仑膦酸钠临床治疗绝经后骨质疏松症 3 个月后的临床疗效，比较治疗前后临床疗效、骨密度变化，以及血清 ALP、BGP 和 1，25-$(OH)_2D_3$ 水平。结果提示左归丸联合阿仑膦酸钠治疗绝经后骨质疏松患者比单用阿仑膦酸钠治疗的临床效果优势明显，且不良反应较轻，具有一定的临床推广应用价值。

(2) 右归制剂　郭中华等开展右归汤加减治疗肾虚督寒型强直性脊柱炎临床试验，观察治疗前后各组活动度衡量指数(BASMI)、疾病功能指数(BASFI)、放射学指数(BASRI)和中医辨证肾虚督寒型强直性脊柱炎中医证候评分，检测治疗前后血沉、C-反应蛋白和甲状旁腺激素的变化，比较各组有效率及不良反应发生率。提示本方治疗肾虚督寒型强直性脊柱炎的疗效与西药双氯芬酸钠缓释片无明显差异，具有有效性，且不良反应发生率较西药组低。

（撰稿：朱靓贤　陈德兴　审阅：寇俊萍）

【补肾活血方的研究】

补肾活血汤具有补肾壮筋，活血止痛之功效，主治筋骨损伤，肝肾不足证。近年来的研究表明，补肾活血方具有调整内分泌、促进成骨细胞生长等作用。

1. 对卵巢早衰(POF)的研究

刘慧萍等研究发现，补肾活血方给药组小鼠颗粒细胞凋亡明显减少，卵巢指数、子宫指数、胸腺指数增加($P<0.05$)，雌二醇(E_2)水平升高($P<0.01$)，促卵泡生成激素(FSH)、促黄体生成激素(LH)水平及 Fas、Fas-L mRNA 表达明显降低($P<0.05$，$P<0.01$)。表明补肾活血方可调节下丘脑-垂体-卵巢轴的激素水平，通过降低 Fas、Fas-L 的 mRNA 表达抑制 POF 小鼠卵泡颗粒细胞凋亡。刘氏等研究亦发现，补肾活血方给药组卵巢成熟卵泡数目明显增多，闭锁卵泡数目减少；卵泡壁颗粒细胞和卵巢组织 TGF-β_1、TGF-β_{RII}、Smad2/3 蛋白表达明显升高($P<0.05$)。表明补肾活血方调控卵泡的发育的机制还与通过 TGF-β_1/Smads 通路促进雌二醇 E_2 的分泌、改善卵巢的局部微环境有关。张丽娜研究补肾活血方对卵巢早衰大鼠性激素水平及颗粒细胞凋亡调控因子 B 淋巴细胞瘤/白血病-2(Bcl-2)蛋白、Bcl-2 相关 X 蛋白(Bax)及半胱氨酸蛋白酶-3(Caspase-3)表达的影

响。结果表明，补肾活血方能降低 Bax 及 Caspase-3 蛋白的表达，减轻颗粒细胞的凋亡，从而对雷公藤多苷所致卵巢早衰起到治疗作用。胡立娟等研究发现，补肾活血方治疗能够促使卵巢分泌激素功能恢复到正常水平，同时能够促使成熟卵泡增加，原始卵泡和大量初级卵泡的形成。补肾活血方改善卵巢功能的机制可能与上调颗粒细胞 PI3K、Akt、Bcl2 的蛋白表达有关。

2. 对骨质疏松症的研究

姜坤等研究发现，通过补肾活血方治疗后，经卵巢摘除复制的骨质疏松症模型大鼠骨密度提高，股骨中骨形成发生蛋白-2 蛋白表达水平也有显著升高，促进骨组织的形成，从而对模型大鼠起到治疗作用。柴仪等研究发现，补肾活血方含药血清能够提高骨质疏松大鼠血清中 E_2、胰岛素样生长因子-1 水平，降低血清中 IL-6 及 TNF-α 水平，具有抑制骨吸收，促进骨形成的作用。谢岱等研究发现，补肾活血方给药后可以显著增高骨质疏松大鼠骨密度、总Ⅰ型胶原氨基端延长肽、Glu 蛋白表达，降低Ⅰ型胶原羧基端肽、抗酒石酸酸性磷酸酶的浓度和 mGluR5 的表达，调节骨内谷氨酸信号进一步介导骨重建从而有效防止去卵巢模型大鼠骨质疏松的形成。田琳等研究表明，补肾活血方治疗后肾虚血瘀型原发性骨质疏松症患者血清骨钙素、骨保护素有升高趋势，β-胶原降解产物有降低趋势，可有效提高患者骨密度，减轻骨痛症状，改善骨代谢指标。王彬等研究发现，补肾活血方治疗后骨密度值均明显增加，疼痛明显改善，N 端骨钙素水平明显降低，血清Ⅰ型前胶原氨基末端(N 端)前肽水平明显降低，Ⅰ型前胶原羧基端肽 β 特殊序列水平明显降低，表明其能增加骨密度，缓解疼痛、改善患者生活能力，改善骨代谢。

3. 对骨关节炎的研究

梁延琛等研究认为肾虚血瘀是绝经后，补肾活血方可降低骨关节炎大鼠关节滑液中 IL-1β 的水平，抑制基质金属蛋白酶含量和活性的异常增高，从而达到治疗骨关节炎的目的。肖志锋等研究发现，wnt/β-catenin 信号通路激活后共培养体系中基质金属蛋白酶-7(MMP-7)、人Ⅱ型胶原交联羧基端肽(CTX-Ⅱ)、软骨寡聚基质蛋白(COMP)的水平明显上升；补肾活血方可以抑制滑膜细胞 wnt/β-catenin 信号通路，下调共培养体系中 MMP-7、CTX-Ⅱ、COMP 的表达，减轻异常滑膜细胞对软骨细胞的损害，减缓软骨基质的降解，有利于减轻滑膜炎症、改善滑膜-软骨微环境、抑制软骨降解。

4. 对多囊卵巢综合征(PCOS)的研究

陈欣等将补肾活血方作用于以脱氢表雄酮诱导的 PCOS 大鼠模型。结果发现，补肾活血方干预后大鼠血清促黄体生成素(LH)、睾酮浓度降低，改善卵巢功能，促进卵泡发育，减少卵巢闭锁，改善 PCOS 大鼠的生殖功能和内分泌-代谢状态，对 PCOS 的发病有一定的干预作用。牛静云等研究发现，补肾活血方能够改善肾虚血瘀型 PCOS 闭经患者的中医证候和临床体征，降低血清 LH 水平和 LH/FSH 比值，促进排卵，有效改善患者月经周期紊乱情况。吕蓓丽等研究表明，补肾活血方治疗复发性流产的疗效满意，保胎作用显著，其机制可能与调整患者母胎免疫及内分泌功能有关。

5. 对复发性流产的研究

张杨等研究发现，补肾活血方能够下调不明原因复发性流产模型小鼠蜕膜中肿瘤坏死因子受体 1 的蛋白表达水平，上调 Bcl-xl 的蛋白表达水平，并能显著上调 p110 和 Bcl-xl 的 mRNA 表达水平($P<0.05$)，明显降低模型小鼠的死胎率。冯晓玲等研究发现，补肾活血方能够显著提高血清激素水平，使抗心磷脂抗体转阴，有效抑制血栓形成，从而对心磷脂抗体阳性复发性流产起到治疗作用。吕蓓丽等将复发性流产患者 74 例随机分为治疗组

和对照组，治疗组予补肾活血方治疗，对照组予补肾固冲丸治疗，治疗 28 d。结果，治疗组和对照组临床总有效率分别为 94.9%(37/39)和 82.9%(29/35)，组间比较 $P<0.05$；在血绒毛膜促性腺激素、BE-Ab1、BE-Ab2 水平的改善方面，治疗组亦优于对照组($P<0.05$)。提示补肾活血方治疗复发性流产的疗效满意，保胎作用显著，其机制可能与调整患者母胎免疫及内分泌功能有关。

6. 对少弱精子症的研究

刘建国等研究表明，补肾活血方能显著改善少弱精子症患者的精液质量、精浆 SOD 和 MDA，可能是通过降低生精环境的氧化应激损伤，改善精子质量，治疗少弱精子症。陈朋飞等研究表明，补肾活血方治疗后精液量、精液浓度、前向运动比率、精浆 SOD 水平均显著高于对照组，精浆 MDA 水平明显低于对照组，有利于其精子质量的改善与提高。

7. 其他

陈靓等研究发现，与老年对照组比较，补肾活血方给药组大鼠血清 MDA 含量显著降低，心肌组织 NO 含量、SOD 活性和过氧化氢酶活性显著升高，心肌组织 β-半乳糖苷酶和 p16 蛋白表达降低，发挥抑制老年大鼠心肌老化的作用。王俊锋等研究了补肾活血方对肾阳虚大鼠耳蜗组织 JNK mRNA 表达的影响。结果发现补肾活血方可能通过调节 JNK mRNA 的表达而起到提高听力，改善耳蜗结构的作用。胡劲涛等研究表明，补肾活血方可能通过刺激 TGF-β_2 的表达，增加骨延长区的成骨作用，促进骨的矿化，以保证截骨延长区的顺利愈合。

（撰稿：冯沛之　都广礼　审阅：寇俊萍）

【复方中药的保肝机制研究】

1. 抗急性(药源性)肝损伤

刘霞飞等研究正柴胡饮抗对乙酰氨基酚(APAP)所致小鼠急性肝损伤的保护作用，通过测定血浆中丙氨酸氨基转移酶(ALT)和天冬氨酸氨基转移酶(AST)活性，HE 染色观察肝组织病变，利用液相色谱质谱联用技术进行血浆代谢组学分析，提示正柴胡饮对由 APAP 所致的药源性肝损伤具有保护作用。赵慧等探讨 APAP 诱导小鼠肝损伤模型应用益甘宁颗粒的抗肝损效果，通过测定血清中 ALT 和 AST 的浓度，病理切片观察肝组织损伤情况，硫代巴比妥酸检测 MDA 含量；黄嘌呤氧化酶法检测 SOD 活性，发现益甘宁颗粒对 APAP 损伤的肝细胞具有很好的保护作用，可能与其抗自由基有关。刘密凤等以金属硫蛋白-Ⅰ/Ⅱ基因敲除的 MT 小鼠 MT$^{(-/-)}$ 和同源野生型 MT$^{(+/+)}$ 小鼠为研究对象，建立 APAP 肝损伤模型，从氧化损伤方面研究五酯滴丸的保肝作用及其机制。五酯滴丸预处理可有效改善 APAP 造成的脂肪变性和坏死等病理学改变，有效降低血清 ALT、AST、乳酸脱氢酶(LDH)、嘌呤核苷磷酸化酶(PNP)和苹果酸脱氢酶表达，降低 MDA 含量，增高谷胱甘肽(GSH)过氧化物酶和 SOD 水平，具有一定的抗氧化损伤作用，并能够诱导 MT$^{(+/+)}$ 小鼠中 MT 的表达，减轻肝损伤，而对 MT$^{(-/-)}$ 小鼠肝损伤无明显保护作用。

刘慧敏等研究六味五灵片对刀豆蛋白 A(ConA)诱导的小鼠急性免疫性肝损伤的保护作用，HE 染色观察小鼠肝组织病理变化，比色法检测小鼠血清中 ALT、AST、TBIL，实时定量 RT-qPCR 测定法检测肝组织中 IL-12、干扰素-γ(IFN-γ)、TNF-α、IL-4、IL-10 mRNA 的表达，流式细胞术(FCM)观察脾脏 Th1(IFN-γ)/Th2(IL-4)细胞的变化，免疫印迹法检测肝组织中 Th1/Th2 转录因子 T-bet/GATA-3 的表达，研究显示六味五灵片通过调节 Th1/Th2 的平衡发挥作用。赵晨翔等研究保肝合剂对 Con A 所致肝损伤小鼠的保护作用，检测 ALT、AST、TNF-α、IFN-γ、IL-1、IL-6、SOD、MDA 和鸟氨酸氨基甲酰转移酶水平，计算肝、脾指数，并作病理切片，结果提示保肝合剂抗肝损机制可能与增强清除自由基的能力从而抑制脂质过氧化以及减少炎性因子的释放相关。

瞿慧等对丹参注射液抗 CCl_4 引起急性肝损伤小鼠的保护作用展开研究，发现丹参注射液各剂量组均能降低急性肝损伤小鼠血清中 ALT 和 AST 水平，同时增高肝脏中 SOD 水平、抑制 MDA 水平，从而减轻肝损伤程度。洪燕坪等发现解酒饮能降低 CCl_4 诱导的急性肝损伤小鼠升高的血清 ALT、AST 水平，升高 MDA、SOD 和 GSH 酶活性，改善肝组织的病理形态。提示本方可上调 Mn SOD、bcl-2 表达水平，下调 caspase-3 表达水平，可能通过提高肝脏抗氧化能力，抑制肝细胞凋亡，对小鼠急性 CCl_4 肝损伤有一定的保护作用。

赵海梅等观察发现二至丸预防性及治疗性给药可显著抑制损伤后肝细胞再生障碍大鼠肝细胞凋亡，并降低 caspase-3 表达，肝功能损伤得以恢复，提示二至丸对大鼠损伤后肝细胞再生障碍具有良好的预防保护作用。张可锋等基于 JAK2/STAT3 信号通路研究七味净肝灵保肝作用机制，用腹腔注射花生油造模，研究发现七味净肝灵有显著的保肝作用，其机制可能与抗氧化及通过 SOCS-3 调控 JAK2/STAT3 信号通路抑制炎症反应有关。谢海纳等研究芪珠方对铁超载致小鼠肝损伤保护作用，发现各剂量组 MDA、ALT、AST、TBIL 水平不同程度降低，GSH、总铁结合力水平升高，肝脏铁含量降低，以芪珠方高剂量组改善最为明显；肝脏病理显示，芪珠方可显著改善由右旋糖酐铁引起的肝脏病理损伤，抑制铁超载引起的蛋白质硝化、肝细胞凋亡状况，本方可有效地减轻铁超载引起的肝损伤。

2. 抗脂肪性肝损伤

明利平等观测苍菊清肝降脂方对蛋氨酸-胆碱缺乏(MCD)诱导小鼠脂肪性肝炎的防护作用，经苍菊方干预的各组小鼠 ALT、AST、TG 水平均显著下降且呈剂量依赖方式，经用药干预各组小鼠肝组织脂肪变性和肝脏炎症均明显改善，本方可明显改善 MCD 诱导的脂肪性肝炎肝损伤程度。

3. 抗衰老性肝损伤

张素阁等以 TUNEL 法检测复方葛根片对衰老模型大鼠肝脏细胞的保护作用，腹腔注射 D-半乳糖复制衰老模型。结果，复方葛根片对大鼠肝脏指数显著减小，肝脏组织中红色荧光明显减少，亮度降低，凋亡指数显著减小。表明本方能抑制衰老模型大鼠肝细胞凋亡，减少凋亡细胞的产生，具备保护肝脏细胞的作用。

4. 抗疲劳性肝损伤

郭晓蕾等采用改良多平台睡眠剥夺法研究护肝片对睡眠剥夺大鼠肝损伤的保护作用，结果显示护肝片可显著降低睡眠剥夺模型大鼠血清 IL-6、IL-12、ALT 及肝组织 MDA 水平，提高肝组织 GSH、SOD 水平，肝组织病理学结果同样支持护肝片具有显著降低肝损伤的作用，其作用机理可能与提高机体免疫功能和抗氧化能力有关。

（撰稿：朱靓贤　陈德兴　审阅：寇俊萍）

[附]　参考文献

C

柴仪，李倩，刘法敬，等.补肾活血方对骨质疏松大鼠血清细胞因子水平的影响[J].临床合理用药杂志，2015，8(22)：60

陈靓，崔开宇，吴勇，等.补肾活血方对老年大鼠心脏自由基代谢及 p16 蛋白表达的影响[J].中国中医药信息杂志，2017，24(1)：55

陈欣,宋岩,邓永志,等.补肾活血方对多囊卵巢综合征大鼠抗苗勒氏管激素作用[J].中医临床研究,2017, 9(17):1

陈丽平,李建生,蔡永敏.基于数据挖掘的名老中医应用二陈汤规律分析[J].中国实验方剂学杂志,2017, 23(12):201

陈朋飞.补肾活血方治疗少弱精子症不育患者临床疗效的观察[J].中西医结合研究,2017, 9(1):16

陈少丽,文小平,陈德兴,等.试论"药群法"建立方剂方解的可行性[J].上海中医药大学学报,2017, 31(4):4

陈四清,季书,尚立芝,等.二陈汤加味对COPD大鼠转化生长因子-β_1,组蛋白去乙酰化酶2基因表达的影响[J].中国实验方剂学杂志,2017, 23(10):147

陈四清,谢文英,尚立芝,等.二陈汤加味对慢性阻塞性肺疾病急性加重期老年患者免疫功能及CCL18, CC16, IL-8和sICAM-1的影响[J].中国实验方剂学杂志,2017, 23(10):171

F

冯晓玲,李娜,时思毛,等.补肾活血方对抗心磷脂抗体阳性复发性流产的临床研究[J].中医药信息,2015, 32(2):34

附舰,单宇鹏,闵婕,等.补中益气汤治疗癌性发热疗效观察[J].陕西中医,2017, 38(11):1503

G

高原,陈奇,王莹,等.补中益气汤对A549荷瘤裸鼠移植瘤survivin mRNA及蛋白表达的影响[J].中华中医药杂志,2017, 32(2):708

高嘉良,陈光,何庆勇,等.治疗气滞血瘀证中成药组方规律分析[J].中国中药杂志,2017, 42(1):187

耿亚,许海玉,马月香,等.《中医方剂大辞典》含生脉散类方组方规律分析[J].中国实验方剂学杂志,2017, 23(1):200

郭洁,卢传坚,刘奇.补中益气汤用于岭南宜忌之辨[J].中国民族民间医药,2017, 26(7):1

郭晓蕾,周勇,李海龙.护肝片对睡眠剥夺大鼠肝损伤的保护作用[J].中药材,2017, 40(1):216

郭中华,万小冠,董胜军.右归汤加减治疗肾虚督寒型强直性脊柱炎临床观察[J].中国实验方剂学杂志,2017, 23(13):174

H

韩明亮.补中益气汤对脑缺血再灌注大鼠神经功能及梗死灶IL-1β和TNF-α表达的影响[J].河南中医,2017, 37(7):1197

何海填,罗菁,张新明,等.补中益气汤治疗前列腺电切术后排尿无力临床观察[J].河南中医,2017, 37(3):483

洪燕坪,庞晓军.解酒饮对小鼠急性肝损伤的保护作用[J].中国现代应用药学,2017, 34(3):352

胡国恒,刘侃,王瑾茜,等.肾脑复元汤治疗缺血性中风临床疗效及对血液流变学的影响[J].中国实验方剂学杂志,2017, 23(6):175

胡劲涛,许超,单乐天,等.补肾活血方对兔胫骨截骨延长骨组织形态及骨密度的影响[J].中国现代应用药学,2017, 34(3):332

胡立娟,刘慧萍,曾柳庭,等.补肾活血方对免疫性卵巢早衰小鼠PI3、Akt、Bcl2蛋白的影响[J].中华中医药学刊,2017, 35(9):2282

胡雅凌,游强华.古代医案中小柴胡汤类方症与药关系的文献研究[J].川北医学院学报,2017, 32(3):387

胡咏新,孙利,褚晓秋,等.左归丸对甲强龙脉冲治疗Graves眼病骨代谢水平的影响[J].南京中医药大学学报,2017, 33(2):118

黄俊廷,刘宇,黄楚栓,等.刘伟胜教授治疗肺癌用药规律的挖掘分析[J].中国实验方剂学杂志,2017, 23(17):222

J

姜坤,周强,尚德阳,等.补肾活血方对骨质疏松症模型大鼠骨密度及BMP-2蛋白表达影响实验研究[J].辽宁中医药大学学报,2016, 18(5):20

K

孔维莲,徐丽丽,薛燕星,等.基于复杂网络的薛伯寿教授临床处方用药规律分析研究[J].世界科学技术(中医药现代化),2017, 19(1):55

L

Li XY, WANGXY. Effect of Zuogui Pill on Monoamine Neurotransmitters and Sex Hormones in Climacteric Rats with Panic Attack[J].中国结合医学杂志,

2017，23(3)：190

赖满香，林基伟，廖利平，等.基于中医传承辅助系统的治疗原发性骨质疏松症方剂组方规律分析[J].中国实验方剂学杂志，2017，23(9)：202

李强，郭蕾，陈少丽，等.补中益气汤“要药”配伍对脾虚大鼠胃肠推进及血浆 Ghrelin、NO 和 VIP 含量的影响[J].中华中医药学刊，2017，35(2)：390

李健鹏，颜春鲁，安方玉，等.右归丸对去势骨质疏松大鼠钙磷代谢和骨代谢的影响[J].中医研究，2017，30(10)：64

梁琦，冯前进，梁瑜，等.左归丸作用于高糖负荷小鼠胚胎的代谢组学分析[J].江西中医药大学学报，2017，29(5)：70

梁丽萍，梁一彪，李锦灵，等.补中益气汤对气虚发热大鼠体液免疫能力的影响[J].中国医院药学杂志，2017，37(13)：1224

梁延琛，李念虎，丁英杰，等.补肾活血方对骨关节炎大鼠关节滑液 IL-1β 水平及滑膜 MMP-9 mRNA 表达的影响[J].山东医药，2016，56(6)：36

梁一彪，梁丽萍，李锦灵，等.补中益气汤对气虚发热大鼠细胞免疫功能的影响[J].中药药理与临床，2017，33(3)：18

林妍燕，王曼宇，徐长玲，等.香附在痛经方剂中的炮制与配伍规律探究[J].成都中医药大学学报，2017，40(3)：10

刘超，陈光，高嘉良，等.中成药治疗眩晕用药规律分析[J].中国实验方剂学杂志，2017，23(11)：202

刘倩，黎又乐，赵岩松.治疗“胎萎不长”传统方剂组方用药规律分析[J].中国实验方剂学杂志，2017，23(8)：196

刘婷，朱玲，吴飞虎.补中益气颗粒对脾气虚型变应性鼻炎大鼠血清 IL-5 及鼻黏膜 IL-5 mRNA 表达的影响[J].中国中西医结合耳鼻咽喉科杂志，2017，25(1)：9

刘海涛，施家希，黄娟，等.补中益气汤对脾虚泄泻大鼠小肠黏膜修复及葡萄糖吸收相关转运体的影响[J].中药材，2017，40(5)：1178

刘海涛，施家希，黄张杰，等.补中益气汤不同配伍对脾虚大鼠免疫器官及小肠黏膜转运体蛋白表达的影响[J].中药材，2017，40(2)：466

刘浩龙，王家典，卢鋆，等.右归丸“阴中求阳”配伍对肾阳虚大鼠下丘脑-垂体-肾上腺轴的作用[J].环球中医药，2017，10(9)：950

刘辉艳，赵瑞华.妇科癥瘕古代方剂用药特点探析[J].中国实验方剂学杂志，2017，23(6)：198

刘慧敏，韩延忠，郭玉明，等.六味五灵片对刀豆蛋白 A 诱导的小鼠急性免疫性肝损伤的保护作用研究[J].中国药理学通报，2017，33(1)：133

刘慧萍，曾柳庭，胡立娟，等.补肾活血方对卵巢早衰小鼠颗粒细胞 TGF-β_1、TGF-β_{RII}、Smad2/3 表达的影响[J].中成药，2017，39(9)：1782

刘慧萍，肖艺，李玲，等.补肾活血方对卵巢早衰小鼠颗粒细胞凋亡的影响[J].中国中医药信息杂志，2015，22(4)：47

刘佳维，王永辉，李艳彦，等.黄芪桂枝五物汤对 CIA 模型大鼠关节滑膜细胞凋亡的影响[J].中国实验方剂学杂志，2017，23(14)：171

刘建国，孙大林，金保方，等.补肾活血方治疗少弱精子症的临床研究[J].中国性科学，2015，24(11)：85

刘立萍，白林峰，姜波，等.基于 ER/ERK 信号通路研究左归丸、左归丸去补阳药含药血清对成骨细胞功能的影响[J].中药药理与临床，2017，33(2)：6

刘立萍，李雪峰，姜波，等.左归丸通过线粒体途径抗叔丁基过氧化氢诱导的 MC3T3-E1 细胞凋亡[J].中国实验方剂学杂志，2017，23(9)：117

刘密凤，刘晓娜，彭双清.五酯滴丸保肝作用机制研究[J].北京中医药，2017，36(1)：33

刘霞飞，吴骁，杨方秀，等.正柴胡饮对乙酰氨基酚所致小鼠急性肝损伤的保护作用[J].中国药理学与毒理学杂志，2017，31(1)：101

刘小发，李佃贵，刘建平，等.李佃贵教授治疗慢性萎缩性胃炎伴肠上皮化生药-证分析研究[J].中国中药杂志，2017，42(9)：1792

刘亚莉，易佳丽，刘春英.补中益气汤对 A549/DDP 移植瘤裸鼠中 Bad，NF-κB，caspase-9，Survivin，mTOR 表达的影响[J].中国中药杂志，2017，42(4)：725

刘志文，刘波，吴琪，等.二仙汤对去卵巢骨质疏松大鼠股骨蛋白质组的影响[J].中国中药杂志，2017，42(13)：2558

陆施婷，陈清光，徐佩英，等.基于中医传承辅助平台探讨丁学屏诊治糖尿病的临证经验及用药规律[J].中国实验方剂学杂志，2017，23(7)：198

吕蓓丽，王海燕，张婷婷等.补肾活血方对复发性流产

患者封闭抗体影响的临床观察[J].上海中医药杂志,2015,49(5):70

吕文英,杨艳,成龙.基于数据挖掘的中医治疗糖尿病组方分析[J].中国现代中药,2017,19(4):594

M

冒湘琳,鲍伟倩,赵丕文,等.二仙汤对卵巢早衰大鼠卵巢储备功能的影响[J].中华中医药杂志,2017,32(2):771

苗嘉萌,戚经天,闫早兴,等.基于数据挖掘的功能性消化不良组方规律研究[J].河南中医,2017,37(9):1659

明利平,平键,成扬,等.苍菊清肝降脂方对蛋氨酸-胆碱缺乏诱导小鼠脂肪性肝炎的防护作用[J].中西医结合肝病杂志,2017,27(4):234

N

牛静云,侯丽辉,李妍,等.补肾活血方治疗肾虚血瘀型多囊卵巢综合征闭经患者的效果[J].中国医药导报,2017,14(23):175

牛蔚露,崔伟锋,黄莺,等.基于数据挖掘的钟以泽教授治疗银屑病处方组方规律分析[J].中国实验方剂学杂志,2017,23(2):181

P

潘碧琦,邱少红,宋曙霞,等.中药治疗产后身痛的用药规律研究[J].中医药导报,2017,23(13):55

潘建科,陈海云,刘军,等.中药防治髋部骨折深静脉血栓形成的用药规律研究[J].中医药导报,2017,23(8):58

朴勇洙,于洋洋.当归四逆汤对系统性硬化病患者抗核抗体及抗Scl-70抗体影响的研究[J].中医药导报,2017,23(13):93

Q

钱康,范永升.左归丸联合温和灸对骨质疏松症模型大鼠骨密度、骨保护素mRNA及核因子κB受体活化因子配体mRNA的影响[J].中医杂志,2017,58(15):1319

瞿慧,周继法.丹参注射液对急性肝损伤小鼠的保护作用[J].海峡药学,2017,29(3):40

S

尚立芝,季书,刘坦,等.二陈汤加味对慢性阻塞性肺疾病大鼠信号转导蛋白Smad 3,4,6,7基因表达的影响[J].中国实验方剂学杂志,2017,23(10):139

尚立芝,季书,谢文英,等.二陈汤加味对COPD急性期患者CC16,SP-D及HAT/HDAC的影响[J].中国实验方剂学杂志,2017,23(10):163

宋明,陈家旭,李晓娟.简析方证辨证的三种境界[J].中医杂志,2017,58(20):1796

宋婷,陈维达.中医药干预颈动脉粥样硬化的用药规律分析[J].中医药导报,2017,23(5):32

孙千惠,任艳玲,吴琼,等.左、右归丸对去卵巢大鼠BMSCs成骨、成脂分化后Caspase-3/Bcl-2的影响[J].中成药,2017,39(10):2004

孙志欣,陈莉,李锐,等.参苓白术散对老年社区获得性肺炎肺脾气虚证患者血清炎症因子及免疫功能的影响[J].中国实验方剂学杂志,2017,23(21):161

孙志新,张盼盼,高武霖,等.基于中医传承辅助平台的现代中医药治疗心悸的用药规律分析[J].中国中药杂志,2017,42(2):385

T

田丽,牛蔚露,许尤佳.基于数据挖掘的1979—2016年期刊文献儿童变应性鼻炎中医用药规律分析[J].中国实验方剂学杂志,2017,23(15):216

田琳,康浩辰,王淑丽,等.补肾活血方治疗肾虚血瘀型原发性骨质疏松症临床研究[J].中国中医药信息杂志,2017,24(9):11

佟雷,刘金丽,孙琳林,等.左归丸及右归丸对卵巢早衰小鼠卵巢衰老的预防作用[J].中成药,2017,39(2):260

W

王彬,林松青.补肾活血方治疗绝经后骨质疏松症的疗效及对骨代谢指标的影响[J].中医药导报,2017,23(24):74

王静.补中益气颗粒联合曲美布汀治疗脾胃虚弱证腹泻型肠易激综合征的疗效观察[J].现代药物与临床,2017,32(2):284

王敏,李宇航.基于"方-证要素对应"的甘麦大枣汤治疗脏躁机制分析[J].北京中医药大学学报,2017,40(5):366

王宪,刘金星,刘桂荣.中医周期疗法治疗不孕症的用

药规律及作用机制探析[J].中国实验方剂学杂志，2017，23(20)：207

王烨，朱向东.葛根芩连汤对2型糖尿病ZDF大鼠CRP，TNF-α，IL-6的影响[J].中国实验方剂学杂志，2017，23(21)：130

王町囡，郑丰杰，孙燕，等.苓桂剂"方-证要素对应"解析[J].世界中医药，2017，12(3)：689

王俊锋，李莉，吕翔，等.补肾活血方对肾阳虚大鼠耳蜗组织JNK mRNA表达的影响[J].中华中医药杂志，2017，32(2)：757

王雅乐，李文泉，姚凤云.黄连解毒汤对营养性肥胖大鼠的毒性研究[J].光明中医，2017，32(10)：1406

王永成，马度芳，李晓.炙甘草汤对心律失常气阴两虚证患者心率变异性及炎症因子的影响[J].中国实验方剂学杂志，2017，23(11)：165

魏圣青.左归丸联合阿仑膦酸钠治疗绝经后骨质疏松症的临床研究[J].现代药物与临床，2017，32(6)：1048

伍文彬，谢淑玲，李斌，等.黄连解毒汤对2型糖尿病大鼠脑内GLUT3及tau蛋白*O*-GlcNAc糖基化的影响[J].中华中医药杂志，2017，32(6)：2706

X

肖志锋，王德刚，许传勇，等.补肾活血方对Wnt/β-catenin信号通路介导的人滑膜细胞与正常软骨细胞共培养体系的调控作用[J].中国中医骨伤科杂志，2016，24(4)：1

谢岱，郑小利，杨文强，等.补肾中药对骨质疏松大鼠股骨谷氨酸信号的影响[J].中国医院药学杂志，2017，37(19)：1892

谢海纳，刘霖，钱知知，等.芪珠方对铁超载致小鼠肝损伤保护作用的研究[J].江苏中医药，2017，49(5)：78

谢文英，季书，尚立芝，等.二陈汤加味对COPD患者缺氧诱导因子-1α及沉默信息调节因子1的影响[J].中国实验方剂学杂志，2017，23(10)：155

Y

严志祎，焦海燕，马庆宇，等.基于分子机制的逍遥散方证相关研究思路[J].世界中医药，2017，12(3)：484

杨倩，才艳茹，李鹏，等.补中益气颗粒对糖尿病胃肠功能紊乱大鼠胃窦SCF蛋白表达及P物质的影响[J].湖北中医杂志，2017，39(8)：6

杨聪聪，司国民.浅析"角药"理论及其现代临床应用[J].中医药导报，2017，23(7)：13

杨绍杰，纪锐，孙佳宝，等.左归饮对D-半乳糖致亚急性衰老模型大鼠肝肾功能及其自由基代谢的影响[J].中医药学报，2017，45(2)：74

叶玉枝，王昕，白云，等.中药一贯煎制剂对卵巢早衰大鼠血清中E_2、FSH、β-EP水平的影响[J].中华中医药学刊，2017，35(8)：2098

余兰彬，徐国良，姚蓉，等.基于血气分析角度的黄连解毒汤对动脉粥样硬化大鼠的影响[J].时珍国医国药，2017，28(4)：818

Z

曾宁溪，关莉，周乐全，等.二仙汤对卵巢切除大鼠棕色脂肪产热相关蛋白表达的影响[J].中药新药与临床药理，2017，28(1)：1

张岩，宋桂华，史纪，等.小青龙汤治疗GINA方案中部分控制哮喘儿童82例[J].中医研究，2017，30(4)：12

张杨，王玲，李娜，等.补肾活血方对不明原因复发性流产小鼠蜕膜细胞TNFR1、PI3K/Bcl-xl的影响[J].中华中医药杂志，2017，32(2)：768

张浩洋，庞立健，刘创，等.基于数据挖掘中药复方治疗原发性痛经用药规律探索[J].世界科学技术(中医药现代化)，2017，19(5)：733

张可锋，黄思茂，曹后康，等.基于JAK2/STAT3信号通路研究七味净肝灵保肝作用机制[J].中药材，2017，40(6)：1434

张丽娜，郑锦，刘特，等.补肾活血方对卵巢早衰模型大鼠性激素水平及颗粒细胞凋亡调控相关因子的影响[J].上海中医药杂志，2015，49(7)：72

张素阁，王飞飞，张云凯，等.TUNEL法检测复方葛根片对衰老模型大鼠肝脏细胞的保护作用[J].解放军药学学报，2017，33(4)：345

张添昊，任艳玲，艾思羽，等.左归丸和右归丸对去卵巢大鼠股骨骨髓PPARγ、C/EBPβ、C/EBPα蛋白表达的影响[J].中医杂志，2017，58(6)：511

张文杰，潘华新，巫燕莉，等.补中益气丸对IEC-6细胞损伤模型NLRP3炎性体及相关细胞因子的影响[J].中国实验方剂学杂志，2017，23(12)：114

张文娓，韩玉生，王超，等.黄芪桂枝五物汤对糖尿病大鼠周围神经组织 Trx 及 Txnip 表达的影响[J].中医药学报，2017，45(4)：57

张亚星，关婷婷，郑入文.大青龙汤方证辨析[J].中国中医基础医学杂志，2017，23(9)：1203

张乙川.配伍　剂量　剂型　用法影响细辛在复方中功效发挥方向作用研究[J].四川中医，2017，35(3)：56

章常华，马广强，邓永兵，等.葛根芩连汤对 KK-Ay 糖尿病小鼠血浆中 LPS、TNF-α、IL-6 及肠道菌群的影响[J].中草药，2017，48(8)：1611

赵慧，王洪礼，吕佳，等.益甘宁颗粒对乙酰氨基酚诱导小鼠肝损伤模型的保护作用[J].中南药学，2017，15(5)：587

赵乐，李艳彦，王永辉，等.黄芪桂枝五物汤对阳虚寒凝型骨关节炎大鼠免疫相关细胞因子的影响[J].中国实验方剂学杂志，2017，23(7)：160

赵敏，徐安莉，陈会敏，等.右归胶囊对肾阳虚大鼠血管紧张素系统影响的实验研究[J].湖北中医杂志，2017，39(4)：1

赵晨翔，张雅敏，刘宏胜，等.保肝合剂对急性免疫性肝损伤小鼠的保护作用[J].中成药，2017，39(6)：1144

赵海梅，周步高，王馨，等.二至丸预防和治疗性给药对大鼠损伤后肝细胞再生障碍的保护作用[J].中国实验方剂学杂志，2017，23(16)：128

赵莹莹，伍冠一，邵容格，等.中药成方制剂中含蛇床子方剂的用药规律分析[J].中国民族民间医药，2017，26(16)：9

郑小丰，卢晓君，周珊珊，等.王琦教授治疗失眠用药规律的聚类分析[J].中医药导报，2017，23(3)：26

钟小雪，何庆勇，尹湘君，等.治疗冠心病方剂用药规律的数据挖掘研究[J].北京中医药大学学报，2017，40(4)：344

钟泽明，钟汉林，林基伟.基于中医传承辅助系统的治疗呃逆内服方剂组方规律分析[J].中成药，2017，39(10)：2164

周琳，于丹，刘春英.补中益气汤含药血清干预上皮间质转化对 A549/DDP 细胞凋亡的影响[J].中华中医药杂志，2017，32(4)：1473

周玉，关青青，韩静，等.补中益气汤加减治疗亚临床甲状腺功能减退症临床研究[J].安徽中医药大学学报，2017，36(6)：30

四、养生与保健

【概　述】

2017年,在中医养生与保健的学术领域中,主要集中在大健康理念的提出、传统文化与养生研究、中医文献养生方法、饮食与食疗、音乐与养生等方面。

1. 大健康理念研究

在2016年全国卫生与健康大会上,习近平总书记强调"要坚定不移贯彻预防为主方针,坚持防治结合、联防联控、群防群控,努力为人民群众提供全生命周期的卫生与健康服务"的大健康理念。李黎就中医养生保健的现状及目前遇到的一些问题进行探讨与分析,尤其是就国家治未病工程方面,提出了中医养生保健未来发展的思路。国家顶层设计方面应该将治未病重心放在基层和社会机构,在政策层面上鼓励社会资本开设养生治未病机构,相关的配套措施政府要积极落实。习书记指出,没有全民的健康,就没有全民的小康。中医药养生保健要想在全民小康社会当中发挥更大的作用,需要政策上的突破、时间上的沉淀、技术和文化上的沉淀,才能真正实现中医药养生保健大繁荣、大发展。牛晶晶运用文献资料法和逻辑分析法,从全民健身与全民健康深度融合的背景、环境、涵义以及人们的健康生活、健康服务、健康产业的需求入手,认为全民健身与全民健康深度融合是健康生活不断普及的重要支撑,是健康服务全民覆盖的现实需要,是健康产业转型升级的有效抓手。张持晨等认为个体是自身健康的第一责任人,是自身健康的守门人,是自身健康的保健医生。人的健康素养是维护健康的前提保障,人的生活方式是改善健康的最佳途径。个体健康人文是包括家庭健康人文、社区健康人文、城市健康人文、国家健康人文和全球健康人文等在内的大健康人文层级体系中的基础。白碧玉等认为家庭健康人文在国民健康素养提高中具有基础性作用。家庭健康人文重点在于建立与情感关怀相匹配的科学的健康技能,以及贯穿家庭成员生命全周期的坚持,关键在于通过日常生活,养成健康生活方式,提高家庭成员的健康素养,管理健康,促进健康。王会儒等研究将"医养结合"及"体医结合"模式进行整合,反思该模式现状的制约因素,并寻找其独特优势,提出以传统养生体育为载体,构建"传统养生体育＋医疗＋养老"老年健康干预模式。吴会东等认为,健康医学是健康管理的理论基础,也是健康管理的发展方向,构建以"健康"为中心健康管理模式,通过传播健康医学理念、开发健康医学技术、创造健康医学环境、推进医学整合进程等四大核心措施,健康医学与健康管理事业必将实现一个大的飞跃。在大力推进"健康中国"建设的大背景下,邓蕊等将健康管理的核心理念"上医治未病"与医学人文教育的核心理念"古神圣之医,能疗人之心"融合贯穿,提出"全人、全面、全程、全时、全方位"的"五全"健康人文教育理念。

2. 传统文化与中医养生

李卿等指出,文化自信是文化主体对本民族文化及文化传统的高度认同和自觉践行,是基于心理优越性和行为坚定性的文化表现,也是一个民族文化传承和发展的内在动力。随着二十四节气成功被列入联合国教科文组织人类非物质文化遗产代表作名录,节气养生成为热门,"二十四节气,即是文化,又是科学"。王雄等将中医时间概念引入到病毒性肝炎患者的治疗发展之中,并从中医学及现代医学角度对其相关性进行机理探讨;研究发现病毒性肝炎患者死亡时间是有一定规律的，如多集中在夏秋季节，且一日之中多集中于金时（申酉时，即15～19点），这为临床对于该病的预防、治疗及护理提供了可资借鉴的思路。孙会兰等指出，手足口病是一种与节气有一定相关性的传染性疾病，主要患病人群为1～3岁儿童，研究显示在清明、谷雨、立夏、小满、芒种、夏至、小暑等春夏季发病明显居多，在秋季立秋、白露、秋分等节气稍多。提示春夏季及初秋时节是手足口病的高发期，临床上要根据发病节气规律进行有效的防治。

逯蓬等认为儒家"中庸之道"的本质在于追求事物的平衡与和谐，无过无不及；平衡法则渗透到中医养生学的各个方面，以平衡的思维顺应天地自然，食饮有节、喜怒有度、劳逸适度，这便是中医养生的"中庸之道"。曹盼举等认为在道家"和其光、同其尘""抱德炀和、以顺天下""形体保神，神将守形"等"和"思想与儒家"和"是天人之道、"和"是社会政治之道等理论的基础上，《黄帝内经》构建了天人和、人事和、形神和的养生理论。

3. 中医文献养生研究

张锁等研究《黄帝内经》，认为其依据人体不同年龄阶段的变化特点提出的养生原则：顺应自然、整体协调，调补脏腑、分段施养，形神共养、动静结合，是后世中医养生学按年龄施养的雏形。王河宝等认为，《福寿丹书》中的养生内容丰富，从饮食、精神、气功、服食等方面阐述了养德养气是福寿之源的至理。书中饮食养生思想论述全面而详尽，认为食养之德在于"适"，食养之宜包括采食时间、烹饪调制方法、饮食物冷热、品类的食宜，食养之忌包括忌偏嗜、忌饥饱、忌醉酒露卧，食养之禁包括食物之禁和老人之禁，指出食当静心正念、冷热饥饱适宜、食后漱口摩腹、缓步慢行等内容。王氏等研究《妇人大全良方》，发现其重视女性养生，根据女性的生理特征，以"养血为主""肝脾并调"为养生准则，每于临证之时参以节饮食、畅情志、慎起居、适劳逸、重禁忌等养生防护措施，养、治结合。林柳兵等研究李东垣《脾胃论》"治未病"理论，其理论思想包括未病先防、既病防传、愈后防复三方面；顺应四时之气、饮食有节、慎避外邪、劳逸适中、情志调畅，起到未病先防作用；若已病则通过升降浮沉之法防止疾病传变，甘温补气之功阻止疾病进展；愈后应注意顾护胃气而防复发。马天驰等研究张仲景养生思想，强调要重视"四季脾旺不受邪"之说，在养生治病过程中时刻以顾护脾胃为本；脾胃气充，可扶正祛邪，使病不得续传，故防治传变重在实脾胃；在遣方用药、饮食调理、预后调护等方面均体现出固护脾胃的养生与治未病思想。程志立等介绍了古代中医养生方术——胎息（是指达到鼻口呼吸停止），如婴儿在母胎中时的呼吸状态。实现胎息的主要方法是行气和服气。行气是对自身呼吸和内气运行的调控，服气是将各种不同的"气"作为维持人体生命的一种食物来"服食"。早期的胎息实践以闭气法为主，后来逐渐以调息法逐渐取代了闭气法。胎息的本质与要诀是形神合一、宁神静气。

4. 治未病的研究

张杰等结合国外健康管理模式的经验，利用中医药的优势资源，探索性地提出了在中医"治未病"思想指导下，开展健康监测、健康评估、健康干预三大模块的闭环结构、循环往复的中医健康管理模式，并对其内容和流程构建提出了思路和具体的建议。吴长汶等基于"治未病"理论，把中医诊断学与现代临床流行病学研究相结合，在证素辨证和体质辨识基础上，建立状态与疾病相关的模型，构建慢病风险预警系统，对高血压病、糖尿病等相关人群慢病的风险进行评估，发出风险预警，为慢病防控和治未病健康工程提供技术支撑。王智瑜等通过对"治未病"概念、亚健康概念的溯源和分析，论述了中医"未病"与"亚健康"状态两个概念之间的区别和联系，认为中医治未病思想对亚健康防治在理论和实践层面上具有双层指导作用，并提出从临床研究出发，注重临床积累，既能促进临床干预方案的规范化和标准化，也有助于对亚健康概念进行约定并达成共识。王安等从"治未病"角度探讨造血系统辐射损伤的防治，认为损伤前未病先防，以培养正气提高机体的抗邪能力为原则，用药以补益气血为主，佐以少量清热生津、凉血活血药；损伤后既病防变，以促进恢复、防邪深入为原则，处方时清热解毒与补益气血、填精益髓药比重相当；治愈瘥后防复，以培补正气、调理脏腑功能、促进阴阳平衡为原则，用药以补益脾胃为主，辅以养阴生津。朱文翔等通过"治未病"理论试分析《金匮要略》中湿病、痰饮病、水气病的治疗原则，包括预防原则、整体治疗原则、诊疗步骤选择原则，扩展对《金匮要略》原文的理解，丰富现代辨证论治体系的内容。彭艳等通过整理古代文献探讨了血瘀质与妇科疾病的相关性，从女性的生理特点及妇科疾病的病机出发，论证了血瘀质容易诱发妇科疾病，从而提出在日常生活中当从饮食、睡眠、运动、情志、环境等方面对妇科疾病进行预防调摄，治疗中用辨证论治、活血化瘀兼疏肝理气的方法控制疾病的发展变化，将息慎养、顾护胃气来调理瘥后。李恩恩等从传统医学和现代医学角度探讨月经过少的病因病机，梳理中医"治未病"的思想，以"治未病"思想贯穿诊疗全程，运用药物及养生调摄等方法共同干预，可预防和减少月经过少的发生，达到摄生保健、防病养疾的目的。小剂量电离辐射即可导致睾丸损伤，引起生精障碍，进而导致男性暂时或永久不育，王磊等运用中医学"治未病"理论、防患于未然的预防思想，对减轻射线对生殖功能的损伤、促进生殖功能的恢复有一定的指导意义。未病先防，扶正固本是照前辐射防护的基本原则，此过程以扶助正气为主，提高机体整体的抗病和恢复能力，同时还需特异性地加强对生殖系统的保护，用药以补气养血、养阴润燥、补肾益精为主，佐以少量泻火解毒、清热生津、凉血止血中药。损伤后既病防变，当着眼于整体，以补肝肾、益精血、疏肝健脾、交通心肾为主，辅以清热解毒、生津、活血化瘀诸法。病后的保养也十分重要，应保持良好、健康的生活方式。

5. 饮食与食疗养生

赵莹等结合国医大师孙光荣提出的"合则安"养生理念，系统提出饮食养生的"八合"指导原则，具体包括合时令、合方域、合年龄、合性别、合身心、合习惯、合病势及合营养。饮食养生的"八合"指导原则本质是一个天人合一，顺时令、顺环境、顺身心、顺社会的和谐体系，能够更全面、系统地指导现代社会的饮食养生实践。范文昌等认为正确辨别体质可以指导养生保健，对于好发的疾病可以早做预防，推迟或彻底消除疾病的发生。体质明显偏颇时，就应该注意饮食养生；有目的地选择适合或改善体质的食物而避免加重体质偏颇的食物。李婉等提出"一方水土养一方人，一方水土生一方病""一方水土产一方药，所生药物治一方病"，养生旅游是一种以养生为第一目的的旅游活动，而"因地施食"是指在养生旅游中根据地域的不同应当制定不同的饮食方案。

6. 音乐与养生

徐蕊等针对中国成年人群体，以五音应五脏、五脏对五志为理论依据，以音乐与人的情感交互关系为基础，提出中医音乐疗法干预偏颇情志的方案构建思路。介绍了治疗目标和治疗对象的评估要素，并分别针对喜、怒、忧、思、恐五种偏颇情志和气机运行，提出基于同气相求法和情志相胜法构建的具体方案，以及根据乐曲的物理和文化特征、个体当前的情绪特征、对音乐的喜爱程度和熟悉程度选择治疗乐曲的方法。采用量化分析法，评估每首乐曲的音乐情绪类别、喜爱度和熟悉度，初步构建中医情志音乐治疗库，为治疗偏颇情志提供标准化的音乐素材和可操作的中医音乐治疗方法。陈敏等阐述起源于《黄帝内经》的"五脏相音"理论，把五脏与五音对应联系在一起，通过了解五音的变化来判别脏腑气血的盛衰、阴阳邪正的消长。以“五脏相音”理论为基础所形成的“五音闻诊”是闻诊的核心内容，经过长期的研究与发展，“五脏相音”理论与现代科技结合，在诊断与治疗上取得了一定的突破。

（撰稿：李奕祺　审阅：章文春）

【道家与养生】

医家认为形、气、神构成了人的生命，人体生命的本质是三者的协调统一。道家则从宇宙天地哲学入手，阐释了人体生命由性与命组成，而息（即人体的呼吸）与人的性和命又密切相关，并由此强调应加强对性、命、息的锻炼。叶明花等认为道家养生的思想植根于中国传统文化的沃土，与古代哲学的阴阳五行、天人合一、气化流行等思想密切相关；而其理论胚基则直接取源于传统中医学的基本理论，并按其宗教需要，加以改造利用，形成其特有的生命观、生理观、病理观及养生观。常久等认为根据道家养生着眼于人的身心及外界环境，在解决人们生理、心理、社会适应和道德方面的各种问题上具备较多优势。道家的养生思想符合现今健康管理的需求，可以在个体信息采集、健康评价、实施干预手段等环节融入道家养生学的内容。道家养生的基础理论对中医药学理论有所补充，其手段之多样，利于修身养性，能全面改善生活质量，亦可节约医疗成本。将道家养生思想和方法中的精华运用到健康管理工作中，可以提高人们的健康意识，改变人们的不良生活习惯，可以提供更多适合自己的锻炼方法。常久等亦探讨了道家养生方法对不孕不育女性的心理调适作用。女性生育不但与身体健康有关，也与心理健康有关，而自身价值及社会地位得到尊重也关系到心理健康。道家文化尊重女性，充分挖掘道家养生学中对女性生育健康有意义的内容，可以为现代女性带来益处。提出学习道家哲学思想以调适心理，包括了解自我、肯定自我，莫自卑；顺应自然、遵循规律，勿妄为；少私寡欲、愉悦精神，忌纵情；乐善好施、包容仁厚，不嫉妒。

道家主张“天人合一”，以修身养性为主要宗旨，以自省为主要思维方式，以道德的自我完善为主要人生目标，继承和发展了《黄帝内经》“治未病”的思想，提出了“养性”之说，强调“善养性者，则治未病之病，是其义也”。刘佳丽等主要从道统万物、道法自然、反者道之动、动静结合、重人贵生、专气致柔、形神兼养等方面探讨道家思想对中医药院校传统保健体育发展的积极影响，认为道家思想为传统保健体育的发展奠定了养生理论基础，通过习练传中医药院校传统保健体育，以身悟道，实际上是一种对自然规律与生命本体的深刻参悟，或者说是一种对人生境界的不懈追求。

西方哲学界和心理学界的部分有识之士在反思西方文化弊端及其生存困境时将其关注的目光投向了古老的中国传统文化以及包括印度在内的东方文明体系，从中吸取精神力量。陈明认为道家思想的东学西渐悄无声息地给西方心理学的发展带来了变革性的影响，同时也开启了中西文化平等交流与互补的融合发展之路。何厚建等则从理论上的渊源，哲学上的立场，技术上的操作程序以及适应症和疗效四个方面对接纳承诺疗法和道家认知疗法进行比较，发现虽然二者产生于不同文化背景，但其思想却有许多相通之处，如强调接纳和关心求助者的价值观，为进一步探讨将道家认知疗法的本土化特色和接纳承诺疗法的灵活性优势进行整合提供了一个方向。在实际应用方面，可以考虑将道家认知疗法的本土化特色和接纳承诺疗法的灵活性优势进行整合，为发展更优化的本土心理治疗方法提供借鉴思路。赵玉强认为道家自然主义的休闲观在中国休闲哲学中颇具典范，本体之道具有内在的休闲本性，通过“道”与“闲”，“与物为娱”与乐活生活，“恬淡无为”与慢生活，“逍遥游”与艺术生活等健康的生活理念与生活方式，阐释了在道家休闲智慧的浸润下，乐活生活重在塑造生态化的生活境遇，为人类的休闲生活奠定境遇性的基础；慢生活更侧重于实现的机制与落实的方式；艺术生活则展示出人类生活的目标与境界，昭示着前进的方向，共同呈露出穿越时空的理论魅力。

（撰稿：李奕祺　审阅：章文春）

【互联网背景下的养生】

如今人们的生活充斥着互联网化，医疗这一人人皆需的服务自然也需要进行升级，以符合新的生活消费习惯。近几年多方资本涌入互联网医疗行业，诞生千余家互联网医疗服务企业，其所提供的医疗服务遍布多个医疗分支。

程萱等分析指出“互联网＋医疗”模式的出现为中医药的发展带来了新的变革。互联网能快速、及时地传达当前最应景和适用的资讯，如与季节相关的养生保健等，更契合大众的需求。信息的海量性、表现方式的多媒体特征、便捷的查询检索等特点，使互联网已逐步成为科普传播的主要手段。结合“互联网＋医疗”模式，发挥中医药在生命全周期、全方位进行健康管理的优势，建立广大群众和优质中医药服务的桥梁，有望打开中医药服务的潜在空间，极大地促进中医药的应用、普及和发展。

张宁等从国际传播学的基本要素出发，初步探索“互联网＋”背景下中医药文化国际传播的可能模式。互联网平台是中医药文化传播中的双刃剑，中医药文化得以迅速传播的同时亦面临着不可估量的挑战。“互联网＋中医药”新模式的持续探讨将有助于推动中医药国际化传播的进程。李宗友等简要叙述了互联网医疗的基本概念及发展互联网医疗的重大意义，提出推动“互联网＋”中医医疗的7项措施，即加强对中医药信息化工作的宏观规划和顶层设计、推动区域中医药信息的互联互通、加强中医药信息标准建设、加强中医药信息化人才队伍建设、大力发展智慧中医医疗、建立中医药大数据系统、推进大健康信息化。

宿凡分析指出，中医药与互联网具有先天的兼容之处，都是以人为核心的服务，强调的是有针对性的个性化服务，符合现阶段精准医疗个性化医疗模式的要求。利用互联网技术将用户的中医体质、日常起居等健康信息纳入健康档案，为用户提供中医式“治未病”的健康管理服务，不仅对亚健康和慢性病患者有着更好的治疗优势，而且在未病先防、既病防变、愈后防复等方面利用互联网信息化也可以对用户及时采集信息形成健康档案，实现有效的健康管理。

刘思等认为，中医移动健康管理平台是针对智能手机用户开发的特色服务平台。中医移动健康管理平台旨在以智能手机新媒体为媒介，利用中医学的优势把科学的生活方式传递给健康的需求者，变被动的健康维护为主动的健康管理，以医院为基地，让中医健康管理和治未病科能充分发挥所长。通过搭载手机新媒体平台的方式，传播健康管理知识，探索中医移动健康管理模式，可提高国民健康意识及健康水平。黄金琳通过对国内目前养生旅游行业发展的现状分析，针对其发展存在的问题，结合研究案例“HT life 养生旅游服务平台”的创建过程，探讨在“互联网＋”发展模式下，如何利用O2O(线上到线下)创新模式扩大养生旅游的市场规模，将养生和旅游两大关联业态之间进行集聚整合，优势互补，在游客的吃、住、行、游、购、娱中始终贯穿养生文化，打造以养生文化为内核的旅游产品体系，构建养生、旅游和互联融合发展的新格局。田野等认为，中医养生 APP 不仅能够向使用者传达科学、实用的养生知识、养生观念，还能够按照节气、时辰来提供养生的提醒服务，从而实现适时督促用户开展养生保健活动，进而达到增强体质、预防疾病、颐养生命的目的。

（撰稿：李奕祺　审阅：章文春）

【苗族养生研究】

据龙宇晓《当代中国苗族医药研究文献的知识图谱分析》数据统计，在1975～2015年间，国内发表有关苗族医药方面的研究文献就达到了1 092篇。苗族医药研究文献呈逐步增长趋势，但关于苗族养生研究则集中在近十五年，研究成果相对集中于饮食养生研究和体育养生研究。

1. 饮食养生

尚文豪对苗族饮食养生文化进行了分析总结，归纳了苗族饮食重糯食、喜酸、喜酒、善腌等饮食特点，指出酸能助消化、健脾止泻，米酒具有祛除体内湿邪、御风寒、缓解疲劳等养生功效，对苗民日常养生具有重要意义。马超对贵州苗族饮食民俗做了研究，介绍了不同场合饮食文化、苗族饮食特点、作用及演变，并特别介绍了独特的药膳“憋汤”的做法和功用。龙明锋认为苗族饮食文化具有原材料“绿色”，因地取材、因时取材等特点，反映了苗家饮食文化长期积累下来的丰富的养生保健经验。许桂香将饮食文化分为物质和非物质两类，认为苗族饮食文化是自然和历史人文环境相适应相协调的表现，体现人与自然的相互和谐。

2. 体育养生

张忠杰等将苗族传统体育养生从生理养生和心理养生两个层面进行探讨，生理层面从强身、调息和驱病分析苗族传统体育养生的生理实践；心理层面上则认为其具有养性、舒缓情绪等四大养生功效，认为苗族传统体育是一种养生的体育。另外，张氏等认为苗族传统武术的养生功能及文化内涵包括：①苗族武术与气功融合，偏于“动养”，与道家“静养”不同。②苗族武术养生以苗医为基础，和苗药相结合。③苗族武术与苗家米酒相辅相成，效益显著。④苗族武术具有养护身心的功能。朱星等对苗族体育的起源发展、养生保健功效等作出了详细的阐述，同时也指出了当前苗族体育发展中面临的一些问题和不足。敖正雅将贵州威宁少数民族体育文化作为研究对象，对苗族等少数民族传统体育文化进行了系统阐述，认为少数民族传统体育既养身又养心。龙宇晓对苗族体育的百年发展情况进行了概述，指出苗族体育曾在1995年全民健身热潮中被关注，但未有理想研究成果，认为苗族体育对全民健康的意义重大，值得发掘。苗族精神养生、四时养生等内容，融合在日常生活习俗中，具有神秘色彩和当地特色，未见直接的研究成果，值得今后学者关注和深入研究。

3. 苗族养生相关著作

苗族养生专著不多。滕建甲编著的《苗家养生秘录》是一部关于苗家养生保健的专著，主要阐述了苗族养生防病的传统理念、传统习俗、常用措施及方药等。养生措施包含了环境、饮食、形体、四时、禁忌、药膳养生，养生防病方药则主要介绍内、外、妇、儿、传染病等学科，内容丰富。陆科闵编的《苗族医学》，其基础理论篇论述了苗族饮食、体育以及环境卫生方面的养生保健，并记录了口蕈煎水饮以预防新生儿脐风等经验方剂。田兴秀编的《中国苗族医学》，介绍了“以动制静”、“餍食制馕”、“辟毒制乱”苗族养生保健三妙诀，提出苗民是通过常动戒懒、注重食疗以及防避病源以防病养生。田华咏、杜江著《中国苗医史》，将“苗家养生保健与预防医学”单列一节进行论述。此外，张志发主编的《苗族文化》、李廷贵主编的《苗族历史与文化·生活风俗篇》对苗族养生保健也略有涉及。

（撰稿：叶明花　审阅：章文春）

[附] 参考文献

A

敖正雅.贵州威宁少数民族传统体育文化软实力研究[D].贵州师范大学,2016

B

白碧玉,段志光.基于大健康的家庭健康人文[J].基础医学教育,2017, 19(12):893

包海燕,崔姗姗.试论中医心肾养生观[J].中医学报,2017, 32(2):253

C

曹盼举,田永衍,赵志伟.先秦儒道"和"思想对《内经》养生理论的影响[J].上海中医药杂志,2017, 51(2):29

常久,蒋力生.关于如何在健康管理中运用道家养生知识的思考[J].西部中医药,2017, 30(9):67

常久,蒋力生.试论道家养生方法对不孕不育女性的心理调适[J].中国性科学,2017, 26(6):94

常久,蒋力生.探讨道家养生方法在健康管理中的价值[J].中医药导报,2017, 23(16):16

陈敏,马维骐,等.从"五脏相音"理论探音乐疗法的应用[J].光明中医,2017, 32(10):1401

陈明.当代西方心理学的哲学转向及其对道家思想的借鉴与融合[J].湖湘论坛,2017, (5):160

陈凯丽,周丽.浅析"春夏养阳秋冬养阴"[J].福建中医药,2018, 48(4):51

程萱,黄佳文,杨玉洁,等."互联网+"背景下中医药的发展与思考[J].医学与社会,2017, 30(11):47

程志立,赵明宇,曹向阳,等.胎息与中医养生[J] 中华中医药杂志,2017, 32(6):2444

D

邓蕊,段志光,郑金平,等."五全"健康人文教育理念的研究与实践[J].医学教育管理,2017, 3(5):327

F

范文昌,梅全喜.辨体质药膳养生[J].亚太传统医药,2017, 13(3):43

H

何厚建,胡茂荣,王敬,等.接纳承诺疗法与道家认知疗法的比较分析[J].心理技术与应用.2017, 5(7):427

黄金琳."互联网+养生旅游"发展模式的创新研究——以HT life养生旅游服务平台的创建为例[J].绿色科技,2017, (11):240

黄金琳."互联网+养生旅游"行业发展模式的创新初探[J].怀化学院学报,2017, 36(4):48

L

李黎.中医养生保健发展现状与问题探讨[J].中医药管理杂志,2017, 25(13), 3

李卿.文化自信视域下高校传统文化教育路径研究——以非物质文化遗产"二十四节气"为例[J].青岛农业大学学报(社会科学版),2017, 29(3):68

李婉,王彦超,王敏,等.养生旅游中"因地施食"观点初探[J].中医药临床杂志,2017, 29(3):309

李恩恩,卢燕.基于"治未病"思想分阶段防治月经过少的思路探讨[J].浙江中医药大学学报,2017, 41(6):471

李廷贵,张山,周光大.苗族历史与文化[M].中央民族大学出版社,1996:8

李有强.中医身体观及其运动养生思想[J].北京中医药大学学报,2017, 40(10):817

李宗友,王映辉,张一颖,等.论互联网+中医医疗服务[J].中国中医药图书情报杂志,2017, 41(2):1

林柳兵,沈艳婷,阚任烨,等.李东垣《脾胃论》治未病思想探讨[J] 江苏中医药,2017, 49(3):14

刘思,李冬,刘宏炳.互联网背景下手机APP的中医移动健康管理平台探索[J].新疆中医药,2017, 35(6):88

刘佳丽,王宾.论道家思想对中医药院校传统保健体育发展的影响[J].中国医药导报,2017, 14(24):158

龙明锋.湘西苗族饮食文化浅析[J].扬州大学学报,2004,21(4):16

龙宇晓,李筑艳.当代中国苗族医药研究文献的知识图谱分析[J].贵州大学学报,2016, 34(3):81

龙宇晓，张忠杰.百年中国苗族体育研究史[J].武术研究，2015，12(9)：85

陆科闵，王福荣.苗族医学[M].贵州科技出版社，2006：12

M

马超.贵州苗族饮食民俗研究[D].华中师范大学，2015

马天驰，王彩霞，崔家鹏，等.张仲景"脾旺不受邪"的养生思想探析[J].中华中医药杂志，2017，32(1)：46

N

牛晶晶."健康中国"背景下推进全民健身与全民健康深度融合的思考[J].湖北体育科技，2017，36(8)：684

P

逄蓬，陈孝银.浅谈中庸之道与中医养生中的平衡思维[J].天津中医药大学学报，2017，36(1)：14

彭艳，黎静，李浦媛，等.基于"治未病"理论的调理血瘀质在防治妇科疾病中的探究[J].环球中医药，2017，10(4)：482

S

尚文豪，朱星.苗族饮食养生文化初探[J].中国民族医药杂志，2016，(11)：75

孙悦，刘雅儒，王河宝，等."治未病"思想指导中年肝郁脾虚型亚健康状态的防治[J].中国中医基础医学杂志，2017，23(3)：349

孙会兰，谢雁鸣，张寅，等.941例手足口病的一般特征及其发病与节气关联性研究[J].辽宁中医杂志，2017，44(2)：281

T

滕建甲，滕敏，陈亮.苗家养生秘录(第1版)[M].中医古籍出版社，2005：6

田野，于彤，于琦，等.中医养生移动应用程序研发[J].医学信息杂志，2017，38(7)：39

田华咏，杜江.中国苗医史[M].中医古籍出版社，2008

田兴秀.中国苗族医学[M].贵州科技出版社，2013：96

W

王安，王磊，石中玉，等.从治未病角度探讨造血系统辐射损伤的防治[J].北京中医药大学学报，2017，40(12)：982

王磊，王安，胡素敏.治未病理论在防治电离辐射致男性生殖功能损伤中的运用[J].北京中医药大学学报，2017，40(11)：889

王雄，杨薇，刘垣，等.真实世界病毒性肝炎死亡患者节气与时辰规律分析[J].世界科学技术(中医药现代化)，2017，19(7)：1136

王河宝，黄小英，薛小虎，等.《福寿丹书》饮食养生思想探颐[J].中国中医基础医学杂志，2017，23(6)：762

王河宝，李小贞，吴丽芳，等.《妇人大全良方》女性养生思想探颐[J].江西中医药，2017，48(6)：3

王会儒，姚忆."传统养生体育＋医疗＋养老"的老年健康干预模式构建[J].中国体育科技，2017，53(3)：8

王智瑜，李淳，薛飞飞，等.试论治未病思想对亚健康防治的启示[J].新中医，2017，49(3)：154

吴会东，田军章，徐炳珍，等.健康医学是健康管理未来的发展方向[J].医学与哲学，2017，38(3)：13

吴长汶，朱龙，唐娜娜，等.基于治未病思想指导下的疾病风险预警系统研究[J].中华中医药杂志，2017，32(7)：2848

X

宿凡.中医药互联网创新模式的利弊分析[J].中国处方药，2017，15(9)：17

徐蕊，侯雪艳，李淳，等.中医情志音乐治疗库构建的初步研究[J].中国中医药信息杂志，2017，24(11)：12

徐蕊，李淳，彭锦，等.中医音乐疗法干预偏颇情志的方案构建思路[J].中医杂志，2017，58(13)：1113

许桂香.浅谈贵州苗族传统饮食文化[J].凯里学院学报.2009，27(5)：8

Y

燕晓雯，郭建红，殷振海.中医传统辟谷养生技术对血月旨影响初步观察[J].中医临床研究，2017，9(26)：79

叶明花，蒋力生.道家养生智慧阐论[J].中国宗教，2017，(1)：52

Z

张杰，孙晓生.基于"治未病"思想的中医健康管理模式探讨[J].中医药管理杂志，2017，25(23)：142

张宁，杨志虹，杨孝芳，等."互联网＋"时代背景下中医

药文化国际传播模式初探[J].光明中医，2017，32(14)：2127

张锁，王滨，董秋梅，等.论《黄帝内经》辨年龄阶段养生思想[J].中医杂志，2017，58(5)：441

张持晨，段志光.个体健康人文：大健康人文的最基础目标[J].基础医学教育，2017，19(12)：889

张志发，潘炉台，张景梅.苗族文化[M].中医古籍出版社，2007

张忠杰，刘存忠."一带一路"背景下中国苗族传统体育养生文化探讨[J].广州体育学院学报，2017，37(6)：76

张忠杰，杨定玉.论苗族传统武术的养生功能及文化内涵[J].军事体育学报，2017，36(2)：102

赵莹，孟祥梅，王玮鑫，等.从孙光荣"合则安"养生总则探讨中医饮食养生理论及应用[J].中医杂志，2017，58(3)：195

赵玉强.道家自然主义休闲观与当代生活[J].晋阳学刊，2017，(3)：69

朱星，尚文豪，崔瑾.苗族体育养生初探[J].中国民族民间医药，2017，26(1)：1

朱文翔，王庆国，王雪茜，等.基于"治未病"理论的《金匮要略》湿病、痰饮病、水气病治则解析[J].北京中医药大学学报，2017，40(7)：533

五、医史文献

(一) 古籍文献

【概　述】

2017年，中医古籍文献研究主要是对训诂考据、古籍版本、临床应用等领域进行了深入研究。对于成都老官山医简、敦煌卷子、《圣济总录》等研究亦取得丰硕成果，有专条论述。

1. 训诂考据

王明通过音韵学知识，从同族词的角度解读中医术语“疠”的语源及医学含义。“疠”的本意当直接训为蝎子蜇伤之病最为恰当，其同源字均有粗糙、凹凸不平义。通过对其同族词的分析，对词义阐释进行了疏理工作，总结了疠病发病时的刚烈性、急剧性及发病后的不平常性、皮损性，阐释了“疠”字丰富的医学内涵和文化内涵，以正本清源而晓喻读者。

朱鹏举结合《素问·上古天真论》“登天”“天师”二语出自王冰之手的事实，对二者的含义做了详细考辨，提出“登天”当依王冰注，作“白日升天”解，指的是成仙之事；“天师”本是对通晓道术之人的尊称，王冰将其作为“岐伯”的专称，而此改动似既有《庄子》旧典的影响，又与王冰信奉道教成仙之说有密切关联。

张亭立等认为，“癃”并见于汉代的医籍与史籍之中，但语义所指差别很大。医籍中的“癃”指以小便不利为主要表现的病症，数见于传世医籍《黄帝内经》和出土文献《五十二病方》《武威医简》；史籍中的“癃”，多写作“罢癃”，有跛足、疲劳、废疾等多种含义，指肾气衰损所导致的先天不足或后天衰老，亦多见于出土简帛之中。“废疾”亦称“笃癃”，指因先天残疾或后天病重所导致的“失去任事能力”，笃癃者与高年、鳏、寡、孤、独及无家属贫不能自存者，均作为汉代的弱势人群成为社会救助的对象。

于佳奇认为，历代医家对《黄帝内经》“行气于府”之“府”的解释约有4种，即膻中、玄府、六府及经脉。诸家产生分歧的原因有二，一是个人对中医学理解的不同，二是古汉语汉字的词类活用及一词多义对医家造成的影响。于氏借助《说文解字》等古代字学典籍，总结“府”字的本义为“府是一个储存、流通有价值物质的空间概念”，进而结合《内经》相关原文，全面理解各家观点，同时为现代医家深入学习经典内容提供一种新思路。

李具双提出《黄帝内经》文辞古奥简洁，行文运用了多种修辞方法，分承是《黄帝内经》中常见的手法。分承的特点是几个并行的分句中，两个或两个以上的分句分别承接上面的分句，构成几套平行的结构，分别表达不同的意思。如果不了解这种修辞手法的特点，把几套结构所表达的意义分别理解，就不能准确连贯地理解医经的含义。并举例释读《内经》原文，对于整体完整地理解医经大有裨益。

祝之友对“鬼注”这一病证进行了注解，其研究《济生方》发现：“夫劳瘵一证，为人之大患，凡患此病者，传变不一，积年染疰，甚至灭门。”说明本病缓慢而相互传染。由于劳伤正气，正不胜邪，而感劳虫所致，症见恶寒、潮热、咳嗽、咯血、饮食减少、肌肉消瘦、疲乏无力、自汗盗汗等，即传统中医之肺劳证。

2. 版本研究

邹勇对《素问遗篇》的文献源起及作者进行了考证。认为《素问遗篇》是唐以后作品，文中有两处引用《玄珠密语》；文中修辞用语非汉代以前用法，如黑尸鬼、青尸鬼、赤尸鬼、黄尸鬼、白尸鬼等；文中多处用“假令”，该修词用法始于《伤寒杂病论》，《内经》其他篇章无此用法；对运气理论的认识，继承了王冰理论；文中许多治疗方法为刘温舒所创，既非《内经》所论，又非王冰所出。刘温舒作《素问入式运气论奥》，以运气七篇、王冰理论为依据，深谙运气之理并多有发挥，具备撰写《素问遗篇》的理论基础。由此推论，《素问遗篇》为刘温舒所作。刘氏在《素问入式运气论奥》中作图以明运气之理。天、地甲子理论创始于王冰《玄珠密语》，刘温舒《素问遗篇》以之为三年化疫的理论依据，并作发挥，提出治法。

周云逸考证出《证类本草》的刊刻者“集贤孙公”并非孙觌而是孙升。孙升于元祐五年（1090年）至元祐八年（1093年）间刊刻了《证类本草》，他是《证类本草》的初刊者而非重刊者。从《孙公谈圃》所载本草学内容来看，孙升对于本草学具有良好的修养及学术兴趣，这是他发现并刊刻《证类本草》的重要缘由。王继先、李时珍等人关于《证类本草》的撰成时间及初刊时间的认识，应据此修正。何广益等认为，《本草纲目》祖本问世于1596年，明清刊本有60余种。

梁嵘认为，《敖氏伤寒金镜录》（简称《金镜录》）系杜清碧在“敖氏”基础上著述而成，《金镜录》成书后少为人知，明代薛己2次刊刻，促使该书得以流传。除以单行本流传外，附录于其他医学丛书，是《金镜录》另一种重要的流传形式，以《古今医统大全》《证治准绳》影响最大。《金镜录》传播至日本、越南等地，对日本的影响最大，日本保存有数十种《金镜录》的传本。在此基础上，还出现了新的舌诊专著，如《伤寒观舌心法》《伤寒舌鉴》等。

佟琳等对孤本医书《经验积玉奇方》进行了研究，认为《经验积玉奇方》是明代医家艾应期所著中医方剂类著作，乃著者临证之余所收集的验方，并于艾氏个人诊治过程中验其疗效，更难能可贵的是本书内所辑之方多数不见于前人方书。该书今仅存明万历三十一年大业堂刊刻，藏于天津中医药大学图书馆。全书内容充实、学术特色鲜明。并对《经验积玉奇方》一书的学术特色进行阐述，可为医者临证选方提供新的借鉴与参考。

刘甲良认为，清宫秘藏珍本医籍《种杏仙方》原藏景阳宫，现由故宫博物院图书馆保管。2000年，《故宫珍本丛刊》将其收录，该书为龚廷贤从其父所著《古今医鉴》中选取药少而易得之方汇编而成，取“学易辨，人易晓，感在杏荫中”之意，故名。该书多用歌括形式概述病源、药性，介绍药方及治法。

陈瑜认为，大云书库虽然在藏书量上不及同时代杨惺吾之观海堂、傅增湘之双鉴楼、李盛铎之木犀轩等，但却以购藏精善胜出，其所藏医籍也多古钞本及真本秘笈，这与罗振玉“续前修之往绪，助学海以涓流”的古籍观密不可分，也深刻体现了他“返经信古”的藏书思想和远见卓识。

3. 临床应用

马芳芳等认为，“若要安，三里常不干”出南宋初年《琐碎录》，足三里艾灸原为防治“风疾”而设，以宣通脏腑气血为宜，非特指三里灸为化脓灸之意。将此句释为反复“灸疮”，是对《备急千金要方》“失气阳厥”诸症才用逾百壮灸和《针灸资生经》“报灸”法的误解。

王敏等发现，《百症赋》共论述了96个病症的主治穴位，其中有关妇科的病症有7个，共记载了93个处方，157个穴位。其中有关妇科病症的治疗共用13穴，其中11穴为特定穴。特定穴有取穴精简，又可提高临床疗效的特点。而在特定穴的选择中尤其重视对郄穴和交会穴的运用。郄穴，具有调养气血、止血止痛之功效，多用于妇科疾病的治疗。交会穴多为脾、胃、肾经与冲、任二脉的交会穴，一穴通数经，能通调多经气血。对于妇科病症的治疗每症只取1～2穴，用穴虽简，却寓意深刻，需仔细品味，方能体会作者的取穴深意。该赋突出以中医基础理论为指导，是前人针灸临床实践的经验总结。

李文璐等认为明代儿科诸医学著作中，对于疾病论述较为详尽系统者《保婴撮要》为其一。对于准确辨证的重要性和参考吸收前人经验尤为重视，该书广泛系统地收集整理了明代以前中医儿科小儿发热的证治理论，从辨热之所在脏腑、热之病因病机、热之病位、热之性质、发热在气在血及热之类型5方面对小儿发热进行辨治，构成了小儿发热的诊治框架。

杨倩等发现，《本草纲目》中所列举的治疗口腔溃疡的验方，共计有90多种，如黄连、黄芩、大青叶、地骨皮、玄参、麦门冬等，治法包括了内治法、外治法(外敷法、含漱法、贴脐法、贴足心法)、药食法。

胡聪等认为，《辨证录》治阳痿重视心的作用，通过宣通心志，调摄(补)心气，通达木火，温煦心包，先后天并补，使用实气之品，霸道与王道并用等方面人手治疗阳痿，一改前人见痿壮阳，见痿填精之滥习，风格独特；其论述病症理法方药结合密切，严谨中肯，语言质朴，易于为临床工作者所理解。

杨露露等认为，清代龙之章《蠢子医》最大特点是“平脉辨证”，以脉诊为中心诊治诸病。具体体现如下：首先，在脉理方面，龙氏认为气运不同，脉理亦异，他非常重视气运变化对脉理的影响；其次，龙氏在继承前人三部脉法基础上，着眼于寸口三部之外，在临证中诊察到诸多“脉上窜、脉下流”的现象，即脉有上出寸口，直达中指者，有下流尺部，直逼尺泽穴者；第三，诊脉须注重自我感觉，重点感觉脉气的流速、脉气的寒热、脉气的流畅度、脉体的有力无力、脉管的粗细长短形状以及脉管与周围组织的关系。

王明华等介绍，明代陶本学《孕育玄机》内容分为三卷：上卷论述月经病的证治；中卷论述种子、保胎之法以及妊娠期常见疾病的证治等；下卷论述生产、产后调护等内容。其学术思想可归纳为：脉诊以左寸心脉为主；力倡产前补益气血；孕育之道，首在调经；无子之因，不独妇人；重视产前、产后调护。

罗依等认为，《外治寿世方》之安胎类薄贴方有以下特点：立足于本，补肾益精为主；主次分明，健脾益气为辅；动静相随，补血活血为要；巧以酒制中药助其药势；妙用任督之穴以平衡阴阳，总结其遣方用药之意，另辟蹊径取其外治之法，实为论治灵活，用法巧妙。

曾冰冰等认为，萧慎斋《女科经纶》辨治思想主要有：种子之法，先调经也；孕育之机，必氤氲之时；益肾为本，不忘补虚泻实；种子之道，男女兼治。

盛倩等发现，《秘传眼科龙木论》选药多始载于唐及唐以前本草著作，药物自身多具有明目的功效，药性以甘、苦、辛居多。制方偏于寒凉，主要针对内障眼病肝气不通兼受风热的病机，立方本于《素问》“风淫于内，治以辛凉，佐以苦；以甘缓之，以辛散之”及肝脏苦欲补泻的原则。

（撰稿：范磊　审阅：王键）

【出土涉医文献研究】

叶莹等将老官山汉代医简原定名为《诸病症候》的205支，根据书写风格、所涉病种、论述方式，以及行文体例等方面的差异，分作《诸病(一)》《诸病(二)》。其中，《诸病(一)》包括医简130余支，载有100余种病症名，涉及临床多个学科，病症分类细致，命名方法多样，四诊合参把握症候特点，重视类病比较，探讨病因病机，涉及病症的预后与调摄，体现天人相应的整体观和病症结合的辨证思想。

和中浚等认为，老官山医简《六十病方》中的

“鼠”读为“癙”，指癙瘘病；“风偏”，即偏风，“清”义为凉，“风偏清”兼说病因与症状。

陈星等提出，老官山医简《诊治论》《逆顺五色脉藏验精神》的石法（即砭石疗法），既可用于治疗痈疽、淫痹等疾病，又可用于保健预防。

杨华森等推测老官山汉墓出土的竹简《医马书》的成书时代是战国后期，抄写时代是秦代，是现存最早的马医专著。书中所记马病名称及治疗内容与后世马医理论差别较大。

任玉兰等提出，老官山汉代医简《十二脉》，是迄今为止发现最早文字记载“心主之脉”和“十二正经”经脉循行及病症的文献。除了“心主之脉”之外，其余11条经脉的命名均引入三阴三阳的概念，12条经脉都是向心性循行，经脉病候统一记载于标识语“其病”之后，反映的疾病部位与经脉循行比较一致，不分“是动病”和“所产病”。而《别脉》反映当时多种经脉系统并存的状况，与《十二脉》12条“经脉”，3条“支脉”一起代表了《灵枢・经脉》“循环流注”模式之前的经脉学说的原本状态。

柳长华等将老官山汉墓医简更名为天回汉墓医简，将其中的医书重新命名为《脉书・上经》《脉书・下经》《治六十病和齐汤法》《刺数》《逆顺五色脉藏验精神》《医马书》《经脉书（残简）》。金陵等报道，2012年7月～2013年8月，成都市文物考古工作队和荆州文物保护中心组成联合考古队，对位于四川省成都市金牛区天回镇的一处西汉时期墓地进行了抢救性发掘，共发掘西汉时期土坑木椁墓4座，出土漆木器、陶器、铜器和铁器等620余件文物。该墓葬内发现920支医学竹简，部分医书极有可能是失传了的中医扁鹊学派经典书籍。

刘小梅等分析了老官山医简中的损至之脉、真脏之脉、相脉之过等脉诊理论，并结合传世文献和敦煌文献进行比较研究。印帅、黄柳杨等对老官山汉墓出土的经穴髹漆人像的足阳明、足太阳、足少阳3条经脉循行特点进行分析，同时结合历代经脉相关文物、文献进行对比研究。

黄龙祥认为老官山出土西汉针灸木人上漆绘的红线表现的是早期经脉学说的“十一脉”体表循行；锥刻的白线表现经脉学说的“十二脉”体表循行和三焦学说的三焦图像；针灸木人上的点分2类：一类呈规则圆形凹陷，是在髹制底漆层工序之前完成的；另一类与白线同时锥刻，大小不一、形状不规则。2类点共计百余个，均表现“脉俞”；针灸木人体现出扁鹊医学关于经脉循行、三焦学说、脉俞命名与定位的鲜明特征，系确定老官山出土文献与扁鹊医学关系的证据。

王一童等认为《敝昔诊法》有丰富的诊断理论及完整的诊法理论体系，以“天人相通”的哲学观为基础，以五色诊、脉诊、“五死”候等为主干，以诊“色”“脉”“形”诸法合参为特点。

田天指出北京大学秦简中“医方”部分包括祝由术及较少巫术色彩的单方，大致可分为针对疾病的药方、祈求健康的祝祷、与人体健康无关的祝祷方。

熊益亮等认为清华简《筮法》八卦人体图的外八卦，其坎离位置与后天八卦颠倒，坎离五行属性也与后天八卦互置，这体现了中医学从重视形体向重视功用的转变，也可能与卦象的周期变易规律有关。

郑健飞、刘建民、鲁普平等分别对《长沙马王堆汉墓简帛集成》中的释文提出了不同的意见。

张如青等列举《五十二病方》中“产齐赤”与“煮茎”两例的误释，指出出土医学文献存在着过度诠释的现象。孙基然探讨了《五十二病方》中“诎”及其相关问题。姚海燕通过句式分析，确定了《五十二病方》中“财”字的词性和词义。赵倩整理分析了《五十二病方》中的一词多形现象。石开玉考证了《五十二病方》中的禽类药。

程文文对出土简帛医书中的介词、情态副词、助词进行研究。程氏根据张家山医书自身的用词特点以及导引养生体系等方面的内容，考证出张家山医书成书年代最早为战国末期。程氏还等通过考察马王堆医书虚词的使用情况，认为其成书年代不早于战国末期。

沈澍农指出敦煌文献 P.3655《明堂五藏论》部分中多处使用声训法，并列举其中五藏名、六府名以及其他声训实例。沈氏对比敦煌卷子 Дx00613 和 P.3287 发现两卷子行款一致，缀接处残损的高度相似，接口曲线较为吻合，接纸长度一致，书式一致，字迹相似。Дx00613 后部和 P.3287 前部都有残缺，其内容都见于传世本《素问·三部九候论》，可据该篇文字拟补，形成尾首相接，显现出同一卷子断离的两截。

汤伟对《英藏敦煌医学文献图影与注疏》以及诸家整理本在录文、句读、注释、补脱等方面存在的 15 条失误和不足加以订补。于业礼等对两件载有《本草经集注·序录》的敦煌文书（羽 40、龙 530）进行对校，并结合传世文献加以考证。魏玉婷等对敦煌文献中涉及溻浴疗法（又称药浴法）的内容进行梳理，从五官科、皮肤科、妇产科、男科、肛肠科、男科、美容乌发，以及其他 8 个方面加以举例。

梁松涛在聂鸿音《俄藏 4146 号西夏文〈明堂灸经〉残叶考》一文的基础上，对俄藏黑水城文献 ИHB.No.4167 的西夏文残叶的前五行进行了补译，进一步理清残卷的阅读顺序，认为其装帧形式为缝缋装。梁氏还对俄藏黑水城文献 ИHB.No.911 中的一则西夏文药方进行翻译、释读与考校。这则医方不存方名，组方药物有白茯苓、陈皮、半夏、木香，据其所治疗疾病的症状气喘痰积，将其拟名为“半夏茯苓汤”，并推测其来源于中原医方，所据底本可能是已佚的汉文医方。

惠宏对《天盛律令》卷 17“物离库门”中的一味中药“[illegible]”进行考释，认为是“蔓荆子”的音译。

汤晓龙等对俄藏黑水城文献 ИHB.No.4384-8 的西夏医方“合香杂制剂”中西夏文字“[illegible]、[illegible]、[illegible]（[illegible]）”进行破译和考释。这些字分别仿汉字“香、麝、兰”字，并指出西夏药名多取汉文中谐音字，或多字仿一字，或一字多义用。

张如青等对以往出土西夏汉文涉医文献研究进行梳理评述，分析展望，提出了新的研究方向。

（撰稿：丁媛　审稿：王键）

【《外科正宗》研究】

1. 作者生平研究

甄雪燕等介绍了陈实功生平，阐述其“内外兼治”的外科治疗思想，以及当时颇为先进的外科技术，如截肢、鼻息肉摘除手术、痈疽的针刀切脓术等；并提出陈氏还十分重视医德，在其著作中设有《医家五戒》和《医家十要》，以阐明医家的资深修养和行为准则。

2. 诊疗特色

赵红心等认为，《外科正宗》体现了陈实功的辨证特点，即将八纲辨证、经络辨证、病因辨证、气血辨证等多种辨证方法联合运用，既重视整体又重视局部，还善于辨阴阳证，在辨脓、辨乳岩、辨瘰疬方面有独到见解；治疗善用针刺和灸法。

王平等认为，陈实功完善了外科病经络病机学说，阐明经络凝滞是疾病的主要病机之一，根据发病的部位和疾病症状不但可以辨别疾病的经络所属，还可由经络所属辨别疾病预后。王氏介绍了陈实功常用铍针、喉针、乌龙针、火针、线针、银针等针具及适应症，以及点刺、挑刺、针砭、线针刺法、针钩法、拨针法等特色针刺方法。

陈柏书对陈实功将灸法运用于痈疽、脑疽、疔疮、脱疽、流注、乳痈等 20 余种疾病的案例进行研究，阐明了陈实功强调疾病早期宜先用灸法的思想。并介绍了桑木灸法、隔蒜灸、隔附子饼灸、隔蟾酥饼灸等特殊灸疗。

穆超超等提出，《外科正宗》认为“疽”证的病因为“五脏毒攻于内”，首当艾火灸之，伺阴转阳后施祛邪之法，方用回阳三建汤。《外科证治全生集》则认为其病因为“寒痰凝滞”，治之以温散通腠之法并贯穿始终，方用阳和汤等。

张晓霞等发现，《外科正宗》治疗痈疽常用九针中的铍针，而且对材质和硬度要求质硬锋利。施针的最佳时机为“脓成”，因此辨脓非常关键。主要用按法，首先辨别痈疽性质，再次辨别脓成与否，最后辨别脓的深浅、稀稠。用针方法主要有刺法、品子样、钩法，对进针深度也有着丰富的经验，其治疗过程中，还根据脓肿情况常将针刺配合药筒、刀剪等其他工具。另外，对特殊部位的痈疽有禁用或慎用之说。

何威华认为，陈实功以胃热壅盛、肝郁气滞或者两者相互为患作为乳痈病机；治疗上，初期疏邪解表，痈成无脓时可通补结合，托毒外出，脓出不畅或者疮口日久不收以补为用，可加外治法辅助。陈氏认为，乳岩病因病机为肝郁气滞，气血不足，早期治疗尤为重要，治疗上宜疏肝解郁或益气养血，结合灸、膏、药捻等外治法，并注意调理情志。

甘雨龙等提出，《外科正宗》中陈实功视“气血凝结”为痔疮病因病机，施以内外结合治法。痔疮初起以汗、吐、下、清祛邪为主；久痔以补、托为主，兼顾气血、脾胃为要；外治法则详细介绍了枯痔、药线结扎、搽洗方法。

李晖等介绍了《外科正宗》非手术治疗巨大型舌下腺囊肿医案，其病因病机为“痰包饮流注，凝聚舌下所致”，治以化瘀消痰。

3. 方药研究

潘定举等将 182 种文献中 436 首与生肌散有关的处方建立数据库，利用关联规则方法，分析处方药物支持度与置信度。发现使用频率较多的生肌药物的前 20 名与《外科正宗》生肌散处方基本一致。

王秋平等考证发现，现代多用《外科正宗》托里消毒散(《陈氏小儿病源痘疹方论》托里消毒散去陈皮、连翘，加皂角刺、桔梗的十二味方)。该方不仅可以用于痈疽，还可用于治疗其他急慢性化脓性疾病，如乳腺脓肿引流术后、久不愈合手术切口等疾病，甚至于要益气托补的非炎症特殊疾病。

郝平生等发现，现代多使用的消风散出自《外科正宗》，该方集祛风、除湿、清热和养血于一体，广泛使用于荨麻疹、面部激素依赖性皮炎、湿疹等皮肤病，现代实验证实该方具有良好的抗变态反应，调节免疫、抗炎的作用。

（撰稿：李丛　审稿：王键）

［附］参考文献

C

陈星，王一童，李继明.老官山汉墓医简石法探析[J].中医药文化，2017，12(3)：14

陈瑜.大云书库旧藏医籍考[J].中国中医药图书情报杂志，2017，41(3)：46

陈柏书，张璐，李宏君，等.《外科正宗》之灸法探析[J].环球中医药，2017，10(8)：899

程文文，张海艳.从汉语虚词角度考察马王堆医书的成书时代[J].铜仁学院学报，2017，19(5)：73

程文文.从文献学角度考张家山汉墓医书成书年代[J].中医药文化，2017，12(4)：15

程文文.先秦两汉介词研究——以出土医书为中心的考察[J].宁夏大学学报(人文社会科学版)，2017，39(5)：6

程文文.先秦两汉情态副词研究——以出土医书为中心的考察[J].重庆师范大学学报(社会科学版)，2017，(6)：65

程文文.先秦两汉助词探微——以出土医书为中心的考察[J].牡丹江师范学院学报(哲社版)，2017，(4)：98

G

甘雨龙，黄德铨.从《外科正宗》浅析陈实功对痔疮的诊

治[J].新中医,2017,49(4):163

H

郝平生,王建峰.消风散之古今浅谈及临床应用[J].中国医学文摘(皮肤科学),2017,34(2):242

何广益,张诗晗,李良松.《本草纲目》明清版本述要[J].天津中医药,2017,34(7):461

何威华.《外科正宗》中乳痈乳岩的学术特点分析[J].环球中医药,2017,10(12):1492

和中浚,杨华森,赵怀舟,等.论老官山汉墓医简《六十病方》的"鼠"与"风偏清"[J].中医药文化,2017,12(6):4

胡聪,汪珍,陆瑶瑶,等.《辨证录》治阳痿特点一窥[J].江西中医药大学学报,2017,29(4):13

黄柳杨,曾芳,周兴兰,等.从西汉出土经穴髹漆人像看足少阳经脉的循行演变[J].成都中医药大学学报,2017,40(1):91

黄龙祥.老官山出土西汉针灸木人考[J].中华医史杂志,2017,47(3):131

惠宏.西夏《天盛律令》之中药名"蔓荆子"考释[J].宁夏社会科学,2017,(4):201

J

金陵,曾帆,薄咏,等.四川成都天回汉墓医简整理简报[J].文物,2017,(12):48

L

李晖,赵晓珍.巨大型舌下腺囊肿一例诊治经验[J].上海医药,2017,38(4):35

李具双.分承修辞手法与医经文意理解[J].中医文献杂志,2017,35(1):32

李文璐,傅海燕.《保婴撮要》小儿发热诊治框架探析[J].吉林中医药,2017,37(3):220

梁嵘.《敖氏伤寒金镜录》的作者及版本流传[J].中华医史杂志,2017,47(2):115

梁松涛.黑水城出土西夏文《明堂灸经》残叶考[J].文献,2017,(3):16

梁松涛.黑水城出土西夏文古佚医方"半夏茯苓汤"考述[J].南京中医药大学学报(社会科学版),2017,18(4):218

刘甲良.清宫秘藏珍本医籍《种杏仙方》考[J].历史档案,2017,(2):133

刘建民.马王堆古医书残字考释札记[J].中国文字学报,2017,(7):180

刘小梅,李继明.老官山汉墓医简中脉诊理论学术思想初探[J].中医药文化,2017,12(1):4

柳长华,顾漫,周琦,等.四川成都天回汉墓医简的命名与学术源流考[J].文物,2017,(12):58

鲁普平,王锦城.马王堆简帛语词札迻[J].古籍整理研究学刊,2017,(4):91

罗依,尹建平,陈柏书.《外治寿世方》之安胎类薄贴方探析[J].环球中医药,2017,10(9):1014

M

马芳芳,潘诗霞,林殷,等."若要安,三里常不干"考辨[J].北京中医药大学学报,2017,40(5):371

穆超超,赵志恒,胡雯雯.《外科正宗》与《外科证治全生集》"疽"证论治刍议[J].世界中西医结合杂志,2017,12(6):749

P

潘定举,王丽颖,崔昊,等.基于关联规则挖掘技术探索外用生肌中药处方配伍规律[J].贵阳中医学院学报,2017,39(3):41

R

任玉兰,梁繁荣,李继明,等.成都老官山汉墓出土医简《十二脉》《别脉》内容与价值初探[J].中华医史杂志,2017,47(1):37

S

沈澍农.《明堂五藏论》声训的相关研究[J].中医药文化,2017,12(2):16

沈澍农.俄法两个敦煌卷子缀合与相关研究[J].中医药文化,2017,12(4):4

盛倩,高君,刘绍燕,等.《秘传眼科龙木论》内障眼病方剂遣方用药规律研究[J].中国中医眼科杂志,2017,27(2):136

石开玉.帛书《五十二病方》禽类药考证[J].中药材,2017,40(5):1234

孙基然.《五十二病方》"诎"及相关诸问题[J].中华医史杂志,2017,47(2):111

T

汤伟.《英藏敦煌医学文献图影与注疏》补正[J].保定学院学报,2017, 30(4):93

汤晓龙,刘景云.西夏医方"合香杂制剂"破译考释初探[J].中医文献杂志,2017, 35(1):1

田天.北大藏秦简《医方杂抄》初识[J].北京大学学报(哲学社会科学版),2017, 54(5):52

佟琳,张华敏.《经验积玉奇方》孤本医书的学术特色[J].西部中医药,2017, 30(8):42

W

王敏,王轶蓉.《百症赋》治疗妇科疾病取穴配方特点浅析[J].浙江中医杂志,2017, 52(6):462

王明."疠"及其同族词音义浅析[J].中医药文化,2017, 12(3):77

王明华,庄礼兴.《孕育玄机》学术思想撷英[J].江苏中医药,2017, 49(8):7

王平,孙文淼.陈实功《外科正宗》针刺疗法探析[J].中华中医药杂志,2017, 32(12):5645

王秋平,应光耀,张少军,等.托里消毒散源流探讨[J].环球中医药,2017, 10(5):590

王一童,李继明,贾波.《敝昔诊法》的诊断理论探析[J].中华中医药杂志,2017, 32(5):2276

魏玉婷,严兴科,韩雅迪.敦煌石室文献中溻浴疗法的整理总结[J].甘肃中医药大学学报,2017, 34(6):103

X

熊益亮,沈艺,陈锋,等.清华战国竹简八卦人体图"坎离"探秘[J].中华中医药杂志,2017, 32(3):932

Y

杨倩,杜朋丽,刘建平,等.《本草纲目》口腔溃疡证治浅析[J].时珍国医国药,2017, 28(8):2003

杨华森,王一童,赵怀舟,等.老官山竹简《医马书》浅识[J].中医文献杂志,2017, 35(1):18

杨露露,李刘生.《蠢子医》脉法研习[J].世界中西医结合杂志,2017, 12(2):163

姚海燕.帛书《五十二病方》中"财"字释及其他[J].中医药文化,2017, 12(4):12

叶莹,张琦,任玉兰,等.成都老官山汉墓出土医简《诸病(一)》的内容与价值初探[J].中华医史杂志,2017, 47(3):165

印帅,曾芳,周兴兰,等.成都老官山汉墓髹漆人像足太阳经脉循行浅析[J].辽宁中医杂志,2017, 44(6):1281

印帅,程施瑞,曾芳,等.从成都老官山汉墓髹漆人像看足阳明经脉循行演变[J].辽宁中医杂志,2017, 44(1):71

于佳奇,邢晓雪,薛莉.《说文》解"府"[J].中国中医基础医学杂志,2017, 23(5):597

于业礼,段逸山.敦煌两件《本草经集注・序录》相关文书互勘举隅[J].中医文献杂志,2017, 35(2):7

Z

曾冰冰,许小凤.《女科经纶》不孕症辨治思想浅析[J].江苏中医药,2017, 49(5):6

张如青,于业礼,张苇航.出土医学文献的误读与过度诠释——以《五十二病方》为例[J].中医药文化,2017, 12(5):4

张如青,于业礼.出土西夏汉文涉医文献研究述评[J].中医文献杂志,2017, 35(1):62

张亭立,刘庆宇."癃"在汉代医籍和史籍中的不同含义[J].中华医史杂志,2017, 47(2):67

张晓霞,吕钢.《外科正宗》针法治疗痈疽经验[J].中国中医基础医学杂志,2017, 23(4):523

赵倩.《五十二病方》一词多形现象整理分析[J].现代语文,2017, (12):33

赵红心,王平.陈实功《外科正宗》辨证方法探析[J].山东中医药大学学报,2017, 41(4):324

甄雪燕,赵歆.明代外科大医——陈实功[J].中国卫生人才,2017, (12):86

郑健飞.马王堆医书释文校读及残片缀合札记[J].文史,2017, (1):5

周云逸.《证类本草》初刊者考[J].世界中西医结合杂志,2017, 12(7):889

朱鹏举.《素问・上古天真论》"登天"与"天师"解诂[J].中国中医基础医学杂志,2017, 23(1):10

祝之友.鬼注之古医籍解[J].中国中医药现代远程教育,2017, 15(4):62

邹勇.《素问遗篇》考[J].浙江中医药大学学报,2017, 41(5):373

(二)医家学派

【概　述】

2017年,国内学者在医家学派研究领域发表学术论文800余篇,研究内容主要涉及地域性流派、仲景学说、温病医家和学说、宋金元医家、明清医家及其学术思想等方面。

地域性流派如海派中医、新安医派、孟河医派、岭南医派、龙江医派、盱江医派的研究成果较多,展现了地域性流派的不同风貌和特点。郜峦等将历史地理学的方法引入到地域性中医流派研究中,认为地域性中医学术流派是对某一特定地域医家特点的整体概括,是对该地域发病倾向性与治疗特殊性的集中阐发,凸显了中医辨证论治的多样性和灵活性,并初步构建了地域性中医学术流派的历史地理学研究模型,从社会、历史、经济、文化的大环境研究和探索医学发展的规律。

仲景学说研究涉及《伤寒论》《金匮要略》以及张仲景学术思想研究各个方面。孟庆云通过阅读贾春华著《张仲景方证理论体系研究》,认为该书从逻辑学探讨《伤寒论》条文和体系,并提出了中国逻辑传统的推理形式孕育于《伤寒论》,《伤寒论》的体系是有序的逻辑结构的论断。贾春华以“证”和“方”的假言推理,首次论证了“以方测证”的方法是不符合科学逻辑规则的。孙其斌从汉代敦煌、居延简牍分析了《伤寒论》的形成,敦煌、居延简牍体现了《伤寒论》对“汗法”的完善,“下法”的传承,“六经病证”的确立,反映了西汉对伤寒类疾病的认识已具有一定的理论水平。敦煌、居延医药简牍“一病、二症、三方、四药及量、五炮制、六服法”的书写方式体现了中医的原创思维方式,张仲景尊崇并发展了这种原创思维及书写方式。

温病学派研究主要以叶天士、王孟英、吴鞠通等论著及学术思想为主,其学术思想研究不局限于温病范畴,对脾胃病、痿痹等均有涉及,并采用人工神经网络、中医传承辅助系统、关联分析等方法进行研究;宋金元医家、明清医家及民国医家的研究,以金元四大家、张景岳、钱乙、陈自明、陈实功、傅青主、黄元御等医家为主,多以其著作为出发点进行探讨,涉及临床各科和专科专病的研究。

对于中医学术流派现状和发展的研究也是学者关注的问题。严世芸对中医流派学术经验传承工作的思路、途径进行了探讨,认为中医传承工作对中医事业的发展具有不可或缺的重要意义,提出了中医流派传承的培养目标,流派传承工作应做到“与中医综合性和整体性的临床特点相结合、与理论回归相结合、与多师传承相结合、与中国传统文化教育相结合、与学术流派全面的继承总结相结合、与院校教育相结合、与制定相关政策、制度与机制相结合”等七个方面的结合。

(撰稿:张丰聪　审阅:王键)

【新安医学与医家学术思想研究】

本年度报道的新安医学研究有四个特点:一是宏观提炼与微观分析并行,更多深耕细作、纵深拓进;二是偏重医案研究,或以医案作为统计依据,或以典型医案作分析佐证;三是研究对象面广、线长、量大,医家以叶天士为最多,世家以新安王氏医学为多,近现代名医亦引起关注,突显了非遗的活态特性;四是文献、学术、临床、实验和计算机技术各施其能,尤其借助关联规则、频数分析、聚类分析等落地做实，数据挖掘临床特色、用药风格事半功倍，可圈可点。

王键等从学术内涵和时空外延两方面明确定义了新安医学概念，从地域文明、内涵特色、医家医著、学术理论、创新学说、临床风格、各科成就、流派传承、现代研究、文化视野等方面，全面呈现了新安医学的结构体系和学术内涵。黄辉从世医传承角度论证了新安医学形成于宋元。储成志等依据《新安名医考》统计新安医家时空分布规律，结论为时间上起于东晋、盛于明清，空间上徽州一府六县东南多西北少，以歙县、婺源、休宁三县为中心。

谢秀琴认为，北宋新安黄东鸠《黄氏女科》明代手抄本与南宋福建朱端章《卫生家宝产科备要》，均为方药详备的产科专著，均受宋代社会影响，又分别受各自所在的社会地理环境影响。黄辉根据元代《日用本草》明嘉靖刊本题“新安海宁医学吴瑞编辑，七世孙镇校补重刊”、正文“歙西虬川黄锭、黄铣刊”字样、书后记、元代王冕《送吴瑞卿归武昌》诗，确认吴瑞医学世家为新安医学世家。黄辉疏理出明代徐春甫生平：1513 年生，1534 年开始学医，1552～1558 年游学，1556 年前着手编撰《古今医统大全》(《大全》)，1557 年前完成《内经要旨》《经穴发明》，1558 年迁居京城长安街设保元堂，1559 年始任太医院吏目，1564 年《大全》编撰完成，1567 年组织成立“一体堂宅仁医会”，1570 年《大全》出版，1596 年后卒。程门雪遗稿《妇科讲义》含经闭门、崩漏门、带下门、胎前门、妊娠门、产后门 6 篇，何时希早年已整理发表后 5 篇，今有柳涛等根据程焕章提供的手抄稿整理发表《妇科讲义之经闭门》，使之完整。胡为俭等发现一份 20 世纪早期《龙川胡氏医学家真迹》小楷手稿，结合《懿德新编》《胡震来医案》《胡节君医案处方手稿》等手抄本，证实并理清了绩溪龙川胡氏医学世家的传承脉络。万四妹等依据徽州府县志书记载，发现明初新安地方医官以救治贫病军民、应对瘟疫为要务，嘉靖起逐渐废弛，清以后除婺源县外逐渐淡出，民间多种力量取而代之成为徽州医疗保障的承担者。

谢秀琴发现，《黄氏女科》《卫生家宝产科备要》对妊娠恶阻均以降逆止呕为治则。脾胃虚弱证黄氏用半夏茯苓汤、理血归原四物汤，而朱氏则用人参散。肝郁胃热证均用竹茹汤，痰饮内阻证黄氏用旋覆半夏汤、茯苓汤，腹痛不进食、吞酸吐清水均用地黄丸；黄氏六方与朱氏三方均用化痰降逆止呕药，黄氏喜用半夏、旋覆花、赤茯苓，朱氏喜用枳壳、厚朴。

张倩等分析了程朱理学对新安固本培元派的影响，明代汪机、孙一奎援引理学阐释医理形成“营卫一气说”“命门动气说”，推崇《周易》天尊阳贵之理而善用参芪等温补。徐雯洁等则认为，汪机“营卫论”奠定了顾护营阴治脾胃的基调，肇启了参芪益养脾胃之阴治法，清代吴澄、叶天士善用理脾阴、养胃阴法，倡言脾之阴阳分论，这三次突破是对脾胃学说的补充和细化，基于护阴的脾胃辨治思路是新安医学流派的一大特色。

孟庆威通过 150 余种新安医著研究痹病外治方药，系统整理出方剂 154 首、涉及药物 310 种，总用药频次 1 529 次，发现新安外治痹证方剂不拘大小旨在实用，病因首重风邪，兼证顾及全面，擅用血药化瘀清源，重用风药表散诸邪，辛温与苦寒相佐，妙用基质以增进效力。

殷寻嫣等指出汪机在《伤寒选录》中的评按，主要表现在“释疑解惑”“矫枉纠偏”“解题发挥”三方面。周超等分析汪机《石山医案》，喜用参芪等甘温补脾胃元气，擅阴中求阳，常加入陈皮、枳实等行气。张佳乐等分析其血证医案，认为以健脾益气为主，兼调和肝脾二脏，重视补脾养胃，不过于温补，亦少佐凉血止血药。齐卓操等依据《石山医案》《医学原理》认为其咳嗽辨治特色以甘温培土兼益肺金为法。

黄辉基于原著整理徐春甫学术思想，其特色在于尊《内经》、重脉诊，阐发脾胃学说，重解七情之郁，提炼养生精华，临床上注重辨分内外伤，明确病证内涵，倡用“白术参芪”补元阳，提出二十四字法（方），创制“三十六方”特色制剂。雷江艳发现《古今医统大全》辩论带下病强调脾胃强弱，脉候反映脾胃功能异常，着眼调理脾胃，方分通用和异病同治两类，用药有37种。洪靖等认为，其养生原则体现在顺应自然、啬神养形的调养之理和慎医忌药、情志养生的调养之法中。李葭荣等分析其“养神、惜气、提疾”三术，认为养神包括调节情志、清心寡欲，房事节度；惜气关注存想调气、导引按摩；提疾注重饮食起居、防治未病。

张宇鹏基于原著整理明代孙一奎学术思想，其特色在于倡导医易同源，以太极之说演绎医理，创立命门动气学说，系统论述三焦、包络、相火、气化等概念，注重“明证”“正名”辨明相似之证，提倡“不执方”，临证注重培护阳气、温补下元。张倩等从《赤水玄珠》《医旨余旨》《孙一奎医案》中，发现孙氏明证辨分痢疾与泄泻、痢疾与滞下，创造性运用温补脾肾元气治疗痢疾。周超等分析《孙一奎医案》胃脘痛从脾论治验案，其辨治首分虚实，实者多从痰浊瘀血论治并擅用丹溪二陈汤，虚者多从中焦虚寒调治且喜用仲景建中汤。施慧等从《赤水玄珠》中，挖掘整理出塞药法、熏洗法、敷药法、药熨法、艾灸法、口腔护理、中药灌肠法及肛门栓剂通便法等护理技术。

王玉凤等基于原著整理清初汪昂学术思想，其特色在于编撰医药著作由博返约、类聚群分、创新体例、医药合参，以功效为主注药释方，功在启蒙，重在实用，并阐述了“人之记性皆在脑中”“胃乃分金之炉”“暑必兼湿”“补泻相兼”“龙脑体温而用凉”“方剂归经”等独到见解。张标等认为，汪昂《医方集解》创新分类方法，以法统方，阐释方药，论说医理，理法方药与辨证论治紧密相联，已初步形成方剂学学术体系和理论框架。邱娟娟等以《医方集解》泻火之剂为切入点，分析得出其治疗火证治病求因、寒温同施、热分脏腑、辨明虚实等特色。

汪伟等研究清初《程茂先医案》血证医案，发现妇科居多，亦有鼻衄、血虚等，擅人参、黄芪温补培元，补中益气法治疗血证是其特色。

冯烨等分析了清初吴楚《吴氏医验录》补中益气法治疗疑难杂症的经验，善温补是其特色，常益气温阳合方、补脾温肾同用。

于渐慧分析清初郑重光《素圃医案》阴证似阳证，其强调凭脉不凭证，脉辨病机是辨识阴证的要点。而吴袁元等分析《素圃医案》扶阳法辨治咳嗽验案，多凭脉用药，核心皆在于保证阳气充盛，咳嗽自止。

聂多锐等分析《医学心悟》消渴辨治特色，三消皆燥热结聚，上消主以二冬汤，中消主以生地八物汤，下消地黄汤、生脉散并主之。谷绍飞等梳理《医学心悟》痹病诊治经验，以八纲分述病因病机，载方攻补兼施、补益结合。

姚慧等从疾病发展不同阶段、托法作用、所创方剂等方面，论述了清代吴澄《不居集》解托、补托法辨治虚损的特色。

熊章良分析《妇科心法要诀》以情志为病因或症状的26条原文，得出妇人气质有难独断、缺专注、情绪波动较大的特点，情志过激、失常和郁结易致功能失调，伤及脏腑气血，反过来气血脏腑失调、血虚、中气不足及热邪也可致情志失常，治当郁则导之、虚则补之、热则清之，从肝脾与心论治。

郑日新基于原著整理清代郑梅涧学术思想，指出郑梅涧提出了“命门水火贵阴说”、脉学“三法参伍”说、辨证“十二字审证学说”、论治“药遣中病学说”、治疫“养阴清肺学说”、治喉“辛凉养阴学说”、针灸“三针学说”，在喉科吹药应用、多种疗法并用方面颇具特色。

刘佳佳等将清《杏轩医案》痹证治疗特色归纳为，法仲景而清肺热、祛痰化湿，崇景岳而和阴阳、温补气血，宗百家而补肝肾、活血通络；姜瀚等举其中血证三则验案，说明其治血证善辨虚实，脉证合参，多滋阴降火，重视脾肾。

康欣欣将清代余含棻《保赤存真》的儿科学术观点归纳为，诊断上脉诊手纹相辅相成，护养上调理后天扶正祛邪，治疗上因体施治调摄阴阳，惊风则从伤寒论治、肝脾并治。

姚慧等数据挖掘清代程有功《冯塘医案》辨治肺系疾病方药的特色，治疗虚损，川贝、茯苓、麦冬用量较多，从前22味核心药物聚类分析得药对7组，3味药组合4组，4味药组合3组，认为程氏擅治杂病和虚损，养阴益气法治疗肺系疾病突出。

杜松基于原著整理清代汪宏学术思想，其著《望诊遵经》论望诊基本要诀，结合周身部位、四时、五方、气质等因素，论述常人气色、面部望诊对应部位、色诊具体内容，阐明气色与病证的关系，望体表的具体部位及望汗、血、痰、便、溺、月经要点，望诊辨治意义。

司雨等数据挖掘清代叶熙钧《东山别墅医案》39例治咳案，治咳立抚土生金之法，擅用瓜蒌、桑白皮、苦杏仁、浙贝母治标，喜用黑料豆、陈皮、茯苓、薏苡仁治本；又分析30则血证验案得出，辨治血证擅从"和"入手，重视调和脏腑气血阴阳，立育阴泻热之法，喜用甘寒鲜品，佐以甘平和络。张佩文等分析其辨治行痹，重视风血胶结、营卫失调，以养血活血熄风兼调和营卫为治。

新安王氏医学研究，黄辉基于王仲奇"明阴洞阳，酌盈济虚"、王任之"辨病为经、辨证为纬"、王乐匋"寒温并用，扶阳护阴"、王键"气虚血瘀，通补并举"四说，认为其核心辨治思想可归纳为"阴阳兼顾、平衡致中"的中和之道。陶国水认为，其用药特色体现两擅其用，如巧用蒲公英、喜用石斛、识用防风、善用川楝子、妙用琥珀末、重用青橘叶等。聂多锐等数据挖掘其脾胃病医案组方用药规律，发现理气与化湿之品配伍关联性强，治以健运脾胃为核心，醒脾为要，常芳香化浊、理气、化湿、补脾、疏肝等论治。

徐雯洁等分析《王仲奇医案》时邪类医案，辨邪气偏盛程度和病变部位，治重变证，善用宣剂，轻宣、宣化、宣通分解三焦湿热邪气，多芳香淡渗。聂多锐等分别从木贼土败、疏肝运脾调气机，湿盛阳微、温阳化湿升清阳，脾虚痰阻、太阴同治化湿浊，元阳微弱、益火补土培元气等方面，分析了《王仲奇医案》运脾辨治胀满的特色。

李姿慧等举案分析王键辨治感冒用药特色，常仿桑菊饮和银翘散之意，多用炙桑白皮、炙桑叶、熟牛蒡子、法半夏、茯苓、桔梗、瓜蒌壳等药。

俞志超研究李济仁辨治痹痿症-证-药相关性，发现李氏认为痹病痿病均以肝肾亏虚为主证，滋补肝肾、活血舒筋为要法，两者症状、证候、治则治法、用药有相似性和联系性，体现了"痹痿统一论""治痿专重肝肾"的思想。倪寅通过临床随机试验，对照观察李济仁寒热辨证诊治类风湿性关节炎的效果，观察RF、ESR、CRP等实验室指标治疗前后的变化、晨僵时间以及压痛指数等疾病症状改善情况及不良反应，证明其疗效显著。谷绍飞等数据挖掘李济仁治疗类风湿关节炎用药规律，高频药物有黄芪、当归、全蝎、鸡血藤等52味。

汪光云等药理对照实验证明，源于新安医学治疗思路的培元胶囊能增强正常小鼠的免疫功能，提高免疫器官脏器系数、脾淋巴细胞转化能力和吞噬系数。李芳等证明，新安益气活血法和补肾生髓法对脑缺血再灌注大鼠缺血侧海马神经干细胞JAK2和STAT3蛋白表达显著增加。

王心恒开展了基于新安固本补气法干预慢性阻塞性肺疾病稳定期肺肾气虚证的临床研究，采用六味补气胶囊和穴位敷贴法，比多索茶碱更好地减少患者急性加重次数，改善肺功能、症状和运动耐力。杨德玉等证明新安通下降气法治疗慢性阻塞性肺疾病急性加重期疗效显著提高，降钙素原、C-反应蛋白水平明显降低。

（撰稿：黄辉　王又闻　审阅：王键）

【孟河医学研究】

1. 孟河医派研究

季庭竹等对《孟河四家医集》中相关肝系疾病

的中医病名范围归纳为肝脏本身功能改变而致的疾病、相表里疾病、肝经循行部位疾病、相络属疾病、肝系疫病。这些命名同时也存在着范围模糊、涵盖面广的缺陷。吴承艳等分析《孟河四家医集》方药，因地域因素擅治湿热病，善用鲜药；经济富裕使其注重养生保健、补虚调摄；文化繁荣促使其吸收三教思想，遣方用药和缓醇正。

王一战等基于115例处方研究发现，孟河医派治疗湿热性温病的核心药物为茯苓、枳实、半夏、竹茹、荷梗、通草等，选药清灵，主张“轻以去实”，重视调理中焦脾胃，温通湿痰。且王氏等纳入204例处方研究发现，孟河医派治疗温病的核心药物为半夏、竹茹、茯苓、枳实、连翘、贝母，用药醇正，祛邪重视温通湿痰，扶正强调顾护津液，培本祛邪，标本兼顾。

刘霞等梳理吴门医派与孟河医派的学术继承特点及中医皮肤科的学术渊源，归纳两个学术流派在皮肤病治疗中重视卫气营血辨证施治，辨证细腻、治法灵活，用药轻灵、醇正和缓，注重养阴、顾护脾胃。

2. 孟河医家研究

(1) 孟河四大家研究　欧志斌等提出费伯雄养生防病思想为天人合一，防病于先；修心养性，怡情培气；注重食养，详明宜忌等。其理法明确，用药和缓。

李淑萍等论述马培之诊治妇科病特色，月经病重视肝脾、带下病内外并治、胎前注重优生和防止母病及子、产后病注重虚瘀。

杨艳卓评析丁甘仁膏方医案数则，管窥“醇正和缓”和“养生却病”的海派中医膏方特色。杨艳卓等研析丁氏治疗产后病医案，调摄冲任以治恶露未尽、和营祛瘀以治恶露未楚、扶正和解以治产后寒热、甘温建中以治虚寒虚热、养血通络以治产后痹痛、和营熄风以治产后痉厥、苦温合化以治肺燥痰湿等。于凌等分析丁甘仁医案著作中外科病案，发现疽为优势病种，辨证更注重里证。血虚气滞或阴亏气滞的病机多出现在瘤、癌、瘰疬、附骨疽等病案中，反映丁氏对“因虚而滞”和“因滞而虚”两种病变机理的认识。贯剑研究丁氏脉学的源流和传播，介绍丁氏脉诊在国外的分支沈—汉默氏飞龙脉诊系统。

(2) 孟河医派主要传承人研究　邓玉海介绍陈存仁的成长经历，分析其成功的主要特质。邓氏等还介绍陈存仁师承及其传人，梳理传承脉络，建立传承谱系。何兰萍记述了陈存仁在“八·一三”淞沪抗战期间以及上海沦陷后的7年时间里，留守上海，主动捐赠私人财产支持抗战和积极投身于慈善救助。

李颖飞等认为黄文东继承和发展东垣学说以治疗慢性泄泻，常选四君子汤化裁健脾助运；注重调畅气机，重用白芍；法东垣擅用风药；气虚及阳每以理中汤类为首；久泻不愈往往寒温并用；伤及阴液注重补而不腻；病久者丸药缓服以求长效。卢璐以“胃脘痛”及“久泻”为例，介绍黄文东治疗脾胃系疾病的用药特色及常用药对。

胡蓉等指出秦伯未重视中药和方剂的整理与研究，其众多专著中《验方类编》是方剂普及读物之代表，《药物学讲义》重视中药临床实用性。同时倡导方剂学习掌握君药为先，药物研究强调性味特点。王慧如等总结秦伯未治疗水肿六法为利尿、逐水、发汗、燥湿、温化、理气六大法则，据实际情况可多种治法相结合。

谢治国等分析贺季衡治疗急喉风以辛凉散邪、清热化痰、降气平喘、清营凉血之法，予麻杏石甘汤合贝母瓜蒌散加减，透邪与清热并重，平喘与化痰并举，体现经方、时方合用的组方特色。

高想等梳理以章次公及弟子朱良春为学术宗师的“章朱学派”渊源脉络，认为其具有发皇古义、融会新知，推究病因、务求实效，用药精当、直达病所等学术特点。

（撰稿：胡蓉　审稿：王键）

【地域与医学流派关系研究】

在中医学术流派的形成过程中，地域因素具有重要意义。

程军平等指出地域性是中医学术流派的显著特征，通过梳理地域性医学的发端和地域性医学流派的形成，提出地域性医学流派是中医“因地制宜”法则内涵的具体化和体系化，促进了中医药学术的进步、发展和繁荣。

郑洪从历史发展的角度分析了地域对医学流派形成的影响，指出晋唐以前对疾病的医疗经验以北方为主，宋元以后随着经济文化重心的南移，南方的地理气候及疾病对医家临床产生了重要影响，推动了温病等学派的形成，促使中医学术发生明显变化，同时强调这些变化的形成需要较为典型的地域环境，不同地域下形成的学说都可并存于中医学术框架之中，而在不同地区应用的多少之别，成为地域医学流派分立的依据。又进一步指出对地域医学流派的分化不应刻板和教条，应以《黄帝内经》所言“小者小异，大者大异”为原则，根据不同情况进行拓展，或注重历史底蕴而从人文角度论其特征，或深化“因地制宜”治则从而丰富临床学术，同时要随着中医走向世界的进程，深入研究各大洲地理气候特点，在更大范围中拓展地域医学研究。

闫海军等采用定量和定性相结合的研究方法，对近10年来中医学术流派的相关现代文献进行了探究，以“一流统各派”“三因共制宜”“核心三要素”分别概括中医学术流派的命名原则、形成原因及判定方法，说明“医派”的命名必须具有地域因素，且地域性医派正成为近年研究的热点。

周荣在分析地域差别是中医学术流派形成的关键因素的基础上，指出当前地域中医流派的研究多为罗列各种流派的医家或著作，存在局限性，今后应将探讨地域与当地医学流派的关系、地方医学流派创新发展的机制以及地域内不同流派之间的关系作为特定地域中医流派研究的关键问题，吸收多领域研究成果，拓展史料选取范围，以更广阔的视野探究地域医学流派创立发展的根本机制。

岭南医学流派一直以其鲜明的地域特色而著称，因此常被引证说明地域与医学流派形成的密切关系。如郭洁等从地域角度，剖析了岭南地区的用药风格，提出岭南医派的用药体现了南方“温而收之”的治法特点，并在“瘴气”因素的影响下形成了独特的治湿之法。彭慧娟等指出岭南的特殊地理、气候及生活方式造成岭南人以气虚、阴虚、肾虚及湿热为特点的特殊体质，从而形成了岭南罗氏妇科以补虚祛邪为治疗原则，平补平泻、擅用南药以治疗盆腔炎性不孕的临证特色。

王先滨等以长白山通经调脏推拿手法流派的起源与传承为例，指出长白山的地域气候造成当地人民具有阳气不足、痰湿偏胜的病理特点，而该流派的代表手法即是以通、调、补作用于脏腑经络，达到调整阴阳、温通经络、祛湿化痰的目的，从而强调流派传承具有地域人文医学特征。

（撰稿：张苇航　审稿：王键）

[附]　参考文献

C

程军平，欧阳八四，申俊龙，等.地域性中医学术流派简析[J].中华中医药杂志，2017，32(2)：449

储成志，彭华胜，李艳，等.新安医家的地理分布及分布中心产生的原因[C].第十九届全国药学史本草学术研讨会暨2017年江苏省药学会药学史专业委员会年会论文集，2017：296

D

邓玉海,朱生樑.陈存仁先生传承谱系初考[J].中医文献杂志,2017,35(3):59

邓玉海.海派名医陈存仁成才之路初探[J].中国中医药现代远程教育,2017,15(14):71

F

冯烨,刘兰林,罗梦曦,等.新安医家吴楚《吴氏医验录》补中益气法辨治特色[J].长春中医药大学学报,2017,33(1):160

G

高想,吴坚,郑晓丹,等.章朱学派渊源与特点述略[J].江苏中医药,2017,49(11):71

郜峦,王振国,张丰聪.历史地理学视野下的地域性中医学术流派研究[J].中医杂志,2017,58(20):1716

贯剑.孟河丁甘仁家传脉诊方法探析[C].中华中医药学会民间特色诊疗技术研究分会第十次学术年会暨上海市中医药学会第六次民间传统诊疗技术研究学术年会大会论文集,2017:47

郭洁,卢传坚,刘奇.岭南用药风格论[J].中国民族民间医药,2017,26(8):5

谷绍飞,陈苗,李艳.国医大师李济仁教授治疗类风湿关节炎用药规律研究[J].中国中医药信息杂志,2017,24(9):87

谷绍飞,李艳,李明强,等.《医学心悟》之痹论探析[J].甘肃中医药大学学报,2017,34(4):11

H

洪靖,张佳乐,陈利利,等.新安医家徐春甫养生原则刍议[J].江西中医药大学学报,2017,29(5):1

黄辉.中医历代名家学术研究丛书——徐春甫[M].中国中医药出版社,2017

何兰萍.海派名医陈存仁与"八·一三"淞沪抗战[J].中医文献杂志,2017,35(1):51

胡蓉,孙增坤,陈丽云.秦伯未对中医方药学贡献初探[J].中医文献杂志,2017,35(5):62

胡为俭,来雅庭.一份见证"龙川胡氏医学"世医家族传承的珍贵文献——《龙川胡氏医学家真迹》解读[J].中医药临床杂志,2014,26(1):2

J

姜瀚,洪靖,余洋.新安医家程文囿诊治血证验案特色探析[J].陕西中医药大学学报,2017,40(5):93

季庭竹,吴承艳.《孟河四家医集》肝系病名探析[J].江苏中医药,2017,49(1):63

K

康欣欣,黄瑛.穷圣经之余绪,溃圣教之藩篱——余含棻《保赤存真》评述[J].中医文献杂志,2017,35(2):60

L

刘霞,李媛媛,张乐其,等.吴门医派及孟河医派学术思想对中医皮肤科发展的影响[J].中医杂志,2017,58(13):1089

柳涛,钟丽丹,袁灿兴.程门雪先生遗稿《妇科讲义之经闭门》[J].时珍国医国药,2017,28(3):66

卢璐.黄文东治疗脾胃病的用药特色[J].中医文献杂志,2017,35(4):33

雷江艳.徐春甫论治带下病特色初探[J].陕西中医药大学学报,2017,40(4):20

李芳,王键,胡建鹏,等.两种中医治法对脑缺血再灌注大鼠海马JAK2和STAT3蛋白表达的影响[C].第二届国际抑郁共病暨第十二届中国中西医结合基础理论学术研讨会论文集,2016:219

李葭荣,王宇,洪靖,等.新安医家徐春甫"养神、惜气、提疾"养生观探微[J].锦州医科大学学报(社会科学版),2017,15(3):49

李淑萍,张琪.浅述马培之妇科病诊治特色[J].上海中医药杂志,2017,51(11):35

李颖飞,朱凌宇.黄文东在治疗慢性泄泻方面对东垣学说的继承和发展[J].江苏中医药,2017,49(2):18

李姿慧,王又闻,孙娟,等.王键辨治感冒用药特色赏析[J].中医药临床杂志,2017,29(4):472

刘佳佳,郭锦晨,汪元,等.程文囿《杏轩医案》痹证治疗特色探析[J].陕西中医药大学学报,2017,40(5):100

M

孟庆威.新安医学痹病外治方药的文献整理研究[D].

合肥：安徽中医药大学，2017

孟庆云.《伤寒论》的逻辑呈现与建构——读贾春华著《张仲景方证理论体系研究》[J].世界中医药，2017，12(2)：439

N

倪寅.运用李济仁教授"寒热辨证"思想治疗类风湿性关节炎的临床疗效观察总结[D].皖南医学院，2017

聂多锐，陈红梅，王珊珊.新安医家程国彭《医学心悟》消渴辨治特色浅析[J].江西中医药大学学报，2017，29(2)：11

聂多锐，刘兰林，郭锦晨，等.201例新安王氏内科脾胃病医案组方用药规律及数据挖掘研究[J].西南医科大学学报，2017，40(5)：484

聂多锐，刘兰林，郭锦晨，等.基于《王仲奇医案》探析王仲奇"运脾"辨治胀满特色[J].甘肃中医药大学学报，2017，34(4)：17

O

欧志斌，颜晓静，曹震，等.费伯雄养生防病学术思想研究[J].中医药导报，2017，23(7)：57

P

彭慧娟，朱玲.岭南罗氏妇科诊疗盆腔炎性不孕的临证特色[J].世界中西医结合杂志，2017，12(2)：174

Q

齐卓操，郭锦晨，徐慧，等.新安医家汪机咳嗽辨治特色初探[J].江西中医药大学学报，2017，29(4)：6

邱娟娟，吴波，李文娜，等.基于泻火方药分析汪昂学术思想探究[J].中国中医药现代远程教育，2017，15(18)：46

S

施慧，方正清，袁亚美，等.《赤水玄珠》中护理技术探微[J].时珍国医国药，2017，28(1)：163

司雨，郭锦晨，谭辉，等.基于数据挖掘浅析《东山别墅医案》"抚土生金"法辨治咳嗽思路及特色[J].江西中医药大学学报，2017，29(3)：9

司雨，郭锦晨，谭辉，等.新安医家叶熙钧《东山别墅医案》血证辨治特色初探[J].浙江中医药大学学报，2017，41(2)：130

孙娟，李姿慧，郜峦，等.新安王氏内科论治泄泻经验[J].安徽中医药大学学报，2017，36(3)：9

孙其斌.从汉代敦煌、居延简牍看《伤寒论》的形成[J].西部中医药，2017，30(4)：47

W

万四妹，刘伯山，王键.明清新安地方医官探析[J].北京中医药大学学报，2017，40(7)：546

汪光云，汪宁，宣自华，等.培元胶囊对正常小鼠免疫功能的影响[J].中国老年学杂志，2017，37(9)：2090

汪伟，张佳乐，侯勇.新安医家程从周血证诊疗思路探析[J].上海中医药大学学报，2017，31(4)：12

王键.新安医学流派研究[M].人民卫生出版社，2016

王慧如，陈子杰，梁艳，等.浅析秦伯未治疗水肿六法[J].中医学报，2017，32(6)：964

王先滨，王之虹.长白山通经调脏推拿手法的传承与溯源[J].针灸临床杂志，2017，33(4)：44

王心恒.基于新安医学固本补气法干预慢性阻塞性肺疾病稳定期肺肾气虚证的临床研究[D].安徽中医药大学，2017

王一战，范吉平，苏芮，等.基于数据挖掘的孟河医派治疗湿热性温病的中医用药规律研究[J].中国中医急症，2017，26(1)：19

王一战，范吉平，徐志男，等.基于数据挖掘孟河医派治疗温病中医用药规律研究[J].辽宁中医药大学学报，2017，19(5)：76

王玉凤，张亚辉，黄辉，等.汪机儿科学术特点浅析[J].江西中医药大学学报，2017，29(4)：4

吴承艳，任威铭.浅述孟河四大医家遗方用药思想与人文地域的关系[J].江苏中医药，2017，49(8)：63

吴袁元，方朝晖，郭锦晨，等.《素圃医案》"扶阳法"辨治咳嗽验案选析[J].山东中医药大学学报，2017，41(4)：322

X

谢秀琴.《黄氏女科》《卫生家宝产科备要》对妊娠恶阻病的不同认识[J].福建中医药，2017，48(2)：46

谢秀琴.《卫生家宝产科备要》与《黄氏女科》的比较研究[D].福建中医药大学，2017

谢治国，谷建军.贺季衡治疗急喉风案探析[J].辽宁中

医药大学学报,2017,19(7):90

熊章良.《医宗金鉴·妇科心法要诀》情志问题浅析[J].湖北中医杂志,2017,39(7):39

徐雯洁,王键,徐世杰.王仲奇"时邪"类案赏析[J].中华中医药杂志,2017,32(7):2876

徐雯洁,徐世杰.基于护阴理论的汪机、吴澄、叶天士三家脾胃思想研究[J].中华中医药杂志,2017,32(3):1206

Y

姚慧,董昌武,郭锦晨.《冯塘医案》辨治肺系疾病方药特色及聚类分析[J].锦州医科大学学报,2017,(6):15

姚慧,张浩,郭锦晨,等.新安医家吴澄《不居集》解托、补托法辨治虚损特色[J].甘肃中医药大学学报,2017,34(2):48

于凌,王颖晓,李其忠.丁甘仁外科医案辨证规律初探[J].南京中医药大学学报,2017,33(4):425

张标,孙鑫,何流,等.《医方集解》方剂学理论框架研究[J].环球中医药,2017,10(4):487

闫海军,傅海燕.基于文献分析的当代中医学术流派研究[J].辽宁中医杂志,2017,44(4):720

严世芸.中医流派学术经验传承工作的思路、途径和思考[J].中医文献杂志,2017,35(3):33

杨德玉,李晗,韩宁林,等.通下降气法治疗慢性阻塞性肺疾病急性加重期临床观察[J].中医药临床杂志,2017,29(10):123

杨艳卓,李其忠.丁甘仁辨治产后病脉案举隅[J].中医临床研究,2017,9(17):96

杨艳卓.从丁甘仁医案看医文并茂的海派膏方[J].浙江中医杂志,2017,52(5):375

殷寻嫣,陆翔,万四妹.汪机《伤寒选录》版本及评按探析[J].安徽中医药大学学报,2017,36(1):8

于浙慧.《素圃医案》阴证似阳证辨识[J].河南中医,2017,37(4):582

俞志超.基于数据挖掘的李济仁教授治疗痹痿症一证一药相关性研究[D].皖南医学院,2017

Z

郑洪.地域环境对中医学术流派发展的影响[J].中医药文化,2017,12(1):29

郑洪.小者小异,大者大异——论地域中医流派的分化与拓展[J].中医杂志,2017,58(9):729

周超,郭锦晨,杨勤军,等.孙一奎《孙文垣医案》胃脘痛从脾论治验案探析[J].陕西中医药大学学报,2017,40(1):90

周超,刘兰林,郭锦晨,等.汪机《石山医案》温补培元学术思想及用药规律探析[J].甘肃中医药大学学报,2017,34(3):20

周荣.试论地域因素与中医流派研究[J].中华中医药杂志,2017,32(12):5459

张倩,牛淑平.程朱理学对新安医学固本培元派的影响[J].中医学报,2017,32(4):564

张倩,牛淑平.孙一奎治疗痢疾特色探析[J].安徽中医药大学学报,2017,36(4):10

张佳乐,牛淑平.汪机《石山医案》健脾益气法诊治血证探析[J].甘肃中医药大学学报,2017,34(2):43

张佩文,郭锦晨,姚慧,等.新安医家叶熙钧《东山别墅医案》行痹辨治特色[J].陕西中医药大学学报,2017,40(5):103

张宇鹏,郑齐,于峥,等.《孙氏医案》学术思想与价值探析[J].中国中医药图书情报杂志,2017,41(6):63

（三）医史文化

【概　述】

2017年，与医史文化相关的研究主要涉及疾病史、诊疗史、医学教育、医事制度、医学社会文化等方面。

1. 疾病史、诊疗史

林铁群等认为，脾瘅源于《黄帝内经素问》，初指以口甘为主的一种病证，病机为中满内热，治以兰草除陈气。宋代开始对脾瘅临床表现的认识逐渐多样化，其方药也不局限于“治之以兰”，至清代对其病机的认识则转向以痰湿内蕴为主。

赵令竹等对肺消的理论源流进行考证，归纳其发展的4个阶段：《内经》提出肺消因寒而致、隋唐时期肺消寒郁而热的理论产生、宋金元时期提出补肺金平心火的治疗原则及肺消从火论断的观点、明清时期虚寒所致肺消的理论形成。故肺消病因病机主要为虚寒，与上消、膈消有本质的不同；就肺消“饮一溲二”及“死不治”的特点来看，其与现代所谓“下消”的末期（阴损及阳）相近。

赵希睿等考证，“脑气筋”这一解剖概念，根源于中医理论，同时借鉴了西医神经解剖学的相关理论。在分布、数量和功能上皆与西医神经解剖学之脑神经十分接近。清代晚期之后的医家融合中西医理论，从脏腑气血角度论证脑气筋的功能，根据中医理论将中风（厥证）的病因与脑气筋受伤相联系，并提出相关的治疗方法和药物使用原则，同时佐以相关医案论证。

林妮等通过分析中西医病理学发展历史，指出不同的哲学基础、社会背景、历史背景，使两者从类似的萌芽阶段最终异化为完全不同的两种病理学体系。明末清初的汇通学派是历史上最早试图融合中西医学理论，也是最早尝试在临床诊断和治疗上中西并用的中医流派，开启了中西医结合的先河。

刘鹏以性与效为切入点，对中国古代本草传统的构建历程进行了梳理分析，认为中国古代本草理论的构建离不开医疗实践过程中对药物功效的累积认识，同时又与不同时期用不同药性理论来阐释功效机理的博物学传统密切相关。《黄帝内经》与《神农本草经》的集结成书是中医学本草传统得以初步形成的标志，两书对药性与功效有相对完整的表述，但所关注的焦点有所差别。《神农本草经》以后，以药性阐释功效逐渐成为本草学的发展趋势与基本特色，明清时期大量本草注释著作的出现使这种特色进一步凸显。

贾敏如等整理分析传统医药学的兴起和药物品种的交流、贸易相关文献，初步弄清了我国不同历史时期进口药物的基本情况。秦汉时期为发展初期，宋金元时期是发展鼎盛期，明清时期是发展衰退期。药物品种最多的时期是宋代，达300余种，有依据可信的应在230～250余种。药用部分以树脂类、果实种子类最多，根和根茎类较少，矿物药比动物药多。产地主要集中在历史上与丝绸之路有关的国家和地域。

王烨燃等分析了“医工五禁汤”内涵，认为“五禁”与秦汉时期盛行的咒禁疗法有关。“五禁”指“五禁法”，是指实施咒禁疗法过程中的5种仪式和方法，即“存思”“闭气”“捻目”“禹步”“咒祝”。“五禁法”通过媒介“汤”达到治疗目的，“汤”既可以是“汤药”，也可以是“符水”。“医工五禁汤”漆器是实施“五禁法”过程中所使用的器具，反映了海昏侯刘贺接受咒禁疗法的史实。

蓝皓月等通过考察唐宋时期食治思想和手段的变化，认为食治乃是从道教服食系统中逐渐分离脱化而来的一套治疗体系。初唐时期，食治理论基本成形，但其中掺杂有大量辟谷修行的成分。盛唐时期因外丹的兴盛，食治系统一度衰落。在北宋初期，食治才彻底从服食系统中脱离，形成了独立完善的系统。

宁俊伟认为，赵烈文作为晚清重臣曾国藩的重要幕僚，曾经因为提出满清必将覆亡的观点而闻名于今。同时，赵烈文作为一位传统的文人，对于中医学也有很深的造诣，关于这一点，却被学界所忽视，赵氏在《能静居日记》中留下了大量的关于中医医学、医技等方面的内容，这些资料的来源相当广泛，涵盖了宋之前的经史子集、笔记小说、医经药典、地方志及佛道教典籍等，并对这些资料进行医理分析，药物炮制与药性药理剖析；同时赵氏在《能静居日记》中还记载了自疗和治疗亲友疾患的经历。

2. 医学教育、医事制度

何兰萍认为，《医育》由国民政府教育部医学教育委员会主办，多由医界的权威学者担任主编、编者及作者，开中国医学教育专刊之先河。该刊的创办与发展，从一个侧面映射出 20 世纪 30 年代中叶至 40 年代初科技期刊与中国社会之间的互动关系。

郑洪梳理广东中医药专科学校的变迁过程，认为其反映了新中国初期中医教育政策的转变。新中国成立初期该校被要求停止办学，引起了关于中医是否应当办学的争议。第一次全国卫生会议后，该校暂时得以保留，但随后被改制并入广东省中医进修学校。然而其办学宗旨并非培养中医而是“改造”中医。1954 年中医政策大调整，中医教育才重新走上正轨，该校原有师资与物资成为广东开办中医高等教育的基础。

张昊等研究了民国及伪满时期吉林中医教育机构的发展历程、师资情况、课程安排等，并结合社会历史背景进行了分析。

胡玉分析了宋代医药保障机构的发展，认为宋代重视医药卫生事业的发展，并加强了民间医药保障机构的建设，如安济坊、养济院、和剂局、惠民局等，按照功能已基本相当于今天的医院、福利院、制药厂和药房。这些机构建立的政策导向是进步的，对推动医药的民众化以及改善平民的医疗条件都起了积极作用。

杨奕望等探讨康熙帝对于传统医药的看法，认为康熙帝对于包括民族医药在内的传统中医药学的理解、熟悉程度已达到相当高的水平，总结其对传统医药的观点和主张共有四点，即探本溯源、酌古准今，疗效居先、晓谕广众，药病相宜、饮食为重，兼采蒙古、喇嘛医学。

郑俊一分析了西医进入山西省的背景并考察该省首位西医斯科菲尔德医生的医疗活动，认为斯科菲尔德开启并促进了山西省民众对西医的了解。第二次鸦片战争后，传教士活动合法化，并拥有进入中国内地传教的权力。“丁戊奇荒”以及随之而来疫情，为中华内地会提供了进入山西省传教的契机。斯科菲尔德医生受中华内地会派遣，于 1880 年抵达太原，设立诊所，开始在山西省传教行医。

崔军锋等研究近代中国大陆地区第一家西医院博济医院的发展史，总结了该院专业化、正规化、制度化的发展历程。

3. 医学社会文化

韩诚等分析道家文化对中医理论体系的影响，认为其体现在对生命的认识方面，承认生命起源的物质性“气”；在理论构建和诠释方面，以阴阳揭示万物运动、变化、循环、转化规律，使其最终成为中医学基础理论的核心概念之一；在治则的思辨方面，强调未病先防，重视精神修养，提倡形神并重；

在人文关怀方面,注重人本精神,提倡重生齐物。

刘珊等总结《道藏》洞神部的医方文献有四个特点,医方文献分布集中,存在同名异方现象,剂型以丸剂为主,功效以疗疾、养生为主。

其美才宗对佛教中的哲理思想及《四部医典》中的哲学思想进行对比,认为《四部医典》反映出藏医学将佛教哲理结合西藏原有经验性医疗技术结合而成的特点。佛教"缘起说"是《四部医典》中人体学的哲学来源;"众生平等、慈悲怜悯"是《四部医典》中伦理学的思想基础;"五蕴说"在《四部医典》中得到体现。

付爽认为,关于佛教医学的研究尚存在以下不足:从通史角度讨论佛教医学者居多,断代研究不够;研究多集中在佛教经典、佛藏文献中的医学思想和医学资料的探析,但是佛教经典繁多且一些经典遗失,使得研究不可能全面、充分;一些重大问题的研究有待深入,如许多学者探讨佛教医学对本土医学的具体影响,却忽视了当时本土接受佛教医学的基础;研究晋唐佛教医学,还需要关注具体医术及佛教医学对晋唐社会的冲击和影响;既往研究成果缺少佛教医学发展史的系统阐释。

史双文认为,森立之在清代乾嘉学者"因声求义"的考据学方法上,用急言缓言说对《神农本草经》中药物的名称进行解释,沟通了药物本草命名的原因和同物异名的缘由,弥补和订正了《尔雅》《说文解字》以及其他本草书籍的不足,为后人研究本草名物训诂提供了参考和启示。

蔡铁如指出,中医古籍中的避讳存在改医家名、著作名、病证名、诊疗用语名、方名、中药名与穴位名等7种基本形式。各朝各代的避讳制度、方法各不相同,通过避讳现象,可以辨别古籍之真伪,判定文物与古籍之年代,且对古文献之校勘亦有帮助。

冯文林发现,《内经》记载了诸多饮食、信仰、仪式以及礼仪等反映当时社会习俗的内容。陈小平等认为,中医药文化包括历史、哲学、学术、文学、伦理道德等文化特质。崇为伟等为海派中医药文化软实力前瞻性建设提供初步的政策建议:深化海派中医药文化核心价值观认识;推进公共卫生服务体系建设;创新海派中医药文化产业发展体系。

(撰稿:罗光芝 刘鹏 审阅:王键)

【近代医学史研究】

近代的中国医学史研究已近百年,研究者不仅来自医学界内部,也日渐成为以历史学为主的人文社会科学界的共同关注。2017年的近代医学史研究成果斐然,不少出色的述评、论著引人注目。如李秉奎所聚焦民国医界的核心问题——"国医科学化"论争。20世纪30年代,围绕中医存废之争的医界俨然势如水火,对立的中西医阵营却出现同声附和"国医科学化"倡议的声音,并围绕"国医"走向"科学"的可能与前景展开热议;"国医科学化"的倡议,旨在借科学之"术"解中医之"困",并有"领导世界医学走一条新的径路"之深意;中医与西医的殊途同归或方枘圆凿,不仅牵涉中医界的生存与志业,且与整个医界对中国文化未来走向的关怀密切相关;"国医科学化"的论争,折射出当时医界对待"科学"与"国医"的焦虑与两难。皮国立同样认为,中西医间多个层面(如生理解剖学、细菌论、病理学、卫生防疫等)的碰撞与汇通,构成了近代中医的变革之路。张孙彪等撰文述论民国时期所开创的中医图书馆事业,也面临巨大困难,民国中医界开始意识到图书馆对保存中医古典文献、推动中医学术研究、助力中医教育等的重要作用,与图书馆界人士齐心协力,各类中医图书馆应运而生,且不断充实丰富。他们借鉴西方图书馆观念和方法,克服经费、人才、管理等困难,在图书劝募、图书编目、图书流通、推广社会阅读、辅助学界研究等方面积极探索,为后世中医图书馆事业留下宝贵经验。朱绯等视角独具,表示对"废止中医案"的数次风波,也波及中兽医发展,并论述1940年创办的兽医国药治疗研究所(归属陆军兽医学校)。民国兽医国药研究开启了中兽药的研究与利用,促进了中兽医的发展。

针对近代中医的生存危机,余新忠等认为,科学化(中医的内核革命)、专业化(中医组织与教育的现代化)、国学化(在"国医"的建构中追寻生存和自我),影响着晚清以来现代中医的生成。"回归中医"的深切反思,可能是一条推动中医不断发展的合理路径。立足于医学与社会文化之间,余新忠另外撰文对近百年清代医疗史研究作出概览性梳理,力图在国际医史研究的脉络中审视其历程、特征以及意义与趋向。这种全球化视野,在崔军锋论文中同样得以展现。基于《博医会报》相关报道的分析,主要由来华医学传教士组成的中国博医会(1886—1932),是东亚西医学一体化发展中的一环,博医会的深入研究有助于理解文化与帝国主义的关系。来华医学传教士,也将"注射"带入我国。李彦昌考察了注射知识与实践在近代中国的传播,晚清、民国时期,来华传教士、医学界及医药业等采用多种传播手段与途径,传播注射疗法。社会大众在疗效的对比中,对注射疗法的态度总体经历从怀疑到认可的转变过程,又兼有既接纳又排斥的复杂面相。注射疗法兼具表层文化的工具性和深层文化的价值性,其在华传播经历了由治病而攻心、由技术而观念的过程,体现出技术进步、大众观念、社会制度之间的复杂互动。芦笛则对中国近代医药史研究及相关问题进行较为全面的评述,并预见诸如"中国"框架、进步史观、二分法、传统与现代性、空间转向与全球语境等这些具有普遍意义的理论问题,可能成为近代医药史研究亟需面对和解决的部分任务。此外,如李磊等基于《哈尔滨汉医学研究会月刊》分析伪满时期中医学术状况、黄颖以《台湾民报》研究日据时期台湾医疗史,利用存世报刊展开伪满、日据等特定时空的医学研究,也是近代医学史研究的有益补充。

(撰稿:杨奕望　审阅:王键)

【"一带一路"下的中医药发展与传播研究】

马静认为,目前中医药文化对外传播研究存在的不足:①研究对象方面,主要面向欧美等发达国家,缺乏对亚非国家医药产业的传播研究。②研究内容方面,侧重文化背景、思维方式、语言和传播意义的研究,缺乏以我国经济、技术、对外贸易、旅游和海外工程等为依托的中医药文化传播的策略和方法研究。③研究角度方面,主要从人才培养、文化影响力等角度进行分析,缺乏对传播方式、研究路径、策略等方面的研究。马氏还提出,应该加强政府文化引领、建立中医孔子学院、建立中医中心、开展中外合作办学、做好中医药企业文化营销等多途径,加强中医药文化对外传播。

陈小平等认为,在"一带一路"背景下,建设中医文化智库,首先应充分了解沿线国家传统医药的需求。在主要内容需要从以下方面着手:一是培养国际中医文化人才,建设中医文化人才库;二是智库研究人员应对中医药公共问题进行研究,并将成果转化为社会资源;三是要做好基础设施建设,建立起支撑中医文化研究成果产生的数据库。认为中医文化智库应为我国及沿线国家做出中医药决策,以中医药文化为切入点,增进沿线各国人民的人文交流与文明互鉴,为扩大中医药文化影响力、弘扬中华文化做出贡献。

张丽等认为,中医文化的对外传播应该抓住"一带一路"的机遇,结合译入语读者的特点和阅读目的,改进中医文化的翻译策略,创新传播方式,从而有效传播中医文化。中医药在欧洲一些国家还缺乏合法地位,且西方人对针灸和中草药的接受度还不高,中医药还属于补充替代医学等一些现状,阻碍了中医药国际化发展的进程。强调对翻译内容的选择,要考虑到读者群。

蔡娲等结合"一带一路"倡议思想,从捷克中医针灸的历史背景、立法、教育、诊所等方面，分析中医针灸在捷克的发展现状。提出针灸在捷克的发展经历了两个阶段，第一阶段为1925～1989年，出现了捷克官方认可的“西式针灸”；第二阶段为1990年至今，形成了基于中医学背景的传统针灸，“一带一路”倡议思想在捷克中医中心得以体现和发挥。关于捷克针灸的立法方面，首部针灸法规是依据1976年捷克卫生部的公告而制定，并于1981年进行修订。捷克的针灸教育方面，自20世纪60年代，研究生开设3周的中医药课程，目前约有5 000人接受过中医药方面的培训。捷克的针灸诊所，已开设近百家中医或针灸诊所，主要治疗慢性病和不孕不育。2015年6月，在中捷两国政府的支持下，在捷克首都布拉格成立了捷克赫拉德茨—克拉洛韦州立医院中医中心。并认为中捷双方应该加强学术交流，促进不同针灸学派的合作和交流，促进中医药或针灸疗法纳入捷克医保体系。

龙堃等指出，中医药在南亚各国发展程度各异，其中印度、斯里兰卡以及巴基斯坦的发展程度较高。在不丹、尼泊尔以及阿富汗等国家发展局限的主要原因包括：社会、历史和地理环境等。认为国家“一带一路”的支持和指导下，中医药在海外的发展迎来新的机遇，主要体现在文化背景、理论基础、政策支持和教育需求四个方面。因为均属亚洲文化区域，南亚各国对中国文化有一定的认识基础和接受度；其次中国和印度传统医学都依赖于基础哲学，都强调顺应自然、天人相应的思想理念，有一定的相似之处；就国家政策而言，“一带一路”政策的出台，促进中医药在南亚地区的推广、合作；中医药教育的优势明显，南亚各国对中医药学习的需求加大。最后推出中医药在南亚的发展需加强政府间合作，根据各国不同发展现状制定相应的发展策略。

姚嘉文等以中国-捷克中医中心为例，探讨了在“一带一路”倡议下海外中医中心的运营现状。分析了海外中医中心建立的背景，对巴黎、俄罗斯、澳大利亚、匈牙利及马耳他五个中医中心的合作运用模式进行比较。从人才储备、资金注入、法律法规、民众认可度等方面分析了目前中医中心运营发展所面临的困难。

（撰稿：王尔亮　审阅：王键）

［附］参考文献

C

蔡娲，沈卫东.中医针灸在捷克的发展现状和展望［J］.中医药导报，2017，23(22)：1

蔡铁如.中医古籍中的避讳及其在文献研究中的作用探讨［J］.南京中医药大学学报（社会科学版），2017，18(3)：161

陈小平，冯雅婷，王歆妍，等.“一带一路”战略视域中的中医文化智库研究［J］.世界科学技术（中医药现代化），2017(6)：989

陈小平，江娜，严暄暄.中医药文化软实力特质分析［J］.湖南中医药大学学报，2017，37(4)：450

崇为伟，张洪雷，王小丁，等.海派中医药文化软实力建设刍议［J］.时珍国医国药，2017，28(7)：1782

崔军锋，叶丹丹.民国早期广州博济医院的专业化发展(1914—1926年)［J］.学术研究，2017，(6)：126

崔军锋.中国博医会与近代东亚西医学的一体化发展(1886—1932)——基于《博医会报》相关报道的分析［J］.华中师范大学学报(人文社会科学版)，2017，56(3)：129

F

付爽.晋唐汉佛教医学研究述评［J］.河南中医，2017，37(1)：21

冯文林.浅谈《黄帝内经》中的风俗［J］.浙江中医药大学

学报,2017, 41(5):370

H

韩诚,张俊龙,郭蕾,等.浅论先秦时期道家文化对中医理论体系的影响[J].中医杂志,2017, 58(13):1081

胡玉.宋代医药保障机构发展探析[J].中医药文化,2017, 12(4):23

黄颖.《台湾民报》与日据时期台湾医疗史研究[J].江西中医药大学学报,2017, 29(1):94

何兰萍.抗日战争时期的医学教育专刊《医育》研究[J].中华医史杂志,2017, 47(1):27

J

贾敏如,王甜甜,卢晓琳,等.我国使用进口传统药物(药材)的历史(春秋至明清)和品种概况[J].中国中药杂志,2017, 42(9):1659

L

林妮,黄开颜,申洪.从中西病理学的异化发展看汇通学派在病理学上的汇通尝试[J].医学争鸣,2017, 8(3):56

刘鹏.中国古代本草的性与效[J].中医杂志,2017, 58(17):1447

刘珊,熊益亮,张其成,等.《道藏》洞神部医方研究[J].中医药导报,2017, 23(16):9

龙堃,郑林赟."一带一路"战略下南亚地区中医药的传播与发展初探[J].中医药文化,2017, 12(1):50

芦笛.中国近代医药史研究及相关问题评述[J].史林,2017, (1):195

蓝皓月,李志军.唐宋时期食治的嬗变[J].中医杂志,2017, 58(9):805

李磊,祝志岳,王淑芸,等.伪满时期中医学术状况研究:基于《哈尔滨汉医学研究会月刊》分析[J].吉林中医药,2017, 37(7):748

李秉奎.民国医界"国医科学化"论争[J].历史研究,2017, (2):57

李彦昌.由技术而观念:注射知识与实践在近代中国的传播[J].近代史研究,2017, (3):130

林轶群,逄冰.脾瘅源流考征[J].北京中医药,2017, 36(6):535

M

马静."一带一路"语境下中医药文化对外传播现状探析[J].边疆经济与文化,2017, (1):51

N

宁俊伟.《能静居日记》中的中医方技探析[J].科学技术哲学研究,2017, 34(4):89

P

皮国立.碰撞与汇通:近代中医的变革之路[J].文化纵横,2017, (1):42

Q

其美才宗.浅谈佛教思想在《四部医典》中的体现[J].中国民族医药杂志,2017, 23(1):65

S

史双文.简论森立之《本草经考注》药名急言缓言说[J].北京中医药大学学报,2017, 40(6):451

W

王烨燃,袁媛,徐长青,等.海昏侯汉墓"医工五禁汤"命名考辨[J].中华医史杂志,2017, 47(3):145

Y

杨奕望,胡蓉,李明.清帝康熙与传统医药[J].中医杂志,2017, 58(16):1430

姚嘉文,胡峻,王见义,等."一带一路"战略下的海外中医中心运营现状初探——以中国-捷克"中医中心"为例[J].中医药文化,2017, 12(2):43

余新忠,陈思言.医学与社会文化之间——百年来清代医疗史研究述评[J].华中师范大学学报(人文社会科学版),2017, 56(3):111

余新忠,王沛珊.科学化·专业化·国学化——晚清以来现代中医的生成[J].文化纵横,2017, (3):108

Z

张昊,李磊.民国及伪满时期吉林中医教育机构研究[J].吉林中医药,2017, 37(5):532

张丽，张焱.一带一路下中医文化的翻译与传播[J].湖北中医药大学学报，2017，19(2)：122

郑洪.新中国成立初期广东中医药专科学校的变迁[J].中华医史杂志，2017，47(2)：91

朱绯，朱冠楠."废止中医案"对中兽医发展的影响与兽医国药治疗研究所的创办[J].中国农史，2017，(2)：43

邹勇.《素问遗篇》考[J].浙江中医药大学学报，2017，41(5)：373

张孙彪，郑洪.民国时期中医图书馆事业述论[J].国家图书馆学刊，2017，(6)：103

赵令竹，鞠宝兆.肺消源流考略[J].中国中医基础医学杂志，2017，23(7)：895

赵希睿，熊益亮，王群，等.中西汇通"脑气筋"之文献考证[J].中医杂志，2017，58(11)：982

郑俊一.斯科菲尔德与西医在山西省的首次传播[J].中华医史杂志，2017，47(3)：178

六、民族医药

【藏医理论研究】

贡保东知等从脉诊入手，比较藏医与阿拉伯医学经典中的相关记载，认为脉诊是传统医学常用的诊断手法之一，而《四部医典》与《阿维森纳医典》是藏族和阿拉伯的医学经典，都记载了丰富的脉学内容并具有对比性。目前国内外尚未见两者对比的文献报道，文中从两部经典中取脉部位和季节对脉搏的影响入手，找出两部经典的取脉部位和季节对脉搏影响的异同点。提出同中找共同规律，异中求发展，保持各自特色，寻求各自发展的观点。

项智多杰等从古藏语“吉”“敏吉”分析藏医学的起源，认为它们均有“医疗”含义，也即“医学”，指后世藏医学的“索瓦热巴”。通过研究这些名词术语的演进过程，分析现代藏医学与西藏高原上的远古医疗知识、苯教巫医、象雄医学、吐蕃医学的一脉相承，起源可追溯至约 4 500～5 300 年前的昌都卡若文化时代，以及 3 900 年前的原始苯教巫医和象雄医学时期。

杨文娟等研究了印度阿育吠陀医药、中医药和藏医药，认为传统医药是指在欧洲文艺复兴之前形成且传承至今，在当代医疗实践中仍有应用的医药体系。作为世界传统医药中最具融合特色的三种医药体系，印度阿育吠陀医药、中医药及藏医药以古丝绸之路与佛教为纽带和载体，从理论到实践皆存在诸多相通之处。从三者形成与发展的历史文化渊源出发，比较其医学理论、诊治方法、三果汤的应用，提出了在“一带一路”重大历史机遇下，三大传统医药体系相互合作与交流，进一步提高和完善各自的理论体系及诊疗技术，促进传统医药的传承与发展，为人类健康事业作出贡献。

（撰稿：王兴伊　徐丽莉　审阅：俞桂新）

【藏药学研究】

仁青东主等以“藏医”“藏药”“萎缩性胃炎”“复方”等关键词进行检索，检索数据库以中国期刊全文数据库、万方医学数据库等，纳入 1992—2014 年间发表的相关文献对藏药复方治疗慢性萎缩性胃炎的方剂进行分析。共纳入 26 篇文献 18 首方剂 247 味藏药材，其中使用次数最高的藏药有白豆蔻、石榴子、荜茇、藏木香、寒水石、草红花等，使用次数最高的药味有“苦”“甘”等，配伍剂量最高的藏药有寒水石、石榴、白豆蔻、余甘子、甘青青兰、沙棘等，使用次数最高的功效为“寒”“热”等。结果表明，藏药复方治疗慢性萎缩性胃炎的“六味、八功效、剂量”等用药规律揭示，慢性萎缩性胃炎藏医可分型为隆型、赤巴型、培根型，而且表明赤巴型的出现率较高，其次为“隆型”或“培根型”。单药材中排序前 4 位的都具有“热性”功效，这为藏药治疗胃病以培根为主的配伍理论提供了依据。

郑思建等收集了 100 种常用藏药的环己烷、乙酸乙酯和甲醇提取物，并运用 MTT 法对两个肝癌细胞株 HepG2 和 SMMC-7721 进行各提取物的抗肝癌活性测试，同时选用 L02 细胞来评价其体外毒性。结果显示，100 种常用藏药中，17 种具有良好的抗肝癌活性，其 IC_{50} 值均小于 150 μg/ml，其中马兜铃、蓝翠雀花、甘青青兰、掌叶橐吾的乙酸乙酯提取物显示出显著的抗肝癌活性，其 IC_{50} 值均小于 50 μg/ml，但马兜铃乙酸乙酯提取物对正常肝细胞 L02 显示出一定的毒性。在进一步的抗 HepG2 肝癌活性验证中，显示蓝翠雀花乙酸乙酯提取物和甘青青兰乙酸乙酯提取物具有显著的抗肝癌活性，两者在抗 HepG2 肝癌细胞株活性中皆显示出显著的时效和量效关系。运用倒置显微镜以及 Hoechst 33258 荧光染色法，对经过蓝翠雀花乙酸乙酯提取物或甘青青兰乙酸乙酯提取物作用的 HepG2 细胞形态进行观察，显示蓝翠雀花和甘青青兰乙酸乙酯提取物可能是通过诱导 HepG2 细胞凋亡而显示抗癌活性。

刘伟等研究了藏药波棱瓜子总木脂素(TLHPS)对大鼠肝星状 HSC-T6 细胞增殖与凋亡的影响。结果，与对照组(秋水仙碱 0.1 μg/ml 组)相比，TLHPS 10、20、30、40 μg/ml 组对 HSC-T6 细胞 24、48、72 h 时的增殖抑制率明显增高($P<0.01$)，且各组 HSC-T6 细胞早期凋亡率与晚期凋亡率明显升高($P<0.05$，$P<0.01$)，G0/G1 期细胞数明显增多($P<0.01$)，G2/M 期细胞数无明显差异($P>0.05$)，S 期细胞数明显减少($P<0.01$)。Western blotting 结果显示，与对照组相比，TLHPS10、20、30、40 μg/ml 组 Bcl-2 蛋白表达明显降低($P<0.05$，$P<0.01$)，TLHPS 40 μg/ml 组 Bax 蛋白表达明显升高($P<0.01$)，TLHPS 20、30、40 μg/ml 组 NF-κB 表达明显降低($P<0.01$)。表明 TLHPS 抗肝纤维化的作用机制可能是通过降低 Bcl-2、NF-κB 的表达抑制肝星状细胞增殖并诱导其凋亡。

格桑次仁等研究发现，宽筋藤提取物可以明显改善牛Ⅱ型胶原诱导的类风湿性关节炎(CIA)大鼠足掌及踝关节肿胀度，缓解疼痛，明显减轻滑膜增生，减少炎细胞浸润及血管翳的形成，并改善软骨病变损伤。

聂佳等运用网络药理学方法，研究藏药三果汤防治高原红细胞增多症(HAPC)作用机制，研究藏医药治疗特色病种多维研究方法，并对临床用药提供科学理论依据。利用 TCMSP 数据库筛选出三果汤复方化合物中的有效成分群，针对 HAPC 机制，通过 PharmMapper 服务器进行靶点的预测分析。将得到的潜在靶点导入 MAS3.0 数据库进行靶点注释与分析，最后结合 KEGG 数据库进行通路分析。结果共预测得到三果汤潜在靶点 193 个和 70 条信号通路，其中有 24 个靶点和 25 条通路与 HAPC 有关。实验表明，三果汤多元酚、黄酮类和萜类等成分可能通过参与细胞增殖、氧化反应、内分泌代谢、炎症反应等过程，增强机体免疫功能及低氧应激能力，从而多靶点、多通路协同发挥抗 HAPC 的作用。

王静等采用网络药理学方法，探索藏药多血康胶囊(DXK)治疗 HAPC 的分子作用机制。应用文献检索及 TCMSP 数据库分别筛选 DXK 中余甘子、红景天、沙棘、干姜 4 味单味药的化学成分，通过 PharmMapper 进行靶点的预测分析，将得到的潜在靶点导入 MAS 3.0 数据库进行靶点注释与分析，结合 KEGG 数据库进行通路分析，最后采用 Cytoscape 软件，构建 DXK“化学成分-靶点”“靶点-通路”网络图。结果显示，虚拟实验预测找到 DXK 含有的 176 个化学成分，涉及 393 个作用靶点，筛选后得到 64 个靶点和 90 条通路与 DXK 提高缺氧耐受力、抗氧化、改善血液流变学等作用相关。推测 DXK 可能主要是通过调节免疫系统、炎症系统、心血管系统及代谢途径，并参与增强机体免疫、改善血液流变学及炎症反应、调节机体代谢等方面起到治疗 HAPC 的作用。

邓星等研究提高诃子的质量标准的方法。以没食子酸、诃子药材为对照品，新增薄层色谱—生物自显影鉴别，建立 HPLC 测定没食子酸含量的方法，采用 Phenomenex luna C18 色谱柱(250 mm×4.6 mm，5 μm)；流动相为甲醇－0.1%磷酸溶液(5∶95)，流速 1.0 ml/min，柱温 30 ℃，检测波长 271 nm，进样量 10 μl。发现薄层色谱—生物自显影法鉴别斑点清晰，分离度好，不仅能对诃子进行定性鉴别，还能体现其抗氧化活性；在以上 HPLC 条件下，没食子酸在 10.72～85.76 μg 呈良好线性关系，线性回归方程为 $Y=31.248X+9.037$($r=$

0.999 7),平均回收率 96.1%(RSD=2.54)。该方法简单易行,专属性强,重复性好,可用于诃子的质量控制。

(撰稿:王兴伊 徐丽莉 审阅:俞桂新)

【回族医学经典《回回药方》的研究】

黄燕等研究《回回药方》残卷名词术语,认为语源复杂,既有来自阿拉伯语、波斯语、梵语者,也有来自元明之际中国北方汉语方言者。宋岘的《〈回回药方〉考释》一书对《回回药方》的诸多术语进行了释读,然而却有明显误释的,也有释读不确的,还有对非音译术语未释的。因此对前人未释、误释或释读不确的 12 个术语予以释读,以弥补其憾。

何婷等考证了《回回药方》中的阿魏,认为阿魏是一种国内外常用药材,在《回回药方》中出现频率很高,但却存在着同物异名情况。通过文献学、本草学对《回回药方》中 5 大类可以翻译成阿魏的音译名称进行了详细的考证。回药"可深"经考证为是伞形科植物欧当归 *Levisticum officinale*。回药"安古丹"和"黑黎提提"为伞形科植物阿魏 *Ferula asafetida*。回药"撒吉别拏只"和"撒额因"为伞形科植物波斯阿魏 *Ferula persica*。

杨丽娟等考证了《回回药方》《回回药方考释》记载的 9 类茴香。从茴香品种考证、产地、性状鉴别和中医、维医、伊斯兰—印度医临床应用功效比较等方面进行研究,确定其分别属伞形科植物茴香 *Foeniculum vulgare*、莳萝 *Anethum graveolens*、孜然芹 *Cuminum cyminum*、葛缕子 *Carum carvi*、茴芹 *Pimpinella anisum*、细叶糙果芹 *Trachyspermum ammi* 的干燥成熟果实,原产地均分布在国外,中国均为引进栽培,且外观性状相似,功效相近,但亦有不同,以此为临床、科研、教学提供理论指导。

顾玉宝等研究了扎里奴思方加减对痰瘀互结型急性脑梗死患者的临床疗效及可能机制。研究发现,扎里奴思方加减治疗痰瘀互结型 ACI 的临床疗效明显优于尼莫地平片,且治疗后患者的神经功能缺损程度较治疗前显著改善,说明扎里奴思方加减可以有效改善痰瘀互结型 ACI 患者的神经功能,以提高生活质量。扎里奴思方加减可以降低痰瘀互结型 ACI 患者血清 TNF-α 和 IL-6 水平,并随着药物治疗时间延长效果更明显。表明扎里奴思方加减可显著改善痰瘀互结型急性脑梗死患者神经功能缺损情况,其机制可能与降低血清炎性细胞因子水平有关。

高如宏等研究并总结了《回回药方》治疗白癜风疾病较为明确的病因病机与辨证分型。研究显示,《回回药方》论述白癜风病机由禀性衰败、白痰根源、黑血根源、血道奄闭、脏器功能失常诸端;临床辨证分型为时风浊气证、白痰根源证、黑血根源证、禀性衰败而干证、禀性衰败而冷证、禀性衰败而湿证、肺经冷弱证、肝经液干证、脾经力微证。表明冷热干湿病邪是白癜风发病的重要原因;患者禀性衰败、白痰黑血根源、脏器功能失常是白癜风发生、发展与变化的关键病机。

(撰稿:王兴伊 徐丽莉 审阅:俞桂新)

【土家族医学的研究】

陈启亮等通过对土家族医学抗肿瘤药物的文献整理分析,探讨土家族医学抗肿瘤药物的用药规律。具体方法根据《土家族药物志》建立土家族抗肿瘤药物名录,以名录拟定关键词检索中国知网、万方数据知识服务平台、PubMed 医学文献检索服务系统,纳入明确具有抗肿瘤作用的土家族医学常用药物并建立数据库进行数据分析。发现土家族医学具有直接抗肿瘤作用的药物 144 味(其中植物类 136 味,动物类 8 味),科属分布中菊科频数最多为 11 次,占土家族抗肿瘤药物的 7.6%;药味分布中苦味药最多占总药味数的 41.7%,凉性药物高达 77 味,无毒药物 104 味。表明土家族医学治疗肿瘤多使用清热、攻邪、散结的药物,并以无毒药物数量最多。

林灵等对土家族治毒药性味关系、土家医方剂中治毒药使用频次、常用治毒药与非治毒药组合等进行统计分析，得到20个出现频次最高的药物组合。研究表明，土家治毒药药性多属寒、凉，药味以苦、甘、辛居多；治毒药在土家医方剂中的使用频次较低；治毒药在方剂中多作为主药、帮药使用，其在土家医用药体系中发挥着重要作用；相对使用频次高的治毒药物有大血藤、血当归、土茯苓、五爪龙、水菖蒲和蛇莓等，与之相配的药物有小血藤、三百棒、月季花、甘草和车前草等。

冉光辉等研究土家族诊疗技法在胃癌中的运用，认为胃癌是当今最常见的消化道肿瘤之一，是威胁人类健康的头号杀手之一。而目前胃癌的治疗还是以手术切除为主，但术后仍存在有患者术后生存质量差，易复发等问题。土家族医药作为我国传统医药大家族中的一员，拥有许多独具民族特色的诊疗手段。通过论述土家医的诊断和治疗技法在胃癌中的应用，为使用民族医药治疗肿瘤提供借鉴与参考。

王雪雁等研究土家族医学临床诊疗子宫颈癌特色，认为土家族是我国唯一不在边疆而聚居在内陆的少数民族，以“毕兹卡”为族称。土家医以其独特诊疗方式，区别于其他民族医学体系。子宫颈癌是女性最常见的恶性肿瘤之一，发病率位于女性肿瘤的第2位。我国是世界上子宫颈癌发病率最高的国家之一，每年新发病例约13.15万例。而土家族聚集区的五峰县在20世纪70年代就已经是我国子宫颈癌发病率最高的地区。通过运用土家医学的诊断和治疗技法分析其在子宫颈癌中的诊疗特色，旨在丰富民族医药对子宫颈癌的认识，为进一步丰富发展临床特色诊疗提供理论基础。

（撰稿：王兴伊　徐丽莉　审阅：佘桂新）

【民族医药治疗脑卒中的研究】

“脑卒中”又称“中风”或“脑血管意外”，是一种急性脑血管疾病，主要由于脑部血管突然破裂或因血管阻塞导致大脑供血不足而引起脑组织损伤的一组疾病，包括缺血性和出血性脑卒中。

郭慧娟等采用简单关联规则、序列关联等关联规则挖掘方法，得出藏医治疗隆滞布病（脑梗死）常用药物组合为七十味珍珠丸（早晨）→如意珍宝丸或二十四味沉香丸（上午）→三十七味斑蝥丸（中午）→二十味沉香丸（晚上）。

李占涛等探讨了失荅剌知丸对大鼠脑缺血再灌注后脑组织损伤血管修复及Notch/Delta信号通路相关蛋白Notch1、Notch4、Delta样配体4表达的影响。研究认为，失荅剌知丸可以显著升高实验大鼠Notch1、Notch4、Delta样配体4蛋白和基因表达，表达量与给药剂量和治疗时间成正相关，认为失荅剌知丸能促进脑缺血后血管修复，激活Notch/Delta信号通路可能是失荅剌知丸促进缺血后血管修复治疗脑缺血再灌注的重要机制之一。

刘超等观察了回医扎里奴思方对痰热腑实证脑缺血再灌注大鼠脑内细胞间黏附分子1（ICAM-1）、血管间黏附分子1（VCAM-1）、肿瘤坏死因子-α（TNF-α）和内皮素-1（ET-1）表达的影响。结果表明，扎里奴思方可以降低实验大鼠脑内ICAM-1、VCAM-1、TNF-α、ET-1阳性细胞数量，降低ICAM-1 mRNA、VCAM-1 mRNA、TNF-α mRNA、ET-1 mRNA的表达，认为扎里奴思方对痰热腑实证脑缺血再灌注大鼠脑神经元起保护作用的机制可能与抑制大鼠脑内ICAM-1、VCAM-1、TNF-α、ET-1的表达有关。甘佳乐等观察了扎里奴思方对痰热腑实脑缺血模型大鼠血脂、血浆同型半胱氨酸（Hcy）及ET-1的影响。结果，该方可以显著改善急性期实验大鼠神经功能缺损及痰热腑实症状，使血清中总胆固醇、甘油三酯、高密度脂蛋白胆固醇、低密度脂蛋白胆固醇、Hcy及ET-1的含量显著降低，具有保护脑神经细胞的作用。甘氏还观察了扎里奴思方对大脑中动脉闭塞模型大鼠白细胞介素-6、-2（IL-6、IL-2）含量的影响。发现该方可明显抑制大鼠急性期脑缺血再灌注损伤后脑组织中 IL-6 和 IL-2 的含量，且与用药时间呈正相关，认为这可能是其脑保护作用机制之一。另外，甘氏亦观察了扎里奴思方对脑缺血再灌注大鼠脑内 ICAM-1 与 TNF-α 表达的影响。发现该方可以降低实验大鼠 ICAM-1、TNF-α 细胞数量，降低 ICAM-1 mRNA、TNF-α mRNA 的表达，认为扎里奴思方对脑缺血再灌注大鼠脑神经元起保护作用的机制可能与抑制大鼠脑内 ICAM-1、TNF-α 的表达有关。顾玉宝等观察了扎里奴思方加减对痰瘀互结型急性脑梗死患者炎性因子的影响。研究发现，该方加减可以显著降低患者血清中 TNF-α、IL-6 的水平，认为扎里奴思方加减可显著改善痰瘀互结型急性脑梗死患者神经功能缺损情况，其作用机制可能与降低血清炎性细胞因子水平有关。

（撰稿：李永亮　审阅：俞桂新）

【民族药质量评价】

民族医药是我国传统医药的重要组成部分，为各民族的繁衍和健康做出了重要贡献，其质量评价越来越引起人们的关注。据报道，中国食品药品检定研究院完成的"全国民族药质量标准现状调研与分析"报告显示，目前民族药标准存在的问题主要包括民族药基原混乱，标准缺少、不完备或不统一等方面。本年度国务院印发《"十三五"国家药品安全规划》，提出了制修订国家中药民族药标准 1 100 个，使中药(材)标准处于国际主导地位，该规划为民族药质量研究提供了政策依据。

1. 品种考证和基原鉴别

白花龙胆　白花龙胆是典型的藏药，吴立宏等运用本草学和分类学方法，对古今涉及白花龙胆(榜间嘎保)的文献进行系统梳理分析，表明敦煌吐蕃医药文献中的榜间即是其后《月王药诊》《四部医典》等典籍中的白花龙胆，主治音哑、咳嗽等肺部疾病；大花龙胆 *Gentiana szechenyii* 和高山龙胆 *Gentiana algida* 是白花龙胆的两个基原，从古至今前者则是其主流品种。对涉及藏药的标准和专著中出现的认识混乱现象进行了分析和规范，结合田野和市场调查，使白花龙胆名实相符，为该藏药制剂的现代化研究和用药安全提供了基原和文献依据。

麻黄　麻黄既是中药材，也是民族药，在各地习用品较多，孙兴姣等对麻黄的名称、基原进行考证，按照根、茎、果实的形态特点进行详细分析，得出历代本草中所记录的麻黄即为历版《中国药典》所规定的草麻黄 *Ephedrae sinica*，并对麻黄的产地变迁、品质评价进行总结，以促进麻黄资源的进一步开发利用。

红豆杉　红豆杉是维吾尔药"安胃加瓦日西吾地吐如西片"等成方制剂中的主要成分，具有治疗消化道疾病和神经衰弱等功效，维药标准的来源为西藏红豆杉 *Taxus wallichian*，杨琚等从分子生物学角度对红豆杉的植物基原进行了研究，ITS2 序列鉴定表明，西藏红豆杉与其变种红豆杉、南方红豆杉可作为药材的同一药材基原，东北红豆杉可与曼地亚红豆杉作为同一药材基原，结果为维吾尔药材的真伪鉴别及质量标准提升提供基原鉴定依据。

尼卡拉巴　"尼卡拉巴"是滇西北纳西族民间草药，张宇等从民族植物学角度，对"尼卡拉巴"的民间知识进行调查、整理和分析，并在此基础上对其进行了考订。结果表明，"尼卡拉巴"为龙胆科龙胆属、花锚属和獐牙菜属的 14 种植物，具有清热去火、保肝护肝、抗病毒的功效，用于感冒、上火、肝炎等病症。基于考订结果，推荐滇龙胆草、椭圆叶花锚、以及獐牙菜属的叶萼獐牙菜和丽江獐牙菜作为"尼卡拉巴"的正品使用。

榜嘎　藏药"榜嘎"是藏医临床常用特色药材，刘治民等系统查阅了《月王药诊》《四部医典》《晶珠本草》等藏医药专著及相关汉译本，对藏药榜嘎的名称、基原、产地及采收季节、功能主治等进行本草考证。结果表明，藏药榜嘎的基原主要为船盔乌头

Aconitum naviculare 或甘青乌头 *A. tanguticum* 的干燥全草。该考证结果为藏药"榜嘎"的规范应用以及质量标准提升提供依据。

神香草　神香草为维吾尔常用药材，基原为唇形科植物硬尖神香草 *Hyssopus cuspidatus*，主要用于治疗气管炎等病。杨琚等采用 DNA 条形码技术建立神香草鉴别的方法，对市售 11 份"神香草"药材进行鉴定。结果表明，市售神香草药材仅有 2 份为维药材标准中收录的硬尖神香草，1 份为神香草属植物，1 份为鼠尾草属植物，其余 7 份来源于荆芥属植物。该 DNA 鉴别技术可作为鉴定维药神香草及其伪品药材的有效工具。桑葚是维药常用药材，不同植物来源的桑葚药材形态特征相近，临床应用时不易区分，具有潜在的隐患，樊丛照等运用 ITS2 及 psbA-trnH 序列，对收集的 51 种新疆桑属植物及药材样品进行 DNA 分子鉴定，可将来源为桑 *Morus alba*、鞑靼桑 *M. alba* var. *tatarica*、黑桑 *M. nigra* 来源的药材进行很好鉴别，为维吾尔药材真伪鉴别及市场监管提供依据。

2. 生药学鉴别

民族药生药学鉴别包括性状鉴别、显微鉴别、薄层鉴别及 HPLC 特征图谱鉴别。

绣球藤为毛茛科植物毛茛铁线莲 *Clematis ranunculoides* 的干燥全草，周培军等对绣球藤进行了生药学鉴别，主要进行了根、茎、叶横切面及全草粉末鉴别、3 批次样品的薄层鉴别，为绣球藤混淆品鉴定及质量标准制订提供了理论依据。结石草为紫威科植物两头毛 *Incarvillea arguta* 的全草，在我国傈僳族、苗族等 7 个少数民族作为民族药使用。张亚梅等对结石草粉末显微特征以及根、茎、叶横切面和叶表面的显微特征进行了研究，研究结果为质量标准制定提供了理论依据。重楼既是中药也是民族药，符德欢等采用传统分类鉴定、药材性状鉴别、显微鉴别和理化鉴别的方法对 4 种重楼属药用植物进行比较鉴别研究，找到了鉴别特征，为混淆品种鉴定提供了依据。赵超等以槲皮苷、绿原酸为对照品建立了小一点红药材的薄层色谱方法，可用做民族药材小一点红的质量控制的薄层鉴别方法。狄准等采用 UPLC 方法，对川东獐牙菜、狭叶獐牙菜和紫红獐牙菜进行了 UPLC 特征图谱研究，可将 3 种獐牙菜进行鉴别。珍珠丸系列品种为藏医常用药，宋霞等建立了藏药珍珠丸系列品种二十五味珍珠丸和七十味珍珠丸的 HPLC 特征图谱，显示同一企业不同批次的样品在整体质量上存在着较大的差异，各企业之间的产品亦存在较大差异，为大处方药品质量稳定性控制提供了参考。

3. 含量测定

民族药指标成分含量测定是质量优劣评价的重要依据。

小米辣　过立农等运用 UPLC 法建立了测定藏药小米辣中辣椒素等 3 种辣椒碱类化学成分含量一测多评方法，10 批不同产地小米辣样品中降二氢辣椒素、辣椒素和二氢辣椒素的含量范围分别为 0.0281%～0.0534%、0.258%～0.389% 和 0.115%～0.209%，计算结果与外标法测得结果无显著差异，为民族药质量控制提供了一个新的模式与方法。

新疆阿魏　为了提高新疆阿魏资源储量分布和种植面积，保护野生资源，阿依别克·热合木都拉等采用挥发油测定法以及高效液相色谱法，对新疆不同产地野生阿魏和栽培品阿魏的挥发油和阿魏酸进行了含量测定，结果，挥发油含量中，各地野生品均符合《中国药典》(2015 年版)标准(挥发油含量≥10%)，栽培品中，阜康阿魏和伊宁产新疆阿魏达到药典标准。阿魏酸含量测定结果中，阿勒泰栽培品，阜康栽培品和伊宁栽培品的根和叶的阿魏酸含量，均大于野生品阿魏酸含量，显示出人工栽培环境采收的阿魏药材前景可观，不同部位均可以作为提取物的制备原料。

小大黄根　唐悦德等采用 Folin-Ciocalteu 和

三氯化铁-铁氰化钾法比色法分别测定藏药小大黄根酒制、熟制、炭制 3 种炮制品和叶中酚酸的含量，结果表明两种总酚酸测定方法之间存在明显差异，前者测定方法更灵敏。

准噶尔乌头　准噶尔乌头 *Aconitum soongaricum* 为新疆天山地区特产民族药材，在西北地区常作为川乌与草乌的替代品使用，魏莹等建立了 HPLC 方法同时测定不同提取部位中多种生物碱的含量。结果表明，准噶尔乌头乙酸乙酯提取部位与乙醇提取部位相比，均含有苯甲酰乌头原碱与乌头碱，但乙醇部位的含量远高于乙酸乙酯部位；而乙酸乙酯部位中含有次乌头原碱与高乌甲素，乙醇部位中含有宋果灵、草乌甲素与 3-脱氧乌头碱，各个成分的含量也相差很大，为进一步阐明此类药材药理活性与毒性机制、开发创新药物提供科学依据。

地板藤　地板藤为桑科植物地石榴 *Ficus tikoua* 的藤茎，是彝、壮、苗、哈尼等民族广泛使用的民族药。张文平等采用 HPLC 法对地板藤中芦丁进行了 HPLC 法含量测定，16 批药材芦丁的含量范围在 0.55～5.94 mg/g，为完善地板藤药材及饮片的质量标准提供了科学依据。

七味诃子散　七味诃子散系藏族验方，收载于《中华人民共和国卫生部药品标准》藏药(第一册)。陈岳蓉等以 HPLC 法对藏药七味诃子散中有效成分丁香酚的含量进行测定，含量范围在 14.7～15.6 mg/g。该方法可作为评价七味诃子散质量的一项重要指标。

西伯利亚接骨木　西伯利亚接骨木 *Sambucus sibirica* 为哈萨克族常用药。王婷媛等以 HPLC 法测定西伯利亚接骨木中白桦脂酸含量，平均含量为 0.31 mg/g。

羊开口　羊开口为壮、瑶民族习用药材，野牡丹 *Melastoma malabathricum* 和展毛野牡丹 *M. normale* 为其主要来源。黄瑞松等以 HPLC 法测定了 2 种原植物 15 批样品中的鞣花酸含量，显示出野牡丹和展毛野牡丹药材中鞣花酸的含量相近，壮、瑶民间将野牡丹和展毛野牡丹作为羊开口药材应用是有一定科学依据的。

水黄花　水黄花为大戟科植物水黄花 *Euphorbia chrysocoma* 的全草，是贵州苗药材。熊珂等以 HPLC 法测定不同采收期水黄花中东莨菪内酯、金丝桃苷及槲皮苷含量，显示出 9～11 月采集的水黄花中的 3 种主要成分含量较高。

山辣子皮　山辣子皮为瑞香科植物山辣子皮 *Daphne papyracea* var. *crassiuscula* 的树皮。蒋太白等建立了 HPLC 法同时测定 3 种抗 HCV NS3/4A 蛋白酶香豆素的含量方法。结果显示，药材中均含有瑞香素及瑞香新素，有 3 批药材中未检测到 7-羟基-8-甲氧基香豆素。山辣子皮药材中瑞香素及 7-羟基-8-甲氧基香豆素含量差异较明显，同一地点瑞香素含量在 284.49～4 437.15 μg/g，相差近 20 倍。

4. 有害物质测定

水黄花　熊珂等采用原子吸收光谱法、原子荧光光谱法对贵州省 22 批不同产地水黄花药材中的铅、镉、铜、砷、汞含量进行测定，结果，水黄花药材中的铜、砷及汞含量均在限定标准范围内，2 批来自关岭的药材中铅的含量超出标准、9 批来自关岭、惠水、修文及高坡的水黄花中镉的含量超出标准。

枸杞　枸杞是药食两用的药材，同时也是中药和民族药，马蓉蓉等利用原子吸收分光光度法对枸杞中重金属(Cu、Cd、Pb 和 Hg)及有害元素 As 进行了测定，按照《中国药典》(2015 年版)中枸杞的重金属及有害元素限量规定，所测枸杞中除 Cu 元素含量超出此项规定外，其余重金属及有害元素含量均符合此项标准。而 Cu 既是人体必需的元素，也是有害元，按照每日摄入的需求量和所测枸杞样品中所含 Cu 元素的含量分析，服用枸杞不超过 45 g/d，则不足以引起体内 Cu 元素过量而引发的中毒症状(仅针对本次测定的枸杞样品)。

苞叶雪莲　藏药苞叶雪莲 *Saussurea obvallata* 为风毛菊属植物。李海丽等运用 ICP-MS 法测定苞叶雪莲中 Zn、Fe、Mn、Cr、Ni、Cu、As、Cd、Ag、Pb 等 10 种重金属元素的含量进行测定。结果显示，苞叶雪莲中 Fe、Zn 元素含量较高，Fe 含量范围 1 524.58～1 703.72 mg/kg，Zn 含量范围 29.81～41.80 mg/kg。与我国发布的药用植物及制剂外经贸绿色行业标进行对照，Cd(0.31～0.60 mg/kg，标准规定不高于 0.3 mg/kg)、Cu(20.12～27.80 mg/kg，标准规定不高于 20.0 mg/kg)元素的含量明显超标。

5. 质量标准研究

山牡荆　山牡荆为广西壮、瑶民族药，来源于马鞭草科植物山牡荆 *Vitex quinata* 的干燥根和茎，收载于广西地方标准。陆峥琳等对山牡荆质量标准进行研究，建立了药材的性状、显微鉴别和薄层色谱鉴别方法；测定 10 批药材样品水分为 9.9%～11.7%，总灰分为 1.21%～4.93%，酸不溶性灰分为 0.21%～2.79%，醇溶性浸出物为 2.3%～8.2%；山牡荆中蜕皮甾酮含量为 0.41%～1.27%。提升了原有的标准，最后给出了标准限量建议。

羊耳菊　羊耳菊为菊科植物 *Inula cappa* 的干燥全草，收载于贵州省地方标准中。姚林才等对羊耳菊药材的质量标准进行研究，建立了以东莨菪内酯为对照品薄层色谱鉴别方法，测定了 15 批药材，水分含量为 9.97%～15.76%；总灰分为 4.05%～6.66%，酸不溶性灰分为 0.40%～2.76%；浸出物含量为 8.96%～14.71%。最后给出了标准限量建议。

二十五味肺病丸　二十五味肺病丸收录于《中华人民共和国卫生部药品标准》藏药(第一册)。李翔等以 TLC 法定性鉴别藏木香、獐牙菜、余甘子、毛诃子，HPLC 法定量测定土木香内酯、齐墩果酸、甘草酸、羟基红花黄色素 A 等含量，完善了原有的标准，进一步保证了二十五味肺病丸的质量、临床疗效及安全。

(撰稿：吴立宏　审阅：俞桂新)

[附]　参考文献

A

阿依别克·热合木都拉，妮露法尔·穆塔耶夫，凯撒·苏来曼.野生阿魏与栽培阿魏植物不同部位的挥发油及阿魏酸含量测定[J].中国野生植物资源，2017，36(2)：20

C

陈启亮，唐东昕，龙奉玺，等.土家族医学常用抗肿瘤药物用药规律文献研究[J].中医杂志，2017，58(18)：1598

陈岳蓉，李普衍，刘海青.藏药七味诃子散中有效成分丁香酚的含量测定[J].中国药事，2017，31(2)：165

D

邓星，苟立平，温倩雯，等.藏药诃子的质量标准提高研究[J].中国民族民间医药，2017，26(18)：12

狄准，张霁，赵艳丽，等.3 种獐牙菜属民族药 UPLC 指纹图谱研究[J].中草药，2017，48(9)：1860

F

樊丛照，徐建国，李亚伟，等.基于 DNA 条形码技术的维吾尔药材桑葚基原鉴定研究[J].中国中药杂志，2017，42(16)：3219

符德欢，王丽，郭佳玉，等.4 种重楼属药用植物的比较鉴别研究[J].云南中医学院学报，2017，40(4)：83

G

甘佳乐，刘敬霞，黑长春，等.回药扎里奴思方对大脑中动脉闭塞模型大鼠白细胞介素-6、-2 含量的影响[J].中国

老年学杂志,2017, 37(7):1576

甘佳乐,刘敬霞,黑长春,等.回药扎里奴思方对脑缺血再灌注大鼠脑内 ICAM-1 与 TNF-α 表达的影响[J].新中医,2017, 49(2):15

甘佳乐,刘敬霞,黑长春,等.回药扎里奴思方对痰热腑实脑缺血模型大鼠血脂、血浆同型半胱氨酸及内皮素-1 的影响[J].中国老年学杂志,2017, 37(12):2861

高如宏,徐静.浅析《回回药方》对白癜风理法方药的认识[J].宁夏医科大学学报,2017, 39(3):241

格桑次仁,韦益飞,白文婷,等.藏药宽筋藤抗胶原诱导大鼠类风湿性关节炎的药理作用研究[J].中药新药与临床药理,2017, 28(3):327

贡保东知,更藏加,刚焕晨雷.《四部医典》与《阿维森纳医典》中取脉部位和季节对脉搏的影响比较探讨[J].时珍国医国药,2017, 28(7):1705

顾玉宝,刘敬霞,刘超,等.回药扎里奴思方加减对痰瘀互结型急性脑梗死患者炎性因子的影响[J].中医杂志,2017, 58(15):1304

郭慧娟,任小巧,毛萌,等.基于关联规则的藏医隆滞布病(脑梗死)用药规律研究[J].世界科学技术(中医药现代化),2016, 18(4):594

过立农,崔淦,刘杰,等.一测多评法测定藏药小米辣中 3 种辣椒碱的含量[J].中国药事,2017, 31(7):760

H

何婷,杨丽娟,徐静,等.《回回药方》中阿魏的本草考证[J].中华中医药杂志,2017, 32(3):980

黄燕,王锦.《回回药方》残卷部分名词术语释读[J].中华医史杂志,2017, 47(3):169

黄瑞松,陆峥琳,高雪锋,等.HPLC 测定羊开口中的鞣花酸[J].华西药学杂志,2017, 32(1):81

J

蒋太白,张洪,危英,等.HPLC 同时测定山辣子皮中 3 种抗 HCVNS3/4A 蛋白酶香豆素的含量[J].中药材,2017, 40(12):2898

L

李翔,刘亚丽,乔培,等.二十五味肺病丸质量标准的研究[J].中成药,2017, 39(7):1410

李海丽,卢永昌,朱奎德.ICP-MS 法测定苞叶雪莲中重金属元素含量[J].上海农业学报,2017, 33(3):82

李占涛,贾孟辉,苏丹,等."失荅剌知丸"对大鼠脑缺血再灌注后 Notch/Delta 信号通路相关因子表达的影响[J].时珍国医国药,2017, 28(2):286

林灵,高蔚祖,王琳,等.土家族治毒药的配伍使用规律研究[J].中国药物评价,2017, 34(3):196

刘超,刘敬霞,黑常春,等.回医扎里奴思方对痰热腑实证脑缺血再灌注大鼠肿瘤坏死因子-α 和内皮素-1 表达的影响[J].中国老年学杂志,2017, 37(6):1301

刘超,刘敬霞,田文荣,等.回医扎里奴思方对痰热腑实证脑缺血再灌注大鼠脑内细胞间黏附分子 1 和血管间黏附分子 1 表达的影响[J].中国老年学杂志,2017, 37(11):2606

刘伟,石林琳,石晏丞,等.藏药波棱瓜子总木脂素对大鼠肝星状细胞增殖与凋亡的影响[J].中草药,2017, 48(14):2912

刘治民,秦松云,赵纪峰,等.藏药"榜嘎"的本草考证[J].世界科学技术(中医药现代化),2017, 19(4):636

陆峥琳,竺勇,黄瑞松,等.民族药山牡荆质量标准研究[J].广西医科大学学报,2017, 34(4):607

M

马蓉蓉,潘兰,石明辉.枸杞中重金属及有害元素形态分布及其安全性评价[J].西北药学杂志,2017, 32(4):430

N

聂佳,郭伟晨,唐策,等.藏药三果汤防治高原红细胞增多症作用机制的网络药理学研究[J].中药材,2017, 40(6):1425

R

冉光辉,唐东昕,龙奉玺,等.土家族诊疗技法在胃癌中的运用[J].时珍国医国药,2017, 28(6):1424

仁青东主,华青措,斗周才让,等.藏药复方治疗慢性萎缩性胃炎的配伍规律研究[J].中国中医基础医学杂志,2017, 23(7):1009

S

宋霞,王慧春,海平.珍珠丸系列品种的 HPLC 整体质量控制研究[J].青海科技,2017, (3):43

孙兴姣,李红娇,刘婷,等.中药民族药麻黄的本草考证[J].中国药业,2017,26(21):1

T

唐悦德,董红娇,刘海萍.Folin-Ciocalteu 和三氯化铁—铁氰化钾比色法测定民族药小大黄根 3 种炮制品和叶中总酚酸含量差异的对比研究[J].中国处方药,2017,15(2):35

W

王静,赵可惠,唐策,等.藏药多血康胶囊治疗 HAPC 的网络药理学机制研究[J].中药材,2017,40(7):1689

王婷媛,邱远金,李莉,等.HPLC 法测定西伯利亚接骨木中白桦脂酸含量[J].西北药学杂志,2017,32(1):31

王雪雁,唐东昕,龙奉玺,等.土家医临床诊疗子宫颈癌特色研究[J].时珍国医国药,2017,28(6):1537

魏莹,刘姣,雷军,等.民族药准噶尔乌头不同提取部位化学成分的差异性分析[J].中国现代应用药学,2017,34(7):933

吴立宏,王峥涛.藏药白花龙胆的名实研究[J].世界科学技术(中医药现代化),2017,19(2):359

X

项智多杰,保罗.从古藏语"吉""敏吉"看藏医学的起源[J].西藏大学学报(社会科学版),2017,32(3):38

熊珂,姚成芬,熊荻菲菲,等.HPLC 测定不同采收期水黄花中东莨菪内酯、金丝桃苷及槲皮苷含量[J].贵州医科大学学报,2017,42(1):64

熊珂,孙绪,付思红,等.贵州省不同产地水黄花药材中的铅、镉、铜、砷、汞含量分析[J].贵州医科大学学报,2017,42(2):171

Y

杨琚,樊丛照,李晓瑾,等.维吾尔药材红豆杉植物基原研究[J].生物资源,2017,39(1):30

杨琚,樊丛照,李晓瑾.基于 ITS2 序列的维吾尔药材神香草鉴定研究[J].中国现代中药,2017,19(5):625

杨丽娟,何婷,火明才,等.《回回药方》中"茴香"的本草考证[J].中华中医药杂志(原中国医药学报),2017,32(7),3213

杨文娟,聂佳,贾敏如,等.一带一路视野下传统医药的互联共存——以印度阿育吠陀医药、中医药和藏医药为例[J].辽宁中医杂志,2017,44(9):1805

姚林才,王欣,覃瑶,等.羊耳菊药材的质量标准研究[J].亚太传统医药,2017,13(10):18

Z

张宇,张顺仓,和丽姬,等.滇西北纳西族民间草药"尼卡拉巴"的民族植物学考订[J].中国民族民间医药,2017,26(3):124

张春玲.民族药质量标准提升在路上[N].中国医药报,2017-3-21(5)

张文平,张晓平,宋雪兰,等.民族药地板藤中芦丁 TLC 鉴别与 HPLC 含量测定研究[J].中医药导报,2017,23(13):33

张亚梅,李星,蒋坤,等.民族药结石草的生药学研究[J].时珍国医国药,2017,28(12):2935

赵超,蒋政萌,龚小见,等.民族药材小一点红的薄层色谱鉴别[J].贵州师范大学学报(自然科学版),2017,35(4):100

郑思建,徐婵,杨洁,等.藏药抗肝癌活性研究[J].华中师范大学学报(自科版),2017,51(3):328

周培军,李学芳,符德欢,等.民族药绣球藤的生药学鉴别[J].广州中医药大学学报,2017,34(3):432

七、国外中医药

【澳大利亚中医药】

1. 中医药传播

林子强、徐大卿、Leach MJ、Wardle J 等报道。

中医药最早是伴随着 19 世纪 40 年代中国劳工和移民进入澳大利亚。大量的劳工和此后不断进入澳大利亚的华人移民对中医药的需求不断增长，澳大利亚各地有华人聚居的地方相继出现中医馆和中药店，也成为中国传统医学在澳大利亚传播的开端。

20 世纪 70 年代随着中澳建交和澳大利亚政府移民政策改革，进入澳大利亚的华人移民迅速增加，中医药发展环境得到改善，中医及针灸推拿诊所和中药店逐渐增多。20 世纪 80 年代中国政府推行的改革开放政策进一步推动了中国大陆与澳大利亚的多层次交流。许多毕业于中国大陆正规中医院校的华人开始进入澳大利亚，这些华人中许多是具有扎实理论基础和丰富临床医疗实践经验的资深中医师。中医特有的治疗手段、确切的治疗效果和其中蕴含的独特中国文化魅力，使中医药在澳大利亚各族群中逐渐推广。澳大利亚政府也开始认可中医诊所和中药店的合法存在，并在各州推动行业规范，并对中医行业立法，以规范中医药执业人员的职业行为。

2000 年 5 月，维多利亚州通过了《中医注册法案(2000)》，成为澳大利亚联邦第一个对中医行业进行规范的法案。同年，成立了维多利亚中医注册局，负责中医标准的制定并对标准的执行进行监管。迄今为止，维多利亚州已颁布了 17 项规范、准则和政策。此后，新南威尔士州卫生局和西澳大利亚州卫生局相继开始了中医针灸立法以及标准制定。

2010 年 7 月，澳大利亚建立了全国医疗从业人员注册和认证方案，中医药相关从业人员也被列入注册范围。

2011 年 7 月，澳大利亚联邦政府成立了澳大利亚中医管理局，为中医行业制定与商讨注册标准、执业准则与指南。

2012 年 7 月澳大利亚本土的中医药执业人员加入国家注册与认证方案，澳大利亚政府在全国范围内对中医药从业人员实行统一注册和监管。

截至 2017 年 10 月，澳大利亚全国共有 4 860 名医生注册中医执业人员。

2. 中医药教育

左言富、杨毅等报道。

中医药执业合法化和监管规范化促进了中医药行业在澳大利亚健康有序发展。随着中医药行业市场扩大，对合格执业人员的需求也逐渐增加。

虽然中医药目前在澳大利亚仍然是替代医学，但其正规的中医药专业本科、硕士、博士教育早在 20 世纪 90 年代开始已经被纳入国家正规的高等教育体系。

1991 年开始，澳大利亚高等教育体系因市场需求，陆续设立中医药相关专业课程。据不完全统计，澳大利亚目前已有 14 所大学和教育机构开设了澳大利亚联邦政府卫生部认可的中医药专业教育，可提供 28 个包括学士和硕士学位在内的中医药专业。

目前澳大利亚已有 6 所公立综合性大学将中医专业教育纳入正规的高等教育课程体系。1991 年，澳大利亚皇家墨尔本理工大学(RMIT)成立了中医教育课程发展委员会并设立中医系。

1994 年,皇家墨尔本理工大学与南京中医药大学合作开设中医本科和硕士课程,"健康与生物医学科学学院"招收 5 年制的中医学专业学生,课程涵盖中医基础理论、中医诊断学、中药药理学、方剂学、中医内科学、中医皮肤科学、中医妇科学、中医急诊以及针灸、拔罐、推拿等中医传统理论,同时也学习西医的解剖学、生理学、病理学、药理学、毒理学、诊断学等课程。学生从第 4 年开始进行临床实习,并且在第 5 学年到南京中医药大学附属医院进行一个学期的临床实习。

澳大利亚最大综合性公立大学之一的悉尼科技大学(UTS)分别在"生命科学学院"和"国际教育学院"开设学制为 4 年的全日制中医学专业本科课程,学生将在 4 年内完成 288 学分的中医理论、实践和西医基础的学习,并从第一学年起,在悉尼科技大学中医药诊所完成 1 030 h 的临床见习和实习以积累临床经验,毕业分别授予中医健康科学学士学位及文学士学位。

西悉尼大学(UWS)于 2005 年在"科学与健康学院"开设中医学位课程,该学院也是澳大利亚国家补充医学研究院的依托单位。西悉尼大学中医学为 4 年全日制,全部课程 32 门,其中中医课程占 2/3,包括中医基础理论、针灸学、方剂学、中药学,另有 1/3 西医课程。授课采用"翻转课堂"的教学方式。学生需要完成 320 学分的课程学习,毕业授予传统中医学士学位。学生在前两学年主要学习中医基础理论以及相关课程,后两学年进行临床见习和实习,临床见习和实习的时间是 900 h,其中有 400 h 在中国的医院实习。

悉尼中医学院(SITCM)中医学科开设 4 年制的全日制中医本科专业。系统学习传统中医课程,包括中医基础理论、中医诊断学、黄帝内经、温病学、伤寒论、中药学与方剂学等。4 年的总学时数为 2 700 h,其中有 900 h 临床见习与实习,毕业授予中医学士学位。

澳大利亚针灸学院创立于 1969 年,主要教授中医传统针灸学基础知识及临床实习。开设 4 年制的全日制中医针灸专业,课程设置有传统针灸理论基础与临床实践,以及西医基础医学。学生有一个学期在广州中医药大学临床医院进行临床实习,毕业授予应用科学(针灸)学士学位。毕业生可以入选澳大利亚针灸师院和职业针灸组织及协会成员。

(撰稿:林炜　审阅:黄健)

[附] 参考文献

C

Chen J, Loyeung B, Zaslawski C, et al. Comparison of traditional Chinese medicine education between mainland China and Australia-a case study[J]. Joumal of Integrative Medicine, 2016, 14(4):291

L

Leach MJ. Profile of the complementary and alternative medicine workforce across Australia, New Zealand, Canada, United States and United Kingdom[J]. Complement Therapies in Medicine, 2013, 21(4):364

林子强.南京中医药大学与澳洲中医教育合作对澳洲中医立法的影响[D].第三届世界中医药教育大会论文集(南京),2013:128

林子强.我国中医药在澳大利亚稳步发展[J].世界科学技术(中医药现代化),2009, 11(3):370

P

潘兴芳,郭义,王卫,等.澳大利亚与中国针灸教育的比较研究[J].天津中医药大学学报,2006,25(4):242

W

Wardle J, Adams J. Are the CAM professions engaging in high-level health and medical research? Trends in publicly funded complementary medicine research grants in Australia[J]. Complement Therapies in Medicine, 2013, 21(6):746

王红,白杨.中澳两国推拿教育比较研究[J].辽宁中医药大学学报,2009, 11(5):244

X

Xue CC, Zhang AL, Lin V, et al. Acupuncture, chiropractic and osteopathy use in Australia: a national population survey[J]. BMC Public Health, 2008, 8(1):105

徐大卿.中医学在澳洲的历史现状研究及前景展望[C].南京中医药大学,2014

徐永昌.澳大利亚中医教育的新发展及对我国高层次中医教育的思考[J].中医教育,1996, 1(15):48

徐永昌.中医在澳大利亚的传播与发展[J].中国中医药信息杂志,1997, 4(11):41

Y

杨毅,王子旭,郭义.大洋洲中医针灸标准化现状研究[J].中国针灸,2013, 33(4):351

Z

Zhu X, Carlton AL, Bensoussan A. Development in and challenge for traditional Chinese medicine in Australia[J]. Journal of Alternative and Complementary Medicine, 2009, 15(6):685

周延松,赵亭,Tony Z.皇家墨尔本理工大学中医孔子学院传播中医文化的探索与实践[J].世界中西医结合杂志,2014, 9(8):895

左言富.探索海外中医发展之路——访澳洲皇家墨尔本理工大学(RMIT)中医部主任薛长利博士[J].南京中医药大学学报(自然科学版),2002, 18(3):188

八、教学与科研

（一）教学研究

【翻转课堂在中医院校教学中的应用研究】

翻转课堂是信息化技术催生的新型教学模式，如黄婉怡等认为"翻转课堂"是由传统的"课堂讲解＋课后巩固练习"教学模式转向"课前自主学习＋课堂深度互动"的新模式，能实现师生之间的深度互动，是研究和评价课堂教学效果的新方法。目前，中医院校已广泛引入翻转课堂教学模式。

在基础医学课程教学中，朱洁等提出构建以学生为中心的"翻转课堂"教学模式，包括学生课前自主学习，教师精心准备多元化教学资源，在课堂因材施教，有效监管教学过程，科学评价教学效果，为学生搭建个性化、协作式的学习环境等环节。叶婷等在诊断学实践教学中，发现将翻转课堂与以团队为基础的学习教学模式相结合能取得更好的效果。而党辉发现翻转课堂结合技能考核教学模式可明显提高诊断学检体诊断的教学效果。郑攀等建立了方剂学翻转课堂教学模式，强调树立以问题为基础、以学生为主体的理念，完善客观、规范的多元化考核评价体系。平静等开展了基于翻转课堂的实验方剂学教学运行，并提出不被固定模式束缚、加强教师指导、以提高学生综合能力等建议。马莲等以微课制作与教学实践研究为切入点，建立了《医古文》翻转课堂教学模式，并对实际应用效果进行了分析，提出今后需改进的技术与方法。

在中医经典教学中，王丽娜等根据《金匮要略》课程本身的特点，分析了实施翻转课堂的必要性、可行性，并提出实施的具体步骤。李鑫辉等探索了如何有效构建基于慕课及微信的《温病学》翻转课堂教学活动模型，并通过学生成绩和问卷调查评价了实施效果。

在针灸学教学中，部爱贤等尝试将微信引入教学中，搭建移动学习环境，实现翻转课堂教学，并分析了该模式的优缺点。李享等将翻转课堂的教学模式与《经络腧穴学》总论教学相结合，初步探索了三条可供借鉴的途径，包括推动网络课堂建设、改革课堂教学建设、促进考评体系建设。罗锦怡等针对针灸治疗学的教学内容和学生实际情况，对翻转课堂教学模式加以改进和创新，从而提高学生自主学习和积极思考的能力，强化了本课程的学习效果。

在中医临床课程教学中，孟立锋等针对中医内科学教学中的现存问题，研究了采用翻转课堂教学的必要性、可行性，并提出该教学模式对于中医内科学的教学意义，包括推动个性化教学、凸显学生主体性、锻炼临床能力、促进教师发展、深化教育改革、使教学效果评价多样化等。赖梅生在中医外科学教学中，以思维导图归纳和呈现教学内容、以微信公众号为资源推送平台、以 APP 辅助课堂互动的形式开展翻转课堂教学，并汇报了师生在课前资源整合、课中组织实施、课后持续教育及效果反馈等 4 个部分的情况，同时推荐了角色扮演等 3 种课堂教学方式。刘新光等认为慕课和翻转课堂模式与现代中西医结合教学特点有着天然的契合性，二者的结合不仅可推动中西医结合高等教育模式的改革,而且对医学常识的普及有着积极的作用。马丽亚等将翻转课堂设计为以临床案例为主的 PBL 教学模式,并应用于妇产科实训教学,引导同学运用所学知识点进行疾病的诊断和鉴别诊断。在具体方法上,周玉中在"翻转课堂"理念的基础上进一步提出"翻转课堂混合式教学"的改良,并应用于中医临床教学工作,即在传授基础理论知识的同时,通过临床视频资料,使学生掌握基础理论与临床实践技能,从而解决传统课堂临床教学的不足。

此外,中医院校在西医课程和公共课程的教学中,也大力尝试应用翻转课堂这一教学新模式。如郭双探讨了翻转课堂在药剂学教学中的应用,并详细剖析了教学流程。孙祝美等选取《医学细胞生物学》中"细胞膜"部分进行"翻转课堂"教学的试点,并对教学效果进行评估。张莉等将翻转课堂与双语教学相结合,运用到分析化学课程的讲授过程中。陈芳等在病理生理学实验的双语教学中应用微信公众平台建立翻转课堂,通过图文信息进行课前知识内化、交互式平台进行课堂互动、微信平台数据统计功能进行考核设计,得到了学生的认可。宋娟等分析了在泛在学习背景下的中医药院校大学英语翻转课堂教学模式的重要性,并从硬件建设、教学理念、教学方法等方面提出构建该教学模式的有效途径。李汉成等从教学意义、学习模式和教学评价体系等方面探讨了如何将翻转课堂应用在高职医学院校的中药专业、中医药文化翻译课程的教学中。

(撰稿:张苇航　审阅:崔蒙)

【中西医结合教育模式的探讨】

教育模式的核心在于培养合格的人才。朱虹等认为人才培养方案的修订是彰显专业特质的前期准备,师资队伍建设是保证人才培养质量的关键,传统的中医思维方式训练是保证医疗品质的必然过程,临床技能培训是保证医疗品质的重要手段。万东等提出可通过见证临床疗效、赏析成功案例、明晰结合层次、优化课程设置等方法来培养医学生中西医结合诊疗思维。黄龙坚提出加强中西医结合专业学生人文教育的必要性,具体包括推进专业课程改革、挖掘优质教学资源、注重校园文化熏陶、关注学生主体地位等。

在中西医结合基础学科教育模式的探索方面,李晓冰等提出加强学科课程体系建设、培养本学科中青年专家、培育重点实验室、注重论文质量、鼓励成果转化、注意与相关学科协调发展、创新研究生培养质量评价体系、拓宽研究生培养途径等措施。夏雷等认为加强中西医基础理论学习、学会文献学习、自主科研选题、科研热身、实验研究、论文撰写等环节,对提高中西医结合基础专业研究生的科研创新能力和综合素质能起到积极推动作用。车秩文等认为跨学科人才培养有助于提升中西医结合基础医学的学科建设,并提出针对跨学科研究生培养的建议与策略。

根据中西医结合临床各科自身特点,对人才培养模式和教育教学方法进行了实践与总结。如宋炜熙等提出注重预习复习、抓住重点难点、提高讲课技巧、多种教学手段并存等对策。周印廷等提出构建师承教学与临床教学相结合的多维一体化教学策略,有助于提高课程教学质量以及医学生的临床实践技能和诊疗思路。而祝炳军等对中西医结合专业神经内科住院医师培训模式进行了改革,发现参与人员在知识结构、临床能力、研究创新、思想品质及学习方式五个方面的评价都得到显著提升。吴朗杰提出中西医结合肿瘤专业学生应达到肿瘤学及中医学融会贯通的学习要求,并在教学中坚持恶性肿瘤的综合治疗、个体化治疗、循证医学思想以及重视中医药在肿瘤治疗中的作用。梁江等提出加强规培学员医患沟通能力的培养措施,包括明晰医德医风与沟通能力的重要性,重视专科医疗及相关法律知识的掌握,理论与实践结合、让医患沟通技巧学以致用,重视课后微信平台的建设和维护等。梁程程等强调在中西医结合妇科的教育实践中,应重视学科建设和人才培养的统一。周夏芝等以中医妇科学中带下病的教学为例,采用中西医结合的思路,从带下病中西医病名的对照结合、发病机制的中西互参、中医辨证与西医辨病相结合、中西医内治法和外治法的主次结合等四个方面开展教学,增强了学生临床能力。郑丽维等探索了新型人才培养模式在中西医结合护理人才培养中的应用效果,认为该教育模式可增加学生的一般自我效能感,减轻精神压力,提高综合成绩。

在中西医结合临床专业研究生的培养中,王岚等通过制定具有创新性和自主知识产权的管理规范和建设方案,来有效促进医院临床、教学、科研水平的均衡发展。郭茜等重点探讨研究生临床职业能力培养对策,包括研究生培养与执业医师准入相衔接,培养模式与住院医师规范化培训相统一,考核体系与住院医师规范化培训相融合,注重人文医学素质培养,以及建立完善管理制度等方面。而陈永华等提出对研究生进行分段式、个体化、真实践的临床培养教育,从而使培养教育与临床职业岗位胜任能力有机衔接,以有效增强培养效果及临床职业能力。

在中西医结合教育的过程中,采用多元化的教学方法是提高教学质量的有效途径。如赵敏等分析了问题引导式教学法、目录概述教学法、难点重点教学法、药物比较教学法、师生角色互换教学法、病案讨论教学法的具体运用。曾云认为CBS教学法在中西医结合内科教学中可显著提高学生的成绩以及综合能力。陆逸莹等探讨了基于问题学习法(PBL)在中西医结合脑血管病临床教学中的应用效果,认为该法能很好地训练实习生的临床思维,提高其主动解决临床问题的能力,有助于提高临床教学效果。刘郁等探讨了中西医结合外科教学中PBL模式的应用效果,发现该模式的应用有利于提高中西医结合外科的教学质量,提高学生的自动能力。

在中医院校的西医课程教学方面,中西医结合的理念和方法也受到了重视与应用。如郑海音等认为RISE(以文献为导向的自我学习)教学模式能有效提升学生学习的主动性和创新思维能力。赵翊等认为在预防医学课程中融入中医学相关知识,在激发学生学习兴趣、培养学生进行科学研究和解决问题的能力方面均取得较好的效果。

(撰稿:张苇航　审阅:崔蒙)

【大数据环境下中医院校学生的信息素养研究】

在大数据环境下,数据素养是信息素养的一种扩展。沈洋等认为培养学生的信息意识、信息伦理及信息能力,有利于培养医药卫生领域人才的综合素质和创新能力,并且从全方位教育规划、嵌入式教学内容、跨学科教学方式、开放式教学平台、协同式教学团队五个方面探讨了医学信息素养教育教学改革体系的构建。陈壮忠等认为大数据可将原来难于数据化的人类思想、行为、经验以及人类社会的历史等用大数据来描述,这是传统医学研究的机会,也是新的挑战。

相比于传统的教学,大数据教学更容易收集反馈信息。如赵文晓认为要充分利用大数据资源,构建互动网络教学环境,建立课内—课外相结合、线上—线下互相监督的学习机制。李琳等认为学生要注重培养健康信息素养,增强健康信息需求意识,提高健康信息获取、评价及利用能力。医学院校开展健康信息素养教育,应多开发相关的项目化课程,建立健康信息素养教学特色资源库,应用现代化教学手段,加强专兼职师资队伍建设,搭建校内外相结合的实训和实践教学体系。欧阳玲琳认为应从确立医学数据素养意识、教学资源的配置与合作、教学设计(包括课程体系、资源整合、课时设计、教学方法)三方面来培养学生在大数据环境下的逻辑思维、萃取数据、利用数据的能力。

(撰稿:李明　审阅:崔蒙)

[附] 参考文献

B

部爱贤，王立国，郭荣传.以微信构建移动学习环境进行翻转课堂教学的实践研究——以《针灸学》教学为例[J].中医药导报，2017，23(22)：124

C

车秩文，焦楠，张靖，等.中西医结合基础医学跨学科研究生招生与培养探析——以某中医药大学为例[J].医学教育研究与实践，2017，25(3)：379

陈芳，高爱社，孙洁，等.基于微信平台的中医院校病理生理学实验双语翻转课堂教学实践[J].中国中医药现代远程教育，2017，15(7)：19

陈永华，徐寒松，倪洪岗，等.中西医结合临床专业学位研究生临床职业能力培养探讨[J].中国中医药信息杂志，2017，24(12)：9

陈壮忠，林洁涛.大数据时代下中医肿瘤学教育方法的思考和探索[J].中国中医药现代远程教育，2017，15(20)：23

D

党辉，孙士玲，刘岷.翻转课堂结合技能考核在中医院校诊断学检体诊断教学中的应用[J].中国中医药现代远程教育，2017，15(4)：29

G

郭茜，徐寒松，陈永华，等.中西医结合临床专业学位研究生临床职业能力培养对策研究[J].亚太传统医药，2017，13(18)：164

郭双.翻转课堂模式在药剂学教学中的应用探讨[J].中医临床研究，2017，9(9)：144

H

黄龙坚.加强西南地区中西医结合专业学生人文教育的途径探讨[J].广西中医药大学学报，2017，20(1)：116

黄婉怡，谭玮璐，宋兴华，等.翻转课堂在中医学课程改革中的创新应用[J].中国中医药现代远程教育，2017，15(20)：18

L

赖梅生.基于思维导图和移动技术的中医外科学翻转课堂教学[J].中国中医药现代远程教育，2017，15(18)：19

李汉成，朱雁."互联网＋"时代中医药文化翻译课程的探讨——基于翻转课堂的中药专业教学[J].广东职业技术教育与研究，2017，(1)：50

李琳，李雪琴，刘红丽，等.论大数据时代医学院校学生健康信息素养的内涵及培养策略[J].中国中医药图书情报杂志，2017，41(4)：4

李享，杨洁，洪肖娟，等.翻转课堂教学在《经络腧穴学》总论教学中的应用[J].中医药管理杂志，2017，25(13)：56

李晓冰，侯俊林，李新民，等.以"中西医结合基础学科"建设为契机　提升人才培养质量的对策与思考[J].中医药管理杂志，2017，25(23)：33

李鑫辉，苏丽清，何宜荣，等.基于慕课及微信的《温病学》翻转课堂教学活动模型构建与实践[J].中国中医药现代远程教育，2017，15(1)：22

梁江，郃湾，肖政华，等.中西医结合风湿科规培学员医患沟通能力培养的探索[J].中国中医药现代远程教育，2017，15(14)：22

梁程程，雷磊，毛思思，等.双一流背景下探索中西医结合妇科学科建设与人才培养的统一[J].中国中医药现代远程教育，2017，15(23)：53

刘郁，段绍斌.中西医结合外科教学 PBL 模式的应用体会[J].中国社区医师，2017，33(28)：167

刘新光，潘韬文，王寿宇，等.慕课和翻转课堂模式在中西医结合教学改革中应用的思考[J].吉林医药学院学报，2017，38(2)：152

陆逸莹，王长德，冯蓓蕾.中西医结合脑血管病 PBL 临床教学法的应用[J].中国中医药现代远程教育，2017，15(17)：4

罗锦怡，田思楠，谌盈帆，等.翻转课堂在针灸治疗学教学中的应用探索[J].卫生职业教育，2017，35(10)：30

M

马莲，胡丽玲，周妍妍，等.基于翻转课堂教学模式的

《医古文》微课教学设计[J].科技资讯,2017, 15(6):159

马丽亚,郭宇,张大伟.翻转课堂应用与妇产科实训教学中的模式研究[J].中国中医药现代远程教育,2017, 15(11):24

孟立锋,杨端云,粟胜勇.基于翻转课堂的“互联网+课堂”教学模式在本科中医内科学教学中的应用探讨[J].中医教育,2017, 36(1):28

O

欧阳玲琳.大数据背景下的医科院校数据素养教育[J].中华医学图书情报杂志,2017, 26(6):59

P

平静,于鹰,刘西建,等.基于翻转课堂模式的实验方剂学教学设计与思考[J].江西中医药大学学报,2017, 29(2):98

S

沈洋,李小平,马佳.大数据背景下医学信息素养教育教学改革探究[J].西部素质教育,2017, 3(18):149

宋娟,彭瑛,田蕾.泛在学习背景下中医药院校大学英语翻转课堂教学模式研究[J].中医药导报,2017, 23(15):129

宋炜熙,唐燕萍,田莎,等.《中西医结合内科学》循环系统教学的困惑与对策[J].大众科技,2017, 19(7):139

孙祝美,王晓玲,胡旭东,等.翻转课堂在《医学细胞生物学》教学中的实践[J].中医药管理杂志,2017, 25(17):43

W

万东,秦文熠,荣晓凤,等.培养医学生疗效导向的中西医结合诊疗思路[J].中国中西医结合杂志,2017, 37(8):907

王岚,黄亚会,谢春光,等.中西医结合临床专业学位研究生教育实践基地的模式探索[J].中国中医药现代远程教育,2017, 15(3):17

王丽娜,王琳,彭浩,等.金匮要略教学中的翻转课堂[J].中国中医药现代远程教育,2017, 15(22):6

吴朗杰.中西医结合肿瘤学临床教学体会[J].中国继续医学教育,2017, 9(21):39

X

夏雷,杜静,聂克.中西医结合基础专业研究生科研创新能力的培养[J].基础医学教育,2017, 19(10):798

Y

叶婷,樊蓉,牛世煜,等.翻转课堂结合 TBL 教学模式在诊断学实践教学中的应用[J].中国中医药现代远程教育,2017, 15(18):7

Z

曾云.CBS 教学法在中西医结合内科教学中的应用[J].世界最新医学信息文摘,2017, 17(65):13

张莉,尤丽莎,安睿,等.翻转课堂在高等中医药院校分析化学双语教学中的应用[J].中医药管理杂志,2017, 25(13):33

赵敏,涂星.中西医结合专业中药学教学方法浅探[J].内蒙古中医药,2017, 36(8):110.

赵文晓.大数据背景下我国高等中医药院校护理教育发展的思考[J].护理研究,2017, 31(28):3606

赵翊,胡继宏,吴建军,等.中西医结合教学法在中医学专业预防医学课程中的应用[J].甘肃中医药大学学报,2017, 34(1):107

郑攀,龙旭阳.翻转课堂方剂学教学模式的探索与实践[J].中医药管理杂志,2017, 25(5):37

郑海音,陈俊,袁明洲,等.基于中西医结合理念的 RISE 教学模式在病理学教学中的应用与探讨[J].中医教育,2017, 36(5):39

郑丽维,陈锦秀,庞书勤,等.新型中西医结合护理人才培养模式的应用研究[J].护理研究,2017, 31(4):461

周夏芝,刘英莲,黄秀锦,等.中医妇科学中带下病的中西医结合教学方法探析[J].中国中医药现代远程教育,2017, 15(12):33

周印廷,周洋,施扬,等.师承教学与临床教学结合的多维一体化策略在中西医结合神经病学教学中的探索[J].中国中医药现代远程教育,2017, 15(15):1

周玉中.中医院校翻转课堂混合式教学创新与实践[J].亚太传统医药,2017, 13(15):158

朱虹,孔桂美.从医教协同探析中西医结合应用型人才培养[J].陕西中医药大学学报,2017, 40(2):110

朱洁,黄金玲,申国明,等.基于翻转课堂的基础医学教学模式探究[J].安徽中医药大学学报,2017, 36(3):89

祝炳军,叶小敏,常胜.中西医结合神经内科专业人才培养思考[J].中医药管理杂志,2017, 25(6):37

（二）科 研 方 法

【"互联网＋"时代的中医药发展研究】

"互联网＋"时代正对我国社会经济各方面产生着重大影响，也给中医药发展带来了机遇与挑战，"互联网＋"中医药模式已被认为是未来中医药行业发展的重要趋势。如郑砚璐等认为，"互联网＋"为中医药发展提供了新契机，具体表现在增强中医药文化亲和力、提升中医药文化传播效果和提高中医诊治便利性等方面。郑军等阐述了"互联网＋"的含义及其特征，分析了"互联网＋"时代中医药行业的发展趋势，具体包括"互联网＋"助推中医健康服务管理水平升级、促进中医服务平台建设、改善中医服务资源配置、优化中医服务医疗机构布局、创新中医服务监管模式等。程萱等通过对中医药现存问题和形式的分析，剖析了"互联网＋"与中医药发展相结合的优势与前景，对利用互联网发展中医药的可行性、发展模式和重点内容进行了探讨，提出应进一步丰富和拓展相关领域的研究，构建全景式互联网中医药平台等发展思路，从而更好地发挥互联网对中医药发展的推动作用。周小玲等采用 SWOT 分析法，对"互联网＋"中医药的优势、劣势、机遇和危机进行了分析，提出将互联网与中医药进行深度融合是必然的发展趋势，并针对促进"互联网＋"中医药的良性发展提出加大交流、激发原创、培养复合人才、多元优势互补、保证信息安全等相应对策。宿凡认为国家政策的大力支持和互联网信息化技术条件的成熟，使得中医药互联网蓬勃发展，并对当前中医药互联网创新模式进行了分类，具体包括中医 O2O 模式、中医在线咨询问诊模式、中医健康管理模式、中药电商模式、中医连锁模式以及中医媒体、教育、工具、智能设备、信息化等其他模式，同时从医药市场商业规律的角度对各类模式的利弊进行分析，进一步提出深度挖掘客户需求、加强对医药资源和人才的把握两点建议。

在医疗方面，李宗友等简述了互联网医疗的基本概念及发展互联网医疗的重要性，提出推动"互联网＋"中医医疗的七项措施，即加强对中医药信息化工作的宏观规划和顶层设计，推动区域中医药信息的互联互通，加强中医药信息标准建设，加强中医药信息化人才队伍建设，大力发展智慧中医医疗，建立中医药大数据系统，推进大健康信息化。叶晓宪等在总结互联网＋医疗优势的基础上，提出互联网＋名医工作室的发展新路径和创新服务模式，对优化医疗卫生资源及推动名医传承具有深远意义。

在健康管理方面，梁文娜等以"互联网＋"为切入点，通过分析中医健康管理现状，提出以状态为核心确立中医健康认知理论，以中医健康状态辨识系统为依托构建中医健康管理新模式，即采用移动互联网、智能传感技术、云计算技术、大数据技术等现代信息化技术手段，逐步实现智能采集与处理健康状态数据、挖掘分析健康状态数据与评估健康、制定与实施个性化健康干预计划以及动态跟踪效果评价，从而提供个性化、专业化、智能化的中医健康管理服务。

在中医教育方面，罗泓指出"互联网＋"中医师承教育在传播手段和内容、模式创新以及管理模式上都产生了新的变化，并针对师承人员选择、跟师临证、理论体系等方面存在的问题，提出构建中医师承教育平台、严格考核出师、开展"互联网＋中医药"技术人才培养等发展对策。

在中医传播方面，张宁等从国际传播学的基本要素出发，提出在“互联网＋”背景下，中医药文化传播模式应突出传播主体主动化、传播内容精准化、传播手段网络化的特点，同时对互联网平台传播中存在的信息来源及质量等问题提出建议。张四红等认为互联网＋时代中医药跨文化传播具有便捷性、交互性、平等性和多样性等特征，提出新形势下的中医文化传播要将传承意识和创新思维相结合，具体途径包括建设强盛祖国、提升教育水准、提高诊疗效果、制订国际标准、优化网络建设、提高翻译水平、发表高水平论著、嫁接艺术作品等。霍丽丽等对互联网时代虚假中医药信息的传播形式、产生原因和危害进行了分析，提出提高网络公司的法律意识和信息素养、政府应加强立法和监管力度、实行问责制以及发挥政府网站的导向作用等治理对策。

在知识产权保护方面，范冀对互联网环境下的中医药知识产权保护进行了探究，指出应建立中医药作品和中医药配方的专门保护制度，以及符合中医药新颖性和创造性特点的专利审查标准，同时推动国际规则的制定，从而使中医药传统知识产权获得更好的保护。

（撰稿：张苇航　审阅：崔蒙）

【中医症状术语规范化研究】

中医的症状术语规范化是中医证名规范化、病名规范化，乃至整个中医体系术语规范化的前提和基础。李明等认为中医症状术语规范的研究内容主要集中在症状分类、命名规范、症状量化、症状间关系研究等方面。时美伶等认为症状术语的规范化研究应包括症名规范化研究、症状独立化研究、症状量化分级研究、症状分类方法研究和症状信息采集的规范研究。雷新霞等认为可以从中医症状学、语言学、文献学、逻辑学、信息学角度开展中医症状术语规范研究。并提出症状、体征术语规范化的关键步骤是实现病位术语、症状和体征严重程度等级划分和用语的规范化；实现中西医多学科症状、体征术语的整合一致；提供足够的信息，采用选择的模式，实现诊疗信息化的策略。以病位＋症状要素＋程度术语＝症状、病位＋体征要素＋程度术语＝体征的这种模式与规范的症状、体征术语清单相互补充、配合，建立数据库，实现信息化的解决方案。陈剑明等认为中医症状规范化研究中还存在如下问题：缺乏统一的标准、各家之言的盛行、中西医体系的差异、发展思路的不一致、理论依据的科学性不足。谢蓉等认为中医症状的规范化研究应注重症名的统一，明确症状的内涵与外延，合理拆分复合症状，完善量化方法等。并阐述了中医症状的规范对中医辨证、诊病及对学术交流、推广中医特色的意义。

中医症状术语规范的研究方法主要有①文献研究：陈健等研究了《伤寒论》中的症状部位分类、症状获得方式分类、症状反应病机的性质等内容；叶柏春等基于现代文献研究了慢性咳嗽相关的中医症状。②问卷调查：张声生等开展的脾胃病症状量化标准专家共识意见研究。③本体研究：孙静等以《中医诊断学》为症状知识体系框架的来源，开展基于本体的中医症状知识表示模型构建。④数据挖掘：梁礼铿等以肺炎住院病历为例，采用最大概率法，探讨了中医症状术语的提取与标准化方法；王婷等将症状切分为原子症状词、修饰词等八种成分，通过支持向量机等算法提出了一种基于症状构成成分的上下位关系自动抽取方法。

（撰稿：李明　审阅：崔蒙）

[附] 参考文献

C

陈健,陈萌,张冬梅,等.关于《伤寒论》中症状规律的探讨[J].中医药导报,2017,23(19):13

陈剑明,王天芳,张声生,等.中医症状规范化研究现状的思考[J].中华中医药杂志,2017,32(6):2358

程萱,黄佳文,杨玉洁,等."互联网+"背景下中医药的发展与思考[J].医学与社会,2017,30(11):47

F

范冀.互联网环境下中医药知识产权保护研究[J]中国卫生事业管理,2017,34(10):769

H

霍丽丽,朱肖菊.互联网时代虚假中医药信息传播面面观[J].边疆经济与文化,2017,(4):115

L

雷新霞,王志国,赵汉青.中医症状、体征术语规范化研究路径探析[J].环球中医药,2017,10(3):340

李明,周强,杨丽娜,等.中医症状术语标准研究的文献计量分析[J].中国中医基础医学杂志,2017,23(2):218

李宗友,王映辉,张一颖,等.论互联网+中医医疗服务[J].中国中医药图书情报杂志,2017,41(2):1

梁礼铿,黎敬波.基于最大概率法探讨中医症状信息提取与标准化[J].中华中医药杂志,2017,32(5):2159

梁文娜,李冠慧,李灿东.基于"互联网+"探讨中医健康管理的新模式[J].中华中医药杂志,2017,32(3):904

罗泓."互联网+"背景下中医师承教育模式发展探讨[J].继续教育,2017,(5):45

S

时美伶,张培彤.中医症状术语规范化研究现状[J].中医学报,2017,32(8):1452

宿凡.中医药互联网创新模式的利弊分析[J].中国处方药,2017,15(9):17

孙静,杨帆,邓文萍,等.基于本体的中医症状知识表示模型构建[J].医学信息学杂志,2017,38(2):52

W

王婷,王祺,黄越圻,等.基于症状构成成分的上下位关系自动抽取方法[J].计算机应用,2017,37(10):2999

X

谢蓉,王燕萍,彭丹虹,等.中医症状规范化研究[J].河南中医,2017,37(7):1144

Y

叶柏春,赵玉秀,季也民,等.基于现代文献研究的慢性咳嗽中医症状分析[J].浙江中西医结合杂志,2017,27(12):1098

叶晓宪,潘华峰,陈楚杰,等.互联网+名医工作室的创新服务模式探索[J].中国民族民间医药,2017,26(22):124

Z

张宁,杨志虹,杨孝芳,等."互联网+"时代背景下中医药文化国际传播模式初探[J].光明中医,2017,32(14):2127

张声生,刘凤斌,侯政昆.脾胃病症状量化标准专家共识意见[J].中华中医药杂志,2017,32(8):3590

张四红,王键,董一帆,等.互联网+时代的中医药跨文化传播[J].时珍国医国药,2017,28(5):1277

郑军,孟乃杰,高路杨.基于"互联网+"中医药行业的发展趋势[J].科技风,2017,(7):98

郑砚璐,王尊旺."互联网+中医"发展的必要性和价值[J].福建中医药,2017,48(5):39

周小玲,章新友,仵倚,等."互联网+"中医药的SWOT分析与对策[J].医学争鸣,2017,8(5):45

记 事

一、学术会议

▲2017博鳌健康论坛在海南举行 3月24日,由国家卫生和计划生育委员会、国家中医药管理局、海南省人民政府共同主办了2017博鳌健康论坛。国家卫生和计划生育委员会副主任曾益新、国家中医药管理局副局长于文明和海南省人民政府副省长王路共同出席并讲话。论坛以“健康中国——新理念、新经济、新未来”为主题,聚焦健康中国2030规划、中医药发展与国际化等议题,有健康中国解读、院士报告、新经济健康产业、对话沙龙等四大版块展开探讨。中国工程院院士詹启敏、郝希山,诺贝尔奖获得者阿龙·切哈诺沃、理查·罗伯茨在论坛上做交流分享。

于文明分析了中医药在推动建设“健康中国”面临的新的发展机遇。一是从中央的要求看,“促进中医药发展”被列入2017年中央政治局常委工作要点。二是从消费需求看,人们对中医药服务无论是量和质都产生了“井喷式”的需求。三是从服务领域看,中医药服务正向提供融医疗、预防、保健、养生、康复于一体、全链条服务的方向发展。四是从服务能力看,中医药不仅在慢性疾病防治和治未病方面有特色优势,而且在重大传染疾病、重大疑难疾病防治上也有突出成果。五是从治理能力看,《中医药法》《中医药发展战略规划》要求“建立健全国家省、市、县中医药管理体制”的目标,这将对中医药发展带来良好的促进作用。六是从统筹国家内外发展大局来看,中医药在国际社会受到前所未有的关注与欢迎,越来越多的国家和地区重视中医药的普及和应用。

▲中华中医药学会五运六气研究峰会在北京召开 6月16日,由中华中医药学会主办,无锡市中医医院、无锡市龙砂医学流派研究所承办的中华中医药学会五运六气研究峰会召开。中国中医药报社社长王淑军、中华中医药学会副秘书长刘平,及来自中国中医科学院、清华大学、北京大学、中国科技大学、北京中医药大学、浙江大学等高校、科研院所、医疗机构的多学科专家,以及新闻媒体的记者40多人参加会议。

会议以“五运六气的科学内涵与临床价值”为主题,采用主题发言和自由讨论相结合的方式,龙砂医学流派代表性传承人顾植山、中国中医科学院孟庆云分别作了主旨发言,杨力等15位各学科领域专家分别作专题发言,为五运六气的未来研究与发展提出了许多宝贵的思路。

▲中华中医药学会肿瘤创新联盟在北京成立 7月7—8日,由中华中医药学会和北京中医药大学第三附属医院共同主办,中医杂志社和北京中颐益方科技有限公司承办的第二届肿瘤阳光论坛暨“中华中医药学会肿瘤创新联盟”“针灸肿瘤医联体”成立。中华中医药学会副会长曹正逵和北京中医药大学常务副校长谷晓红为“肿瘤创新联盟”揭牌。会议通过了联盟未来五年的发展规划。肿瘤创新联盟主席黄金昶致欢迎词并强调肿瘤创新联盟的核心任务是创新,通过技术创新、思维创新和模式创新使联盟走融合创新之路,并对联盟的建设提出了五点发展设想:建立融合创新团队和完善顶层设计;联合循证医学与大数据管理;联盟成员与合作单位进行成果分享;与国内外相关专业机构合作;学术成果的市场化运作与利益共享。

大会以“融合、创新”为主题,汇集多学科中医内治、外治(针法、微创、灸法、泻血等)专家,先后从抑瘤、癌痛、胸腹水、上腔静脉综合征、静脉血栓、乳腺癌上肢肿胀、药物性肝损害、骨髓抑制、针刺配合超低位直肠癌新辅助化疗降期等方面与参会代表进行交流互动。

▲第三届中医中药发展论坛在香港举行 7月16日，以"中医药治疗骨关节疾病的继承与利用、创新与发展"为主题的第三届中医中药发展(香港)论坛暨骨与关节疾病学术大会举行。会议由国家中医药管理局对台港澳中医药交流合作中心、世界中医药学会联合会骨关节疾病专业委员会、香港浸会大学联合举办，有中医药专家及学者600多人出席会议。国家中医药管理局对台港澳中医药交流合作中心主任杨金生等40多位专家分享了中医药在骨关节疾病方面的宝贵经验和最新研究成果。

国家中医药管理局国际合作司司长王笑频在致辞中介绍，政府支持在CEPA框架下签署的《投资协议》《经济技术合作协议》，中医药内容明确纳入其中，有利于香港与内地中医药界携起手来，推动中医药"走出去"。香港食物及卫生局局长陈肇始表示，香港卫生和社会事业发展成熟，在推动中医药国际化、规范化、现代化和走向世界方面具有独特优势。

▲第十九届国际植物学大会在深圳开幕 7月24日，第十九届国际植物学大会召开，国家主席习近平致信大会表示热烈的祝贺。国务院总理李克强作出批示祝贺，认为大会在全球植物科学发展方面发挥着重要作用，对促进中国植物科学界与世界的交流、提升全球植物科学研究水平具有重要意义。

国际植物学大会创办于1900年，是植物科学领域水平最高、影响最大的国际会议。这次会议由中国植物学会和深圳市人民政府共同举办，来自中国、美国、俄罗斯、英国、德国、法国等近百个国家和地区的专家学者与代表约6 000人参加了会议。

▲中华中医药学会第十八次中医推拿学术会议在长沙召开 8月10—12日，由中华中医药学会主办，中华中医药学会推拿分会、湖南省中医药和中西医结合学会承办的中医推拿学术会议召开。中华中医药学会副秘书长刘平、湖南省中医药和中西医结合学会会长邵湘宁、湖南中医药大学副校长葛金文、湖南省中医药管理局副局长肖文明、中华中医药学会推拿分会主任委员房敏、湖南省中医药和中西医结合学会秘书长陈斌等参加会议并发言。今年是中华中医药学会推拿分会成立30周年，大会共收到论文183篇，来自全国的650多位学者参加了会议。

会议设立了成人推拿分会场、青年科研分会场、小儿推拿分会场和推拿产业化论坛四个分会场。

▲中华中医药学会眼科分会第十六次学术年会在北京召开 8月11日，中华中医药学会眼科分会第十六次学术年会、世界中医药学会联合会眼科专业委员会第七次学术年会、中国医师协会中西医结合医师分会眼科专业委员会第二次学术年会、北京中西医结合学会第五届眼科专业委员会第三次学术年会、第三次京津冀中西医结合眼科学术交流会召开，来自国内外的中医、中西医结合眼科学者一起探讨中医眼科发展大计。世界中医药学会联合会副主席兼秘书长李振吉、中国科学院院士陈可冀、中华中医药学会副会长兼秘书长王国辰、北京市中医管理局副局长罗增刚、国际眼科学院院士王宁利、北京中西医结合学会会长刘清泉、中国中医科学院眼科医院院长高云分别为大会致辞。

会议宣读了《关于授予唐由之等18名专家中医眼科学科建设与学术发展终身成就奖及突出贡献奖的决定》。并有多位专家作主题发言，大家从不同方向分享了中医哲学和中医临床思维的特点，展示了中医药和中医眼科的发展现状和学科的未来走向。

▲中华中医药学会医院药学分会在北京召开 8月11—13日，由中华中医药学会主办、中华中医药学会医院药学分会、北京中医药大学东直门医院、中国医学科学院肿瘤医院承办的中华中医药学会医院药学分会换届暨2017年学术年会召开。来自全国各地的300多位委员候选人参加了会议。

会上，按照《换届选举办法》，选举通过了中华中医药学会医院药学分会第一届青年委员会委员名单和中华中医药学会医院药学分会新一届委员会名单。进行了15场主题报告，编撰的《中华中医药学会医院药学分会换届及2017年学术交流会论文汇编》收录了83篇论文，内容涉及药事管理、合理用药、学术探讨、不良反应、实验研究等诸多领域，充分体现了当前医院药学工作者的学术水平。

▲2017国际中医药肿瘤联盟研讨会在广州召开 8月15—17日，国际中医药肿瘤联盟（ICCMC）研讨会召开，ICCMC是由中国中医科学院广安门医院、中国中医科学院肿瘤研究所与美国国立癌症研究所补充与替代医学办公室（OCCAM）共同于2015年成立，是由在恶性肿瘤中医药研究领域的著名科研机构、政府、制药企业的专家学者组成的国际性合作交流平台，会议以“凝聚、创新、共进（共促中医药肿瘤国际化进程）”为主题，旨在通过联盟搭建的平台发挥海内外专家优势，提升肿瘤防治水平，深化学术交流与合作。

针对中美合作中医药防治肿瘤的良好机制，国务院副总理刘延东作重要批示。国家中医药管理局局长王国强建议：一要开放包容，推动中医药与西医药融合发展；二要坚持原创，研发代表大国水平的健康产品；三要人才为先，合理培育高素质中医药人才；四要完善机制，打造高水平对话交流平台；五要加强文化交流，促进科研与文化的融合。会上来自美国、新加坡、澳大利亚及中国等国家和地区的专家学者交流了在中医药肿瘤研究领域的最新进展，并围绕中医药防治肿瘤教育、临床研究、人才培养等主题展开深入讨论，共同谋划中医药国际化发展。

▲第16届中药全球化联盟会议在广州召开 8月18日，第16届中药全球化联盟会议召开，会议由中药全球化联盟（CGCM）主办，广东省中医院、广东省中医药学会承办。CGCM是耶鲁大学郑永齐教授发起的非政治性、非歧视性、非盈利性的国际学术组织，目前有全球155家会员单位，每年轮流在中国境内和台湾、香港、澳门地区，及美洲、欧洲等地举行一次学术年会。会议由来自10个国家和地区的大学、研究机构、学术组织和企业界约600名代表参加。

国家中医药管理局局长王国强出席会议强调，加快创新成果转化，在预防保健、临床治疗和康复提升等各个健康环节上发挥中医药的独特效用，加速推动中医药走入国际市场。中药全球化联盟主席郑永齐、中国工程院院士姚新生、美国国立癌症研究所教授杰弗瑞·D·怀特、中国中医科学院院长张伯礼、广东省中医药学会会长吕玉波等出席大会并作主旨发言。

▲海峡两岸道地药材论坛暨首届海峡两岸中医药传承创新研讨会在成都举行 8月18—20日，由中华中医药学会和台湾中华海峡两岸中医药合作发展交流协会联合举办，四川华西中医药研究所和四川省中医药信息学会共同承办的海峡两岸道地药材论坛举行。来自海峡两岸的知名中医药专家、学术带头人、中医药院校、协会及中医药企业代表约200多人参加会议。

会上探讨了《中医药法》政策内容及中医药的未来发展，交流了两岸中医药传承创新基地经验和两岸道地药材及生物医药研究技术，分享了两岸中医药青年创业发展，研究了“一带一路”与中医药发展及中医药知识产权的保护，促进了海峡两岸中医药文化的交流，将中医药服务推向两岸、推向世界。

▲全国第十五次中医体质年会暨全国中医治未病高峰论坛在北京举行 8月18—20日，由中华中医药学会主办，中华中医药学会中医体质分会、北京中医药大学承办的中医体质年会召开。国家中医药管理局副局长马建中、北京中医药大学访问学者敬天林、北京中医药大学校长徐安龙、北京市中医管理局局长屠志涛、中华中医药学会副秘书长曹洪欣、科技部社会发展科技司生物技术与医药处处长张兆丰等出席会议。中国工程院院士张伯礼、樊代明、程京，国医大师刘敏如、王琦等作特邀报告。

2017年恰逢中华中医药学会中医体质分会成立15周年，会议总结了分会成立15年来的工作，举行了中华中医药学会中医体质与治未病基地揭牌仪式，同期召开了中华中医药学会中医体质分会第二届青年论坛。

▲中华中医药学会第十二次中药化学学术年会在太原召开 8月18—21日，由中华中医药学会主办，中华中医药学会中药化学分会、山西省中医药研究院和山西振东健康产业集团承办的中药化学学术年会召开。中华中医药学会副秘书长刘平、国家食品药品监督管理总局药品审评中心中药民族药药学部部长周跃华、山西省中医药研究院院长王晞星、山西省中医药研究院副院长郝旭亮及来自全国中药化学领域的专家共150多人参加了会议，大会收到论文98篇。

刘平在开幕式上讲话，希望中药化学分会能够坚持学科交叉融合，注重服务和协同，加强学会的能力建设，提高服务意识，在"四个服务"上下大力气，探索组织建设的新模式，为中医药发展创新做出应有的贡献。中国协和医科大学药物研究所张培成、北京大学席建忠和梁鸿、北京中医药大学雷海民作大会主题报告。会议期间召开了中药新药研发与生产征求意见座谈会，新药研发的产学研工作者纷纷建言献策，为国家药物评审中心制定相关政策提供了有价值的参考。

▲2017卷《中国中医药年鉴(学术卷)》编委会暨撰稿人会议在连云港召开 8月24日，《年鉴》编委会暨撰稿人会议召开。会议由主编、上海中医药大学校长徐建光主持，编委会副主任委员、上海中医药大学党委书记曹锡康，副主编、上海中医药大学副校长季光，上海市中医药发展办公室副主任赵致平，康缘药业董事长萧伟，上海辞书出版社副总编陈闵梁以及编委、撰稿人、学科编辑等近70人参加会议。

会上，曹锡康代表上海中医药大学致开幕词，萧伟代表协办单位作欢迎词，赵致平代表上海市卫生和计划生育委员会作感谢词，编辑部主任黄燕汇报了2017卷《年鉴》的编纂工作，副主编梁尚华作"《年鉴》工作管理办法"的修订情况说明，徐建光宣读了给老编委的感谢信。在编委研讨时，王键、孟静岩编委作了主题发言，与会编委从自身专业出发，围绕新形势下《年鉴》的编撰现状、学科设置等进行了学术研讨。大家一致认为《年鉴》的编纂应重点围绕国家中医药发展战略和中医药继承创新的研究与实践，全面、及时、准确反映国家中医药重点学术任务、重大科研项目的进展和成果。撰稿人培训时，黄健、张如青、陶建生编委针对选条、撰写及审稿中发现的一些共性问题进行了培训，撰稿人张苇航、叶明花交流了在撰写《年鉴》工作中的体会，大家就如何撰写《年鉴》、提高《年鉴》质量进行了交流与讨论。

▲首届中医经典与临床病例讨论会在哈尔滨召开 9月2日，由中华中医药学会主办、中华中医药学会内科分会青委会承办、黑龙江中医药大学附属医院协办的首届中医经典与临床病例讨论会召开。中华中医药学会内科分会委员、青年委员会委员以及黑龙江中医药大学师生共400多人参加会议。本次大会是学术交流模式的一种创新和探索。

会上进行了病例汇报："'哮'看射干麻黄汤""肺炎克雷伯菌血流感染耐药——抗生素后时代，我们拿什么拯救你""咳嗽—气紧—橡皮痰——西学中用治疗肺泡蛋白沉着症""跌仆外伤—意识不清—弄舌症——'命悬一线'的大脑""中风还是痿证——一波三折的诊疗"，并邀请了专家进行了精彩点评。

▲中华中医药学会内科分会2017年学术年会在哈尔滨召开 9月2日，由中华中医药学会主办，黑龙江中医药大学附属第一医院协办的中华中医药学会内科分会暨中医内科青年医师科研创新思维与临床经验交流大会召开，中国工程院院士张伯礼、中国中医科学院首席研究员刘保延、中华中医药学会内科分会主任委员孙塑伦、中华中医药学会副秘书长刘平、黑龙江中医药大学校长孙忠人、黑龙江省中医药管理局科教处处长张艳等来自全国各地的中医专家共500多人参加会议。

在学术交流会上，张伯礼、刘保延、姜勇、刘平、符为民、范吉平、冼绍祥、周亚滨、张根明、刘力红、高颖等专家作主题讲座。

▲中华中医药学会皮肤科分会第十四次学术年会暨换届选举在西安召开 9月21—24日，由中华中医药学会主办，中华中医药学会皮肤科分会、陕西省中医医院、陕西省中医药学会皮肤病专委会承办的中华中医药学会皮肤科学术年会召开。国家中医药管理局科技司副司长王思成、中华中医药学副秘书长会刘平、皮肤科分会第四届委员会主任委员杨志波，以及陕西省中医药学会领导分别致辞。

学术年会围绕"中医优势病种治疗""中医特色疗法""名老中医经验传承""中医经典与临床""中医美容""学科发展"等专题，设立主会场、青年专场、经方专场、老中医传承专场、病例专场、美容专场、传统和现代技术专场、看图识病大赛、西部民族医专场、科主任专场等，并邀请国内外知名中医、中西医结合皮肤科知名专家、海外著名学者等就当前中医皮肤病学研究的热点问题进行专题演讲。

▲中华中医药学会骨伤分会第四届换届选举暨学术研讨会在北京召开 10月14—15日，国家中医药管理局副局长房书亭，北京市中医管理局局长谢阳谷，中国中医科学院副书记麻颖、副院长张奇，中华中医药学会秘书长李俊德，中华中医药学会副会长施杞，中华中医药学会骨伤分会顾问李同生，中华中医药学会骨伤分会主任委员孙树椿，中华中医药学会学术部部长刘平，以及骨伤科专家等来自全国28个省市自治区的200多人出席了大会。在预备会议上选举产生了由176人组成的中华中医药学会骨伤分会第四届委员会。

在学术研讨会上，全国人大常委、中国中医科学院名誉院长王永炎院士发表了讲话。河南省洛阳正骨医院、山东省文登整骨医院、广东省佛山市中医院、福建中医学院和中国中医科学院望京医院分别以"优化中医骨伤诊疗规范，发挥特色优势，更好地为骨伤患者服务""如何在21世纪振兴和繁荣中医骨伤科学""手术治疗复杂髋臼骨折76例""中医骨伤科临床标准制订的背景与建议""关于中医骨伤科学的诊疗规范及疗效评价的思考"为题进行了学术交流。

▲中华中医药学会名医学术研究分会2017年学术年会暨换届选举在郑州召开 10月21日，为充分挖掘、整理、继承名老中医学术思想，推动名老中医学术思想传承与发展，由中华中医药学会主办，中华中医药学会名医学术研究分会、河南省中医院联合承办的中华中医药学会名医学术研究分会召开。国医大师熊继柏、李佃贵、张磊教，全国名中医毛德西、中华中医药学会秘书长刘平、河南中医药大学副校长田力、河南省中医药学会秘书长王端权、中华中医药学会名医学术研究分会名誉委员韩丽华、河南省中医院院长崔应麟，以及来自全国

各地的近 1 000 名代表参加会议。

会上，新当选的中华中医药学会秘书长王端权提出，一是进一步提高对学会重要地位和作用的认识，增强责任感；二是积极开展学术活动，大力繁荣名老中医学术思想；三是进一步加强学会的自身建设，努力提高整体工作水平。国医大师张磊之徒孙玉信，国医大师熊继柏、李佃贵、唐祖宣，全国名中医毛德西作了学术报告。会议旨在展示当代名老中医的创新理论、辨证思维与治疗特色，充分发挥名老中医的学术思想、经验传承研究。

▲中华中医药学会翻译分会 2017 年学术年会在石家庄召开 10 月 26—28 日，由中华中医药学会翻译分会主办、河北医科大学外语教学部承办的中华中医药学会翻译分会 2017 年学术年会召开。中华中医药学会翻译分会主任委员施建蓉、河北医科大学党委副书记倪铁军、河北省中医学会会长孔祥骊、国家中管局国际合作司副司长朱海东出席开幕式并讲话，翻译分会常务委员、河北医科大学外语教学部主任赵贵旺主持开幕仪式。来自全国从事中医英语翻译、教学、研究工作者近 100 人参加了大会。

会上，知名英语翻译和教学专家围绕“医药翻译人才培养及临床硕士对翻译硕士的启示”“高校人才培养与外语测评”“中医英语语料库建设的若干意见”等主题作了专场学术讲座。本届年会的重要议题是对中医英语水平考试首次试点考试进行总结分析并启动二期试点考试项目，同时就深入推进中医英语语料库建设项目进行研讨。

▲中华中医药学会第 34 次全国中医儿科学术大会在广州召开 11 月 10—12 日，由中华中医药学会主办，中华中医药学会儿科分会、广州中医药大学第一附属医院、广东省中西医结合学会儿科专业委员会承办的全国中医儿科学术大会召开。

大会进行了学术交流、探讨了中医儿科学术流派遴选标准，以及《中医儿科学术流派》出版等事宜。大会还设立了全国中医儿科学术大会优秀论文奖，并为获奖者颁发证书。

▲2017 世界针灸学术大会暨中国针灸学会年会在北京召开 12 月 1—4 日，由世界针灸学会联合会、中国中医科学院、世界卫生组织联合主办，中国针灸学会、中国中医科学院针灸研究所承办，以“针灸—世界—健康”为主题的世界针灸学术大会召开，2017 年是世界针灸学会联合会成立 30 周年，通过特邀专家报告、10 个分会场专题研讨会、100 多位专家口头宣讲、论文壁报交流等丰富多样的形式，展示了近 30 年来世界中医针灸学术研究成果和中医针灸发展现状，促进了国际针灸组织间的交流与合作。来自中国、日本、韩国、美国、加拿大、意大利、英国、德国、印度、法国等 30 多个国家和地区 1 300 余名学者参加了会议，大会共收到学术论文 697 篇，内容涉及基础研究、临床观察、教育、仪器设备研发等多个方面。

国家中医药管理局局长王国强在会上高度评价了世界针灸学会联合会 30 年来的工作和所取得的成绩，建议未来世界针联要加强政策对话，深入卫生体系，坚持中医精髓，创新学术发展，强化标准建设，深化标准运用以及扩大教育往来，提供人才支撑。世界针灸学会联合会主席刘保延、世界卫生组织传统医学补充医学与整合医学处处长张奇、香港大学中医药学院院长劳力行、长春中医药大学针灸推拿研究所所长王富春作主题发言。

▲澳大利亚举行国际中医论坛 12 月 5 日，首届国际中医肿瘤高峰论坛和首届澳大利亚国际中医药发展与产业论坛在悉尼举行，来自中澳两国中医药界的数十位专家和中医从业人员围绕中医研究领域的国际交流与合作，畅谈海内外中医发展状况及中西医结合治疗在临床、科研和产品研发领域的成果，共同探讨澳大利

亚中医药发展之路。

在论坛进行主题发言的有:中国驻悉尼总领馆科技参赞卢萍、悉尼大学医学院肿瘤生物学学科带头人董其瀚、澳大利亚国家辅助医学研究所所长艾伦·本苏桑、悉尼大学医学院副院长斯蒂芬·特维格、世界中医药学会联合会创会副主席兼秘书长李振吉、澳大利亚健康产品企业3C国际公司首席执行官李涛、世界中医药学会联合会肿瘤外治法专业委员会常务副会长兼秘书长李忠。

▲中华中医药学会改革与发展研究分会学术年会在上海召开 12月7—9日,由中华中医药学会主办、中华中医药学会改革与发展研究分会承办的中华中医药学会改革与发展研究分会召开,来自全国各地、致力于中医药改革发展研究与实践的专家共120多人参加了会议。分会主任委员徐建光作主题报告,分会一年来致力于中医药改革发展的研究,在促进信息交流、开展学术研究、提供决策咨询、推进学术交流等方面开展了一系列的工作,取得了初步的成效。未来一年将进一步充分依靠分会专家委员,不断加强自身建设,丰富学术活动,推进社会服务,促进分会各项工作的开展,为国家中医药改革发展作出应有的贡献。

会上,专家们就中医药法实施、中医药文化传播以及分级诊疗、中医药改革实践探索等方面内容进行了主题报告。并围绕医疗健康平台建设、中医药健康旅游、互联网+中医医疗、中医连锁医疗、中医药产业转型、中医药服务贸易等中医药健康服务密切相关的话题,展开了深入的探讨。

▲中国卫生信息与健康医疗大数据学会中医药专业委员会在北京成立 12月20日,中国卫生信息与健康医疗大数据学会中医药专业委员会成立。国家计划和生育委员会副主任、中国卫生信息与健康医疗大数据学会会长金小桃,国家中医药管理局副局长闫树江出席大会并致辞。金小桃提出,要从文化自信的角度,把专委会工作自觉纳入健康中国建设和数字中国建设中。要突出中医药特色,团结协同,联合创新,不断开创专委会工作新局面。闫树江表示,中医药工作者要以更加自觉主动的担当意识、更加奋发有为的精神状态、更加扎实有力的工作举措,在中医药信息化建设、中医药健康服务与大数据互联网深度融合发展等方面不断取得创新性成果,推动中医药事业传承发展,满足人民群众对中医药健康服务的需求。

大会选举产生了专家委员会第一届委员共160人。中国工程院院士张伯礼当选主任委员,国医大师孙光荣、中国中医科学院广安门医院院长王阶、中国中医科学院西苑医院院长唐旭东等当选副主任委员。

二、中外交流

▲马拉维总统会见王国强率领的中医药代表团 4月17日，马拉维总统穆塔里卡会见了国家中医药管理局局长王国强。穆塔里卡感谢中国政府对马拉维的长期支持与援助。他回顾了中马建交近十年来，中国对马拉维的援助情况和项目进展，中国已派出5批医疗队，为马拉维民众提供医疗服务。并高度评价了签署的《中国国家中医药管理局与马拉维卫生部关于传统医学领域合作谅解备忘录》，希望中国政府能够继续向马拉维提供帮助，发展马拉维传统医学，制定传统医学政策。王国强积极评价了中马两国卫生和传统医学领域的进展，中国将不负穆塔里卡的期待，推进中马传统医学合作。

▲于文明会见瑞典代表团 4月18日，国家中医药管理局副局长于文明会见了瑞典卡罗琳斯卡学院的雅克布森教授、乌普萨拉大学的葛兰森教授。卡罗琳斯卡学院是全球高等教育机构中规模最大的医学院，也是诺贝尔生理学或医学奖的评选机构，被誉为诺贝尔医学或生理学奖发源地。乌普萨拉大学是北欧最古老同时也是最好的大学之一，在瑞典大学中拥有数量最多的诺贝尔奖得主和瑞典皇家科学院院士校友。

瑞典代表团此行访华旨在落实广东省中医院、广东省中医科学院与瑞典卡罗琳斯卡学院、乌普萨拉大学的合作，建立一个能够开展中医药包括临床和临床前研究在内的基础研究和转化医学研究的研究平台。于文明表示，此次合作是中医药领域落实“一带一路”倡议、推进中医药国际化的重要成果，更是落实党和国家领导人关于“促进中西医结合及中医药在海外发展，推动更多中国生产的医药产品进入国际市场”指示精神的具体举措，希望双方在前期成功合作的基础上，加大在防治肿瘤和慢性病方面的合作力度，进一步突出中医药特色优势，让世界上更多人关注和支持中医药、享用中医药服务。

▲中非复方青蒿素清除疟疾研讨会在内罗毕召开 4月20日，由中国国家中医药管理局、肯尼亚卫生部共同主办，广州中医药大学承办的复方青蒿素清除疟疾研讨会召开。国家中医药管理局局长王国强、科摩罗原副总统福阿德·穆哈吉、肯尼亚卫生部长克莱奥法斯·马伊卢和中国驻肯尼亚大使刘显法，及来自中国、肯尼亚、多哥、马拉维和科摩罗的100多名卫生管理部门官员和专家参加了会议，代表们共同交流了复方青蒿素清除疟疾方案及其在非洲国家的实施情况，提出了在非洲国家逐步清除疟疾的意见和建议。

王国强和福阿德·穆哈吉分别发表讲话，双方希望建立政府间传统医学合作机制，深化传统医学法律法规、医疗、科研和复方青蒿素控制疟疾方面的合作，为全球最终消除疟疾的目标做出了积极贡献。

▲王国强会见西班牙代表团 5月13日，国家中医药管理局局长王国强会见了瓜蒂耶拉率领的西班牙加泰罗尼亚自治区代表团，并为北京市中医管理局“中国—西班牙中医药中心”授牌。5月14日，“一带一路”国际合作高峰论坛“加强政策沟通和战略对接”平行主题会议中，欧洲中医药发展促进中心产业园项目正式签约。

王国强表示，希望通过合作与西班牙分享中

医药的优势和成果，同时学习西班牙在医学领域的先进方法，维护两国人民健康，用合作成果彰显“一带一路”的重要意义。中国和西班牙应该共同探索出一条有效路径，既能预防疾病，又能减轻政府和民众医疗负担。希望西班牙民众能通过中医实实在在的疗效感受中医和中国文化。瓜蒂耶拉表示，希望通过合作能把中医融合进西班牙整个医疗体系，两种不同文化、不同医学的结合，而造福全人类。现在越来越多欧洲人对中医药感兴趣，一是深感钦佩，钦佩于中医药几千年的历史；二是充满好奇，对中医药提供的发掘自然的科学手段充满好奇；三是满怀希望，希望中医药能造福百姓健康。

▲王国强会见澳大利亚中医委员会代表团 5月8日，国家中医药管理局局长王国强会见了来访的澳大利亚中医委员会主席薛长利和中医药标准化技术委员会(ISO/TC249)主席格雷厄姆一行。

王国强表示，澳大利亚全国实施中医师注册管理，为当地中医药健康、良好发展提供了法律保障，推动了两国中医药的交流与合作。中国中医科学院、北京中医药大学等中医药机构与澳方在中医药政策、医疗、教育、科研、文化和产业方面已开展了卓有成效的合作，2016年中医药国际合作专项纳入了2个中澳中医药合作项目。薛长利感谢中国国家中医药管理局在推动中澳中医药发展领域给予的支持，介绍了澳大利亚开展中医师注册的情况和澳大利亚中医委员会现阶段工作内容。至2016年底，澳注册中医医师4 872名，约占全国注册医疗人员总数的0.7%。双方共同表达了加强中澳政府间中医药政策交流、建立合作机制的愿望。

▲第12次中新中医药合作委员会会议在北京召开 6月14日，国家中医药管理局与新加坡卫生部举行中新中医药合作委员会会议，国家中医药管理局局长王国强、副局长于文明与新加坡卫生部高级政务部长徐芳达及新加坡驻华大使罗家良参加会议，并签署了新一轮中医药合作计划书。

王国强称赞中新合作是中医药合作的典范，认为双方合作前景广阔，成果不仅惠及两国人民，更有望总结出“新加坡模式”进行推广，造福更多其他国家人民。徐芳达认为双方面临老龄化、慢性病等共同挑战，应当继续加强中医药科研、人才培训、中医师资格认证及考试等合作，期待双方在本次签署的中医药合作计划书基础上进一步拓展合作范围。双方共同回顾了历年来中新中医药领域合作取得的丰硕成果，并就如何推动中医药在国家卫生体系中发挥更多作用、实现“治未病”“预防胜于治疗”等议题进行了探讨。

▲于文明会见德国汉堡大学代表团 6月14日，国家中医药管理局副局长于文明会见了斯文·施罗德博士率领的德国汉堡大学附属埃彭多夫医院汉莎美安中医中心代表团，就中德传统医学交流合作，将中草药系列产品通过《欧盟传统草药注册指令》认证引入欧盟市场等合作议题进行了深入的探讨与交流。

于文明对汉堡大学为促进两国传统医学合作而做出的努力表示赞赏，希望德方与中国中医药企业开展中医药领域的交流与合作，突出特色与优势，相信双方的合作一定会取得丰硕成果。施罗德介绍了德国汉堡大学附属埃彭多夫医院汉莎美安中医中心对欧盟医药市场、卫生保健系统、教育体系、法定质量标准和法律框架、欧盟消费者对药品种类需求和药品质量需求的基本情况的认知，表达了希望与国家中医药管理局开展合作并将中草药系列产品引入欧盟植物药市场，将中医融入西方主流医学的一些初步想法。

▲刘延东参加中匈中医药教育合作系列活动 6月18日，中国国务院副总理刘延东在匈牙利布达佩斯调研塞梅尔维斯医科大学并出席中匈

中医药教育合作系列活动。

刘延东表示，中医药是中华民族的瑰宝，不仅属于中国，也属于世界。她称赞匈牙利在欧洲率先对中医执业资格立法并制定细则，认可并接纳中医药为国民服务。希望双方高校携手打造高水平中医药教育合作平台，培养出更多符合需求的中医药人才；希望两国医学专家密切协作，发挥中西医医学理念、诊疗方式互补优势，探索中西医联合攻克疾病的新模式；希望中医药中心不仅传授中医药知识，也能全方位展示中国传统文化和哲学智慧，推动中匈中医药合作成为深化两国卫生合作。匈牙利人力资源部国务秘书本采・雷特瓦里表示，加强中匈中医药合作是匈牙利国家战略之一，匈牙利将重点支持塞梅尔维斯大学与黑龙江中医药大学的中医药教育合作。希望共同努力，建设集医疗、教育、科研、文化、产业、保健多功能于一体的中医中心，并将其打造成为中国与中东欧国家中医药合作的典范。

▲黑山总统武亚诺维奇会见马建中率领的中医药代表团　6月20日，武亚诺维奇会见了国家中医药管理局副局长马建中。武亚诺维奇高度评价中黑两国关系，回忆了2014年与习近平主席会见时谈及了中医药。他认为，里加峰会期间两国机构签署的中医药合作文件后，中方派出代表团对尼克希奇进行实地考察，成立中黑中医药中心，体现中国政府对黑山开展中医药合作的积极态度和信心，将继续全力支持两国的中医药领域交流与合作，争取早日实现双方的合作愿景，造福黑山和两国人民。马建中积极评价了中黑中医药合作领域的进展，赞赏黑山政府对中医药合作的支持，将继续重视两国中医药合作，鼓励和支持中医药医疗、教育和科研方面的务实合作，特别是进一步推进“中国—黑山中医药中心”建设，使黑山民众享受到高质量的中医药服务。

▲金砖国家卫生部长会暨传统医药高级别会议在天津召开　7月6日，金砖国家卫生部长会暨传统医药高级别会议召开，国家主席习近平发来贺信，对会议召开表示祝贺。中国、巴西、俄罗斯、印度、南非五国卫生部长和代表团团长参加了会议。

会上，发布了金砖国家卫生部长会议《天津公报》《金砖国家加强传统医药合作联合宣言》，将对推动传统医学的继承发展及与现代医学的融合起到积极的促进作用，对金砖五国传统医学发展起到带动和示范作用，为建立传统医学命运共同体的宣言，让“一带一路”沿线和金砖五国的发展都有了明确的方向。金砖五国将继续深化合作，加强互信，秉持“开放包容、互学互鉴”的积极心态，共同发挥传统医药在卫生保健领域中的重要作用，更好地服务人类健康。

▲国际标准化组织发布首个中药材术语标准　7月21日，《IOS18662—1:2017中医药—术语—第一部分中药材术语》国际标准正式出版发布，这是国际标准化组织中医药标准化技术委员会出版的首个术语标准，为国际范围内规范和统一中药名词术语提供了重要依据。

2013年初，由中国专家王奎教授领衔在国际标准化组织中医药标准化技术委员会提出了《中药材术语》提案，澳大利亚、加拿大、中国、德国、印度、意大利、南非、西班牙、泰国专家纷纷参与，历时四年完成。项目充分考虑到不同国家和地区对中药材名称的习惯用法以及科研、教育、贸易等不同领域的需求，在标准文本中除了应用英文之外还有汉语拼音、繁简汉字、拉丁文等，极大地扩展了标准的适用性。中药材术语作为基础类标准是中医药标准化工作的基石，能够为其他相关国际标准提供很好的支撑作用，同时也将极大地推动中药材的国际贸易，促进中医药国际标准化和国际化进程。目前，国际标准化组织中医药标准化技术委员会已发布中医药国际标准21项，其中有18项提案来自中国。

▲于文明会见智利卫生部代表团　7月28日，国家中医药管理局副局长于文明会见了来访的智利卫生部副部长吉塞拉·阿拉贡（Gisera Alacon）一行。双方围绕中医药医疗管理、学历教育、从业资格等多个方面议题展开深入交流。一致同意在原有合作基础上继续深化合作。智利卫生部代表团还访问了中国中医科学院针灸医院。

▲中英中医药论坛在伦敦举办　8月6日，第一届中英中医药论坛在伦敦大学亚非学院举行，由英国中医师学会、中国中药协会适宜技术专业委员会、英国中华传统文化研究院共同主办。英国中医师学会及英国中华传统文化研究院，多年来致力于向英国社会大众弘扬中医及中国传统文化。

英国中医师学会主席、英国皇家医学会终身院士马伯英出席论坛并表示，尽管阻力不断，仍对中医在海外发展前途充满信心。提出中医人要具备六个自信——历史自信、理论自信、临床自信、方法自信、能力自信、前途自信。表示中国中医人有信心、有能力、有胆魄，使中医在海外发展起来。英国中华传统文化研究院院长、著名侨领单桂秋林出席论坛表示要让传统中医学在英国主流社会立足，需要加强交流，促进彼此认同。

▲"一带一路"暨"健康丝绸之路"高级别研讨会在北京举办　8月18日，来自30多个国家，世界卫生组织和联合国艾滋病规划署等国际组织的部长级官员，与相关政府部门、科研机构、非政府组织、智库和企业的代表出席研讨会，共商"一带一路"卫生合作大计，共建"健康丝绸之路"合作平台，共享全民健康福祉成果。中国国务院副总理刘延东发表主旨演讲，期待与各国一道努力，推动"一带一路"卫生合作行稳致远，惠及更多民众。未来三年，中国政府将落实100个康复助医项目，开展卫生人才开发"千人计划"合作计划，实施1 000名患者康复项目，与非洲国家20所医院建立对口合作，建设30所中医药海外中心，并成立"一带一路"医院联盟，让各国民众感受到卫生合作带来的实惠。

会议发布了《"一带一路"暨"健康丝绸之路"北京公报》。参会各方达成共识：加强卫生政策交流合作，推进"2030年可持续发展议程"中健康相关目标实现；促进"一带一路"国家在重大传染性疾病的监测、防控和应对，突发事件卫生应急的协调和合作，加强《国际卫生条例(2005)》核心能力建设；重视开展人员交流，通过开展互派卫生和医学专家、举办各类卫生专业技术培训班和研修班，加强经验交流和人才培训工作；促进传统医药政策、技术、研发和人员交流；鼓励医学科研机构间合作，在前沿医学科技、重大疾病防治、疫苗研发、临床研究等领域开展联合研究和技术攻关；支持发展健康服务贸易、健康医疗旅游和养生保健，探讨"一带一路"国家相关药械准入标准互认等合作。

▲国侨办与国家中医药管理局共同组织的"中医关怀团"义诊活动　8月27日"中医关怀团"义诊活动走进意大利罗马，由北京名医为当地华侨华人提供义诊服务，并同当地中医药业界进行交流。国侨办主任裘援平出席义诊活动时表示，中医药走出去是中华文化走向世界非常重要的组成部分，一方面整合国内优质中医药资源、组织名医大家到海外进行义诊，让中医更好地关爱海外侨胞；另一方面也希望借此推动中华医学走向世界，推进中医国际化进程，并相信中医和中药会在越来越多的国家得到推广

▲王国强会见克罗地亚—中国友好里耶卡协会代表团　9月18日，国家中医药管理局局长王国强会见克罗地亚—中国友好里耶卡协会司马安主席一行。王国强对司马安在推动克罗地亚与中国中医药交流合作方面所做的贡献进行了高度评价，希望司马安协助推动克罗地亚在中医药领域的立法工作，并促进克罗地亚卫生部与国家中医药管

理局续签传统医药领域合作备忘录。司马安对国家中医药管理局长期以来的支持表示感谢，并介绍了自己在传统医药未来发展方向的新思考和在克罗地亚创设欧洲中医药中心的计划。双方就推动中克中医药合作进行了深入的探讨与交流。

▲第十四届世界中医药大会在曼谷召开 10月21日，由世界中医药学会联合会主办、泰国中医师总会承办的第十四届世界中医药大会暨“一带一路”中医药文化周举行，大会以“助力‘一带一路’，服务民众健康”为主题，来自全球32个国家和地区的1 200多名中医药领域专家学者、中医药机构和团体代表参加了会议。

国家中医药管理局局长王国强给大会发去贺信，国家中医药管理局副局长马建中率代表团出席大会并致辞。世界中医药学会联合会主席佘靖在开幕式上发表了演讲。会上，代表们探讨了中医基础理论与临床研究新进展，中药研究开发与应用，道地药材与濒危珍稀动植物保护，针灸推拿研究与实践，中医手法流派的传承与发展，中医药国际标准化、信息化研究，中医药文化与非物质文化遗产保护，中医药服务贸易理论研究与实践及经验交流，中医药立法、教育、医疗、科学研究在世界各国的发展态势及前景，中西医结合研究等。并进行了换届选举，马建中当选为新一届世界中医药学会联合会主席。

▲王国强率团访问巴西 10月30日，国家卫生和计划生育委员会副主任、国家中医药管理局局长王国强在巴西圣保罗州政府开拓者宫会见了阿尔克明州长，双方就中巴两国传统医学合作与交流以及进一步推动中医药针灸在圣保罗的普及发展进行了交谈。

王国强表示，中巴两国是全面战略伙伴关系，《金砖国家加强传统医药合作联合宣言》将对推动传统医学的继承发展及与现代医学的融合起到积极的促进作用。中巴两国拥有丰富的药物资源和灿烂的传统医药文化，期待双方在中医药研究、生产和治疗方面进行更多的合作与交流，为深化中巴医药学发展续写新的篇章，共同维护人类健康。阿尔克明表示，他毕业于医科大学，很早就对中国的中医药感兴趣，曾读过两年的中医药课程。中国是传统医学的大师，有很多经验值得巴西学习。现在圣保罗不仅有很多中医药从业者，有很多医院开设了中医针灸科，还有多个中医药院校和专门研究机构。欢迎中国卫生机构人员来巴西进行各种医学交流，让中国的传统医学在巴西发扬光大。

▲王志勇出席中国—意大利中医药中心和中国—阿联酋中医药中心成立仪式 11月20—27日，国家中医药管理局副局长王志勇率团访问意大利、阿联酋，出席中国—意大利中医药中心和中国—阿联酋中医药中心成立仪式，并与驻外使领馆、当地政府及中医药机构就推动和加强中医药合作进行会谈。

11月21日，中国—意大利中医药中心在罗马成立。中国驻意大利大使馆李瑞宇大使、意大利外交部伊瑞可·格拉纳纳全权公使，意大利卫生部、教育部、拉齐奥大区和罗马市议会及政府等部门代表出席仪式。王志勇在致辞中指出，在双方政府的大力支持下，两国机构开展了成效显著的合作。本次帕拉塞尔苏研究所与罗马萨宾撒大学、世界针灸学会联合会、中国针灸学会等机构合作成立中国—意大利中医药中心，是新形势下响应中意两国民众健康需求、创新国际合作模式、促进更多优质中医药资源共享的必然要求，并为两国中医药领域国际合作树立成功典范。

11月26日，中国—阿联酋中医药中心在迪拜成立。中国驻迪拜总领馆李凌冰总领事、迪拜卫生局哈迈德·阿勒库塔米局长、迪拜安全局哈里·卡哈凡局长、迪拜经济局阿里·穆罕默德副局长、迪拜哈姆丹·宾·智慧大学曼苏尔·阿瓦尔校长等出席仪式。王志勇在致辞中指出，中国—阿联酋中医药中心是中东地区第一所由官方支持合作建立的中医药中心，“海上中医”国际医疗健康服务平台是中国商务部、国家中医药管理局与上海市共同推进的重点项目，在利用互联网技术创新中医健康服务模式和开展国际医疗合作领域积累了成功经验，与迪拜阿瓦尔家族共建中医中心，开展中医药医疗和中医药人力资源培训等合作，不仅能推动更多中医药资源引进迪拜，加强本土化中医药人才的培养，有利于阿联酋人民享受到更多优质的中医药服务。

▲中国—东盟传统医药健康旅游国际论坛在巴马举行 12月7—8日，由国家中医药管理局、国家旅游局和广西壮族自治区人民政府共同主办的巴马论坛，2017中国—东盟传统医药健康旅游国际论坛举行。来自联合国开发计划署、世界旅游组织、世界中医药学会联合会、世界针灸学会联合会、中国—东盟中心等国际组织，中国、东盟国家、英国、日本以及中国香港、澳门、台湾等国家和地区的传统医药、长寿要素研究、健康养生、休闲旅游等领域的官员、专家学者、企业家代表及媒体记者等共350多人出席了论坛。

本届论坛是中国—东盟博览会系列国际性论坛之一，以建设“健康中国”为宗旨，以“大健康 大旅游”为主题，围绕医疗保健机构与旅游服务企业的合作、中医药健康旅游示范区建设、“一带一路”建设推动传统医药健康旅游产业发展合作、国际大健康产业发展趋势及启示等相关议题分主论坛和分论坛展开国际性交流探讨，进一步探索中医药健康旅游新模式、新路径、新方法。在推动传统医药与现代旅游深度结合上，具有重要意义。

▲中伊传统医学合作谅解备忘录在北京签署 12月19日，在国家卫生和计划生育委员会主任李斌、伊朗卫生和医学教育部部长赛义德·哈桑·戈兹扎德·哈什米（Seyed Hassan Ghazizadeh Hashemi）共同见证下，国家中医药管理局副局长王志勇和伊朗卫生部部长资深顾问达伍德·丹尼斯·贾法里（Davood Danesh Jafari）签署《中华人民共和国国家中医药管理局与伊朗伊斯兰共和国卫生和医学教育部传统医学合作谅解备忘录》，双方将建立传统医学合作框架，深化在传统医学科研、教育、产品研发等方面合作，促进中医药和波斯医药在两国的发展，进一步加强在传统医学领域合作。

三、动态消息

▲表彰中医药高等学校教学名师 1月9日，国家中医药管理局、教育部、国家卫生和计划生育委员会发布“关于表彰中医药高等学校教学名师的决定”。自1956年国务院批准成立首批中医学院以来，中医药高等教育得到持续快速发展，中医药院校在人才培养、科学研究、社会服务、文化传承等方面的作用日益凸显，中医药人才逐步充实到医疗、保健、科研、教育、产业、文化及对外交流与合作等各领域，为国家中医药事业发展和区域经济社会发展作出了重要贡献。

2016年是新中国中医药高等教育60年。60年来，中医药高等教育领域涌现出一大批奋斗在教学一线的优秀教师。他们治学严谨，学风端正，勤于实践，敢于创新，支撑保障着中医药高等教育发展。为表彰他们的突出贡献，激励广大教师潜心教学、精心育人、追求卓越，促进中医药教育事业的蓬勃发展与人才培养质量的不断提升，国家中医药管理局、教育部、国家卫生和计划生育委员会决定，授予丁樱等60位同志中医药高等学校教学名师荣誉称号。

▲2017年全国中医药工作会议在北京召开 1月9—10日，全国中医药工作会议召开，会议全面总结和回顾2016年中医药工作，部署2017年各项任务。国务院副总理刘延东作重要批示，国家卫生和计划生育委员会主任李斌作重要讲话，国家卫生和计划生育委员会副主任、国家中医药管理局局长王国强作工作报告。

刘延东表示，2016年是中医药发展史上具有重大意义的一年。习近平总书记在新世纪首次卫生健康大会上的重要讲话，为中医药事业发展指明了方向。国家出台了首部中医药专门法律，发布了中医药发展战略规划纲要和中医药白皮书，开启了依法发展中医药事业的新征程，实现了“十三五”的良好开局。抓住中医药振兴发展的大好时机，着力推进中医药供给侧结构性改革，加快发展中医药健康服务，充分发挥中医药在治未病中的主导作用、在重大疾病治疗中的协同作用、在疾病康复中的核心作用，为全方位全周期保障人民健康做出新的更大贡献。

李斌指出，中国有中医是人民健康的福音，中西医并重应当给我国人民带来双重健康福祉。把握和用好机遇，推动中医与西医互相交汇，切实把祖先留给我们的宝贵财富继承好、发展好、利用好，以实际行动谱写中医药振兴发展新篇章。一要实施好中医药法律和规划。二要为深化医改和卫生计生工作注入更多“中医药元素”。三要加强中医药人才队伍建设。四要大力发展中医药产业。五要落实全面从严治党主体责任。

王国强指出，2016年是中医药发展史上具有里程碑意义的一年，着重贯彻落实了全国卫生与健康大会精神和《中医药发展战略规划纲要(2016—2030年)》、推动颁布《中医药法》、推动发表《中国的中医药》白皮书、推动建立国务院中医药工作部际联席会议制度、推动召开中医药高等教育改革与发展座谈会五件大事。并部署了2017年全国中医药工作的8项重点任务：①要抓好中医药法实施。②要抓好战略规划纲要落实。③要抓好深化医改中医药工作。④要抓好中医药传承创新工程实施。⑤要抓好国医大师、全国名中医评选表彰工作。⑥要抓好中医药高等教育。⑦要抓好预算执行。⑧要抓好中医医院评审工作。

▲习近平访问世界卫生组织　1月18日，中国国家主席习近平在日内瓦访问了世界卫生组织并会见陈冯富珍总干事。习近平指出，推进全球卫生事业，是落实2030年可持续发展议程的重要组成部分。当前，中国正在全面推进健康中国建设，全民健康是中国实现“两个一百年”奋斗目标的基础。没有全民健康，就没有全民小康。中国始终把卫生事业摆在优先发展的战略位置。我们建立了世界上规模最大的基本医疗保障网，制定了《“健康中国2030”规划纲要》。欢迎世界卫生组织继续对健康中国建设提供更多专业性帮助。陈冯富珍表示，中国是世界卫生组织创始成员。长期以来，中国对全球卫生事业和世界卫生组织工作作出了重要贡献。世界卫生组织将始终坚定奉行一个中国政策，高度评价中国的全民健康计划，将继续支持中国深化医疗卫生改革。世界卫生组织赞赏中国在全球卫生安全和卫生治理领域的领导能力，愿加强同中方在“一带一路”框架下合作，以提高“一带一路”沿线国家健康卫生水平。

会见后，习近平和陈冯富珍共同见证了《中华人民共和国政府和世界卫生组织关于“一带一路”卫生领域合作的谅解备忘录》等协议的签署，并共同出席了中国向世界卫生组织赠送针灸铜人雕塑仪式，为针灸铜人揭幕。

▲王国强亮相“部长通道”　3月3日，全国政协十二届五次会议开幕之前，全国政协委员、国家卫生和计划生育委员会副主任、国家中医药管理局局长王国强在“部长通道”回答记者提问。王国强告诉记者，国家中医药管理局把贯彻落实中医药法作为当前的头等大事，从四个方面开展工作：第一，抓好面向社会的普法宣传，对民众关心的热点问题和重点问题进行全面解读。第二，抓好各级政府和各级官员学法用法的培训，做到依法行政、严格执法。第三，抓好中医药法配套文件的制定，争取在7月1日前出台。第四，抓好其他法律与中医药法立法精神和有关规定的适应衔接。王国强还回答了中医药人才培养的相关问题。近年来，多个国医大师工作室成立并配备博士生、硕士生，开展师带徒，在培养青年人方面起到很大作用。当前，应抓住中医药振兴发展天时、地利、人和的大好时机，总结60年来中医药教育成功经验，更好适应中医药事业蓬勃发展的要求。

▲2017年政府工作报告中提出：支持中医药民族医药事业发展　3月5日，十二届全国人大五次会议在北京人民大会堂开幕，国务院总理李克强在政府工作报告中强调“支持中医药、民族医药事业发展”。

政府工作报告明确，2017年要着重抓好九方面重点工作任务。在“推进以保障和改善民生为重点的社会建设”中强调，推进健康中国建设。全面启动多种形式的医疗联合体建设试点，三级公立医院要全部参与并发挥引领作用，建立促进优质医疗资源上下贯通的考核和激励机制，增强基层服务能力，方便群众就近就医。保护和调动医务人员积极性。构建和谐医患关系。适应实施全面两孩政策，加强生育医疗保健服务。支持中医药、民族医药事业发展。

▲中华中医药学会会长办公会暨第六届常务理事会第六次会议在北京举行　3月22日，国家中医药管理局局长、中华中医药学会会长王国强出席会议并讲话，学会要提高政治站位，主动对标看齐，围绕中央部署的“发挥三个作用”“推进四个建立健全”“激发五种资源活力”，更好地发挥桥梁纽带作用，团结引领广大中医药科技工作者为中医药振兴发展作出贡献。要适应新形势新要求，引导广大中医药科技工作者聚焦中医药供给侧结构性改革，着眼促进中医药健康服务发展，充分发挥科技创新的支撑引领作用，为保障生命全周期、健康全过程提供更多的新技术、新产品、新服务。

会议表决通过了王国辰任中华中医药学会秘书长、副会长，审议通过了中华中医药学会2017年工作要点、《中华中医药学会分支机构管理办法(修改草案)》、关于开展中华中医药学会优秀会员评选活动和“青年人才托举工程”项目等。2017年学会以实施中国科协学会创新和服务能力提升工程建设项目为抓手，以启动学会“十三五”发展规划为契机，坚持党建强会、学术为本、能力先行、创新协调、惠普共享、开放运营，推动中医药在健康中国建设中发挥独特的优势和作用，努力开创学会工作新局面。

▲2017年全国中医医政工作会议在北京召开　3月27日，在全国中医医政工作会议上，国家中医药管理局局长王国强充分肯定了2016年中医医政工作取得的积极进展，并部署2017年重点工作，提出要充分认识《中医药法》的重要地位，并以此为根本创新中医医政管理制度和模式。

王国强对2017年中医医政工作提出了四点要求：一要全面贯彻落实《中医药法》，创新中医医政管理制度和模式。《中医药法》是中医药工作的“母法”，认真学习和贯彻实施好《中医药法》，是中医药行业当前的头等大事。二要持续推进供给侧结构性改革，加快发展中医药健康服务。围绕充分发挥中医药“三个作用”，以中医药供给侧结构性改革为主攻方向，优化要素配置和服务供给，推动中医药健康服务优化升级。三要扎实推进医改工作，不断完善充分发挥中医药作用的政策机制。要积极参与分级诊疗制度建设，推进公立中医医院综合改革，调整中医医疗服务项目价格，优化公立中医医院收入结构，并进一步探索符合中医药特点的医保支付方式。四要持续改善医疗服务，提高医疗质量，不断提升人民群众对中医药服务的获得感。积极推进中医诊疗模式创新，探索建立符合中医学术特点、方便群众看病就医的中医综合治疗、多专业联合诊疗等模式。针对群众反映的突出问题进一步探索新的举措，力求取得新的成效。

会议由国家中医药管理局副局长马建中主持。国家卫生和计划生育委员会体改司、疾控局、医政医管局和基层卫生司，中央军委后勤部卫生局和武警后勤部卫生局负责人应邀出席，各省级中医药管理局局长、医政处处长，部分国家中医药综合改革试验区卫生计生委负责人以及国家中医药管理局机关各司办负责人、部分直属单位负责人参加会议。

▲“共同面对抑郁，共促心理健康”主题活动在北京举行　4月6日，在世界卫生日到来之际，由国家卫生和计划生育委员会主办，新华网承办的本次活动呼吁全社会广泛关注抑郁症防治，倡导每个人做自己心理健康的第一责任人。国家中医药管理局局长王国强出席活动并强调，要充分发挥中医药在心理健康服务中的作用，加强中医院相关科室建设和人才培养。一要关注重点人群，促进多样化心理健康服务。二要加强人才队伍建设，大力开展专业化人才培养。三要规范心理健康服务管理，确保行业良性发展。

会上，世界卫生组织驻华代表施贺德博士、北京回龙观医院院长杨甫德、中国科学院心理研究所教授祝卓宏等作主题报告。

▲王国强赴浙江、上海调研　4月8—9日，国家卫生和计划生育委员会副主任、国家中医药管理局局长王国强赴浙江、上海调研《中医药法》贯彻实施，听取专家学者、基层代表和政府部门负责同志对配套文件制定的意见，实地考察中医诊所机构。

王国强对切实推动《中医药法》及配套制度贯彻实施提出具体要求。一要广泛深入地宣传普及中医药法，积极推动政府、有关部门和公众及时了解法律的基本精神和相关规定，为保障法律得到切实遵守和执行创造条件。二要加快推进中医药法配套文件制定工作，针对相关制度涉及的重点问题深入基层调研，完善相关制度设计，确保法律不“延时”，不“打折扣”。三要明确责任分工，严格依法履职，认真履行促进中医药发展的法定职责，保证中医药工作沿着法治的轨道有序开展。

▲中医药传承教育高峰论坛在扬州举行 4月13日，由中华中医药学会主办的中医药传承教育高峰论坛举行。国家中医药管理局局长王国强、江苏省人民政府副省长蓝绍敏出席论坛。

王国强在开幕式上讲话，要深入贯彻落实习近平总书记系列重要讲话精神和发展中医药的新思想新论断新要求，以新发展理念为引领，以实施《中医药法》《中医药发展战略规划纲要（2016—2030年）》为主线，大力发展中医药传承教育，促进中医药人才队伍建设，推动中医药振兴发展，为建设“健康中国”、全面建成小康社会作出新的更大贡献。第一，贯彻《中医药法》，加强人才培养。第二，聚焦高层次，打好组合拳。第三，构建新机制，打造新模式。第四，对接新需求，释放新活力。会前，王国强、蓝绍敏等共同为扬州国医书院授牌。

▲全国中医药学会工作会议在连云港召开 4月13—14日，2017年全国中医药学会工作会议、中华中医药学会2017年理事会暨2016年度中华中医药学会科技成果、优秀人才奖励大会召开。国家中医药管理局副局长马建中、中国科协学会学术部副部长苏小军、国家中医药管理局人事教育司司长卢国慧、中华中医药学会副会长王新陆、李俊德、陈达灿、萧伟，江苏省卫生和计划生育委员会巡视员陈亦江、江苏省卫生和计划生育委员会党组成员朱岷、连云港市市长项雪龙，以及学会第六届理事会理事，各省、自治区、直辖市、副省级市中医药学会会长、秘书长，中华中医药学会各分会主任委员、秘书长，学会主办系列杂志负责人，2016年度中华中医药学会科技成果、优秀人才奖励获奖代表共400多人参加了会议。

在中华中医药学会2017年理事会上，总结了2016年中华中医药学会工作，审议了2017年工作要点，表决通过了王国辰任中华中医药学会秘书长、副会长的事项和法定代表人变更事宜，通报了理事会层面学会功能型党组织架构和组成人选。

在2016年度中华中医药学会科技成果奖及优秀人才奖颁奖仪式上，邀请到2016年度中华中医药学会岐黄国际奖获奖者弗朗茨、鲍儒德，2016年度“亚宝杯”中华中医药学会政策研究奖获奖代表范吉平作题为“中药国际化的全球挑战”“中药在欧洲的现状与未来”“管理是门大学问”的主题报告。

马建中从围绕中心有作为、学术活动有质量、服务基层有抓手、自身建设有加强等四个方面充分肯定了学会2016年所取得的各项成绩。对学会2017年工作要点提出了新要求：一要坚持学术引领，在促进学科发展方面争做“风向标”；二要强化创新驱动，在服务健康产业方面争做“助推器”；三要重视科学普及，在提升健康素养方面争当“宣传队”；四要加强自身建设，在创新争先行动方面争当“排头兵”。会议为加强交流互动、分享经验成果，探索共建共享，助力创新发展，还组织地方学会、分支机构、系列期刊代表召开了“创新发展融合共赢”为主题的创新发展沙龙。

▲“一带一路”国际合作高峰论坛在北京举行 5月14日，“一带一路”国际合作高峰论坛举行，29个国家元首和政府首脑出席，中国国家主席习近平出席开幕式并发表题为《携手推进“一带一路”建设》的主旨演讲。习近平指出，来自100多个国家的各界嘉宾齐聚北京，共商“一带一路”建设合作大计，具有十分重要的意义。期待着大家集思广益、畅所欲言，为推动“一带一路”建设献计献策，让这一世纪工程造福各国人民。习近平指出，要将“一带一路”建成和平之路、繁荣之路、开放之路、创新之路、文明之路；要建立多层次人文合作机制，搭建更多合作平台，开辟更多合作渠道；要推动教育

合作，扩大互派留学生规模，提升合作办学水平；要发挥智库作用，建设好智库联盟和合作网络；在文化、体育、卫生领域，要创新合作模式，推动务实项目；要用好历史文化遗产，联合打造具有丝绸之路特色的旅游产品和遗产保护。

国家中医药管理局局长王国强在中联部牵头主办的"增进民心相通"平行主题会议上发言，介绍了中医药积极服务"一带一路"倡议，已经在"一带一路"沿线国家建设了16个中医药海外中心。为落实习近平主席关于推动中医药海外发展的指示精神，贯彻落实《中医药"一带一路"发展规划(2016—2020年)》，将推进四项工作：一是与沿线国家合作建设30个中医药海外中心，为沿线民众提供高质量中医医疗保健服务；二是在中国境内建设50家中医药合作示范基地，接待沿线民众来华接受中医药医疗保健、教育培训、健康旅游；三是与沿线国家共同研究制定20项中医药国际标准和规范，合作建立符合中医药特点的国际标准研究和应用体系，以保障中医药服务品质和质量；四是支持100种中药产品开展国际注册，为满足沿线民众健康服务需求提供多元化选择。

▲首届全国中医药教育国际化暨产学研协同创新研讨会在江西召开　5月21日，国家中医药管理局局长王国强出席会议并指出，中医药要走教育国际化之路、实干担当之路、产学研结合之路，助推中国走向世界舞台。他要求，利用好中医药这把传统钥匙，走教育国际化之路，助推中国走向世界舞台。一要把人才培养放在优先位置。培养一批开展中医药国际化教育的复合型人才。二要把平台建设作为重要阵地。积极探索多种合作办学方式，鼓励国内中医药院校和境外一流高等教育机构之间进行教师互派、学生互换、学分互认和学位互授联授，加强与世界各大医学团体、组织、协会的联系。三要把教育标准作为主要内容。加快建立中医药教育国际标准体系，包含教育宗旨及目标、教育计划及方式、学生考核、教学人员、教育评估、教学资源及教育管理等。

教育部副部长林蕙青讲话中指出，中医药走向世界，教育承担着重要职责。"中医药文化＋教育国际化"，产、学、研协同创新，将为我国教育国际化改革和中医药走向世界提供新思路，开创新局面。她提出，支持中医药高等教育国际化改革，完善中医药人才培养体系，做用中国智慧解决世界难题的先行者；中医药院校走出去，做服务国家"一带一路"的探路者；全国中医药院校试建产学研跨区域协作共同体及其资源共享平台，做中医药产学研协同创新的排头兵；中医药高等院校充分发挥校园平台和师资队伍优势，做文化自信、中医药文化传承创新的引路人。

研讨会围绕中医药教育国际化、中医药产学研协同创新两大主题进行了分会场研讨。会议期间还举行了国家中医药教育国际化(南昌)试验区揭牌仪式。

▲第九届海峡论坛在厦门召开　6月17—18日，国家中医药管理局局长王国强出席"第九届海峡论坛—2017海峡两岸中医药发展与合作研讨会"，并调研中医药工作。本次会议由国家中医药管理局和厦门市政府主办，以"传承创新，共融发展"为主题，邀请了450余名海峡两岸知名专家学者、协会代表、企业负责人，共同围绕"海峡两岸著名中医药专家学术思想传承经验分享""海峡两岸现代中药品质管理与临床应用""海峡两岸中药材种植规划与管理"等议题进行交流探讨。会议期间，还举办了"医院管理与健康服务高级研修班""中医临床实用推广技术/技能及特色手法演示交流"等相关活动。

王国强在致辞中强调，2016年大陆的卫生与健康、医改相关工作取得阶段性成果，特别是中医药领域成果丰硕。《中华人民共和国中医药法》《中医药发展战略纲要(2016—2030)》《中医药"一带一路”发展规划(2016—2020年)》先后颁布，标志着中医药已被放在党和国家改革发展全局的战略高度安排部署。2016年对于中医药界是具有里程碑意义的一年。两岸中医药发展与合作研讨会至今已成功举办了12届。两岸中医药同根、同源、同文，希望两岸业界共同弘扬中医药，为民众的健康同谋福祉。王国强还参观了海峡两岸中医药文化展示馆。

▲中华中医药学会中医馆联盟在北京成立 6月28日，由中华中医药学会主办，金木集团承办，导医网、民生药业等单位协办的“中医馆创新驱动发展战略研讨会”暨“中华中医药学会中医馆联盟成立会议”召开。会议围绕“中医馆更好走进社区提升创新服务水平”的主题开展了热烈研讨。随着《中医药法》的实施，中医执业改为备案制，减少了审批环节和区域卫生规划的限制，在全国范围内，中医馆(诊所、门诊部、工作室等)将迎来蓬勃发展的大好契机。中医药界必须谨遵习近平主席关于“要把中医药这一祖先留给我们的宝贵财富继承好、发展好、利用好”，用“中国式办法”为人类健康服务，提供中国方案、中国经验、中国榜样。

中医馆联盟在诊疗上，将采取传统接诊与“互联网＋”联动的方式，患者不仅可以直接到国医馆就诊，同时，还可以通过“互联网＋”实现远程的问诊和接受治疗的服务。中医馆联盟将以“弘扬中医、惠及万民”为目标，以提升中医诊治水平为导向，汇聚名医资源，开展中医技术交流与培训、中医医疗机构合作与发展、疑难杂症咨询与会诊等增值服务。

▲“中医中药中国行——中医药健康文化推进行动”在北京启动 7月1日，作为中医中药中国行第三阶段活动，中医药健康文化推进行动将围绕“传播中医药健康文化、提升民众健康素养”的主题，通过开展形式多样的中医药健康文化知识传播活动，推广中医药的理念、知识、方法和产品。该推进行动由国家中医药管理局、全国人大教科文卫委员会、全国政协教科文卫体委员会、国家发展改革委、教育部、科技部、工业和信息化部等24个部门共同开展。十二届全国政协副主席刘晓峰出席并宣布“中医中药中国行——中医药健康文化推进行动”启动，国家中医药管理局局长王国强出席并讲话。

启动仪式后，进行了中医药文化体育大型表演、中医药健康咨询和中医药文化展览展示等一系列中医药健康惠民活动。太极拳、五禽戏、八段锦、健身功法、健身五行操、无限极养生操、扇子舞表演，来自中国中医科学院广安门医院、西苑医院、望京医院、眼科医院、北京中医药大学东直门医院等32家医院的100多名副主任医师以上专家为市民提供中医药健康咨询，以及中医养生方法和咨询真假优劣药材的鉴别等。

中医中药中国行自2007年正式启动以来，已经走过十年征程。十年来，“中医中药中国行”活动大力宣传党和国家中医药方针政策，广泛普及中医药文化知识，为基层百姓送医送药送健康，为中医药事业发展营造了良好的社会氛围，活动走遍了31个省(区、市)、新疆生产建设兵团和香港、澳门、台湾地区，走进了军营，共举办366场，直接参加现场活动的群众达160多万人，成为由我国政府部门举办的规格最高、规模最大、影响最广、百姓欢迎的大型中医药科普宣传活动。

▲国医大师和全国名中医表彰大会在北京举行 6月29日，人力资源和社会保障部、国家卫生和计划生育委员会和国家中医药管理局联合举办国医大师、全国名中医表彰大会，授予王世民等30位同志国医大师荣誉称号，享受省部级先进工作者和劳动模范待遇；授予丁书文等99位同志全国名中医荣誉称号，追授高上林同志全国名中医荣誉称号。

表彰会前，国务院副总理刘延东等领导与国医大师、全国名中医集体合影。国家卫生和计划生育委员会主任李斌，人力资源和社会保障部副部长傅兴国，国家卫生和计划生育委员会副主任、国家中医药管理局局长王国强，国家中医药管理局副局长于文明、马建中、王志勇，中组部人才工作局副局长唐永刚出席大会，并为国医大师、全国名中医荣誉称号获得者颁奖。

这次国医大师和全国名中医评选注重面向基层和临床一线，国医大师人选须为省级名中医或全国老中医药专家学术经验继承工作指导老师，从事中医临床或鉴别、炮制等中药临床使用相关工作50年以上。全国名中医人选须为省级名中医、省级以上老中医药专家学术经验继承工作指导老师或全国优秀中医临床人才，从事中医临床或炮制、鉴定等中药临床使用相关工作35年以上。经自下而上、逐级推荐和"两审三公示"等评选程序，评选出30名国医大师和100名全国名中医。目前，国医大师评选表彰已开展三届，共评选表彰了90名国医大师，全国名中医评选表彰是首次开展。

▲首届神农医药文化产业发展论坛在株洲召开 7月8—9日，在以"传承、健康、共享"为主题的首届神农医药文化产业发展论坛上，来自全国中医药行业的专家学者和中医药产业从业者共同交流中医药学术研究成果，推广中医药新产品、新技术，探讨中医药对现代人群常见病的防治等。国家中医药管理局副局长马建中出席论坛，他指出，中医药文化产业是中医药事业重要组成部分。要大力发展中医药健康服务；要大力发展中药产业；要大力提升国民中医药健康文化素养。

论坛将通过深度挖掘株洲神农医药文化，有效整合全国医药资源，打响神农医药文化名片，不断整合产学研销全行业链条资源，打造全国有影响力的健康产业综合体。中国工程院院士李连达，国医大师孙光荣、熊继柏、李佃贵，湖南中医药大学校长秦裕辉等专家围绕"弘扬神农精神，推进健康扶贫"等内容发表主题演讲。

▲全国医学教育改革发展工作会议在北京召开 7月10日，国家卫生和计划生育委员会、教育部、国家中医药管理局共同召开全国医学教育改革发展工作会议。国务院总理李克强作出重要批示。批示指出：人才是卫生与健康事业的第一资源，医教协同推进医学教育改革发展，对于加强医学人才队伍建设、更好保障人民群众健康具有重要意义。希望教育部、卫生计生委、中医药局会同相关方面，按照党中央、国务院部署，围绕办好人民满意的医学教育和发展卫生健康事业，加大改革创新力度，进一步健全医教协同机制，立足我国国情，借鉴国际经验，坚持中西医并重，以需求为导向，以基层为重点，以质量为核心，完善医学人才培养体系和人才使用激励机制，加快培养大批合格的医学人才特别是紧缺人才，为人民群众提供更优质的医疗服务，奋力推动建设健康中国。

国务院副总理刘延东出席会议并讲话。她强调，要贯彻党的教育方针和卫生与健康工作方针，坚持育人为本、立德树人，强化临床实践能力培养，培育医术精湛医德高尚的高水平医学人才。要把质量作为医学教育的生命线，突出医教协同，办好医学院和综合性大学医学院(部)，实现临床、预防、药学、护理等学科有机融合，理论教学与临床实践有机融合，构建成熟完整的教学体系。要围绕生命全周期、健康全过程，加快培养实用型人才和全科、儿科等紧缺人才，深入实施住院医师规范化培训，健全传承与创新并举的中医药人才培养体系。要健全适应行业特点的人事薪酬制度和科学的人才评价体系，吸引更多优秀人才投身卫生健康事业。

国家卫生和计划生育委员会主任李斌提出"人才是卫生与健康事业的第一资源"。要进一步加强中医药人才培养，遵循中医药人才成长规律，完善现代中医药人才培养体系和师承教育制度，持续提升中医药人才培养的数量和质量，继承好、发展好、利用好祖国传统医学。

会议由国家中医药管理局局长王国强主持。各省（区、市）、新疆生产建设兵团卫生计生、教育、中医药行政部门的负责同志；部分高校、医疗卫生机构主要负责同志以及有关医学教育专家、学会协会等有关单位的代表参加了会议。上海市和贵州省卫生计生委、安徽省教育厅、北京协和医院、上海交通大学医学院、广州中医药大学、温州医科大学等就医学教育改革经验作交流发言。

▲第四届中医中药台湾行活动走进南投、嘉义 7月29—30日，第四届中医中药台湾行暨2017年两岸中医药文化与养生保健交流活动在台湾南投县和嘉义市举办，来自中国中医科学院、北京中医药大学和台湾中国医药大学的专家给当地民众带来中医药科普盛宴。本次活动以“弘扬中华文化，传承中医中药，共享健康和谐”为主题，通过举办养生科普讲座、赠送《中医养生保健指南》科普图书等形式，让台湾民众学习掌握中医药养生保健知识，提升中医药健康素养。

国家中医药管理局对台港澳中医药交流合作中心主任、中国针灸学会副会长杨金生表示，中医药界同仁以“两岸一家亲”为理念，致力于推动两岸健康服务事业，增进两岸民众健康福祉，积极拓展合作领域和合作模式，不断适应两岸民众多层次、多样化的医疗需求，满足两岸民众日益增长的健康服务需求。通过本次活动，让台湾民众了解中医药、相信中医药、使用中医药、宣传中医药，增进对中医药的认同感。

中医中药台湾行活动自2014年启动以来，每年举行一届，已经成功走进高雄、宜兰、台北、桃园、新北、彰化等地，成为海峡两岸中医药健康服务走进民间、亲近民众的重大品牌活动。

▲“中医药现代化研究”重点专项 8月4日，科技部发布的《“中医药现代化研究”重点专项2017年度项目申报指南》指出，该专项的设立是为了利用现代科技，加强中医原创理论创新及中医药的现代传承研究，加快中医四诊客观化、中医“治未病”等关键技术突破，制定一批中医药防治重大疾病和疑难疾病的临床方案，开发一批中医药健康产品，提升中医药国际科技合作层次，加快中医药服务的现代提升和中医药大健康产业的发展。

同时，指南明确该专项以中医药防治重大疾病、中医“治未病”、中药开发及质量控制三大领域为重点，从基础、临床、产业三个环节进行全链条、一体化设计，将专项研究任务分解为中医药理论传承与创新、中医药防治重大疾病、中药资源保障、中医药大健康产业科技示范、中医药国际化、民族医药传承与创新6大任务，2017年将在上述6大任务部署19个研究方向，经费总预算约5亿元。

▲2017中国国际中医药健康服务博览会在北京召开 8月11日，由中华中医药学会主办、天士力控股集团协办的2017中国（北京）国际中医药健康服务博览会暨首届中医药健康服务业发展论坛召开。国家中医药管理局副局长马建中在开幕式中提出，加快推进中医药健康服务发展，更要立足传承，积极地引进和学习世界先进科技成果，将中医药原创思维和快速发展的信息、生物、新材料等新技术以及不断涌现的新方法有机结合起来。要充分发挥中西医各自优势，探索中医药学与现代医学共融发展的切入点，促进中医、西医两种医学在科学研究、预防保健和疾病诊疗过程中的优势互补与融合。中华中医药学会副会长兼秘书长王国辰建议，瞄准中医药科技创新的前沿和重点，让中医药原创思维与新技术及不断涌现的新方法有机结合，从中寻找灵感和思路，共同推动中医药诊疗设备、健康产品的发展，为患者搭建一个良好的保健平台。

本次论坛以“致力健康中国，展示国医精华”为主题，聚焦中医药养生、保健、特色医疗、康复服务等当前行业热点、难点、痛点议题，共同探讨中医药创新发展的思路与方法，推动中医药健康服务业各领域间相互融合与跨越发展。本次博览会分为“现实展区”和“虚拟展区”（配合现场区而设定的网上展示平台及数据资源库）两大部分，吸引近 5 000 人次的专业观众和 1 万人次的普通观众参观。

▲全国卫生计生系统表彰大会在北京召开 8 月 17 日，全国卫生计生系统表彰大会召开。中共中央总书记、国家主席习近平对卫生计生工作作出重要指示。他强调，党和国家始终高度重视发展卫生和健康事业、增进人民健康福祉。全国卫生计生系统认真贯彻党中央关于卫生和健康工作的决策部署，积极推进公共卫生和基本医疗服务各项工作，为保障人民健康作出了重要贡献。他指出，广大卫生计生工作者恪守宗旨、辛勤工作，以实际行动培育了“敬佑生命，救死扶伤，甘于奉献，大爱无疆”的崇高精神。希望同志们继续满腔热情为人民服务，钻研医术，弘扬医德，为人民群众提供更高水平、更加满意的卫生和健康服务。

国务院总理李克强作出批示强调，近年来，卫生计生系统着力深化医药卫生体制改革，扎实推进健康中国建设，各方面工作取得显著成效。卫生计生系统要在以习近平同志为核心的党中央坚强领导下，认真落实以人民为中心的发展思想，按照全国卫生与健康大会精神，持续打好医改攻坚战，加快基本医疗卫生制度建设，不断提高基本医疗卫生服务水平。希望广大卫生计生工作者秉承医者仁心传统，爱岗敬业，精钻技术，围绕人民群众的所需所急提供更好的医疗健康服务，为把我国早日建成健康强国作出新贡献。

国务院副总理刘延东在会上传达了习近平的重要指示和李克强的批示并讲话。她表示，卫生和计划生育系统干部职工要紧密团结在以习近平同志为核心的党中央周围，深入贯彻习近平总书记重要指示精神，不忘初心，不负重托，敬业奉献，守护健康，努力打造健康中国需要、人民群众满意的高素质卫生计生队伍，推进卫生健康事业实现新跨越，为全面建成小康社会作出新贡献。

会上，19 名“白求恩奖章”获得者、251 个全国卫生计生系统先进集体、698 名全国卫生计生系统先进工作者和 58 名全国卫生计生系统劳动模范受到表彰。卫生和计划生育系统有关人员 700 多人参加大会。

▲美国权威医药杂志首次中英文刊登中药复方论文 8 月 21 日，新华社香港电，香港浸会大学中医药学院卞兆祥教授团队历时十余年撰写的两篇关于中药复方临床试验报告规范的论文，被发表在最新一期的美国权威医药杂志《内科医学年鉴》上。这是该杂志自 1927 年创刊以来首次以中英文、中文简繁体同时发表一个研究类文章。论文题为《CONSORT-中药复方 2017》，内容是中药复方临床随机对照试验报告规范。卞兆祥表示，历时 10 余年，在团队成员通力合作下，一个能被国际社会认可、同时又可以充分反映中医“理法方药”特征的中药复方临床试验报告规范终于被成功发表。这篇文章为中药复方临床试验报告被国际认可打下基础，也为中医药进一步走向世界搭建了桥梁。

▲中医药法实施专题培训班在银川举办 8 月 25—26 日，国家中医药管理局举办中医药法实施专题培训班。国家卫生和计划生育委员会副主任、国家中医药管理局局长王国强出席并强调，切实把思想和行动统一到习近平总书记“7・26”重要讲话精神上来，全面推进中医药法贯彻实施，以良好的精神状态和优异的工作业绩迎接党的十九大胜利召开。他要求：第一，全面推进中医药法的贯彻实施。要扎实推进配套制度制定。第二，全面落实深化医改任务。第三，全面推进中医药供给侧结构性改革。一方面要做大服务资源总量，另一方

面要优化服务质量和产品供给。第四，全面推进一系列重大工程的实施。第五，扎实推进全面从严治党向纵深发展。

培训班上，全国人大常委会法工委行政法室副主任黄薇全面解读中医药法，国家中医药管理局医政司司长蒋健介绍中医诊所备案管理暂行办法、中医医术确有专长人员医师资格考核注册管理暂行办法重点内容，国家中医药管理局科技司司长李昱介绍中医经典名方目录制定工作进展，河北省人大常委会教科文卫工委副主任郑爱军介绍该省落实中医药法、推动该省中医药条例制修订情况。各地方卫生计生委分管中医药工作负责人、中医药管理局局长等参加培训。

▲第五届北京中医药专家宁夏行活动举行 8月26日，国家中医药管理局局长王国强出席活动启动仪式并表示，希望京宁两地的卫生和计划生育、中医药管理部门持续深化中医药领域的合作，切实把京宁中医药合作打造为民族团结的典范、东西部协作的典范。他指出，一年一度的北京中医药专家宁夏行是京宁两地中医药合作的重要内容。5年来，北京17所医院派出专家600人次，举办义诊活动30余场，使1.4万人次宁夏人民在家门口享受到北京专家高水平的中医药诊疗服务。并希望在提升中医医疗服务能力、发展中医药健康服务、培养中医药人才、深化中医药科技创新等方面，推出一批更有利于全面提升宁夏中医药、回医药服务能力的创新举措。

宁夏回族自治区卫生计生委主任马秀珍等出席会议。北京市中医管理局局长屠志涛与宁夏回族自治区卫生和计划生育委员会副主任、中医药(回医药)管理局局长黄涌签订“三优三平台”协议书，确定30名指导老师与宁夏对口单位开展优师带教合作。宁夏中医医院暨中医研究院等7家医院与北京中医药大学东方医院等6家医院签署京宁对口支援中医药重点专科建设协议书。

▲于文明会见香港食物及卫生局代表团 8月31日，国家中医药管理局副局长于文明会见了香港食物及卫生局局长陈肇始代表团。于文明高度评价了内地与香港中医药领域合作成果，并希望香港继续发挥独特作用，继续推动中医药国际化发展。陈肇始对国家中医药管理局予以的长期支持表示感谢，表达了在既往的工作基础上进一步推动香港设立首家中医医院和中药材检测中心建设的期望。双方就相关议题深入交换了意见，于文明陪同陈肇始女士参观《岐黄之光》浮雕，并介绍了中医药发展历程。国家中医药管理局国际合作司(港澳台办公室)副司长朱海东、医政司副司长孟庆彬、科技司副司长王思成、局对台港澳交流中心副主任崔朝阳等陪同会见。

▲全国大型义诊周在忻州市岢岚县启动 9月9日，由国家卫生和计划生育委员会、国家中医药管理局、中央军委后勤保障部卫生局联合组织的2017年“服务百姓健康行动”全国大型义诊活动周启动。

今年的主题为“义诊服务深度贫困地区，助力健康扶贫”。国家卫生和计划生育委员会主任李斌在启动仪式上指出，今年义诊以深度贫困地区为重点，是为了深入贯彻落实习近平总书记今年6月份在山西召开的深度贫困地区脱贫攻坚座谈会上的重要讲话精神。3部门组织了10支国家医疗队，深入全国深度贫困地区，送医上门，为当地群众诊病看病，送去党和政府的关怀，也带去医务工作者的一片心意。希望医务人员以饱满的热情和对老区人民的深厚感情，牢记为人民服务的宗旨，树立崇高职业精神，以精益求精的态度，为当地群众做好义诊工作。

活动周期间，国家中医药管理局组建3支中医医疗队赴山西省、河北省和云南省开展义诊，各地还开展对口支援医院义诊、健康大讲堂、院内义诊等活动。特别是针对深度贫困地区加大帮扶力度，为深度贫困地区群众提供医疗保健服务，以实际行动助力健康扶贫。

▲王国强会见香港东华三院董事局代表团 9月11日，国家中医药管理局局长王国强会见香港东华三院董事局李鋈麟主席代表团来访。王国强对东华三院在推广中医服务及弘扬中医文化方面所做的贡献进行了高度评价，号召香港中医药融入内地中医药事业发展大局，继续加强内地与香港中医药合作，共同促进中医药发展，服务民众健康福祉。李鋈麟对国家中医药管理局长期以来的支持表示感谢，并介绍了东华三院下一步的合作计划。双方就东华三院参与建设香港首家中医医院以及成立东华三院国医大师刘敏如教授联合传承工作室等具体议题进行了深入的探讨与交流。

▲国家中医药产业发展综合试验区在陇西启动 9月26日，甘肃省建设国家中医药产业发展综合试验区暨2017甘肃省中医药产业博览会召开，国家卫生和计划生育委员会副主任王培安、国家中医药管理局副局长闫树江、农业部总畜牧师马爱国、甘肃省省长唐仁健、副省长李斌、中国中医科学院常务副院长黄璐琦，以及工信部、农业部、国家食药监总局有关司局负责同志以及部分省中医药局、甘肃省各地州100多家中药企业代表出席会议。闫树江指出，试验区的建设有利于进一步认识和把握中医药产业发展的内在规律、打造经济社会发展新引擎、助力精准推扶贫、推动医改向纵深发展、推动中医药文化的国际传播。希望甘肃省抓住机遇，加快试验区建设，在推进中医药改革发展中取得新突破、创造新经验。

会上，闫树江、李斌分别代表国家中医药管理局和甘肃省人民政府续签了局省共建中医药发展综合改革试点示范省协议。

▲结合现代科技，大力发展和应用中医药 10月9日，国务院总理李克强主持召开国务院常务会议，听取公立医院综合改革和医疗联合体建设进展情况汇报，要求通过深化医改优化资源配置保障人民健康，部署进一步做好基本医保全国联网和异地就医直接结算工作，减少群众后顾之忧更多惠及人民。会议指出，要结合现代科技，大力发展和应用中医药。

▲十九大报告指出：坚持中西医并重，传承发展中医药事业 10月18日，国家主席习近平在十九大报告中强调，党的一切工作必须以最广大人民根本利益为最高标准。在“实施健康中国战略”中指出，要完善国民健康政策，为人民群众提供全方位全周期健康服务。深化医药卫生体制改革，全面建立中国特色基本医疗卫生制度、医疗保障制度和优质高效的医疗卫生服务体系，健全现代医院管理制度。加强基层医疗卫生服务体系和全科医生队伍建设。全面取消以药养医，健全药品供应保障制度。坚持预防为主，深入开展爱国卫生运动，倡导健康文明生活方式，预防控制重大疾病。实施食品安全战略，让人民吃得放心。坚持中西医并重，传承发展中医药事业。

▲全国中医药高等教育学会中药教育研究会年会在贵阳召开 11月4日，中国中医药高等教育学会理事长、国家中医药管理局人事教育司司长卢国慧，贵阳中医学院院长杨柱，全国中医药高等教育学会中药教育理事会理事长、安徽中医药大学校长彭代银等出席开幕式并致辞。

会上，27所高校专家学者围绕中药学专业人才培养、“中医药思维”以及地域特色中药教育等展开交流探讨。彭代银分析了中药学专业人才培养现在面临的形势、存在的问题，随后提出应对策略。教育部高等学校中药学类专业教学指导委员会秘书长、黑龙江中医药大学李永吉就《本科中药学专业教学质量国家标准》的主导思想“中医药思维”展开分析。贵阳中医学院药学院院长杜江着重介绍了融入民族医学元素、突出地域特色的中药教育探索与实践，让学生多一种视野，形成一种情结，为特色经济发展培养专业人才，形成地区中药学人才培养特色。

▲2017年中国国际中医药大健康博览会暨高峰论坛在广州举行 11月16—19日，国家中医药管理局副局长、世界中医药学会联合会主席马建中，中国工程院院士钟世镇，国医大师熊继柏，广东省卫生计生委副主任、省中医药局局长徐庆锋等出席论坛开幕式。

论坛是由世界中医药学会联合会主办的大型国际性中医药健康博览会，展览面积2万平方米，分四大专业展区18个主题，展示品类达1万多种，汇集了中医药原材料、精制饮片、复方成药、医疗器械、健康产品、医疗服务、健康服务等多维度、多领域的专精和跨界产品。博览会上同期举办中医药发展研讨、中医药投资项目路演、中医专家义诊等活动，共有50余家投资机构对中医药项目进行投资，为2 600余人提供了中医诊疗与健康服务。

▲把老祖宗留下的中医药宝库保护好传承好发展好 11月27日，国家中医药管理局官方微信首次公开发表了习近平在2016年8月19日全国卫生与健康大会上有关中医药的部分论述：我们要把老祖宗留给我们的中医药宝库保护好、传承好、发展好，坚持古为今用，努力实现中医药健康养生文化的创造性转化、创新性发展，使之与现代健康理念相融相通，服务于人民健康。要发挥中医药在治未病、重大疾病治疗、疾病康复中的重要作用，建立健全中医药法规，建立健全中医药发展的政策举措，建立健全中医药管理体系，建立健全适合中医药发展的评价体系、标准体系，加强中医古籍、传统知识和诊疗技术的保护、抢救、整理，推进中医药科技创新，加强中医药对外交流合作，力争在重大疾病防治方面有所突破。

▲第六届国家中医药改革发展论坛在上海举行 12月9日，国家中医药管理局局长王国强出席论坛并指出，坚持以习近平新时代中国特色社会主义思想为指导，准确把握党的十九大对中医药工作提出的新要求，科学谋划新时代振兴发展中医药新任务。习近平总书记高度重视中医药发展，提出了一系列新思想新论断新要求，深刻阐述了事关中医药发展的方向性、根本性问题。习近平总书记发展中医药的新思想新论断新要求是习近平新时代中国特色社会主义思想的组成部分，是我们新时代推动中医药振兴发展的科学指南和根本遵循。他指出，党的十九大提出的新思想、作出的新判断、部署的新战略，对做好新时代中医药工作提出了许多新的要求。要坚持以人民为中心的发展思想，聚焦服务健康中国建设，坚持中西医并重，统筹推进中医药领域的各项改革，充分发挥中医药的"三个作用"，全力推进"四个建立健全"，不断激发和释放中医药"五种资源"的潜力与活力，努力实现中医药的均衡发展、充分发展，更高水平、更有效率地为人民提供全方位的中医药健康服务。

论坛以"坚持中西医并重，传承发展中医药事业"为主题。中共中央党校教授王瑞璞、国医大师孙光荣、国务院发展研究中心研究员李佐军、复旦大学教授梁鸿、华中科技大学教授张亮、中国科学技术发展战略研究院副院长王宏广6位专家分别作了主旨报告。

▲习近平称赞中药香包 12月12日，正在江苏徐州考察的习近平总书记来到马庄村，看到村民们手工制作的特色香包，连连称赞"真不错""很精致"。80岁的村民王秀英递上自己制作的中药香包，总书记问："多少钱？我买一个，捧捧场。""不要钱，送给总书记。"王秀英答道。总书记还是坚持付了30元。

在2016年度，来自贾汪区马庄村民间艺人王秀英在"双创之星"评选中名列榜首。这位79岁高龄的老人传承徐州民俗，创新制作了中药香包，一举成为国家非物质文化遗产传承人。

索 引

主题词索引

B 白版半包苯鼻槟病补

C 柴产昌超长出穿传创刺醇催

D 大丹胆淡当道滴滇多

E 二

F 翻方防肥肺风附复

G 肝肛高割钩古骨固瓜广

H 海韩何核黑红呼胡互化黄挥回获藿

J 急加假健江胶角结金筋津经颈九灸菊

K 抗考口苦醌

L 腊辣狼类李理荔凉苓羚流隆陇蒌卵

M 麻麦酶美孟泌免苗民模膜

N 纳脑凝牛脓

P 炮喷脾片贫

Q 七漆芪麒气强秦清祛

R 肉如瑞润

S 三桑沙山闪深参肾升生失石食视手寿舒疏熟腧双丝思松

T T 太糖桃疼天贴菇通土推

W W 瓦外微胃温纹

X 西豨膝仙现线腺响消小哮泻心新许续絮雪血训

Y 掩羊养药一遗抑益阴音银淫饮右鱼玉育运

Z 甾扎藏獐针镇正证栀脂枳制质治中仲朱逐注壮滋左坐

附 录

一、2018卷《中国中医药年鉴（学术卷）》文献来源前50种期刊

1. 中国实验方剂学杂志
2. 中国中药杂志
3. 中华中医药杂志
4. 中草药
5. 时珍国医国药
6. 世界中医药
7. 中华中医药学刊
8. 中医药导报
9. 辽宁中医杂志
10. 内蒙古中医药
11. 中医杂志
12. 中成药
13. 中药材
14. 四川中医
15. 亚太传统医药
16. 中药药理与临床
17. 中国中医药信息杂志
18. 中医学报
19. 辽宁中医药大学学报
20. 中医临床研究
21. 陕西中医
22. 中国中医急症
23. 中国药理学通报
24. 现代中西医结合杂志
25. 中国中医药现代远程教育
26. 中国针灸
27. 湖南中医杂志
28. 光明中医
29. 中国中医基础医学杂志
30. 新中医
31. 河南中医
32. 中国现代中药
33. 中药新药与临床药理
34. 中国民族民间医药
35. 北京中医药大学学报
36. 环球中医药
37. 中医药信息
38. 中国中医药科技
39. 安徽中医药大学学报
40. 上海中医药大学学报
41. 江苏中医药
42. 云南中医中药杂志
43. 湖南中医药大学学报
44. 甘肃中医药大学学报
45. 吉林中医药
46. 浙江中医杂志
47. 世界科学技术（中医药现代化）
48. 实用中医药杂志
49. 湖北中医药大学学报
50. 针刺研究

二、2018卷《中国中医药年鉴(学术卷)》文献来源前50所大学(学院)

1. 北京中医药大学
2. 上海中医药大学
3. 南京中医药大学
4. 中国中医科学院
5. 广州中医药大学
6. 成都中医药大学
7. 安徽中医药大学
8. 河南中医药大学
9. 辽宁中医药大学
10. 湖南中医药大学
11. 山东中医药大学
12. 浙江中医药大学
13. 天津中医药大学
14. 江西中医药大学
15. 黑龙江中医药大学
16. 福建中医药大学
17. 甘肃中医药大学
18. 湖北中医药大学
19. 陕西中医药大学
20. 广西中医药大学
21. 贵阳中医学院
22. 首都医科大学
23. 长春中医药大学
24. 广东药科大学
25. 中国医学科学院
26. 宁夏医科大学
27. 贵州医科大学
28. 重庆医科大学
29. 南方医科大学
30. 云南中医学院
31. 复旦大学
32. 河北中医学院
33. 山西医科大学
34. 新疆医科大学
35. 山西中医药大学
36. 沈阳药科大学
37. 遵义医学院
38. 第二军医大学
39. 河北大学
40. 河南科技大学
41. 华中科技大学
42. 内蒙古医科大学
43. 南京农业大学
44. 中国药科大学
45. 安徽中医药高等专科学校
46. 桂林医学院
47. 河南省中医药研究院
48. 湖北医药学院
49. 西安医学院
50. 苏州大学

三、2018卷《中国中医药年鉴(学术卷)》文献来源前40家医疗机构

1. 上海中医药大学附属曙光医院
2. 南京中医药大学附属医院
3. 上海中医药大学附属龙华医院
4. 黑龙江中医药大学附属第一医院
5. 上海中医药大学附属岳阳中西医结合医院
6. 中国中医科学院广安门医院
7. 北京中医药大学东直门医院
8. 广西中医药大学第一附属医院
9. 广州中医药大学第一附属医院
10. 重庆市中医院
11. 河南省中医院
12. 首都医科大学附属北京中医医院
13. 河南中医药大学第一附属医院
14. 成都中医药大学附属医院
15. 甘肃省中医院
16. 河南中医药大学第三附属医院
17. 辽宁中医药大学附属第二医院
18. 山东中医药大学附属医院
19. 陕西省中医医院
20. 陕西中医药大学附属医院
21. 天津中医药大学第一附属医院
22. 浙江中医药大学附属第一医院
23. 中国中医科学院附属西苑医院
24. 中国中医科学院附属望京医院
25. 中日友好医院
26. 湖南中医药大学第一附属医院
27. 安徽中医药大学第一附属医院
28. 河北省中医院
29. 北京中医药大学附属东方医院
30. 承德医学院附属医院
31. 广西中医药大学附属瑞康医院
32. 黑龙江中医药大学附属第二医院
33. 湖北省中医院
34. 解放军第302医院
35. 辽宁中医药大学附属医院
36. 天津中医药大学第二附属医院
37. 武汉市第一医院
38. 广西中医药大学附属瑞康医院
39. 北京中医药大学第三附属医院
40. 长春中医药大学附属医院

四、2018卷《中国中医药年鉴(学术卷)》撰稿人名单

姓　名　(按姓氏笔画为序)：

丁　媛　上海中医药大学中医文献研究所
于　峥　中国中医科学院中医基础理论研究所
马程遥*　南京中医药大学药学院
王　欣　山东中医药大学中医学院
王　珺　浙江中医药大学附属浙江省中医院
王　琦*　湖南省中医药研究院附属医院
王又闻　上海中医药大学中药学院
王尔亮　上海中医药大学科技人文研究院
王江波*　南京中医药大学药学院
王兴伊　上海中医药大学科技人文研究院
王玲玲*　上海中医药大学附属岳阳中西医结合医院
王相东　陕西中医药大学中西医临床医学院
王美娟*　中国药科大学中药学院
王素羽　上海明潭眼科门诊部
仇闻群　上海中医药大学附属龙华医院
邓宏勇　上海中医药大学科技创新服务中心
邓咏诗*　广州中医药大学第一临床医学院
叶阳舸　上海中医药大学气功研究所
叶明花　江西中医药大学健康养生研究所
申小惠　甘肃中医药大学第一附属医院
田　禾*　广州中医药大学第一临床医学院
丘　敏*　广州中医药大学第一临床医学院
丘维钰*　广州中医药大学第一临床医学院
冯沛之*　上海中医药大学基础医学院
冯怡慧*　广州中医药大学第一临床医学院
邢玉瑞　陕西中医药大学图书馆
吕苑枫*　香港中文大学药剂学院
吕佳康　国家食品药品监督管理总局药品审评中心
朱　慧*　上海中医药大学附属曙光医院
朱靓贤　上海中医药大学基础医学院
仲芫沅　上海中医药大学附属龙华医院
华　腊*　上海中医药大学中药研究所
华圣元*　上海中医药大学附属岳阳中西医结合医院
刘　芳　湖南省中医药研究院附属医院
刘　利*　上海中医药大学附属龙华医院
刘　瑜　南方医科大学附属佛山妇幼保健院
刘　鹏　山东中医药大学中医文献研究所
刘　霖　河南省中医药研究院信息文献研究所
刘华清*　上海中医药大学附属曙光医院
刘玥灵*　中国药科大学中药学院
刘堂义　上海中医药大学针灸推拿学院
安广青　上海徐汇区枫林街道社区卫生服务中心
许　吉　上海中医药大学科技创新服务中心
许　军　上海中医药大学附属岳阳中西医结合医院
许笑阳*　上海中医药大学附属曙光医院
阮丽君*　广州中医药大学第一临床医学院
孙伟玲　上海中医药大学附属岳阳中西医结合医院
纪　军　上海中医药大学针灸经络研究所
寿雅琨*　湖南省中医药研究院附属医院
麦观艳*　广州中医药大学第一临床医学院
杜　鑫*　广州中医药大学第一临床医学院
巫海旺*　广州中医药大学第一临床医学院
李　丛　《江西中医药》杂志编辑部
李　明　上海中医药大学科技信息中心
李　祥　南京中医药大学药学院
李元琪*　广州中医药大学第一临床医学院
李永亮　广西中医药大学人事处
李陆杰*　南京中医药大学中医药文献研究所
李奕祺　福建中医药大学中医学院

杨利林* 广州中医药大学第一临床医学院
杨思彤* 中国药科大学中药学院
杨奕望 上海中医药大学科技人文研究院
连若纯* 广州中医药大学第一临床医学院
吴 飞 上海中医药大学创新中药研究院
吴云皓* 中国药科大学中药学院
吴立宏 上海中医药大学中药研究所
吴闽枫* 上海中医药大学附属岳阳中西医结合医院
吴晶晶 上海中医药大学附属龙华医院
邱海龙 南京中医药大学药学院
何立群 上海中医药大学附属曙光医院
余伯阳 中国药科大学中药学院
汪雨薇* 中国药科大学中药学院
沈佩亚* 中国药科大学中药学院
张 玉* 中国药科大学中药学院
张 洋 上海中医药大学附属光华医院
张丰聪 山东中医药大学中医文献研究所
张玉柱* 上海中医药大学附属龙华医院
张永太 上海中医药大学中药学院
张红梅 上海中医药大学中药学院
张苇航 上海中医药大学科技人文研究院
张雅月 北京中医药大学附属东直门医院
张媛媛 中国药科大学中药学院
陆 颖 上海中医药大学气功研究所
陈 毅* 上海中医药大学中药研究所
陈少丽 上海中医药大学基础医学院
陈正东* 中国药科大学中药学院
陈思韵* 广州中医药大学第一临床医学院
陈海琳 上海中医药大学附属岳阳中西医结合医院
陈德兴 上海中医药大学基础医学院
范 磊 山东中医药大学基础医学院
范瑞平* 中国药科大学中药学院
茅婧怡* 上海中医药大学附属岳阳中西医结合医院
林 炜 福建中医药大学中西医结合研究院
林炜娴* 广州中医药大学第一临床医学院
林晓茹 上海中医药大学附属龙华医院
周 悦 上海中医药大学附属龙华医院
周 蜜 上海中医药大学附属岳阳中西医结合医院
周钱留* 中国药科大学中药学院
郎海燕 北京中医药大学附属东方医院
孟 畑 上海中医药大学附属龙华医院
孟祥才 黑龙江中医药大学药学院
赵 凡* 南京中医药大学基础医学院
赵 丹 上海中医药大学气功研究所
赵 玲 上海中医药大学针灸推拿学院
荀丽英 山东中医药大学中医学院
胡 蓉 上海中医药大学科技人文研究院
胡 霜 山东中医药大学管理学院
茹 意* 上海中医药大学附属岳阳中西医结合医院
柏 冬 中国中医科学院中医基础理论研究所
柳玲玲* 南京中医药大学药学院
施 杞 上海中医药大学附属龙华医院
姜丽莉 上海市普陀区中医医院
都广礼 上海中医药大学基础医学院
莫 文 上海中医药大学附属龙华医院
钱 帅 中国药科大学中药学院
徐 浩 上海中医药大学附属龙华医院
徐光耀 上海中医药大学附属市中医医院
殷玉莲* 上海中医药大学附属龙华医院
郭冬婕* 上海中医药大学附属岳阳中西医结合医院
郭美丽* 上海中医药大学中药研究所
唐占英 上海中医药大学附属龙华医院
黄 辉 安徽中医药大学中医学院
黄 辉* 上海中医药大学附属曙光医院
黄陈招 浙江省玉环县人民医院
黄柳绿* 中国药科大学中药学院
曹 蕾 广州中医药大学第一临床医学院
麻志恒 上海市崇明区中心医院
梁倩倩 上海中医药大学附属龙华医院
董春玲 上海中医药大学附属曙光医院
程少丹 上海中医药大学附属光华医院
蒯 乐 上海中医药大学针灸推拿学院

鲍计章　上海中医药大学附属岳阳中西医结合医院
廖秀平* 广州中医药大学第一临床医学院
谭　鹏　北京中医药大学中药学院
谭红胜　上海中医药大学中药学院
潘雪薇* 中国药科大学中药学院
薛漓轩* 中国药科大学中药学院
魏　民　中国中医科学院中医药信息研究所

注:带*者为在读研究生

附 图

一、“中医基础理论”栏目参考文献关键词分布图

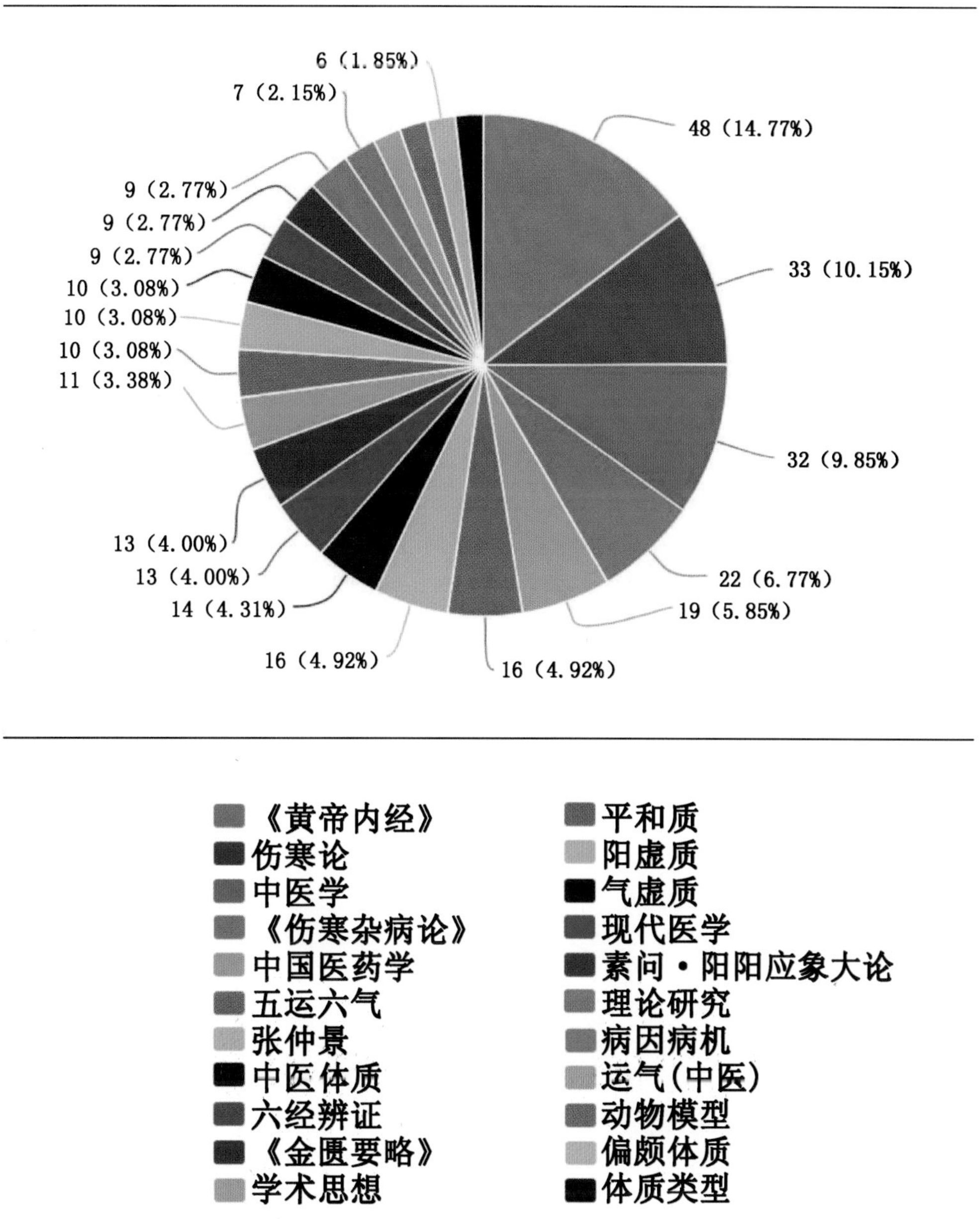

二、"妇科"栏目参考文献关键词分布图

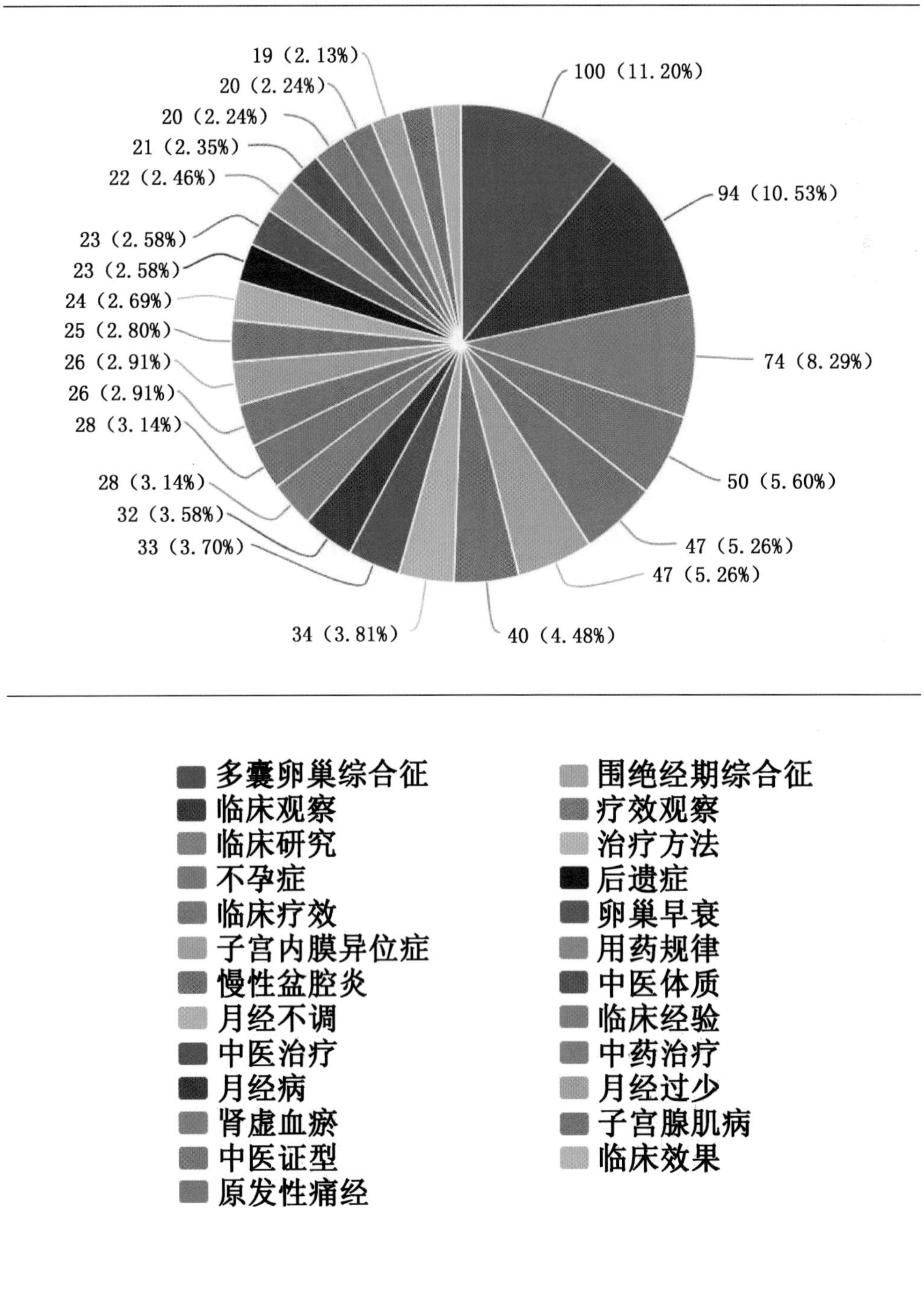

三、“外科”栏目参考文献关键词分布图

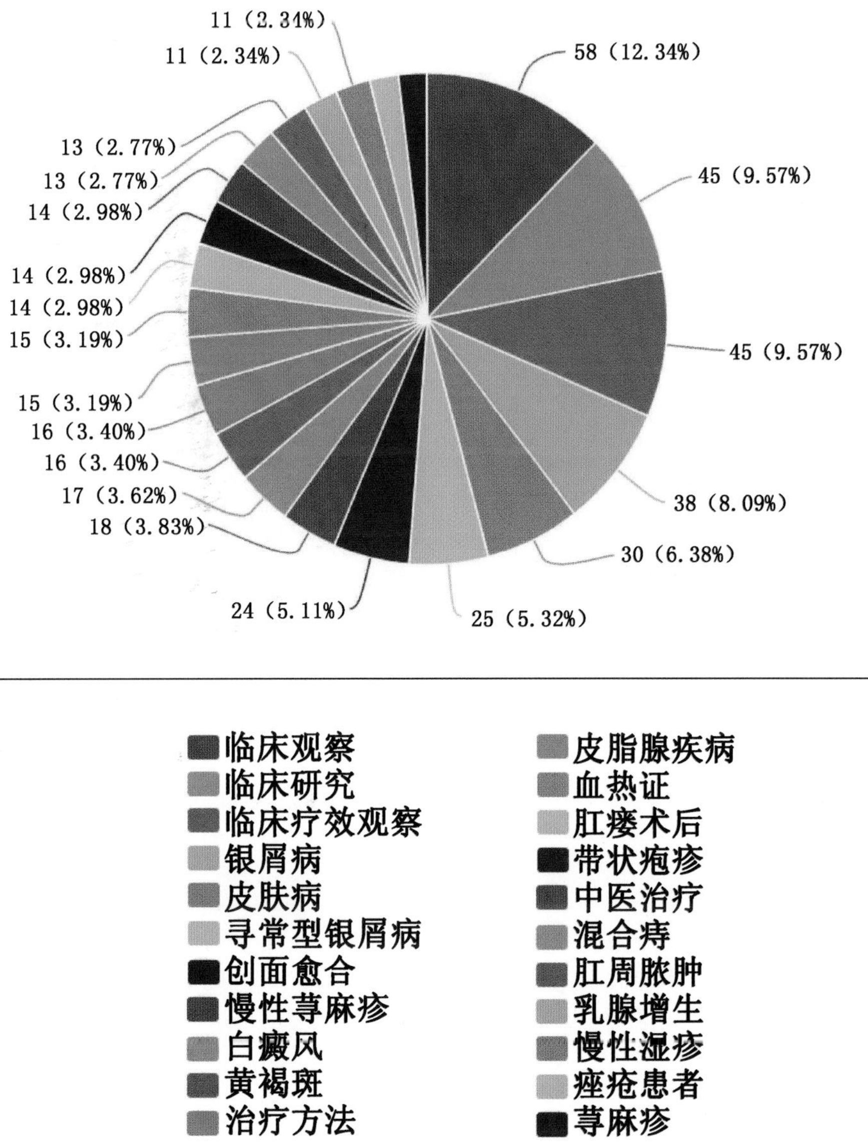

四、“骨伤科”栏目参考文献关键词分布图

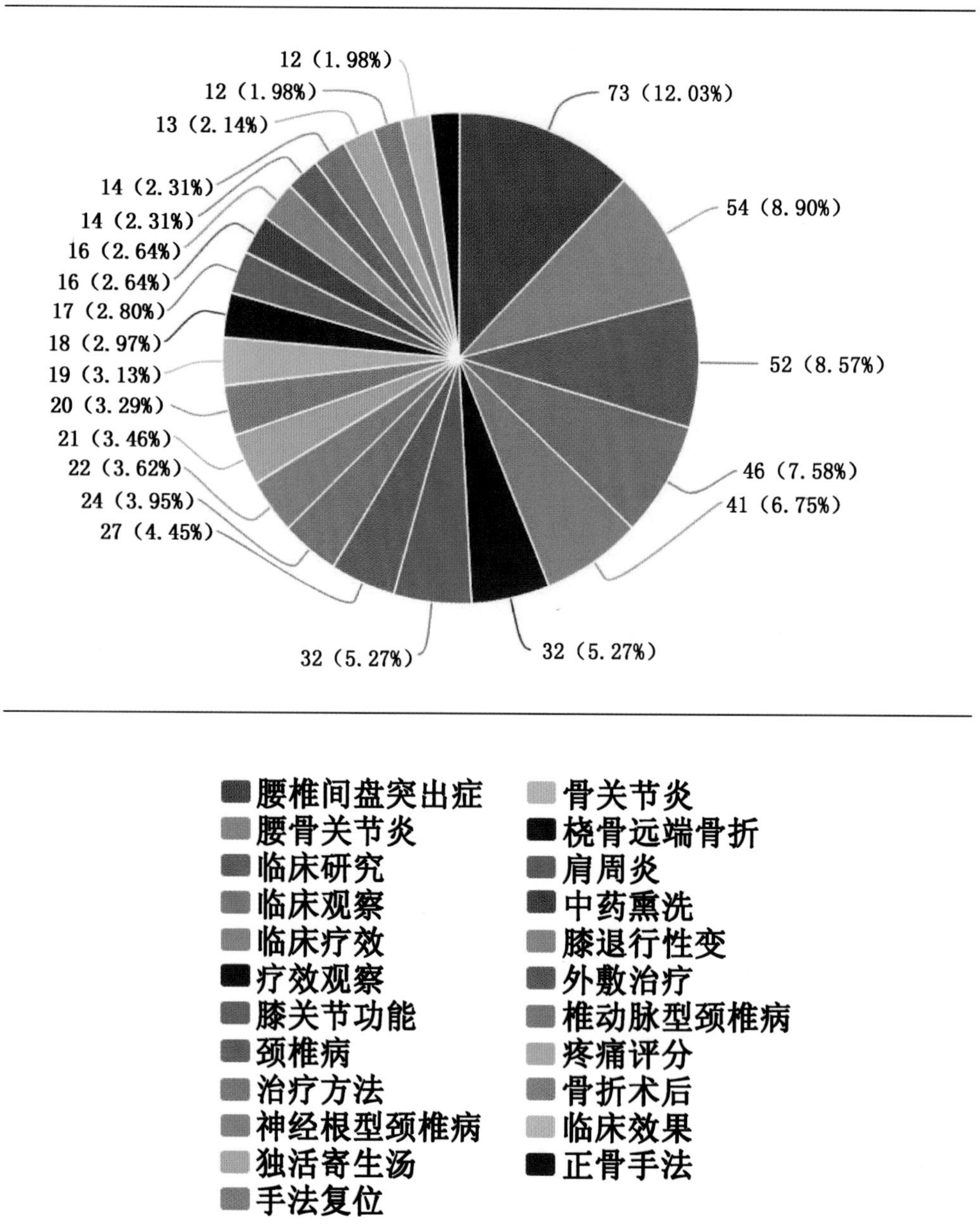

五、"方剂研究"栏目参考文献关键词分布图

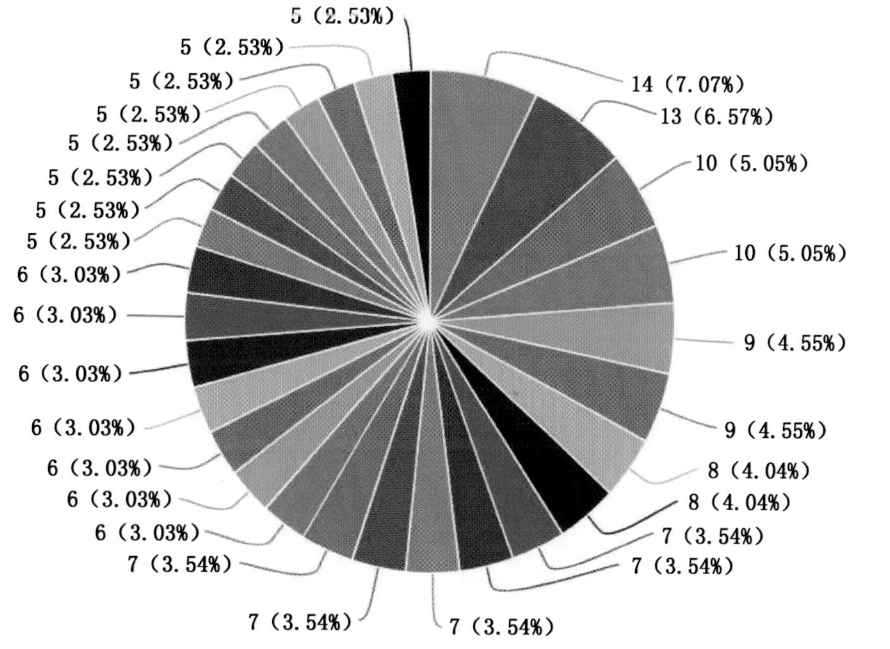

六、“养生与保健”栏目参考文献关键词分布图

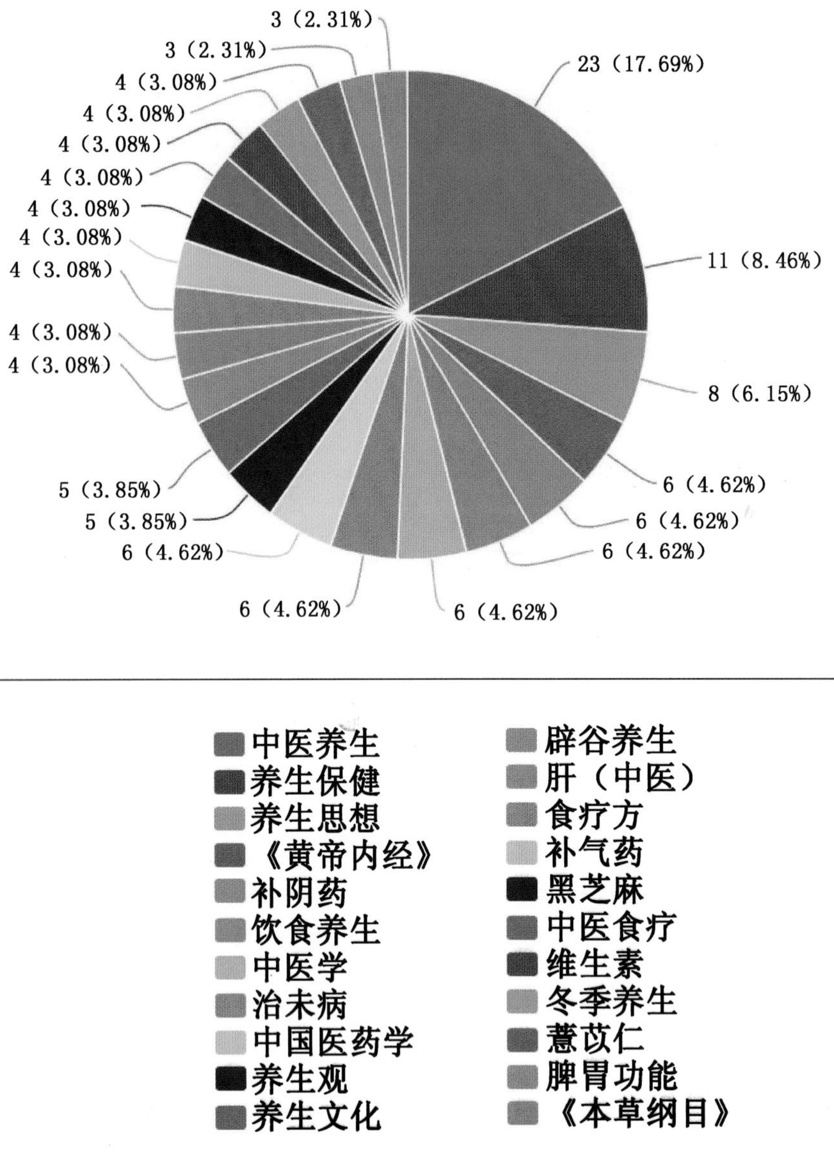

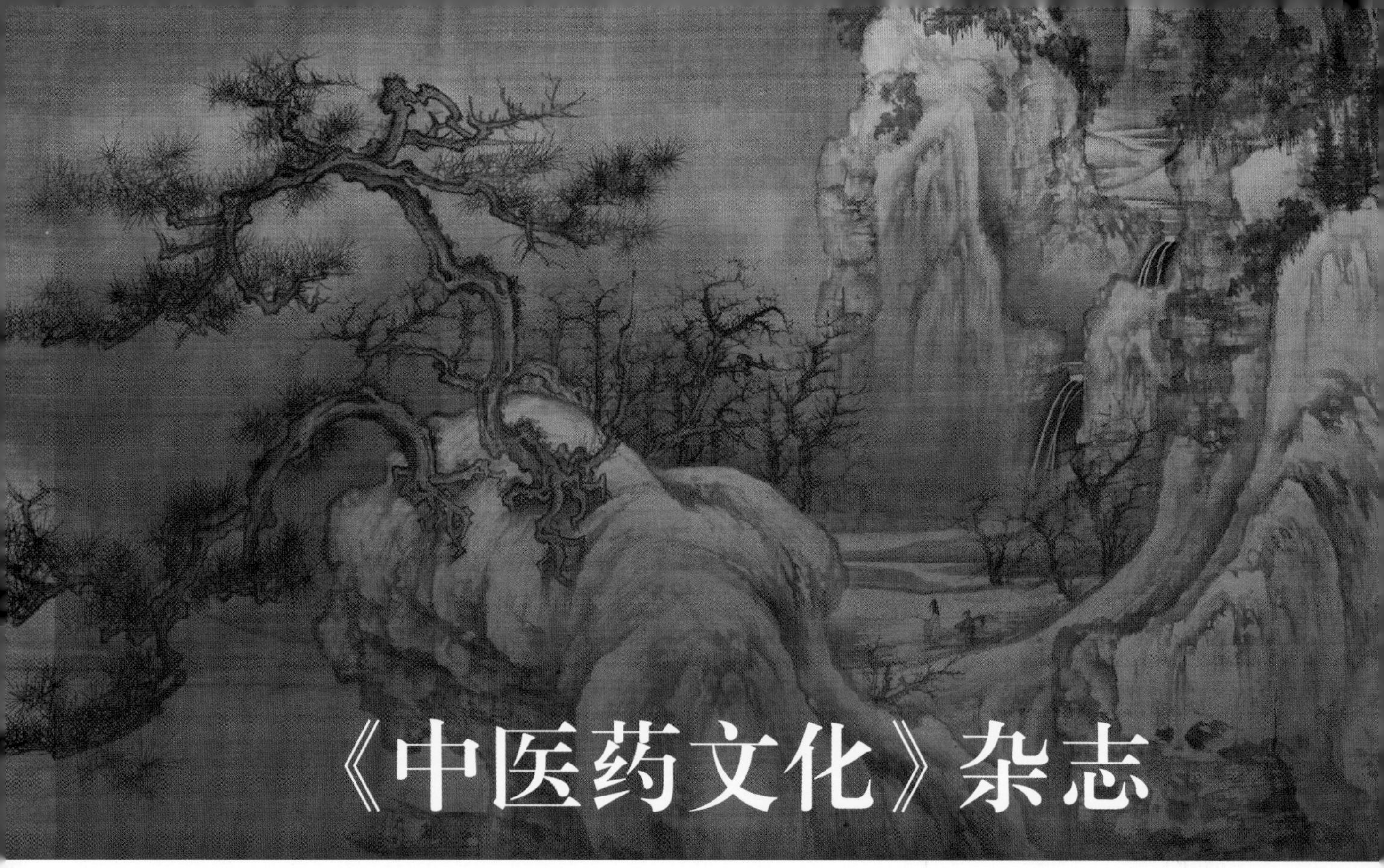